PHARMACOPÉE UNIVERSELLE,

CONTENANT

TOUTES LES COMPOSITIONS DE PHARMACIE qui font en ufage dans la Médecine, tant en France que par toute l'Europe ; leurs Vertus, leurs Dofes, les maniéres d'opérer les plus fimples & les meilleures :

AVEC UN LEXICON PHARMACEUTIQUE,

PLUSIEURS REMARQUES, ET DES RAISONNEMENS Sur chaque Opération.

Par NICOLAS LEMERY, *de l'Académie Royale des Sciences, Docteur en Médecine.*

CINQUIÉME ÉDITION.

TOME SECOND.

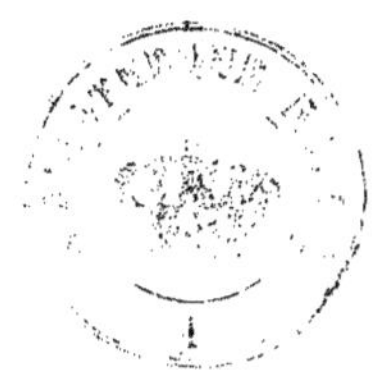 

A PARIS,

Chez
{
DE SAINT & SAILLANT, rue Saint-Jean de Beauvais.
JEAN-THOMAS HERISSANT, rue Saint-Jacques.
NYON, Quai des Auguftins.
SAVOYE, rue Saint-Jacques, à l'Efpérance.
D'HOURY, rue de la Vieille-Bouclerie.
DIDOT, le jeune, rue du Hurepoix, près le Pont Saint-Michel.

M. DCC. LXIV.

AVEC APPROBATIONS ET PRIVILEGE DU ROI.

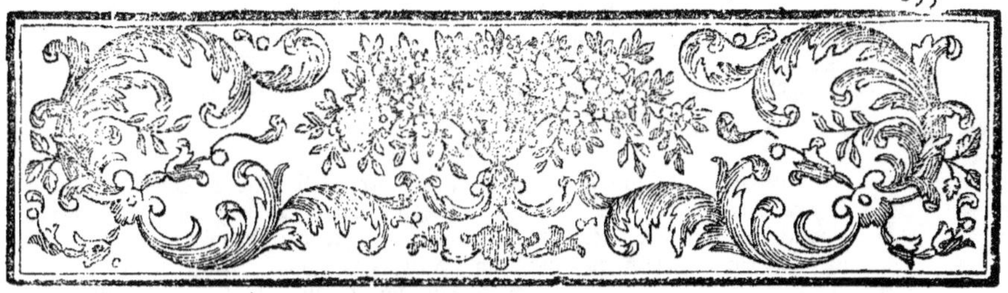

PHARMACOPÉE
UNIVERSELLE.

CHAPITRE IX.

Des Tablettes, ou Électuaires solides.

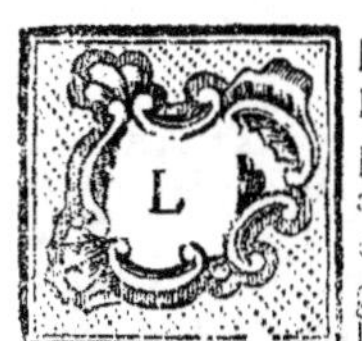

LES Tablettes ont été inventées pour quatre raisons principales: La première, pour donner bon goût aux remédes, car on y mêle plus de sucre que dans les autres compositions : La seconde, afin qu'elles demeurent long-temps à fondre & à se dissoudre dans la bouche, & que leur vertu se communique mieux à la gorge & la poitrine : La troisiéme, afin qu'elles se gardent long-temps ; car la consistance solide est moins sujette à la corruption que les autres : La quatriéme, pour rendre la composition portative.

On prépare les tablettes sur le feu, & sans feu. On fait entrer plus de poudre dans celles qui se font sans feu, que dans celles qui se font sur le feu ; mais la dose n'en est point limitée ; car aux unes il n'entre qu'une once de poudre sur chaque livre de sucre, aux autres deux, aux autres trois, aux autres quatre. On coupe la matiére des tablettes qu'on prépare sur le feu en forme de lozange, ou en quarré, & l'on figure les tablettes qu'on prépare sans feu en pastilles ou rotules, sur lesquelles on imprime ordinairement un cachet.

Électuaires Diacarthami.	Electuarium Diacarthami.
♃ Du turbith choisi, ℥ j. ß.	♃ *Turbith electi*, ℥ j. ß.
De la moëlle de semence de carthame ; de la poudre *diatragacanthi frigidi*, des hermodactes & du diagréde, aā. ℥ j.	*Medullæ seminis carthami, pulveris diatragacanthi frigidi, hermodactylorum, diacrydii,* aā. ℥ j.
Du gingembre, ℥ ß.	*Zingiberis,* ℥ ß.
De la manne, ℥ ij. ß.	*Mannæ,* ℥ ij. ß.
Du miel rosat, & de la chair de coings confite, aā. ℥ ij.	*Mellis rosati, carnis cydoniorum condita,* aā. ℥ ij.

Tome II.   A

Du sucre blanc diffous dans l'eau, & cuit en électuaire folide, ℥ xxj.	*Sacchari albi in aquâ foluti & in electuarium folidum cocti,* ℥ xxj.
Faites-en un électuaire en tablettes f. a.	*Fiat ex arte electuarium tabellatum f. a.*

REMARQUES.

On pulvérifera enfemble le turbith, les hermodactes, le gingembre & la moëlle tirée des femences de carthame; d'une autre part, le diagréde : on mêlera les poudres, on battra enfemble dans un mortier de marbre la chair de coings confite, la manne & le miel rofat, on en tirera la pulpe par un tamis de crin renverfé; on fera enfuite fondre le fucre dans environ une livre d'eau commune fur le feu, on coulera la liqueur, & on la fera cuire jufqu'à ce que l'eau foit confumée, ce qu'on connoîtra quand on trempera dedans une efpatule, & qu'on la retirera; car fi le fucre eft cuit fuffifamment, il jettera un long fil : on retirera alors la baffine de deffus le feu, & on y diffoudra les pulpes avec un biftortier, puis quand la matiere fera à demi refroidie, on y mêlera exactement les poudres, on jettera la pâte encore chaude fur un papier oint d'huile d'amandes douces, on l'étendra avec un biftortier auffi huilé, & on la coupera en tablettes qu'on gardera dans une boëte en un lieu fec.

Vertus.
Dofe.

Elles purgent particuliérement la poitrine, on en donne pour les maladies du cerveau : La dofe en eft depuis une dragme jufqu'à une once, on en mêle fouvent dans les médecines avec d'autres purgatifs.

Pourvû que le fucre foit fuffifamment cuit, quand on y mêlera les pulpes, il ne fera pas befoin de remettre la baffine fur le feu, mais s'il n'avoit pas encore reçu une coction parfaite, il feroit néceffaire de faire deffécher la matiere fur un petit feu avant que d'y mêler les poudres.

Si la matiere étoit trop chaude quand on y mêle les poudres, le diagréde fe grumeleroit, & il paroîtroit comme féparé en plufieurs endroits des tablettes.

Purg. des tablettes & la quantité qu'il en entre fur chaque dofe.

On oint le papier d'huile avant que d'y jetter la matiere, afin que les tablettes s'en détachent aifément.

La vertu purgative de cette compofition confifte dans le turbith, les hermodactes, le diagréde & la manne.

℥ j.   Une dragme des tablettes *diacarthami* contient de turbith trois grains, d'hermodactes & de diagréde de chacun deux grains, de manne cinq grains.

℥ ij.   Deux dragmes des tablettes contiennent de turbith fix grains, d'hermodactes & de diagréde de chacun quatre grains, de manne dix grains.

℥ iij.   Trois dragmes des tablettes contiennent de turbith neuf grains, d'hermodactes & de diagréde de chacun fix grains, de manne quinze grains.

℥ ß.   Demi-once des tablettes contient de turbith douze grains, d'hermodactes & de diagréde de chacun huit grains, de manne vingt grains.

℥ v.   Cinq dragmes des tablettes contiennent de turbith quinze grains, d'hermodactes & de diagréde de chacun dix grains, de manne vingt-cinq grains.

℥ vj.   Six dragmes des tablettes contiennent de turbith dix-huit grains, d'hermodactes & de diagréde de chacun demi-fcrupule, de manne trente grains.

℥ vij.   Sept dragmes des tablettes contiennent de turbith vingt & un grain, d'hermodactes & de diagréde de chacun quatorze grains, de manne trente cinq grains.

℥ j.   Une once des tablettes contient de turbith un fcrupule, d'hermodactes & de diagréde de chacun feize grains, de manne quarante grains.

On pourroit à plus jufte titre appeller ces tablettes *Diaturbith,* que *Diacarthami,* car le turbith y entre en plus grande dofe, & il donne beaucoup plus de vertu à la compofition, que la femence de carthame.

La poudre *diatragacanthi frigidi* a été employée ici pour corriger l'âcreté des purgatifs, mais la trop grande quantité de semences froides qu'elle contient, jointe à la semence de carthame, rendent les tablettes trop grasses, & empêchent en quelque maniére la liaison des poudres : je voudrois donc n'y mettre que la gomme adraganth pulvérisée, alors elle aidera à l'union exacte des ingrédients, & elle donnera plus de consistance & plus de dureté aux tablettes, ensorte qu'elles se conserveront plus facilement sans s'humecter.

Le gingembre a été mis dans cette composition pour corriger le turbith, en hâtant son opération, & en empêchant qu'il n'excite des tranchées ; mais ce prétendu correctif donne tant d'âcreté à la composition, quil y fait plus de mal que de bien ; je voudrois donc le retrancher.

La chair de coings & le miel rosat sont deux astringents qui ne conviennent guère dans une composition purgative ; ils ont été employés ici pour corriger la scammonée ; mais outre que cette gomme n'a pas besoin de correctif, elle est déja corrigée, puisqu'elle y entre en diagréde.

La petite quantité de manne, qui entre dans chaque dose de ces tablettes, n'est pas capable d'augmenter la force des purgatifs ; mais comme elle est visqueuse & adoucissante, elle peut un peu corriger leur âcreté & les rendre plus coulants : Voici comme je voudrois réformer les tablettes *diacarthami*.

Tablettes Diacarthami, Réformées.			*Tabellæ Diacarthami, Reformatæ.*		
℞ Du turbith choisi,	℥ j. ß.		℞ *Turbith electi,*	℥ j. ß.	
De la semence de carthame, des hermodactes, & du diagréde, aã.	℥ j.		*Seminis carthami, hermodactylorum, diacrydii, aã.*	℥ j.	
De la gomme adraganth,	℥ ß.		*Gummi tragacanthi,*	℥ ß.	
De la manne de Calabre,	℥ iv. ß.		*Mannæ calabrinæ,*	℥ iv. ß.	
Du syrop rosat solutif,	℥ ij.		*Syrupi rosari solutivi,*	℥ ij.	
Du sucre blanc,	℥ xxij.		*Sacchari albi,*	℥ xxij.	
Faites-en des tablettes s. a.			*Fiant tabellæ s. a.*		

Électuaire de Turbith.			Electuarium Diaturpethi.	
℞ Du turbith gommeux,	℥ j.		℞ *Turbith gummosi,*	℥ j.
Des hermodactes & de la poudre *diatragacanthi frigidi*, aã.	ʒ vj.		*Hermodactylorum, pulveris diatragacanthi frigidi, aã.*	ʒ vj.
De la scammonée, & de l'écorce de citron, aã.	℥ ß.		*Scammonii, corticis citri, aã.*	℥ ß.
De la cannelle,	ʒ ij.		*Cinnamoni,*	ʒ ij.
Du sucre dissous dans l'eau-rose,	℥ xv.		*Sacchari in aquâ rosarum soluti,*	℥ xv.
Faites-en des tablettes s. a.			*Fiant tabellæ s. a.*	

REMARQUES.

On pulvérisera ensemble le turbith, les hermodactes, la cannelle & l'écorce de citron ; d'une autre part, la scammonée ; on mêlera les poudres avec celle de *diatragacanthi frigidi* ; on mettra fondre quinze onces de sucre blanc dans huit ou neuf onces d'eau - rose ; on coulera le syrop, & on le fera cuire en consistance d'électuaire solide ; on retirera la bassine de dessus le feu, & quand la matiére sera à demi-refroidie, on y mêlera exactement les poudres avec un bistortier ; on jettera la masse encore chaude sur un papier oint d'huile d'amandes douces ; on l'étendra, & on la coupera en tablettes.

Vertus.
Dofe.

Elles purgent la pituite du cerveau ; on s'en fert pour la goutte, pour les rhumatifmes, pour l'apoplexie, la paralyfie, l'hydropifie : La dofe en eft depuis une
dragme jufqu'à une once.

Cette compofition a tant de rapport avec celle *diacarthami*, qu'on peut fort
bien fubftituer l'une à l'autre.

Purg. de la
compofit.

Les purgatifs des tablettes *Diaturpethi* font le turbith, les hermodactes, &
la fcammonée.

℥ j.

Une dragme des tablettes contient de turbith quatre grains, d'hermodactes trois grains, de fcammonée deux grains.

℥ ij.

Deux dragmes des tablettes contiennent de turbith huit grains, d'hermodactes fix grains, de fcammonée quatre grains.

℥ iij.

Trois dragmes des tablettes contiennent de turbith demi-fcrupule, d'hermodactes neuf grains, de fcammonée fix grains.

℥ ß.

Demi-once des tablettes contient de turbith feize grains, d'hermodactes demi-fcrupule de fcammonée huit grains.

℥ v.

Cinq dragmes des tablettes contiennent de turbith vingt grains, d'hermodactes
quinze grains, de fcammonée dix grains.

℥ vj.

Six dragmes des tablettes contiennent de turbith vingt-quatre grains, d'hermodactes dix-huit grains, de fcammonée demi-fcrupule.

℥ vij.

Sept dragmes des tablettes contiennent de turbith vingt-huit grains, d'hermodactes vingt & un grain, de fcammonée quatorze grains.

℥ j.

Une once des tablettes contient de turbith trente-deux grains, d'hermodactes
un fcrupule, de fcammonée feize grains.

On ne doit pas faire tant cuire le fucre pour ces tablettes, que pour celles *diacar-*
thami, parce que n'y entrant point de pulpes, il faut qu'il y refte quelque humidité pour corporifier les poudres.

La cannelle & l'écorce de citron me paroiffent inutiles dans cette compofition,
fi ce n'eft pour lui donner un goût & une odeur agréable.

La poudre *diatragacanthi frigidi* peut par fa fubftance mucilagineufe adoucir
& tempérer le trop d'âcreté des purgatifs ; mais comme les femences, qui entrent
dans fa compofition, pourroient fe rancir dans les tablettes, je voudrois mettre
à fa place la gomme adraganth pulvérifée.

Il eft inutile d'employer l'eau-rofe, plûtôt que l'eau commune, pour la coction du fucre, car fon efprit volatil, en quoi confifte fon odeur & fa vertu,
fe diffipe en bouillant, & il ne refte qu'un phlegme qui n'eft en rien diffem-
blable à l'eau commune. Voici donc comme je trouverois à propos de réformer
cette compofition.

Tablettes de Turbith, *Réformées.*		Tabellæ Diaturpethi, Reformatæ.	
♃ Du turbith gommeux,	℥ j.	♃ Turbith gummofi,	℥ j.
Des hermodactes,	℥ vj.	Hermodactylorum,	℥ vj.
De la fcammonée,	℥ ß.	Scammonii,	℥ ß.
De l'écorce de citron féche, & de la gomme adraganth, aa.	℥ iij.	Gummi tragacanthi, corticis citri ficci, aa.	℥ iij.
De la cannelle,	℥ ij.	Cinnamomi,	℥ ij.
Du fucre blanc,	℔ j.	Sacchari albi,	℔ j.
Faites-en des tablettes f. a.		Fiant tabellæ f. a.	
La dofe fera depuis une dragme jufqu'à fix.		Dofis erit à ℥ j. ufque ad ℥ vj.	

<table>
<tr><td>

Électuaire de Turbith avec Rhubarbe, de Montagnana.

♃ De la rhubarbe choisie, ℥ x.
Du turbith & des hermodactes, aā. ℥ j.
Du diagréde, ℥ ß.
Du gingembre, du santal blanc & rouge, & des violettes séches, aā. ℥ j. ß.
Du mastic, de l'anis, de la cannelle & du safran, aā. ℥ ß.
Avec ℥ xiv. de sucre blanc faites-en des tablettes s. a.

</td><td>

Electuarium Diaturpethi cum Rhabarbaro, Bartholomæi Montagnanæ.

♃ *Rhei electi,* ℥ x.
Turpethi, hermodactylorum, aā. ℥ j.
Diacrydii, ℥ ß.
Zingiberis, santalorum albi & rubri, violarum siccarum, aā. ℥ j. ß.
Mastiches, anisi, cinnamomi, croci, aā. ℥ ß.
Cum sacchari albi ℥ xiv. *fiant tabellæ s. a.*

</td></tr>
</table>

REMARQUES.

On pulvérisera ensemble les bois, les racines, les fleurs & les semences ; d'une autre part, le diagréde & le mastic : on mêlera les poudres, on fera cuire le sucre avec sept ou huit onces d'eau jusqu'à consistance d'électuaire solide ; on le retirera de dessus le feu, & quand il sera à demi froid, on y mêlera les poudres, on jettera la pâte encore chaude sur un papier oint d'huile d'amandes douces, & on l'étendra avec un bistortier aussi huilé ; on coupera la matiére en tablettes que l'on gardera dans une boëte en un lieu sec.

Elles purgent la bile & la pituite ; elles sont propres pour les rhumatismes, pour la goutte, pour les vers : La dose en est depuis une dragme jusqu'à une once.

Les ingrédients purgatifs & essentiels, qui entrent dans cette composition, sont la rhubarbe, les hermodactes, le turbith & le diagréde.

Une dragme des tablettes de turbith contient de rhubarbe cinq grains, de turbith & d'hermodactes de chacun trois grains & demi, de diagréde un grain & les trois quarts d'un grain.

Deux dragmes des tablettes contiennent de rhubarbe dix grains, de turbith & d'hermodactes de chacun sept grains, de diagréde trois grains & demi.

Trois dragmes des tablettes contiennent de rhubarbe quinze grains, de turbith & d'hermodactes de chacun dix grains & demi, de diagréde cinq grains & le quart d'un grain.

Demi-once des tablettes contient de rhubarbe vingt grains, de turbith & d'hermodactes de chacun quatorze grains, de diagréde sept grains.

Cinq dragmes des tablettes contiennent de rhubarbe vingt-cinq grains, de turbith & d'hermodactes de chacun dix-sept grains & demi, de diagréde huit grains & les trois quarts d'un grain.

Six dragmes des tablettes contiennent de rhubarbe trente grains, de turbith & d'hermodactes de chacun vingt & un grain, de diagréde dix grains & demi.

Sept dragmes des tablettes contiennent de rhubarbe trente-cinq grains, de turbith & d'hermodactes de chacun vingt-quatre grains & demi, de diagréde douze grains & le quart d'un grain.

Une once des tablettes contient de rhubarbe quarante grains, de turbith & d'hermodactes de chacun vingt-huit grains, de diagréde quatorze grains.

Le gingembre, les violettes, les santaux, le mastic, l'anis, la cannelle & le safran, ont été ajoutés dans cette composition pour corriger les purgatifs, & pour

Vertus.
Dose.

Purgatifs.

℥ j.

℥ ij.

℥ iij.

℥ ß.

℥ v.

℥ vj.

℥ vij.

℥ j.

A iij

fortifier les viscères contre leur violence ; mais ils ne sont capables de l'un ni de l'autre dans cette occasion, comme je l'ai dit ailleurs : je serois donc d'avis qu'on les retranchât, & qu'on mît, à la place des violettes, leur semence qui est purgative. Voici comme je voudrois réformer ces pilules.

Tablettes de Turbith avec Rhubarbe, Réformées.		*Tabellæ Diaturpethi cum rheo, Reformatæ.*	
℞ Du turbith & de la rhubarbe, aā.	℥ x.	℞ Turbith, rhabarbari, aā.	℥ x.
Des hermodactes,	℥ j.	Hermodactylorum,	℥ j.
Du diagréde,	℥ ß.	Diacrydii,	℥ ß.
De la semence de violettes,	℥ ij.	Seminis violarum,	℥ ij.
Du sucre blanc,	℔ j.	Sacchari albi,	℔ j.
Faites-en des tablettes s. a.		Fiant tabellæ s. a.	

On pourroit mettre en d'autres tablettes les ingrédients fortifiants que j'ai retranchés, & s'en servir le lendemain de la purgation ; étant alors séparés des purgatifs ils fortifieroient.

Électuaire de Gingembre, ou Gingembre Laxatif.		Electuarium Diazingiberis, seu Zingiber Laxativum.	
℞ Du diagréde,	℥ vj.	℞ Diacrydii,	℥ vj.
Du gingembre,	℥ ß.	Zingiberis,	℥ ß.
De la cannelle & du girofle, aā.	℥ ij.	Cinnamomi, caryophyllorum, aā.	℥ ij.
Du turbith,	℥ j.	Turbith,	℥ j.
De la noix muscade & du galanga, aā.	Ɔ ij.	Nucis moschatæ, galangæ, aā.	Ɔ ij.
Du safran,	Ɔ j. gr. iv.	Croci,	Ɔ j. gr. iv.
Du sucre blanc,	℥ viij.	Sacchari albi,	℥ viij.
Faites-en des tablettes s. a.		Fiant tabellæ s. a.	

REMARQUES.

On pulvérisera séparément le diagréde, & l'on mettra en poudre toutes les autres drogues ensemble ; on mêlera les poudres, on fera cuire le sucre dans de l'eau commune en consistance d'électuaire solide, on y incorporera les poudres hors du feu, on jettera la masse encore chaude sur un papier oint d'huile d'amandes douces ; on l'étendra avec un bistortier, & on la coupera en tablettes.

Vertus. — Elles évacuent principalement la pituite ; on peut s'en servir pour les rhumatismes, pour la goutte, pour les maladies du cerveau, pour exciter les menstrues.

Dose. — La dose en est depuis une dragme jusqu'à trois.

Purg. des tablettes. — Il n'y a dans cette composition que le diagréde & le turbith de purgatif ; encore le turbith y entre-t-il en si petite quantité, qu'il ne peut produire qu'un fort petit effet.

℥ j. — Une dragme des tablettes de gingembre contient de diagréde cinq grains, de turbith près d'un grain.

℥ ij. — Deux dragmes des tablettes contiennent de diagréde dix grains, de turbith un grain & demi.

℥ iij. — Trois dragmes des tablettes contiennent de diagréde quinze grains, de turbith près de deux grains & demi.

Le gingembre donne le nom à ces tablettes, mais ce n'est pas de lui que vient leur qualité la plus nécessaire ; au contraire leur âcreté, jointe à celle du galanga, de la muscade, de la cannelle & des girofles, est plus préjudiciable, que nécesfaire : il faut pourtant l'y laiſſer à cauſe du nom , mais je voudrois réformer ces tablettes en la maniére ſuivante.

Tablettes de Gingembre , Réformées.		Tabellæ Diazingiberis , Reformatæ.	
♃ Du diagréde ,	℥ iij.	♃ *Diacrydii ,*	℥ iij.
Du turbith & du gingembre, aã.	℥ ß.	*Turbith, ʒingiberis ,* aã.	℥ ß.
Du ſafran,	ʒ ß.	*Croci ,*	ʒ ß.
Du ſucre blanc ,	℔ ß.	*Sacchari albi ,*	℔ ß.
Faites-en des tablettes ſ. a.		*Fiant tabellæ ſ. a.*	
La doſe ſera depuis ʒ j. juſqu'à ʒ iij.		*Doſis erit à ʒ j. uſque ad ʒ iij.*	

Électuaire de Citron Solutif.		Electuarium de Citro Solutivum.	
♃ Des feuilles de ſéné oriental mondées ,	ʒ vj.	♃ *Foliorum ſennæ orientalis mundatorum ,*	ʒ vj.
Du turbith choiſi ,	ʒ v.	*Turbith electi ,*	ʒ v.
De la poudre *diatragacanthi frigidi ,* du diagréde, de l'écorce de citron confite ; des conſerves de fleurs de bugloſe & de violettes , aã. ℥ ß.		*Pulveris diatragacanthi frigidi , diacrydii , corticis citri ſaccharo conditi , conſervarum florum bugloſſi & violarum ,* aã. ℥ ß.	
De la ſemence de fenouil doux ,	ʒ ij.	*Seminis fœniculi dulcis ,*	ʒ ij.
Du gingembre	ʒ ß.	*Zingiberis ,*	ʒ ß.
Du meilleur ſucre fondu & cuit dans l'eau de bugloſe ,	℥ ix.	*Sacchari optimi in aquâ bugloſſi ſoluti & cocti ,*	℥ ix.
Faites-en un électuaire en tablettes ſ. a.		*Fiat electuarium ſolidum tabellatum ſ. a.*	

REMARQUES.

On pulvériſera enſemble le ſéné , le turbith , le fenouil & le gingembre ; d'une autre part , le diagréde : on mêlera les poudres avec celle *diatragacanthi frigidi ;* on pilera dans un mortier de marbre l'écorce de citron confite avec les conſerves ; on humectera la matiére avec un peu de ſyrop de violettes , & l'on en tirera la pulpe par un tamis : on fera fondre le ſucre dans cinq ou ſix onces d'eau de bugloſe diſtillée ; on coulera la liqueur , & on la fera cuire juſqu'à conſiſtance d'électuaire ſolide ; l'on y délaiera alors hors du feu les pulpes , puis la matiére étant à demi-refroidie , l'on y incorporera les poudres ; l'on jettera la maſſe ſur un papier oint d'huile d'amandes douces , on l'étendra avec un biſtortier auſſi huilé , & on la coupera en tablettes.

Elles purgent toutes les humeurs ; elles ſont eſtimées propres pour fortifier l'eſtomac & les autres viſcères : La doſe en eſt depuis une dragme juſqu'à ſix.   *Vertus,*   *Doſe.*

Cette compoſition prend ſon nom de l'écorce de citron , qui ne lui apporte pas grande vertu ; elle eſt décrite aſſez diverſement dans les Pharmacopées : cette deſcription convient avec le plus grand nombre.

Les purgatifs de ces tablettes ſont le ſéné , le turbith & le diagréde.   *Purgatifs.*   ʒ j.

Une dragme des tablettes de citron contient de ſéné quatre grains , de turbith trois grains , de diagréde deux grains & demi.

Deux dragmes des tablettes contiennent de ſéné huit grains , de turbith ſix grains , de diagréde cinq grains.   ʒ ij.

Trois dragmes des tablettes contiennent de ſéné demi-ſcrupule , de turbith neuf grains , de diagréde ſept grains & demi.   ʒ iij.

Demi-once des tablettes contient de ſéné ſeize grains , de turbith demi-ſcrupule , de diagréde dix grains.   ℥ ß.

ʒ v.
    Cinq dragmes des tablettes contiennent de séné vingt grains, de turbith quinze grains, de diagrède douze grains & demi.

ʒ vj.
    Six dragmes des tablettes contiennent de séné un scrupule, de turbith dix-huit grains, de diagrède quinze grains.

La poudre *diatragacanthi frigidi* peut, par sa subtance glutineuse, adoucir un peu l'âcreté des purgatifs, en liant les pointes de leurs sels ; mais je voudrois retrancher de sa composition les semences, parce qu'elles sont sujettes à se rancir : ou, pour mieux faire, j'emploirois dans les tablettes la gomme adraganth à la place de la poudre. Cette gomme entretient la solidité des tablettes, en empêchant qu'elles ne s'humectent trop.

Le gingembre, le fenouil, les conserves & l'écorce de citron confite sont des drogues fort inutiles dans cette composition : on peut retenir la dernière à cause du nom : mais je serois d'avis qu'on se servît de l'écorce de citron sèche pulvérisée, au lieu de celle qui est confite, parce qu'en la confisant on emporte la plus grande partie de sa vertu par l'évaporation des parties subtiles qui se fait dans la coction. Voici donc comme il me semble à propos de réformer ces tablettes.

Tablettes de Citron, Réformées.	*Tabellæ de Citro, Reformatæ.*
℞ Du séné mondé, ℥ vj.	℞ Senna mundatæ ℥ vj.
Du turbith, ℥ v.	Turbith, ℥ v.
Du diagrède, ℥ ß.	Diacrydii, ℥ ß.
De l'écorce de citron sèche, de la gomme adraganth, & des semences de violettes, ãã. ℥ ij.	Corticis citri ficci, gummi tragacanthi, feminis violarum, ãã. ℥ ij.
Du sucre blanc fondu & cuit dans l'eau de buglose, ℥ ix.	Sacchari albi in aquâ buglossi soluti & cocti, ℥ ix.
Faites-en des tablettes f. a.	Fiant tabellæ f. a.
La dose en sera depuis ʒ j. jusqu'à ℥ vj.	Dosis est à ʒ j. usque ad ℥ vj.

Électuaire de Suc de Roses.	*Electuarium de Succo Rosarum.*
℞ Du suc de roses épuré, & du sucre blanc, ãã. ℔ j. ß.	℞ Succi rosarum rubrarum depurati, sacchari albi, ãã. ℔ j. ß.
Faites-les cuire ensemble à petit feu jusqu'à la consistance d'électuaire solide ; & quand il sera refroidi, vous y mêlerez la poudre suivante :	Coquantur igne lento ad consistentiam electuarii solidi, cui refrigerato permisce pulverem sequentem :
℞ De la scammonée, ℥ j. ʒ iij.	℞ Scammonii, ℥ j. ʒ iij.
Des trois santaux & du mastic, ãã. ℥ iij.	Trium santalorum, mastiches, ãã. ℥ iij.
Pulvérisez subtilement ces drogues, & les mêlez avec le sucre f. a.	Subtiliter pulverentur, & saccharo ex arte permisceantur.

REMARQUES.

On pulvérisera chacun féparément la scammonée, le mastic & les santaux ; on mêlera les poudres, on fera cuire sur un petit feu le sucre avec le suc de roses rouges tiré par expression, & dépuré jusqu'à la consistance d'électuaire solide ; on retirera alors la bassine de dessus le feu, & quand la matière sera à demi refroidie, l'on y mêlera exactement les poudres, on jettera la masse encore chaude sur un papier oint d'huile d'amandes douces, on l'étendra avec un bistortier, & on la coupera en tablettes.

Vertus.
Dose.
    On les estime propres pour purger la bile, elles évacuent aussi les autres humeurs. La dose en est depuis une dragme jusqu'à demi-once.

Les descriptions de cette composition qu'on trouve dans les Pharmacopées diffèrent

fèrent en quelques circonstances : celle-ci est la mieux dosée, & la plus suivie.

Il n'y a que la scammonée qui rende ces tablettes purgatives : voici ce qu'il en peut entrer sur chaque dose.   Purg. des tablettes.

Une dragme des tablettes de suc de roses contient quatre grains & demi de scammonée.   ʒ j.

Deux dragmes des tablettes contiennent neuf grains de scammonée.   ʒ ij.

Trois dragmes des tablettes contiennent treize grains & demi de scammonée.   ʒ iij.

Demi-once des tablettes contient dix-huit grains de scammonée.   ʒ ß.

Le suc de roses pâles, qui est purgatif, seroit mieux adapté dans cette composition que celui de roses rouges, qui est astringent ; mais ce dernier y a été mis dans l'intention de réprimer ou de corriger le purgatif trop violent de la scammonée.

Les trois santaux & le mastic ont oncore été ajoûtés ici pour fortifier l'estomac contre la violence de la scammonée, mais tous ces prétendus correctifs ne servent de rien ; car premiérement l'estomac n'est point en état d'être fortifié pendant l'action du purgatif ; d'ailleurs, s'il pouvoit l'être, ces fortifiants seroient nuisibles dans le reméde, & il y auroit lieu de craindre qu'ils n'empêchassent les humeurs de se dissoudre suffisamment, en raffermissant les fibres des viscères, ce qui seroit contraire à l'intention qu'on a, lorsqu'on donne ces tablettes. On pourroit donc séparer ces ingrédients de la composition, & les réserver pour en faire prendre les jours qui suivent la purgation : c'est alors qu'ils agiroient utilement en fortifiant l'estomac sans être détournés.

Ces tablettes s'humectent tellement à cause de la viscosité des roses, qu'on est contraint de les laisser toûjours dans une étuve : si l'on veut les garder séches plus facilement, il seroit bon de faire entrer un peu de gomme adraganth dans leur composition, elles s'humecteroient moins, & cette gomme pourroit être un correctif à la scammonée ; car par sa substance mucilagineuse elle adoucit un peu l'âcreté du purgatif, en liant les pointes de son sel. Voici donc comme je serois d'avis qu'on réformât ces tablettes.

Tablettes de Suc de Roses, *Réformées.*	*Tabellæ de Succo Rosarum,* *Reformatæ.*
♃ Du suc de roses pâles récemment tiré & épuré, ʒ viij.	♃ *Succi rosarum pallidarum recens extracti & depurati,* ʒ viij.
Du sucre blanc, ℔ j.	*Sacchari albi,* ℔ j.
Cuisez-les ensemble en électuaire solide sur un petit feu, & quand il sera à demi refroidi mélez y	*Coquantur igne lento in electuarium solidum, cui semirefrigerato insperge*
De la poudre de scammonée, ʒ j. ß.	*Pulveris scammonii,* ʒ j. ß.
De la gomme adraganth, ʒ ß.	*Gummi tragacanthi,* ʒ ß.
Faites-en des tablettes s. a.	*Fiant tabellæ s. a.*
La dose sera d'une demi-dragme jusqu'à deux & demie.	*Dosis est à ʒ ß. usque ad ʒ ij. ß.*

Électuaire de suc de Violettes.	*Electuarium de Succo Violarum.*
♃ Du suc de violettes nouvellement tiré, ʒ ix.	♃ *Succi violarum recens extracti,* ʒ ix.
Du sucre blanc, ℔ j. ß.	*Sacchari albi,* ℔ j. ß.
Cuisez-les en électuaire solide sur un feu modéré ; & quand il sera à demi refroidi, mêlez-y la poudre suivante,	*Coquantur igne moderato in electuarium solidum, cui semirefrigerato permisce pulverem sequentem,*
De la semence de violettes & du diagréde, aa. ʒ j.	*Seminis violarum, diacrydii, aa. ʒ j.*

De la réglisse & des roses rouges, aã. ℥ ß.   *Liquiritiæ, rosarum rubrarum, aã. ℥ ß.*
Des quatre grandes semences froides mondées, aã. ℥ ß.   *Seminum quatuor frigid. major. mundat. aã. ℥ ß.*

Pulvérisez ces drogues subtilement, & les mêlez avec le sucre, de telle sorte que vous en formiez des tablettes.   *Tenuissimè pulverentur & saccharo ex arte permisceantur, ut fiant tabellæ s. a.*

R E M A R Q U E S.

On tirera au printemps du suc des violettes par expression ; on le fera cuire à petit feu avec le sucre jusqu'à consistance d'électuaire solide ; cependant on pulvérisera ensemble les semences, la réglisse & les roses ; d'une autre part, le diagréde ; on mêlera les poudres, & on les incorporera avec le sucre violat cuit, comme il a été dit, & à demi-refroidi, on jettera la pâte sur un papier oint d'huile d'amandes douces, on l'étendra, & on la coupera en tablettes, qu'on gardera dans une boëte en un lieu sec.

Vertus.   On les estime propres pour purger les personnes qui ont la poitrine échauffée & délicate ; mais à cause du diagréde, qui y entre en assez bonne quantité, je n'approuverois pas l'usage de ce reméde dans les maladies de poitrine. On peut les employer utilement dans l'hydropisie, dans la jaunisse, dans les duretés du foie, de

Dose.   la rate : La dose en est depuis une dragme jusqu'à six.

Purg. de la composit.   Le principal purgatif de cette composition est le diagréde.

La semence de violettes est aussi un peu purgative.

℥ j.   Une dragme de ces tablettes contient trois grains de diagréde, & autant de semence de violettes.

℥ ij.   Deux dragmes de ces tablettes contiennent six grains de diagréde, & autant de semence de violettes.

℥ iij.   Trois dragmes des tablettes contiennent neuf grains de diagréde, & autant de semence de violettes.

℥ ß.   Demi-once des tablettes contient demi-scrupule de diagréde, & autant de semence de violettes

℥ v.   Cinq dragmes des tablettes contiennent quinze grains de diagréde, & autant de semence de violettes.

℥ vj.   Six dragmes des tablettes contiennent dix-huit grains de diagréde, & autant de semence de violettes.

Les roses me paroissent nuisibles dans cette composition à cause de leur qualité astringente, la réglisse y est inutile, les quatre grandes semences froides peuvent empêcher l'union exacte des ingrédients par leur partie onctueuse, & donner un goût de rance aux tablettes, quand elles auront été gardées quelque temps. Je voudrois donc retrancher ces trois sortes de drogues de la composition, & mettre en leur place quelques dragmes de gomme adraganth pulvérisée subtilement ; les tablettes en seroient plus fermes & plus en état d'être conservées : Voici donc comme je voudrois réformer ces tablettes.

Tablettes de suc de Violettes, Réformées.   Tabellæ de Succo Violarum, Reformatæ.

℞ Du suc de violettes nouvellement tiré, ℔ ß.   *℞ Succi violarum recenter extracti, ℔ ß.*
Du sucre blanc, ℔ j.   *Sacchari albi, ℔ j.*
Cuisez-les en consistance solide, puis ajoûtez y   *Coquantur ad consistentiam solidam, tunc adde*
De la semence de violettes & du diagréde pulvérisés, aã. ℥ j.   *Pulverum seminis violarum, diacrydii, aã. ℥ j.*

De la gomme adraganth ,	ʒ ß.	Gummi tragacanthi ,	ʒ ß.
Mêlez le tout, & faites en des tablettes f. a.		Misce, fiant tabellæ f. a.	
La dose sera depuis ʒ j. jusqu'à ʒ ß.		Dosis est à ʒ j. usque ad ʒ ß.	

J'ai diminué la quantité du suc de violettes & du sucre, dans cette description réformée, pour la rendre proportionnée à celle des poudres.

Cette composition est peu en usage, on en trouve même fort rarement dans les boutiques des Apothicaires.

Tablettes Purgatives, de J. le Mort.	Tabellæ Purgantes, Jacobi le Mort.

♃ De la semence de zédoaire & de la coralline, aã.	ʒ iij.	♃ Seminis zedoariæ , corallinæ, aã.	ʒ iij.
De la racine de jalap ,	ʒ ij.	Radicis jalap ,	ʒ ij.
Du diagréde ,	ʒ j.	Diacrydii ,	ʒ j.
Du mercure doux,	Ə j.	Mercurii dulcis ,	Ə j.
Du plus beau sucre fondu dans l'eau distillée ou dans l'infusion de tanaisie , qu'on fera cuire en consistance solide ,	℔ j.	Sacchari albissimi in aquâ vel infusione tanaceti ad tabellarum consistentiam coéli ,	℔ j.
Faites-en des tablettes f. a.		Fiant tabellæ f. a.	

REMARQUES.

On pulvérisera ensemble le *semen contra* , la coralline & le jalap ; d'une autre part, le diagréde ; d'une autre part, le sublimé doux ; on mêlera les poudres, on fera cuire le sucre dans sept ou huit onces d'infusion ou d'eau distillée de tanaisie , jusqu'à consistance d'électuaire solide ; on le retirera de dessus le feu , & quand il sera à demi-refroidi, l'on y mêlera les poudres, on jettera la matiére encore chaude sur un papier oint d'huile d'amandes douces ; on l'étendra avec un bistortier , & on la coupera en tablettes.

Elles purgent doucement, elles tuent & chassent les vers , elles résistent à la pourriture : La dose en est depuis deux dragmes jusqu'à une once & demie.

Les ingrédients purgatifs de ces tablettes sont le jalap , le diagréde & le sublimé doux.

Deux dragmes de ces tablettes contiennent de jalap deux grains & demi, de diagréde un grain & le quart d'un grain, de sublimé doux un peu moins d'un demi-grain.

Demi-once de ces tablettes contient de jalap cinq grains , de diagréde deux grains & demi, de sublimé doux environ les deux tiers d'un grain.

Six dragmes de ces tablettes contiennent de jalap sept grains & demi , de diagréde trois grains & les trois quarts d'un grain , de sublimé doux un grain & le quart d'un grain.

Une once de ces tablettes contient de jalap dix grains, de diagréde cinq grains, de sublimé doux un grain & les deux tiers d'un grain.

Dix dragmes de ces tablettes contiennent de jalap douze grains & demi, de diagréde six grains & le quart d'un grain, de sublimé doux deux grains & la douziéme partie d'un grain.

Une once & demie de ces tablettes contient de jalap quinze grains , de diagréde sept grains & demi, de sublimé doux deux grains & demi.

On pourroit diminuer de deux onces la quantité du sucre qui entre dans ces tablettes , chaque dose en seroit plus purgative.

Vertus: Dose. Purg. de la composit.

℥ ij.

℥ ß.

ʒ vj.

℥ j.

ʒ x.

℥ j.

Tablettes de Manne.   Tabellæ Diamannæ.

℞ De la manne de Calabre,   ℥ j. ß.   ℞ *Mannæ Calabrinæ,*   ℥ j. ß.
Du fucre blanc,   ℔ j.   *Sacchari albi,*   ℔ j.
Faites-en des tablettes f. a.   *Fiant tabellæ f. a.*

REMARQUES.

On choifira de la manne la plus belle & la plus nette ; on la fera fondre fur un petit feu dans environ quatre onces d'eau, on coulera la diffolution, cependant on fera cuire le fucre avec fix ou fept onces d'eau jufqu'à confiftance d'électuaire folide ; on y mêlera la diffolution de la manne, & ayant fait évaporer l'humidité fuperflue, on jettera la matière à demi-refroidie fur un marbre où l'on l'on aura épars de l'amydon en poudre fubtile : quand elle fera refroidie, on la coupera en tablettes, que l'on gardera dans une boëte en un lieu fec.

Vertus.   Elles tiennent le ventre libre : La dofe en eft depuis demi-once jufqu'à deux
Dofe.   onces.

J'ai tiré cette defcription de la Pharmacopée de Gand ; je la trouve bien inutile, puifque la manne eft une drogue facile à prendre, fans qu'il foit befoin de la réduire en tablettes : de plus, il me paroît qu'on y emploie beaucoup plus de fucre qu'il n'en feroit néceffaire pour la quantité de la manne.

Sucre en Tablettes Compofé.   Saccharum Tabellatum Compofitum.

℞ De la rhubarbe,   Ʒ iv.   ℞ *Rhabarbari,*   Ʒ iv.
Des trochifques d'agaric, de la coralline, de la   *Agarici trochifcati, corallinæ, cornu*
corne de cerf, des feuilles de diétame de Crête,   *cervi, foliorum dictamni Cretici, femi-*
des fémences contre les vers, & d'ofeille, aā. Ʒ j.   *num contra vermes & acetofæ, aā.* Ʒ j.
De la cannelle, de la zédoaire, du girofle, &   *Cinnamomi, zedoariæ, caryophyllorum,*
du fafran, aā   Ʒ ß.   *creci, aā.*   Ʒ ß.
Du fucre blanc,   ℔ j.   *Sacchari albi,*   ℔ j.
De l'eau d'abfinthe,   ℥ iv.   *Aquæ abfinthii,*   ℥ iv.
Du vin d'abfinthe,   ℥ j.   *Vini abfinthii,*   ℥ j.
De l'eau de cannelle,   ℥ iij.   *Aquæ cinnamomi,*   ℥ iij.
Faites-en des tablettes f. a.   *Fiant tabellæ f. a.*

REMARQUES.

On pulvérifera enfemble tous les ingrédiens qui peuvent être pulvérifés, on fera cuire le fucre dans l'eau d'abfinthe jufqu'à confiftance de fucre rofat, on y mêlera fur la fin le vin d'abfinthe & l'eau de cannelle, puis les poudres, pour en faire une maffe folide qu'on étendra fur un papier oint d'huile d'amandes douce, & on la coupera en tablettes.

Vertus   Elles font propres pour tuer les vers, pour la colique venteufe, pour forti-
Dofe.   fier l'eftomac, & pour réfifter au venin : La dofe en eft depuis une dragme jufqu'à trois.

Ces tablettes font de mauvais goût, on feroit mieux de les changer en électuaire liquide, qu'on prendroit en bols enveloppés dans du pain à chanter.

Le vin d'abfinthe & l'eau de cannelle confervent peu de leur vertu dans les tablettes, car la chaleur en fait diffiper les parties les plus volatiles & effentielles : on pourroit remédier à cet accident, fi l'on faifoit les tablettes fans feu ; pour cet effet il faudroit diffoudre dans ces liqueurs fpiritueufes un peu de gomme adraganth pulvérifée pour en faire un mucilage, & réduire le fucre en pou-

dre comme les autres drogues ; mais on pourroit en retrancher la moitié , puis
mêler le tout ensemble dans un mortier de marbre , & avec un peu d'eau d'absinthe en composer une pâte solide, dont on formeroit des rotules ou petites
tablettes qu'on feroit sécher.

<table>
<tr><td>Tablettes contre les Vers.</td><td>Tabellæ contra Vermes.</td></tr>
</table>

℞ De la rhubarbe choisie , des semences
contre les vers, de citron mondées , de pourpier , de choux & de genêt, ā̄. ʒ iij.
Du mercure doux , ʒ ij.
Du sucre très-blanc , ℥ xvj.
Faites-en des tablettes avec le mucilage de
gomme adraganth tiré dans l'eau de fleurs d'o-
ranges.

℞ *Rhei electi , seminum contra vermes , citri mundati , portulacæ , caulium,
genistæ , ā̄.* ʒ iij.
Aquilæ albæ , ʒ ij.
Sacchari albissimi , ℥ xvj.
*Cum mucagine gummi tragacanthi ,
in aquâ naphæ extractâ fiant tabellæ s. a.*

R E M A R Q U E S.

On pulvérisera ensemble la rhubarbe & les semences ; d'une autre part , le
sublimé doux : d'une autre part , le sucre fin : on mêlera les poudres , & avec ce
qu'il faudra de mucilage de gomme adraganth tiré en eau de fleurs d'oranges,
on fera une pâte solide en battant le tout long-temps dans un mortier de marbre avec un pilon de bois , & l'on en formera des rotules ou petites tablettes
qu'on mettra sécher.

Elles tuent les vers dans le corps : La dose en est depuis une dragme jusqu'à
six.

Quoique le sublimé doux soit une des drogues les plus essentielles de cette
composition , on ne devroit point le faire entrer dans un reméde qu'on mâche , & qui demeure quelque temps dans la bouche avant qu'il soit avalé ; car
le sublimé doux peut s'en séparer par sa pesanteur , s'attacher aux dents , & les
ébranler. Pour éviter cet accident , il faut réduire les tablettes en pâte liquide ,
& la faire prendre dans du pain à chanter.

Vertus;
Dose.

<table>
<tr><td>Tablettes Cachectiques.</td><td>Tabellæ Cachecticæ.</td></tr>
</table>

℞ Du tartre vitriolé , ʒ j.
Des yeux d'écrevisses préparés, du safran de
mars apéritif, de la poudre de roses aromatique ,
ā̄. ℈ ij.
Du sucre blanc fondu & cuit dans l'eau de réglisse , ℥ iv.
Faites-en des tablettes s. a.

℞ *Tartari vitriolati ,* ʒ j.
*Oculorum cancri præparatorum , croci
martis aperientis , pulveris aromatici rosati , ā̄.* ℈ ij.
*Sacchari albi in aquâ melissæ soluti &
cocti ,* ℥ iv.
Fiant tabellæ s. a.

R E M A R Q U E S.

On broiera sur le porphyre le safran de mars apéritif jusqu'à ce qu'il soit en
poudre impalpable ; on le mêlera avec les yeux d'écrevisses préparés, la poudre
de roses aromatique , & le tartre vitriolé : on fera cuire le sucre avec deux ou
trois onces d'eau de mélisse jusqu'à consistance d'électuaire solide ; on le retirera de
dessus le feu , & quand il sera à moitié refroidi l'on y incorporera exactement
les poudres ; on jettera la matiére encore chaude sur un papier oint d'huile
d'amandes douces, on l'étendra avec un bistortier , & on la coupera en tablettes.

Elles sont propres pour lever les obstructions & pour resserrer le ventre : La
dose en est depuis une dragme jusqu'à trois.

Vertus.
Dose.

La poudre de roses aromatique est inutile dans cette composition.

Tablettes Cachectiques, de M. Daquin.	Tabellæ Cachecticæ, Ant. Daquin.
♃ Du diaphorétique minéral & des yeux d'écrevisses préparés, aā.　　♝ ß.	♃ *Diaphoretici mineralis, oculorum cancrorum præparat. aā.*　　♝ ß.
Des perles préparées,　　♝ ij.	*Margaritarum præparatarum,*　　♝ ij.
Du sel de mars,　　♝ ß.	*Salis martis,*　　♝ ß.
De l'huile distillée de cannelle,　　gut. ij.	*Olei cinnamomi stillatitii,*　　gut. ij.
Du meilleur sucre,　　♝ viij.	*Sacchari optimi pulverati,*　　♝ viij.
Faites-en des tablettes avec le mucilage de gomme adraganth tiré dans l'eau de fleurs d'oranges.	*Cum mucagine gummi tragacanthi in aquá naphæ extractá fiant tabellæ.*

REMARQUES.

On mêlera exactement ensemble dans un mortier de marbre le diaphorétique minéral, les yeux d'écrevisses préparés, les perles préparées, le sel de mars & le sucre réduit en poudre subtile ; on y ajoûtera l'huile de cannelle distillée, on corporifiera le mélange avec ce qu'il faudra de mucilage de gomme adraganth tiré en eau de fleurs d'oranges, pour faire une pâte solide qu'on battra long-temps, & l'on en formera des tablettes ou rotules de deux dragmes chacune, que l'on fera sécher.

Vertus. — Elles lévent les obstructions de la rate, de la matrice, & des autres viscères ; on s'en sert dans la cachexie, dans les pâles couleurs, dans les difficultés d'uriner, Dose. — dans les maladies hypochondriaques : La dose en est d'une tablette.

Tablettes de Safran de Mars, Simples.	Tabellæ de Croco Martis, Simplices.
♃ Du safran de mars apéritif,　　♝ j.	♃ *Croci martis aperientis,*　　♝ j.
De la cannelle,　　♝ ij.	*Cinnamomi,*　　♝ ij.
Du sucre très-blanc,　　♝ iv.	*Sacchari albissimi,*　　♝ iv.
Faites-en des tablettes du poids de ♝ ij. avec le mucilage de gomme adraganth tiré dans l'eau de fleurs d'oranges, & faites-les sécher à l'ombre.	*Cum mucagine gummi tragacanthi in aquá naphæ extractá fiant tabellæ ponderis dragmarum duarum, in umbrá siccandæ.*

REMARQUES.

On broiera sur le porphyre le safran de mars apéritif jusqu'à ce qu'il soit en poudre impalpable ; on pulvérisera séparément la cannelle & le sucre ; on mêlera les poudres dans un mortier de marbre, & avec ce qu'il faudra de mucilage de gomme adraganth tiré en eau de fleurs d'oranges on fera une pâte solide, dont on formera des tablettes ou des rotules de deux dragmes chacune, & on les fera sécher.

Vertus. Dose. — Elles lévent les obstructions, elles provoquent les mois aux femmes ; on s'en sert pour les pâles-couleurs : La dose en est d'une tablette.

Tablettes cachectiques, de Hartman. — On peut nommer cette composition *Tablettes cachectiques de Hartman*, car si l'on met en tablettes la poudre cachectique que cet Auteur a décrite, elles seront semblables à celles-ci.

Tablettes de Safran de Mars, Composées.	Tabellæ de Croco Martis, Compositæ.
♃ Du safran de mars apéritif,　　♝ j. ß.	♃ *Croci martis aperientis,*　　♝ j. ß.

De la cannelle très-piquante, de la rhubarbe choisie, des fécules de bryone, & du safran, aā. ℥ ij.

Du sucre très-blanc, fondu & cuit dans l'eau d'armoise, ℥ ix.

Faites-en des tablettes s. a.

Cinnamomi acutissimi, rhabarbari electi facularum bryoniæ croci, aā. ℥ ij.

Sacchari albissimi in aquâ artemisiæ soluti & in electuarium solidum cocti, ℥ ix.

Fiant tabellæ s. a.

REMARQUES.

On pulvérisera ensemble la rhubarbe & la cannelle; d'une autre part, le safran, après l'avoir fait sécher entre deux papiers; on broiera le safran de mars apéritif jusqu'à ce qu'il soit en poudre impalpable; on mêlera les poudres avec les fécules de bryone; on fera fondre le sucre dans quatre ou cinq onces d'eau d'armoise jusqu'à consistance d'électuaire solide; on le retirera hors du feu, & quand il sera à demi refroidi, l'on y mêlera exactement les poudres; on jettera la matiére encore chaude sur un papier oint d'huile d'amandes douces, on l'étendra avec un bistortier aussi huilé, & on la coupera en tablettes.

Elles sont propres pour lever les obstructions & pour provoquer les mois aux femmes : La dose en est depuis une dragme jusqu'à demi-once. Vertus.
Dose.

On trouvera dans mon *Livre de Chymie*, la préparation du safran de mars apéritif.

Quand on a pris de ces tablettes, il est bon de se promener quelque temps, afin d'exciter le mars à pénétrer & à lever les obstructions.

On fait des tablettes martiales de beaucoup d'autres maniéres, qui ont des vertus semblables ou approchantes de celles-ci; on y mêle souvent des purgatifs, mais alors elles sont dégoûtantes : il vaudroit mieux réduire les drogues en opiat, afin qu'on pût les prendre enveloppées dans du pain à chanter.

Avant l'usage des tablettes martiales, il est bon d'avoir fait les remédes généraux, qui sont les bouillons humectants, les fomentations, la saignée, la purgation, afin que les vaisseaux obstrués soient ramollis & que la matiére qui fait l'obstruction soit plus disposée à se dégager, lorsque le mars agira.

Tablettes Émétiques.   Tabellæ Emeticæ.

℞ Du tartre émétique, de la réglisse rapée, & de l'amydon, aā. ℥ ij.

Du sucre blanc, ℔ ß.

Faites-en des tablettes du poids d'une ʒ ß. avec le mucilage de gomme adraganth.

℞ *Tartari emetici, liquiritiæ rasæ, amyli, aā* ℥ ij.

Sacchari albi, ℔ ß.

Cum mucagine gummi tragacanthi fiant tabellæ seu rotulæ ponderis dragmæ semis.

REMARQUES.

On pulvérisera subtilement les ingrédients chacun séparément, on les mêlera exactement ensemble dans un mortier de marbre, on les incorporera avec ce qu'il faudra de mucilage de gomme adraganth pour en faire une pâte solide, on la battra long-temps avec un pilon de bois, puis on en formera de petites tablettes ou rotules, pesantes chacune demi dragme.

Elles purgent doucement par le vomissement, & quelquefois par les selles : La dose en est depuis une tablette jusqu'à deux. Vertus.
Dose.

Chacune de ces tablettes contient au plus six grains de tartre émétique.

On rendroit cette composition beaucoup plus vomitive, si au lieu de tartre émétique on employoit la poudre d'algaroth.

Ces tablettes sont agréables à manger; la réglisse, l'amydon, le sucre, & le

mucilage servent à adoucir le tartre émétique , & à le rendre plus coulant ;
mais si le remède excitoit un vomissement un peu trop violent , il faut donner au malade quelques cuillerées de bouillon gras , ou d'huile d'amandes
douces.

Tablettes Mercurielles.　　　　　　　　Tabellæ Mercuriales.

℞ De la panacée mercurielle , ℥ ij.
De la cannelle très-piquante , de l'iris de Florence & du gingembre , aa. ʒ j.
Du sucre blanc , ℥ iv.
Faites-en une masse solide avec le mucilage de
gomme adraganth , & vous en formerez ensuite
des rotules du poids de ʒ j.

℞ *Panaceæ mercurialis ,* ℥ ij.
Cinnamomi acutissimi, ireos Florentinæ,
zingiberis , aa. ʒ j.
Sacchari albi , ℥ iv.
Cum mucagine gummi tragacanthi fiat
massa solida ex qua formentur tabellæ seu
rotula ponderis dragmæ unius.

R E M A R Q U E S

On pulvérisera ensemble le gingembre , la cannelle & l'iris ; d'une autre part ,
le sucre fin : on mêlera les poudres dans un mortier de marbre avec la panacée
mercurielle : on corporifiera le mélange en y ajoûtant ce qu'il faudra de mucilage de gomme adraganth , & on le battra long-temps avec un pilon de bois
pour faire une pâte solide , dont on formera des petites tablettes ou rotules
du poids d'une dragme chacune.

Vertus.
Dose.

On en fait mâcher à ceux qui ont peine à recevoir le flux de bouche lorsqu'on
les traite de la vérole , car elles excitent la salivation : La dose est une tablette.

La cannelle , le gingembre & l'iris sont mis dans ces tablettes pour échauffer la
bouche , pour ouvrir les vaisseaux salivaires , & pour servir de véhicule à la panacée , afin qu'elle excite plus vîte la salivation.

Quand on mâche ces tablettes , une partie de la panacée , qui se précipite
toûjours par sa pesanteur , peut s'attacher aux dents , & les ébranler ; mais on
ne se sert de cette espèce de masticatoire que pour des tempéramens durs , &
chez qui on n'a pû exciter la salivation par les méthodes ordinaires.

On trouvera dans mon *Livre de Chymie*, la description de la panacée mercurielle.

MASSEPAIN MÉDICINAL.　　*MASSA PANIS MEDICINALIS.*

Massepain.

Massepain ou marcepain, appellé en Latin *Massa panis* , ou *Marsus panis* ,
est une préparation qui semble convenir mieux à la Pâtisserie qu'à la Pharmacie,
puisqu'on s'en sert plus sur les tables pour le dessert & pour les collations, qu'en
qualité de remède. L'intention de l'Inventeur a pourtant été qu'on en pût faire
usage en Médecine ; mais les Pâtissiers & les Confiseurs, qui en préparent aussi,
se sont étudiés simplement à rendre la composition agréable au goût , sans se mettre en peine si elle étoit médicinale ; pour cela ils en ont retranché tout ce qui
pouvoit nuire à leur dessein , & leur composition n'est proprement qu'un mélange d'amandes , de sucre & d'un peu de farine, qu'ils pilent & pétrissent bien ensemble dans un mortier avec un peu d'eau.

Le nom de Massepain vient de l'Italien *marçapane*, parce qu'un Italien nommé
Março en fut l'Inventeur.

Le Massepain médicinal a été inventé pour les convalescents, qui étant nouvellement relevés d'un marasme, ou maladie de consomption ou de poitrine , ont
besoin d'être restaurés, fortifiés & nourris par un aliment pectoral & anodin ;
on doit donc choisir pour la confection de ce massepain des ingrédiens savou-
reux ,

reux, doux & béchiques, tels que sont les pistaches, les amandes, les abricots & le sucre.

Massepain Pectoral.		*Massa Panis Pectoralis.*	
♃ Des amandes douces pelées,	℔ ß.	♃ *Amygdalarum dulcium decorticata-*	
Des pistaches mondées,	℥ ij.	*rum,*	1 ß.
Pilez-les dans un mortier de marbre avec un		*Pistaciorum mundatorum,*	℥ ij.
peu d'eau de fleurs d'oranges ; ajoûtez-y		*Pistentur in mortario marmoreo cum*	
Du sucre très-fin,	℔ j.	*pauco aquâ florum arantiorum, adde*	
Faites-en une masse dont vous formerez des		*Sacchari albissimi,*	℔ j.
rotules ou petits pains à cuire au four.		*Fiat massa ex qua formentur rotulæ.*	

R E M A R Q U E S.

On mondera les amandes & les pistaches de leurs écorces : on les pilera en-semble dans un mortier de marbre, les arrosant de temps en temps d'un peu d'eau de fleurs d'oranges ; on y mêlera ensuite le sucre qu'on aura pulvérisé sub-tilement ; on continuera à battre le mélange jusqu'à ce qu'il soit réduit en une pâte assez solide, on le formera ensuite en petits rouleaux ou en petits pains, qu'on mettra cuire ou rôtir dans un four chaud lentement, mais où il y ait assez de chaleur pour les rissoler en cuisant.

Ce massepain est fort bon à manger, fortifiant, restaurant, adoucissant, & **Vertus,** propre pour les maladies de la poitrine, son goût est agréable. On peut, au lieu d'eau de fleurs d'oranges, y employer l'eau-rose : La dose en est depuis deux **Dose** dragmes jusqu'à une once.

Massepain Carminatif.		*Massa Panis Carminativa.*	
♃ Des pistaches mondées,	℥ ij.	♃ *Pistaciorum mundatorum,*	℥ ij.
Des amandes douces pelées,	℥ iv.	*Amygdalarum dulcium à cortice pur-*	
De la semence d'anis,	℥ ß.	*gat.*	℥ iv.
De la cannelle,	Ə ij.	*Seminis anisi,*	℥ ß.
De la première écorce d'orange amère, ℥ ß.		*Cinnamomi,*	Ə ij.
Pilez le tout ensemble, & avec s. q. d'eau de		*Corticis exterioris arantiæ amaræ,* ℥ ß.	
fleurs d'oranges, faites-en une pâte dont vous		*Pistentur simul, & cum s. q. aquæ flo-*	
formerez des rotules s. a.		*rum arantiorum fiat pasta ex qua formen-*	
		tur rotulæ s. a.	

R E M A R Q U E S.

On pulvérisera ensemble la semence d'anis, la cannelle & la première écor-ce d'une orange amère qu'on aura coupée & enlevée bien mince, & fait sécher. On pilera dans un mortier de marbre les amandes & les pistaches mondées de leurs écorces, y ajoûtant de temps en temps un peu d'eau de fleurs d'oranges, & enfin on y mêlera exactement les poudres pour faire une pâte assez solide, qu'on formera en rouleaux ou en petits pains, qu'on mettra cuire au four, à une chaleur douce & tempérée.

Ce massepain est bon pour aider à la digestion, pour chasser les vents du **Vertus,** corps, pour fortifier l'estomac & la poitrine, on en mange agréablement : La **Dose,** dose en est depuis deux dragmes jusqu'à une once. On peut ajoûter dans sa com-position deux dragmes d'essence de coriandre, pour augmenter d'autant plus sa qualité carminative.

Sucre Rofat en Tablettes.	Saccharum Rofatum Tabellatum.

♃ Du fucre très-blanc, ℔ j.	♃ *Sacchari albiſſimi,* ℔ j.
De l'eau-rofe, ℥ iv.	*Aquæ roſarum,* ℥ iv.
Faites-les cuire enſemble ſur un petit feu en conſiſtance d'électuaire ſolide, & faites-en après cela des tablettes ſ. a.	*Coquantur ſimul igne lento ad conſiſten- tiam electuarii ſolidi & fiant tabellæ ſ. a.*

R E M A R Q U E S.

On mettra le ſucre groſſiérement pulvériſé dans une baſſine avec l'eau-rofe, on le fera cuire à petit feu juſqu'à la conſiſtance d'électuaire ſolide, on le retirera alors de deſſus le feu, & quand il fera à demi-refroidi on le verſera ſur un mar- bre, où l'on aura épars de l'amydon en poudre ſubtile ; on étendra la matiére en levant le marbre d'un côté & d'autre, puis on la coupera en tablettes.

Vertus.

Dofe.

Elles ſont propres pour déterger & pour adoucir la poitrine, pour exciter le crachat, pour fortifier le cœur : La doſe en eſt depuis une dragme juſqu'à ſix.

Ces tablettes ne retiennent guère de la vertu de l'eau-rofe, car le plus ſpiri- tueux ſe diſſipe par la coction.

On peut encore faire cuire le ſucre avec de l'eau commune, & y verſer ſur la fin de la cuiſon environ deux onces d'eau-rofe, pour donner de l'odeur aux ta- blettes.

Quand on veut faire du ſucre roſat en poudre pour mêler dans le lait qu'on fait prendre aux Malades, il ſuffit de mettre du ſucre en poudre dans un plat de terre verniſſé, de l'arroſer pluſieurs fois d'eau-rofe, & de le faire ſécher à chaque fois ſur un peu de feu, en le remuant continuellement avec un biſtor- tier.

Sucre Roſat Rouge.	Saccharum Roſatum Rubrum.

♃ Des roſes rouges mondées & pulvériſées très-ſubtilement, puis arroſées de quelques gout- tes d'eſprit de ſoufre ou de vitriol, ℥ j. ß.	♃ *Roſarum rubrarum mundatarum te- nuiſſimè pulveratarum & guttulis aliquot ſpiritûs ſulphuris aut vitrioli irrorata- rum,* ℥ j. ß.
Du ſucre très-blanc cuit dans l'eau-rofe, ℔ j.	*Sacchari albiſſimi in aquá roſarum cocti,* ℔ j.
Mêlez ces drogues, & faites-en des tablettes ſ. a.	*Miſce, fiant tabellæ ſ. a.*

R E M A R Q U E S.

On mondera de leurs onglets des roſes rouges féches, on les pulvériſera ſub- tilement, & l'on arroſera la poudre de quelques gouttes d'eſprit de ſoufre ou de vitriol pour les rendre plus rouges ; on fera cuire le ſucre dans quatre ou cinq onces d'eau-rofe à petit feu juſqu'à la conſiſtance d'électuaire ſolide, on le retirera alors de deſſus le feu, & quand il fera à demi-refroidi, l'on y mêlera exactement la poudre, & l'on jettera la matiére ſur un papier huilé, on la laiſ- ſera étendre, & quand elle ſera preſque refroidie, on la coupera en tablettes.

Vertus.

Dofe.

On s'en ſert pour arrêter les fluxions qui tombent du cerveau, pour fortifier la poitrine, l'eſtomac & le foie : La doſe en eſt depuis une dragme juſqu'à demi-once.

On forme ordinairement cette compoſition en morceaux de la longueur & groſ- feur du pouce, & on l'appelle *Conſerve de roſes.*

Main de Chriſt, ou *Sucre Roſat perlé*, ou Diamargaritum *ſimple*.

Manus Chriſti, ſeu Saccharum Roſatum perlarum, ſeu Diamargaritum ſimplex.

♃ Du ſucre très-blanc cuit dans l'eau-roſe, ℔ j.
Des perles préparées, ʒ ß.
Mélez-les, & faites-en des tablettes ſ. a.

♃ Sacchari albiſſimi in aquâ roſarum coĉti, ℔ j.
Margaritarum præparatarum, ʒ ß.
Miſce, fiant tabellæ ſ. a.

REMARQUES.

On fera cuire le ſucre dans cinq ou ſix onces d'eau-roſe juſqu'à conſiſtance d'électuaire ſolide ; on le retirera hors du feu, & on y mêlera les perles, & quand la matiére ſera à demi-refroidie, on la jettera ſur un marbre où l'on aura épars de la poudre d'amydon bien ſubtiliſée ; on la laiſſera étendre, puis on la coupera en tablettes.

Elles ſont propres pour fortifier l'eſtomac, pour adoucir les acides, quand ils y ſont en trop grande quantité, pour le crachement de ſang, & pour arrêter les cours de ventre : La doſe en eſt depuis une dragme juſqu'à demi-once. **Vertus. Doſe.**

Chaque dragme de ces tablettes contient trois grains de perles préparées.

Les perles préparées ſont une matiére alkaline, propre à rompre les pointes des humeurs acides & à les mortifier, de même qu'elle adoucit & abſorbe l'acidité du vinaigre, quand on la jette dedans : les yeux d'écreviſſes, le corail, ou l'ivoire brûlé, feroient le même effet.

L'eau-roſe n'eſt pas plus utile dans la compoſition de ces tablettes, que l'eau commune, car en bouillant, toutes ſes parties volatiles, en quoi conſiſte ſa vertu, s'évaporent. Si l'on veut que les tablettes retiennent l'odeur & le goût de l'eau-roſe, il faut les faire ſans feu, malaxant le ſucre & les perles mêlées enſemble dans un mortier de marbre avec du mucilage de gomme adraganth tiré en eau-roſe ; mais je trouve qu'on emploie trop de ſucre dans cette compoſition, je voudrois en retrancher les deux tiers, & réformer le ſucre perlé en la maniére ſuivante.

Sucre Roſat perlé, *Réformé*.

Saccharum Perlarum, Reformarum.

♃ Des perles préparées, ʒ j.
Du ſucre très-blanc pulvériſé, ℔ ß.
De ces drogues mêlées faites une maſſe ſolide avec ce qu'il faudra de mucilage de gomme adraganth, tiré dans l'eau-roſe, & formez-en des rotules ou tablettes ſ. a.

♃ Margaritarum præparatarum, ʒ j.
Sacchari albiſſimi pulverati, ℔ ß.
Miſce, & cum ſ. q. mucaginis gummi tragacanthi in aquâ roſarum extraĉtâ fiat maſſa ſolida ex quâ formentur tabellæ ſeu rotulæ ſ. a.

Pénides, ou *Sucre Pénidié*.

Penidia, ſeu Saccharum Penidiatum.

♃ Du ſucre blanc & de la décoĉtion d'orge, āā. ℔ vj.
Mettez-les bouillir juſqu'à la conſiſtance de ſucre en tablettes, en ſorte qu'il s'en faſſe une eſpéce de maſſe aſſez ſolide, & pourtant ſi maniable, qu'elle ne s'attache point aux doigts, & qu'on la puiſſe réduire en bâtons menus, épais, courts ou longs, tors comme une corde, &

♃ Sacchari albi, decoĉti hordei, āā. ℔ vj.
Coquantur ad conſiſtentiam ſacchari tabellati ut maſſa quædam exurgat admodùm ſolida, & itâ traĉtabilis, ut digitis non adhæreat & facilé in bacula ducatur tenuiora, craſſiora, breviora aut longiora & ſæpiùs intorta, ſemper verò alba, quod

toûjours blancs fur la fin. Pour en venir à bout, votre maffe étant encore chaude, vous la tirerez, l'étendrez & l'accrocherez à un ou plufieurs crochets de fer attachés à un ais ou contre une muraille, & l'allongerez jufqu'à ce qu'elle blanchiffe, après quoi vous donnerez à ces bâtons telle figure que vous voudrez.

ut probé fiat, adhuc calens maffa unco ferreo trabeculæ affixo adducitur, reducitur, trahiturque, quousque dealbefcat, & ex baculis dictis variæ figuræ ducantur.

REMARQUES.

On lavera bien deux poignées d'orge dans de l'eau chaude, puis on les fera bouillir dans une nouvelle eau bien nette pendant demi-heure, pour en avoir quatre livres de décoction coulée; on la mettra dans une baffine avec un pareil poids de fucre blanc, on fera cuire le mélange en une confiftance encore plus forte que celle du fucre rofat, on le jettera fur un marbre oint d'huile d'amandes douces, on le pétrira comme la pâte avec les mains, qu'on aura auparavant bien frottées d'amydon pulvérifé, pour empêcher qu'on ne fe brûle; on l'étendra en bâtons, qu'on accrochera encore chauds à un ou plufieurs crochets de fer attachés contre un poteau ou contre une muraille, & on les allongera les entortillant comme une corde, & leur donnant la figure qu'on voudra; puis on les laiffera refroidir; on aura un fucre fec, un peu onctueux, fort blanc, facile à rompre, d'un goût doux & agréable, on l'appelle *Pénides*, ou *Épénides*, *Alphénic*, ou *Sucre tors*. Ceux qui le préparent ont quelquefois le foin d'y mêler beaucoup d'amydon pour le rendre bien blanc, & pour y gagner davantage, ce qui eft une falfification condamnable; on s'appercevra de cette petite fourberie en le goûtant, car alors il fera trop pâteux à la bouche.

(marge : Pénides, Épénides, Alphénic, uo fucre tors. Vertus.)

Le fucre tors eft pectoral, adouciffant, incraffant, propre pour le rhume, il provoque le crachat, il adoucit les âcretés de la poitrine.

Les anciens Médecins appelloient les pénides *Saccharum hordeatum*, mais les Modernes ont transféré ce nom à une autre préparation de fucre, qui eft à la vérité à peu près de la même qualité que le fucre tors, mais qui diffère un peu par la forme & par la couleur.

(marge : Saccharum hordeatum. Sucre d'orge.)

On fait cuire du fucre très-fortement, comme quand on prépare les pénides, on le jette fur un marbre oint d'huile d'amandes douces, & on le forme en bâtons droits, longs & gros comme les doigts; on les laiffe refroidir, & on leur donne, quand ils ne font encore qu'à demi-froids, quelque petite façon, telle qu'on veut; ils font d'une confiftance plus dure, plus liffe & moins caffante que les pénides, de couleur jaune ou citrine, luifante, d'un goût doux & agréable, demeurant comme le fucre candi quelque temps à fe fondre dans la bouche. Plufieurs de ceux qui travaillent à ce fucre d'orge y mêlent un peu de teinture de fafran pour lui donner une couleur plus relevée.

(marge : Vertus. Dofe.)

Le fucre d'orge eft fort en ufage pour le rhume, pour les fluxions de poitrine, pour le crachement, on en met diffoudre un petit morceau dans la bouche. Les Apothicaires négligent fouvent de préparer eux-mêmes le fucre tors & le fucre d'orge, ils laiffent ces petites opérations aux Confifeurs, aufquels elles conviennent affez bien, & ils les achétent d'eux, quand ils en ont befoin.

Tablettes Pectorales, de l'Abbé Gendron.	Tabellæ Pectorales, D. Gendron Abbatis.

℞ De l'orge entiére,	℔j.	℞ *Hordei integri,*	℔j.
Des raifins fecs mondés,	℥iv.	*Uvarum paffarum mundatarum,*	℥iv.

De la réglisse rapée & concassée,	℥ iij.		Liquiritiæ rasæ & contusæ,	℥ iij.
De la semence d'anis,	℥ j.		Seminis anisi,	℥ j.
Des girofles,	Nº. xiv.		Caryophy. los,	Nº. xiv.

Faites cuire ces drogues en consistance de mucilage dans de l'eau commune, exprimez-les fortement dans une presse, puis ajoûtez à l'expression

Du sucre blanc, ℔ ij.

Cuisez le tout ensemble en consistance d'électuaire solide, puis faites-en des tablettes s. a.

Coquantur ad mucilaginem in aquâ communis q. s. deindè fortiter pralo exprimantur; expressioni adde

Sacchari albi, ℔ ij.

Percoquantur ad consistentiam electuarii solidi & fiant tabellæ s. a.

R E M A R Q U E S.

On fera bouillir l'orge bien nette dans une quantité suffisante d'eau commune pendant long temps, ou jusqu'à ce qu'elle soit crevée ; alors on ajoûtera dans la décoction les raisins mondés de leurs pepins, la réglisse ratissée & concassée, l'anis & les girofles concassés : quand le tout sera suffisamment cuit, on coulera la décoction avec forte expression, on fera cuire dans la colature le sucre à petit feu jusqu'à consistance d'électuaire solide, & l'on remuera la matiére incessamment avec une espatule de bois dès qu'elle commencera à s'épaissir, de peur qu'elle ne s'attache au fond de la bassine ; or la versera sur un marbre ou sur un papier oint d'huile d'amandes douces, & on l'étendra avec un bistortier aussi huilé, puis on la coupera en tablettes qu'on gardera dans une boëte en un lieu sec.

Elles sont propres pour faire mûrir le rhume, pour adoucir l'âcreté des sérosités qui tombent du cerveau, pour exciter le crachat : La dose en est depuis une dragme jusqu'à demi-once.

Ces tablettes sont difficiles à faire, à cause de la grande quantité de mucilage que donne une livre d'orge crevée ; car ce mucilage s'épaississant par la cuite, s'attache facilement à la bassine, & se brûle, si le feu est un peu trop fort, ou si l'on manque à remuer la matiére comme il faut.

C'est principalement le mucilage de l'orge qui fait la bonté & la vertu de ces tablettes, car il lie par ses parties rameuses & embarrassantes, la pointe des sels âcres, & en épaississant la férosité il empêche de faire autant d'impression qu'elle feroit dans la poitrine ; les raisins, la réglisse & l'anis sont aussi pectoraux, & ils conviennent bien dans cette composition.

La petite quantité de girofle, qui y entre, ne peut pas produire un grand effet, & d'autant moins que ses parties volatiles se dissipent en bouillant ; ainsi quand on retrancheroit cette drogue, les tablettes n'en auroient pas moins de vertu. Quelques-uns y ajoûtent sur la fin deux grains d'ambre gris, mais cet aromate excite aux femmes des vapeurs qui les incommodent beaucoup.

Quand on use de ces tablettes, il est bon de les laisser dissoudre doucement dans la bouche, afin que leur mucilage arrose & humecte insensiblement les conduits qui vont à la poitrine.

Tablettes de Guimauve, simples.	*Tabellæ de Althæâ, simplices, seu Papaies.*

℞ De la pulpe de racines de guimauve nouvellement tirée, ℥ iv.

Du sucre blanc fondu & cuit dans l'eau-rose, ℔ j. ß.

Faites-en des tablettes s. a.

℞ *Pulpæ radicis althææ recenter extractæ,* ℥ iv.

Sacchari albi in aquâ rosarum sciat; cctæ, ℔ j. ß.

Fiant tabellæ s. a.

REMARQUES.

Pulpe de racines de guimauve. On fera bouillir dans l'eau des racines de guimauve bien nettes jufqu'à ce qu'elles foient molles, on les féparera de la décoction, on les écrafera dans un mortier de marbre, & on les paffera par un tamis renverfé pour en avoir la pulpe.

On fera cuire le fucre fin dans fix ou fept onces d'eau-rofe jufqu'à confiftance d'électuaire folide, on y mêlera alors hors du feu la pulpe de guimauve avec un biftortier, on remettra la baffine fur un très-petit feu pour faire deffécher la matiére, l'agitant toûjours, & quand elle aura une confiftance raifonnable, on la jettera fur un papier oint d'huile d'amandes douces, on l'étendra avec un biftortier, & on la coupera en tablettes.

Vertus. Elles font propres pour adoucir & émouffer les âcretés de la toux, pour épaiffir les férofités qui tombent fur la poitrine, pour faire cracher; on en met fondre une tablette dans la bouche.

Tablettes de guimauve faites fans l'aide du feu. On fait auffi des tablettes de guimauve fans feu avec le fucre pulvérifé, qu'on réduit en pâte dans un mortier de marbre avec une fuffifante quantité de pulpe de guimauve, on en forme des paftilles ou des rotules, & on les fait fécher.

Tablettes de Guimauve, Compofées.	Tabellæ de Althæâ, Compofitæ.
♃ De la pulpe de racine de guimauve, ℥ ij. De la femence de pavot blanc, de l'iris de Florence, de la régliffe, de la poudre *diatragacanthi frigidi*, aã. ℥ iij. Du fucre blanc cuit dans l'eau-rofe, ℔ j. Faites-en des tablettes f. a.	♃ *Pulpa radicis althææ,* ℥ ij. *Seminis papaveris albi, ireos Florentinæ, liquiritiæ, pulveris diatragacanthi frigidi,* aã. ℥ iij. *Sacchari albiſſimi in aquâ rofarum coâli,* ℔ j. *Fiant ex arte tabella.*

REMARQUES.

On pulvérifera enfemble l'iris, la régliffe & la femence de pavot; on mêlera la poudre avec celle *diatragacanthi frigidi* : on fera cuire le fucre en confiftance de fucre rofat, on y mêlera hors du feu la pulpe, puis la poudre pour en faire une pâte qu'on étendra fur un papier oint d'huile d'amandes, & qu'on coupera en tablettes.

Vertus. Dofe. Elles font bonnes pour la toux invétérée, pour l'afthme, pour les ulcères du poumon, on en met fondre environ une dragme dans la bouche.

Si l'on ajoûtoit à la compofition de ces tablettes deux dragmes de magiftère de foufre, elles feroient plus propres pour les ulcères du poumon & pour l'afthme.

Tablettes de guimauve compofées faites fans feu. On peut encore faire ces tablettes fans feu, en mêlant les poudres avec le fucre pulvérifé, & incorporant le tout en pâte dans un mortier de marbre avec une quantité fuffifante de pulpe de guimauve pour en former des rotules. On pourroit rendre ces tablettes plus déterfives en y mêlant un fcrupule de fleurs de benjoin.

Tablettes Diafulphuris, ou *Lait de Soufre.*	Tabellæ Diafulphuris, aut Lac Sulphuris.
♃ Du magiftère de foufre, ℥ j. ß. De l'amydon, des racines féches d'aunée, de régliffe, d'iris de Florence, aã. ℥ iij. Des fleurs de benjoin, Ə j.	♃ *Magifterii fulphuris,* ℥ j. ß. *Amyli, radicum ficcatarum enula campanæ, liquiritiæ, ireos Florentiæ,* aã. ℥ iij. *Florrum benzoïni,* Ə j.

Du sucre blanc, ℔ j.
Faites-en une masse solide avec le mucilage de gomme adraganth tiré dans l'eau-rose ; formez-en des rotules s. a.

Sacchari albissimi, ℔ j.
Cum s. q. mucaginis gummi tragacanthi in aquâ rosarum extractâ, fiat massa solida ex qua formentur rotulæ s. a.

REMARQUES.

On pulvérisera ensemble les racines ; d'une autre part, l'amydon, le magistère de soufre & le sucre ; on mêlera les poudres & on les incorporera dans un mortier de marbre, avec ce qu'il faudra de mucilage de gomme adraganth tiré en eau-rose, pour faire une masse solide dont on formera des rotules, & on les fera sécher.

Elles sont propres pour l'asthme, pour les rhumes invétérés, pour détacher les phlegmes épais, & pour déterger les ulcères du poumon & de la poitrine ; on en laisse fondre environ une dragme dans la bouche.

Vertus.
Dose.

On pourroit faire des tablettes de magistère de soufre moins composées en la maniére suivante.

Tablettes de Magistère, ou *Lait de Soufre.*

Tabellæ Magisterii Sulphuris.

℞ Du magistère de soufre, ℥ j. ß.
De la gomme Arabique, ʒ ij.
De l'iris de Florence, ʒ j.
Du sucre très-blanc, ℔ ij.
Toutes ces drogues étant mises en poudre, & mêlées avec s. q. de mucilage de gomme adraganth tiré en eau de fleurs de pavot rouge, faites-en une masse dont vous formerez des tablettes ou des rotules.

℞ *Magisterii sulphuris,* ℥ j. ß.
Gummi Arabici, ʒ ij.
Ireos Florentinæ, ʒ j.
Sacchari albissimi, ℔ ij.
Omnia pulverata & mixta cum s. q. mucilaginis gummi tragacanthi in aquâ florum papaveris rhœados extractâ, fiat massa ex qua formentur tabellæ aut rotulæ.

On trouvera dans mon *Livre de Chymie* les descriptions du magistère de soufre & de fleurs de benjoin.

Tablettes ou *Rotules Pectorales Blanches,* de *Mynsicht.*

Tabellæ seu Rotulæ Pectorales albæ A. Mynsicht.

℞ De la poudre des espéces *diatragacanthi frigidi,* & *diaïreos* simple, aa. ℥ ß.
Du lait de soufre, ʒ ij.
Du benjoin, ʒ j.
De l'huile de fenouil, Ɔ j.
Du sucre très-blanc fondu dans le lait de semence de pavot blanc tiré dans l'eau de violettes, ℥ xvj.
Mêlez le tout, & faites-en des rotules s. a.

℞ *Pulveris specierum diatragacanthi frigidi & diaïreos simplicis,* aa. ℥ ß.
Lactis sulphuris, ʒ ij.
Benzoïni, ʒ j.
Olei fœniculi, Ɔ j.
Sacchari albissimi in lacte seminis papaveris albi cum aquâ violarum extracto dissoluti, ℥ xvj.
Misce, fiant tabellæ s. a.

REMARQUES.

On pulvérisera subtilement le benjoin, & on le mêlera avec le lait ou magistère de soufre, les poudres *diaïreos* & *diatragacanthi frigidi,* le sucre réduit en poudre fine & l'huile de fenouil ; on corporifiera le mélange avec du lait de semences de pavot tiré en maniére d'émulsion, avec l'eau de violettes distillée, dans un mortier de marbre, en consistance de pâte solide, dont on formera de petites tablettes ou des rotules qu'on fera sécher à l'ombre.

Elles sont propres pour les âcretés de la gorge & de la poitrine, pour la toux, pour l'asthme, pour la phthisie ; on en prend environ une dragme à chaque fois, & on la laisse fondre dans la bouche.

Tablettes ou *Rotules Pectorales Citrines, de Mynsicht.*	Tabellæ seu Rotulæ Pectorales Citrinæ A. Mynsicht.
♃ Du looch *sanum,* & de la poudre des espéces *diarrhodon Abbatis,* aā. ℥ ß. Du suc de réglisse, & des fleurs de soufre, aā. ʒ j. Du benjoin, de la racine d'iris de Forence, aā. ꝟ ij. De l'extrait de safran oriental, & du baume de soufre anisé, aā. ꝟ j. Du sucre blanc dissous dans l'eau de fenouil, ℥ xvj. Mêlez le tout, & faites-en des tablettes.	♃ *Looch sani & experti, pulveris specierum diarrhodon Abbatis,* aā. ℥ ß. *Succi glycyrrhizæ, florum sulphuris,* aā. ʒ j. *Benzoini, radicis ireos Florentinæ,* aā. ꝟ ij. *Extracti croci orientalis, balzami sulphuris anisati,* aā. ꝟ j. *Sacchari albi in aquâ fæniculi dissoluti,* ℥ xvj. *Misce, & fiant tabellæ seu rotulæ.*

REMARQUES.

On pulvérisera chacun séparément le sucre, le benjoin & l'iris : on mêlera les poudres avec celles des espéces *diarrhodon Abbatis* & la fleur de soufre, on fera fondre le suc de réglisse dans un peu d'eau de fenouil pour le réduire en consistance de miel ; on le mêlera avec le looch, l'extrait de safran, le baume de soufre anisé, & ce qu'il faudra d'eau de fenouil, pour faire une pâte solide qu'on battra long-temps dans un mortier, & l'on en formera des tablettes ou des rotules qu'on fera sécher.

Elles excitent le crachat, elles adoucissent les âcretés de la poitrine en détachant les phlegmes, elles facilitent la respiration ; on s'en sert pour l'asthme, pour la toux invétérée, pour la phthisie, pour la pleurésie : on en prend une tablette à la bouche plusieurs fois le jour.

On trouvera dans mon *Traité de Chymie* la maniére de préparer le baume de soufre anisé, & la fleur de soufre.

L'extrait de safran se prépare comme les autres extraits des végétaux, mais on détruit entiérement la vertu de cette petite fleur en voulant tirer son extrait, car sa partie volatile, en quoi consiste sa qualité, se perd dans l'évaporation, quelque soin qu'on puisse prendre pour la conserver : ainsi c'est un abus que de faire cette préparation. Les principes du safran sont assez exaltés, sans qu'il soit besoin de l'aide de l'art pour les faire agir dans le corps, il vaut beaucoup mieux employer la fleur en poudre qu'en extrait.

Tablettes ou *Rotules d'Émeraudes, de Mynsicht.*	Tabellæ seu Rotulæ Smaragdinæ ; A. Mynsicht.
♃ Des émeraudes préparées, ʒ ij. De l'ongle d'élan chymiquement calciné, ʒ j. ß. De la semence de pivoine mâle cueillie au décours de la lune, & de citron, aā. ʒ j. De la racine de dictame blanc, des grains de kermès, du petit galanga, du safran oriental, des cubébes, & du gui de chêne, aā. ʒ ß.	♃ *Smaragdorum præparat.* ʒ ij. *Ungulæ alcis spagirice calcinatæ,* ʒ j. ß. *Seminis pæoniæ maris decrescente lunâ collecti, citri,* aā. ʒ j. *Radicis dictamni albi, granorum kermes, galangæ minoris, croci orientalis, cubebarum, visci querni,* aā. ʒ ß.

Du

Du magiſtère de perles & de corail rouge ; des hyacinthes préparées , de l'huile de ſuccin blanc, aā. Ɔj.

Des huiles de noix muſcade , de macis & de cannelle, aā. Ɔ ß.

De romarin & de lavande, aā. gutt. iv.

Du ſucre blanc diſſous dans l'eau apopleétique & épileptique de Mynſicht , ℥ xvj.

Mêlez le tout, & faites-en des tablettes ſ. a.

Magiſterii, perlarum, & corallorum rubrorum ; hyacynthorum præparatorum , olei ſuccini albi , aā. Ɔj.

Oleorum nucis moſchatæ , macis , cinnamomi , aā. Ɔ ß.

Roriſmarini, lavendulæ, aā. gutt. iv.

Sacchari albi in aquâ apopleéticâ & epilepticâ A. Mynſicht diſſoluti , ℥ xvj.

Miſce , & fiant rotulæ ſ. a.

R E M A R Q U E S.

On pulvériſera enſemble les ſemences , les racines , les bois , le ſafran , les cubebes & le kermès ; d'une autre part , l'ongle d'élan calciné , le ſucre , les émeraudes & les hyacinthes préparées ; on mêlera les poudres avec les magiſtères , les huiles , & ce qu'il faudra d'eau apopleétique & épileptique d'*A. Mynſicht* , pour en faire une pâte ſolide qu'on battra long-temps dans un mortier , & dont on formera des rotules ou petites tablettes.

Elles ſont propres dans l'apoplexie , dans l'épilepſie , dans la paralyſie , dans le vertige , elles fortifient le cerveau : La doſe en eſt depuis une dragme juſqu'à trois.

La calcination de l'ongle d'élan lui eſt tout-à-fait préjudiciable , car le feu en fait diſſiper le ſel volatil en quoi conſiſte toute ſa vertu ; il faut donc ſe contenter de raper cet ongle pour le pouvoir mettre en poudre avec les autres drogues.

On trouvera dans mon *Livre de Chymie* , les maniéres de préparer les magiſtères & les huiles qui entrent dans cette compoſition.

Les pierres précieuſes & les magiſtères de perles & de corail ſont inutiles dans ces tablettes ; car étant privés des principes actifs , il n'en peut rien ſortir qui fortifie le cerveau.

Si l'on n'a point d'eau apopleétique d'*A. Mynſicht* , on lui ſubſtituera l'eau thériacale ou l'eau impériale.

Tablettes ou Rotules d'Hyacinthes,
de Mynſicht.

℞ De la poudre des eſpéces *diarrhodon Abbatis* , *diamargariti frigidi*, aā. ℥ ß.
Des hyacinthes préparées , ʒ iij.
Du nitre purifié , ʒ j.
Du magiſtère de corail rouge, Ɔj.
De l'huile diſtillée de roſes , Ɔ ß.
Du ſucre blanc fondu dans l'eau de nénuphar , ℥ xvj.

Mêlez le tout, & formez-en des tablettes ſ. a.

Tabellæ ſeu Rotulæ Hyacinthinæ,
A. Mynſicht.

℞ Pulveris ſpecierum *diarrhodon Abbatis* & *diamargariti frigidi* , aā. ℥ ß.
Hyacinthorum præparatorum , ʒ iij.
Nitri purificati , ʒ j.
Magiſterii corallorum rubrorum , Ɔj.
Olei ſtillatitii roſarum , Ɔ ß.
Sacchari albi in aquâ nymphææ diſſoluti , ℥ xvj.

Miſce , & fiant tabellæ ſ. a.

R E M A R Q U E S.

On pulvériſera enſemble le ſalpètre rafiné & le ſucre , on les mêlera avec les hyacinthes préparées , le magiſtère de corail , les poudres *diamargariti frigidi* & *diarrhodon Abbatis* & l'huile de roſes ; on corporifiera le mélange dans un mortier de marbre , avec ce qu'il faudra d'eau de nénuphar pour faire une pâte ſolide qu'on battra long-temps , & l'on en formera des tablettes ou rotules qu'on mettra ſécher.

Vertus.
Dose.

Elles font eftimées propres à calmer toutes les ardeurs du corps, pour la fyn‑cope, pour l'afthme, pour les fiévres malignes, pour la toux : La dofe en eft depuis une dragme jufqu'à trois.

Quoique ces tablettes prennent leur nom des hyacinthes, elles n'en tirent pas leur plus grande vertu.

Le magiftère de corail eft décrit dans mon *Livre de Chymie* ; je le trouve fort inutile dans cette compofition, & on pourroit fort bien le retrancher fans diminuer la vertu du remède.

Si l'on corporifioit les poudres de ces tablettes avec du mucilage de gomme adraganth fait en eau de nénuphar, elles fe durciroient davantage en fe féchant, & elles fe conferveroient mieux fans s'humecter.

<table>
<tr><td>

Tablettes de Magnanimité.

℞ De la pulpe de piftaches, de la racine de fatyrion confite, de la conferve de fleurs de romarin, de la confection alkermes préparés avec l'ambre & le mufc, aā.　℥ ß.

Des troncs & des foies de vipères, & des perles préparées, aā.　ʒ iij.

De la femence de roquette,　ʒ ij.

Des reins de fcines marins, du petit cardamome & de la racine de galanga, aā　ʒ j.

Des girofles, de la cannelle, du macis & de l'ambre gris, aā.　ʒ ß.

Du mufc oriental　Э ß.

Du fucre diffous dans l'eau de fleurs d'oranges, & cuit en confiftance d'électuaire folide,　℔ j.

Faites-en des tablettes f. a.

</td><td>

Tabellæ Magnanimitatis.

℞ *Pulpæ piftaciorum, radic. fatyrionis condita, conferva florum rorifmarini, confectionis alkermes cum ambrá & mofcho parata, aā.*　℥ ß.

Truncorum & hepatum viperinorum, margaritarum praparatarum, aā,　ʒ iij.

Seminis eruca,　ʒ ij.

Renum fcincorum, cardamomi minoris, radicis galangæ, aā.　ʒ j.

Caryophyllorum, cinnamomi, macis, ambra grifea, aā.　ʒ ß.

Mofchi orientalis,　Э ß.

Sacchari in aquá florum arantiorum foluti & in electuarium folidum cocti,　℔ j.

Fiant ex arte tabella.

</td></tr>
</table>

R E M A R Q U E S.

On pulvérifera enfemble les troncs & les foies de vipères incifés menu, la femence de roquette, les reins de fcines, le petit cardamome, le galanga, les girofles, la cannelle & le macis ; d'une autre part, le mufc & l'ambre avec les perles préparées ; on mêlera les poudres.

On pilera dans un mortier de marbre les piftaches mondées, les racines de fatyrion, & la conferve de fleurs de romarin ; on y ajoûtera un peu de fyrop d'œillets pour réduire la matiére en une pâte liquide, & on la paffera par un tamis pour en avoir la pulpe, qu'on mêlera avec la confection alkermes.

On fera cuire le fucre dans quatre ou cinq onces d'eau de fleurs d'oranges à petit feu jufqu'en confiftance d'électuaire folide ; on y mêlera exactement hors du feu les pulpes, la confection alkermes & les poudres ; on jettera la matiére

Tablettes
mâles.

encore chaude fur un papier huilé d'huile d'amandes douces ; on l'étendra & on la coupera en tablettes.

Vertus.
Dose.

Elles font propres pour fortifier l'eftomac & le cerveau, pour réjouir le cœur, pour exciter la femence, pour réfifter à la corruption des humeurs : on les appelle *Tablettes mâles* : La dofe en eft depuis une dragme jufqu'à trois.

Les perles, étant une matiére purement alkaline, me paroiffent affez inutiles dans cette compofition, qui ne tient fa vertu que des ingrédients fpiritueux & falins.

Tablettes Vivifiantes, ou *Alkermes*, ou *Impériales*.

Tabellæ Vivificantes, feu Alkermes, feu Imperiales.

♃ De la confection alkermes complette, ℥ j.
Du fucre blanc cuit dans l'eau de fleurs d'oranges, ℔ j.
Mêlez-les, & en formez des tablettes f. a.

♃ Confectionis alkermes completæ, ℥ j.
Sacchari albiffimi in aquâ naphæ coĉti, ℔ j.
Mifce, fiant tabellæ f. a.

REMARQUES.

On fera cuire le fucre fin dans quatre onces d'eau de fleurs d'oranges à petit feu, jufqu'à ce qu'il faffe le fil quand on en prendra avec une efpatule ; on le tirera alors du feu, on y mêlera la confection alkermes, & l'on verfera le mélange fur une feuille de papier blanc pliée par les bords en carrelet, & frottée d'huile d'amandes douces, la matiére s'étendra d'elle-même & fe durcira en refroidiffant, on la coupera en tablettes, qu'on gardera dans une boëte en un lieu fec.

Elles font propres pour fortifier le cœur, pour réfifter à la malignité des humeurs, pour exciter la femence : La dofe en eft depuis une dragme jufqu'à trois. ^{Vertus Dofe.}

On peut étendre ces tablettes avec un biftortier en la maniére ordinaire, mais elles feront plus belles fi l'on fe contente de verfer la matiére, comme j'ai dit, fur un papier, pendant qu'elle eft encore coulante ; car de cette maniére la couleur de la confection fera bien mieux confervée, & les paillettes d'or paroîtront.

Ceux qui ne trouveront pas affez d'odeur dans la compofition de ces tablettes, pourront y ajoûter du mufc & de l'ambre.

Quelques-uns font entrer dans ces tablettes demi-once de poudre de vipères, ce qui ne peut qu'augmenter leur vertu : on les appelle en François *Tablettes de longue vie*. ^{Tablettes de longue vie.}

On pourroit doubler, tripler & quadrupler la quantité de la confection alkermes, mais alors il feroit néceffaire d'en faire confumer l'humidité fur le feu, ce qui diminueroit beaucoup de fa vertu, car le plus fpiritueux s'en évaporeroit.

Tablettes Cardiaques.

Tabellæ Cardiacæ.

♃ Du fucre très-blanc, cuit dans de l'eau de fleurs d'oranges, ℔ j.
De la confection alkermes complette, ℥ j.
De l'écorce extérieure de citron de l'année coupée très-menu, & de l'antimoine diaphorétique, ãã. ℥ ij.
De l'huile diftillée de cannelle, incorporée avec un peu de fucre, gutt. j.
Faites-en des tablettes f. a.

♃ Sacchari albiffimi in aquâ florum arantiorum coĉti, ℔ j.
Confectionis alkermes perfectæ, ℥ j.
Corticis exterioris citri recentis minutiffimè incifi, antimonii diaphoretici, ãã. ℥ ij.
Olei cinnamomi ftillatitii pauco faccharo pulverato excepti, gutt. j.
Fiant ex arte tabellæ ad ufum.

REMARQUES.

On aura l'écorce la plus fuperficielle & la plus odorante du citron, on la coupera le plus menu qu'on pourra avec des cifeaux ; on mettra en poudre environ deux dragmes de fucre candi blanc, on y mêlera une goutte d'huile de cannelle pour faire un *oleofaccharum*, on pulvérifera bien fubtilement l'antimoine diaphorétique, on fera cuire le fucre à petit feu dans quatre ou cinq onces d'eau de fleurs d'oranges jufqu'à confiftance de fucre rofat ; on le retirera hors du feu, &

quand il fera à demi refroidi l'on y mêlera la confection alkermes complette, l'écorce de citron incifée menu, l'antimoine diaphorétique, & enfin *l'oleofaccharum* de cannelle : on verfera le tout fur un papier blanc huilé, on le laiffera étendre fuffifamment, puis étant refroidi on le coupera en tablettes qu'on gardera dans une boëte en un lieu fec.

J'ai tiré cette defcription de la Pharmacopée Royale.

On pourroit faire ces tablettes fans feu en la maniére fuivante.

Tablettes Cardiaques préparées fans feu.	*Tabellæ Cardiacæ fine igne paratæ.*
♃ De la confection alkermes complette, ℥ j. De l'écorce extérieure de citron féchée & pulvérifée, de l'antimoine diaphorétique, aā. ℥ ij. De l'huile de cannelle, gutt. j. Du fucre blanc fubtilement pulvérifé, ℥ viij. Mêlez le tout, & faites-en une maffe folide avec le mucilage de gomme adraganth tiré dans l'eau de fleurs d'oranges, dont vous formerez enfuite des tablettes ou rotules pour l'ufage.	♃ Confectionis alkermes completæ, ℥ j. Corticis exterioris citri ficci & pulverati, antimonii diaphoretici, aā. ℥ ij. Olei cinnamomi, gutt. j. Sacchari albi tenuiffimè pulverati, ℥ viij. Mifce, & cum f. q. mucaginis gummi tragacanthi in aquâ naphæ extractæ fiat maffa folida, ex qua formentur tabellæ feu rotulæ.

Tablettes ou *Rotules Cordiales,* *de Mynficht.*	*Tabellæ feu Rotulæ Cordiales,* A. Mynficht.
♃ De la poudre des efpéces diarrhodon Aabatis, ℥ ß. De la confection alkermes, ℥ ij. Des perles préparées, du magiftère de corail rouge, aā. ℥ ij. Des huiles de girofles & de macis, aā. gutt. iv. Du fucre très-blanc diffout dans l'eau de cannelle, ℥ viij. Mêlez le tout, & faites-en un électuaire en tablettes.	♃ Pulveris fpecierum diarrhodon Abbatis, ℥ ß. Confectionis alkermes, ℥ ij. Margaritarum præparatarum, magifterii corallorum rubr. aā. ℥ ij. Olei caryophyllor. & macis, aā. gutt. iv. Sacchari albiffimi in aquâ cinnamomi diffoluti, ℥ viij. Mifce, fiat confectio in rotulis.

REMARQUES.

On pulvérifera fubtilement le fucre, on y mêlera les huiles de girofles & de macis, le magiftère de corail, les perles préparées, la poudre *diarrhodon*, la confection alkermes & ce qu'il faudra d'eau de cannelle pour faire une pâte folide dont on formera de petites tablettes ou rotules qu'on fera fécher à l'ombre & qu'on gardera dans une boëte en un lieu fec.

Vertus.   Elles réjouiffent & fortifient le cœur, elles excitent la femence, elles réfiftent
Dofe.   à la pourriture : La dofe en eft depuis une dragme jufqu'à trois.

Les perles & le magiftère de corail me paroiffent affez inutiles dans cette compofition, parce que ces ingrédients n'ont aucunes parties volatiles qui puiffent fe porter dans le fang pour fortifier le cœur.

Tablettes de Semences, de Fernel.	*Tabellæ Diafpermaton, Fernelii.*
♃ Du fuc de régliffe & de la femence de grémil, aā. ℥ iij. Des quatre grandes femences froides mondées & des petites, de celles d'afperges, de pimprenelle, de bafilic, de perfil, des fruits d'alkékenge fecs, aā. ℥ ij	♃ Succi glycyrrhizæ, milii folis, aā. ℥ iij. Seminum quatuor frigidorum majorum mundatorum & minorum, afparagi, pimpinellæ, ocimi, petrofelini, fructuum alkekengi ficcatorum, aā. ℥ ij

De la cannelle & du macis, aã. ʒ j.
Du sucre blanc cuit dans de l'eau de gui-
mauve, ℔ iij. ß.
Faites-en des tablettes s. a.

Cinnamomi, macis, aã. ʒ j.
Sacchari albi in aquâ althææ coſti, ℔ iij. ß.
Fiant tabellæ s. a.

R E M A R Q U E S.

On pulvérisera ensemble les semences de grémil, d'asperges, de pimprenelle, de basilic, de persil, les petites semences froides, les fruits d'alkékenge, la cannelle & le macis; on pilera dans un mortier de marbre les quatre grandes semences froides mondées, de chacun deux dragmes, jusqu'à ce qu'elles soient bien en pâte; on les humectera avec un peu de syrop de guimauve, & l'on en tirera la pulpe par un tamis renversé; on fera fondre ou dissoudre le suc de réglisse dans un peu d'eau de guimauve distillée sur un petit feu, & on le réduira en consistance de miel; on mettra cuire le sucre dans environ une livre d'eau de guimauve jusqu'à consistance de sucre rosat, on le retirera du feu, on y mêlera la pulpe & le suc de réglisse, puis quand la matiére sera à demi refroidie, l'on y incorporera exactement les poudres, on jettera le mélange encore chaud sur un papier oint d'huile d'amandes douces, on l'étendra avec un bistortier & on le coupera en tablettes que l'on gardera dans une boëte en un lieu sec.

Elles sont employées dans la colique néphrétique & pour faire uriner : La dose en est depuis une dragme jusqu'à six

Le nom de ces tablettes, qui signifient *composition de semences*, leur a été donné à cause de la quantité des semences qui y entrent.

La liaison du corps de ces tablettes est difficile à faire, à cause de l'onctuosité des semences qui y entrent; c'est par cette raison qu'on y emploie beaucoup de sucre.

Vertus.
Dose.

Tablettes Lithontriptiques, de Fernel.

2 Du sang de bouc préparé, ʒ j. ß.
Des pierres de Judée, de lynx, & d'éponge; des yeux d'écrevisses, aã. ʒ ß.
Des semences d'ache, d'ammi, d'asperges, de basilic, d'ortie, de citron, de saxifrage, de pimprenelle, de carvi, de daucus, de petit houx, de fenouil, de persil de Macédoine, de bardane, de séséli; de la racine de cabaret, aã. ʒ j.
Des racines de costus, de réglisse, de souchet; de la gomme adraganth & du chamædrys, aã. Ɔ ij.
Du spica nard, du gingembre, de la cannelle, du poivre noir, du cardamome, du girofle, & du macis, aã. ʒ ß.
Du sucre très-blanc cuit dans l'eau de bétoine, ℔ iv.
Faites-en des tablettes s. a.

Tabellæ Lithontripticæ, Fernelii.

2 Sanguinis hirci præparati, ʒ j. ß.
Lapidum Judaïci, lyncis, spongiæ; oculorum cancri, aã. ʒ ß.
Seminum apii, ammeos, asparagi; ocimi, urticæ, citri, saxifragæ, pimpinellæ, carvi, dauci, brusci, fœniculi, petroselini Macedonici, bardanæ, sezeleos, radicis asari, aã. ʒ j.
Costi, liquiritiæ, cyperi; gummi tragacanthi; chamædryos, aã. Ɔ ij.
Spicæ nardi, zingiberis, cinnamomi, piperis nigri, cardamomi, caryophyliorum, macis, aã. ʒ ß.
Sacchari albissimi in aquâ betonicæ coſti. ℔ iv.
Fiant tabellæ s. a.

R E M A R Q U E S

On pulvérisera ensemble les semences, les racines, le chamædrys, le spica nard, la cannelle, le poivre, le cardamome, les girofles, la gomme adraganth & le macis; d'une autre part, le sang de bouc préparé; on broiera ensemble sur le porphyre les pierres jusqu'à ce qu'elles soient réduites en poudre impalpable; on mêlera les poudres, on fera cuire le sucre dans quinze ou seize onces d'eau

D iij

de bétoine diftillée, jufqu'à confiftance d'électuaire folide, on le retirera de deffus le feu, & quand il fera à demi refroidi, l'on y mêlera exactement les poudres, on jettera le mélange encore chaud fur un papier oint d'huile d'amandes douces, on l'étendra avec un biftortier, & on le coupera en tablettes qu'on gardera dans une boëte en un lieu fec.

Vertus.
Dofe. Elles font propres pour atténuer la pierre, la gravelle, les phlegmes, & pour les chaffer par les urines : La dofe en eft depuis une dragme jufqu'à demi-once.

Ces tablettes ont été appellées *Lithontriptiques*, c'eft-à-dire, rompant ou brifant la pierre, parce qu'on prétend qu'elles atténuent la pierre dans le rein; on auroit pû les nommer *Diafpermaton* à auffi jufte titre que les précédentes, car il y entre une grande diverfité de femences. On auroit abrégé la defcription fans ôter de fes vertus, fi on les avoit réduites à fept ou huit des principales, augmentant leur poids à proportion.

Il y a lieu de craindre que les pierres, qui entrent dans cette compofition, n'augmentent plûtôt le calcul dans les reins & dans la veffie, que de chaffer celui qui y eft. Je ferois d'avis qu'on les retranchât, auffibien ces pierres ne contiennent-elles guère de fel qui puiffe les rendre apéritives. Voici donc comme je voudrois réformer la compofition.

Tablettes Lithontriptiques, Réformées.	Tabellæ Lithontripticæ, Reformatæ.

♃ Du fang de bouc préparé,　　ʒ j. ß. Des yeux d'écreviffes préparés,　　ʒ ß. Des femences d'ache, d'afperges, d'ortie, de faxifrage, de petit houx, de perfil & de bafilic, aã.　　ʒ ij. Des racines de fouchet, & de coftus; de la gomme adraganth; du chamædrys, & du fpica nard, aã.　　ʒ j. Du cardamome, du macis, & du gingembre aã.　　ʒ ß. Du fucre cuit dans l'eau de pariétaire,　　℔ iij. Faites-en des tablettes f. a. La dofe fera depuis une dragme jufqu'à trois.	♃ Sanguinis hirci præparati,　　ʒ j. ß. Oculorum cancri præpar.　　ʒ ß. Seminum apii, afparagi, urticæ, faxifragæ, brufci, petrofelini, ocimi, aã.　　ʒ ij. Radicum cyperi, cofti; gummi tragacanthi; chamædryos, fpicæ nardi, aã. ʒ j. Cardamomi, macis, zingiberis, aã. ʒ ß. Sacchari in aquâ parietariæ cocti, ℔ iij. Fiant tabellæ f. a. Dofis erit à ʒ j. ufque ad ʒ iij.

J'ai retranché une livre de fucre de la defcription, parce que j'en trouvois une quantité trop grande à proportion des autres ingrédients qui y entrent.

Tablettes Propres à exciter le Lait, *de Mynficht.*	Rotulæ Lac Provocantes, A. Mynficht.

♃ Du cryftal préparé,　　ʒ ß. Du corail rouge préparé,　　ʒ j. Des perles préparées, & du poivre long, aã.　　ʒ ß. De l'huile de femence de fenouil,　　Ə j. Du fucre très-blanc diffout dans l'eau de noix mufcade diftillée,　　ʒ viij. Mêlez le tout, & faites-en un électuaire en rotules.	♃ Cryftalli præparati,　　ʒ ß. Coralli rubri præparati,　　ʒ j. Margaritarum præparatarum, piperis longi, aã.　　ʒ ß. Olei feminis fœniculi,　　Ə j. Sacchari albiffimi in aquâ nucis mofchatæ diftillatæ diffoluti,　　ʒ viij. Mifce, & fiat confectio in rotulis.

R E M A R Q U E S.

On pulvérifera fubtilement le poivre & le fucre chacun féparément; on mêlera les poudres avec le cryftal , le corail & les perles préparées , l'huile de fenouil & ce qu'il faudra d'eau de mufcade diftillée , pour faire une maffe folide qu'on battra quelque-temps dans un mortier pour bien incorporer le tout , & l'on en formera des tablettes ou des rotules qu'on gardera pour le befoin.

Elles font eftimées propres à exciter le lait des nourrices : La dofe en eft depuis une dragme jufqu'à trois.

Vertus.
Dofe.

Tablettes Diatragacanth froid.	Tabellæ Diatragacanthi Frigidi.
♃ Du fucre très-blanc fubtilement pulvé-rifé , ℨ viij. De la poudre *diatragacanthi frigidi* , ℨ j. ß. Mêlez-les , & faites-en une maffe folide avec f. q. de mucilage de gomme adraganth tiré dans l'eau-rofe, dont vous formerez des tablettes ou rotules f. a.	♃ *Sacchari albiffimi fubtiliffimè pulve-rati* , ℨ viij. *Pulveris diatragacanthi frigidi* , ℨ j. ß. *Mifce , & cum f. q. mucaginis gummi tragacanthi in aquâ rofarum extractæ fiat maffa folida, ex qua formentur tabellæ feu rotulæ f. a.*

REMARQUES.

On pulvérifera fubtilement du fucre fin , on le mêlera dans un mortier de marbre avec la poudre *diatragacanthi frigidi* & ce qu'il faudra de mucilage de gomme adraganth tiré en eau-rofe pour faire une maffe folide dont on formera des tablettes ou des rotules , qu'on fera fécher.

Elles font propres pour adoucir les âcretés de la trachée-artère & de la poitrine , pour calmer les ardeurs des vifcères , pour faire cracher : La dofe en eft depuis une dragme jufqu'à trois.

Vertus.
Dofe.

On fait ordinairement ces tablettes avec le fucre cuit dans une eau pectorale , on mêle fur chaque livre de fucre une once ou une once & demie de poudre *diatragacanthi frigidi* ; mais la méthode que j'ai décrite eft la meilleure , parce qu'outre qu'on évite l'impreffion du feu , on peut faire entrer dans les tablettes une plus grande quantité de la poudre , & par-conféquent on les rend meilleures.

Les femences froides & le pavot , qui entrent dans la compofition de la poudre *diatragacanthi frigidi* , étant fort huileufes , elles empêchent que la pâte dont on fait les tablettes ne fe lie bien exactement, & elles donnent un goût rance aux tablettes , quand on les garde. Si l'on veut retrancher ces femences , les tablettes en feront plus fermes & elles fe garderont tant qu'on voudra fans fe rancir. Pour ce qui eft de leur vertu , elle n'en fera pas beaucoup diminuée , car elle vient principalement du mucilage des gommes , qui liant & embarraffant par fes parties glutineufes , le fel âcre des férofités qui tombent des glandes de la tête , lui ôte fa force & adoucit la poitrine.

On peut réduire de la même maniére les autres poudres en tablettes , comme celles *diaïreos* , *diamargariti frigidi* , *diatriafantali* .

Tablettes ou Rotules Reftaurantes , de Mynficht.	Tabellæ feu Rotulæ Refectivæ , A. Mynficht.
♃ Des perles préparées , ℨ j. Du magiftère de corail ; de l'ambre gris, aã. ℈ j. Du fucre très-blanc , ℨ iv. Mêlez-les , & avec f. q. de lait d'amandes douces tiré dans l'eau-rofe, faites-en des tablettes ou rotules f. a.	♃ *Margaritarum præparatarum* , ℨ j. *Magifterii coraliorum ; ambræ grifeæ* , aã. ℈ j. *Sacchari albiffimi* , ℨ iv. *Mifce , & cum f. q. lactis amygdalarum dulcium in aquâ rofarum extracti fiant tabellæ feu rotulæ f. a.*

On pulvérifera enfemble les trochifques de perles & l'ambre gris ; d'une autre part , le fucre ; on mêlera les poudres avec le magiftère de corail dans un mortier de marbre ; on corporifiera le mélange avec ce qu'il faudra de lait d'amandes tiré dans l'eau rofe , pour faire une pâte folide qu'on formera en tablettes ou en rotules , & on les fera fécher à l'ombre.

Vertus. Elles fortifient le cœur & le cerveau , elles réparent les forces abattues : La
Dofe. dofe en eft depuis une dragme jufqu'à deux.

On trouvera dans mon *Livre de Chymie* , la préparation du magiftère de corail mais il ne fert à rien dans ces tablettes, car ce n'eft qu'une matiére terreftre ; privée de vertu ; les perles y font auffi de peu d'utilité. Il n'y a donc ici que l'ambre gris & le fucre fur lefquels l'on puiffe compter ; on pourroit faire des tablettes reftaurantes , plus efficaces que celles-ci , par la méthode fuivante.

Tablettes Reftaurantes , Réformées.	Tabellæ Refectivæ , Reformatæ.
♃ Des troncs fecs de vipères avec les cœurs & les foies, ℥ ij.	♃ *Truncorum viperarum ficcorum cum cordibus & hepatibus ,* ℥ ij.
De l'os de cœur de cerf , & du diaphorétique minéral, aā. ℥ j.	*Offis è corde cervi, diaphoretici mineralis ,* ả. ℥ j.
De la cannelle , du girofle, du macis & du fantal citrin, aā. ℥ ß.	*Cinnamomi , caryophyllorum , macis , fantali citrini,* aā. ℥ ß.
De l'ambre gris , Ꙅ j.	*Ambræ grifeæ ,* Ꙅ j.
Du fucre très-blanc , ℔ ß.	*Sacchari albiffimi ,* ℔ ß.
Mêles-les , & avec le mucilage de gomme adraganth , tiré dans l'eau de fleurs d'oranges, faites-en des tablettes f. a.	*Mifce, & cum f. q. mucaginis gummi tragacanthi in aquâ naphæ extractâ fiant tabellæ f. a.*
La dofe fera depuis ℨ j. jufqu'à ℨ ij.	*Dofis eft à ℨ j. ufque ℨ ij.*

Tablettes Stomachiques.	Tabellæ Stomachicæ.
♃ Du fucre très-blanc , ℔ j.	♃ *Sacchari albiffimi ,* ℔ j.
De l'eau diftillée d'écorce de citron , ℥ iv.	*Aquæ ftillatitiæ corticis citri ,* ℥ iv.
Cuifez-les enfemble fur un petit feu jufqu'à confiftance d'électuaire folide , puis ajoûtez-y	*Coque fimul igne moderato ad electuarii folidi confiftentiam , deinde adde*
Une noix mufcade confite pilée & paffée à travers le tamis ; & de la pulpe de piftaches , ℥ vj.	*Nucem mofchatam faccharo conditam, contufam & per cibrum trajectam ; & pulpæ piftaciorum ,* ℥ vj.
Des écorces extérieures d'oranges & de citrons récemment féparées & coupées menu , de la cannelle choifie , & du macis , aā. ℥ ij.	*Corticum exteriorum recentium citri & aurantiorum minutim inciforum , cinnamomi electi , macis ,* aā. ℥ ij.
Faites-en des tablettes f. a.	*Fiant tabellæ f. a.*

R E M A R Q U E S.

On pulvérifera enfemble la cannelle & le macis ; on coupera menu les écorces extérieures de citrons & d'oranges récemment féparées ; on pilera enfemble dans un mortier les piftaches mondées & la mufcade confite ; on humectera la matiére avec un peu de fyrop d'œillets pour en faire une pâte qu'on paffera par un tamis ; on fera cuire le fucre à petit feu dans l'eau d'écorce de citron, jufqu'à confiftance d'électuaire folide ; on y mêlera hors du feu les pulpes , puis les poudres , on jettera la matiére fur un papier oint d'huile d'amandes douces , on l'étendra avec un biftortier , & on la coupera en tablettes qu'on gardera pour le befoin dans une boëte en un lieu fec.

Elles

Elles fortifient l'eftomac, elles facilitent la digeftion, elles corrigent la puanteur de la bouche, elles chaffent les vents, elles réfiftent à la pourriture : La dofe en eft depuis demi-dragme jufqu'à trois, on en prend après le repas.

L'eau d'écorce de citron diftillée qu'on demande ici, ne donne guère plus de vertu aux tablettes que de l'eau commune, parce que dans la cuite du fucre les parties fpiritueufes & effentielles s'en diffipent.

Il s'en faut beaucoup que la mufcade confite ait autant de vertu, que la mufcade féche, car en la confifant on a fait diffiper ce qu'elle contenoit de parties volatiles les plus effentielles. Il vaudroit donc beaucoup mieux lui fubftituer la mufcade ordinaire en poudre.

Tablettes ou *Rotules Aromatiques*, de *Mynficht*.	Tabellæ feu Rotulæ Aromaticæ, A. Mynficht.
♃ Du petit galanga, ʒ j. ß.	♃ *Galangæ minoris*, ʒ j. ß.
Du *calamus aromaticus*, des grains de Paradis, & du gingembre blanc, aā. ʒ j.	*Calami aromatici, granatorum Paradifi, zingiberis albi*, aā. ʒ j.
Du girofle, de la caffe odorante, de la zédoaire, de la pimprenelle, du poivre long, & de la femence de carvi, aā. ʒ ß.	*Caryophyllorum, caffiæ ligneæ, zedoariæ, pimpinellæ, piperis longi, feminis carvi*, aā. ʒ ß.
Des cubébes, de la noix mufcade, du fafran oriental, & du macis, aā. Ɔ j.	*Cubebarum, nucis mofchatæ, croci orientalis, maceris*, aā. Ɔ j.
Des huiles de cannelle, de menthe crêpée, d'oranges, & de romarin, aā. Ɔ ß.	*Oleor. cinnamomi, menthæ crifpæ, aurantiorum, rorifmarini* aā. Ɔ ß.
Du fucre très-blanc diffout dans l'eau ftomachale de Mynficht, ʒ xvj.	*Sacchari albiffimi in aquâ ftomachali A. Mynficht diffoluti*, ʒ xvj.
Faites-en des tablettes f. a.	*Fiant tabellæ f. a.*

R E M A R Q U E S.

On pulvérifera en particulier le fucre, & les autres drogues enfemble, on mêlera les poudres dans un mortier de marbre avec les huiles, & ce qu'il faudra de l'eau *ftomachale d'A. Mynficht* pour faire une pâte folide dont on formera des tablettes ou des rotules qu'on fera fécher & qu'on gardera dans une boëte en un lieu fec.

Elles fortifient les parties vitales, elles guériffent la colique venteufe, elles réfiftent à la malignité des humeurs : La dofe en eft depuis une dragme jufqu'à deux.

Tablettes de Pavot Blanc.	Tabellæ de Papavere Albo.
♃ Du fyrop de pavot blanc nouveau q. v. Faites le cuire en confiftance d'electuaire folide, & formez-en des tablettes f. a.	♃ *Syrupi papaveris albi recenter parati q. v. Coquatur ad confiftentiam electuarii folidi, & fiant tabellæ f. a.*

R E M A R Q U E S.

On mettra bouillir fur un petit feu la quantité qu'on voudra de fyrop de pavot blanc nouvellement préparé jufqu'à la confiftance du fucre rofat, on le laiffera refroidir à demi & on le jettera fur un papier oint d'huile d'amandes douces; quand il fera froid on le coupera en tablettes, qu'on gardera dans un lieu fec.

Elles excitent le fommeil.

La dofe en eft depuis une dragme jufqu'à fix.

Tablettes ou *Rotules Carminatives,*
de Mynſicht.

Tabellæ ſeu Rotulæ Carminativæ,
A. Mynſicht.

℞ De l'huile carminative de Mynſicht, ʒ j. ß.
    De cannelle & de girofle , aā. ℈ ß.
Du ſucre blanc diſſout dans l'eau carminative
de Mynſicht ,   ℥ xvj.
Faites-en des tablettes ſ. a.

℞ *Olei carminativi .A. Mynſicht,* ʒ j. ß.
    Cinnamomi, caryophyllor. aā. ℈ ß.
Sacchari albi in aquâ carminativâ
A. Mynſicht diſſoluti,   ℥ xvj.
Fiant tabellæ ſ. a.

R E M A R Q U E S.

On pulvériſera ſubtilement le ſucre , on y mêlera les huiles & ce qu'il faudra d'eau carminative d'*A. Mynſicht* pour faire une maſſe qu'on battra quelque temps dans un mortier de marbre , & qu'on formera en tablettes ou rotules ſelon l'art.

Vertus. Elles diſſipent les flatuoſités , elles fortifient l'eſtomac.

Doſe. La doſe en eſt depuis une dragme juſqu'à demi-once.

Si l'on faiſoit la pâte de ces tablettes avec le mucilage de gomme adraganth tiré dans l'eau carminative d'*A. Mynſicht* , elles ſeroient plus fermes , & elles ſe garderoient plus long-temps.

Tablettes Confortatives de Du Renou.

Tabellæ Roborantes , Renodæi.

℞ De la poudre des eſpéces *diamargariti fri-*
gidi , & de perles , aā.   ʒ j.
De la raclure d'ivoire ,   ℈ ij.
De l'os de cœur de cerf ,   ℈ j.
Du ſucre blanc diſſout & cuit dans l'eau-
roſe ,   ℔ ß.
Faites-en des tablettes ſ. a.

℞ *Pulveris ſpecierum electuarii dia-*
margariti frigidi & de gemmis , aā.   ʒ j.
Raſuræ eboris ,   ℈ ij.
Oſſis è corde cervi ,   ℈ j.
Sacchari albi in aquâ roſarum ſoluti &
cocti ,   ℔ ß.
Fiant tabellæ ſ. a.

R E M A R Q U E S.

On pulvériſera enſemble la raclure d'ivoire & l'os de cœur de cerf , on mêlera la poudre avec celles *diamargariti frigidi & de gemmis* ou de perles : on mettra cuire le ſucre dans environ deux onces d'eau-roſe juſqu'à conſiſtance d'électuaire ſolide , on le retirera de deſſus le feu , & , lorſqu'il ſera à demi refoidi , l'on y mêlera exactement les poudres , on verſera la matiére encore chaude ſur un papier oint d'huile d'amandes douces , on l'étendra avec un biſtortier , & on la coupera en tablettes qu'on gardera dans une boëte en un lieu ſec.

Vertus. Elles rétabliſſent les forces diſſipées par une longue maladie , elles aident à la

Doſe. digeſtion , elles réſiſtent à la malignité des humeurs : La doſe en eſt depuis une dragme juſqu'à deux.

Tablettes confortatives préparées ſans feu. Ceux qui voudront faire ces tablettes ſans feu , n'ont qu'à pulvériſer le ſucre , le mêler avec les poudres , & incorporer le mélange avec une quantité ſuffiſante de mucilage de gomme adraganth tiré en eau-roſe pour en faire une pâte dont on formera des tablettes ou des rotules.

On peut dans cette derniére deſcription retrancher la moitié du ſucre ; les tablettes en auront plus de vertu.

Tablettes ou *rotules de Cumin ,*
de Mynſicht.

Tabellæ ſeu Rotulæ Diacymini ,
A. Mynſicht.

℞ De la poudre des eſpéces *diacumini* & *dia-*
niſi ,   ℥ ß.

℞ *Pulveris ſpecierum diacumini, diani-*
ſi , aā.   ℥ ß

De celle *diamoschi dulcis* & *diambra*, aā. ʒ j.	*Pulv. diamoschi dulcis, diambræ,* aā. ʒj.
Du baume de soufre anisé, & de l'huile de fenouil, aā. Ɔ j.	*Balsami sulphuris anisati, olei fœniculi,* aā. Ɔ j.
Des huiles d'oranges & de macis, Ɔ ß.	*Oleorum aurantiorum, maceris.* aā. Ɔ ß.
Du sucre blanc dans l'eau bénite de serpolet de Mynsicht, ℥ xvj.	*Sacchari albissimi in aquá benedictá servilli A. Mynsicht cocti,* ℥ xvj.
Mêlez-les, & faites-en des tablettes s. a.	*Misce, & fiant tabellæ seu rotulæ s. a.*

R E M A R Q U E S.

On mêlera toutes les poudres ensemble, on mettra cuire le sucre dans cinq ou six onces d'eau bénite de serpolet d'*A. Mynsicht*, puis quand il sera plus qu'à demi refroidi, l'on y mêlera exactement avec un bistortier, les poudres & le baume de soufre anisé; on jettera le mélange sur un papier oint avec les huiles de fenouil, d'oranges & de macis; on étendra la matiére & on la coupera en tablettes; quand elles seront tout-à-fait refroidies, on les serrera dans une boëte pour les garder en un lieu sec.

Elles dissipent les vents, elles fortifient l'estomac, elles aident à la respiration : La dose en est depuis demi-dragme jusqu'à deux dragmes.

Quelque soin qu'on puisse prendre en composant ces tablettes, pour empêcher la dissipation des parties volatiles, on ne peut pas éviter qu'il ne s'en perde considérablement des plus essentielles; car la chaleur si modérée qu'elle soit, les fait exhaler. Pour remédier à cet inconvénient, je voudrois changer la méthode que demande l'Auteur, & faire ces tablettes par un simple mélange de drogues à froid sans coction, les corporifiant avec du mucilage de gomme adraganth tiré en eau bénite de serpolet d'*A. Mynsicht*; par ce moyen on conserveroit toutes les parties des ingrédients; on pourroit même en suivant cette méthode, diminuer la quantité du sucre de six onces, les tablettes en auroient beaucoup plus de vertu, parce que les drogues seroient ramassées en moins de volume : Voici donc comme je voudrois réformer cette composition.

Vertus.
Dose.

Tablettes ou *Rotules de Cumin, Réformées.*	Tabellæ seu Rotulæ Diacimini, Reformatæ.
♃ Des poudres des espéces *diacumini* & *dianisi*, aā. ℥ ß.	♃ *Pulverum specierum diacymini, dianisi,* aā. ℥ ß.
De *diamoschi dulcis* & *diambræ*, aā. ʒj.	*Diamoschi dulcis, diambræ,* aā. ʒ j.
Du baume de soufre anisé, & de l'huile de fenouil, aā. Ɔ j.	*Balsami sulphuris anisati, olei fœniculi,* aā. Ɔ j.
Des huiles d'oranges & de macis, aā. Ɔ ß.	*Oleorum arantiorum & maceris,* aā. Ɔ ß.
Du sucre blanc pulvérisé, ℥ x.	*Sacchari albi tenuissimè pulverati,* ℥ x.
Mêlez ces drogues dans un mortier de marbre, & faites-en une masse solide avec le mucilage de gomme adraganth, puis formez-en des tablettes ou rotules s. a.	*Misce in mortario marmoreo, & cum s. q. mucaginis gummi tragacanthi fiat massa solida ex qua formentur tabellæ seu rotulæ s. a.*

Tablettes de Tussilage, ou *de Pas d'Ane.*	Tabellæ Diasarfaræ, seu de Tussilagine.
♃ Du suc de feuilles de tussilage épuré, ℥ iv.	♃ *Succi folior. tussilaginis depur* ℥ iv.
Du sucre blanc, ℥ viij.	*Sacchari albi,* ℥ viij.
Faites-les cuire en consistance solide, puis faites-en des tablettes s. a.	*Coquantur simul ad consistentiam solidam, & fiant tabellæ.*

REMARQUES.

On aura des feuilles de pas-d'âne cueillies dans leur vigueur, on les pilera bien dans un mortier de marbre, & l'on en tirera le suc à la presse ; on dépurera ce suc en le faisant bouillir un bouillon & le passant par un blanchet, on dissoudra sur le feu deux parties de sucre blanc dans une partie de ce suc dépuré, & on les fera cuire en consistance solide ; on retirera alors la matiére de dessus le feu, & quand elle sera à demi refroidie, on la versera sur un marbre où l'on aura épars de l'amydon en poudre subtile ; elle se condensera en s'étendant, on la coupera en tablettes qu'on gardera dans une boëte en un lieu sec.

Vertus.
Dose.
Elles sont propres pour adoucir les âcretés de la poitrine & pour exciter le crachat ; on en met fondre une tablette dans la bouche.

<table>
<tr><td>

Tablettes ou *Rotules Préservatives Mithridatiques , de Mynsicht.*

♃ De l'extrait de mithridat préparé avec le vinaigre distillé ,　　　　　　℥ j. ß.
　De la corne de cerf calciné philosophiquement, de la semence de citron mondée , des fleurs de soufre , des émeraudes préparées & du bol oriental préparé , aã.　　　　　　℥ j.
　De la racine de zédoire & de tormentille , aã.　　　　　　℥ ß.
　Des perles préparées , du magistère de corail , du camphre , aã.　　　　　　Ɉ j.
　Des huiles de succin blanc rectifiée , d'angélique , aã.　　　　　　Ɉ ß.
　　De girofles & de rue , aã.　gutt. iv.
　Du sucre candi dissout dans les eaux d'oseille & de roses ,　　　　　　℥ xvj.
Faites-en des tablettes s. a.

</td><td>

Tabellæ seu *Rotulæ Mithridaticæ Præservantes , A. Mynsicht.*

♃ *Extracti mithridatii cum aceto distillato parati ,*　　　　　　℥ j. ß.
　Cornu cervi spagiricè calcinati , seminis citri mundati, florum sulphuris , smaragdorum præparatorum , boli orientalis præpar. aã.　　　　　　℥ j.
　Radicis zedoariæ & tormentillæ, aã. ℥ ß.
　Margaritarum præparatarum, magisterii corallorum ; camphoræ , aã.　　　Ɉ j.
　Oleorum succini albi rectificati , angelicæ , aã.　　　　　　Ɉ ß.
　　Caryophyllorum, rutæ , aã. gutt. iv.
　Sacchari crystallini in aquâ oxalidis & rosarum dissoluti ,　　　　　　℥ xvj.
　Fiant tabellæ s. a.

</td></tr>
</table>

REMARQUES.

On pulvérisera ensemble les racines , la semence de citron & la corne de cerf ; d'une autre part , le sucre & le camphre ; on mêlera les poudres avec le bol & les émeraudes préparées , le magistère de corail , les perles préparées , les fleurs de soufre , les huiles , l'extrait de mithridat & ce qu'il faudra d'eaux distillées d'oseille & de roses , pour faire une pâte solide qu'on battra quelque temps dans un mortier de marbre , & l'on en formera des tablettes ou des rotules qu'on fera sécher à l'ombre & qu'on gardera dans une boëte en un lieu sec.

Vertus.
Dose.
Elles préservent de la peste , elles résistent au mauvais air & à la malignité des humeurs : La dose en est depuis une dragme jusqu'à trois.

Extrait de
mithridat.
Pour faire l'extrait de mithridat on dissoudra une once de mithridat dans huit onces de vinaigre distillé ; on mettra digérer la dissolution pendant douze heures dans un vaisseau couvert, au feu de sable bien lent ; on la coulera ensuite par un linge , & l'on en fera évaporer l'humidité à petit feu jusqu'à consistance d'extrait.

Quoique le dessein de l'Auteur des tablettes ait été de rendre le mithridat plus quintescentiel & plus salutaire, en le réduisant en extrait, il est pourtant aisé de voir que cette préparation lui est nuisible ; car par l'évaporation qu'on fait de l'humidité, on laisse échapper les parties lesplus spiritueuses & les plus essentielles des ingré dients qui compofent le mithridat , & par l'acidité du vinaigre l'on fixe celles qui peuvent être reftées : il vaudroit donc mieux fe fervir du mithridat même, que de fon extrait ; les parties de cette compofition font affez exaltées & affez difpofées à fe diftribuer par tout le corps , fans qu'il foit befoin de les ouvrir davantage par de nouvelles préparations.

Les émeraudes, les perles, le bol & le magiftère de corail, me paroiffent des matiéres inutiles dans cette compofition, parce qu'elles ne contiennent aucunes parties volatiles qui puiffent raréfier le fang, & chaffer les mauvaifes humeurs ; au contraire elles font aftringentes : Voici comme je voudrois réformer ces ta-blettes.

Tablettes Mithridatiques , Réformées.	*Tabellæ Mithridaticæ , Reformatæ.*
♃ Du mithridat , ℥ j.	♃ *Mithridatii ,* ℥ j.
De la raclure de corne de cerf, de la femence de citron mondée, des fleurs de foufre, de la racine de zédoaire, aã. ʒ j. ß.	*Rafuræ cornu cervi , citri mundati , florum fulphuris , radicis zedoariæ ,* aã. ʒ j. ß.
Du camphre , Э j.	*Caphuræ ,* Э j.
Des huiles de fuccin rectifié & d'angélique , aã. Э ß.	*Oleorum fuccini rectificati , angelicæ ,* aã. Э ß.
De girofles & de rue, aã.gutt. iv.	*Caryophyllor. rutæ,* aã. gutt. iv.
Du fucre candi , ℔ j.	*Sacchari cryftallini ,* ℔ j.
Mêlez le tout, & faites-en une maffe folide avec le mucilage de gomme adraganth tiré dans l'eau-rofe, dont vous formerez après cela des tablettes ou rotules pour l'ufage.	*Mifce , & cum mucagine gummi tragacanthi in aquâ rofarum extractâ fiat maffa ex qua formentur tabellæ feu rotulæ f. a.*
La dofe en fera depuis ʒ j. jufqu'à ʒ iij.	*Dofis erit à ʒ j. ufque ad ʒ iij.*

Tablettes ou *Rotules Thériacales , de Mynficht.*	*Tabellæ feu Rotulæ Theriacales , A. Mynficht.*
♃ De l'extrait de la thériaque d'Andromaque préparé avec le vinaigre diftillé, ʒ j. ß.	♃ *Extracti theriacæ Andromachi cum aceto diftillato parati ,* ʒ j. ß.
De l'ongle d'élan philofophiquement calciné, de la terre figillée , de la femence d'ofeille, de la teinture ou du baume de foufre, des hyacinthes préparées, aã. ʒ j.	*Cornu alcis fpagiricè calcinati , terræ figillatæ , feminis acetofæ , tincturæ feu balfami fulphuris , hyacinthorum præparatorum , aã. ʒ j.*
Des racines d'aunée & d'angélique, aã. ʒ ß.	*Radicis enulæ campanæ & angelicæ ,* aã. ʒ ß.
Du bois d'aloës, de l'os de cœur de cerf, & du fuccin blanc préparé, aã. Э j	*Ligni aloës, offis è corde cervi , fuccini albi præparati , aã. Э j.*
Des huiles de camphre & de myrrhe rouge, aã. Э ß.	*Olei camphoræ , myrthæ rubræ, aã. Э ß.*
Des huiles de caffe odorante & de zédoaire , aã. gutt. iv.	*Olei caffiæ ligneæ, zedoariæ, aã. gut. iv.*
Du fucre très-blanc , ℥ xvj.	*Sacchari albiffimi ,* ℥ xvj.
Avec les eaux de fcabieufe & de chardon bénit, faites-en des tablettes f. a.	*Cum aquis fcabiofæ & cardui benedicti fiant tabellæ f. a.*

R E M A R Q U E S.

On pulvérifera enfemble l'ongle d'élan calciné dans un grand alambic à la vapeur d'une eau cordiale, & rapé, la femence d'ofeille, les racines, le bois d'aloës & l'os de cœur de cerf; d'une autre part, la terre figillée & le fucre : on mêlera les poudres avec les hyacinthes & le fuccin préparés , le baume de foufre , les huiles , l'extrait de thériaque , & ce qu'il faudra d'eaux distillées de scabieuse & de chardon bénit pour faire une pâte solide qu'on formera en tablettes ou en rotules.

Vertus.   Elles sont propres pour fortifier le cœur , le cerveau & l'estomac , & pour
Dose.   résister au mauvais air : La dose en est depuis une dragme jusqu'à trois.

Extrait de thériaque.   Pour tirer l'extrait de la thériaque , il faut en dissoudre une once dans sept ou huit onces de vinaigre distillé , mettre la dissolution en digestion pendant douze heures sur un feu lent , la couler ensuite , & en faire consumer l'humidité jusqu'à consistance d'extrait.

Mais quelque précaution qu'on prenne pour bien préparer cet extrait, on ne peut empêcher qu'il ne s'échappe dans l'évaporation la plus grande partie des corpuscules spiritueux ou volatils de la thériaque , dans lesquels consistoit sa plus grande vertu. Je trouve donc qu'on feroit bien mieux de se servir de la thériaque en substance qu'en extrait.

On trouvera dans mon *Livre de Chymie* , les descriptions du baume de soufre , des huiles de camphre & de myrrhe ; celles de *cassia lignea* & de zédoaire se font comme l'huile de cannelle.

La terre sigillée & les hyacinthes sont inutiles dans cette composition ; ces matières terrestres & astringentes sont privées des principes actifs & volatils capables de donner une vertu alexitère. Il seroit bon de tirer un mucilage de gomme adraganth dans l'eau de chardon bénit pour incorporer les drogues , les tablettes en recevroient plus de consistance , & elles se conserveroient mieux : Voici donc comme je voudrois réformer ces tablettes.

Tablettes Thériacales , Réformées.	Tabellæ Theriacales, Reformatæ.
♃ De la vieille thériaque , ℥ j. Du baume de soufre , de la semence d'oseille , de l'ongle d'élan, des racines d'aunée & d'angélique du bois d'aloës, de l'os de cœur de cerf, du succin blanc , du camphre & de la myrrhe , aā. ℥ j. De l'huile de cannelle, gutt. viij. Du sucre blanc, ℔ j. Concassez le tout dans un mortier de marbre , & faites-en une masse avec le mucilage de gomme adraganth tiré dans l'eau de chardon bénit , & vous en formerez ensuite des tablettes ou rotules s. a.	♃ Theriacæ veteris , ℥ j. Balsami sulphuris , seminis acetosæ , ungulæ alcis , radicum enulæ campanæ & angelicæ , ligni aloës , ossis è corde cervi, succini albi , caphuræ , myrrhæ , aā. ℥ j. Olei cinnamomi , gut. viij. Sacchari albi , ℔ j. Misce in mortario marmoreo & cum s. q. mucilaginis gummi tragacanthi in aquâ cardui benedicti extractâ , fiat massa solida , ex qua formentur tabellæ seu rotulæ s. a.

Tablettes de Rébécha.	Tabellæ de Rebechâ.
♃ De la réglisse , ℥ ß. Du sucre candi , ℥ iij. Des poudres *diaïreos* & *diatragacanthi frigidi* , aā. ℥ ij. Du sucre blanc, ℔ j. ß. Faites-en une pâte avec le mucilage de gomme adraganth tiré dans l'eau-rose, dont vous formerez ensuite des tablettes.	♃ Glycyrrhizæ , ℥ ß. Sacchari candi , ℥ iij. Pulveris diaïreos & diatragacanthi frigidi , aā. ℥ ij. Sacchari albi , ℔ j. ß. Cum mucagine gummi tragacanthi in aquâ rosarum extractâ fiat pasta , ex qua formentur tabellæ seu rotulæ.

REMARQUES.

On pulvérisera ensemble les sucres ; d'une autre part , la réglisse ; on mêlera les poudres avec celles *diaïreos & diatragacanthi frigidi* dans un mortier de marbre, & avec ce qu'il faudra de mucilage de gomme adraganth tiré en eau-rose on fera une pâte folide qu'on battra quelque temps , puis on en formera des tablettes ou des rotules , qu'on mettra fécher & qu'on gardera dans une boëte en un lieu fec.

Elles font propres pour appaifer la toux, pour aider à la refpiration , pour l'enrouement, pour les âcretés de la poitrine , pour exciter le crachat : on en laiffe fondre une dans la bouche. *Vertus,*
Dofe.

Il eft fort inutile de faire entrer dans la compofition de ces tablettes trois dragmes de fucre candi , puifqu'il y entre du fucre blanc pour en faire le corps , car le fucre candi ne diffère d'avec l'autre fucre qu'en ce qu'il eft cryftallifé.

Je trouve que les dofes des drogues font mal proportionnées dans cette defcription , il y a trop de fucre pour la quantité des poudres : Voici comme je voudrois la réformer.

Tablettes de Rébécha , Réformées.	Tabellæ de Rebechâ , Reformatæ.

♃ De la régliffe ,	℥ ß.	♃ *Glycyrrhizæ ,*	℥ ß.
Des poudres *diaïreos* & *diatragacanthi frigidi* , aā.	ʒ ij.	*Pulveris diaïreos & diatragacanthi frigidi* , aā.	ʒ ij.
Du fucre blanc,	℔ ß.	*Sacchari albi,*	℔ ß.
Mêlez-es , & faites-en une maffe avec le mucilage de gomme adraganth tiré dans l'eau-rose , puis formez-en des tablettes ou des rotules f. a.		*Mifce , & cum f. q. mucaginis gummi tragacanthi in aquâ rofarum extraĉtæ , fiat maffa folida ex qua formentur tabellæ feu rotulæ f. a.*	

Tablettes de Berbéris.	Tabellæ de Berberis.

♃ Du fucre blanc pulvérifé ,	℔ j.	♃ *Sacchari albi pulverati ,*	℔ j.
Echauffez-le fur un feu lent jufqu'à ce qu'il fe fonde , puis ajoûtez-y peu à peu du fuc de berbéris épuré & évaporé à moitié ,	ʒ iij.	*Incalefcat ad ignem lentum donec ferè liquefiat , tunc adde paulatim fucci berberis epurati & evaporari ad medias,* ʒ iij.	
Mêlez-les , & formez des tablettes f. a.		*Mifce, fiant tabellæ f. a.*	

R E M A R Q U E S.

Les tablettes des fucs acides ne fe font point en la maniére ordinaire , l'acidité empêche que le fucre ne fe cuife comme il faut , à moins qu'on n'obferve les circonftances requifes.

On mettra dans un poëlon fur le feu une livre de fucre en poudre , on l'agitera avec un biftortier , & quand il fera bien chaud & prêt à fe fondre , on y verfera environ demi once de fuc de berbéris dépuré & à demi-évaporé ; on remuera le mélange pour liquéfier le fucre : quand l'humidité fera à peu près confumée , on y jettera encore autant du même fuc de berbéris; on continuera ainfi jufqu'à ce que tout le fuc foit employé & deffcché ; on verfera alors la matiére fur un papier oint d'huile d'amandes douces & plié en carrelet, où étant refroidie on la coupera en tablettes.

Elles rafraîchiffent , elles appaifent la foif , on s'en fert dans les fiévres ardentes , elles arrêtent le cours de ventre : La dofe en eft depuis une dragme jufqu'à trois. *Vertus,*
Dofe.

On fait évaporer le fuc de berbéris , avant que de l'employer , jufqu'à diminution de moitié, afin qu'il foit plus fort, car c'eft la partie la plus phlegmatique qui s'évapore.

Tablettes de suc de Limons
& de Grenades.

Tabellæ de Succo Limonum
& Granatorum.

☞ On les prépare de la même maniére que les tablettes de berbéris dont on vient de donner la préparation.

Tablettes ou *Rotules Angéliques pour Préserver*
de l'avortement, de Mynsicht.

Tabellæ seu Rotulæ Angelicæ Præ-
servativæ pro Gravidis, A. Mynsicht.

♃ De l'extrait d'angélique préparé avec le vinaigre distillé ,   ʒ j. ß.

De la corne de cerf philosophiquement calcinée, de la terre sigillée, du bol d'Arménie préparé, de la racine de pivoine femelle & de la semence d'oseille, aā.   ʒ j.

Des perles préparées, du magistère de corail, des émeraudes & des hyacinthes préparées, aā.   ʒ ß.

Du macis macéré dans le vinaigre , puis séché, de la casse odorante , & du safran oriental, aā.   Ð j.

De l'huile rectifiée de succin blanc & de zédoaire, aā.   Ð ß.

De girofles & de citron , aā. gutt. iv.
Du sucre candi,   ʒ xvj.

Faites-en une masse avec les eaux distillées de tormentille & de véronique, dont vous formerez ensuite des tablettes s. a.

♃ *Extracti radicis angelicæ cum aceto distillato facti ,*   ʒ j. ß.

Cornu cervi spagyricè calcinati, terræ sigillatæ, boli armenæ præpar. radicis pæoniæ fœminæ , seminis acetosæ , aā.   ʒ j.

Margaritarum præparatarum , magisterii corallorum , smaragdorum præp. hyacynthorum præpar. aā.   ʒ ß.

Macis in aceto macerati & exsiccati , cassiæ ligneæ , croci orientalis , aā.   Ð j.

Olei succini albi rectificati , zedoariæ , aā.   Ð ß.

Caryophyllor. citri , aā. gutt. iv.
Sacchari crystallini,   ʒ xvj.
Cum aquis stillatitiis tormentillæ & veronicæ fiat massa solida ex qua formentur tabella s. a.

REMARQUES

On pulvérisera ensemble la racine de pivoine femelle , la semence d'oseille, le *cassia lignea* , le safran , le macis que l'on aura mis tremper quelques heures dans du vinaigre & fait sécher ensuite ; d'une autre part, la terre sigillée, le sucre candi , la corne de cerf calcinée , les perles préparées , le bol , les émeraudes & les hyacinthes préparées ; on mêlera les poudres avec le magistère de corail , l'extrait de racine d'angélique, les huiles, & ce qu'il faudra d'eaux distillées de tormentille & de véronique pour faire une masse solide qu'on battra quelque temps dans un mortier de marbre, & l'on en formera des tablettes ou des rotules selon l'art.

Vertus.
Dose.

Elles réparent les forces abattues , elles résistent au venin , elles empêchent l'avortement : La dose en est depuis une dragme jusqu'à trois.

Comme en tirant l'extrait d'angélique on ne peut point empêcher que les parties les plus essentielles de la racine ne s'échappent , il vaudroit beaucoup mieux employer en sa place la racine d'angélique séche simplement pulvérisée.

On trouvera dans mon *Traité de Chymie* la description du magistère de corail ; mais le corail simplement préparé vaudroit mieux dans cette composition , parce qu'il est plus astringent , & par conséquent plus propre à fortifier les ligaments de la matrice.

On détruit une partie de la vertu du macis en le faisant infuser dans le vinaigre, parce que cette liqueur extrait sa substance la plus détachée. J'estime donc qu'il vaut mieux l'employer en son état naturel.

Tablettes

Tablettes de Zédoaire Antiépileptiques pour les Enfants , de Mynsicht.

Tabellæ Zedoaricæ Salvificantes Pro Pueris , A. Mynsicht.

♃ De l'extrait de zédoaire préparé avec le vinaigre distillé , ℥ j. ß.

De la corne d'élan philosophiquement calcinée , du succin blanc préparé, de la terre sigillée , du bol oriental préparé , aā. ℥ j.

Des racines de pivoine mâle , de dictame blanc, de tormentille, aā. Ə ij.

Des émeraudes & des hyacinthes préparés, des semences de citron pelées , d'oseille , & contre les vers ; des magistères de corail rouge , de perles orientales , & d'yeux d'écrevisses ; de l'os de cœur de cerf, & du baume de soufre anisé , aā. Ə j.

Des huiles de cannelle , de macis & de citron aā. gutt. iv.

Du sucre très-blanc , ℥ xvj.

Mêlez le tout , & avec des eaux de roses & de nénuphar faites-en des tablettes ou rotules s. a.

♃ *Extracti zedoariæ cum aceto distillato facti ,* ℥ j. ß.

Cornu alcis spagiricè calcinati, succini albi præparati , terræ sigillatæ , boli orientalis præpar. aā. ℥ j.

Radicum pæoniæ maris , dictamni albi , tormentillæ , aā. Ə ij.

Smaragdorum & hyacinthorum præparatorum, seminis citri excorticati , acetosæ , contra vermes , magisterior. coralli rubri , perlarum orientalium , & oculorum cancri ; ossis de corde cervi , balsami sulphuris à isati, aā. Ə j.

Oleorum cinnamomi , macis , citri , aā. gutt. iv.

Sacchari albissimi , ℥ xvj.

Misce. & cum aquis nymphææ & rosarum fiant tabellæ seu rotulæ s a.

R E M A R Q U E S.

On pulvérisera ensemble l'os de cœur de cerf , les racines & les semences ; d'une autre part , l'ongle d'élan calciné , le sucre , la terre sigillée , le bol , le succin , les hyacinthes & les émeraudes préparées ; on mêlera les poudres avec les magistères , les huiles , le baume de soufre anisé , l'extrait de zédoaire , & ce qu'il faudra d'eaux de nénuphar & de roses pour faire une pâte solide qu'on battra quelque temps dans un mortier de marbre , afin que les ingrédients s'incorporent bien , & l'on en formera des tablettes ou des rotules qu'on gardera dans une boëte en un lieu sec.

Elles sont employées pour fortifier le cœur, le cerveau & la poitrine, pour aider à la respiration, pour chasser les vents ; on en donne aux enfants épileptiques : La dose en est depuis demi-dragme jusqu'à deux dragmes.

En préparant l'extrait de zédoaire, l'on détruit la plus grande partie de sa vertu : ainsi je trouverois à propos qu'on employât dans ces tablettes la racine séche simplement pulvérisée , elle produira plus d'effet que son extrait.

C'est un abus que de calciner l'ongle d'élan, car on le prive par-là de ses parties volatiles & essentielles, il vaut beaucoup mieux l'employer en son état naturel ; il faut le rap r pour le mettre en poudre.

Le bol, la terre sigillée , les pierres précieuses & les magistères , me paroissent bien inutiles dans cette composition ; ce sont des matiéres fixes & astringentes qui ne peuvent communiquer aucun effet dans des tablettes dont la vertu doit consister dans des parties spiritueuses : Voici comme je voudrois réformer cette description.

Tablettes de Zédoaire , Réformées.

Tabellæ Zedoaricæ, Reformatæ.

♃ De la racine de zédoaire , ℥ j.

De la pivoine mâle, du dictame blanc , de l'ongle d'élan , du succin blanc, aā. ℥ iij.

De l'os de cœur de cerf , des semences de citron , d'oseille , & contre les vers, aā. ℥ j.

♃ *Radicis zedoariæ* ℥ j.

Pæoniæ maris , dictamni albi , ungulæ alcis, succini albi, aā. ℥ iij.

Ossis è corde cervi , seminis citri , acetosæ, contra vermes , aā. ℥ ß

Du baume de foufre anifé, ℈ j.	Balfami fulphuris anifati, ℈ j.
Des huiles de macis, de cannelle & de citron, aã. gutt. iv.	Oleorum macis, cinnamomi, citri, aã. gutt. iv.
Du fucre très-blanc, ℔ ß.	Sacchari albiffimi, ℔ ß.
Mêlez le tout, & avec le mucilage de gomme adraganth tiré dans l'eau-rofe faites-en une maffe folide, dont vous formerez des tablettes ou des paftilles f. a.	Mifce, & cum mucagine gummi traga-canthi in aquâ rofarum extractâ fiat maf-fa folida ex qua formentur tabellæ feu paftilli f. a.
La dofe en fera depuis ʒ ß. jufqu'à ʒ ij.	Dofis eft à ʒ ß. ufque ad ʒ ij.

Tablettes ou *Rotules Catarrhales Chaudes, de Mynficht.*	Tabellæ feu Rotulæ Catarrhales Calidæ A. Mynficht.
♃ De la poudre des efpéces *diamofchi dulcis, diambræ*, aromatique rofat, *diaïreos* fimple, aã. ʒ ß.	♃ *Pulveris fpecierum diamofchi dul-cis, diambræ, aromatici rofati, diaïreos fimplicis,* aã. ʒ ß.
De l'encens, du maftic, du fuccin blanc & de la corne de cerf, aã. ℈ j.	*Thuris, maftiches, fuccini albi, cor-nu cervi,* aã. ℈ j.
Du fucre blanc, ʒ v.	*Sacchari albi,* ʒ v.
Faites-en des tablettes avec de l'eau de bétoi-ne, & les oignez légérement avec l'huile de gi-rofles.	*Cum aquâ betonicæ fiant rotulæ quæ oleo caryophyllorum leniter inungantur.*

R E M A R Q U E S.

On pulvérifera enfemble le fuccin & la corne de cerf; d'une autre part, le maftic & l'encens; d'une autre part, le fucre; on mêlera les poudres avec celles *diamofchi dulcis, diambræ, aromat. rofat.* & *diaïreos :* on corporifiera le mélange dans un mortier de marbre avec de l'eau de bétoine pour en faire une pâte folide dont on formera des tablettes ou des rotules, qu'on mettra fécher à l'ombre, & qu'on oindra enfuite légérement d'huile de girofle; on les gardera dans une boëte en un lieu fec.

Vertus.
Dofe. Elles fortifient le cerveau, & elles en diffipent les humidités fuperflues par la tranfpiration : La dofe en eft depuis demi-dragme jufqu'à deux dragmes.

Ces tablettes fe conferveroient mieux, fi, les faifant diffoudre dans l'eau de bé-toine, on y mettoit un peu de gomme adraganth, qui fert à les corporifier.

Tablettes ou *Rotules Catarrhales Froides, de Mynficht.*	Tabellæ feu Rotulæ Catarrhales Frigidæ A. Mynficht.
♃ De la femence de pavot blanc concaf-fée, ʒ iv.	♃ *Seminis papaveris albi contufi,* ʒ iv.
Des têtes de pavot blanc groffiérement cou-pées, ʒ ij.	*Siliquarum papaveris albi craffiufculè incifarum,* ʒ ij.
Infufez-les pendant quelques jours dans f. q. d'eaux de fcabieufe & de tuffilage, après cela diftillez l'infufion, & diffolvez dans f. q. de la liqueur diftillée de maftic en larmes. ʒ j.	*Infundantur per aliquot dies in aqua-rum fcabiofæ & tuffilaginis f q. pofteà diftillentur & in hujus ftillatitii liquoris f. q. diffolve granorum maftiches,* ʒ j.
Cuifez un peu la liqueur & la filtrez, puis ajoûtez-y	*Coquantur parùm & filtrentur, tunc adde*
De fucre blanc, ʒ viij.	*Sacchari albiffimi,* ʒ viij.
Faites-en des tablettes f. a.	*Fiant ex arte tabellæ feu rotulæ.*

R E M A R Q U E S.

On coupera groffiérement les têtes de pavot; on concaffera la graine, ou mettra le tout dans une cucurbite de verre ou de grès ; on versera dessus des eaux de tussilage & de scabieuse , jusqu'à ce que la matiére trempe suffisamment dedans ; on couvrira la cucurbite , & on laissera digérer le tout environ deux jours chaudement ; on y adaptera alors un chapiteau avec son récipient , on luttera les jointures , & l'on mettra distiller la liqueur au feu de sable , on démêlera dans l'eau distillée le mastic en larmes bien pulvérisé ; on fera bouillir légérement le mélange , & on le filtrera ; on mêlera la liqueur filtrée avec le sucre , & on les fera cuire ensemble à petit feu jusqu'à consistance d'électuaire solide , on laissera refroidir à demi la matiére , & on la versera sur un marbre où l'on aura épars de l'amydon en poudre bien subtile , on la laissera étendre suffisamment , & on la coupera en tablettes qu'on gardera dans une boëte en un lieu sec.

Elles sont propres pour les catarrhes qui viennent d'une sérosité âcre & subtile ; ce qu'on reconnoît quand la tête est fort échauffée , que les yeux sont rouges , que la salive est salée ou amère , & qu'il y a fiévre : La dose en est depuis une dragme jusqu'à trois.

<table>
<tr><td>

Tablettes d'Encens.

</td><td>

Tabellæ de Thure.

</td></tr>
<tr><td>

℞ De la semence de coriandre , ℥ ß.
De l'oliban & de la noix muscade , aã. ʒ iij.
De la réglisse & du mastic , aã. ʒ ij.
Des cubébes & de la corne de cerf , aã. ʒ j.
De la conserve de roses rouges , ℥ j.
Du sucre blanc cuit dans l'eau de bétoine, ℥ viij.
Faites-en des tablettes s. a.

</td><td>

℞ Seminis coriandri , ℥ ß.
Olibani , nucis moschatæ , aã. ʒ iij.
Glycyrrhisæ , mastiches , aã. ʒ ij.
Cubebarum , cornu cervi , aã. ʒ j.
Conservæ rosarum rubrarum , ℥ j.
Sacchari albi aquâ betonicæ cocti, ℥ viij.
Fiant tabellæ s. a.

</td></tr>
</table>

REMARQUES.

On pulvérisera ensemble la corne de cerf rapée , la coriandre , la muscade , la réglisse & les cubébes ; d'une autre part , le mastic & l'oliban : on fera cuire le sucre avec trois ou quatre onces d'eau de bétoine en consistance d'électuaire solide ; on le retirera de dessus le feu , on y dissoudra la conserve de roses ; puis , quand la matiére sera à demi-refroidie , on y mêlera exactement les poudres , on jettera la pâte encore chaude sur un papier oint d'huile d'amandes douces , on l'étendra avec un bistortier & on la coupera en tablettes , que l'on gardera dans une boëte en un lieu sec.

Elles fortifient l'estomac & le cerveau , elles aident à la digestion , elles provoquent l'appétit : La dose en est depuis une dragme jusqu'à trois.

<table>
<tr><td>

Tablettes Joviales.

</td><td>

Tabellæ Lætificantes.

</td></tr>
<tr><td>

℞ De la poudre joviale ci-devant décrite, ℥ ij.
Du sucre blanc pulvérisé , ℥ viij.
Mêles-les dans un mortier de marbre ; faites-en ensuite une pâte avec s. q. de mucilage de gomme adraganth tiré dans l'eau de mélisse , après quoi vous en formerez des tablettes ou rotules s. a.

</td><td>

℞ Pulveris lætificantis anteà descripti , ℥ ij.
Sacchari albissimi pulverati , ℥ viij.
Misce in mortario marmoreo , & cum s. q. mucaginis gummi tragacanthi in aquâ melissæ extractâ fiat pasta , ex qua formentur tabellæ vel rotulæ s. a.

</td></tr>
</table>

REMARQUES.

On pulvérisera subtilement le sucre , on le mêlera avec la poudre ; on incorporera le mélange dans un mortier de marbre avec le mucilage de gomme adraganth tiré en eau de mélisse, pour faire une pâte solide dont on formera des tablettes ou rotules qu'on gardera dans une boëte.

Vertus. Elles fortifient le cœur, le cerveau & l'estomac, elles réveillent les esprits,
Dose. elles excitent la gaieté : La dose en est depuis demi-dragme jusqu'à deux dragmes.

Tablettes Rosates Anodynes.	*Tabellæ Rosaceæ Anodynæ.*

℞ Des fleurs de roses rouges & de pavot rhœas, aā.   man. ij.

De la semence de pavot blanc concassée, ℥ ß.

Faites-les bouillir dans s. q. d'eau de fontaine ; & dissolvez dans la colature bien exprimée ℔ j. du meilleur sucre.

Cuisez le tout en consistance de tablettes.

℞ *Florum rosarum rubrarum & papaveris rhæados, aā.*   *man. ij.*

Seminis papaveris albi contusi, ℥ ß.

Coquantur in s. q. aquæ fontanæ ; in colaturâ expressâ dissolve sacchari optimi ℔j.

Coquantur ad consistentiam tabellarum s. a.

R E M A R Q U E S.

On aura des roses rouges & des fleurs de coquelicot récentes, on concassera la semence de pavot, on fera bouillir le tout ensemble doucement dans l'eau pendant environ demi-heure pour faire une livre & demie ou deux livres de décoction ; on la coulera avec expression, on y dissoudra le sucre, on clarifiera le mélange avec un blanc d'œuf, & après l'avoir passé par un blanchet on le fera cuire en consistance de tablettes ; puis quand il sera à demi-refroidi, on le jettera sur un marbre, où l'on aura épars de l'amydon en poudre subtile, & on le coupera en tablettes qu'on gardera dans une boëte en un lieu sec ; elles seront rouges.

Vertus. Elles sont bonnes pour adoucir & arrêter les sérosités âcres qui tombent sur la
Dose. poitrine, elles épaississent le crachat, elles mûrissent le rhume ; on en laisse fondre insensiblement un morceau dans la bouche.

J'ai tiré cette description de la Pharmacopée de Toulouse.

CHAPITRE X.

Des Opiats, des Confections & des Électuaires.

LE nom d'*opiat* n'étoit autrefois donné qu'à des compositions liquides où il entroit de l'opium, mais présentement on donne ce nom à beaucoup d'electuaires où il n'en entre point.

Les noms de *confection* & d'*électuaire* dénotent à peu près la même chose ; le premier vient de *conficere*, qui signifie achever ou perfectionner, & le dernier signifie *confectio rerum electarum* ; aussi dit-on *electarium* aussi-bien qu'*electuarium.*

Ces trois sortes de préparations ont des consistances à peu près semblables à celle du miel ; elles sont composées de poudres, de pulpes, de sucre, de miel, de liqueurs ; on les destine pour être employées intérieurement.

Elles ont été inventées par les Anciens pour plusieurs raisons ; comme, pour corriger l'action trop violente de quelques remèdes, pour exciter & augmenter la vertu de quelques autres, pour unir par le mélange & par la fermentation les qualités des mixtes, afin d'en faire un composé plus parfait, pour pouvoir garder les remédes long-temps, pour les mettre en état d'être pris facilement & promptement, sans qu'il soit besoin que le malade en attende la préparation.

Opiat Diacode simple, *de Galien.*	Opiata Diacodium simplex, Galeni.
♃ Des têtes de pavot de grosseur médiocre, N°. x. Faites les macérer sur les cendres chaudes dans s. q d'eau, pendant 24. heures, si elles sont récentes, & pendant deux jours lorsqu'elles sont séches ; après cela faites-les bouillir jusqu'à diminution du tiers de l'humidité ; coulez ensuite cette décoction, & l'exprimez, puis dissolvez dans l'expression la moitié moins de pénides ou de vin cuit, & enfin cuisez le tout jusqu'à la consistance qu'il faut pour le garder.	♃ *Capita papaveris magnitudine mediocri,* N°. x. *In aqua s. q. macera horis 24. si humidiora, vel biduo si sicciora, super cineres calidos ; deindè coquantur ad succi extractionem ; in expresso liquore dissolve medium pondus sapæ vel penidiorum, & coque ad justam crassitiem ut servari possit.*

R E M A R Q U E S.

On aura dix têtes de pavot médiocrement grosses, on les coupera par petits morceaux, & on les mettra dans un pot de terre vernissé ; on versera dessus environ trois livres d'eau bouillante, on couvrira le pot & on le placera sur les cendres chaudes, on laissera la matiére en digestion pendant vingt quatre heures, si les têtes de pavots sont récentes, ou pendant deux jours, si elles sont séches ; ensuite on mettra le pot sur le feu & l'on fera bouillir l'infusion doucement jusqu'à la diminution du tiers de l'humidité, puis on la coulera avec forte expression, on pésera la liqueur coulée, on y dissoudra la moitié de son poids de vin cuit ou de pénides, & l'on en fera consumer l'humidité jusqu'à la consistance d'électuaire ; ce sera le *diacodium* simple.

Il est propre pour adoucir & épaissir les sérosités trop âcres qui viennent du cerveau, pour appaiser la toux & pour provoquer le sommeil : La dose en est depuis un scrupule jusqu'à deux dragmes. Vertus.
Dose.

Cet opiat *diacodium* simple est proprement un extrait des têtes de pavot, mêlé avec le vin cuit ou avec le sucre ; il a été mis à bon droit au rang des opiats, car l'extrait des têtes de pavot est un opium *nostras.* On ne se sert plus de cette préparation depuis qu'on a reconnu que le syrop de pavot, nommé présentement *diacode,* produit le même effet.

Le *diacodium* doit être donné en plus petite dose dans les pays chauds, comme en Italie, en Languedoc, en Provence, que dans les pays temperés, parce que plus le soleil a de force, & plus les pavots sont somnifères.

Diacode Composé, de Mésué.	Diacodium Compositum, Mesue.
♃ Du diacode simple, ℔ j. Des trochisques de Ramich, ℥ ß. De l'hypocistis, de la myrrhe, du safran & des balaustes, aa. ℥ j. Mêlez ces drogues, & faites-en un opiat s. a.	♃ *Diacodii simplicis,* ℔ j. *Trochiscorum Ramich,* ℥ ß. *Hypocistidos, myrrhæ, croci, balaustiorum, aa.* ℥ j. *Misce, fiat opiata s. a.*

R E M A R Q U E S.

On pulvérisera ensemble les balaustes, le safran, les trochisques & l'hypocistis ; d'une autre part, la myrrhe ; on mêlera les poudres avec le diacode simple qu'on

Vertus.
Dose.

aura fait un peu chauffer , & l'on fera un opiat qu'on gardera pour le besoin.
Il est propre pour arrêter & pour adoucir les catarrhes, les cours de ventre , les hémorrhagies : La dose en est depuis deux scrupules jusqu'à trois dragmes.

Si cet opiat étoit trop endurci par le mélange des poudres , on l'amollira avec un peu de syrop de pavot blanc.

Calmant , de Nic. Myrepsus.

℞ Des roses rouges & des violettes, aā. ʒ iij.
De l'opium ; des semences de jusquiame , de pavot blanc , d'endive , de laitue , de pourpier & de psyllium ; de l'écorce de racine de mandragore, de la noix muscade, de la cannelle & du gingembre , aā. ʒ j. ß.
Du sucre candi , ʒ j.
Des trois santaux , de l'ivoire brûlé, & de la gomme adraganth , aā. gr. v.
Faites-en une poudre s. a. que vous garderez pour l'usage , ou bien préparez-en un opiat avec le julep rosat.

Requies , Nicolai Myrepsi.

℞ *Rosarum rubrarum , violarum ,* aā. ʒ iij.
Opii , seminum hyoscyami , papaveris albi , intubi , lactucæ , portulacæ , psyllii , corticis radicis mandragoræ , nucis moschatæ , cinnamomi , zingiberis , aā. ʒ j. ß.
Sacchari candi , ʒ j.
Trium santalorum , spodii , gummi tragacanthi , aā. gr. v.
Technicè fiat pulvis usui reponendus , vel cum julepo rosato paretur opiata.

R E M A R Q U E S.

On pulvérisera chacun en particulier le spode, ou ivoire brûlé , le sucre candi & la gomme adraganth ; d'une autre part, toutes les autres drogues ensemble ; on mêlera les poudres , & l'on gardera ce mélange pour s'en servir au besoin , ou bien on le réduira en opiat , en l'incorporant avec trois fois autant de julep rosat cuit en consistance de syrop épais.

Vertus.
Dose.

Il est propre pour exciter le sommeil , pour calmer les douleurs, pour fortifier , pour arrêter le sang : La dose de la poudre est depuis demi-scrupule jusqu'à deux scrupules , & celle de l'opiat est depuis deux scrupules jusqu'à huit ; on l'applique aussi sur les tempes dans les fiévres ardentes pour calmer les douleurs de tête.

Dose des narcoti- ques.

Les ingrédients narcotiques, qui entrent dans cette composition , sont l'opium , la semence de jusquiame , & l'écorce de racine de mandragore.

Ɔ ß.

Demi-scrupule de la poudre, ou deux scrupules de l'opiat *requies* contiennent d'opium, de semence de jusquiame , & d'écorce de racine de mandragore, de chacun les trois quarts d'un grain.

Ɔ j.

Un scrupule de la poudre, ou quatre scrupules de l'opiat contiennent d'opium, de semence de jusquiame , & d'écorce de racine de mandragore , de chacun un grain & demi.

ʒ ß.

Demi-dragme de la poudre , ou deux scrupules de l'opiat contiennent d'opium , de semence de jusquiame , & d'écorce de racine de mandragore , de chacun deux grains & le quart d'un grain.

Ɔ ij.

Deux scrupules de la poudre, ou huit scrupules de l'opiat contiennent d'opium, de semence de jusquiame , & d'écorce de racine de mandragore, de chacun trois grains.

Antidote sans pareil , d'Actuarius.

℞ De l'opium , ʒ vj.
De la myrrhe. ʒ v. Ɔ ij.
Du poivre noir, & de la semence de persil, aā. ʒ v.
Des semences d'ache & de moutarde , aā. ℥ ß.

Antidotum Asyncritum , Actuarii.

℞ *Opii ,* ʒ vj.
Myrrhæ , ʒ v. Ɔ ij.
Piperis nigri , seminis petroselini , aā. ʒ v.
Semin. apii & sinapeos , aā. ℥ ß.

Du jonc odorant, ʒ iij.
De l'amome & du ſtorax calamite, aā. ʒ ij.
Des trochiſques *hedicroi*, Ɖ v.
De la caſſe odorante, du poivre blanc, & de la ſemence de ſéſéli, aā. Ɖ iv.
Faites une poudre du tout, que vous mêlerez avec le triple de miel écumé, & que vous garderez pour l'uſage.

Schœnanthi, ʒ iij.
Amomi, ſtyracis calamites; aā. ʒ ij.
Magmatis hedycroi, Ɖ v.
Caſſiæ lignea, piperis albi, ſeminis ſeẓeleos, aā. Ɖ iv.
Fiat pulvis cum omnium triplo mellis deſpumati excipiendus & uſui aſſervandus.

R E M A R Q U E S.

On pulvériſera enſemble les poivres, les ſemences, l'amome, le jonc odorant & la caſſe odorante; d'une autre part, la myrrhe, le ſtorax & les trochiſques *hedicroi*; on choiſira l'opium le plus pur, on en ſéparera l'écorce ou la feuille qui l'enveloppe ordinairement; on le coupera par petits morceaux, on le battra dans un mortier de bronze avec un peu de miel pour le réduire en pâte; on mêlera cette pâte avec ſeize onces de miel écumé, puis on y incorporera les poudres, pour faire du tout un opiat qu'on gardera dans un pot bien couvert, pour s'en ſervir au beſoin.

Il eſt propre pour réſiſter à la malignité des humeurs, pour calmer les douleurs: on s'en ſert pour l'épilepſie, pour les vertiges, pour la phrénéſie, pour les maux de dents, pour les maladies contagieuſes, pour la toux invétérée, pour faire dormir: La doſe en eſt depuis un ſcrupule juſqu'à une dragme.   *Vertus.*   *Doſe.*

Cette préparation eſt un opiat, dont Actuarius eſt l'Auteur. Le nom d'*aſyncritum*, en Grec ἀσύγκριτον, qui ſignifie ſans pareil, lui a été donné pour exprimer ſes grandes propriétés.

Sur un ſcrupule de cet opiat, il entre un peu moins d'un grain d'opium.   Ɖ j.
Sur deux ſcrupules de l'opiat, il entre environ un grain & demi d'opium.   Ɖ ij.
Sur une dragme de l'opiat, il entre deux grains & demi d'opium.   ʒ j.

Le Grand Philonium,
ou Philonium Romain.

Philonium Magnum, ſeu
Philonium Romanum.

℞ Des ſemences de juſquiame & de pavot blanc, aā. ʒ v.
De l'opium, ʒ ij. ſ.
De la caſſe odorante & de la cannelle, aā. ʒ j. ſ.
Des ſemences d'ache, de perſil de Macédoine, de fenouil & de daucus de Crête; du coſtus, de la myrrhe & du caſtoréum, aā. ʒ j.
Du ſafran, du pyrèthre & du nard Indique, aā. Ɖ j.
Du miel écumé, ʒ ix.
Faites-en un opiat ſ. a.

℞ *Seminum hyoſcyami & papaveris albi, aā.* ʒ v.
Opii, ʒ ij ſ.
Caſſiæ lignea, cinnamomi, aā. ʒ j. ſ.
Seminum apii, petroſelini Macedonici, fœniculi, dauci Cretici, coſti, myrrhæ, caſtorei, aā. ʒ j.
Croci, pyrethri, nardi Indica, aā. Ɖ j.
Mellis optimi deſpumati, ʒ ix.
Fiat ex arte opiata.

R E M A R Q U E S.

On pulvériſera toutes les drogues enſemble, on mêlera la poudre dans le miel écumé qu'on aura fait cuire en conſiſtance de ſyrop épais, pour faire un opiat qu'on gardera dans un pot bien bouché.

Il eſt eſtimé propre pour calmer les douleurs, pour le rhume, pour les nauſées, pour abattre les vapeurs, pour exciter le ſommeil, pour les coliques, pour réſiſter au venin: La doſe en eſt depuis un ſcrupule juſqu'à une dragme; on l'emploie auſſi dans les lavements anodyns depuis une dragme juſqu'à trois dans chaque lavement.   *Vertus.*   *Doſe.*

Le nom de cet opiat vient de son Auteur Philon, grand Philosophe & fameux Médecin né en Tharse.

La description ordinaire demande une dragme d'euphorbe, mais j'ai suivi la Pharmacopée Royale, qui retranche cette gomme de la composition, & j'estime que c'est avec raison, car étant fort âcre & même un peu caustique, on ne doit point en mêler dans les remédes qu'on prend par la bouche.

Doses des narcoti- ques de la composit.

Les ingrédients narcotiques, qui entrent dans cette composition, sont la semence de jusquiame & l'opium.

Ɔ j. — Un scrupule de *Philonium* contient de semence de jusquiame un grain & le tiers d'un grain, d'opium les deux tiers d'un grain.

ʒ ß. — Demi-dragme de *Philonium* contient de semence de jusquiame deux grains, d'opium un grain.

Ɔ ij. — Deux scrupules de *Philonium* contiennent de semence de jusquiame deux grains & les deux tiers d'un grain, d'opium un grain & le tiers d'un grain.

ʒ j. — Une dragme de *Philonium* contient de semence de jusquiame quatre grains, d'opium deux grains.

Philonium *Persique*, *de Mésué.*	Philonium Persicum, Mesue.

℞ Des semences de pavot blanc & de jusquiame, aā.　　ʒ x.
De l'opium & de la terre sigillée, aā.　　ʒ v.
De la pierre hématite & du safran, aā. ʒ ij. ß.
Du castoréum, du spica nard, du pyréthre, des perles préparées, du succin, de la zédoaire, de la doronique ou de l'aunée & des trochisques de Ramich, aā.　　ʒ ß.
Du camphre,　　Ɔ j.
Du miel rosat,　　℥ xv.
Mêlez le tout, & faites-en un opiat s. a.

℞ *Seminum papaveris albi & hyoscyami albi*, *aā.*　　ʒ x.
Opii, *terræ sigillatæ*, *aī.*　　ʒ v.
Lapidis hæmatitis, *croci*, *aā.* ʒ ij. ß.
Castorei, *spicæ Indicæ*, *pyrethri*, *margaritarum præparatarum*, *succini*, *zedoariæ*, *doronici*, *vel enulæ campanæ*, *trochiscorum Ramich*, *aā.*　　ʒ ß.
Caphuræ,　　Ɔ j.
Mellis rosati,　　℥ xv.
Misce, *fiat opiata s. a.*

R E M A R Q U E S.

On pulvérisera ensemble les racines, les semences, le castoréum, le spica nard, le safran, les trochisques de Ramich ; d'une autre part, la terre sigillée & le camphre ; on broiera ensemble sur le porphyre la pierre hématite, les perles & le succin jusqu'à ce qu'ils soient en poudre impalpable ; on aura de l'opium bien net, on le coupera par petits morceaux, & on le pilera dans un mortier de bronze avec un peu de miel rosat jusqu'à ce qu'il soit en pâte liquide ; on fera cuire du miel rosat en consistance de syrop épais, on en pésera quinze onces dans lesquelles on mêlera exactement l'opium & les poudres pour faire un opiat qu'on gardera dans un pot bien bouché pour le besoin.

Vertus.
Dose.

Il est propre pour arrêter les hémorrhagies, les cours de ventre, pour empêcher l'avortement : La dose en est depuis un scrupule jusqu'à une dragme.

Ɔ j. — Un scrupule de cet opiat contient les deux tiers d'un grain d'opium, & un grain & le tiers d'un grain de semence de jusquiame.

ʒ ß. — Demi-dragme de l'opiat contient un grain & le demi-quart d'un grain d'opium, & deux grains & demi de semence de jusquiame.

Ɔ ij. — Deux scrupules de l'opiat contiennent un grain & demi d'opium, & trois grains de semence de jusquiame.

Une

Une dragme de l'opiat contient deux grains & le quart d'un grain d'opium, & quatre grains & demi de semence de jusquiame.

J'ai retranché de la description une dragme d'euphorbe, par la même raison qui a été dite en la composition précédente ; je serois d'avis qu'on en ôtat encore le pyréthre à cause de sa grande âcreté.

<table>
<tr><td>

Philonium *chaud*,
de J. Le Mort.

</td><td>

Philonium Calidum,
Jacobi Le Mort.

</td></tr>
</table>

♃ Des semences d'anis, de fenouil & de carvi, aã.	℥ v.	*Seminum anisi , fœniculi , carvi* : aã.	℥ v.
De la cannelle ,	℥ ß.	*Cinnamomi ,*	℥ ß.
Du gingembre & de l'extrait d'opium, aã. ℥ iij.		*Zingiberis , extracti opii ,* aã. ℥ iij.	
De la muscade ,	℥ j.	*Nucis moschatæ ,*	℥ ij.
Du miel écumé ,	℥ x.	*Mellis despumati ,*	℥ x.
Mêlez le tout , & faites-en un opiat s. a.		*Misce , fiat opiata s. a.*	

R E M A R Q U E S.

On pulvérisera ensemble les semences, la cannelle, la muscade & le gingembre ; on fera écumer & cuire le miel jusqu'à consistance de syrop épais, on y démêlera exactement hors du feu l'extrait d'opium, puis les poudres pour faire un opiat, qu'on gardera dans un pot bien bouché.

Il ne céde pas en vertu aux préparations précédentes du même nom, quoiqu'il y entre moins d'espéces d'ingrédients ; il excite le sommeil, il appaise les douleurs, il résiste à la malignité des humeurs : La dose en est depuis demi-scrupule jusqu'à une dragme.

Demi-scrupule de ce *Philonium* contient demi-grain d'extrait d'opium.

Un scrupule de *Philonium* contient un grain d'extrait d'opium.

Demi-dragme de *Philonium* contient un grain & demi d'extrait d'opium.

Deux scrupules de *Philonium* contient deux grains d'extrait d'opium.

Une dragme de *Philonium* contient trois grains d'extrait d'opium.

<table>
<tr><td>

Philonium *froid*,
de J. Lemort.

</td><td>

Philonium Frigidum,
Jacobi Le Mort.

</td></tr>
</table>

♃ Des roses rouges ,	℥ j.	♃ *Rosarum rubrarum ,*	℥ j.
De la casse odorante ,	℥ vj.	*Cassiæ lignea ,*	℥ vj.
Du bol d'Arménie & de la racine de bistorte , aã.	℥ ß.	*Boli Armenæ, radicis bistortæ ,* aã. ℥ ß.	
De l'extrait d'opium ,	℥ ij. ß.	*Extracti opii ,*	℥ jß.
Du miel écumé ,	℥ ix.	*Mellis despumati,*	℥ ix.
Mêlez le tout , & faites-en un opiat s. a.		*Misce , fiat opiata, s. a.*	

R E M A R Q U E S.

On pulvérisera ensemble les roses, la casse odorante & la racine de bistorte ; d'une autre part, le bol ; on mêlera les poudres avec l'extrait d'opium & le miel écumé pour faire un opiat qu'on gardera dans un pot bien bouché.

Il est propre pour arrêter les hémorrhagies & les cours de ventre, il provoque le sommeil : La dose en est depuis demi-scrupule jusqu'à une dragme.

Demi-scrupule de cet opiat contient le tiers d'un grain d'extrait d'opium.

Un scrupule de l'opiat contient les deux tiers d'un grain d'extrait d'opium.

ʒ ß.   Demi-dragme de l'opiat contient un grain d'extrait d'opium.

Ə ij.   Deux scrupules de l'opiat contiennent un grain & le tiers d'un grain d'extrait d'opium.

ʒ j.   Une dragme de l'opiat contient deux grains d'extrait d'opium.

On trouvera la description de l'extrait d'opium dans mon *Traité de Chymie.*

Musa Ænea, *ou* Zacenea, *ou* Egetea, *de Mésué.*	Musa Ænea, sive Zacenea ; sive Egetea, Mesue.

♃ Des racines de cabaret, de grande valériane de meu & de costus ; du daucus de Créte, du poivre long & noir, de la cannelle, du galbanum, de la myrrhe, du castoréum, de l'opium & du safran, aã.	ʒ ß.	♃ *Radicum asari, valerianæ majoris, meu, costi, dauci Cretici, piperis longi & nigri, cinnamomi, galbani, myrrhæ, castorei, opii, croci, aã.*	ʒ ß.
Du miel écumé,	ʒ xx.	*Mellis despumati,*	ʒ xx.
Faites-en un opiat s. a.		*Fiat opiata s. a.*	

R E M A R Q U E S.

On pulvérisera ensemble les racines, la cannelle, le daucus, les poivres, le castoréum ; d'une autre part, le safran, après l'avoir fait sécher entre deux papiers à une chaleur lente ; d'une autre part, la myrrhe & le galbanum qu'on aura choisi en larmes, pour n'être pas obligé de le purifier ; on choisira de l'opium le plus net qu'il se pourra, on le coupera par petits morceaux, on le battra dans un mortier de bronze avec un peu de miel écumé, pour le réduire en pâte liquide ; on le délaiera alors dans le miel écumé, & l'on y mêlera exactement les poudres, pour faire un opiat qu'on gardera dans un pot bien bouché.

Vertus.   Il est propre pour la colique, pour calmer les douleurs, pour résister au venin,
Dose.   pour provoquer le sommeil : La dose en est depuis un scrupule jusqu'à une dragme.

Musa est le nom de l'Auteur de la composition : *Ænea* a été ajoûté à cause de sa couleur, qui approche de celle de l'airain.

Ə j.   Un scrupule de *Musa ænea* contient demi-grain d'opium.

ʒ ß.   Demi dragme de *Musa ænea* contient les trois quarts d'un grain d'opium,

Ə ij.   Deux scrupules de *Musa ænea* contiennent un grain d'opium.

ʒ j.   Une dragme de *Musa ænea* contient un grain & demi d'opium.

Musa Ænea, *de Nicolas.*	Musa Ænea, Nicolai.

♃ De la semence de jusquiame, de l'oliban, de la myrrhe & de la gentiane, aã.	ʒ vj.	♃ *Seminis hyoscyami, olibani, myrrhæ gentianæ, aã.*	ʒ vj.
De l'opium,	ʒ ß.	*Opii,*	ʒ ß.
Du safran,	Ə viij. gr. xvj.	*Croci,*	Ə viij. gr. xvj.
De l'euphorbe & de l'aristoloche longue, aã.	ʒ j. ß.	*Euphorbii, aristolochiæ longæ, aã.* ʒ j. ß.	
De l'écorce de racine de mandragore,	Ə iv.	*Corticis radicis mandragoræ,*	Ə iv.
Du miel écumé,	ʒ xiij.	*Mellis despumati,*	ʒ xiij.
Faites-en un opiat s. a.		*Fiat opiata s. a.*	

R E M A R Q U E S.

On pulvérisera ensemble l'écorce de la racine de mandragore, l'aristoloche, la gentiane & la semence de jusquiame ; d'une autre part, le safran, après l'avoir fait sécher entre deux papiers ; d'une autre part, l'euphorbe, l'oliban & la myrrhe ; on choisira de l'opium le plus net, on le coupera par petits morceaux, on le battra dans un mortier de bronze avec un peu de miel écumé pour le réduire en pâte, on le mêlera alors exactement avec le miel écumé & les poudres pour faire du tout un opiat qu'on gardera au besoin.

Il a les mêmes vertus que le précédent, mais il est plus narcotique : La dose en est depuis demi scrupule jusqu'à deux scrupules.

Demi scrupule de *Musa ænea* contient le tiers d'un grain d'opium.

Un scrupule de *Musa ænea* contient les deux tiers d'un grain d'opium.

Demi-dragme de *Musa ænea* contient un grain d'opium.

Deux scrupules de *Musa ænea* contiennent un grain & le tiers d'un grain d'opium.

Je voudrois retrancher de cette composition l'euphorbe, à cause de son âcreté caustique.

Vertus.
Dose.
℈ ß.
℈ j.
ʒ ß.
℈ ij.

Opiat Alexandrin doré, de Nic. Alexand.	Aurea Alexandrina, Nicolai Alexandrini.

Gauche : ♃ Du cabaret, du carpobalsame, ou à son défaut des cubébes, de la semence de jusquiame blanche, aa. ʒ ij. ß.

Du girofle, de l'opium, de la myrrhe & du souchet, aa. ʒ ij.

De l'opobalsame, ou à son défaut de l'huile de noix muscade, de la cannelle, de la feuille-Indienne, de la zédoaire, du gingembre, du costus, du corail rouge, de la casse odorante, de l'euphorbe, de la gomme adraganth, de l'encens, du storax calamite, de la sauge, du meu-Athamantique, du cardamome ; des semences de séséli, de moutarde, de saxifrage, d'aneth & d'anis, aa. ʒ j.

Du bois d'aloès, ou à son défaut du santal citrin, du rhapontic, des trochisques d'alipta moschata, du castoréum, du spica nard, du galanga, de l'opoponax, de l'anacarde, du mastic, du soufre vif ; des racines de pivoine, de chardon à cent têtes, d'acorus vrai ou *calamus aromaticus off.* d'aristoloche longue, de gentiane & de grande valériane ; de l'écorce de racine de mandragore, des roses rouges, du thym, du pouillot, du chamædrys, des baies de laurier, des semences d'ammi, de daucus, de carvi, de persil de Macédoine, de lévistic, de rue & d'ache de montagne ; du poivre long & blanc, de l'amome, du bois de baume, ou des rejettons de lentisque, des perles préparées, de l'ongle de Byzance, de l'os de cœur de cerf, des feuilles d'or & d'argent, aa. ʒ ß.

De la raclure d'ivoire, du *calamus aromaticus* vrai, du pyrètre, aa. gr. ix.

Du miel écumé, ℔ ij.

Faites-en un opiat s. a. que l'on gardera pour l'usage.

Droite (latin) : ♃ Asari carpobalsami vel succedanei ejus cubebarum, seminis hyoscyami albi, aa. ʒ ij. ß.

Caryophyllorum, opii, myrrhæ, cyperi, aa. ʒ ij.

Opobalsami vel succedanei ejus olei nucis moschatæ, cinnamomi, folii Indi, zedoariæ, zingiberis off., coralii rubri, cassiæ ligneæ, euphorbii, tragacanthi, thuris, styracis calamitæ, salviæ, meu athamantici, cardamomi ; seminum seseleos, sinapi, saxifragiæ, anethi & anisi, aa. ʒ j.

Xyloaloes vel succedanei ejus santali citrini, rhapontici, trochiscorum aliptæ moschatæ, castorei, spicæ nardi, galangæ, opopanacis, anacardii, mastiches, sulphuris vivi ; radicum pæoniæ, eryngii, acori veri seu calami aromatici officinarum, aristolochiæ longæ, gentianæ, valerianæ majoris, corticis radicis mandragoræ, rosarum rubrarum, thymi, pulegii, chamædryos, baccarum lauri, seminum ammeos, dauci, carvi, petroselini Macedonici, libystici, vulgo levistici, rutæ, apii montani ; piperis longi & albi, amomi, xylobalsami, vel surculorum lentisci, margaritarum præparatarum, blattæ Byzantiæ, ossis è corde cervi, foliorum auri & argenti, aa. ʒ ß.

Rasuræ eboris, calami aromatici veri, pyrethri, aa. gr. ix.

Mellis despumati, ℔ ij.

Technice paretur opiata usui reponenda.

REMARQUES.

On pulvérisera ensemble toutes les drogues, excepté les perles, l'or & l'argent ; on mêlera la poudre avec les perles préparées, puis on l'incorporera dans le miel écumé un peu chaud, agitant long-temps la matière avec un bistortier : on y mêlera enfin l'or en feuille , & l'on mettra l'opiat dans un pot qu'on bouchera exactement pour le garder au befoin.

Vertus. Il eſt propre pour les fluxions froides du cerveau , pour l'épilepſie , pour le délire , pour les douleurs de dents , pour réſiſter au venin , pour la peſte , pour ex-

Doſe. citer le fommeil : La doſe en eſt depuis demi-dragme juſqu'à une dragme & demie.

Chaque dragme de cette compoſition ne contient guère plus d'un demi grain d'opium.

Cet opiat eſt appellé *aurea* , à cauſe de l'or qui y entre; il a été inventé par un Médecin nommé *Alexandre* ; c'eſt un antidote qui a beaucoup de rapport avec la thériaque ; l'or n'y fert que d'ornement , & les perles y font inutiles ; la raclure d'ivoire & le *calamus aromaticus* y devroient entrer en plus grande doſe. Au reſte, on peut dire que cette compoſition eſt un grand embarras d'ingrédients entaſſés les uns ſur les autres ; on pourroit bien l'abréger , en n'y faiſant entrer que les drogues les plus eſſentielles , mais elle n'eſt que très-peu en uſage , & l'on peut fort bien s'en paſſer , ayant la thériaque.

Mithridate, *de Damocrates.*	Mithridatium Damocratis.
♃ De très-bonne myrrhe , de l'oliban , du ſafran , de l'agaric , du gingembre , de la cannelle , du ſpica nard , de la femence de thlaſpi , aã. ʒ x.	♃ *Myrrhæ optimæ , olibani , croci , agarici , ʒingiberis cinnamomi , nardi Indicæ , ſeminis thlaſpeos , aã.* ʒ x.
De la femence de féféli de Marſeille , de l'opoballame , ou à ſon défaut de l'huile de noix muſcade , du jonc odorant , du ſtœchas Arabique , du coſtus , du galbanum , de la térébenthine de Chio , du poivre long , du caſtoréum , du ſuc d'hypociſtis , du ſtorax calamite , de l'opopanax & de la feuille Indienne , aã. ʒ j.	*Semin. ſeſeleos Maſſilienſis , opobalſami , vel ſuccedanei olei nucis moſchatæ , ſchænanthi , ſtæchados Arabicæ , coſti , galbani , terebinthinæ Chiæ , piperis longi , caſtorei , ſucci hypociſtidos , ſtyracis calamitæ , opopanacis , folii Indi , aã.* ʒ j.
De la caſſe odorante , du pouillot de montagne , du poivre blanc , du ſcordium , de la femence de daucus de Crète , du carpobalſome , ou à ſon défaut des cubébes , des trochiſques odorants , & du bdellium , aã. ʒ vj.	*Caſſiæ ligneæ , polii montani , piperis albi , ſcordii , ſeminis dauci Cretici , carpobalſami , vel ſuccedanei cubebarum , trochiſcorum cypheos , bdellii , aã.* ʒ vj.
Du nard Celtique , de la gomme Arabique ; des femences de perſil de Macédoine , de fenouil & de petit cardamome ; de l'opium de Thèbes , des roſes rouges , du dictame de Crète & de la racine de gentiane , aã. ʒ v.	*Nardi Celticæ , gummi Arabici , ſeminum petroſelini Macedonici , fœniculi , cardamomi minoris , opii Thebaici , roſarum rubrarum , dictamni Cretici , radicis gentianæ , aã.* ʒ v.
Des racines *d'acorus* vrai , d'arum , de phu ; de la femence d'anis , du ſagapénum , aã. ʒ iij.	*Radic. acori veri , ari , phu , ſeminis aniſi , ſagapeni , aã.* ʒ iij.
De meu Athamantique , du vrai acacia , du ventre de ſcinc marin & de la femence de millepertuis , aã. ʒ ij. ß.	*Meu Athamantici , acaciæ veræ , ventris ſcinci , ſeminis hyperici , aã.* ʒ ij. ß.
Du miel écumé , ℔ ix. ʒ viij. ʒ ij.	*Mellis deſpumati* ℔ ix. ʒ viij. ʒ ij.
Du meilleur vin d'Eſpagne environ, ℔ ij.	*Vini optimi Hiſpanici circiter,* ℔ ij.
Faites-en un opiat ſ. a.	*Fiat opiata ſ. a.*

R E M A R Q U E S.

On pulvériſera en particulier le ſafran , après l'avoir fait ſécher à une très-lente chaleur entre deux papiers ; d'une autre part , on mettra en poudre enſemble les racines , les bois , les écorces , les femences , l'agaric , le ſcinc marin , les fleurs , les feuilles , le carpobalſame , les trochiſques , les poivres , le caſtoréum , le ſpica nard , l'opium , l'hypociſtis , l'acacia & les gommes.

On aura neuf livres huit onces & deux dragmes de beau miel, ou de miel écumé, on y mêlera environ deux livres de vin d'Espagne, & l'on fera cuire le mélange à petit feu jusqu'à consistance de syrop épais ; on retirera la bassine de dessus le feu, on mettra le safran pulvérisé dans un grand bassin d'étain, on y versera peu à peu le miel cuit encore chaud, & l'on agitera la matiére avec un bistortier, afin qu'elle prenne une belle couleur. Quand le safran sera bien démêlé, on ajoûtera peu à peu les poudres ; mais il faut que la matiére soit plus qu'à demi refroidie de peur que les gommes ne s'y grumélent par le trop de chaleur, ou qu'il ne se fasse trop de dissipation des parties volatiles ; enfin on liquéfiera ensemble sur un petit feu la térébenthine & l'opobalsame, ou l'huile de muscade, & ayant versé la liqueur dans la composition, on remuera vigoureusement le tout avec un pilon de bois ou un bistortier, pour faire un opiat qu'on gardera au besoin dans un pot bien bouché.

Il est propre pour préserver de la peste, des fiévres malignes, de la petite vérole, du scorbut ; il résiste à la malignité des humeurs ; on s'en sert contre le poison de la cigüe, du napel ; on en donne dans l'épilepsie, dans l'apoplexie, dans la paralysie, dans les fiévres intermittentes ; il fortifie l'estomac & le cerveau : La dose en est depuis un scrupule jusqu'à une dragme & demie.

Cette composition a pris le nom de son Auteur Mithridate, ce grand Roi de Pont & de Bithynie, qui fit tant de peine aux Romains ; il inventa cet antidote, pour se précautionner contre le poison qu'il craignoit que ses ennemis ne lui fissent donner ; il en prenoit tous les jours, & l'on prétend que se voulant empoisonner, lorsqu'il se vit en un danger éminent de tomber entre les mains de Pompée, & d'être mené captif à Rome, il ne put y réussir, à cause de son reméde qui détruisoit la force des poisons ; ensorte qu'il fut contraint de se faire tuer par son Esclave. Cette histoire peut être vraie, supposé que Mithridate ne se fût servi que des poisons coagulants, comme de la cigüe, du napel, de l'aconit, de la morsure de la vipère, ou de celle des autres serpents, de la piqûre de scorpion, de la tarentule ; mais s'il eût pris de l'arsenic, du sublimé, ou quelqu'autre poison corrosif de la même nature, son reméde n'auroit pû en empêcher l'effet ; au contraire il l'auroit hâté par ses parties volatiles & très-actives.

Damocrate étoit un Médecin Romain, qui mit la description du mithridate en vers hexamétres, après qu'elle eut été apportée à Rome par Pompée, écrite de la main de son Auteur.

Cette composition ressemble tant à la thériaque en toutes choses, qu'on peut fort bien substituer l'une en la place de l'autre. On estime pourtant encore plus la thériaque, & elle est plus en usage que le mithridate. Par ces raisons, je conclus que le mithridate est une composition inutile, ou dont on peut bien se passer, ayant la thériaque.

<table>
<tr><td>

Thériaque d'Andromaque.

♃ Des trochisques de scille, ℔ β.
Des trochisques de vipères & *hedychroï*, du poivre long & de l'opium, aā. ℥ iij.
De l'iris de Florence, des roses rouges, du suc de réglisse, de la semence de navet, du scordium, de l'opobalsame, ou à son défaut de l'huile de noix muscade, de la cannelle & de l'agaric, aā. ℥ j. β.

</td><td>

Theriaca Andromachi.

♃ *Trochiscorum scilliticorum,* ℔ β.
Viperinorum, hedychroï, piperis longiopii, aā. ℥ iij.
Iridis Florentiæ, rosarum rubrarum, succi glycyrrhizæ, seminis buniades, scordii, opobalsami vel succedanei olei nucis moschatæ, cinnamomi, agarici, aā. ℥ j. β.

</td></tr>
</table>

Du ſpica nard, du dictame de Crète, des racines de quinte-feuille, de gingembre, de coſtus,
de rhapontic, du marrube blanc, de flore.. A
bique, du [illegible] de la [illegible]
de ſuccedoine, du [illegible] de [illegible]
la caſſe odorante, du [illegible], du [illegible]
noir, de la myrrhe de [illegible]
ban, de la [illegible] [illegible]　　　　　　　　℥ vj.

De [illegible] en [illegible] [illegible] de gentiane, d'[illegible] [illegible] autant que
de valeriane [illegible] de chamæpitys,
des [illegible] [illegible], des ſemences
d'anis, de [illegible], de fenouil, de ſeſe-
li de [illegible], de [illegible] nome, de la feuille
Indienne, des [illegible] [illegible] de montagne,
de chamædrys, du carpobalſame, des ſucs d'hy-
pociſti & de vrai acacia ; de la gomme Arabique, du ſtorax calamite, de la terre Lemnienne,
du chalcitis vrai, & du ſagapenum, aã　　　　　℥ ß.

De la racine de petite ariſtoloche, des ſommités de petite centaurée, de la ſemence de daucus
de Crète, de l'opopanax, du galbanum pur, du
bitume de Judée, & du caſtoréum, aã.　　　　　℥ ij.

Du meilleur miel cuit & écumé,　　　　　℔ xiv. ß.
De très-bon vin, q. ſ.
Faites-en un antidote ſ. a.

Nardi Indicæ, dictamni Cretici, radicum [illegible]phylli, zingiberis, coſti,
[illegible], reuponti albi ſachadi. Arabi-
[illegible]anthæ, ſeminis peregelini Ma-
[illegible], calaminthæ montanæ, caſſiæ
[illegible]græ, croci, piperis albi & nigri, myrrhæ Troglodyticæ, olibani, terebenthinæ
Chiæ, aã.　　　　　℥ vj.

Amomi racemoſi, radicum gentianæ,
acori veri, meu Athamantici, valerianæ,
nardi Celticæ, chamæpityos, comæ hyperici, ſeminum ammeos, thaſpeos, aniſi, fœniculi, ſeſeleos Maſſilienſis, cardamomi minoris, malabathri, comæ polii
montani, chamædryos, carpobalſami,
ſucci hypociſtidis, acaciæ veræ, gummi
Arabici, ſtyracis, calamitæ, terræ Lemniæ, chalcitidis veri, ſagapeni, aã.　　　℥ ß.

Radicis ariſtolochiæ tenuis, comæ
centaurii minoris, ſeminis dauci Cretici,
opopanacis, galbani puri, bituminis Judaici, caſtorei, aã.　　　　　℥ ij.

Mellis optimi deſpumati & cocti,
　　　　　　　　　　　　　　　　℔ xiv. ß.

Vini generoſi q. ſ.
Fiat antidotum ſ. a.

R E M A R Q U E S.

On pulvériſera enſemble toutes les drogues, excepté la térébenthine & l'opobalſame ; il ne faut pas appréhender que les gommes ni les ſucs nuiſent à la pulvériſation, au contraire ils y ſeront utiles, en empêchant par leur glutinoſité
qu'il ne ſe faſſe trop de diſſipation des parties ſubtiles du mélange.

On mettra dans une grande baſſine le miel & le vin d'Eſpagne, on poſera la
baſſine ſur un feu médiocre, & quand le miel ſera diſſous, on le paſſera par un
tamis découvert, afin que s'il contenoit quelque impureté, on la ſéparât. On
fera cuire la colature doucement juſqu'à conſiſtance de ſyrop épais, on retirera
la baſſine de deſſus le feu, & quand la liqueur ſera à demi refroidie, l'on y mêlera les poudres peu à peu, puis l'opobalſame ou l'huile de muſcade, & la térébenthine de Chio qu'on aura liquéfiés enſemble ſur un petit feu ; on agitera
long temps le mélange avec un grand pilon de bois, puis on le gardera dans un
pot bien bouché, ayant ſoin de le remuer de temps en temps pour y exciter la
fermentation.

Cet antidote, ou opiat, eſt propre contre toutes les maladies contagieuſes,
comme la peſte, les fièvres malignes, la petite vérole, la morſure des bêtes
venimeuſes, le poiſon de la ciguë & du napel ; il eſt bon contre la colique venteuſe, contre les vers ; on s'en ſert pour l'aſthme, pour les fièvres intermittentes, pour la paralyſie, pour l'apoplexie, pour l'épilepſie, pour la léthargie,
pour les maladies hyſtériques. Lorſqu'elle eſt récente elle fait dormir, parce
que l'opium y domine : elle eſt bonne alors pour arrêter les hémorrhagies &
les cours de ventre, mais en vieilliſſant elle perd cette qualité ſomnifère, parce
que les parties viſqueuſes de l'opium ont été entiérement raréfiées & exaltées
par la fermentation, enſorte qu'elles ne ſont plus capables de ſuſpendre ni de
modérer le mouvement des eſprits animaux dans le cerveau, ce qui étoit néceſſaire pour exciter le ſommeil.

La dofe de la thériaque eft depuis un fcrupule jufqu'à une dragme.

Andromaque, Médecin de l'Empereur Néron, ayant voulu rafiner fur le mi-thridate, environ cent quarante ans après que les Romains l'eurent mis en ufage, inventa cette compofition, & la décrivit en Vers Elégiaques, fous le nom de Γαληνή, c'eft-à-dire, *tranquille*, à caufe que ceux qui étoient atteints de la pefte, de morfures de bêtes venimeufes, & de plufieurs autres accidents fâcheux, étoient rendus tranquilles ou foulagés de leurs maux, lorfqu'ils en avoient pris. Long-temps après, Nicandre, Médecin & Poëte Grec, lui donna le nom de *Thériaque*, qu'il donnoit à tous les autres médicaments alexitères : ce nom lui eft demeuré ; il vient du mot grec θήρ, qui fignifie une bête féroce, foit parce que la vipère y entre, foit parce que la compofition eft propre pour guérir les mor-fures ou les piqûres des bêtes venimeufes.

Plufieurs tirent l'extrait de la thériaque récente avec de l'efprit-de-vin, & ils fe fervent de cet extrait fous le nom de *laudanum tutiffimum* ; mais j'eftime qu'il vaut mieux employer la thériaque en fubftance qu'en extrait, parce qu'en faifant cet extrait on laiffe échapper ce qu'il y a de plus volatil & de plus effentiel dans la compofition.

La thériaque vieille eft préférable à la récente, quand il s'agit de réfifter au venin, parce qu'ayant fermenté, fes parties fe font fubtilifées, exaltées & ren-dues capables de diffoudre & de raréfier les congélations qui fe font faites dans le fang & dans les autres humeurs, foit par les morfures ou piqûres des ani-maux venimeux, foit par les autres poifons coagulants, foit par l'air infecté, foit par la trop grande quantité d'acides qui fe rencontrent dans le corps.

La thériaque vieille eft encore préférable à la nouvelle pour fortifier le cer-veau & l'eftomac, pour exciter la tranfpiration, parce que dans la longue fer-mentation il s'y eft fait beaucoup de parties fubtiles, propres à produire cet effet.

Un fcrupule de thériaque contient le tiers d'un grain d'opium.
Demi-dragme de thériaque contient demi-grain d'opium.
Deux fcrupules de thériaque contiennent les deux tiers d'un grain d'opium.
Une dragme de thériaque contient un grain d'opium.

On feroit bien d'employer les vipères féches dans le thériaque en la place des trochifques ; la compofition en auroit plus de vertu, par les raifons que j'ai dites dans la defcription de ces trochifques de vipère.

On pourroit auffi s'épargner la peine de préparer les trochifques de fcille pour la thériaque : car on n'auroit qu'à employer en leur place la pulpe de fcille nouvellement tirée, qui auroit pour le moins autant de vertu que les trochifques.

On trouvera peut-être étrange que je ne purifie point l'opium, l'hypociftis, l'acacia, le galbanum, l'opopanax, le fagapénum, avant que de les employer ; mais fi l'on confidère la perte qui fe fait des parties les plus fubtiles de ces mix-tes, lorfqu'on les met diffoudre & évaporer pour en tirer l'extrait, on avouera qu'elle apporte plus de préjudice à la thériaque que ne peuvent faire quelques paillettes ou quelques petits morceaux de feuilles qui s'y trouveront mêlés ; mais afin qu'il n'entre guère de ces petites impuretés dans la compofition, il faut choi-fir les matières les plus nettes qu'on pourra ; par exemple le galbanum y doit être mis en larmes, & l'opium le plus pur qu'il fe pourra.

La thériaque eft l'affemblage d'un grand nombre d'ingrédients d'efpèces & de vertus différentes, lefquels, quoiqu'ils femblent mal appropriés, ne laiffent pas de produire tous enfemble un bon effet pour plufieurs maladies ; il feroit néanmoins fort à propos de retrancher de sa description plusieurs drogues qui doivent être ou nuisibles ou inutiles, comme l'agaric, le suc de réglisse, le rhapontic, la quinte feuille, le *caffia lignea*, la térébenthine, le malabathrum, l'hypocistis, l'acacia, la gomme Arabique, la terre sigillée, le chalcitis. Je trouve aussi qu'on y fait entrer trop d'opium, car la vertu narcotique n'est pas celle qui doit être la plus estimée dans la thériaque, on y demande une qualité alexitère, qui consiste dans des parties subtiles & exaltées.

Au reste, quoique cette composition soit en une espéce de vénération dans la Médecine, soit par son antiquité, soit par les effets qu'elle a produits, il me semble qu'on pourroit faire un réméde plus efficace avec un petit nombre des espéces les plus essentielles qu'elle contient, choisies & mêlées ensemble, suivant l'idée du Médecin, sans se mettre en peine de faire une préparation si grande & si embarrassante; car il arrive fort souvent que certaines drogues qui entrent dans la thériaque sont bonnes pour un tempérament, & sont nuisibles pour un autre: il est mal aisé d'accorder pour toutes les maladies où l'on donne la thériaque, un si grand nombre de diverses drogues entassées les unes sur les autres, qui ne semblent point y avoir été mises par le choix d'un Médecin habile. Hippocrate ne donnoit pas une si grande étendue aux compositions dont il se servoit, & nous voyons que les recettes des Médecins anciens & modernes les plus expérimentés sont courtes & renfermées dans un nombre de drogues simples fort modéré; mais il y a de l'apparence que ceux qui ont inventé la thériaque, le mithridate & plusieurs autres longues compositions de Pharmacie semblables, ont cru qu'en mêlant ensemble une grande diversité de mixtes, ils obtiendroient par l'un ce qu'ils ne pourroient pas obtenir par l'autre, le réméde se trouvant quelquefois plus sçavant que celui qui le donne.

Thériaque Réformée de M. d'Aquin.	Theriaca Reformata A. Daquin.

℞ Des troncs de vipères desséchés, avec les cœurs & les foies, ℔ j.

Des trochisques de scille, de l'extrait d'opium Thébaïque, aā. ℔ ß.

Des racines de contrayerva, de vipérine de Virginie, d'angélique, de grande valériane, de meu Athamantique, de gentiane, de petite aristoloche, de costus, de nard Indique & Celtique; de la cannelle, de l'huile de noix muscade tirée par expression, du safran, du dictame de Créte, de la feuille Indienne, du scordium, du calament de montagne, du *polium* jaune de montagne, du chamæpitys, des sommités de petite centaurée & des fleurs de stœchas Arabique, des grains d'amome en grappe, & de petit cardamome; de la semence de persil de Macédoine, d'ammi, de séséli de Marseille; & de la myrrhe des Troglodytes, aā. ℥ iv.

De la résine de storax très-pure, de l'opopanax, du sagapénum, & du castoréum, aā. ℥ ij.

De l'extrait de grains de genièvre en consistance de miel, ℔ xxxvj. ℥ iij.

Du vin de Malvoisie, ℥ ix.

Faites en la thériaque s. a.

℞ *Truncorum viperinorum ficcorum cum cordibus & hepatibus,* ℔ j.

Trochifcorum fcilliticorum, extracti opii Thebaici, aā. ℔ ß.

Radicum contrayervæ, viperinæ Virginianæ, angelicæ, valerianæ majoris, meu Athamantici, gentianæ, ariftolochiæ tenuis, cofti, nardi Indicæ, nardi Celticæ, cinnamomi, olei nucis mofchatæ per expreffionem extracti, croci, dictamni Cretici, folii Indi, fcordii, calaminthæ montanæ, poli montani lutei, chamæpityos, comarum centaurii minoris & hyperici, florum ftœchadis Arabicæ, granorum amomi ramecofi, & cardamomi minoris, feminis petrofelini Macedonici, ameos, fefeleos Maffilienfis, myrrhæ Troglodyticæ, aā. ℥ iv.

Refinæ ftyracis electæ puriffimæ, opopanacis, fagapeni, caftorei, aā. ℥ ij.

Extracti mellaginei granorum juniperi ℔ xxxvj. ℥ iij.

Vini Malvatici, ℥ ix.

Fiat ex arte theriaca.

REMARQUES.

REMARQUES.

On pulvérifera enfemble toutes les drogues, à la réferve des extraits & de l'huile de mufcade ; on tirera l'extrait de geniévre avec de l'eau commune en la maniére ordinaire, on l appelle *Theriaca Germanorum* ; on y mêlera, quand il fera évaporé en confiſtance convenable, la malvoifie, ou à fon défaut du vin d'Efpagne, où l'on aura diſſous l'extrait d'opium, & enfin l'huile de mufcade qu'on aura liquéfiée à petit feu ; on agitera bien le mélange, puis on le gardera dans un pot bien bouché.

Thériaque des Allemands.

Cette thériaque a les mêmes vertus que la précédente, mais elle agit avec plus de force : La dofe en eſt depuis demi-fcrupule juſqu'à une dragme ; elle n'eſt pas fi fomnifère que l'autre, car il y entre à proportion un peu moins d'opium.

Vertus, Dofe.

On trouvera la defcription de l'extrait d'opium dans mon *Traité de Chymie.*

Réfine de ftorax.

Pour faire la réfine de ftorax, il faut mettre huit ou dix onces de ftorax en poudre groſſiére dans un plat de terre verniſſé, y verfer du vin blanc à la hauteur de trois doigts, couvrir le plat, mettre la matiére en digeſtion quelques heures fur un petit feu, l'agitant de temps en temps avec une efpatule ; puis quand on verra que la matiére fera diſſoute, ou bien ramollie, on la verfera toute chaude dans un petit fac de toile forte, qu'on liera & qu'on mettra à la preſſe entre des plaques chaudes, pour en tirer la réfine qu'on fera enfuite deſſécher.

Cette réfine eſt la partie la plus pure du ftorax, ou le ftorax nettoyé de plufieurs paillettes ou petites impuretés qui s'y font mêlées, lorfqu'il eſt forti de l'arbre. On peut dire qu'étant ainfi purifié, il eſt plus propre & plus en état d'être employé dans les remédes qu'on prend par la bouche. Mais, comme en faifant cette purification, on ne peut point empêcher qu'il ne fe diſſipe avec l'efprit-de-vin beaucoup de fes parties volatiles, qui font les plus eſſentielles, je préférerois le ftorax naturel à la réfine, ayant choifi le plus beau & le plus pur qu'il fe pourroit.

Quoiqu'en faifant l'extrait de geniévre, il fe diſſipe la plus grande partie du volatil, il eſt conſtant que cet extrait a plus de vertu que n'auroit le miel, qu'on emploie ordinairement en fa place pour corporifier enfemble toutes les drogues ; mais on remarquera que la liaifon ne fera pas fi exacte, & que la thériaque ne fe confervera pas fi long temps dans fa confiſtance, que quand elle eſt faite avec le miel. Il faudra remédier à ce petit accident, en y ajoûtant de l'extrait ou de l'eau de geniévre, quand il en fera befoin.

Je crois qu'on pourroit encore mieux communiquer la vertu du geniévre à la compofition, en y mêlant exactement fur la fin, quand elle eſt prefque refroidie, quatre onces d'eſſence ou huile de geniévre ; cette addition pourroit réparer ou fuppléer au défaut des parties volatiles qui fe font évaporées, lorfqu'on a préparé l'extrait de geniévre.

Thériaque des Pauvres, ou des quatre Drogues, de Méſué.	Theriaca Pauperum, feu Diateſſaron, Mefue.

♃ Des racines de gentiane & d'ariſtoloche ronde ; des baies de laurier, & de la myrrhe choifie, aā.	ʒ ij.	♃ Radicum gentianæ, ariſtolochiæ rotundæ, baccarum lauri, myrrhæ electæ, aā.		ʒ ij.
De très-bon miel écumé,	℔ ij.	Mellis optimi defpumati,		℔ ij.
Faites-en un électuaire ſ. a.		Fiat ex arte electuarium.		

Thériaque des Pauvres.

On pulvérisera la myrrhe à part, & les trois autres ingrédients ensemble ; on mêlera les poudres & on les incorporera dans le miel écumé, cuit en consistance de syrop épais & à demi-refroidi ; on agitera quelque temps la matiére avec un bistortier, & l'on gardera cet électuaire dans un pot bien bouché. On l'appelle *Thériaque des Pauvres*, parce qu'elle se fait à peu de frais & en peu de temps.

Vertus.

Elle est propre contre les piquûres des bêtes venimeuses, contre l'épilepsie, les convulsions, la colique, pour faire sortir l'arriére-faix, pour exciter les mois aux femmes, pour fortifier l'estomac :

Dose.

La dose en est depuis un scrupule jusqu'à une dragme.

Le mot *Diatessaron*, qui est Grec, signifie composition de quatre drogues.

Antidote dit Orviétan.	*Antidotum Orvietanum dictum.*
♃ De la vieille thériaque & des vipères séchées avec leurs cœurs & leurs foies, aā. ℥ iv.	♃ *Theriacæ veteris, viperarum siccarum cum cordibus & hepatibus* aā. ℥ iv.
Des racines de scorsonère, de carline, d'impératoire, d'angélique, de bistorte, de petite aristoloche, de contrayerva, de dictame blanc, de galanga, de gentiane, de cistus, d'accrus vrai ; de la semence de persil de Macédoine ; des feuilles de sauge, de romarin, de galega, de chardon-bénit, de dictame de Créte ; des baies de laurier & de genévre, aā. ℥ j.	*Radicum scorzoneræ, carlinæ, imperatoriæ, angelicæ, bistortæ, aristolochiæ tenuis, contrayervæ, dictamni albi, galangæ, gentianæ, cesti acori veri, seminis petroselini Macedonici ; foliorum salviæ, rorismarini, galegæ, cardui benedicti, dictamni Cretici, baccarum lauri & juniperi, aā. ℥ j.*
De la cannelle, du girofle & du macis, aā. ℥ β.	*Cinnamomi, caryophyllorum, macis,* aā. ℥ β.
De très-bon miel écumé, ℔ viij.	*Mellis optimi despumati,* ℔ viij.
Faites-en un antidote s. a.	*Fiat ex arte antidotum.*

On pulvérisera toutes les drogues ensemble, on écumera le miel & on le fera cuire en consistance de syrop épais : on le laissera refroidir à demi, puis on y mêlera exactement avec un bistortier la thériaque & la poudre, pour faire un electuaire qu'on gardera dans un pot bien bouché.

Vertus.

Il est fort estimé contre la peste, contre les fiévres malignes, contre la petite vérole, contre les morsures des bêtes venimeuses ; il fortifie le cerveau, le cœur & l'estomac :

Dose.

La dose en est depuis un scrupule jusqu'à une dragme & demie.

Les descriptions de l'Orviétan se trouvent différentes en plusieurs circonstances dans les Pharmacopées ; quelques unes y demandent la racine d'anthora, les écorces de citron & d'orange, & beaucoup plus de racine d'angélique qu'il n'en entre ici. J'ai tiré cette description de la Pharmacopée Royale.

La plûpart de ceux qui font profession particuliére de préparer l'Orviétan, ne suivent pas toûjours exactement les descriptions des Pharmacopées ; ils y augmentent, ou ils en retranchent à leur plaisir. Leur but principal est, que leur composition ait beaucoup d'odeur & de force, afin qu'elle soit mieux venue ; car c'est par cette odeur qu'on se prend ordinairement, quand on en achéte. Voici une description d'Orviétan qui aura l'odeur, la force & la bonté requise.

Autre Antidote Orviétan.	*Antidotum Orvietanum aliud.*
♃ De la racine d'angélique, ℔ ij.	♃ *Radicis angelicæ.* ℔ ij.
Des vipères séchées avec leurs cœurs & leurs foies, ℥ viij.	*Viperarum siccarum cum cordibus & hepatibus,* ℥ viij.

Des racines de contrayerva , de gentiane , d'acorus vrai , de costus , de galanga , de carline , de gingembre , de meu Athamantique , de dictame blanc , d'aristoloche longue , & d'impératoire , aa. ℥ ij.

Des feuilles de sauge , de romarin , d'absinthe , de calament , de sariette , de marjolaine de scordium , de dictame de Crète , d'hysope , de thym , de polium de montagne , aa. ℥ ij.

Des fleurs de stœchas Arabique & de lavande ; de l'écorce extérieure de citron & d'orange , du macis , de la cannelle , du girofle , des baies de geniévre & de laurier ; des semences contre les vers , de chardon-bénit , de citron , de petit cardamome , de persil de Macédoine , & de carvi ; des sels ammoniac & de tartre , aa. ℥ j.

De la vieille thériaque , ℔ j.
Du baume du Pérou , ℥ ij.
De l'huile de romarin , ℥ j. ß.
Du miel écumé , ℔ xxiij.
Mêlez le tout , & faites-en un antidote s. a. dont la dose sera depuis ƺ j. jusqu'à quatre.

Radicis contrayervæ , gentianæ , acori veri , costi , galangæ , carlinæ , zingiberis , meu Athamantici , dictamni albi , aristolochiæ longæ , imperatoriæ , aa. ℥ ij.

Foliorum salviæ , rorifmarini , abfinthi , calaminthæ , satureiæ , majoranæ , scordii , dictamni Cretici , hyfopi , thymi , polii montani , aa. ℥ ij.

Florum stœchados Arabicæ & lavendulæ , corticum exteriorum citri & aurantiorum , macis , cinnamomi , caryophyliorum , baccarum juniperi & lauri , seminum contra vermes , cardui benedicti , citri , cardamomi minoris , petroselini Macedonici , carvi , salium armoniaci & tartari , aa. ℥ j.

Theriacæ veteris , ℔ j.
Balfami Peruviani , ℥ ij.
Olei rorifmarini , ℥ j. ß.
Mellis defpumati , ℔ xxiij.
Mifce , fiat antidotum f. a. dofis erit à ƺ j. ufque ad ƺ iv.

Électuaire Orviétan
de Frédéric Hoffmann.

℞ Des racines de dompte-venin , de zédoaire , de carline , d'angélique , de pétafite , de valériane , de dictame blanc , d'aunée , de chélidoine , aa. ℥ iij.

Des feuilles de dictame de Crète , de scordium , de rue , aa. man. iij.

De la poudre de vipères , ℥ ij.
Du safran oriental , ℥ j. ℨ vj.
Du galbanum , ℥ j. ß.
De la myrrhe choisie , du soufre & de la terre sigillée , aa. ℥ j.
Du sel volatil de vipères , ℨ vj.
De la cannelle & du girofle , aa. ℥ ß.
De l'opium corrigé ou laudanum en opiat , ℨ iij.
Des huiles de succin & de citron , aa. ℨ j. ß.
De l'extrait de grains de geniévre en consistance de miel , ℔ x.
Mêlez le tout , & le laissez fermenter dans un vaisseau bien clos pendant quelques mois.

Electuarium Orviętanum ,
Friderici Hoffmanni.

℞ Radicum vincetoxici , zedoariæ , carlinæ , angelicæ , petasitidis , valerianæ , dictamni albi , enulæ campanæ , chelidonii , aa. ℥ iij.

Foliorum dictamni Cretici , scordii , rutæ , aa. man. iij.

Pulveris viperarum , ℥ ij.
Croci orientalis , ℥ j. ℨ vj.
Galbani , ℥ j. ß.
Myrrhæ electæ , fulphuris , terræ figillatæ , aa. ℥ j.
Salis viperarum volatilis , ℨ vj.
Cinnamomi , caryophyllorum , aa. ℥ ß.
Opii correcti feu laudani opiatici , ℨ iij.
Olei fuccini & citri , aa. ℨ j. ß.
Extracti mellaginei granorum juniperi , ℔ x.
Mifce , fiat electuarium , deinde pone ad fermentationem vafe claufo per aliquot menfes.

R E M A R Q U E S.

On pulvérisera subtilement ensemble les racines , les feuilles , la cannelle & le girofle ; d'une autre part le safran , après l'avoir fait sécher très-lentement entre deux papiers ; d'une autre part , la terre sigillée & le soufre , d'une autre part , le galbanum qu'on aura choisi en larmes pures , & la myrrhe. On mêlera ces poudres avec celle de vipère.

On préparera en la manière ordinaire dix livres d'extrait de geniévre en consistance de miel ou de syrop épais ; on y dissoudra , étant encore chaud , le laudanum avec les poudres , & quand la matiére fera tout-à fait refroidie , on y mêlera exactement le fel de vipères , après l'avoir diffous dans deux onces de vin d'Efpagne, & les effences ou huiles diftillées de fuccin & d'écorce de citron, pour en faire un électuaire ou opiat qu'on gardera dans un pot bien bouché , l'y laiffant plufieurs mois en fermentation avant que de s'en fervir.

Vertus.   Il a les mêmes vertus que le précédent, & la dofe en eft pareille.

Dofe.   Cet Orviétan eft un des meilleurs qu'on ait encore décrit ; & ce fut avec beaucoup de raifon que Meffieurs les Maîtres Apothicaires de Paris le choifirent préférablement aux autres en l'année 1694. pour fervir de chef-d'œuvre à M. Geoffroy.

Je ferois pourtant d'avis qu'on en retranchât quelques drogues affez inutiles, comme la terre figillée , la racine de chélidoine.

L'Auteur ne limite point le poids de l'extrait de geniévre qu'on fait entrer dans cet opiat, il en demande feulement une quantité fuffifante. J'en ai mis le triple du poids de toutes les autres drogues , comme on a coûtume de faire en pareille occafion.

La petite quantité d'opium qui entre dans cette compofition , n'eft pas capable de la rendre fomnifère.

Grande Athanafie d'Avicenne.	*Athanafia Magna , Avicennæ.*
♃ Du foie de loup préparé , de l'aigremoine , du fafran, de la myrrhe, du caftoréum, du coftus, du cardamome , du fpica nard , de l'opium , des femences de pavot noir & de jufquiame blanche, de la corne droite de chévre , aā. ʒj. Du miel écumé , ℔ iij. Mêlez le tout , & faites-en un opiat f. a.	♃ *Hepatis lupi præparati , eupatorii, croci, myrrhæ, caftorei , cofti , cardamomi , fpicæ nardi , opii feminis papaveris nigri & hyofcyami albi , cornu dextri capræ , aā.* ʒj. *Mellis defpumati ,* ℔ iij. *Mifce , fiat opiata f. a.*

R E M A R Q U E S .

On fera raper la corne droite d'une chévre , & l'on prendra une once de la rafure, qu'on pulvérifera fubtilement avec les femences , le fpica nard , le foie de loup préparé, l'aigremoine ; le caftoréum , le coftus & le cardamone ; d'une autre part , le fafran , après l'avoir fait fécher lentement entre deux papiers ; d'une autre part, la myrrhe. On mêlera toutes les poudres enfemble , on fera écumer & cuire du miel en confiftance de fyrop épais, on en péfera trois livres, dans lefquelles on démêlera exactement fur un peu de feu une once d'extrait d'opium ; puis la matiére étant prefque refroidie, l'on y mêlera les poudres, agitant bien le tout , pour faire un opiat qu'on gardera dans un pot bien bouché.

Vertus.   Il eft propre pour calmer les vapeurs , pour appaifer les douleurs, pour arrêter & pour adoucir les férofités âcres qui defcendent fur la poitrine, pour exciter **Dofe.** le fommeil , pour réfifter à la malignité des humeurs, pour la colique : La dofe en eft depuis demi fcrupule jufqu'à une dragme.

℈ß   Demi-fcrupule de l'opiat d'*athanafia magna* contient le quart d'un grain d'opium.

℈j.   Un fcrupule d'*athanafia* contient un demi-grain d'opium.

ʒß.   Demi dragme d'*athanafia* contient les trois quarts d'un grain d'opium.

℈ij.   Deux fcrupules d'*athanafia* contiennent un grain d'opium.

ʒj.   Une dragme d'*athanafia* contient un grain & demi d'opium.

Athanasia vient de l'α privatif , & de θνήσκω , mourir , comme si l'on disoit Antidote qui empêche de mourir.

Électuaire de Soufre.	Electuarium Diasulphuris.

℞ Du soufre jaune , de l'encens , du meu Athamantique , de la jusquiame blanche , de la myrrhe , du storax & du cardamome , aã. ʒ j.
De poivre blanc & long , aã. ʒ vj.
De la rue, du costus & de la casse odorante , aã. ʒ v.
De l'opium & de la mandragore , aã. ʒ iij.
Du safran , ʒ ij. ß.
Du miel écumé , ℔ iij.
Faites-en un opiat s. a.

℞ *Sulphuris flavi* , *thuris* , *meu Athamantici* , *hyoscyami albi* , *myrrhæ* , *styracis* , *cardamomi* , aã. ʒ j.
Piperis albi & longi , aã. ʒ vj.
Rutæ , *costi* , *cassiæ ligneæ* , aã. ʒ v.
Opii , *mandragoræ* , aã. ʒ iij.
Croci , ʒ ij. ß.
Mellis despumati , ℔ iij.
Fiat opiata s. a.

REMARQUES.

On pulvérisera ensemble l'opium, la mandragore , la jusquiame , la casse odorante , le costus, la rue, les poivres, le cardamome , le méum, d'une autre part, on mettra en poudre ensemble la myrrhe, le storax, l'encens ; on pulvérisera le safran separément , on mêlera les poudres & on les corporifiera avec le miel écumé & cuit en consistance de syrop épais , pour faire un opiat qu'on gardera au besoin.

Il est propre pour l'asthme, pour adoucir les âcretés de la poitrine , pour raréfier la pitui e grossiére, pour calmer les vapeurs, pour appaiser les douleurs, pour exciter le sommeil. La dose en est depuis un scrupule jusqu'à une dragme & demie.

Un scrupule de cet opiat contient le demi-tiers d'un grain d'opium.
Demi-dragme de l'opiat contient le quart d'un grain d'opium.
Deux scrupules de l'opiat contiennent le tiers d'un grain d'opium ,
Une dragme de l'opiat contient demi-grain d'opium.
Quatre scrupules de l'opiat contiennent demi-grain & le demi-tiers d'un grain d'opium.
Une dragme & demie de l'opiat contient les trois quarts d'un grain d'opium.

Outre l'opium il entre ici plusieurs autres ingrédients somniféres , comme la jusquiame , la mandragore.

Il est difficile que le soufre agisse bien sur les poumons pour remédier à l'asthme, quand il est mêlé avec tant de narcotiques, parce que ses parties y sont comme liées, & elles ne peuvent point raréfier les viscosités ou les humeurs crasses qui, bouchant les fibres de ce viscére, empêchent qu'ils ne s'étendent, comme il faut. Aussi voyons-nous le plus souvent que les remédes narcotiques, étant donnés dans l'asthme, augmentent plûtôt l'oppression que d'aider à la respiration. Or, comme l'effet principal qu'on doit attendre de l'électuaire de soufre , est de faciliter la respiration , j'en voudrois retrancher les narcotiques, & le réformer en la maniere suivante.

Électuaire de Soufre Réformé.	Electuarium Diasulphuris , Reformatum.

℞ Du magistère de soufre , ʒ j. ß. ℞ *Magisterii sulphuris* , ʒ j. ß.

Vertus?

Dose.

Ə j.
ʒ ß.
Ə ij.
ʒ j.
Ə iv.

ʒ j. ß.

De l'oliban , de la myrrhe , du ſtorax calamite ; des racines d'aunée , du taſſilage de meu
Athamantique , de régliſſe , d'iris de Florence ,
& de la ſemence d'anis , aā.   ʒ j.

De la gomme Arabique , de girofle , du ſafran,
& des fleurs de benjoin , aā.   ʒ ij.

Des conſerves de capillaire & de tuſſilage paſſées par le tamis , aā.   ʒ ij.

Du miel écumé & cuit en conſiſtance d'opiat
dans la décoction d'hyſſope & de ſcabieuſe, ℔ iij.

Faites-en un électuaire ſ. a. dont la doſe ſera
depuis Ə j. juſqu'à ʒ j. ß.

*Olibani myrrhe , ſtyracis calamitæ ;
radicis helenii , tuſſilaginis meu Athamantici liquiritiæ , ireos Florentiæ , ſeminis aniſi , aā*   ʒ j.

*Gummi Arabici , caryophyllorum , cro-
ci , florum benzoini , aā.*   ʒ ij.

*conſervatum capillorum Veneris &
tuſſilaginis per cetaceum trajectarum ,
aā.*   ʒ ij.

*Mellis in decocto hyſſopi & ſcabioſæ
deſpumati & ad conſiſtentiam opiatæ
cocti ,*   ℔ iij.

*Fiat electuarium ſ. a. cujus doſis erit
à Ə j. uſque ad ʒ j. ß.*

Si l'on ajoûte à la compoſition de cet opiat une once de baume de ſoufre ,
il en aura plus de vertu , mais il acquerra une odeur déſagréable.

Confection de Storax , de *Méſué*.

℞ Du ſtorax calamite , de l'extrait d'opium ,
de la ſemence de juſquiame blanche , du caſtoréum , du ſafran , de la myrrhe & de l'oliban ,
aā.   ʒ j.
Du miel écumé ,   ʒ xxj.
Faites-en un opiat ſ. a.

Confectio ex Styrace , Meſue.

*℞ Styracis calamitæ , extracti opii ,
ſeminis hyoſcyami albi , caſtorei , croci ,
myrrhæ , olibani , aā.*   ʒ j.

Mellis deſpumati ,   ʒ xxj.
Fiat opiata ſ. a.

REMARQUES.

On pulvériſera enſemble le caſtoréum & la ſemence de juſquiame ; d'une autre part , le ſtorax , la myrrhe & l'oliban ; d'une autre part , le ſafran , après l'a-
voir fait ſécher entre deux papiers à une chaleur lente ; on mêlera les poudres ,
& on les incorporera avec l'extrait d'opium & le miel qu'on aura écumé & cuit
en conſiſtance de ſyrop épais , on agitera bien le tout enſemble avec un biſtortier , & l'on aura une confection , ou plûtôt un opiat , qu'on gardera dans un
pot bien bouché.

Vertus. Doſe. Elle arrête le cours de ventre , les hémorrhagies , elle ſoulage le téneſme ,
elle provoque le ſommeil , elle abaiſſe les vapeurs : La doſe en eſt depuis un
ſcrupule juſqu'à une dragme.

Doſes des narcotiques. Les ingrédients narcotiques , qui entrent dans cette compoſition , ſont l'extrait
d'opium & les ſemences de juſquiame.

Ə j. Un ſcrupule de cette confection contient d'extrait d'opium & de ſemence de
juſquiame , de chacun un peu plus que les deux tiers d'un grain.

ʒ ß. Demi-dragme de la confection contient d'extrait d'opium & de ſemence de
juſquiame , de chacun un grain & le quart d'un grain.

Ə ij. Deux ſcrupules de la confection contiennent d'extrait d'opium & de ſemence
de juſquiame , de chacun environ un grain & les deux tiers d'un grain.

ʒ j. Une dragme de la confection contient d'extrait d'opium & de ſemence de
juſquiame , de chacun deux grains & demi.

Opiat de Salomon.	Opiata Salomonis.

℞ De l'écorce de citron confite , ℥ viij.

Des conserves d'alléluia , de fleurs de romarin & de buglose , aa. ℥ ij.

Du vieux mithridat , ℥ j.

Des roses rouges séches dont on aura séparé les onglets , des racines d'aunée & de dictame blanc , des feuilles de dictame de Créte ; des semences contre les vers , de citrons mondé & de chardon bénit ; de la raclure de corne de cerf , aa. ℥ ß.

De l'écorce de citron séche , du santal citrin , de la racine de gentiane , de l'os de cœur de cerf , aa. ℥ ij.

De la cannelle , du macis , du girofle & du petit cardamome , aa. ℥ j.

Des grains de geniévre infusés pendant la nuit dans le vinaigre scillitic , N°. xxiv.

Du syrop de limons , ℔ ij.

Faites-en un opiat s. a.

℞ *Corticis citri saccharo conditi, ℥ viij.*

Conservarum oxytriphylli , florum rorismarini & buglossi , aa. ℥ ij.

Mithridatii veteris , ℥ j.

Rosarum rubrarum exungulatarum siccar. radicum enulæ campanæ & dictamni albi , foliorum dictamni Cretici ; seminum contra vermes , citri mundati , cardui benedicti ; rasuræ cornu cervi , aa. ℥ ß.

Corticis citri sicci , santali citrini , radicis gentianæ , ossis è corde Cervi , aa. ℥ ij.

Cinnamomi , macis , caryophyllorum , cardamomi minoris , aa. ℥ j.

Grana juniperi in aceto scillitico per noctem infusa , N°. xxiv.

Syrupi de limonibus , ℔ ij.

Fiat opiata s. a.

R E M A R Q U E S.

On pulvérisera ensemble les racines , les semences , les bois , les fleurs , les feuilles , le macis , les girofles , le cardamome , l'os de cœur de cerf , les écorces , la raclure de corne de cerf & les baies de geniévre qu'on aura fait infuser une nuit dans du vinaigre scillitic , & ensuite sécher.

On incisera menu l'écorce de citron confite , on la battra dans un mortier de marbre avec les conserves & un peu de syrop de limons , pour en faire une pâte liquide ou une espéce de pulpe , qu'on passera par un tamis de crin renversé.

On fera cuire le syrop de limons en consistance de miel à petit feu , & quand il sera à demi-refroidi , l'on y mêlera exactement la pulpe , la thériaque & les poudres , pour en faire un électuaire qu'on gardera dans un pot bien bouché.

Il est employé pour fortifier l'estomac , pour arrêter le vomissement , pour exciter l'appétit , pour résister au mauvais air & à la corruption des humeurs , pour faire mourir les vers , & pour toutes les maladies contagieuses : La dose en est depuis un scrupule jusqu'à quatre.

Cette composition est appellée improprement *opiat* , puisqu'il n'y entre point d'opium. Joubert , qui l'a décrite le premier , dit qu'elle a été inventée par un Medecin nommé *Salomon* : Toutes les descriptions , qu'on en a données , ne se rapportent pas exactement.

On prétend augmenter la vertu des grains de geniévre par l'infusion qu'on en fait une nuit dans le vinaigre scillitic , mais au contraire on la diminue ; car cette liqueur emporte ce qu'il y a de plus dissoluble & de plus essentiel dans les grains : il vaudroit mieux les employer en leur état naturel.

La conserve d'alléluia se fait comme les autres conserves , en pilant les feuilles de l'herbe dans un mortier de marbre avec le double du sucre.

| *Électuaire Diascordium ,* | *Electuarium Diascordium ,* |
de Fracastor.	*Fracastorii.*

℞ Du scordium , des roses rouges séparées de leurs onglets & du bol d'Arménie , aa. ℥ j. ß.

℞ *Scordii , rosarum rubrarum exungulatarum, boli Armenæ, aa. ℥ j. ß.*

Du ſtorax calamite, de la cannelle, de la caſſe odorante, des feuilles de dictame de Créte ; des racines de tormentille, de biſtorte & de gentiane ; du galbanum, du ſuccin, de la terre Lemnienne, aā.   ʒ ß.

De l'opium, du poivre long, du gingembre, de la ſemence d'oſeille, aā.   ʒ ij.

Du miel roſat cuit en conſiſtance d'électuaire liquide,   lb iij. ʒ iv.

Du vin de Malvoiſie,   ʒ ij.

Faites-en une opiat ſ. a.

Styracis calamitæ, cinnamomi, caſſiæ ligneæ, foliorum dictamni Cretici, radicum tormentillæ, biſtortæ, gentianæ, galbani, ſuccini, terræ Lemniæ, aā.   ʒ ß.

Opii, piperis longi, zingiberis, ſeminis oxalidis, aā.   ʒ ij.

Mellis roſati in electuarii mollis conſiſtentiam cocti,   lb iij. ʒ iv.

Vini Malvatici,   ʒ ij.

Fiat ex arte opiata.

REMARQUES.

On pulvériſera enſemble le ſcordium, les roſes, les racines, le dictame, le ſuccin, le poivre, la ſemence d'oſeille & l'opium ; d'une autre part, le galbanum qu'on aura choiſi en larmes & le ſtorax ; d'une autre part, la terre ſigillée & le bol ; on mêlera les poudres, & on les incorporera avec le miel roſat cuit en conſiſtance d'électuaire liquide & à demi-refroidi ; enfin on y ajoûtera la malvoiſie, ou à ſon défaut du vin d'Eſpagne, pour faire du tout un opiat qu'on gardera dans un pot bien bouché.

Vertus. On s'en ſert pour les fiévres malignes, pour la peſte, pour tuer les vers, pour réſiſter à la pourriture, pour la colique ; il provoque le ſommeil étant nouvellement fait : *Doſe.* La doſe en eſt depuis un ſcrupule juſqu'à une dragme.

Le diaſcordium eſt une petite thériaque, dont Fracaſtor a donné le premier la deſcription ; elle a été réformée par quelques Auteurs modernes, on en pourroit encore retrancher le bol & la terre ſigillée, qui ſont des matiéres terreſtres privées de principes actifs, & par-conſéquent peu convenables dans une compoſition qui doit ſe diſtribuer dans les humeurs, & monter par ſes parties volatiles juſqu'au cerveau.

La caſſe odorante, ni la biſtorte ne me ſemblent pas non plus néceſſaires ici, puiſqu'il y entre de la cannelle & de la tormentille, qui ont des vertus ſemblables. Je ſerois d'avis qu'on les retranchât, & qu'en leur place l'on augmentât les doſes du ſcordium, de la cannelle & de la tormentille : Voici donc comme je voudrois réformer cette compoſition.

Diaſcordium Réformé.

℞ Des feuilles dé ſcordium,   ʒ iij.

Des roſes rouges dont on aura ſéparé les onglets,   ʒ j. ß.

De la cannelle, de la racine de tormentille, aā.   ʒ vj.

Du ſtorax calamite, des feuilles de dictame de Créte, de la racine de gentiane, du galbanum & du ſuccin, aā.   ʒ ß.

De l'opium, du poivre long, du gingembre & de la ſemence d'oſeille, aā.   ʒ ij.

Du miel roſat cuit en conſiſtance d'électuaire ſolide,   lb iij.

Du vin d'Eſpagne,   ʒ ij.

Faites-en un opiat ſ. a.

Diaſcordium Reformatum.

℞ Foliorum ſcordii,   ʒ iij.

Roſarum rubrarum exungulatarum,   ʒ j. ß.

Cinnamomi, radicis tormentillæ, aā.   ʒ vj.

Styracis calamitæ, foliorum dictamni Cretici, radicis gentianæ, galbani, ſuccini, aā.   ʒ ß.

Opii, piperis longi, zingiberis, ſeminis oxalidis, aā.   ʒ ij.

Mellis roſati in electuarii mollis conſiſtentiam cocti,   lb iij.

Vini Hiſpanici,   ʒ ij.

Fiat ex arte opiata.

Electuaire

Électuaire Diascordium,
de Silvius Deleboë.

℞ Des feuilles de scordium séches, ℥ ij.
    De chardon bénit, de dictame
de Créte ; de la racine de gentiane, aā. ℥ ß.
De la racine d'angélique, du meilleur safran,
aā. ʒ ij.
Du vrai acacia, ʒ j. ß.
Toutes ces drogues étant coupées & concaffées grossiérement, on versera dessus de l'esprit-
de-vin rectifié à la hauteur de trois à quatre travers de doigts ; on les laissera infuser dans un lieu
chaud pendant 24. heures ; alors on versera la
teinture par inclination, & l'on jettera sur le
marc de nouvel esprit-de-vin qu'on laissera infuser de même ; ce que l'on réitérera autant de fois
qu'il sera nécessaire pour tirer toute la vertu des
ingrédients par la teinture.

Toutes ces teintures étant mêlées resteront
jusqu'à la résidence de leurs féces, s'il y en a,
après quoi on les versera par inclination, & l'esprit-de-vin sera séparé par le bain-marie jusqu'à
ce qu'il reste au fond du vaisseau un extrait liquide, & l'esprit-de-vin pourra encore servir au
même usage, ou être mêlé avec d'autres médicaments au lieu d'esprit aromatique. Ensuite
℞ De la racine d'impératoire, ℥ j.
De la casse odorante, de la cannelle & du bol
d'Arménie préparé, aā. ℥ ß.
De la noix muscade, ʒ iij.
Faites-en une poudre très-subtile.
℞ De la gomme Arabique, ℥ ß.
Dissolvez-la dans ℥ j. ß. d'eau de fenouil.
℞ Tout l'extrait qui a été tiré des premiéres
drogues, de l'extrait d'opium, ʒ ij. & la poudre
ci-dessus décrite.
Mêlez toutes ces préparations & versez des-
sus peu à peu la dissolution de gomme Arabique,
& s. q. de syrop de myrtilles.
Faites du tout un électuaire s. a.

Electuarium Diascordium,
Francisci Silvii Deleboe.

℞ *Foliorum siccorum scordii,* ℥ ij.
    Cardui benedicti, dictamni
Cretici, radicum gentianæ, aā ℥ ß.
Radicis angelicæ, croci optimi, aā. ʒ ij.

Acaciæ veræ, ʒ j. ß.
Concisis & crassè contusis, affunda-
tur spiritus vini rectificatus ad trium qua-
tuorve digitorum transversorum super-
eminentiam ; stent per horas 24 in loco
tepido ; tinctura tunc effundatur, alius-
que spiritus vini similis effundatur, dige-
ratur, effundaturque quoties ad tincturæ
omnis virtutisque extractionem erit opus.

Tincturæ omnes confusæ post subsiden-
tiam fæcum, si quæ sint, claræ puræque ab
ipsis lentè effundantur, atque vini spiri-
tus in balneo Mariæ ad extracti liquilio-
ris consistentiam iterùm separetur & ab-
strahatur, qui simili usui servire poterit,
aut loco spiritûs aromatici feliciter aliis
medicamentis admisceri. Tum,

℞ *Radicis imperatoriæ,* ℥ j.
Casiæ ligneæ, cinnamomi, boli Ar-
menæ præpar. aā ℥ ß.
Nucis moschatæ ʒ iij.
Fiat pulvis subtilissimus.
℞ *Gummi Arabici,* ℥ ß.
Solvatur in aquæ fœniculi, ℥ j. ß.
℞ *Extractum priùs totum, extracti*
opii, ʒ ij *pulverem suprascriptum*
Hæc simul misce, addendo paulatim
gummi Arabicum solutum & syrupi myr-
tillorum s. q.
Fiat electuarium s. a.

R E M A R Q U E S.

On incisera & l'on concassera les premiéres drogues, on les mettra dans un
matras ; on y versera de l'esprit-de-vin rectifié à la hauteur de trois ou quatre
doigts, on bouchera le vaisseau, & on le placera en un lieu chaud, pour y laisser
digérer la matiére pendant vingt-quatre heures, ensuite l'on filtrera la teinture &
l'on mettra de nouvel esprit-de-vin sur le marc pour achever d'extraire les substances des ingrédients, on procédera comme auparavant ; on mêlera les teintures, on les mettra dans un alambic de verre, & l'on en fera distiller au bain-
marie l'esprit-de-vin, jusqu'à ce qu'il reste au fond une matiére en consistance
d'extrait liquide.

Cependant on pulvérisera subtilement ensemble la racine d'impératoire, la

Tome II. I

cannelle, la caſſe odorante & la muſcade, on mêlera la poudre avec le bol préparé. On fera fondre ſur un petit feu demi-once de gomme Arabique dans une
once & demie d'eau de fenouil; on mêlera l'extrait d'opium avec l'extrait liquide qui a été décrit, la poudre, la diſſolution de gomme Arabique, & ce
qu'il faudra de ſyrop de myrtilles pour faire un électuaire ſelon l'art, qu'on
gardera dans un pot bien bouché.

Vertus.
Doſe. Cet électuaire excite la ſueur, appaiſe les douleurs, provoque le ſommeil,
arrête les cours de ventre : La doſe en eſt depuis cinq grains juſqu'à un ſcrupule.

On feroit beaucoup mieux d'employer ici les ingrédients en ſubſtance, qu'en
extrait, car par la diſtillation on en emporte ce qu'il y a de plus eſſentiel; ce
qu'il eſt facile de reconnoître, puiſque l'eſprit-de-vin diſtillé eſt ſi bien chargé
de la ſubſtance des mixtes, qu'il peut ſervir, comme dit l'Auteur, à la place
d'un autre eſprit aromatique : Je voudrois donc réformer cet électuaire en la maniére ſuivante.

Diaſcordium de Silvius Deleboë, *Réformé.*	*Diaſcordium Silvii Deleboë,* Reformatum.
♃ Des feuilles ſéches de ſcordium, ℥ ij.	♃ *Foliorum ſiccorum ſcordii,* ℥ ij.
De la racine d'impératoire, de la cannelle, aā. ℥ j.	*Radicis imperatoria, cinnamomi,* aā. ℥ j.
De la racine de gentiane, des feuilles de char-don bénit, du dictame de Créte, du bol d'Ar-ménie & de la gomme Arabique, aā. ℥ ſ.	*Radicis gentianæ, foliorum cardui benedicti, dictamni Cretici, boli Armenæ, gummi Arabici,* aā. ℥ ſ.
De la noix muſcade, ℈ iij.	*Nucis moſchatæ,* ℈ iij.
De la racine d'angélique, de l'opium & du ſa-fran, aā. ℈ ij.	*Radicis angelicæ, opii, croci,* aā. ℈ ij.
De l'acacia vrai, ℈ j. ſ.	*Acacia vera,* ℈ j. ſ.
Du miel anthoſat cuit en conſiſtance d'électuai-re liquide, ℔ ij.	*Mellis anthoſati ad conſiſtentiam elec-tuarii mollis cocti,* ℔ ij.
Faites-en un électuaire ſ. a.	*Fiat electuarium ſ. a.*

Confection d'Opium, de Mynſicht.	Confectio Opiata, A. Mynſicht.
♃ De l'extrait d'opium, ℥ ſ.	♃ *Extracti opii,* ℥ ſ.
De la poudre des eſpéces *diamoſchi dulcis* & *diambræ,* aā. ℈ j.	*Pulveris ſpecierum diamoſchi dulcis & diambræ,* aā. ℈ j.
Du magiſtère de perles & de corail rouge, aā. ℥ ſ.	*Magiſterii perlarum & corallorum ru-brorum,* aā. ℥ ſ.
De l'extrait de fleurs de pavot champêtre, du ſafran oriental & de la mumie d'Égypte, aā. ℈ j.	*Extracti florum papaveris erratici, croci orientalis, mumiæ tranſmarinæ,* aā. ℈ j.
Des trochiſques de *gallia moſchata,* de la pierre de bézoard oriental, de l'os de cœur de cerf & de l'unicorne, aā. ℈ ſ.	*Trochiſcorum gallia moſchatæ, lapi-dis bezoard orientalis, oſſis de corde cer-vi, unicornu animalis,* aā. ℈ ſ.
Mêlez le tout, & faites-en un électuaire avec ſ. q. de confection alkermes; vous y delaierez	*Miſce, & cum confectionis alkermes ſ. q. fiat electuarium, cui immiſce*
Des huiles de cannelle, de noix muſcade, de marjolaine, de ſauge, du ſuccin blanc & de giro-fle, aā. gutt. iv.	*oleorum cinnamomi nucis moſchatæ, majo-ranæ, ſalviæ, ſuccini albi, caryophyllo-rum,* aā. gutt. iv.

R E M A R Q U E S.

On pulvériſera enſemble l'unicorne & l'os de cœur de cerf; d'une autre part,
la mumie, les trochiſques de *gallia moſchata* & le bézoard; d'une autre part, le
ſafran, après l'avoir fait ſécher entre deux papiers à un feu très-lent; on mêlera

les poudres avec celles *diamofchi* & *diambræ*, & les magiftères ; puis on les incorporera dans un mortier de marbre avec les extraits d'opium & de fleurs de
coquelicot , & ce qu'il faudra de confection alkermes, pour faire un opiat de
confiftance affez folide , dans lequel on ajoûtera les huiles ; on battra bien le
tout enfemble avec un pilon de bois, & l'on gardera cette compofition dans
un pot bien bouché.

Elle provoque le fommeil , elle appaife les douleurs, elle arrête le cours de **Vertus.**
ventre , les naufées, les hémorrhagies ; elles fortifie l'eftomac & le cœur : La **Dofe.**
dofe en eft depuis cinq grains jufqu'à demi-fcrupule.

Cette confection eft une efpéce de laudanum que l'Auteur a inventée pour
être plus diffoluble dans les liqueurs, que n'eft le laudanum ordinaire ; il prétend
auffi corriger l'opium par les ingrédients qui y entrent.

On trouvera dans mon *Traité de Chymie* les defcriptions de l'extrait d'opium ,
des huiles & des magiftères ; l'extrait de fleurs de pavot rouge fe prépare comme
ceux du féné, de la rhubarbe ; mais on feroit bien mieux d'employer les fleurs
en fubftance , que d'en tirer l'extrait, parce qu'on perd dans l'evaporation ce
qu'il y a de meilleur pour les magiftères. J'ai montré dans leur defcription qu'il
feroit plus à propos d'employer les coraux & les perles en fubftance , que de les
réduire en magiftère.

<table>
<tr><td>

Confection Narcotique , de Mynficht.

℞ De la noix mufcade , ℥ ß.
Du bol d'Arménie préparé ; des extraits d'o-
pium & de fleurs de avot champêtre, aã. ℈ iij.
Du fafran oriental & des trochifques de Ra-
mich , aã. ℈ ij.
Du fafran de mars aftringent , ℈ j. ß.
Des racines de tormentille , de biftorte & de
zédoaire , aã. ℈ j.
Du magiftère de corail , du fuccin blanc pré-
paré , de la corne de cerf brûlée & du girofle,
aã. ℈ ß.
Du camphre , gr. v.
Du fyrop de pavot fimple & de jujubes ,
aã. ℥ iv.
Faites-en un électuaire f. a.

</td><td>

Confectio Narcotica, A. Mynficht.

℞ *Nucis mofchatæ* , ℥ ß.
*Boli Armenæ præparatæ ; extracto-
rum opii & florum papaveris erratici ,
aã.* ℈ iij.
*Croci orientalis , trochifcorum Ra-
mich , aã.* ℈ ij.
Croci martis aftringentis , ℈ j. ß.
*Radicis tormentillæ , biftortæ & ʒe-
doariæ , aã.* ℈ j.
*Magifterii corallorum , fuccini albi
præparati , cornu cervi ufti , caryophyl-
lorum , aã.* ℈ ß.
Camphoræ , gr. v.
*Syrupi de papavere fimpl. & de juju-
bis , aã.* ℥ iv.
Fiat electuarium ut artis eft pro ufu.

</td></tr>
</table>

REMARQUES.

On pulvérifera enfemble les girofles, la mufcade & les racines ; d'une autre
part , la corne de cerf brûlée , le camphre , les trochifques , le bol , le fuccin préparé , le fafran de mars ; d'une autre part , le fafran ; on mêlera les poudres avec
le magiftère de corail , & l'on corporifiera le tout avec les extraits & les fyrops
dans un mortier de marbre , pour en faire un opiat qu'on gardera dans un pot
bien bouché.

Il appaife les douleurs de tête , de poitrine , d'eftomac, de matrice ; il excite **Vertus.**
le fommeil, arrête le cours de ventre , la gonorrhée & les hémorrhagies, il abat les
vapeurs , il calme la toux & le hoquet : La dofe en eft depuis demi - fcrupule **Dofe.**
jufqu'à une dragme.

Demi-fcrupule de cette confection contient un peu plus que le tiers d'un grain ℈ ß.
d'extrait d'opium.

℈ j.   Un fcrupule de la confection contient deux tiers & le demi-quart d'un grain d'extrait d'opium.

ʒ ß.   Demi-dragme de la confection contient un grain & le demi-tiers d'un grain d'extrait d'opium.

℈ ij.   Deux fcrupules de la confection contiennent un grain & un tiers & demi de grain d'extrait d'opium.

ʒ j.   Une dragme de la confection contient deux grains & le tiers d'un grain d'extrait d'opium.

Comme en brûlant la corne de cerf on détruit fes principes actifs, je préférerois ici la corne de cerf fimplement rapée à la corne de cerf brûlée.

Il vaut mieux employer les fleurs de pavot rouge en fubftance, qu'en extrait, par les raifons que j'ai dues en la defcription précédente.

Le corail fimplement préparé produit un meilleur effet, que fon magiftère comme je l'ai remarqué ailleurs. Ainfi je ferois d'avis qu'on le lui fubftituât.

Confection d'Archigènes.

♃ Du caftoréum, du poivre long & noir, du ftorax, du fpica nard, du coftus, du galbanum & de l'opium, aā.   ʒ ß.
Du fafran,   ʒ ij.
Du miel écumé cuit en confiftance d'électuaire mou,   ℥ xiij.
Faites-en un opiat f. a.

Confectio Archigenis.

♃ *Caftorei, piperis longi & nigri, ftyracis, fpica nardi, cofti, galbani, opii, aā.*   ʒ ß.
Croci,   ʒ ij.
Mellis defpumati ad confiftentiam electuarii mollis cocti,   ℥ xij.
Fiat opiata f. a.

R E M A R Q U E S.

On pulvérifera enfemble le caftoréum, les poivres, le fpica nard, le coftus; d'une autre part, le ftorax & le galbanum qu'on aura choifis en larmes; d'une autre part, le fafran après l'avoir fait fécher à une lente chaleur entre deux papiers; on mêlera les poudres.

On choifira de l'opium le plus pur, on le coupera par petits morceaux, & on le liquéfiera fur un petit feu avec environ une once & demie de miel écumé dans une écuelle de terre; on mêlera la matiére avec les poudres dans un mortier, puis on y ajoûtera le refte du miel écumé qu'on aura fait cuire en confiftance d'électuaire liquide, on battra bien le tout enfemble, pour faire un opiat qu'on gardera dans un pot bien bouché.

Vertus   Il eft propre à abattre & à appaifer les vapeurs hyftériques; on s'en fert pour calmer la toux, pour arrêter le crachement de fang, les cours de ventre, pour
Dofe.   réfifter à la corruption, pour exciter le fommeil: La dofe en eft depuis demi-fcrupule jufqu'à une dragme.

℈ ß.   Demi-fcrupule de cette compofition contient le tiers d'un grain d'opium.
℈ j.   Un fcrupule de la confection contient les deux tiers d'un grain d'opium.
ʒ ß.   Demi-dragme de la confection contient un grain d'opium.
℈ ij.   Deux fcrupules de la confection contiennent un grain & le tiers d'un grain d'opium.

ʒ j.   Une dragme de la confection contient deux grains d'opium.

Cette compofition a retenu le nom de fon Auteur, Archigènes, Médecin d'Apamée en Syrie. Il pratiquoit la Médecine à Rome du temps de l'Empereur Trajan.

Les drogues fpiritueufes & falines, dont cette confection eft remplie, raréfient les parties visqueuses de l'opium , & l'empêchent de faire dormir aussi long-temps qu'il feroit , s'il étoit pris seul.

Antidote ou *Électuaire* , *de Cortesius*.

℞ De la pierre de bézoard oriental & de la racine de contrayerva, aā.   ℨ j.
  Des perles préparées ,   ℨ ß.
  De la terre sigillée , du bol d'Arménie , des grains de geniévre , du girofle , du macis , de la noix muscade ; des racines de gingembre & de zédoaire , aā.   ℨ ij.
  Les racines d'aristoloche ronde & longue , & de dictame blanc , aā.   ℨ j. ß.
  De la racine de grande chélidoine , des feuilles séches de sauge , de rue , de menthe , de balsamine , aā.   ℨ j.
  Des baies de laurier , de la racine de doronic Romain , du safran ; des semences d'oseille , de citron & de basilic ; du mastic , de l'encens , du scordium , de la raclure d'ivoire , du corail rouge préparé , des saphirs préparés , des émeraudes préparées , du bois d'aloës , du santal blanc & rouge , aā.   ℨ ß.
  De la conserve de citron ,   ℥ iv.
  Des conserves de roses , de buglose & de violettes , de la vieille thériaque & du mithridat , aā.   ℥ j.
  Du meilleur sucre ,   ℔ iij.
  Des eaux de scabieuse & de roses , aā. q. s.
  Faites-en un électuaire s. a.

Antidotus seu Electuarium Cortesii.

℞ *Lapidis bezoard orientalis , radicis contrayervæ , aā.*   ℨ j.
  Margaritarum præparat.   ℨ ß.
  Terræ sigillatæ , boli Armenæ , granorum juniperi , caryophyllorum , macis , nucis moschatæ , radicum zingiberis , zedoariæ , aā.   ℨ ij.
  Radicum aristolochiæ rotundæ & longæ , dictamni albi , aā.   ℨ j. ß.
  Radicis chelidoniæ majoris , foliorum siccorum salviæ , rutæ , menthæ , balsaminæ , aā.   ℨ j.
  Baccarum lauri , radicis doronici Romani , croci , seminis acetosæ , citri , ocimi , mastiches , thuris , scordii , rasuræ eboris , coralli rubri præparati , saphirorum præpar. smaragdorum præpar. ligni aloës , santali albi & rubri, aā.   ℨ ß.

  Conservæ citri ,   ℥ iv.
  Conservarum rosarum , buglossi , violarum , theriacæ veteris , mithridatii , aā.   ℥ j.
  Sacchari optimi ,   ℔ iij.
  Aquarum scabiosæ & rosarum, aā. q. s.
  Fiat electuarium s. a.

R E M A R Q U E S.

On pulvérisera ensemble les bois , les racines , les baies , les semences , les feuilles , les rasures , les gommes , le safran , le macis , les muscades , & les girofles ; d'une autre part , le bézoard , le bol & la terre sigillée ; on mêlera les poudres , on pilera toutes les conserves ensemble dans un mortier de marbre , & on les passera par un tamis renversé ; on fera cuire le sucre dans ce qu'il faudra d'eau de roses & de scabieuse jusqu'à consistance de syrop épais ; on y dissoudra les pulpes , le mithridat , la thériaque , puis les poudres , pour faire du tout un antidote , qu'on gardera dans un pot bien bouché.

Vertus.

Il est propre contre la peste , contre toutes les maladies contagieuses , contre les morsures des bêtes venimeuses , pour faire sortir la petite vérole , pour arrêter les cours de ventre & les flux de menstrues : La dose en est depuis un scrupule jusqu'à une dragme.

Dose.

Le bol , la terre sigillée , le corail , les perles , les saphirs , les émeraudes , sont des matiéres inutiles pour la vertu alexitère de cette composition , mais elles sont astringentes & propres pour arrêter les cours de ventre & les flux de menstrues.

Antidote , *de Matthiole*.

℞ Des figues , des noix & des pistaches , aā.   ℥ iij.
  Des trochisques de vipéres ,   ℥ ij.

Antidotus Matthioli.

℞ *Caricarum , nucum juglandium , pistaciorum , aā.*   ℥ iij.
  Trochiscorum viperarum ,   ℥ iij.

I iij.

De la caffe odorante , ʒ x.
Des myrobolans embliques, de la raclure de corne de cerf & de l'huile de vitriol , aā. ʒ ß.
De carline , de l'agaric , du dictame de Crète , du fafran , de la terre Lemnienne , des racines de rhubarbe , de rhapontic , de phu , d'acorus ou de *calamus aromaticus* de fouchet , de quinte-feuille , de tormentille , d'ariftoloche ronde , de pivoine , d'aunée , de coftus & d'iris, aā. ʒ iij.
Des racines de gentiane , de libanotis mâle , & de mors-du-Diable ; du girofle , de la noix mufcade, du macis , du maftic , de l'encens, du ftorax de la myrrhe, de la gomme Arabique, de la térébenthine la plus claire , du fagapénum , de l'opopanax , de laferpitium , des trochifques de camphre & de fcille , des poudres des efpéces *diamargariti frigidi , diamofchi , diambræ*, & de perles , aā. ʒ ij. ß.
Des racines de galanga , d'impératoire , de dictame blanc , d'angélique , de filipendule , de zédoaire , de gingembre , de mille-feuille ; des femences de citron , d'*agnus-caftus* , de frêne , d'ofeille , de panais fauvages , de navet , de nielle, de pivoine , de bafilic , de farrazin , de thlafpi , de fenouil , d'ammi , des baies de geniévre , de lierre , de *fmilax afpera* , des cubébes ; de la graine d'écarlatte ; des fommités de marum , de millepertuis , de jonc odorant , de marrube , de galéga , de fabine , de pimprenelle ; du camphre & de l'hypociftis, aā. ʒ ij.
Des feuilles de fcordium , de chamædrys , de chamæpitys , de petite centaurée , de ftœchas Arabique , de calament , de rue , de menthe , de bétoine , de verveine , de fcabieufe , de chardon bénit , de méliffe ; du nard Celtique , du poivre noir & long , de tous les fantaux , du bois d'aloës , de l'opium , des perles préparées , des fragments d'émeraudes & d'hyacinthes préparées, du corail rouge préparé , aā. ʒ j. ß.
Des fleurs de buglofe , de romarin , de rofes , de fauge , de lavande , de l'os de cœur de cerf , de la rapure d'ivoire , de la verge de cerf & du caftoréum , aā. Ɔ iv.
De l'unicorne, du mufc & de l'ambre gris , aā. ʒ j.
Des fucs d'ofeille , de laitron , de fcordium , d'herbes aux vipères , de buglofe , de méliffe ; de la vieille thériaque & du mithridat aā. ℔ ß.
Du vin vieux , blanc & de bonne odeur, ℔ iij.
Du meilleur miel , ℔ viij. ß.
Faites-en un électuaire f. a.

Caffiæ lignæ , ʒ x.
Myrobalanorum emblicorum , rafuræ cornu cervi , olei vitrioli , aā. ʒ ß.
Chamæleontis albi , agarici , dictamni Cretici , tacci , terræ Lemniæ , radicum rhabari veri , dravontici , phu , acori feu calami aromatici , cyperi , pentaphylli , tormentillæ , ariftolochiæ rotundæ , pæoniæ , helenii , cofti , iridis , aā. ʒ iij.
radicum gentianæ , libanotidis maris , morfûs Diaboli , caryophyllorum , nucis mofchatæ , macis , maftiches , thuris , ftyracis , myrrhæ , gummi Arabici , therebinthinæ claræ , fagapeni , opopanacis, laferpitii, trochifcorum de caphurâ, & fcilliticorum , pulverum diamargariti frigidi , diamofchi dulcis , diambræ , de gemmis , aā. ʒ ij. ß.
Radicum galangæ , imperatoriæ , dictamni albi , angelicæ , filipendulæ , zedoariæ , zingiberis , millefolii , feminum citri , viticis , fraxini , oxalidis , paftinacæ filveftris , napi , nigellæ , pæoniæ , ocimi , irionis , thlapfeos, fœniculi , ammeos , baccarum lauri , juniperi , hederæ , fmilacis afperæ, cubebarum , cocci infectorii , fummitatum fampfuchi , hyperici , junci odorati , marrubii , galegæ , fabinæ , pimpinellæ , camphoræ , hypociftidis, aā. ʒ ij.
Foliorum fcordii , chamædryos , chamæpityos , centaurii minoris , ftœchadis Arabicæ , calaminthæ , rutæ , menthæ , betonicæ , verbenæ , fcabiofæ , cardui benedicti , meliffophylli , nardi Celticæ , piperis nigri, longi , fautalorum omnium , agallochi , opii , margaritarum præparatarum , fragmentorum fmaragdi & hyacinthi præparat. coralli rub. i præpar. aā. ʒ j. ß.
Florum buglo ffi , rorifmarini, rofarum , falviæ , lavendulæ , offis de corde cervi , ramentorum eboris , virgæ cervinæ , caftorei , aā. Ɔ iv.
Unicornu , mofchi , ambræ grifeæ , aā. ʒ j.
Succorum oxalidis , fonchi lævis , fcordii , echii , buglo ffi , meliffophylli ; theriacæ , mithridatii , aā. ℔ ß.
Vini veteris albi odorati , ℔ iij.
Mellis optimi , ℔ viij. ß.
Fiat electuarium f. a.

R E M A R Q U E S.

On pulvérifera enfemble les racines, les écorces, les feuilles, les fommités ; les femences, les baies, les fruits, les fleurs, les gommes, les bois, le caftoréum , la verge de cerf féchée, l'os de cœur de cerf, la corne de cerf, l'ivoire ,

l'unicorne rapée, l'hypociſtis, l'opium, les trochiſques, les myrobolans, l'a-
garic, les girofles, la muſcade, le macis; d'une autre part, la terre ſigillée, les
fragments préparés, le corail, les perles préparées; d'une autre part, le camphre,
le muſc & l'ambre gris; on mêlera les poudres avec celles *diamargariti frigidi,
diamoſchi, diambra & de gemmis.*

On tirera les ſucs par expreſſion en la maniére ordinaire, on les dépurera
tous enſemble en les faiſant bouillir un bouillon, & les faiſant paſſer par un
blanchet ou par un filtre.

On pilera enſemble dans un mortier de marbre, les figues, les noix & les piſtaches mondées juſqu'à ce qu'elles ſoient bien en pâte, on les humectera avec
un peu des ſucs, & on les paſſera par un tamis de crin renverſé pour en avoir la
pulpe.

On mêlera enſemble le miel, les ſucs dépurés & le vin; on mettra bouillir le
mélange ſur le feu doucement, on l'écumera, & on le laiſſera cuire juſqu'à conſiſtance d'électuaire mou; on le retirera alors du feu, & quand il ſera à demi-
refroidi, on y délaiera les pulpes, la thériaque, le mithridat, l'huile de vitriol,
les poudres & la térébenthine, pour faire du tout un opiat qu'on gardera dans
un pot bien bouché.

Il eſt propre contre la peſte & contre toutes les autres maladies contagieuſes,
il réſiſte au mauvais air; on s'en ſert contre la morſure des bêtes venimeuſes: La
doſe en eſt depuis un ſcrupule juſqu'à une dragme.

Ceux, qui meſurent la bonté d'une compoſition par la grande diverſité des ingrédiens qui y entrent, trouveront bien leur compte en celle-ci; mais ceux qui
par la pratique auront reconnu, que cinq ou ſix ſortes de drogues bien choiſies
peuvent produire un meilleur effet qu'un ſi grand nombre, ſe moqueront de
ces deſcriptions monſtrueuſes, qui ne ſont propres qu'à jetter de la poudre aux
yeux, rendant la compoſition d'un grand prix, & difficile à effectuer.

Comme cet antidote eſt très-peu en uſage, il eſt aſſez inutile de s'appliquer à
le réformer; néanmoins, ſi l'on vouloit y faire quelque réformation, on pourroit en retrancher les coraux, les perles, les fragments précieux, la terre ſigillée, comme choſe inutile dans une compoſition alexitère; car ces ingrediens
n'ont rien de ſpiritueux ni d'actif en eux. Les figues, les noix & les piſtaches
ſont auſſi des remédes de petite utilité ici, on pourroit fort bien s'en paſſer.
L'huile de vitriol eſt plûtôt nuiſible qu'utile dans ce mélange, parce que par
ſon acide violent elle peut fixer les parties volatiles & eſſentielles des ingrédiens,
& par conſéquent rallentir leur vertu; je voudrois ſubſtituer les vipères ſéches aux trochiſques de vipères, par les raiſons que j'ai dites en la compoſition
de ces trochiſques.

L'agaric qui eſt purgatif n'eſt point une drogue convenable dans un antidote;
on peut dire la même choſe de la rhubarbe & des myrobolans: je voudrois les
retrancher avec pluſieurs autres ingrédiens inutiles, & réformer la compoſition
en la maniére ſuivante.

<table>
<tr><td>*Antidote de Matthiole, Réformé.*</td><td>Antidotus Matthioli Reformatus.</td></tr>
</table>

♃ Des troncs de vipères avec les cœurs & les foies,	℥ ij.	♃ *Truncorum viperinorum cum cordi-bus & hepatibus,*	℥ ij.
De la caſſe odorante,	ʒ x.	*Caſſiæ lignea,*	ʒ x.
De la corne de cerf,	℥ ß.	*Cornu cervi,*	℥ ß.
Des racines de grande valériane, de *calamus*		*Radicum valeriana majoris, calami*	

Dépura-
tion des
ſucs.

Vertus.
Doſe.

aromaticus, de fouchet , d'ariftoloche ronde , d'aunée, de coftus, d'iris de Florence , des feuilles de diĉtame de Créte , & du fafran , aā. ʒ iij.

De la racine de gentiane , du girofle , de la noix mufcade , du macis , du maftic , de l'oliban, du ftorax calamite , de la myrrhe , du fagapénum , & de l'opopanax , aā. ʒ ij.

Des racines de galanga , d'impératoire , de diĉtame blanc , d'angélique , de zédoaire , de gingembre , des femences de citron , de pivoine , de bafilic , de thlafpi , d'ammi , de fenouil , des grains de kermès , de la pulpe de fcille , des fommités de marum , de mille-pertuis , de jonc odorant , de marrube , de fabine ; du camphre , aā. ʒ ij.

Des baies de laurier , de geniévre , de cubébes , de fcordium , de calament , de rue , de menthe , de bétoine , de méliffe ; des fleurs de ftœchas Arabique , de petite centaurée , & de nard Celtique , aā. man. ß.

Du poivre noir , de tous les fantaux & de l'opium , aā. ʒ j. ß.

Des fleurs de fauge , de rofes & de lavande , aā. pug. ij.

De l'os du cœur de cerf , de la verge de cerf , du caftoréum , de l'unicorne , du mufc , & de l'ambre gris , aā. Ә iv.

De la thériaque , ℔ j.
Du vin d'Efpagne , ℔ iij.
Du meilleur miel écumé , ℔ vj.
Mêlez le tout , & faites-en un éleĉtuaire f. a.

aromatici ; cyperi , ariftolochiæ rotundæ; helenii , cofti , iridis Florentiæ , foliorum diĉtamni Cretici , croci , aā. ʒ iij.

Radicis gentianæ , caryophyllorum , nucis mofchatæ , macis maftiches , olibani , ftyracis calamitæ , myrrhæ , fagapeni , opopanacis , aā. ʒ ij. ß.

Radicum galangæ , imperatoriæ , diĉtamni albi , argelica , zedoariæ , zingiberis , feminum citri , pæoniæ , ocimi , thlafpeos , ammeos , fæniculi granorum kermes , pulpæ fcillæ , fummitatum fampfuchi , hyperici , junci odorati , marrubii , fabinæ ; camphoræ , aā. ʒ ij.

Baccarum lauri , juniperi , cubebarum , fcordii , calaminthæ , rutæ , menthæ , betonicæ , meliffophylli , florum ftœchados Arabicæ & centaurii minoris , nardi Celticæ , aā. man. ß.

Piperis nigri , fantalorum omnium , opii , aā. ʒ j. ß.

Florum falviæ , rofarum , lavendulæ , aā. pug. ij.

Offis de corde cervi , virgæ cervinæ , caftorei , unicornu , mofchi , ambræ grifeæ , aā. Ә iv.

Theriacæ , ℔ j.
Vini Hifpanici , ℔ iij.
Mellis optimi defpumati , ℔ vj.
Mifce , fiat eleĉtuarium f. a.

Confeĉtion Alkermes.

℞ De la foie crue , ℔ ß.

Faites-la infufer pendant 24. heures dans de l'eau-rofe , & autant de fuc épuré de pommes de reinettes , ʒ ix.

Après une expreffion forte de cette infufion , & une légère ébullition , diffolvez-y

Du fuc des grains de kermès , nouvellement tiré , ℔ ß.

Du fucre blanc , ℔ j.

Ou au lieu du fuc de kermès & du fucre , du fyrop de kermès , ℔ j. ß.

Cuifez le tout en confiftance de miel , & après l'avoir tiré du feu , & lors qu'il eft encore chaud, on y ajoùtera

Du fantal citrin & de la cannelle , aā. ʒ iij.

Des perles préparées , de la pierre d'azur lavée & préparée , de l'ambre gris pulvérifé avec deux gouttes d'huile diftillée de cannelle , aā. ʒ j.

Du mufc oriental, & des feuilles d'or , aā. ʒ ß.

Faites-en une confeĉtion f. a. dont une portion **fera féparée fans les drogues odorantes.**

Confeĉtio Alkermes.

Serici crudi , ℔ ß.

Infundantur horis 24. in aquæ rofarum & fucci depurati pomorum dulcium redolentium , aā. ʒ ix.

In forti expreffione , poft levem coĉturam , diffolve

Succi granorum kermes recentis , ℔ ß.
Sacchari albi , ℔ j.

Aut ipforum loco , fyrupi kermefini optimi , ℔ j. ß.

Coque ad mellis confiftentiam , tum ab igne depofitis & adhuc calentibus adde

Santali citrini , cinnamomi , aā. ʒ iij.

Margaritarum præparatarum , lapidis lazuli loti & præparati , ambræ grifeæ cum olei cinnamomi ftillititii , gutt ij. pulveratæ , aā. ʒ j.

Mofchi orientalis , foliorum auri , aā. ʒ ß.

Fiat ex arte confeĉtio cujus portio fine odoratis fervari debet

REMARQUES

REMARQUES.

On pulvérisera ensemble le santal & la cannelle ; d'une autre part, l'ambre gris & le musc dans un mortier, dont on aura oint le fond avec deux gouttes d'huile de cannelle ou de girofle, pour empêcher que les ingrédients ne s'y attachent trop, & pour augmenter la vertu cardiaque de la poudre ; on mêlera les poudres avec la pierre d'azur & les perles préparées.

On appelle *soie crue* celle qui se sépare immédiatement des cocons, après que les vers à soie en ont été tirés ; mais plusieurs se servent du cocon même, après en avoir retranché l'enveloppe extérieure, & une petite membrane intérieure qui se trouve joignant les vers. On incisera cette soie sans cocon, ou avec le cocon, par petits morceaux, & on la mettra infuser pendant vingt-quatre heures chaudement dans l'eau-rose & le suc de pommes dépuré ; on coulera l'infusion, l'on y fera cuire le sucre jusqu'à consistance d'électuaire solide ; on le décrira avec le suc de kermès, sans qu'il soit besoin de le faire bouillir ; on retirera alors la bassine de dessus le feu, & quand le syrop sera presque refroidi, l'on y mêlera exactement les poudres, puis on mettra la confection dans un pot de faïence, & l'on y ajoûtera les feuilles d'or qu'on étendra doucement avec une spatule d'ivoire, afin qu'elles rendent la composition plus belle ; on bouchera bien le pot, & l'on gardera cette confection pour le besoin.

On en doit réserver à part une partie, où l'on n'aura mêlé ni ambre ni musc, pour l'usage des femmes, à qui les odeurs excitent des vapeurs.

Confec-
tion alker-
mes sans
odeur.

Quand on prépare cette confection dans les lieux où croît le kermès, comme en Languedoc, en Provence, il vaut mieux employer le suc de kermès que le syrop tout fait, parce qu'on est sûr qu'il est nouveau ; mais dans les pays éloignés de ces Provinces, il faut nécessairement se servir du syrop qu'on transporte partout, on doit alors choisir le plus beau comme le meilleur.

Vertus.

La confection alkermès est propre pour fortifier le cœur, l'estomac & le cerveau, pour résister à la pourriture, pour réveiller les esprits, pour chasser la mélancolie, pour exciter la semence. On en donne dans les palpitations, dans les syncopes ; elle empêche l'avortement : La dose en est depuis un scrupule jusqu'à une dragme ; on l'applique aussi en épithème sur les régions du cœur & de l'estomac.

Dose.

Les descriptions de cette composition ne se trouvent pas entiérement conformes dans tous les dispensaires. Mesué, qui l'a décrite le premier, se contente de faire infuser la soie teinte en suc de kermès dans l'eau-rose & le suc de pommes : on a depuis fort à propos réformé sa méthode, en employant le suc de la graine de kermès mûre, qui sans contredit a plus de vertu, que ne pourroit avoir un peu de teinture.

La Pharmacopée de Paris a retranché la soie, ce qui ne peut pas diminuer la vertu de la composition ; car cette soie crue ou travaillée n'est pas d'une nature propre à communiquer de l'impression à la liqueur dans laquelle on la fait bouillir.

Plusieurs Pharmacopées demandent ici deux dragmes d'ambre gris, mais j'ai trouvé à propos de suivre celle de Montpellier, qui n'en demande qu'une dragme, parce que l'ambre gris s'étendant beaucoup, cette quantité est capable de parfumer & de remplir de sa vertu toute la composition ; de plus, une odeur trop forte donne souvent des vapeurs à ceux qui y sont le moins sujets.

Il me semble qu'on pourroit retrancher de la confection alkermès plusieurs ingrédients que je trouve bien inutiles ; 1°. La soie, par la raison que j'ai dite : 2°. L'eau-rose, parce qu'en bouillant, ses parties volatiles qui font toute son odeur & toute fa vertu, fe diffipent; 3 . Les perles & la pierre d'azur : ce font des matiéres alkalines & aftringentes, propres à détruire ou à dulcifier les acides, mais elles ne communiquent aucune qualité cardiaque à la confection, car elles ne contiennent point de parties volatiles ni pénétrantes qui puiffent fe communiquer au fang pour lui aider à repouffer ce qui lui eft contraire; 4°. L'or : c'eft un métal fort parfait, fort précieux, agréable à la vûe, dont on fait un bel ufage dans les Arts & dans la monnoie; mais il ne fert que d'ornement dans notre confection, on le rend par les felles tout comme on l'a pris, car c'eft une matiére fi dure, qu'elle ne peut être diffoute dans l'eftomac. Mais, quand même on fuppoferoit qu'il s'en fût mélangé quelque légère portion dans le chyle, il n'y a point de raifon ni d'expérience qui porte à croire qu'il produisît aucun effet, comme je l'ai remarqué plus au long dans mon *Traité de Chymie.*

Si l'on retranche la foie de cette compofition, il n'y a point de néceffité d'y faire entrer le fuc de pommes, car il n'y eft demandé que pour extraire la qualité prétendue de la foie : Voici donc comme je voudrois réformer la confection alkermes.

<table>
<tr><td>

Confection Alkermes, Réformée.

♃ Du fyrop de kermès nouveau & cuit en confiftance de miel, ℔ j. ß.
Du fantal citrin & de la cannelle, aã. ʒ j.
De l'ambre de gris, ʒ j.
Du mufc, ʒ ß.
Des huiles de macis & de girofle, aã. gutt. vj.
Faites-en une confection f. a.

</td><td>

Confectio Alkermes, Reformata.

♃ *Syrupi kermefini optimi recenter parati & ad mellis confiftentiam cocti,* ℔ j. ß.
Santali citrini & cinnamomi, aã. ʒ j.
Ambræ grifeæ, ʒ j.
Mofchi, ʒ ß.
Oleorum macis & caryophyllorum, aã. gutt. vj.
Fiat confectio f. a.

</td></tr>
</table>

* On fe fert pour fortifier les chevaux d'un opiat de kermès, dont voici la defcription.

<table>
<tr><td>

Opiat de Kermès pour les Chevaux.

♃ Des grains de kermès, ʒ xvj.
Des baies de geniévre, ʒ viij.
Des cubébes, des baies de laurier, aã. ʒ vj.
Des racines de fcorfonère, d'impératoire, de zédoaire, d'iris de Florence, d'aunée, de la raclure de corne de cerf & d'ivoire, aã. ʒ iv. ß.
D'écorces d'oranges & de citrons defféchées, aã. ʒ iv.
De cannelle, ʒ ß.
De noix mufcade & de girofles, aã. ʒ ij.

Faites le mélange du tout enfemble pulvérifé, & avec ℔ xiv ʒ viij. de miel écumé faites-en un opiat f. a.

</td><td>

Opiata Alkermes pro Equis.

♃ *Granorum kermes,* ʒ xvj.
Baccarum juniperi, ʒ viij.
Cubebarum, baccarum lauri, aã. ʒ vj.
Radicum fcorfoneræ, imperatoriæ, zedoariæ, ireos Florentiæ, enula campanæ, rafuræ cornu cervi & eboris, a ʒ iv. ß.
Corticum aurantiorum & citri ficcator. aã. ʒ iv.
Cinnamomi, ʒ ß.
Nucis mofchatæ, caryophyllorum, aã. ʒ ij.
Mifceantur omnia fimul, pulverentur, & cum mellis fpumati ℔ xiv. ʒ viij. *fiat opiata f. a.*

</td></tr>
</table>

M Soleyfel, dans fon Livre du *Parfait Maréchal,* ordonne pour un cheval quatre o ces de cet opiat, dans une pinte de vin blanc, ou deux onces dans une chopine de vin d'Efpagne.

On pourroit s'en fervir auffi pour les perfonnes depuis demi-dragme jufqu'à deux dragmes, pour fortifier l'eftomac, & pour réfifter à la malignité des humeurs.

Confection d'Hyacinthes.   Confectio de Hyacinthis.

♃ Des hyacinthes préparées , du corail rouge préparé, du bol d'Arménie, & de la terre sigillée, aa. ℥ ix.

Des grains de kermès, des feuilles de dictame de Créte, de la racine de tormentille, du safran, de la myrrhe, des roses rouges, des trois santaux, de l'os de cœur de cerf, de la raclure de la corne du même animal, & d'ivoire ; des semences de citron mondées, d'oseille & de pourpier, aa. ℈ viij.

Des saphirs , des émeraudes, & des topases préparées, des perles préparées, de la soie crue, des feuilles d'or & d'argent, aa. ℈ iv.

Du musc oriental & de l'ambre gris, aa. gr. x.
Du syrop de fleurs d'œillets, ℔ iij. ℥ iv.
Faites-en une confection s. a.

♃ Lapidum hyacinthorum præparat. coralli rubri præparati, boli Armenæ, terræ sigillatæ, aa. ℥ ix.

Granorum kermes, foliorum dictamni Cretici, radicis tormentillæ, croci, myrrhæ, rosarum rubrarum, santalor. albi, citrini, rubri, ossis è corde cervi rasuræ cornu cervi & eboris, seminum citri mundatorum, acetosæ, portulacæ, aa. ℈ viij.

Lapidum saphirorum, smaragdorum, topaziorum præparatorum, margaritarum præparatarum, serici crudi, foliorum auri & argenti, aa. ℈ iv.

Moschi orientalis, ambræ griseæ, aa. gr. x.
Syrupi florum tunicæ, ℔ iij. ℥ iv.
Fiat confectio s. a.

REMARQUES.

Les Pharmacopées diffèrent en quelques circonstances sur la description de cette confection ; les unes demandent la racine de dictame, & les autres la feuille du dictame de Créte ; les unes veulent dix grains de camphre sur la quantité de cette description, les autres en ont retranché cette drogue à cause de son odeur désagréable ; les unes demandent la corne de cerf brûlée, les autres la demandent crue. Toutes les Pharmacopées anciennes emploient le syrop de limons pour corporifier les poudres ; la Pharmacopée Royale ordonne en sa place le syrop d'œillets, & je trouve qu'elle a beaucoup de raison ; car il est plus convenable dans cette composition, non-seulement par sa vertu cordiale, mais aussi parce qu'il ne détruit point l'alkali des pierreries, comme fait le syrop de limons : c'est aussi cette Pharmacopée que j'ai suivie en la description de la confection d'hyacinthes.

On pulvérisera ensemble les racines, les semences, la soie incisée menu, le dictame, le kermès, les roses, l'os de cœur de cerf, les rasures & les santaux ; d'une autre part le safran, après l'avoir fait sécher à une très-lente chaleur, entre deux papiers ; d'une autre part, la myrrhe ; d'une autre part, la terre sigillée, le bol ; d'une autre part, le musc & l'ambre avec un peu de sucre ; on mêlera les poudres avec les fragments, le corail & les perles préparées, excepté le safran qu'on retiendra à part.

On fera cuire le syrop plus qu'à l'ordinaire, on y dissoudra le safran avec un bistortier, les agitant quelque temps ensemble pour rendre la couleur de la confection plus belle, puis on y incorporera les autres poudres exactement ; on versera ensuite la confection dans un pot de faïance ou de verre, & l'on y mêlera avec une espatule d'ivoire les feuilles d'or & d'argent ; on bouchera bien le pot, & l'on s'en servira au besoin.

Elle fortifie le cœur, l'estomac & le cerveau : elle récrée les esprits, elle tue les vers, elle résiste à la corruption des humeurs & à la malignité de l'air ; elle adoucit l'âcreté des sucs, elle arrête le cours de ventre & le vomissement : La dose en est depuis un scrupule jusqu'à quatre ; on la mêle aussi dans les épithémes.

On réserve d'ordinaire la plus grande partie de la confection, sans y mêler de musc ni d'ambre en faveur des femmes & des hommes mêmes qui sont sujets aux vapeurs.

Vertus.

Dose

Confection d'hyacinthes sans odeur.

K ij

Quoiqu'on ait attribué une vertu cardiaque aux hyacinthes & aux autres pierres précieuses, l'expérience ne nous montre point qu'elles aient d'autre qualité que celle de mortifier les acides, comme font toutes les autres matiéres alkalines ; ainsi ce n'est pas dans ces pierres qu'on doit chercher la qualité cordiale de cette confection, encore qu'elles lui donnent le nom, & qu'elles y aient été mises pour base. On ne trouvera pas non plus cette qualité cordiale dans le bol, dans la terre sigillée, dans le corail, dans les perles, car ce sont des alkalis qui n'agissent que comme les pierres précieuses ; pour l'or & l'argent, ils ne produisent aucun effet dans le corps, parce qu'ils ne s'y dissolvent pas, & qu'on les rend de même qu'on les a pris, si atténués qu'ils aient été par les Batteurs d'Or : mais quand il se dissoudroit quelque portion de ces métaux dans les viscères, ils n'agiroient que comme font les matiéres alkalines dont je viens de parler. C'est donc une chose superflue que de mélanger de l'or & de l'argent dans les confections, à moins qu'on ne veuille qu'ils y servent d'ornement, ce qui n'est bon à rien.

La soie est encore un ingrédient assez inutile ici, & elle donne bien de la peine à pulvériser ; on pourroit mettre en sa place de l'écorce d'orange amère qui produiroit un bon effet dans la confection.

Quand donc toutes ces drogues seroient retranchées de la description, la composition n'en seroit pas moins cordiale ; mais comme elle doit être aussi astringente, il est bon d'y laisser le corail, les hyacinthes, le bol, ou la terre sigillée qui ont une même vertu, & au lieu des perles qui sont fort chères, on peut substituer les yeux d'écrevisses, qui produisent le même effet dans le corps.

Les grains de kermès secs n'ont guère plus de vertu que de la paille, parce qu'en se séchant, toute leur substance intérieure est sortie en petit vers : je serois d'avis qu'on employât en leur place une once de syrop de kermès.

Plusieurs retranchent la myrrhe de la confection d'hyacinthes, à cause de quelque désagrément qu'elle apporte au goût, ce que je n'approuve pas ; car cette gomme n'est pas inutile.

Les trois santaux ont une même vertu ; mais le santal citrin étant le plus odorant, & le plus rempli de vertu, il doit être préféré aux autres, c'est pourquoi je trouverois à propos qu'il fût employé seul en la quantité de tous.

La corne de cerf & l'ivoire ont des qualités semblables ; mais la corne de cerf contient plus de sel volatil que l'ivoire, & par conséquent elle doit être plus convenable dans une composition fortifiante. Je serois donc d'avis qu'on l'employât seule au poids des deux.

La semence de citron a quelque légère vertu cardiaque, mais l'écorce du citron en a bien d'avantage, & elle rendroit ici un meilleur effet ; on pourroit même faire entrer l'une & l'autre dans la composition, & la réformer en la maniére suivante.

<table>
<tr><td>

Confection d'Hyacinthes,
Réformée.

</td><td>

Confectio de Hyacinthis,
Reformata.

</td></tr>
<tr><td>

℞ Des hyacinthes préparés,   ℥ j. ß.

Du corail rouge préparé, de la terre sigillée & du santal citrin,   ℥ j.
De la raclure de corne de cerf,   ʒ vj.
De l'os de cœur de cerf, de la racine de tormentille & de dictame, des feuilles de dictame de

</td><td>

℞ *Lapidum hyacinthorum præpara-tor.*   ℥ j. ß.
Coralli rubri præparati, terra sigilla-ta, santali citrini, aã.   ℥ j.
Rasura cornu cervi,   ʒ vj.
Ossis è corde cervi, radicis tormen-tillæ & dictamni, foliorum dictamni Cre-

</td></tr>
</table>

Créte, du safran, de la myrrhe, des roses rouges, des semences d'oseille, de citron & de pourpier, aā. ℥ iij.

Des yeux d'écrevisses préparés, des écorces éxtérieures de citrons & d'oranges aigres, séches, aā. ℈ iv.

Du musc oriental & de l'ambre gris, aā. gr. x.
Du syrop de kermès, ℥ j.
Du syrop d'œillets, ℔ iij.
Faites-en une confection s. a.

tici, croci, myrrhæ, rosarum rubrarum, seminum acetosæ, citri & portulacæ, aā. ℥ iij.

Oculorum cancri præparat. corticum exteriorum citri & arantiorum amarorum siccat. aā. ℈ iv.

Moschi orientalis & ambræ griseæ, aā. gr. x.
Syrupi kermesini, ℥ j.
Syrupi florum tunicæ, ℔ iij.
Fiat confectio s. a.

Antidote
Contre la Peste.

℺ Des conserves de fleurs de nénuphar, de roses rouges, de bourrache & de buglose passées par le tamis de soie, aā. ℥ v.

Du bol d'Arménie préparé, & de la racine d'angélique séche, aā. ℥ ß.

Des racines d'aunée, de benoîte & de tormentille ; du corail rouge préparé, des fleurs séches de romarin, de souci, d'œillets rouges, de sauge, aā. ℥ j.

Des feuilles de scordium, de reine des prés, de marrube blanc & des semences de citron mondées, aā. ℥ ß.

Des semences de chardon bénit & d'oseille ; de baies de geniévre ; de la cannelle & du santal citrin, aā. gr. xviij.

Mêlez le tout & l'incorporez avec ce qu'il faudra de syrop de limons & de grenades, pour en faire un électuaire mou.

Antidotus Grassante Peste
Parandus.

℺ Conservarum florum nymphææ, rosarum rubrarum, borraginis & buglossi per setaceum trajectarum, ℥ v.

Boli Armenæ præparatæ, radicis angelicæ siccæ, aā. ℥ ß.

Radic. helenii, caryophyllatæ, tormentillæ, coralli rubri præparati florum rorismarini siccor. calendulæ, oculorum rubrorum, salviæ, aā. ℥ j.

Foliorum scordii, ulmariæ, prassii albi, seminum citri mundatorum, aā. ℥ ß.

Semin. cardui benedicti, oxalidis, baccarum juniperi, cinnamomi, santali citrini, aā. gr. xviij.

Misce, & excipe syruporum de limonibus & de malis granatis quantitate sufficienti.

Fiat electuarium molle.

REMARQUES.

On pulvérisera ensemble les racines, les semences, les feuilles, les fleurs, les baies, la cannelle & le santal citrin ; on mêlera la poudre avec le bol & le corail préparés ; on battra les conserves dans un mortier de marbre avec un peu de syrop de limons, pour les réduire en une pâte liquide qu'on passera par un tamis renversé ; on y mêlera alors les poudres, & ce qu'il faudra de syrop de limons & de grenades qu'on aura fait cuire en consistance un peu plus épaisse qu'à l'ordinaire, pour faire du tout un électuaire qu'on gardera pour le besoin.

Il est propre pour résister au mauvais air, pour chasser par la transpiration les mauvaises humeurs, pour fortifier le cœur & l'estomac : La dose en est depuis un scrupule jusqu'à quatre.

La conserve de nénuphar, qui est rafraîchissante & un peu narcotique, ne me paroît pas convenable dans une composition dont la vertu doit être de raréfier les humeurs & de les chasser par la transpiration.

Les conserves de bourrache & de buglose ont une même vertu ; on pourroit mettre tout un, ou tout autre, pour éviter une multiplication d'ingrédients inutiles · le bol & le corail sont ici plûtôt nuisibles qu'utiles, à cause de leur astriction. Voici donc comme je voudrois réformer cet antidote.

Vertus
Dose.

Antidote Contre la Peste , Réformé.

℞ Des conserves de roses rouges , de fleurs de buglose , & d'œillets , aa. ℔ ß.

Des conserves de romarin , de souci , & de sauge , aa. ℥ j.

De la poudre de racine d'angélique séche , ℥ ß.

De la poudre de racines d'aunée , de bénoîte & de tormentille ; des feuilles de scordium de reine des prés , de marrube blanc , des semences de citron mondées , de chardon bénit , d'oseille , des baies de geniévre , de la cannelle , & du santal citrin , aa. ℥ j.

Mêlez le tout, & l'incorporez avec ce qu'il faudra de syrop de limons & de grenades.

Faites-en un électuaire mou.

Antidotus Contra Pest. Reformatus.

℞ *Conservarum rosarum rubrarum , florum buglossi & tunicæ , aa.* ℔ ß.

Conservarum rorismarini , calendulæ , salviæ , aa. ℥ j.

Pulveris radicis angelicæ siccæ , ℥ ß.

Pulveris radicis helenii , caryophyllatæ , tormentillæ ; foliorum scordii , ulmariæ , prassii albi , seminum citri mundatorum , cardui benedicti , oxalidis , baccarum juniperi , cinnamomi , santali citrini , aa. ℥ j.

Misce , & excipe syruporum de limonibus & de malis granatis quantitate sufficienti.

Fiat electuarium molle.

Opiat Cordial du Collége de Lyon.

℞ Des baies de geniévre , ℥ iv.

De la poudre de vipères , du macis , des racines d'angélique vraie , d'aristoloche longue & ronde , de bistorte , de carline , de contrayerva & de meu Athamantique , aa. ℥ j.

Faites-en un opiat s. a. avec le miel de Narbonne cuit dans l'eau de scordium.

Opiata Cardiaca Collegii Lugdunensis.

℞ *Baccarum juniperi ,* ℥ iv.

Pulveris viperini , macis , radicum angelicæ veræ , aristolochiæ longæ & rotundæ , bistortæ , carlinæ , contrayervæ , mei Athamantici , aa. ℥ j.

Cum melle Narbonensi aquâ scordii cocto fiat opiata s. a.

REMARQUES.

On pulvérisera ensemble les baies , le macis & les racines ; on les mêlera avec la poudre de vipères ; on fera cuire trois livres & trois onces de miel de Narbonne dans cinq ou six onces d'eau distillée de scordium , jusqu'en consistance d'électuaire liquide ; on y mêlera alors exactement les poudres , pour faire un électuaire ou opiat qn'on gardera au besoin dans un pot bien bouché.

Vertus. Il est propre pour résister à la malignité de l'air dans le temps de peste , pour chasser par la transpiration les mauvaises humeurs , pour fortifier le cœur , l'esto-

Dose. mac & le cerveau , contre les vers , contre les morsures des bêtes venimeuses : La dose en est depuis un scrupule jusqu'à quatre.

La poudre de vipères doit être composée des troncs de vipères , des foies & des cœurs.

Comme les aristoloches longues & rondes ont une même vertu , il suffiroit d'employer ici l'une ou l'autre au poids des deux , afin d'abréger la description.

Opiat Hydragogue Spécifique de Toulouse.

℞ Des conserves de cynorrhodon & de fleurs d'aunée ou d'iris vulgaire , aa. ℥ ij.

Des poudres de rhubarbe & de séné mondé , aa. ʒ ij.

Opiata Hydragoga Specifica Tolosana.

℞ *Conservarum cynorrhodi & florum enulæ campanæ , vel ireos nostratis , aa.* ℥ ij.

Pulveris rhabarbari , sennæ mundatæ , aa. ʒ ij.

<table>
<tr><td>

Des réfines de jalap & de fcammonée pulvéri-
fées, aã.   ʒ j.
Des fe's d'abfinthe & de tamarifc, aˁ. Ɔ ij.
De l'extra.t de gratiole préparé avec l'efprit-de-
vin,   ʒ ß.
Du fyrop de nerprun, f. q.
Faites-en un opiat f. a.

</td><td>

Refinarum jalap & fcammonii pulver.
aã.   ʒ j.
Salis abfinthii & t marifci, aã. Ɔ ij.
Extracti gratiolæ cum fpiritu vini pa-
rati,   ʒ ß.
Syrupi de rhamno cathartico q. f.
Fiat opiata f. a.

</td></tr>
</table>

R E M A R Q U E S.

On pulvérifera enfemble le féné & la rhubarbe ; d'une autre part , les réfines ; d'une autre part , les fels; on mêlera les poudres enfemble , & on les incorporera dans les conferves ; on y ajoûtera l'extrait de gratiole , on brouillera, & l'on battra exactement le tout enfemble, humectant le mélange avec ce qu'il faudra de fyrop de nerprun, pour lui donner une confiftance d'opiat ; on le gardera dans un pot.

Il eft purgatif , il évacue les férofités par le ventre & les urines, il eft propre pour les maladies de la rate & du mefentère, il léve les obftructions , il excite les mois aux femmes ; on en prend de deux en deux jours deux dragmes buvant par-deffus un bouillon de viande.   *Vertus.* *Dofe.*

Cette préparation, que j'ai tirée de la Pharmacopée de Touloufe,eft comme beaucoup d'autres improprement appellée *opiat*, puifqu'il n'y entre point d'opium ; fes principaux purgatifs font la rhubarbe , le féné , les réfines de jalap & de fcammonée , & l'extrait de gratiole.

Chaque dofe de l'opiat hydragogue fpécifique contient de rhubarbe & de féné, de chacun fix grains , des réfines de jalap & de fcammonée, de chacun trois grains, de l'extrait de gratiole, un grain & demi.   *Purg. de la compoation, & ce qu'il en entre fur chaque dofe.*

Le fyrop de nerprun eft aufli purgatif; mais comme il n'en entre qu'environ un fcrupule fur chaque dofe, il ne peut pas produire un grand effet. Je fuppofe que les conferves, qu'on emploie ici , aient une confiftance raifonnable ; car fi elles étoient trop féches ou trop liquides , il faudroit y mettre plus ou moins de fyrop de nerprun.

Les fels d'abfinthe & de tamarifc fe préparent comme celui de chardon-benit que j'ai décrit dans mon *Livre de Chymie.*

Pour faire l'extrait du gratiole , comme on le demande ici , il faut tirer la teinture de l'herbe dans l'efprit-de-vin , la filtrer , & en faire évaporer l'humidité à une lente chaleur , l'extrait reftera au fond du vaiffeau ; mais quelque précaution qu'on prenne , on n'empêchera point que l'efprit de vin en s'évaporant, n'enléve avec foi beaucoup de purgatif du mixte ; mais je préférerois les feuilles de gratiole féchées & pulvérifées à fon extrait.   *Extrait de gratiole.*

Opiat Antinéphritique.   Opiata Antinephritica.

<table>
<tr><td>

♃ De la pierre de Judée , du fuccin , du bois de gaïac , des feuilles & des fleurs de verge d'or , aã.   ℥ iv.
De la racine de falfepareille , des baies de laurier & de geniévre , de la femence de grémil, aã.   ℥ iij.
Du fel de prunelle & de foufre, aã.   ʒ ß.
Du mercure doux ,   ʒ ij.
De la réfine de fcammonée & de jalap, aã. ʒ j.

</td><td>

♃ *Lapidis judaïci , fuccini , ligni guajaci, foliorum & florum virgæ aureæ , aã.*   ℥ iv.
Radicis falfaparillæ , baccarum lauri & juniperi , feminuis milii folis , aã. ℥ iij.

Salis prunellæ & fulphuris , aã.   ʒ ß.
Aquilæ albæ ,   ʒ ij.
Refinæ fcammonii & jalap, aã.   ʒ j.

</td></tr>
</table>

Pulvérifez & mêlez exactement toutes ces droguesdans un mortier avec les fuivantes.

℞ Du miel de Narbonne le plus pur, ℨ xvj.

De la pulpe de cafle récemment tirée, ℨ ix.

De la pulpe de tamarins ; de la térébenthine claire, aā. ℨ iv.

Des huiles de gaïac, de fuccin & de térében-thine, aā. ℨ ſ.

Faites-en un opiat f. a.

Pulverentur & exactè mifceantur in mortario cum fequentibus.

℞ Mellis Narbonenfis puri, ℨ xvj.

Pulpæ caffiæ recens extractæ, ℨ ix.

Pulpæ tamarindorum, terebinthinæ cla-ræ, aā. ℨ iv.

Olei guajaci, fuccini, terebentinæ, aā. ℨ ſ.

Fiat opiata f. a.

REMARQUES.

On pulvérifera & l'on broiera fubtilement enfemble la pierre Judaïque, & le fublimé doux ; d'une autre part, on mettra en poudre enfemble le gaïac, la falfe-pareille, la verge d'or, les baies & les femences ; d'une autre part, les fels ; d'une autre part, les refines. On mêlera exactement toutes ces poudres, & on les incor-porera dans un mortier avec le miel, les pulpes, la térébenthine & les huiles, pour faire un opiat qu'on gardera au befoin.

Vertus. Il eſt fort apéritif, & il purge doucement, on en ufe pour prévenir la néphrétique, pour atténuer & divifer la pierre du rein & de la veffie, pour les rhumatifmes, pour la paralyfie naiffante : La dofe en eſt depuis une dragme

Dofe. jufqu'à deux.

Cette recette m'a été communiquée par des particuliers qui en font un grand ufage, & qu'ils tiennent comme un fecret, je ne l'ai trouvée dans aucun Auteur. Elle eſt compofée d'ingrédients convenables à plufieurs maladies, peut être que tous les tempéraments ne s'en accommoderont pas à caufe des drogues un peu échauffantes qui y entrent ; mais on peut dire qu'en général, cet opiat a produit de bons effets.

Électuaire de Baies de Laurier,
de Rhafis.

Electuarium de Baccis Lauri,
Rhafis.

℞ Des baies de laurier & des fleurs de rue féches, aā. ℥ x.

Des gommes de fagapénum & opopanax, aā. ℥ ſ.

℞ Des femences d'ammi, de cumin, de nielle Romaine, de livéche, de carvi, de daucus de Créte ; de l'acorus vrai, de l'origan, des aman-des amères pelées, du poivre noir, & long, de la menthe & du caftoréum, aā. ℥ ij.

Du meilleur miel écumé, ℥ xx.

Mêlez le tout, & faites-en un électuaire f. a.

Baccarum lauri, foliorum rutæ ficcor. aā. ℥ x.

Sagapeni, opopanacis, aā. ℥ ſ.

Seminum ameos cumini, nigellæ Ro-manæ, liguftici, carvi, dauci Cretici ; acori veri, origani, amygdalarum amara-rum excorticat. piperis nigri & longi, menthaftri, caftorei, aā. ℥ ij.

Mellis optimi defpumati, ℥ xx,

Mifce, fiat electuarium f. a.

REMARQUES

On pulvérifera enfemble tous les ingrédients ; car les gommes étant abforbées par les autres drogues, pafferont avec elles. On écumera le miel, & on le fera cuire en confiftance d'électuaire mou, puis l'ayant retiré du feu & laiffé refroidir à demi, l'on y incorporera exactement les poudres avec un biftortier, pour en faire un électuaire qu'on gardera dans un pot bien bouché.

Vertus. Il eſt propre pour la colique venteufe, pour la difficulté d'uriner, pour les paffions hyftériques, pour exciter les mois aux femmes : La dofe en eſt depuis

Dofe. un fcrupule jufqu'à une dragme.

La

La grande quantité des ingrédients huileux, qui entrent dans cette description, engraissent trop la poudre, & empêchent une liaison exacte dans la composition. Je serois d'avis qu'on retranchât les amandes amères, les semences de nielle Romaine & de Livêche.

Confection Contre les Vers.

℞ De la semence contre les vers, ℥ j.
De la rhubarbe choisie & du mercure doux, aā. ℥ ß.
Du syrop de suc de pourpier cuit en consistance d'électuaire mou, ℔ ß.
Mêlez le tout, & faites-en un opiat ou une confection.

Confectio Adversus Lumbricos.

℞ Seminis contra vermes, ℥ j.
Rhei electi, aquilæ albæ, aā. ℥ ß.
Syrupi de succo portulacæ in electuarii mollis consistentiam cocti, ℔ ß.
Misce, fiat opiata seu confectio.

REMARQUES.

On pulvérisera ensemble le *semen contra* & la rhubarbe ; d'une autre part, le sublimé doux ; on mêlera les poudres, & on les incorporera dans le syrop de pourpier qu'on aura fait cuire en consistance de miel, pour en faire une confection qu'on gardera au besoin dans un pot de faïance ou de verre, & non dans un vaisseau de métal, à cause du mercure qui pourroit s'y altérer.

Elle est propre pour tuer les vers & pour les évacuer doucement, elle empêche aussi leur génération : La dose en est depuis un scrupule jusqu'à deux dragmes.

Vertus.
Dose.

Un scrupule de cette confection contient de *semen contra* trois grains, de rhubarbe & de sublimé doux, de chacun un grain & demi.

Ɔ j.

Demi-dragme de la confection contient de *semen contra* quatre grains & demi, de rhubarbe & de sublimé doux, de chacun deux grains & le quart d'un grain.

℥ ß.

Deux scrupules de la confection contiennent de *semen contra* six grains, de rhubarbe & de sublimé doux, de chacun trois grains.

Ɔ ij.

Une dragme de la confection contient de *semen contra* neuf grains, de rhubarbe & de sublimé doux, de chacun quatre grains & demi.

℥ j.

Quatre scrupules de la confection contiennent de *semen contra* demi-scrupule, de rhubarbe & de sublimé doux, de chacun six grains.

Ɔ iv.

Une dragme & demie de la confection contient de *semen contra* treize grains & demi, de rhubarbe & de sublimé doux, de chacun six grains & les trois quarts d'un grain.

℥ j. ß.

Deux dragmes de la confection contiennent de *semen contra* dix-huit grains, de rhubarbe & de sublimé doux, de chacun neuf grains.

℥ ij.

Cette confection doit toûjours être donnée en bols & jamais en potion, de peur que le sublimé, qui est pesant, ne demeure dans les dents & ne les ébranle.

Électuaire de Satyrium.

℞ Des racines de satyrium bien nourries & ramollies par la cuisson dans l'eau de fleurs d'oranges, ℥ iv.
De la racine de chardon roland confite, des pistaches mondées, de la confection alkermes avec l'ambre & le musc, aā. ℥ ij.

Electuarium de Satyrio.

℞ Radicum satyrii succulentarum in aquâ naphæ ad mollitiem coctarum, ℥ iv.
Radicis eryngii conditæ, pistaciorum mundatorum, confectionis alkermes cum ambrâ & moscho, aā. ℥ ij.

Tome II.

L

De la noix mufcade confite & du gingembre confit, aã. ʒ j.	*Nucis mofchatæ condita , ʒingiberis conditi, aã.* ʒ j.
Des reins de fcinc, du priape & des tefticules de cerf & de la poudre de vipères, aã. ʒ vj.	*Renum fcincorum , priapi & tefticulorum cervi , pulveris viperini, aã.* ʒ vj.
Des femences de roquette & de frêne ; du poivre long , du petit cardamome & de l'ambre gris, aã. ʒ j. ß.	*Seminum erucæ , fraxini; piperis longi, cardamomi minoris , ambræ grifeæ , aã.* ʒ j. ß.
Du mufc oriental , ʒ ß.	*Mofchi orientalis ,* ʒ ß.
Des huiles de cannelle & de girofles , aã. gutt. vj.	*Oleorum cinnamomi & caryophyllorum, aã.* gutt. vj.
Faites-en un électuaire f. a. avec le fyrop d'œillets.	*Cum fyrupo florum tunicæ fiat electuarium f. a.*

R E M A R Q U E S.

Cet électuaire eft décrit différemment dans les Difpenfaires. Je rapporte la defcription qui m'a paru la meilleure, je l'ai tirée de la Pharmacopée Royale.

On fera fécher à la cheminée les reins de fcinc marin avec le priape & les tefticules de cerf ; on les coupera par petits morceaux , & on les pulvérifera avec les femences, le poivre & le cardamome ; d'une autre part , on pulvérifera enfemble l'ambre gris & le mufc dans un mortier , dans le fond duquel on aura jetté quelques gouttes d'huile de girofles ; on mêlera les poudres avec celle de vipère.

On choifira les racines de fatyrium les mieux nourries , & après les avoir nettoyées, on les mettra cuire dans de l'eau de fleurs d'oranges jufqu'à ce qu'elles foient mollettes , on les retirera de l'eau , on les pilera dans un mortier de marbre avec la racine de chardon Roland confite , les piftaches mondées , les mufcades & le gingembre confits , jufqu'à ce que le tout foit en pâte ; on paffera la matiére par un tamis de crin renverfé pour en avoir la pulpe, on la mettra dans le mortier de marbre; on y mêlera exactement la confection alkermes complette, les poudres & ce qu'il faudra de fyrop d'œillets cuit en confiftance de miel, pour faire un opiat ou électuaire qu'on gardera dans un pot bien bouché.

Vertus. Dofe.
Il réveille & émeut les efprits, il excite la femence, il rétablit les forces abattues : La dofe en eft depuis demi-dragme jufqu'à deux.

L'eau de fleurs d'oranges, dans laquelle on fait bouillir & cuire les racines de fatyrium, ne leur communique guère plus de vertu que feroit de l'eau commune , parce que fon odeur , en quoi confifte fa qualité, fe détruit en bouillant.

Cette coction emporte auffi beaucoup de principes actifs des racines ; car il s'en diffout confidérablement dans l'eau, & l'on peut dire que la racine cuite , qu'on emploie, eft privée de ce qu'elle avoit de meilleur & de plus effentiel. Je voudrois donc, pour remédier à cet inconvénient, qu'on fe contentât de faire cuire ces racines dans les cendres pour les piler enfuite, comme il a été dit, ou bien qu'on les employât crues , après les avoir rapées & réduites en pâte, comme l'on rape beaucoup d'autres racines, ou bien qu'on les fît fécher & qu'on les pulvérifât pour les mêler enfuite dans la compofition.

Les racines de chardon Roland confites ne me paroiffent pas avoir grande vertu, je voudrois les retrancher, & en leur place augmenter de deux onces les racines de fatyrium.

Je trouve qu'on demande trop d'ambre gris dans cette defcription ; cette drogue excite par fois des vapeurs aux hommes comme aux femmes , quand on la donne en trop grande quantité. Je ferois d'avis qu'on en retranchât le tiers au moins.

Confection Anacardine , de Méfué.

℞ Des anacardes , de la racines de coftus, du fucre blanc , du bafilic aquatique & des baies de laurier, aā.   ʒ vj.
  De la racine de fouchet ,   ʒ ß.
  Du caftoréum , du poivre noir & long , des myrobolans chébules , embliques , bollériques & Indiques , aā.   ʒ ij.
  Du beurre frais & du miel écumé, aā. ʒ v. ß.

Faites-en une confection f. a.

Confectio Anacardina , Mefue.

℞ *Anacardii , radicis cofti , facchari albi , ocymi aquatici , baccarum. lauri,* aā.   ʒ vj.
  Radicis cyperi,   ʒ ß.
  Caftorei , piperis nigri & longi , myrobalanorum chebulorum , emblicorum , bellericorum , Indorum, aā.   ʒ ij.
  Butyri vaccini & mellis defpumati, aā.   ʒ v. ß.
  Fiat confectio f. a.

On pulvérifera le fucre à part & les autres ingrédients enfemble ; on mêlera les poudres dans le miel cuit en confiftance d'opiat, & le beurre frais fondu , pour faire une confection qu'on gardera au befoin.

Elle eft propre pour la colique venteufe , elle calme les vapeurs , elle excite les mois aux femmes , elle purifie le fang & elle fortifie le cerveau : La dofe en eft depuis un fcrupule jufqu'à quatre.

Avicenne eft l'Inventeur de cette compofition , Méfué l'a prife de lui, & il y a ajoûté les myrobolans chébules ; elle ne peut être gardée long-temps, à caufe du beurre , car il la fait rancir.

Je trouve plufieurs chofes à réformer dans cette confection : Premiérement, on y fait entrer trop peu d'anacardes ; car puifqu'elle prend fon nom de ces fruits , elle doit auffi être bien empreinte de leur vertu : En fecond lieu, fix dragmes de fucre me paroiffent bien inutiles dans environ une livre & demie de compofition , il en faut davantage ou point du tout : En troifiéme lieu, comme les quatre efpéce de myrobolans n'ont pas plus de vertu qu'une feule efpéce, on peut abréger la defcription en y employant feulement les myrobolans Indiens au poids de tous les autres : En quatriéme lieu, le beurre ne s'accommode guère bien avec une confection, & l'on peut appeller ce mélange à jufte titre , un galimathias. Je voudrois le retrancher & mettre en fa place du fucre ou du miel : Voici donc comme je ferois d'avis qu'on réformât cette confection.

Confection Anacardine , Réformée.

℞ D'anacardes ,   ʒ j. ß.
Des myrobolans Indiques ,   ʒ j.
Des racines de coftus & de fouchet long , des baies de laurier & de la femence de bafilic, aā.   ʒ vj.
  Du poivre long ,   ʒ ß.
  Du caftoréum ,   ʒ ij.
  Du fucre blanc & du miel écumé , aā.   ʒ ix.
Faites-en une confection f. a.

Confectio Anacardina , Reformata.

℞ *Anacardii,*   ʒ j. ß.
Myrobalanorum Indorum ,   ʒ j.
Radicum cofti & cyperi longi , baccarum lauri & feminis ocymi , aā.   ʒ vj.
  Piperis longi ,   ʒ ß.
  Caftorei ,   ʒ ij.
  Sacchari albi & mellis defpumati , aā.   ʒ ix.
  Fiat confectio f. a.

Vertus.
Dofe.

Confection Thériacale ,
de Mynficht.

Confectio Theriacalis ,
A. Mynficht.

℞ Des racines de tormentille , de diɗame
blanc & du camphre, aā.   ℥ ij.
De la corne de cerf & de l'ongle d'élan ,
aā.   ℥ j. ß.
Du fuccin blanc préparé , du bol rouge préparé , des hyacinthes préparés , des émeraudes
préparés , aā.   ℥ j.
Du fel d'abfinthe , de fcordium , & de chardon
bénit , aā.   ℥ ß.
Des magiftères de perles & de corail , aā. Ɔ j.
Pulvérifez ces ingrédients très-fubtilement ,
mêlez-les enfemble & les arrofez de temps en
temps avec l'efprit de geniévre dans lequel les
racines de pétafite & de gingembre , & les feuilles de véronique auront infufées. Après cela
ajoûtez-y
De la thériaque d'Andromaque & du mithridat
de Damocrates , aā.   ℥ ij.
Des extraits de racines d'aunée & d'angélique ,
aā.   ℥ ß.
Des fucs épaiffis de fumeterre & de baies d'iéble , aā.   ℥ iij.
Des fleurs de foufre ,   ℥ ij.
Des huiles diftillées de rue , de zédoaire , de
cannelle , de myrrhe , de girofles , de citron
rectifiée , aā.   Ɔ ß.
Mêlez le tout , & faites-en un électuaire avec
le rob de baies de fureau.

℞ *Radicis tormentillæ & diɗamni*
albi , camphoræ , aā.   ℥ ij.
Cornu cervi & ungulæ alcis , aā. ℥ j. ß.

Succini albi præparati , boli rubri præ-
parati , hyacinthorum præparatorum, fma-
ragdorum præparat. aā.   ℥ j.
Salis abfinthii , fcordii , cardui bene-
diɗi , aā.   ℥ ß.
Magifterii perlarum & corallorum rub.
aā.   Ɔ j.
Pulverentur fubtiliffimè , commifcean-
tur , & afpergantur aliquoties fpiritu ju-
niperi in quo radic. petafit. ʒingiber.& her-
bæ veronicæ maduerint : pofteà adde

Theriacæ Andromachi , mithridati Da-
mocratis , aā.   ℥ ij.
Extraɗi radicis enulæ campanæ & an-
gelicæ , aā.   ℥ ß.
Succorum infpiffatorum fumariæ &
baccarum ebuli , aā.   ℥ iij.
Florum fulphuris ,   ℥ ij.
Oleor. ftillatitior. rutæ hortenfis, ʒedoa-
riæ, cinnamomi, myrrhæ, caryophyllorum ,
citri reɗificati , aā.   Ɔ ß.
Mifce , & cum rob baccarum fambuci
fiat eleɗuarium.

R E M A R Q U E S.

On pulvérifera enfemble les racines , les cornes de cerf & d'élan rapées ; on
mêlera la poudre avec les hyacinthes , les éméraudes , le bol , le fuccin préparés ;
le camphre , les fels & les magiftères , on mettra cependant infufer dans deux
onces d'efprit de geniévre pendant douze heures , en un matras bien bouché , des
racines de pétafite & de gingembre concaffées de chacun une dragme , des
feuilles de véronique deux pincées : on coulera enfuite l'infufion & l'on en arrofera
les poudres jufqu'à les mettre en pâte ; on y mêlera les fucs qu'on aura auparavant
fait épaiffir fur un petit feu en confiftance de miel , les extraits , la thériaque , le
mithridat , les fleurs de foufre , les huiles & ce qu'il faudra de rob ou d'extrait de
baies noires de fureau , pour faire un électuaire qu'on gardera dans un pot bien
bouché.

On lui attribue les mêmes qualités qu'à la thériaque.

Vertus.   Il eft propre pour l'épilepfie : La dofe en eft depuis un fcrupule jufqu'à une
Dofe.   dragme.

Le bol , les pierres précieufes , les magiftères font des matiéres terreftres qui me
paroiffent inutiles dans cette compofition.

Au lieu des extraits de racines d'angélique & d'aunée , je voudrois employer les racines en fubftance fimplement féchées & pulvérifées ; car en tirant

l'extrait de ces végétaux, on détruit beaucoup de leur vertu, comme je l'ai montré ailleurs.

Les huiles de myrrhe & de cannelle font décrites dans mon *Traité de Chymie*; les autres essences se tirent comme celle de cannelle.

Pour faire le rob de grains de fureau, il faut cueillir les baies quand elles font mûres, les piler & en exprimer le suc qu'on fera évaporer sur le feu jusqu'à consistance de miel.

<table>
<tr><td>

Électuaire de Saffafras.

℞ Du bois de faffafras le plus odorant, ℥ ij.
Faites-le bouillir dans ℔ iij. d'eau commune jufqu'à la diminution du tiers. Ajoûtez-y fur la fin
De la cannelle concaffée, ℥ ß.
Après cela faites cuire la colature avec ℔ ij. de fucre blanc en confiftance d'un fyrop épais, & jettez par deffus
De poudre de cannelle très-fine, ʒ j.
De noix mufcade, Э ß.
De l'ambre gris, gr. xxxij.
Du mufc, gr. iij.
Des feuilles d'or, N°. x.
D'efprit de vitriol, gutt. iv.
Faites-en un électuaire f. a.

</td><td>

Electuarium è Saffafras.

℞ Ligni faffafras odorantiffimi, ℥ ij.
Coque in aqua communis ℔ iij. ad tertiæ partis confumptionem addendo fub finem
Cinnamomi fracti, ℥ ß.
Colatura cum facchari albi ℔ ij. coquatur in fyrupi craffioris confiftentiam, fuperinjiciendo
Pulveris cinnamomi, ʒ j.
Nucis mofchatæ, Э ß.
Ambræ grifeæ, gr. xxxij.
Mofchi, gr. iij.
Folia auri, N°. x,
Spiritús vitrioli, gutt. iv.
Fiat electuarium f. a.

</td></tr>
</table>

REMARQUES.

On pulvérifera enfemble la cannelle & la mufcade; d'une autre part, l'ambre & le mufc mêlés avec un peu de fucre candi, pour en faciliter la pulvérifation; on mêlera les poudres.

On mettra bouillir à petit feu le faffafras rapé dans trois livres d'eau commune, & fur la fin de la cuite, l'on y jettera la cannelle concaffée. On laiffera refroidir la décoction avec les drogues jufqu'en confiftance d'opiat; on le retirera alors de deffus le feu, on le laiffera refroidir prefque tout-à-fait, puis l'on y mêlera les poudres, l'efprit de vitriol qu'on aura auparavant délayé dans un peu d'eau, afin qu'il s'étende bien dans la compofition, & enfin les feuilles d'or : On gardera cet électuaire dans un pot bien bouché.

Il eft propre pour réfifter à la malignité des humeurs, pour exciter la fueur, pour fortifier le cerveau, l'eftomac & le cœur, pour aiguifer la vûe, pour aider la coction des aliments: La dofe en eft depuis demi-dragme jufqu'à deux.   *Vertus.* *Dofe.*

Il vaudroit mieux employer le faffafras en poudre dans cet électuaire qu'en décoction, parce qu'en bouillant il perd fes parties volatiles, dans lefquelles confifte fa vertu. Il en arrive de même à la cannelle, quoi qu'on ne la mette que fur la fin dans la décoction; car pendant la cuite du fyrop, la partie effentielle s'évapore.

Les feuilles d'or font inutiles ici, fi ce n'eft pour l'ornement.

L'efprit de vitriol ne peut pas y apporter d'utilité, au contraire étant acide il fixe le volatil des autres ingrédients, & il rallentit en quelque façon leur effet : Je voudrois réformer cette électuaire en la maniére fuivante.

<table>
<tr><td>

Électuaire de Saffafras, Réformé.

℞ Du bois de faffafras très-odorant, ℥ ij.

</td><td>

Electuarium Saffafras, Reformatum.

℞ Ligni faffafras odorantiffimi, ℥ ij.

</td></tr>
</table>

De la cannelle,	ʒ iij.	Cinnamomi,	ʒ iij.
De l'ambre gris,	ʒ ß.	Ambræ griseæ,	ʒ ß.
Du macis,	Ɔ j.	Macis,	Ɔ j.
Du musc,	gr. iij.	Moschi,	gr. iij.
Du sucre blanc dissout & cuit dans l'eau de fenouil,	℔ j. ß.	Sacchari albi in aquâ fæniculi dissolut & cocti,	℔ j. ß.
Faites-en un électuaire s. a.		Fiat electuarium s. a.	

<table><tr><td>

Electuaire Micleta,
de Nic. Alex.

♃ Des cinq myrobolans, aã.   ʒ v.
Pulvérisez-les, & faites-les rôtir très-légérement, puis
♃ Des semences de cresson, d'anis, de cumin, de carvi, de fenouil & d'ammi, aã. ʒ iij.
Concassez-les, puis les arrosez d'un peu de vinaigre, & les faites sécher; ensuite
♃ De l'ivoire brûlé, des balaustes, du sumach, du mastic & de la gomme Arabique, aã.   ʒ ij. ß.
Toutes ces drogues étant pulvérisées, vous les incorporerez avec quatre fois autant de syrop de myrte pour en faire un électuaire s. a.

</td><td>

Electuarium Micleta,
Nicolai Alexandrini.

♃ *Quinque myrobalanorum, aã.* ʒ v.
In pulverem redigantur & leviter torresiant, deindè
♃ *Seminis nasturtii, anisi, cumini carvi, fæniculi & ammeos, aã.*   ʒ iij.
Terantur, pauco aceto irrorentur & siccentur; tunc
♃ *Spodii, balaustiorum, sumach, mastiches, gummi Arabici, aã.* ʒ ij. ß.

Pulverata omnia quadruplo syrupi myrtini pondere excipiantur & fiat electuarium s. a.

</td></tr></table>

REMARQUES.

On pulvérisera les myrobolans, & on les torréfiera un peu sur une poële de fer pour les rendre plus astringents; on concassera bien les semences, on les arrosera d'un peu de vinaigre, & on les fera sécher; on les pulvérisera ensuite subtilement avec les balaustes & le sumach; d'une autre part, on mettra en poudre le spode ou ivoire brûlé; d'une autre part, le mastic & la gomme arabique. On mêlera les poudres dans deux livres deux onces de syrop de myrte cuit en consistance d'opiat & à demi refroidi, pour faire un électuaire qu'on gardera au besoin.

Vertus.
Dose.
Il est fort astringent & propre pour arrêter les flux de sang, d'hémorrhoïdes, de menstruës, le crachement de sang, les gonorrhées, le vomissement : La dose en est depuis demi dragme jusqu'à deux.

Micleta signifie reméde propre à arrêter le flux de sang & d'hemorrhoïdes.
Les semences, qui entrent dans cette composition, me semblent inutiles.

<table><tr><td>

Electuaire d'Acorus, de Mésué.

♃ Des racines d'*acorus* vrai, de chardon roland; des pignons, aã.   ʒ iv. ß.
Du poivre noir,   ʒ ß.
Du poivre long, du girofle, du gingembre, des roses rouges & du macis, aã.   ʒ ij.
De la noix muscade, du petit galanga & du cardamome, aã.   ʒ j. ß.
Du miel écumé,   ℔ ij. ß.
Faites-en un électuaire s. a.

</td><td>

Electuarium Diacorum, Mesue.

♃ *Radicum acori veri, eryngii, pineorum, aã.*   ʒ iv. ß.
Piperis nigri,   ʒ ß.
   Longi, caryophylorum, zingiberis, rosarum rubrarum, macis, aã. ʒ ij.
Nucis moschatæ, galangæ minoris, cardamomi, aã.   ʒ j. ß.
Mellis despumati,   ℔ ij. ß.
Fiat electuarium s. a.

</td></tr></table>

On pulvérisera enfemble les racines *d'acorus*, de gingembre, de galanga, le cardamome, la mufcade, le macis, les rofes, les girofles & les poivres : On fera bouilli la racine de chardon Roland jufqu'à ce qu'elle foit molle ; on la pilera dans un mortier de marbre avec les pignons mondés, & l'on en tirera la pulpe : on fera cuire le miel dans la décoction de la racine de Chardon Roland jufqu'à confiftance d'opiat ; on y mêlera la pulpe & les poudres pour faire du tout un électuaire qu'on gardera au befoin.

Il eft propre pour raréfier la pituite vifqueufe, il fortifie le cerveau, l'eftomac & les nerfs ; il reveille les efprits, il appaife la douleur de tête, il excite la femence : La dofe en eft depuis demi dragme jufqu'à deux.

Vertus.
Dofe.

Électuaire de Puiffance.	Electuarium Magnanimitatis.

℞ De l'électuaire de fatyrium, ℥ j.ß.
Des piftaches mondées & des pignons mondés, aā. ℥ ß.
De l'électuaire d'acorus, ℥ iii.
De la chair de fcins marins, de la noix mufcade, de la racine de fatyrium féche, de la poudre des trois poivres, de la poudre des efpéces de la confection anacardine, aā. ℥ ij.
Du priape de taureau & de cerf, & des tefticules de cheval, aā. ℥ j. ß.
Du borax de Venife, du petit cardamome, des femences de roquette, d'ortie & de panais, aā. ℥ ß.
Du mufc, gr. v.
De l'ambre gris. gr. iij.
Du miel anthofat cuit en confiftance d'opiat, ℥ x.
Faites-en un électuaire f. a.

℞ *Electuarii diafatyrionis,* ℥ j. ß.
Piftaciorum mundatorum, pinearum mundatarum, aā. ℥ ß.
Electuarii diacori, ℥ iij.
Carnis fcincorum, nucis mofchatæ, radicis fatyrionis ficca, pulveris trium piperum pulveris fpecierum confectionis anacardinæ, aā. ℥ ij.
Priapi tauri, cervi, tefticulorum equi, aā. ℥ j. ß.
Boracis Venetæ, cardamomi minoris, feminis erucæ, urticæ paftinacæ, aā. ℥ ß.
Mofchi, gr. v.
Ambra grifeæ, gr. iij.
Mellis anthofati ad confiftentiam opiatæ cocti, ℥ x.
Fiat electuarium f. a.

REMARQUES.

On pulvérifera enfemble les fcins, la mufcade, la racine de fatyrion, les priapes de cerf & de taureau, les tefticules de cheval, le cardamome & les femences ; d'une autre part, le borax, le mufc & l'ambre gris ; on mêlera les poudres avec celles des trois poivres & de la confection anacardine. On pilera enfemble dans un mortier de marbre, les pignons & les piftaches mondés jufqu'à ce qu'ils foient bien en pâte ; on y mêlera un peu de miel anthofat, & on les paffera par un tamis renverfé : on fera cuire le miel anthofat jufqu'à confiftance d'électuaire mou ; on y mêlera exactement hors du feu, les pulpes, le *diafatyrium*, le *diacorum* & les poudres, pour faire du tout un électuaire qu'on gardera dans un pot bien bouché.

Il fortifie les nerfs, il récrée le cerveau, le cœur & l'eftomac, il excite la femence : la dofe en eft depuis demi-dragme jufqu'à une dragme & demie.

Vertus.
Dofe.

Le nom de cet électuaire lui a été donné à raifon de fes vertus par lefquelles il fubtilife & exalte les efprits animaux, pour les rendre capables de produire un grand effet.

Électuaire de Vie, d'Arnaud *de Villeneuve.*	Electuarium Vitæ, Arnoldi de Villanovâ.

℞ Des raifins fecs, ℔ j.
De la régliffe rapée, ℥ ß.

℞ *Uvarum paffarum,* ℔ j.
Glycyrrhizæ rafæ, ℥ ß.

Faites-les cuire dans ſ. q. d'eau commune, coulez la décoction & l'exprimez ; enſuite faites bouillir dans cette décoction	Coquantur in aquæ communis q. ſ. colentur & exprimantur ; in colatura de coque
Des cinq myrobolans, aā. ʒ j.	Corticum quinque myrobalanorum, aā, ʒ j.
Puis dans l'expreſſion de cette ſeconde décoction, faites cuire	In expreſſione coque.
Du ſucre blanc, ℔ ß.	Sacchari albi, ℔ ß.
En dernier lieu, ajoûtez-y	Ultimò adde
Des poudres de cannelle choiſie, de girofles, de galanga & de noix muſcade, aā. ʒ j.	Pulverum cinnamomi electi, caryophyllorum, galangæ, nucis moſchatæ, aā. ʒ j.
Des ſemences d'anis & de fenouil, aā. ʒ ß.	Seminis aniſi, fœniculi, aā. ʒ ß.
Mêlez le tout, & faites-en un électuaire ſ. a.	Miſceantur ut artis eſt, & fiat electuarium.

R E M A R Q U E S.

On fera bouillir les raiſins mondés dans cinq ou ſix livres d'eau pendant demi-heure, on y mettra la régliſſe ratiſſée & concaſſée : On laiſſera refroidir à demi la décoction, & on la coulera avec forte expreſſion ; on y mettra bouillir légérement les myrobolans ſéparés de leurs noyaux & concaſſés ; on coulera la décoction, & l'on y fera cuire le ſucre juſqu'à conſiſtance de miel, on le retirera de deſſus le feu, on le laiſſera refroidir à demi, puis on y mêlera exactement les poudres pour faire un électuaire qu'on gardera dans un pot bien bouché.

Vertus.   Il fortifie l'eſtomac & le cerveau, il excite l'appétit, il réveille les eſprits : La
Doſe.   doſe en eſt depuis demi-dragme juſqu'à une dragme & demie.

Confection Céphalique, de Mynſicht.	Confectio Cephalica A. Mynſicht.
℞ De la poudre de lune de Mynſicht, ʒ j. ß.	℞ Pulveris dialunæ A. Mynſicht, ʒ j. ß.
De la racine de dictame blanc & de la ſemence de citron mondée, aā. ʒ ß.	Radicis dictamni albi, ſeminis citri mundati, aā. ʒ ß.
Des grains de kermès, de la ſemence d'oſeille & de l'extrait de muguet, aā. ʒ ij.	Granorum kermes, ſeminis acetoſæ, extracti lilii convallium, aā. ʒ ij.
Des émeraudes préparés, du ſel de crâne humain & du ſuccin blanc préparé, aā. ʒ j. ß.	Smaragdorum præparator. ſalis cranii humani, ſuccini albi præparati, aā. ʒ j ß.
Du magiſtère de perles & de corail rouge, aā. Ɔ iv.	Magiſterii margaritarum & coralli rubri, aā. Ɔ iv.
Du ſafran, du petit galanga & des cubébes, aā. ʒ j.	Croci, galangæ minoris, cubebarum, aā. ʒ j.
De l'os de cœur de cerf & des hyacinthes préparés, aā. Ɔ ij.	Oſſis de corde cervi, hyacinthorum præparat. aā. Ɔ ij.
Des conſerves de fleurs de pivoine vitriolées & de fleurs de romarin, aā. ʒ j.	Conſervæ florum pæoniæ vitriolatæ, anthos, aā. ʒ j.
Du ſucre candi blanc diſſout dans l'eau apoplectique, & du ſyrop de jus de citron aigre, aā. ʒ viij.	Sacchari candi albi in aquâ apoplecticâ diſſoluti, ſyrupi acetoſitatis citri, aā. ʒ viij.
Mêlez le tout, & faites-en un électuaire ſ. a.	Miſce, fiat electuarium ſ. a.

R E M A R Q U E S.

On pulvériſera enſemble les racines, les ſemences, l'os de cœur de cerf, le ſafran, les cubébes, le kermès on mêlera la poudre avec les hyacinthes, le ſuccin, le émeraudes préparées, le ſel de crâne humain, les magiſtères & la poudre *dialunæ* ; on arroſera la conſerve de fleurs de pivoine, de quelques gouttes d'eſprit de vitriol ; on la battra avec la conſerve de fleurs de romarin dans un mortier de marbre

bre, on y ajoûtera un peu de syrop de limons pour faire une pâte liquide qu'on passera par un tamis de crin découvert pour en tirer la pulpe ; on dissoudra le sucre candi blanc dans environ quatre onces d'eau apoplectique d'*A. Mynsicht* sur un petit feu ; on mêlera la dissolution avec le syrop de citron qu'on aura fait cuire dans un plat de terre vernissé en consistance d'électuaire liquide ; on y délaiera l'extrait de lis de vallées & les pulpes ; & lorsque le tout sera refroidi, l'on y incorporera les poudres pour en faire une confection qu'on gardera dans un pot bien bouché.

Elle est propre pour toutes les maladies du cerveau, elle le réjouit & le fortifie : La dose en est depuis demi-dragme jusqu'à une dragme.

L'extrait de lis des vallées se prépare comme les autres extraits communs des végétaux ; mais on ne peut point le tirer qu'on ne fasse évaporer ce qu'il y a de plus subtil & de plus essentiel dans la fleur ; c'est pourquoi je trouverois à propos qu'on lui substituât la conserve de lis des vallées, faite en la méthode ordinaire.

Le sel de crâne humain se tire comme celui de corne de cerf, qui est décrit dans mon *Livre de Chymie.*

On pourroit retrancher de cette description plusieurs ingrédients inutiles, comme les émeraudes, les hyacinthes & les magistères ; ces matiéres, qui sont terrestres, fixes & privées de principes actifs, ne peuvent en rien contribuer à rendre cette confection profitable dans les maladies pour lesquelles elle est destinée ; car il est besoin de parties volatiles qui s'exaltent au cerveau pour le fortifier ; ce qu'elles n'ont point.

Vertus. Dose.

Électuaire Alexipharmaque de P. de l'Espine F. F.

℞ Des racines de dictame blanc, d'œillet & de souchet rond ; des fleurs de roses, des feuilles de rue, & du mastic, aā. ℥ j. ß.
Du spica nard, ℥ j.
Du cabaret, des baies de geniévre & de laurier, du bol d'Arménie & de la poudre préservative, aā. ʒ vj.
De la cannelle & du safran, aā. ℥ ß.
Du dictame de Créte & de l'iris de Florence, aā. ʒ iij.
Des trochisques d'agaric ; de la myrrhe, aā. ʒ ij.
Pulvérisez subtilement toutes ces drogues, & les criblez ; après cela,
℞ Des figues grasses, ℥ ix.
Des noix communes, ℥ iij.
Pilez-les ensemble, & après avoir ajoûté un peu de vin, passez-les par le tamis en consistance de pulpe ; ensuite
℞ Du meilleur sucre, ℔ ij. ℥ ix.
Du miel écumé, ℔ iij.
Cuisez-les ensemble dans une s. q. d'eau commune, en consistance d'électuaire, puis delayez-y la pulpe des figues & des noix ; ensuite,
℞ De la conserve de roses rouges liquide, ℔ j. ß.
De la thériaque d'Andromaque, ℥ ix.
Du suc d'absinthe épaissi, ℥ j. ß.

Tome I I.

Electuarium Alexipharmacum, Petri de Spinâ F. F.

℞ *Radicum dictamni, caryophyllati, cyperi rotundi ; florum rosarum, soliorum rutæ ; mastiches, aā.* ℥ j. ß.
Spicæ Indicæ, ℥ j.
Asari, baccarum juniperi & lauri, boli Armenæ, pulveris liberantis, aā. ʒ vj.
Cinnamomi, croci, aā. ℥ ß.
Dictamni Cretici, ireos Florentiæ, aā. ʒ iij.
Agarici trochiscati ; myrrhæ, aā. ʒ ij.
Contundantur subtilissimè & cribrentur, posteà
℞ *Ficuum pinguium,* ℥ ix.
Nucum jugland. ℥ iij.
Contundantur simul, additoque modico vini, trajiciantur per cribrum ad pultis consistentiam, deindè
Sacchari optimi, ℔ ij. ℥ ix.
Mellis despumati, ℔ iij.
Coquantur simul in aquæ communis q. s. ad electuarii consistentiam, tunc dilue pulpam ficuum & nucum ; posthac,
℞ *Conservæ rosarum rubrarum liquidæ,* ℔ j. ß.
Theriacæ Andromachi, ℥ ix.
Succi absinthii inspissati, ℥ j. ß.

M

Mêlez-y les poudres parfaitement, & ajoûtez-y sur la fin		Deindè misceantur pulveres perfectissimè; in fine adde	
De l'ambre gris ,	ʒ j.	Ambræ griseæ ,	ʒ j.
Du musc ,	℈ j.	Moschi ,	℈ j.
Faites-en un électuaire s. a.		Fiat electuarium s. a.	

R E M A R Q U E S.

On pulvérisera ensemble les racines, les feuilles , les fleurs , les baies , les trochisques d'agaric , la cannelle, le spica nard ; d'une autre part , la myrrhe ; d'une autre part , le mastic dans un mortier imbu de quelques gouttes d'eau ; d'une autre part , le bol ; on mêlera les ingrédients pulvérisés avec la poudre délivrante.

On pilera dans un mortier de marbre les noix séparées de leurs écailles, & les figues séches coupées par morceaux ; on y ajoûtera la quantité nécessaire de vin pour en faire une pâte liquide, qu'on passera par un tamis de crin renversé ; on mêlera ensemble dans une bassine le miel écumé & le sucre, on y ajoûtera un peu d'eau , on placera la bassine sur le feu , & l'on fera cuire le mélange en consistance d'électuaire liquide ; on y démêlera alors hors du feu les pulpes, le suc d'absinthe épaissi sur le feu en consistance d'extrait , la conserve de roses, la thériaque & les poudres.

Quand la confection sera froide, l'on y ajoûtera le musc & l'ambre qu'on aura pulvérisés subtilement avec un peu de sucre candi ; on fera un électuaire qu'on gardera dans un pot bien bouché.

Vertus
Dose.   Il est propre contre la peste , pour préserver du mauvais air , pour résister à la malignité des humeurs : La dose en est depuis un scrupule jusqu'à une dragme.

Je trouve plusieurs ingrédients inutiles dans cette description , comme le bol , les figues , l'agaric.

Pandaléon ou *Électuaire Pectoral.*	Pandaleon , seu Electuarium Pectorale.

♃ Des poudres *diaïreos* de Salomon ,	ʒ ij.	♃ *Pulverum diaïreos Salomonis ,*	ʒ ij.	
Diatragacanthi frigidi ,	℈ iv.	*Diatragac. frigidi* ,	℈ iv.	
Des trois santaux ,	℈ ii.	*Diatrion santalorum* ,	℈ ij.	
Du sucre blanc , cuit comme il faut dans l'eau de pas-d'âne ,	ʒ viij.	*Sacchari albi in aquâ tussilaginis, ut decet, cocti ,*	ʒ viij.	
Faites du tout un pandaléon , que vous mettrez dans un vaisseau , & le conserverez pour vous en servir au besoin.		*Fiat pandaleon quod in vase reponatur, & servetur ad usum.*		

R E M A R Q U E S.

On fera cuire huit onces de sucre dans quatre ou cinq onces d'eau de tussilage , à un feu modéré jusqu'à consistance de miel ou d'électuaire liquide , on le laissera refroidir presque tout à fait , puis on y mêlera exactement les poudres avec un bistortier , pour faire une espéce d'électuaire , ou de conserve qu'on gardera dans un pot de faïance.

Vertus,
Dose.   Il est propre pour l'oppression de poitrine , pour exciter le crachat , pour l'asthme , pour fortifier l'estomac, on s'en sert comme d'une conserve : La dose en est depuis une dragme jusqu'à trois ; on le laisse fondre & délayer doucement dans la bouche , afin qu'il puisse humecter insensiblement la poitrine.

Pandaleon est une composition pectorale, qu'on avoit mise en usage autrefois, du temps de Rondelet ; elle étoit composée d'ingrédients propres pour atténuer & donner une coction aux humeurs grossiéres & visqueuses contenues dans la poitrine, & à les rendre fluides pour être disposées à l'expectoration. La consistance de cette composition étoit semblable à celle d'une confiture que les Confiseurs appellent *Marmelade*.

<table>
<tr><td>

Autre Pandaléon.

♃ Des pignons mondés & pilés ,   ℥ ij.
Des pénides ,   ℥ j.
Du miel écumé & cuit, s. q.
Faites de ces ingrédients une pâte solide ou pandaléon.

</td><td>

Pandaleon Aliud.

♃ *Pinearum mundatarum & contusarum* ,   ℥ ij.
Penidiorum ,   ℥ j.
Mellis despumati & cocti q. s.
Fiat pasta solida , seu pandaleon.

</td></tr>
</table>

R E M A R Q U E S.

On choisira des pignons récemment séparés de leur coque osseuse & de leur pellicule, on les battra dans un mortier de marbre pour les réduire en pâte , on les mêlera avec les pénides ; on mettra écumer & cuire quatre onces de miel jusqu'à consistance d'electuaire solide , on y démêlera exactement avec un bistortier le mélange de pignons & de pénides, pour faire une espéce d'électuaire ou un pandaleon qu'on gardera dans un pot de faïance.

Il est pectoral , anodyn , propre pour adoucir les humeurs âcres qui tombent sur la poitrine, pour la toux séche , pour la phthisie : La dose en est depuis une dragme jusqu'à trois.   *Vertus.* *Dose.*

<table>
<tr><td>

Electuaire Pectoral.

♃ Des pignons ,   ℥ j.
Du suc de réglisse, des amandes douces , & des avelines , aā.   ℥ ß.
De l'hyssope , des capillaires , de la semence d'ortie , des racines d'iris & d'aristoloche ronde , aā.   ℥ j. ß.
De la racine d'aunée , du poivre noir , de la semence de cresson aquatique , aā.   ℥ ß.
Du miel écumé ,   ℔ j. ℥ ij.
Faites-en un électuaire s. a.

</td><td>

Electuarium Pectorale.

Pinearum ,   ℥ j.
Succi glycyrrhisæ , amygdalarum dulcium , avellanarum , aā.   ℥ ß.
Hyssopi , capillorum Veneris , seminis urticæ , radicis ireos & aristolochiæ rotundæ , aā.   ℥ j. ß.
Rad. enulæ campanæ , piperis nigri , seminis nasturtii , aā.   ℥ ß.
Mellis despumati ,   ℔ j. ℥ ij.
Fiat electuarium s. a.

</td></tr>
</table>

R E M A R Q U E S.

On pulvérisera ensemble les racines , les semences, les feuilles & le poivre ; on mondera les pignons, on pélera les amandes, on séparera les avelines de leurs coquilles , on battra le tout dans un mortier de marbre jusqu'à ce qu'il soit en pâte ; on y ajoûtera du suc de réglisse qu'on aura liquéfié sur un petit feu avec un peu d'eau d'hyssope, on passera la pâte par un tamis pour en tirer la pulpe ; on fera écumer & cuire le miel en consistance d'opiat, on y démêlera hors du feu les pulpes , puis les poudres , pour faire un électuaire qu'on gardera au besoin.

Il est propre pour exciter le crachat, pour déraciner les phlegmes attachées au poumon , à la poitrine & au diaphragme, pour aider à la respiration : La dose en est depuis un scrupule jusqu'à une dragme.   *Vertus.* *Dose.*

M ij

Electuaire d'Ail.   Electuarium de Allio.

℞ Des gousses d'ail ,   N°. viij.
Pilez-les avec un peu de miel , & ajoûtez-y ;
Du castoréum ,   ℈ iv.
Du blanc de baleine , des grains de geniévre,
des feuilles de pariétaire séches , aã.   ℈ ij.
Du mithridate ,   ʒ v.
De l'oxymel scillitic cuit en consistance d'o-
piat ,   ℥ iv.
Faites-en un électuaire s. a.

℞ *Digitos allii ,*   *N°. viij.*
Frixis & contusis cum melle , adde
Castorei ,   *℈ iv.*
Spermatis ceti , granorum juniperi ,
foliorum parietariæ siccator. aã.   *℈ ij.*
Mithridatii ,   *ʒ v.*
Oxymellis scillitici ad consistentiam
opiatæ cocti ,   *℥ iv.*
Fiat electuarium s. a.

REMARQUES.

On pulvérisera ensemble le castoréum , le geniévre & les feuilles de pariétaire séches, on mêlera la poudre avec le blanc de baleine ; on pilera dans un mortier de marbre huit gousses ou côtes d'ail coupées par petits morceaux, on y ajoûtera un peu de miel pour en faire une pâte liquide qu'on passera par un tamis renversé , on fera cuire l'oxymel en consistance d'opiat , on y démêlera hors du feu les pulpes , le mithridat & les poudres , pour en faire un électuaire qu'on gardera dans un pot bien bouché.

Vertus.
Dose.

Il est propre pour les coliques néphrétique & venteuse , il résiste à la malignité des humeurs , on s'en sert dans le temps de peste : La dose en est depuis un scrupule jusqu'à une dragme.

Electuaire Camphré ,
de Kegler.

Electuarium Camphoratum
Kegleri.

℞ Du camphre ,   ʒ j.
Du gingembre & des perles préparées, aã. ʒ ß.
Des racines de dictame blanc & de tormentille,
de la noix vomique , & de l'os de cœur de cerf,
aã.   ʒ ij.
De la thériaque d'Andromaque ,   ℥ iv.
Du sucre blanc cuit dans l'eau d'oseille ,   ℔ j.
Faites-en un électaire s. a.

℞ *Camphoræ ,*   *ʒ j.*
Zingiberis   margaritarum præparat.
aã.   *ʒ ß.*
Radicis dictamni albi & tormentillæ ,
nucis vomicæ , ossis de corde cervi, aã   *ʒ ij.*
Theriacæ Andromachi ,   *℥ iv.*
Sacchari albi in aquâ acetosæ cocti,   *℔ j.*
Fiat electuarium s. a.

REMARQUES.

On pulvérisera ensemble la noix vomique , après l'avoir rapée , l'os de cœur de cerf & les racines; d'une autre part , le camphre avec un peu d'esprit-de-vin ; on mêlera ces poudres avec les perles préparées ; on fera cuire le sucre dans de l'eau d'oseille , jusqu'à consistance d'opiat ; quand il sera presque refroidi l'on y démêlera la thériaque , & enfin les poudres , pour en faire un électuaire qu'on gardera dans un pot bien bouché.

Vertus.
Dose.

Il est sudorifique , hystérique , propre pour résister au venin & à la malignité des humeurs : La dose en est depuis une dragme jusqu'à six.

Je voudrois retrancher de cette composition la noix vomique , parce qu'elle se gonfle dans l'estomac & cause de l'oppression ; & les perles , parce que c'est une matiére terrestre qui ne peut produire aucun effet dans un reméde, dont l'action consiste dans des parties volatiles & spiritueuses.

Electuaire Préservatif.   Electuarium Liberans.

℞ De la poudre préservative ci-devant décrite ,   ℥ ß.

℞ *Pulveris liberantis anteà descripti ,*
                                               ℥ ß.

Du sucre blanc cuit dans l'eau de buglose, ℥ viij.

Mêlez-les , & en faites un électuaire f. a.

Sacchari albi in aquâ buglossi coëti ,
℥ viij.

Misce , fiat electuarium f. a.

REMARQUES.

On fera cuire huit onces de sucre blanc dans ce qu'il faudra d'eau de buglose jusqu'à consistance de syrop épais , on le retirera de dessus le feu , & quand il sera presque froid , on y démêlera la poudre pour en faire un électuaire ou confection.

Si l'on mêloit la poudre dans le syrop avant qu'il fût suffisamment refroidi , il y auroit à craindre que le camphre & plusieurs autres ingrédients aromatiques , qui y entrent , ne se dissipassent.

Cet électuaire est propre contre les fiévres malignes, contre la peste, pour résister au mauvais air, pour aider la transpiration, pour fortifier les parties nobles : la dose en est depuis demi-dragme jusqu'à deux dragmes.

Vertus.
Dose.

On peut réduire cette composition en tablettes ou en rotules , mettant le sucre en poudre , le mêlant avec la poudre & malaxant le mélange avec du mucilage de gomme adraganth tiré en eau de buglose.

Les tablettes ne doivent point être faites sur le feu , de peur que la chaleur ne fasse dissiper le camphre & les autres volatils.

Le nom de cet électuaire vient de son effet, parce qu'on prétend qu'il délivre de la peste.

Électuaire Létifiant.

Des myrobolans embliques , Nº. xxx.
Chébules , Nº. xx.
Pilez-les grossiérement , & faites-les cuire dans ℔ iij. d'eau jusqu'à la diminution du tiers ; exprimez la décoction , & ajoûtez à la colature
Du miel écumé , ℔ j.
Cuisez le tout ensemble en consistance d'opiat ; & enfin mêlez-y de la poudre létifiante ci-devant décrite , ℥ iv.
Faites-en un électuaire f. a.

Electuarium Lætificans.

♃ *Myrobalanos emblicos ,* Nº. xxx.
Chebulos , Nº. xx.
Conterantur crassè & coquantur in aquâ ℔ iij. *ad tertias , & exprimantur , colaturæ adde*
Mellis despumati , ℔ j.
Simul coquantur ad consistentiam opiatæ , postremò misce pulveris lætificantis anteà descripti , ℥ iv.
Fiat electuarium.

REMARQUES.

On mettra cuire les myrobolans concassés dans trois livres d'eau , à diminution du tiers ; on coulera la décoction avec expression, on y fera cuire le miel jusqu'à consistance d'opiat , puis quand il sera presque froid , on y mêlera la poudre pour faire un électuaire qu'on gardera dans un pot bien bouché.

Il prend son nom de son effet, car il réjouit le cœur, l'estomac & le cerveau, il répare les esprits dissipés : La dose en est depuis une dragme jusqu'à trois.

Vertus.
Dose.

Électuaire de Guidon ,
contre la Peste.

Electuarium Guidonis contra Pestem, seu Electuarium Papæ.

♃ Des grains de geniévre ; des racines de gentiane , de tormentille , de dictame blanc , d'aristoloche ronde & longue , aā. ʒ ij. ß.
Des feuilles d'œillets ou de chardon bénit ; du

♃ *Granorum juniperi , radicum gentianæ , tormentillæ, dictamni albi , aristolochiæ rotundæ & longæ , aā.* ʒ ij. ß.
Herbæ tunicæ vel cardui benedicti , ca-

girofle, du macis, de la noix muscade, du gingembre & de la zédoaire, aā.   ℈ ij.

Des feuilles de menthe crêpée, d'herbe du coq, de sauge, de rue, aā   ʒ j.

De la racine de doronique, des baies de laurier, du safran oriental ; des semences d'oseille, de citron, de basilic ; du bois d'aloès, des trois santaux, du mastic, de l'encens, du bol d'Arménie, de la terre Lemnienne, d'ivoire brûlé, de l'os de cœur de cerf, de la raclure d'ivoire, des perles préparées, du corail rouge préparé, des fragments de saphirs & d'émeraudes préparés, aā.   ʒ ß.

Du camphre,   ℈ j.

De la thériaque, des conserves de roses, de buglose & de nénuphar, aā.   ʒ j.

Du sucre blanc cuit dans les eaux distillées de roses & de scabieuse,   ℔ iij.

Faites-en un électuaire s. a.

ryophyllorum, macis, nucis moschatæ, zingiberis, zedoariæ, aā.   ℈ ij.

Foliorum menthæ crispæ, balsamitæ, salviæ, rutæ, aā.   ʒ j.

Radicis doronici, baccarum lauri, croci orientalis ; seminum acetosæ, citri, ocimi ; ligni aloës, trium santalorum, mastiches, thuris, boli Armenæ, terræ Lemniæ, spodii præparati, ossis de corde cervi, raturæ eboris, margaritarum præparatarum, coralii rubri præparati, fragmentorum saphiri, smaragdi præparati, aā.   ʒ ß.

Caphuræ,   ℈ j.

Theriacæ, conservarum rosarum, buglossi, nymphææ, aā.   ʒ j.

Sacchari optimi in aquis distillatis rosarum & scabiosæ cocti,   ℔ iij.

Fiat electuarium, ut artis est.

REMARQUES.

On pulvérisera ensemble les racines, les feuilles, les baies, les semences, les bois, l'ivoire, l'os de cœur de cerf, le macis, le girofle, la muscade, le mastic, l'encens & le safran ; d'une autre part, on mettra en poudre ensemble la terre sigillée, le bol & le camphre ; on mêlera les poudres avec les fragments précieux, le corail, le spode & les perles préparées, on passera les conserves par un tamis renversé, pour en faire une pulpe ; on fera cuire le sucre en consistance d'opiat, on y mêlera la pulpe, & quand le mélange sera presque refroidi, on y ajoûtera la thériaque & les poudres pour faire un électuaire qu'on gardera dans un pot bien bouché.

Vertus. Il est propre contre la peste & contre les autres maladies contagieuses : La dose **Dose.** en est depuis un scrupule jusqu'à une dragme.

On pourroit retrancher de cette description, le bol, la terre sigillée, le spode, les fragments, les perles & les coraux, comme des ingrédients purement terrestres, & qui ne peuvent produire aucun effet dans une composition, qui n'agit que par ses parties volatiles.

Electuaire d'Œuf, de l'Empereur Maximilien.

℞ Un œuf de poule frais pondu, puis en ayant tiré le blanc par la pointe, vous remplirez le vuide de safran oriental non pulvérisé, sans en tirer le jaune, & ensuite vous le boucherez avec une autre coquille, ensorte qu'il n'en puisse rien sortir : mettez-le après cela dans un petit pot de terre, que l'on placera derriére un fourneau où il y aura du feu, jusqu'à ce que toute la coquille de l'œuf devienne noire, & cependant prenez bien garde que le safran ne brûle.

Alors vous ferez sécher la matiére que vous aurez tiré de l'œuf, afin que l'on puisse la réduire en poudre très-subtile, y ajoûtant de la poudre de moutarde blanche autant pesant que toutes les autres drogues.

Electuarium de Ovo, Maximiliani Imperatoris.

℞ Ovum gallinæ recens, educto per apicem albumine, id quod vacuum est croco orientali non pulverisato imple, vitellum non auferendo : postea cum alio putamine iterùm occlude, ne quid transpiret, & lento igne vel post fornacem tamdiù assa in ollulâ, donec tota ovi testa nigrescere incipiat, diligenter cavendo ne crocus comburatur.

Exempta è testâ materia exsiccetur, ut in mortario exquisitissimè contundi & in pulverem redigi queat, adde pulveris sinapi albi quantùm prædicta omnia ponderant.

Des grains de geniévre ; du camphre ; des racines d'angélique, de pimprenelle & de zédoaire, aã.　　　℥ ß.

Des racines de dictame blanc & de tormentille, aã.　　　ʒ ij.

De la corne de cerf, de la myrrhe & de la noix vomique, aã.　　　ʒ j.

Mêlez tous ces ingrédients dans un mortier, & ajoûtez-y enfin de la thériaque autant que de tout le reste & une q. f. de syrop de limons.

Pilez le tout de nouveau & fortement pendant trois heures, & faites-en un électuaire f. a.

Granorum juniperi; camphoræ; radicum angelicæ, pimpinellæ, zedoariæ, aã.　℥ ß.

Rad. dictamni albi, tormentillæ, aã. ʒ ij.

Cornu cervi, myrrhæ, nucis vomicæ, aã.　　　ʒ j.

Misce omnia simul in mortario, & tandem adjice theriacæ ad pondus omnium, syrupi de limonibus q. ʃ

Iterùm pistillo fortiter contunde & commisce, per tres quasi integras horas agitando.

Fiat electuarium, ut artis est.

R E M A R Q U E S.

On aura un œuf frais, on fera un petit trou à un des bouts, & l'on en fera sortir la glaire appellée *le blanc* ; mais on y laissera le jaune ; on remplira le vuide de l'œuf, de safran entier ; on le couvrira d'une autre coquille d'œuf pour boucher le trou, ensorte que rien ne transpire ; on le mettra dans un petit pot de terre, ou pour mieux faire dans un creuset, qu'on placera derriére un fourneau où il y aura du feu, & on l'y laissera jusqu'à ce que la coquille de l'œuf commence à noircir, prenant garde sur-tout de faire rôtir ou brûler le safran par trop de chaleur ; on retirera ensuite l'œuf de dessus le feu, & l'ayant vuidé on fera sécher doucement la matiére & on la pulvérisera ; on pésera cette poudre, & l'on y mêlera un poids égal de semence de moutarde blanche, & les autres drogues qu'on aura réduites en poudre subtile ; on pésera encore toute la poudre, on la mettra dans un mortier de marbre, on l'incorporera avec un poids égal de thériaque, & ce qu'il faudra de syrop de limons pour faire un électuaire qu'on agitera fortement dans le mortier avec un pilon de bois pendant environ trois heures, puis on le mettra dans un pot qu'on bouchera bien pour le garder au besoin.

Il est principalement employé pour la peste, il résiste au venin, il pousse par la transpiration les mauvaises humeurs : La dose en est depuis un scrupule jusqu'à une dragme.

Vertus.
Dose.

Le Grand Electuaire d'Œuf,
de Quercétau.

Electuarium de ovo majus,
Quercetani.

℞ Un ou plusieurs œufs de poule nouvellement pondus : ouvrez-en si adroitement la coquille, que vous puissiez la remettre en place, & refermer l'œuf exactement au moyen d'une espéce de lut, afin que rien ne puisse en sortir : Après en avoir ôté le blanc, vous mêlerez avec le jaune,

Du magistère de soufre,　　　ʒ j. ß.

Du soufre d'or diaphorétique, & de l'essence de safran, aã.　　　ʒ j.

Du crystal minéral,　　　ʒ ß.

De l'ambre gris,　　　Ə j.

De la pierre de bézoard.　　　Ə ß.

Mêlez le tout ensemble, & l'incorporez bien avec le jaune d'œuf, comme il a été dit ci-dessus ; ensuite enlevez la pointe de la coquille de l'œuf le plus adroitement que vous pourrez, & avec ce morceau de coquille & un petit linge

℞ Unum vel plura ova gallinæ recentia, ex quorum uno apicem testæ tam subtili artificio aufer, ut postquam educta fuerit illa testa, rursus in pristinum locum commodè reponi & glutino seu luto quodam tam industriè agglutinari possit ut nihil respiret : abjecto itaque albumine, vitello ovi residuo admisce

Magisterii sulphuris,　　　ʒ j. ß.

Sulphuris auri diaphoretici, essentiæ croci, aã.　　　ʒ j.

Crystalli mineralis,　　　ʒ ß.

Ambræ grisex,　　　Ə j.

Lapidis bezoardici,　　　Ə ß.

Omnia cum dicto vitello ovi simul misce ut optimè incorporentur. deinde apex putaminis perquàm aptissimè suo apponatur loco cum tenuissimo ligamento linteo super-

très-fin agglutiné de blanc d'œuf & de folle farine , vous boucherez exactement le trou de
l'œuf, enforte qu'il n'en puiffe rien fortir.

Vous pourrez accommoder & préparer plufieurs autres œufs de la même maniére , & dans
la quantité que vous voudrez pour en faire un
électuaire.

Autrement après avoir ouvert un ou plufieurs
œufs avec le même artifice , féparez-en le blanc ,
& y ajoutez de la thériaque & des confections d'hyacinthe & alkermes aā. parties égales ; ou bien faites de toutes ces drogues enfemble une mixture , de laquelle vous ajoûterez à
l'œuf ou aux œufs ce qu'ils pourront contenir,
le petit trou étant bien fermé avec fon chapiteau
approprié & agglutiné comme ci-devant , de
maniére qu'il n'en forte rien. Tous ces œufs
ainfi préparés étant mis enfemble dans un vaiffeau
de verre affez grand & bien clos de fon couvercle , vous les envoierez placer dans un four où
l'on aura cuit du pain , lequel auffitôt ôté , vous
aurez foin d'y mettre votre vaiffeau accommodé
comme deffus , l'y laiffant tant qu'il fera chaud ,
& réitérant à l'y mettre deux ou trois fois , &
jufqu'à ce qu'enfin le tout foit réduit en une
maffe qu'on puiffe pulvérifer.

Prenez un œuf préparé , fuivant la premiére
méthode , ou un autre préparé fuivant la feconde , ou bien même deux ou trois œufs préparés ,
fuivant l'une & l'autre maniere , pour en faire
felon que vous voudrez , une plus grande ou
une moindre quantité de l'électuaire. Tous ces
ingrédients contenus dans ces œufs étant tri-
turés & bien mélés enfemble dans un mortier
de marbre , humectez-les enfuite avec un peu de
l'eau thériacale , ou de quelqu'elixir de vie , &
réduifez le tout en forme d'électuaire.

*pofito vel glutine ex ovi albumine & polli-
ne facto fuperinducto , adeo ut ovo exqui-
fitiffimè claufo , nihil tranfpirare poffit.*

*Ad eundem modum plura ova apparari
& accommodari queunt , prout magnam
hujus electuarii quantitatem fimul compo-
nere volueris.*

*Aliàs , vel uno vel pluribus ovis è qui-
bus eodem artificio apertis , albumen fepa-
ratum eft , adde theriacæ , confectionis
alkermes & hyacinthi aā. partes æquales ,
vel ex omnibus fimul fiat mixtura , de quâ
adde ovo vel ovis quantùm capere poffunt,
probè claufo foraminulo cum fuâ propriâ
teftâ , fuperinducto glutine ut antè , ita ut
nihil refpiret. Enarrata hæc ova ita præparata aptè fimul inponantur vafi terreo
capaci , quod operculo claufum in furnum
mittatur in quo panificia modò cocta &
ex eodem recens exempta fuerint &
fecundâ aut tertiâ vice in eodem reponantur , donec omnia in unam maffam , quæ
pulverari queat , redacta fint.*

*Accipiatur cvum unum juxta primam
methodum præparatum , vel unum juxta
alteram , vel ova duo aut tria utriufque
præparationis , prout animus eft majorem
vel minorem electuarii quantitatem fimul
conficere : omnia, quæ in dictis ovis conti-
nentur , terantur & optimè invicem mifceantur in mortario marmoreo eadem pau-
lò poft humectando paucâ aquâ theriacali
aut elixire quodam vitæ , ita ut omnia re-
ducantur in formam electuarii.*

REMARQUES.

On pulvérifera enfemble le cryftal minéral , l'ambre gris & le bézoard ; on mêlera la poudre avec le foufre d'or diaphorétique , le magiftère de foufre & l'effence
ou teinture de fafran faite dans l'efprit-de-vin.

On aura un œuf frais de poule , on enlévera la pointe de la coquille fi adroitement qu'on puiffe la remettre quand on voudra boucher le trou ; on retirera
le blanc de l'œuf , & l'on incorporera dans la coquille avec le jaune , le mélange
ci-deffus décrit : on rebouchera le trou de l'œuf avec le morceau de coquille , on
enduira les jointures avec du lut fait de blanc d'œuf & de farine , afin que rien
ne tranfpire.

On peut de la même maniére préparer plufieurs œufs , fuivant la quantité d'électuaire qu'on voudra faire.

D'une autre part , on ouvrira la pointe ou le bout le plus menu d'un ou de plufieurs œufs, comme il a été dit, on en ôtera le blanc , & on les remplira d'un mélange compofé de parties égales de thériaque , de confection d'hyacinthe & alkermes qu'on mêlera avec les jaunes ; on bouchera exactement le trou de l'œuf
avec fon morceau de coquille , & le même lut dont on a luté le premier œuf ;

on mettra cet œuf ou ces œufs dans un vaiſſeau de terre qu'on bouchera & qu'on placera dans le four immédiatement après en avoir retiré le pain cuit ; on l'y laiſſera tant qu'il y aura de la chaleur, on réitérera à l'y mettre deux ou trois fois, ou juſqu'à ce que la matiére ſe ſoit réduite en une maſſe qu'on puiſſe pulvériſer.

On prendra un œuf préparé en la premiére méthode, & un préparé en la ſeconde ; ou bien on en prendra deux ou trois de chaque méthode, ſelon la quantité qu'on voudra faire de l'électuaire ; on ſéparera ce qui ſera dedans d'avec les coquilles, on mettra en poudre les matiéres enſemble dans un mortier de marbre, & l'on corporifiera la poudre avec ce qu'il faudra d'eau thériacale ou de quelque élixir de vie, pour faire un électuaire qu'on gardera dans un pot bien bouché.

Il eſt principalement employé pour préſerver de la peſte & pour la guérir ; il eſt propre auſſi dans les fiévres malignes, pour faire ſortir la petite vérole, pour la léthargie, pour les palpitations : La doſe en eſt depuis un ſcrupule juſqu'à demi dragme.

On trouvera dans mon *Livre de Chymie*, la deſcription du magiſtére de ſoufre.

Le ſoufre d'or diaphorétique eſt ce que les Chymiſtes appellent *or potable*, ou *teinture d'or* ; on le prépare en la maniére ſuivante.

Faites diſſoudre telle quantité d'or qu'il vous plaira dans de l'eau régale, mettez évaporer ſur un petit feu l'humidité de la diſſolution, il vous reſtera une chaux d'or que vous humecterez en pâte liquide avec ce qu'il faudra d'eſſence de cannelle, faites entrer le melange dans un matras, & verſez deſſus de l'eſprit-de-vin tartariſé juſqu'à la hauteur d'un doigt, bouchez exactement le vaiſſeau, & le placez en digeſtion juſqu'à ce que la liqueur ſoit bien teinte de couleur d'or ; verſez la par inclination, mettez de nouvel eſprit-de-vin ſur la matiére pour achever d'en tirer la teinture, procédez comme devant, & mêlez vos diſſolutions enſemble pour les garder dans une bouteille bien bouché ; c'eſt la teinture d'or ou ſoufre d'or diaphorétique ; vous trouverez encore de la chaux d'or au fond du matras, il faut la faire ſécher & la remettre en or avec un peu de borax dans un creuſet.

Cette teinture eſt un bon cardiaque, à cauſe de l'eſſence de cannelle & de l'eſprit-de-vin : La doſe en eſt depuis deux gouttes juſqu'à cinq.

Quoiqu'on appelle cette préparation *or potable* ou *ſoufre d'or*, ce n'eſt que la diſſolution d'une portion de l'or en ſubſtance dans les ſoufres de la cannelle & du vin, car ſi l'on avoit ſéparé le ſoufre de l'or, on ne pourroit plus révivifier, comme on fait, le reſte de la chaux en or auſſi parfait que l'autre, ayant perdu un de ſes principes.

L'eſſence de ſafran eſt une drogue bien rare, on peut lui ſubſtituer la teinture de ſafran, qui eſt plus commune ; mais comme les principes de cette fleur ſont naturellement aſſez exaltés, il vaudroit mieux employer le ſafran en ſubſtance au double ou au triple du poids ; auſſi bien l'eſſence ou la teinture ſeroient-elles en partie diſſipées par la chaleur du four.

Si pourtant on veut avoir une véritable eſſence de ſafran, il faut la tirer par la diſtillation, comme l'eſſence de cannelle que j'ai décrite dans mon *Livre de Chymie*.

Le Petit Electuaire d'Oeuf,
de Quercétan.

℞ Des racines d'angélique & de zédoaire de
la cannelle , aā.　　　　　　　　　ℨ j. ß.
　　Des grains de geniévre ,　　　　　ℨ j.
　　Du girofle & du macis , aā.　　　ℨ ß.
　　De la myrrhe , de la carline , de la noix vomique , du safran , du camphre , des poudres *diam-*
bra & de perles , aā.　　　　　　　ℨ iij.
　　De la thériaque d'Andromaque ,　ℨ iij.
　　Après avoir concassé les drogues qui doivent
être concassées , & les avoir mêlées ensemble ,
mettez-les dans un matras , & versez dessus de
l'esprit-de-vin rectifié ; votre vaisseau étant bouché , laissez le tout en digestion au bain-marie
pendant quatre ou cinq jours ; ensuite vos matiéres étant encore chaudes , exprimez-les fortement pour en tirer le marc ; versez de nouveau
cette colature dans un alambic couvert de son
chapiteau , adaptez-y un récipient que vous pla-
cerez au bain-marie, pour faire distiller la liqueur
que vous garderez à part avec l'extrait qui restera
au fond en consistance de miel. Remplissez-en un
œuf ou plusieurs si vous voulez , & les démêlez
bien avec leur jaune , ensuite renfermez dans le
vaisseau chacun de ces œufs avec leur coquille ,
comme il a été dit ci-devant ; mettez-les cuire
dans un four chaud, dont on vient d'ôter le pain,
continuant & réitérant cette coction avec une
chaleur modérée ; & après avoir séparé les coquilles , faites sécher votre matiére seulement
jusqu'à ce qu'on la puisse mettre en poudre ,
que vous arroserez de sa propre eau réservée ,
& vous aurez un antidote ou électuaire mol excellent.

Electuarium de Ovo minus ,
Quercetani.

℞ *Radicis angelicæ & ʒedoariæ , cin-*
namomi , aā　　　　　　　　　ℨ j. ß.
　Granorum juniperi ,　　　　　ℨ j.
　Caryophyllorum , macis , aā.　ℨ ß.

Myrrhæ , carlinæ , nucis vomicæ , croci,
camphoræ , pulveris diambræ & de gem-
mis , aā.　　　　　　　　　　ℨ iij.
　Theriacæ Andromachi ,　　　ℨ iij.
　Contundenda contundantur & omnia
simul mixta indantur in matratium super-
affundendo spiritum vini rectificatum : va-
se clauso , ne quid evaporare possit , dige-
ratur in balneo mariæ per quatuor vel
quinque dies , dein omnia adhuc calentia
fortiter exprimantur. Hæc expressio de-
nuò indatur in alembicum cum suo capitel-
lo & recipiente , & indè ad ignem balnei
mariæ distilletur liquor, qui seorsim serve-
tur ; & cum extracto , quod in fundo re-
manet in mellis consistentiâ , impleatur
ovum unum vel plura si velis , & optimè
misceantur cum vitello ovi : dein occludan-
tur singula ova cum suo proprio putamine,
ut suprà dictum est : posteà coquantur in
furno , post exempta scilicet panificia ,
idque continuando & reiterando sine calore
intenso , donec ita materia exsiccata
fuerit , ut pulverisari sirè possit : quæ
dein irroranda est suâ propriâ aquâ , ut
suprà reservata , & sic perficiatur antido-
tum seu electuarium molle.

REMARQUES.

On concassera ensemble dans un mortier les racines , la cannelle , les girofles , le
geniévre & le macis ; d'une autre part, la myrrhe & le camphre , on y mêlera la noix
vomique rapée , le safran , les poudres *diambra* & *de gemmis* ; on incorporera le
mélange avec la thériaque ; & l'on fera entrer le tout dans un matras ; on versera
dessus de l'esprit-de-vin rectifié à la hauteur de quatre doigts , on bouchera exactement le vaisseau , & on le placera en digestion au bain-marie, l'y laissant quatre ou cinq jours ; on coulera l'infusion encore chaude , exprimant fortement le
marc ; on versera la colature dans une cucurbite de verre , on y adaptera un chapiteau & un récipient , on lutera exactement les jointures , & l'on fera distiller
la liqueur au bain-marie , jusqu'à ce qu'il reste un extrait en consistance de miel
au fond de la cucurbite.

Cependant on ouvrira un ou plusieurs œufs frais de poule par la pointe ; on en
fera sortir le blanc , & on les remplira de l'extrait qu'on mêlera avec les jaunes ;
on bouchera ces œufs de leur propre morceau de coquille qu'on aura levé ; on
lutera exactement les jointures avec du blanc d'œuf & de la farine mêlés ensemble,
& on les mettra dans un four dont on viendra de tirer le pain , tant de fois que
la matiére soit séche , & presque en état d'être réduite en poudre ; on la sé-

parera alors des coquilles, & on l'arrosera de sa propre eau, ou esprit distillé, pour la mettre en consistance d'électuaire mou, qu'on gardera dans un pot bien bouché.

Il a les mêmes vertus que les précédents: La dose en est depuis un scrupule jusqu'à une dragme. Vertus. Dose.

Cette préparation ne se peut faire qu'avec beaucoup de peine & d'embarras; de plus, on emporte, en tirant l'extrait des drogues, leur meilleure substance dans l'esprit-de-vin par la distillation; il est vrai qu'on en humecte la matiére qu'on retire des œufs, pour la réduire en électuaire; mais il y en entre peu & la composition se trouve privée de ce qui devroit rester. Je voudrois donc réformer cette description en la maniére suivante.

Electuaire d'Oeuf, Réformé.	*Electuarium de Ovo Reformatum.*
♃ Des jaunes d'œufs frais de poule, à demi-cuits, N°. iv.	♃ *Vitella ovorum gallinæ recentium semi cocta,* N°. iv.
De la thériaque d'Andromaque, ℥ iij.	*Theriacæ Andromachi,* ℥ iij.
Du miel écumé, ℔ j. ß.	*Mellis despumati,* ℔ j. ß.
Mêlez le tout, puis ajoûtez-y de la poudre des racines d'angélique, de zédoaire, de cannelle, aā. ℥ j.	*Misce, & adde pulveris radicum angelicæ, zedoariæ, cinnamomi, aā.* ℥ j.
Des grains de geniévre, ℈ vj.	*Granorum juniperi,* ℈ vj.
Du girofle & du macis, aā. ℈ iij.	*Caryophyllorum, macis aā.* ℈ iij.
De la myrrhe, de la carline, du safran & du camphre, aā. ℈ ij.	*Myrrhæ, carlinæ, croci, camphoræ, aā.* ℈ ij.
De l'ambre gris, gr. vj.	*Ambræ grisæ,* gr. vj.
Faites-en un électuaire, dont la dose sera depuis ℈ j. jusqu'à ℥ j.	*Fiat electuarium s. a. dosis est à ℈ j. usque ad ℥ j.*

Confection de Gingembre des Indes, de Mynsicht.	*Confectio Zingiberis Indi, A. Mynsicht.*
♃ Du gingembre verd, confit aux Indes, ℥ xiv.	♃ *Zingiberis viridis in Indiâ conditi,* ℥ xiv.
De conserve de roses vitriolée, ℔ j.	*Conservæ rosarum vitriolatæ,* ℔ j.
Du *diacydonium* simple, ℥ viij.	*Diacydonii simplicis,* ℥ viij.
De la poudre des espéces d'aromatique rosat, *diarrhodon Abbatis* & *diagalangæ*, des girofles pulvérisés, aā. ℥ j.	*Pulveris specierum Aromatici rosati, diarrhodonis Abbatis, diagalangæ, caryophyllorum pulveratorum, aā.* ℥ j.
De l'huile de cannelle, ℥ j.	*Olei cinnamomi,* ℥ j.
Mêlez le tout, & avec le syrop de gingembre confit faites-en un électuaire s. a.	*Misce, & cum syrupo conservato supradicti zingiberis fiat electuarium s. a.*

R E M A R Q U E S.

On pilera dans un mortier de marbre le gingembre confit, jusqu'à ce qu'il soit en pâte; on y mêlera la conserve de roses rouges qu'on aura arrosée de quelques gouttes d'esprit de vitriol, pour la rendre vitriolée; on humectera le mélange avec du syrop de gingembre, on le passera par un tamis renversé pour en tirer la pulpe; on mêlera avec cette pulpe le *diacydonium* simple, les poudres, l'essence de cannelle & le reste du syrop qu'on aura trouvé avec le gingembre confit, pour faire un électuaire liquide qu'on gardera dans un pot bien bouché.

Il fortifie le cœur & l'estomac, il aide à la coction des aliments, il arrête le Vertus.

vomiſſement : La doſe en eſt depuis demi-dragme juſqu'à deux dragmes.

Electuaire de Noix.		*Electuarium Nucum.*	
♃ Des noix,	N°. xx.	♃ *Nuces jugland.*	N°. xx.
Des figues graſſes,	N°. xv.	*Caricas pingues ,*	N°. xv.
De la rue ſéche ,	℥ j.	*Ruta ſicca ,*	℥j.
Du ſel commun,	℥ j.	*Salis communis,*	℥ j.
Du miel écumé , cuit en conſiſtance d'opiat ,		*Mellis deſpumati & ad conſiſtentiam*	
	℔ j.	*opiata cocti ,*	℔ j.
Faites-en un électuaire ſ. a.		*Fiat electuarium ſ. a.*	

R E M A R Q U E S.

On pilera dans un mortier de marbre les figues ſéches & les noix ſéparées de leurs écailles, on les humectera avec un peu de miel écumé pour les réduire en une pâte liquide qu'on paſſera par un tamis de crin renverſé , on pulvériſera ſubtilement les feuilles de rue ſéches & le ſel, on fera cuire le miel en conſiſtance d'opiat , on y démêlera hors du feu les pulpes , puis les poudres pour faire du tout un électuaire qu'on gardera au beſoin.

Vertus.   Il eſt ſudorifique, ſtomacal & hyſtérique ; il réſiſte à la malignité des humeurs :
Doſe.   La doſe en eſt depuis demi-dragme juſqu'à deux dragmes.

Confection Précieuſe , de Mynſicht.		Confectio pretioſa A. Mynſicht.	
♃ Des conſerves de fleurs d'œillets rouges & de roſes vitriolées , aã.	℥ viij.	♃ *Conſervæ florum tunicæ rubrorum & roſarum vitriolet. aã.*	℥ viij.
De *l'oléoſaccharum* de citron	ℨ vj.	*Elæoſacchari citri ,*	ℨ vj.
Une muſcade confite aux Indes.		*Unam nucem moſchatam in Indiâ conditam.*	
De l'or potable de Mynſicht ,	℥ ß.	*Auri potabilis A Mynſicht ,*	℥ ß.
De la teinture de corail & du magiſtère de perles , aã.	ℨ ij.	*Tincturæ coralliorum , magiſterii perlarum , aã.*	ℨ ij.
Des grains de kermès & de la corne d'élan , aã.	ℨ j. ß.	*Granorum tinctorum ſeu Kermeſ. norum , cornu alcis , aã*	ℨ j. ß.
Du maſtic choiſi , du bois d'aloës , du petit galanga & du petit cardamome , aã.	ℨ j	*Maſtiches electi , ligni aloës, galanga minoris , cardamomi minoris aã.*	ℨ j.
Des cinq pierres précieuſes préparées , de l'ambre gris & de l'extrait de ſafran , aã	Э ij.	*Lapidum quinque pratioſ. præparat. ambræ griſeæ , extracti croci , aã.*	Э ij.
Du muſc , de l'os de cœur de cerf , de l'huile de cannelle , du macis , aã.	Э j.	*Moſchi , oſſis de corde cervi , oleorum cinnamomi , macis , aã.*	Э j.
Du girofle & des roſes , aã.	Э ß.	*Caryophyllorum , roſarum , aã.*	Э ß.
Mêlez le tout , & avec ſ. q. de ſyrop de kermès faites-en un électuaire ſ. a.		*Miſce , & cum ſyrupi granorum kermes ſ. q. fiat electuarium ſ. a.*	

R E M A R Q U E S.

On pulvériſera enſemble l'os de cœur de cerf ; le cardamome , le galanga , le bois d'aloës, l'ongle d'élan & les grains de kermès ; d'une autre part , le maſtic , l'ambre & le muſc ; on mêlera ces poudres avec le magiſtère de perles & les pierres précieuſes préparées ; on pilera dans un mortier de marbre une noix muſcade confite juſqu'à ce qu'elle ſoit en pâte, on la mêlera avec les conſerves , on paſſera le tout par un tamis de crin renverſé pour en tirer la pulpe ; on y incorporera les poudres , l'extrait de ſafran, la teinture de corail , l'or potable , *l'oleoſaccharum* de citron , les eſſences & ce qu'il faudra de ſyrop de kermès pour faire une confection qu'on gardera dans pot bien bouché.

Elle est estimée un grand reméde contre la palpitation du cœur, & contre les Vertus. autres foiblesses, elle fortifie, elle répare les esprits; elle est bonne dans le scorbut, dans la lépre, dans l'apoplexie, dans l'épilepsie, elle excite la semence : La Dose. dose en est depuis un scrupule jusqu'à une dragme.

Pour vitrioler la conserve de roses, on y mêle quelques gouttes d'esprit de vitriol, cet acide la rend plus haute en couleur, & lui donne un goût agréable.

L'*oleosaccharum* de citron n'est autre chose que du sucre candi pulvérisé, avec lequel on a mêlé quelques gouttes d'essence de citron.

J'ai parlé de l'or potable dans les remarques sur l'électuaire d'œuf de Quercétan.

La teinture de corail est une dissolution de quelques parties bitumineuses du corail faite dans l'esprit de-vin ; elle n'a de vertu que ce que lui en donne l'esprit-de-vin.

Le magistère de perles est decrit dans mon *Livre de Chymie*, c'est une matiére terrestre qui n'a pas grande qualité.

On ne peut point tirer l'extrait de safran, qu'on ne fasse dissiper le meilleur de sa substance ; c'est pourquoi l'on fera bien de lui substituer la fleur même du safran simplement pulvérisée, les principes en sont naturellement assez exaltés, sans qu'il soit besoin d'en tirer l'extrait.

Les pierres précieuses ne peuvent avoir ici d'autre vertu, que celle d'adoucir les acides qui se rencontrent dans le corps, comme font les autres matiéres alkalines.

Electuaire de Suc de Rue.	Electuarium de Succo Rutæ.

℞ Des racines d'aristoloche ronde & longue, & de garance, des baies de laurier, de geniévre ; de la sabine, des semences de daucus, d'agnus-castus & de rue, aã. ʒ j.
Des noyaux de semences de pivoine, Ɔ ij.
Du dictame de Créte, ʒ ß.
Du safran, du jais, de la myrrhe & du castoréum, aã. Ɔ j.
Pulvérisez le tout, & avec ʒ iij. de sucre blanc dissout dans le suc de rue, faites-en un électuaire s. a.

℞ *Radicum aristolochiæ longæ & rotundæ & rubiæ tinctorum ; baccarum lauri & juniperi ; sabinæ, seminum dauci, agni casti, rutæ, aã.* ʒ j.
Fructeorum seminum pæoniæ, Ɔ ij.
Dictamni Cretici, ʒ ß.
Croci, lapidis gagatis myrrhæ, castorei, aã. j.
Fiat omnium pulvis, & cum sacchari albi succo rutæ dissoluti ʒ *iij. fiat electuarium s. a.*

REMARQUES.

On pulvérisera ensemble les racines, les baies, la sabine, les semences de pivoine, de daucus, d'agnus castus, de rue, le dictame, le safran & le castoréum ; d'une autre part, le jais ; d'une autre part, la myrrhe ; on tirera par expression trois onces de suc de rue; on y fera cuire trois onces de sucre en consistance d'opiat, & quand il sera à demi refroidi, l'on y mêlera exactement les poudres, pour faire un électuaire qu'on gardera dans un pot bien bouché.

Il est propre pour exciter les mois aux femmes, pour abattre les vapeurs, pour Vertus. hâter l'accouchement & l'arriére-faix : La dose en est depuis un scrupule jusqu'à quatre. Dose.

Confection, ou Limonade d'Emeraudes.	Confectio seu Limonata Smaragdina.

℞ De la cannelle, ʒ j.   ℞ *Cinnamomi,* ʒ j.

Du dictame de Créte, de la femence de Citron, aã ʒ ij.	Dictamni Cretici , feminis citri , aã. ʒ ij.
De la racine de pivoine mâle & de fa femence, aã. Ə iv.	Radicis & feminis pæoniæ maris , aã. Ə jv.
De la femence d'ofeille , des grains de kermès & du corail rouge préparé , aã. ʒ j.	Seminis acetofæ, granorum kermes, coralli rubri pr·parati , aã. ʒ j.
De la raclure d'ivoire & du galanga , aã. ʒ ij.	Rafuræ eboris , galangæ , aã. ʒ ij.
Du gui de chêne & des émeraudes préparées, aã. ʒ ß.	Vifci querni , fmaragdorum præparatorum , aã. ʒ ß.
Des hyacinthes préparées & du fafran , aã. Ə j.	Hyacinthorum præparatorum , croci , aã. Ə j.
Du fyrop de limons préparé avec du miel au lieu de fucre , ℔ j.	Syrupi limonum cum melle , loco facchari , parati , ℔ j.
Faites-en une confection f. a.	Fiat confectio f. a.

REMARQUES.

On pulvérifera enfemble les racines , la cannelle , le gui de chêne , l'ivoire , le dictame, les femences, le fafran & le kermès ; on mêlera la poudre avec les pierres précieufes & le corail préparé ; on compofera du fyrop de limons avec le miel , au lieu de fucre , on le fera cuire en confiftance d'opiat , on en péfera quatre onces , dans lefquelles on incorporera les poudres , pour faire une confection qu'on gardera dans un pot bien bouché.

Vertus.
Dofe.

Elle fortifie le cœur , l'eftomac & le cerveau , elle réfifte à la malignité des humeurs ; on s'en fert pour l'épilepfie , elle arrête le vomiffement : La dofe en eft depuis demi dragme jufqu'à une dragme & demie.

Quoique cette compofition prenne fon nom des émeraudes, ce n'eft pas d'elles qu'elle tire fa vertu cardiaque & céphalique, car ces pierres n'en ont aucune, non plus que les hyacinthes ni le corail qui y entrent ; mais comme elles font alkalines, elles produifent un bon effet pour arrêter le vomiffement.

Cette confection approche en compofition & en vertu , de la confection d'hyacinthe.

Electuaire Chalybé, *de Fabrice Barzon.*	Electuarium Chalybeatum , Fabricii Barzonii.
♃ Du fafran de mars apéritif , ʒ vij.	♃ Croci martis aperientis , ʒ vij.
De la cannelle , de la mufcade , de la poudre aromatique rofate , aã. ʒ vj.	Cinnamomi, nucis mofchatæ , pulveris aromatici rofati, aã. ʒ vj.
De la rhubarbe , ʒ ij.	Rhabarbari , ʒ ij.
Du miel écumé & du fucre blanc , aã. ʒ xiij.	Mellis optimi defpumati , facchari albi, aã. ʒ xiij.
Faites-en un électuaire f. a.	Fiat electuarium f. a.

REMARQUES.

On pulvérifera enfemble la cannelle, la mufcade & la rhubarbe; on broiera long-temps fur le porphyre, le fafran de mars apéritif, jufqu'à ce qu'il foit en poudre impalpable ; on mêlera ces poudres avec celle d'*aromaticum rofatum*, on écumera le miel fur un peu de feu avec de l'eau, on y joindra le fucre ; on fera cuire le mélange en confiftance d'opiat , puis étant à demi-refroidi, l'on y incorporera les poudres , pour en faire un électuaire qu'on gardera dans un pot bien bouché.

Vertus.
Dofe.

Il eft propre pour exciter les mois aux femmes, pour les pâles couleurs, & pour toutes les autres obftructions : La dofe en eft depuis demi-dragme jufqu'à deux dragmes.

Cet électuaire a beaucoup de rapport avec les tablettes d'acier & les poudres cachectiques qui ont été décrites en leur rang ; mais je trouve sa consistance plus commode pour l'usage des personnes délicates, car il peut être pris enveloppé dans du pain à chanter. Son principal effet vient du safran de mars , dont il entre environ demi-scrupule sur chaque dragme

Je voudrois ajoûter dans cette description deux onces de tartre vitriolé , pour atténuer & raréfier le safran de mars , & pour le faire passer plus vîte, car il pése souvent dans les estomacs foibles, à cause de sa grossiéreté ; on l'excite à descendre en se promenant, quand on a pris l'électuaire ; mais on peut éviter cet accident , en employant l'extrait de mars apéritif en place du safran de mars : Voici donc comment on pourroit réformer la composition.

<table>
<tr><td>

Electuaire Chalybé,
Réformé.

♃ De l'extrait de mars apéritif , ℔ ß.
De la cannelle & de la noix muscade , aā. ʒ vj.
De la rhubarbe choisie , ʒ ß.
Du miel écumé & du sucre, aā. ℔ j.
Mêlez le tout , & en faites un électuaire s. a.

</td><td>

Electuarium Chalybeatum
Reformatum.

♃ *Extracti martis aperientis ,* ℔ ß.
Cinnamomi , nucis moschatæ , aā. ʒ vj.
Rhei electi , ʒ ß.
Mellis despumati & facchari , aā. ℔ j.
Misce , fiat electuarium s. a.

</td></tr>
</table>

REMARQUES.

J'ai retranché en cette derniére description la poudre de rose aromatique qu pourroit donner des vapeurs aux femmes, pour lesquelles cette composition est particuliérement faite.

<table>
<tr><td>

Electuaire de Scories de Fer ,
de Rhasis.

♃ De l'encens , du spica nard , du jonc odorant , du souchet , du gingembre , du poivre & de la semence d'ammi , aā. ʒ ß.
Des scories de fer infusées dans le vinaigre pendant sept jours , puis séchées au feu , ʒ iij.
Des myrobolans belleriques , Indiens & embliques , aā ʒ j.
Du miel de myrobolans cuit en consistance d'opiat , ʒ xvj.
Faites-en un électuaire s. a.

</td><td>

Electuarium de Scoriâ Ferri ,
Rhasis.

♃ *Thuris , spicæ Indicæ , schœnanthi , cyperi , zingiberis , piperis , seminis ameos ,* aā. ʒ ß.
Scoriæ ferri aceto infusæ per dies septem , postea torrefactæ , ʒ iij.
Myrobalanorum Indorum , bellericorum , emblicorum , aā. ʒ j.
Mellis myrobalanorum ad consistentiam opiatæ cocti , ʒ xvj.
Fiat electuarium s. a.

</td></tr>
</table>

REMARQUES.

On pulvérisera ensemble le spica nard , le jonc odorant , le souchet , le gingembre , le poivre , la semence d'ammi & les myrobolans ; d'une autre part , l'encens , on mettra infuser pendant sept jours de la rouillure de fer dans du vinaigre , puis on la fera sécher au feu , & on la réduira en poudre impalpable sur le porphyre ; on mêlera les poudres , & on les incorporera dans le miel de myrobolans cuit en consistance d'opiat , pour faire un électuaire qu'on gardera au besoin.

Il est propre pour lever les obstructions , pour exciter les mois aux femmes , pour abattre les vapeurs : La dose en est depuis demi-dragme jusqu'à deux dragmes.

Vertus.
Dose.

Electuaire de Rhubarbe,
de Méfué.

Electuarium de Rhabarbaro,
Meíue.

℞ De la rhubarbe & des fucs épaiffis d'abfinthe & d'eupatoire, aā.   ℥ x.
  De la myrrhe & du fafran, aā.   ℥ ij.
  Du fpica nard, du cabaret, de la caffe odorante, du jonc odorant; des femences d'anis,
d'ache & de fumeterre; des amandes amères
mondées, aā.   ℥ j.
  Du miel écumé,   ℔ j.
  Faites-en un électuaire f. a.

℞ Rhabarbari, fuccorum abfinthii &
eupatorii infpiffatorum, aā.   ℥ x.
  Mirrhæ, croci, aā.   ℥ ij.
  Spicæ nardi, afari, caffiæ lignea,
fchœnanthi, feminis anifi, apii, fuma-
ria, amygdalarum amararum mundata-
rum, aā.   ℥ j.
  Mellis defpumati,   ℔ j.
  Fiat electuarium f. a.

REMARQUES.

On pulvérifera enfemble la rhubarbe, le fpica nard, le fafran, le cabaret,
la caffe odorante, le jonc odorant, les femences & les amandes amères; d'une
autre part, la myrrhe; on mêlera les poudres, on écumera & l'on fera cuire le
miel jufqu'à confiftance d'électuaire, on y délaiera les fucs épaiffis, puis on y
incorporera les poudres pour faire un électuaire qu'on gardera dans un pot bien
bouché.

Vertus. Il eft propre pour lever les obftructions, il réfifte à la corruption des humeurs:
Dofe. La dofe en eft depuis une dragme jufqu'à trois.

Confection Styptique, de Méfué.

Confectio Styptica, Mefue.

℞ De la teinture de mars, de rhubarbe, de
corail fec & du fuc de chélidoine, aā.   ℥ j.
  De tormentille, de la zédoaire, de la gomme
Arabique, du girofle, du gingembre blanc & de
la noix mufcade, aā.   ℥ vj.
  De la terre figillée, du fuccin blanc préparé,
du calamus aromaticus, du petit galanga, des
deux cardamomes, de la cannelle fine, aā. ℥ ß.

  Des coquilles d'écreviffes cuites dans du vinaigre, des femences de fanguinaire, de plantain,
& de pavot noir, des écorces d'oranges, aā. ℥ iij.

  Des feuilles de fauge aiguë, de pimprenelle &
de menthe crépée, aā.   ℥ ij.
  Du priape de taureau, de la coriandre préparée
& de l'acacia, aā.   ℥ j. ß.
  De la noix de cyprès, des grenouilles brûlées
& du talc calciné, aā.   ℥ j.
  De l'huile carminative de Mynficht,   ℥ iij.
  Du cotignac fimple,   ℔ iij.
  Faites-en un électuaire f. a.

℞ Tincturæ martis, rhabarbari, co-
ralli ficci, fucci chelidoniæ aā.   ℥ j.
  Tormentillæ, zedoariæ, gummi Arabi-
ci, caryophyllorum, zingiberis albi, nu-
cis mofchatæ, aā.   ℥ vj.
  Terræ figillatæ, fuccini albi præparati,
calami aromatici, galangæ minoris, cardamomi utriufque, cinnamomi acuti,
aā.   ℥ ß.
  Teftarum cancrorum fluviatilium in aceto coctarum, feminis fanguinariæ, plantaginis, papaveris nigri, corticum arantiorum, aā.   ℥ iij.
  Florum falviæ acutæ, fanguiforbæ,
menthæ crifpæ, aā   ℥ ij.
  Priapi tauri, coriandri præparati,
acacia, aā.   ℥ j. ß.
  Nucis cupreffi, ranarum combuftarum,
talci calcinati, aā.   ℥ j.
  Olei carminativi A Mynficht,   ℥ iij.
  Mivæ cydoniorum fimplicis,   ℔ iij.
  Fiat electuarium f. a.

REMARQUES.

On pulvérifera enfemble les racines, les femences, les feuilles, les fruits, les
coquilles d'écreviffes qu'on aura fait cuire dans du vinaigre & fécher; le priape du
taureau féché au four; le cardamome, la cannelle, l'écorce d'oranges, l'acacia &
la gomme Arabique; d'une autre part, la terre figillée & les grenouilles calcinées,
on mêlera les poudres avec le talc calciné & pulvérifé impalpablement, le fuccin
préparé

préparé & la teinture de corail en poudre ; on incorporera le mélange dans le cotignac avec les teintures de mars, de rhubarbe & le suc de chélidoine, pour faire
une confection dans laquelle on mêlera exactement l'essence carminative, & on la
gardera dans un pot bien bouché.

Elle est bonne dans tous les cours de ventre, dans les hémorrhagies, pour ar- *Vertus. Dose.*
rêter la gonorrhée, pour fortifier l'estomac : La dose en est depuis une dragme
jusqu'à demi-once.

Il faudroit travailler bien long-temps pour tirer une once de teinture de
corail en poudre qui entre dans cette composition, & l'on n'auroit qu'un bitume
léger de petite vertu ; je serois donc d'avis qu'on substituât le corail préparé à
la teinture.

La teinture de mars se trouve décrite dans mon *Cours de Chymie.*

La teinture de rhubarbe se fait en mettant infuser de la rhubarbe coupée par *Teinture de rhubar-be.*
petits morceaux dans de l'eau de chicorée ou de plantain, pendant cinq ou six
heures, ou jusqu'à ce que l'eau se soit empreinte, autant qu'elle peut l'être, de la
substance & de la couleur de la rhubarbe ; mais j'aimerois mieux employer dans
cette description la rhubarbe en substance, que la teinture, parce qu'elle est plus
astringente.

<table>
<tr><td>

Électuaire Diamorusia, de Mésué.

2L De la myrrhe,   ℈ iij.
Des baies de laurier,   ℈ ij. ß.
Du safran & de l'acorus, aā.   ℈ ij.
Des trois sortes de poivres, de la cannelle, de
la casse odorante, des semences de daucus, de cu-
min, d'ache, d'anis & d'ammi, du costus, du
jonc odorant, du carpobalsame, du cardamome,
du spica nard, des feuilles de menthe séches &
du marrube, aā.   ℈ j.
Toutes ces drogues étant pulvérisées, seront
incorporées avec ℥ x. de miel écumé, & l'on
en fera un électuaire s. a.

</td><td>

Electuarium Diamorusia, Mesue.

2L *Myrrhæ,*   ℈ iij.
Baccarum lauri,   ℈ ij. ß.
Croci, acori, aā.   ℈ ij.
*Trium piperum, cinnamomi, cassiæ
ligneæ ; seminum dauci, cumini, apii,
anisi, ameos ; costi, schœnanthi, carpo-
balsami, cardamomi, spicæ nardi, fo-
liorum menthæ sicca & marrubii, aā.* ℈ j.

Omnia pulverata cum mellis despumati
℥ *x. excipiantur, & fiat electuarium s. a.*

</td></tr>
</table>

REMARQUES.

On pulvérisera tous les ingrédients ensemble, & l'on corporifiera la poudre dans
le miel écumé & cuit en consistance d'opiat, pour faire un électuaire qu'on gardera dans un pot bien bouché.

Il est propre pour les débilités d'estomac, il aide à la coction, il est hystéri- *Vertus. Dose.*
que, il léve les obstructions : La dose en est depuis demi-dragme jusqu'à deux
dragmes.

Diamorusia est ce qu'Avicenne & Serapion ont appellé *Hamorusia.*

<table>
<tr><td>

Electuaire de Semences, de Mésué.

2L De la cannelle,   ℥ x.
Des semences de cumin, d'anis, de fenouil,
de carvi, de daucus, d'amini, d'ache & d'amo-
mum, aā   ℥ vj.
De la semence de séséli, du gingembre, du
poivre long, du galanga, aā.   ℥ v.
Du cardamome, du spica nard & du girofle,
aā.   ℥ ß.

</td><td>

2L *Cinnamomi,*   ℥ x.
*Seminum cumini, anisi, fœniculi, car-
vi, dauci, ameos, apii, amomi,* ℥ vj.

*Sem. seseleos; zingiberis, piperis longi,
galanga, aā.*   ℥ v.
*Cardamomi, spicæ Indicæ, caryophyl-
lorum, aā.*   ℥ ß.

</td></tr>
</table>

De livêche ,	℥ iij.	Libiſtici ,	℥ iij.
Du miel écumé ,	℔ ij.	Mellis deſpumati ,	℔ ij.
Faites-en un électuaire ſ. a.		Fiat electuarium ſ. a.	

R E M A R Q U E S.

On pulvériſera enſemble toutes les drogues , & l'on mêlera la poudre dans le miel écumé & cuit en conſiſtance d'opiat, pour faire un électuaire qu'on gardera dans un pot bien bouché.

Vertus.
Doſe. Il diſſipe les vents , il fortifie l'eſtomac , il léve les obſtructions : La doſe en eſt depuis une dragme juſqu'à demi-once.

Méſué demande qu'on mette infuſer les ſemences vingt-quatre heures dans du vinaigre , puis qu'on les faſſe ſécher pour les réduire en poudre ; mais comme on les prive par cette infuſion de leur meilleure ſubſtance , les rendant aſtringentes , au lieu qu'elles doivent être apéritives , j'ai retranché cette circonſtance.

Electuaire de Fruits , de Méſué.		*Electuarium de Fructibus , Meſue.*	
♃ De chair de coings , de poires ſauvages , de pommes acides , aã.	℔ j.	♃ Carnis cotoneorum , pyrorum auſterorum , pomorum acidorum , aã.	℔ j.
Des cormes encore vertes ,	℥ v.	Sorborum immaturorum ,	℥ v.
Faites-les bouillir dans du fort vinaigre où vous aurez fait infuſer pendant 24. heures ℔ j. de ſumach nouveau.		Coque cum aceto forti in quo horis 24. infuſ. fuerit ſumach recentis , ℔ j.	
Coulez enſuite la décoction, & paſſez les fruits cuits par un tamis de ſoie , puis ajoûtez à la décoction		Coletur decoctum , & per cetaceum trajiciantur fructus cocti ; adde decocto	
Du ſucre blanc ,	℔ iv.	Sacchari albi ,	℔ iv.
Du verjus ,	℔ j.	Omphacii ,	℔ j.
Du ſuc de berbéris ,	℥ ij.	Succi berberis ,	℥ ij.
Faites cuire le tout en conſiſtance d'un électuaire liquide , après cela mêlez la pulpe des fruits ſuſdits ,		Coquantur ad conſiſtentiam electuarii liquidi , tunc miſce pulpam fructuum ſupradictorum ,	
De la poudre de roſes rouges, & de la ſemence d'oſeille , aã.	℥ j.	Pulveris roſarum rubrarum & ſeminis acetoſæ , aã.	℥ j.
Faites-en un électuaire ſ. a.		Fiat electuarium ſ. a.	

R E M A R Q U E S.

On pulvériſera ſubtilement enſemble les roſes & la ſemence d'oſeille.

On mettra infuſer pendant vingt-quatre heures une livre de fleurs de ſumac récemment cueillies dans neuf ou dix livres de fort vinaigre ; l'on coulera l'infuſion , & l'on y fera cuire doucement les fruits pelés , coupés par morceaux , & mondés de leurs pepins , juſqu'à ce qu'ils ſoient mous ; on coulera la décoction. On écraſera les fruits cuits dans un mortier de marbre , & l'on en tirera la pulpe par un tamis. On fera cependant cuire le ſucre dans la décoction ; on y ajoûtera le verjus & le ſuc de berbéris. Lorſqu'il ſera cuit en opiat, on y diſſoudra la pulpe , puis le mélange étant à demi-refroidi , l'on y mêlera la poudre pour faire un électuaire qu'on gardera au beſoin.

Vertus
Doſe. Il arrête tous les cours de ventre & les hémorrhagies , il excite l'appétit : La doſe en eſt depuis une dragme juſqu'à trois.

Électuaire Arcontique, *de Nic. Prevoſt.*	Electuarium Pleres Arconticum, Nic. Præpoſiti.

℞ Du girofle, du bois d'aloës, du galanga, du ſpica nard, de la noix muſcade, du gingembre, de l'ivoire brûlé, du ſouchet, des roſes & des violettes, aā. ℨ j. gr. xv.
De la cannelle, de la feuille Indienne, de la régliſſe, du maſtic, du ſtorax calamite, du marum, de la balſamite, du baſilic, du cardamome, du poivre long, des myrtilles, & de l'écorce de citron, aā. Ɗ ij. gr. v.
Des perles préparées, de la racine de béhen blanc & rouge, du corail préparé, de la ſoie brûlée, aā. gr xxvj. ß.
Du muſc, gr. vij. ß.
Du camphre, gr. v.
Du ſyrop de roſes, cuit en conſiſtance d'opiat, ℥ vij.
Faites-en un électuaire ſ. a.

℞ *Caryophyllorum, ligni aloës, galangæ, ſpicæ nardi, nucis moſchatæ, ʒingiberis, ſpodii, cyperi, roſarum, violarum, aā.* ℨ j. gr. xv.
Cinnamomi, malabathri, glycyrrhizæ, maſtiches, ſtyracis calamitæ, ſampſuchi, balſamitæ, baſilici, cardamomi, piperis longi, myrtillorum, corticis citri, aā. Ɗ ij. gr. v.
Margaritarum præparatarum, radicis behen albi & rubri, corallorum præparatorum, ſerici combuſti, aā. gr. xxvj. ß.
Moſchi, gr. vij. ß.
Camphoræ, gr. v.
Syrupi roſati in conſiſtentiam opiatæ co&i, ℥ vij.
Fiat electuarium ſ. a.

R E M A R Q U E S.

On pulvériſera enſemble toutes les drogues, excepté le muſc, le camphre, & l'ivoire brûlée, leſquels on mettra en poudre à part ; on mêlera les poudres avec les perles & le corail préparés, & l'on incorporera le tout dans un ſyrop de roſes cuit en conſiſtance d'opiat, pour en faire un électuaire.

La ſoie brûlée eſt une cendre qui n'a point de vertu, parce que tout le ſel qu'elle pouvoit contenir étant volatil, s'eſt diſſipé dans la calcination.

L'Auteur auroit pû s'enhardir à doſer les ingrédients par ſcrupules, plûtôt que par grains & par demi-grains, ſans craindre d'inconvénient ; car il n'entre rien de dangereux dans cette compoſition : mais apparemment que les poids employés dans la deſcription originale étoient différents des nôtres, & que les Traducteurs les ont mis exactement ſuivant ce qu'ils peſoient de notre poids.

On ſe ſert de cet électuaire pour les mélancoliques, pour fortifier l'eſtomac & le cerveau, pour rappeller la mémoire, pour l'aſthme : La doſe en eſt depuis demi-dragme juſqu'à deux dragmes.

On pourroit retrancher de cette compoſition la ſoie brûlée, le corail, les perles, le ſpode, comme des drogues inutiles.

Vertus.
Doſe.

Electuaire de Caſtoréum, *de Nic. Myrepſus.*	Electuarium Diacaſtoreum, Nic. Myrepſi.

℞ Du caſtoréum, des myrobolans citrins, & de l'os de cœur de cerf, aā. ℨ iiij.
Des ſemences d'anis, de perſil, de faux amomum, de nielle, de ſermontaine, d'ache des jardins, de fenouil, de daucus, du ſtaphiſaigre ; du ſang-dragon, de l'encens, du ſel ammoniac, & de la zédoaire, aā. ℨ iiij. Ɗ ij. ß.
De la cannelle, ℨ ij. gr. iv.
De l'aloës, ℨ j. ß.

℞ *Caſtorei, myrobalanorum citrinorum, oſſis è corde cervi, aā.* ℨ iiij.
Seminum aniſi, petroſelini, amomi falſi, nigellæ, ſileris montani, apii hortenſis, fœniculi, dauci, ſtaphiſagriæ, ſanguinis draconis, thuris, ſalis armoniaci, ʒedoariæ, aā. ℨ iiij. Ɗ ij. ß.
Cinnamomi, ℨ ij. gr. iv.
Aloës, ℨ j. ß.

O ij

Du scordium, de la myrrhe, & de l'euphorbe, aā.   ʒj. gr. vij.

De la feuille Indienne, du pyréthre, de la gomme adraganth, du *calamus aromaticus*, du nitre, du galbanum, du séné, du jonc odorant, du spica nard, de l'opopanax, du rhapontic, du sagapénum, du storax calamite, du gingembre, aā. ʒj. gr. ij.

Du cinnabre,   ʒj.

De la sariette sauvage, de l'hyssope, du chamædrys, du pouillot, de l'origan, de la menthe, de la menthe aquatique; de la semence de basilic, des racines de branche-ursine, d'aristoloche ronde, de choux sauvage, de cabaret; du dictame de Créte, de la sauge, des roses & du bdellium, aā.   ʒ ß.

De la soie brûlée, de l'iris, de l'épithyme, du polypode, & de l'opobalsame, aā. gr. xiij.

De la bétoine,   gr. xj.

Du succin, de l'anacarde, de la sabine, de la gentiane, & de l'écorce de mandragore, aā gr. x.

De la queue-de-pourceau, & de l'absinthe, aā   gr. vij.

Du miel écumé,   ℔ iij.

Faites-en un électuaire s. a.

Scordii, myrrhæ, Euphorbii, aā.   ʒj. gr. vij.

Malabathri, pyrethri, gummi aragacanthi, calami odorati, nitri, galbani, sennæ, schœnanthi, spicæ, opopanacis, rhapontici, sagapeni, styracis calamitæ, zingiberis, aā.   ʒj. gr. ij.

Cinnabaris,   ʒj.

Satureiæ silvestris, hyssopi, chamædryos, pulegii, origani, menthæ, menthæ aquaticæ, seminis ocimi, radicis brancæ ursinæ, aristolochiæ rotundæ, brassicæ silvestris, asari, dictamni Cretici, salviæ, rosarum, bdellii, aā.   ʒ ß.

Serici usti, iridis, epithymi, polypodii, opobalsami, aā.   gr. xiij.

Betonicæ aā.   gr. xj.

Succini, anacardii, sabinæ, gentianæ, corticis mandragoræ, aā.   gr. x.

Peucedani, absinthii, aā.   gr. vij.

Mellis despumati,   ℔ iij.

Fiat electuarium s. a.

R E M A R Q U E S.

On pulvérisera ensemble le castoréum, les fruits, les semences, les racines, les feuilles, les écorces, les fleurs, le sagapénum, l'opopanax, le galbanum, la gomme adraganth & l'os de cœur de cerf; d'une autre part, le bdellium, l'euphorbe, la myrrhe, l'aloës, l'encens & le sang dragon; d'une autre part, le sel ammoniac, le nitre ou salpêtre rafiné, & la soie brûlée. On broiera ensemble sur le porphyre le cinnabre & le succin, on mêlera les poudres. On fera écumer & cuire le miel jusqu'à consistance d'opiat, on le laissera refroidir à demi, & l'on y mêlera les poudres pour en faire un électuaire qu'on gardera dans un pot de terre bien bouché.

Vertus Dose. Il est bon pour l'apoplexie, pour la paralysie, pour les maladies hystériques, pour les vertiges, pour l'épilepsie; il est un peu purgatif : La dose en est depuis demi-dragme jusqu'à deux dragmes.

Cette composition est un grand ramas de drogues mal appropriées, & entassées les unes sur les autres; il y entre des purgatifs, des astringents, des apéritifs, des hystériques, des céphaliques, des arthritiques, des cordiaux, des sudorifiques, des stupéfiants. Il semble que l'Auteur ait voulu y paroître mystérieux dans les doses; car il ordonne trois dragmes deux scrupules & demi de chaque semence, & autres drogues qui sont d'une nature tempérée & incapable de produire de méchants effets; il auroit pû s'enhardir à en mettre demi-once. En d'autres, il ordonne des grains où il auroit fort bien pû mettre des demi-scrupules, ou même des scrupules. Comme cette composition est très-peu en usage, il seroit inutile de la réformer.

Électuaire Stomachique, de Mésué.   Electuarium Stomachium, Mesue.

℞ Des myrtilles,   ℥j. ß.   ℞ Myrtillorum,   ℥j. ß.

Des femences De grenades, ʒ vij.
De coriandre, ʒ ß.
De rofes, d'ofeille, de plan-
tain, aã. ʒ ij.
Des rofes rouges, de l'ivoire brûlé, du fu-
mach, des trois fortes de poivre, du fantal citrin,
des balauftes, de la gomme Arabique, aã. ʒ j. ß.
Du cotignac, ʒ xv.
Mêlez le tout, & faites-en un électuaire f. a.

Seminis granatorum, ʒ vij.
Coriandri, ʒ ß.
Rofarum, oxalidis, plantaginis,
aã. ʒ ij.
*Rofarum rubrarum, fpodii, fumach,
trium piperum, fantali citrini, balauftii,
gummi Arabici,* aã. ʒ j. ß.
Mivæ cydoniatæ, ʒ xv.
Mifce, fiat electuarium f. a.

REMARQUES.

On pulvérifera enfemble les myrtilles, les femences, les fleurs, le fantal, les
poivres & la gomme Arabique ; d'une autre part, le fpode ; on mêlera les poudres dans le cotignac, & l'on fera un électuaire qu'on gardera au befoin.

Il fortifie l'eftomac, il excite l'appétit, il aide à la digeftion, il arrête les cours
de ventre : La dofe en eft depuis demi-dragme jufqu'à deux dragmes. *Vertus.* *Dofe.*

Electuaire Royal.　　Electuarium Regium.

♃ Des pignons, ʒ j. ß.
Des amandes douces, ʒ ß.
Des rofes rouges, ʒ ij.
Du fantal citrin, ℈ ij.
De l'ambre gris, ℈ ß.
Du mufc, gr. iij.
Du fucre blanc d'ffous dans de l'eau-rofe, ℔ j.
Faites-en un électuaire f. a.

♃ *Pinearum,* ʒ j. ß.
Amygdalarum dulcium, ʒ ß.
Rofarum rubrarum, ʒ ij.
Santali citrini, ℈ ij.
Ambræ grifeæ, ℈ ß.
Mofchi, gr. iij.
Sacchari albi in aquá rofarum foluti, ℔ j.
Mifce, fiat electuarium f. a.

REMARQUES.

On pulvérifera enfemble les rofes & le fantal ; d'une autre part, l'ambre & le
mufc, avec un petit morceau d'amande ou de pignon ; on mêlera les poudres enfemble. On pilera dans un mortier de marbre les pignons mondes & les amandes
pelées, jufqu'à ce qu'elles foient bien en pâte ; on mêlera les poudres dedans,
puis quand le fucre aura été fondu & cuit en confiftance d'opiat, on y démêlera
le tout pour en faire un électuaire qu'on gardera au befoin.

Il fortifie le cœur, l'eftomac & la poitrine, il reftaure les efprits, & il excite
la femence : La dofe en eft depuis demi-dragme jufqu'à deux dragmes. *Vertus.* *Dofe.*

Les ingrédiens de cet électuaire ne fe lient pas exactement, à caufe des
pignons & des amandes qui font des matiéres huileufes. Il paroît toûjours dedans, comme des petits grumeaux ; on le prépare affez folide afin qu'il fe garde,
& qu'on puiffe le mettre en petits pains quand on veut. C'eft ce qu'on appelle
Pain Royal.

Electuaire Antifcorbutique.　Electuarium Antifcorbuticum.

♃ De la conferve de cochléaria, ʒ ij. ß.
De chamædrys, de méliffe, de rofes pâles &
de citron, aã. ʒ vj.
De la cannelle & du cardamome, aã. ʒ j.
Des condits de *calamus aromaticus,* de gin-
gembre, de racine de pimprenelle, & d'écorce
de citrons, aã. ʒ iij.
Des extraits d'abfinthe & de geniévre, des

♃ *Confervarum cochleariæ,* ʒ ij ß
*Chamædryos, meliffæ, rofarum pallida-
rum, ci ri,* aã. ʒ vj.
Cinnamomi, cardamomi, aã. ʒ j.
*Conditorum calami aromatici, zingi-
beris, radicis pimpinellæ, corticis citri,*
aã. ʒ iij.
Extractorum abfinthii & juniperi, fe-

femences de moutarde & de roquette, aā. ʒ ij.
   Du tartre vitriolé, ʒ j. ß.
   Des huiles de cannelle, ʒ ß.
      D'anis, ℈ j.
   Faites-en un électuaire avec f. q. d'efprit de cannelle & de cochléaria.

minis finapi & erucæ, aā. ʒ ij.
   Tartari vitriola i, ʒ j. ß.
   Oleorum cinnamomi, ʒ ß.
      Anifi, ℈ j.
   Cum fpiritûs de cinnamomo & de cochleariâ q. f.

R E M A R Q U E S.

On pulvérifera fubtilement enfemble la cannelle, le cardamome, & les femences ; on mêlera la poudre avec le tartre vitriolé, on battra dans un mortier de marbre l'écorce de citron, les racines confites & les conferves, jufqu'à ce qu'elles foient bien en pâte ; on les humectera avec un peu de fyrop de limons, on les paffera en pulpe par un tamis de crin renverfé ; on mêlera dans cette pulpe les extraits, la poudre, les huiles, & ce qu'il faudra d'efprits de cochléaria & de cannelle, pour faire un électuaire qu'on gardera dans un pot bien bouché.

Vertus.
Dofe.
Il eft propre pour le fcorbut, il léve les obftructions, il fortifie l'eftomac : La dofe en eft depuis demi-dragme jufqu'à une dragme.

On ne peut faire les extraits de geniévre & d'abfinthe, qu'on ne laiffe échapper les parties les plus volatiles, dans lefquelles confiftoit leur principale vertu. Il vaudroit mieux par conféquent employer ici les baies de geniévre & les fommités d'abfinthe fimplement pulvérifées.

Électuaire pour éguifer la vûe, de Bateus.

℞ Des fucs dépurés de rue & de chélidoine, aā. ʒ iv.
   Du meilleur miel qu'il fe pourra, ℔ j.
   Faites-le cuire en l'écumant jufqu'à une bonne confiftance ; enfuite ajoûtez-y,
   De la poudre des fommités d'euphraife à rejettons noirs, ʒ ij.
   De femence de fenouil, ʒ vj.
   De la cannelle, des cubébes, du girofle, du macis, & du poivre long, aā. ʒ j.
   Mêlez le tout & faites un électuaire.

Electuarium Oxydercicum, Georgii Batei.

℞ *Succorum depuratorum rutæ & chelidoniæ, aā.* ʒ iv.
   Mellis optimi, ℔ j.
   Coque defpumando ad debitam confiftentiam, deindè adde
   Pulveris fummitatum euphrafiæ nigris furculis, ʒ ij.
   Seminis fœniculi, ʒ vj.
   Cinnamomi, cubebarum, caryophyllorum, macis, macropiperis, aā. ʒ j.
   Mifce, fiat electuarium.

R E M A R Q U E S.

On pulvérifera fubtilement enfemble les plantes, la cannelle, les fruits, les femences, le macis. On tirera par expreffion les fucs, on les dépurera & on les fera bouillir avec le miel jufqu'à confiftance d'opiat ; on y mêlera les poudres pour faire un électuaire qu'on gardera.

Verus.
Dofe.
Il eft bon pour éguifer la vûe & la fortifier. L'Auteur recomnande d'en prendre matin & foir trois dragmes à la dofe.

Électuaire de Pêches, de Méfué.

℞ De la chair de pêches prefque mûres qui foit bien mondée, & du fuc d'autres pêches tiré par expreffion, aā. ℔ iiij.
   Du fucre blanc, ℔ ij.

Electuarium de Perficis, Mefue.

℞ *Carnis perficorum propemodum maturorum mundatæ & fucci perficorum aliorum, aā.* ℔ iiij.
   Sacchari albi, ℔ ij.

De la cannelle, des cubébes , & du macis, aã. ʒ ſſ.	*Cinnamomi , cubebarum, macis,* aã. ʒ ſ.
Du bois d'aloës, & du ſantal citrin, aã. ʒ ij.	*Ligni aloës, ſantali citrini,* aã. ʒ ij.
Du muſc, ɔ ſſ.	*Moſchi,* ɔ ſſ.
Mêlez le tout , & faites un électuaire ſ. a.	*Miſce , fiat electuarium ſ. a.*

R E M A R Q U E S.

On aura des pêches avant qu'elles ſoient tout-à-fait mûres, on en ôtera la peau & le noyau, on les fera cuire dans du ſuc d'autres pêches qu'on aura tiré par expreſſion : On en paſſera la pulpe par un tamis de crin renverſé , & l'on fera cuire le ſucre dans la décoction coulée juſqu'à conſiſtance de miel. Cependant on pulvériſera ſubtilement enſemble la cannelle, le ſantal , le bois d'aloës , les cubébes & le macis ; d'une autre part , le muſc avec un petit morceau de ſucre candi ; on mêlera la pulpe avec le miel cuit, on mettra deſſécher le mélange ſur un petit feu, juſqu'à ce qu'il ſoit en conſiſtance de conſerve ; puis on y mêlera, quand il ſera preſque froid , les poudres, pour faire un électuaire qu'on gardera au beſoin dans un pot bien bouché.

Il fortifie l'eſtomac, il corrige la mauvaiſe bouche : La doſe en eſt depuis une dragme juſqu'à demi-once.

Vertus Doſe.

Electuaire de Pommes , de Méſué.	Electuarium de Pomis, Meſue.
♃ Des pommes douces de reinette pelées & bien mondées de leurs ſemences , ℔ iij.	♃ *Pomorum dulcium & redolentium intùs & foris purgatorum ,* ℔ iij.
Du ſucre blanc, ℔ ij. ſ.	*Sacchari albi,* ℔ ij. ſ.
De l'eau-roſe, ℔ j.	*Aquæ roſarum ,* ℔ j.
Du bois d'aloës, de la cannelle , & du girofle , aã. ʒ ij.	*Ligni aloës, cinnamomi, caryophyllorum .* aã ʒ ij.
Du ſantal citrin, ʒ j. ſ.	*Santali citrini ,* ʒ j. ſ.
De l'ambre gris, ʒ j.	*Ambræ griſeæ ,* ʒ j.
Du muſc , ɔ ſ.	*Moſchi ,* ɔ ſ.
Mêlez le tout , & faites-en un électuaire ſ. a.	*Miſce, fiat electuarium ſ. a.*

R E M A R Q U E S.

On choiſira des pommes douces & agréables au goût, on les pélera, on les coupera par quartiers, on en ſéparera le cœur, on les fera bouillir dans de l'eau juſqu'à ce qu'elles ſoient molles ; on les paſſera par un tamis pour en tirer la pulpe. On pulvériſera enſemble le bois d'aloës, la cannelle , les girofles & le ſantal citrin ; d'une autre part , l'ambre gris & le muſc avec un petit morceau de ſucre candi , on mêlera les poudres. On fera cuire le ſucre avec la décoction de pommes coulée, & l'eau de roſes juſqu'à conſiſtance d'opiat , on y délaiera la pulpe de pommes, on fera deſſécher le mélange ſur un petit feu, l'agitant inceſſamment avec un biſtortier , juſqu'à ce qu'il ſoit en conſiſtance de conſerve ; on le retirera alors de deſſus le feu, & quand il ſera preſque refroidi , l'on y incorporera les poudres , pour faire un électuaire qu'on gardera dans un pot bien bouché.

Il fortifie le cœur & l'eſtomac, il aide à la digeſtion , il donne bonne bouche, il excite de la joie : La doſe en eſt depuis une dragme juſqu'à demi-once.

Vertus, Doſe.

Électuaire de Sorbes, de Mésué.	Electuarium de Sorbis, Mesue.
♃ De la chair de sorbes presque mûres, & cuites dans la décoction de roses rouges & d'écorces de grenades ℔ ij.	♃ *Carnis forborum propemodum maturorum in decocto rosarum rubrarum & corticis granatorum coctæ,* ℔ ij.
De miel ou de sucre blanc, ℔ j. ℥ iv.	*Mellis vel succhari albi,* ℔ j. ℥ iv.
Faites en un électuaire f. a.	*Fiat electuarium f. a.*

R E M A R Q U E S.

On aura des sorbes, avant qu'elles soient mûres, on les pélera & on les fera cuire dans une forte décoction de roses rouges & d'écorces de grenades concassées, on les écrasera ensuite, & l'on en tirera la pulpe par un tamis renversé : on fera cuire dans la décoction des sorbes coulée, le miel écumé ou le sucre jusqu'à la consistance d'opiat, on y mêlera la pulpe, & l'on fera dessécher le mélange à petit feu, pour faire un électuaire ou une conserve qu'on gardera au besoin.

Vertus. Il est propre pour arrêter les cours de ventre & les hémorrhagies : La dose en
Dose. est depuis deux dragmes jusqu'à une once.

On ne pourroit pas garder long-temps cette composition, sans qu'elle se gâtât ; car il y entre trop peu de miel ou de sucre, il en faudroit le double.

Ces trois dernières préparations pourroient être mises au rang des condits ou des conserves.

Électuaire d'Alcanzus, de Mésué.	Electuarium Alcanzi, Mesue.
♃ Des grains de myrte, ℔ ß.	♃ *Granorum myrti,* ℔ ß.
Des fleurs de romarin, ℥ ß.	*Florum rorismarini,* ℥ ß.
Des myrobolans Indiques, embliques & belériques, aā. ℥ iij.	*Myrobalanorum Indorum, emblicorum & bellericorum,* aā. ℥ iij.
Des balaustes, de l'encens, de l'écorce de citron, des fruits de tamarisc, des roses, du costus, & du spica nard, aā. ℥ ij.	*Balaustii, thuris, corticis citri, fructuum tamarisci, rosarum, costi, spicæ nardi,* aā. ℥ ij.
De la noix muscade, du *calamus aromaticus*, du girofle, du macis & du cardamome, aā. ℈ v. gr. vj.	*Nucis moschatæ, calami aromatici, caryophyllorum, macis, cardamomi,* aā. ℈ v. gr. vj.
Du gingembre, ℥ j.	*Zingiberis,* ℥ j.
Toutes ces drogues seront infusées ensemble sur un petit feu dans de bon vin vieux ; puis on les fera sécher : après cela elles infuseront de nouveau dans le suc de coings, & seront encore séchées ; après quoi on les pulvérisera subtilement, & on les mêlera avec ℔ ij. ß. de cotignac, pour en faire un électuaire f. a.	*Fervefiant simul omnia in vino generoso antiquo, postea siccentur, fervefiant deindè in succo cydoniorum & exsiccentur, terantur tenuissimè & miva cydoniorum* ℔ ij. ß. *excipiantur, ut fiat electuarium f. a.*

R E M A R Q U E S.

On concassera & l'on mêlera toutes les drogues ensemble, on mettra le mélange dans un pot de terre vernissé, on versera dessus environ deux livres de vin vieux ; on couvrira le pot, on le placera sur un petit feu, & quand la liqueur commencera à bouillir, on la mettra refroidir, & l'ayant coulée on fera sécher les drogues. On les mettra ensuite bouillir comme auparavant dans du suc de coings, on coulera la liqueur, & l'on fera sécher les drogues pour les réduire en poudre subtile ; on mêlera les liqueurs coulées avec le cotignac, on les fera évaporer ensemble sur le feu jusqu'à consistance d'opiat ; on laissera ensuite refroi-

dir

dir à demi la matiére, & l'on y incorporera la poudre pour faire un électuaire qu'on gardera au besoin.

Il fortifie l'estomac, il aide à la digestion, il arrête le vomissement & les cours de ventre, il dissipe les vents : La dose en est depuis une dragme jusqu'à trois. **Vertus. Dose.**

Mésué rapporte cette description, qu'il a tirée d'un Médecin Arabe nommé *Alcanzus.* Cet Auteur demande *florum Alkiel* ℥ ß, & l'on a crû que ce nom étoit le même que *Alkilchil,* qui signifie en Arabe fleur de grenadier sauvage : mais comme les balaustes ou fleurs de grenades sont employées ici en un autre endroit, plusieurs prétendent que par *Alkiel,* ou *Alkelin,* on doit entendre les fleurs de romarin. J'ai suivi cette derniére opinion, comme la plus raisonnable.

Electuaire Blanc, de Bateus.	*Electuarium Album,* Georgii Batei.
♃ De la céruse d'antimoine, ℥ iv. Du sucre très-blanc, ℔ j. Mêlez, & faites-en une poudre, à laquelle vous ajoûterez du syrop de racines d'éryngium ou chardon roland, ℥ iv. ou q. s. pour faire un électuaire.	♃ *Cerusa antimonii,* ℥ iv. *Sacchari albissimi,* ℔ j. *Misce, fiat pulvis, cui adde syrupi de radicibus eryngii* ℥ iv. *vel q. s. ut fiat electuarium.*

R E M A R Q U E S.

On pulvérisera le sucre & l'antimoine diaphorétique très-subtilement, on les mêlera dans un mortier de marbre, & on les incorporera avec quatre onces ou une quantité suffisante de syrop fait avec la racine de chardon roland ; on battra bien le tout ensemble pour en faire une liaison d'électuaire liquide, ce sera l'électuaire blanc, qu'on gardera dans un pot.

Il est estimé propre pour la cachexie, pour l'hydropisie, pour la jaunisse, pour le scorbut, pour purifier le sang, pour absorber & adoucir les humeurs âcres : La dose en est depuis deux dragmes jusqu'à six, on en prend deux fois le jour deux ou trois dragmes à chaque prise, puis on augmente la dose peu à peu les jours suivants. **Vertus.** **Dose.**

Electuaire de Chasteté, du même Auteur.	Electuarium Castitatis, ejusdem Auctoris.
♃ Du camphre, ℥ ij. De la réglisse, 3 x. Ə ij. Des semences d'agnus castus, & de jusquiame, ℥ j. Faites de ce mélange une poudre, à laquelle vous ajoûterez De la conserve de fleurs de nénuphar, ℔ ß. Du syrop de nénuphar, autant qu'il en faut. Faites du tout un électuaire s. a.	♃ *Camphoræ,* ℥ ij. *Glycyrrhizæ,* 3 x. Ə ij. *Seminis viticis & hyoscyami,* aā. ℥ j. *Misce, fiat pulvis, cui adde* *Conservæ florum nymphææ,* ℔ ß. *Syrupi de nymphæa q. s.* *Fiat electuarium s. a.*

R E M A R Q U E S.

On pulvérisera ensemble les semences & la réglisse, on passera par un tamis découvert la conserve de fleurs de nénuphar jusqu'à ce qu'on en ait tiré dix-huit onces de pulpe ; on écrasera autant qu'on pourra le camphre dans un mortier de marbre, puis on le dissoudra peu à peu avec la conserve passée ; on y mêlera enfin les poudres & ce qu'il faudra de syrop de nénuphar, pour faire un opiat ou électuaire qu'on gardera dans un pot bien bouché.

Tome II.   P

Vertus.
Dose.

Il est propre pour réprimer les trop grandes ardeurs de Vénus, & pour l'incontinence; on en prend matin & soir à la dose de deux ou trois dragmes, buvant par dessus un verre de petit lait dans lequel on aura éteint un morceau de fer rougi au feu; on oindra aussi les parties génitales avec de l'huile de semence de jusquiame tirée par expression.

<table>
<tr><td>

Confection Cordiale,
contre la Mélancolie.

</td><td>

Confectio Cordialis contra Melancholicam dicta ex Gentili
de Fulginio.

</td></tr>
<tr><td>

♃ Des perles préparées,   ʒ j. ß.
Des feuilles d'or & d'argent, aã.   ʒ j.
Des hyacinthes préparées,   ʒ ß.
De la cannelle, du girofle & du macis, aã. Ɔ j.
Du sucre blanc,   ℥ v.

De l'eau rose,   ℥ viij.
Faites-en une confection s. a.

</td><td>

♃ *Margaritarum præparatarum* ʒ j. ß.
Foliorum auri & argenti, aã.   ʒ j.
Hyacinthorum præparatorum,   ʒ ß.
Cinnamomi, caryophyllorum, macis,
a.ĩ.   Ɔ j.
Sacchari albi,   ℥ v.
Aquæ rosarum,   ℥ viij.
Fiat ex arte confectio.

</td></tr>
</table>

REMARQUES.

On pulvérisera subtilement le girofle, le macis & la cannelle ensemble, on mêlera la poudre avec les perles & les hyacinthes préparées : on mettra cuire le sucre avec l'eau de roses jusqu'à consistance de syrop épais, on le laissera refroidir à demi, on y mêlera exactement les poudres avec un bistortier, puis enfin on y ajoûtera les feuilles d'or & d'argent; on gardera cette confection dans un pot bien bouché.

Vertus.
Dose.

Elle fortifie le cœur, le cerveau & l'estomac; elle abaisse les vapeurs, elle dissipe la mélancolie : La dose en est depuis une dragme jusqu'à deux.

Cette description est très-mal dosée, il y entre trop peu de sucre pour la quantité des poudres.

Les perles, les hyacinthes, l'or & l'argent qu'on demande ici en une quantité excessive, & qu'on a cru être de grands cordiaux, sont des matiéres privées de principes actifs, & par conséquent peu capables de réjouir le cœur.

L'eau rose pourroit produire un bon effet, si sa partie volatile ne se dissipoit pas en bouillant, mais il n'en reste que du phlegme, qui n'a pas plus de vertu que de l'eau commune. Je voudrois réformer cette description en la maniére suivante.

<table>
<tr><td>

Confection Cordiale, Réformée.

</td><td>

Confectio Cordialis, Reformata.

</td></tr>
<tr><td>

♃ De la cannelle, du girofle, du macis, &
des perles préparées, aã.   ʒ iij.
Du syrop d'œillets,   ℔ ß.
Mêlez le tout, & faites-en un électuaire s. a.

</td><td>

♃ *Cinnamomi, caryophyllorum, macis,*
margaritarum præparatarum, aã.   ʒ iij.
Syrupi de floribus tunicæ,   ℔ ß.
Misce, fiat electuarium s a.

</td></tr>
</table>

<table>
<tr><td>

Electuaire contre la Dysenterie,
de Phil. Hoechstetter.

</td><td>

Electuarium contra Dysenteriam,
Philippi Hœchstetteri.

</td></tr>
<tr><td>

♃ Des racines de grande consoude,   ℥ vj.
De celle de vermiculaire, ou petite joubarbe,   ℥ ß.

</td><td>

♃ *Radicum consolidæ majoris,*   ℥ vj.
Crassulæ, seu telephii tragi,   ℥ ß.

</td></tr>
</table>

Du safran de mars astringent, ℥ j. ß.	Croci martis astringentis, ℥ j. ß.
De la noix muscade, ℈ iv.	Nucis moschatæ, ℈ iv.
De la poudre des espéces *diarrhodon Abbatis*, des trochisques de spode, & de la terrre sigillée, aā. ℈ ij.	Pulveris diarrhodon Abbatis, trochiscorum de spodio, terræ sigillata, aā. ℈ ij.
De la poudre de trochisques de Ramich, ℈ j.	Pulveris trochisc. Ramich, ℈ j.
Du rob de prunelles sauvages, ℥ iij.	Rob prunellorum silvestrium, ℥ iij.
De la vieille conserve de roses rouges vitriolée, ℥ ij. ß.	Conserva rosarum rubrarum antiquæ vitriolata, ℥ ij. ß.
De celle de pimprenelle rouge, ℥ x.	Pimpinella sanguisorba, ℥ x.
Des syrops de roses séches & de myrtilles, aā. ℥ j.	Syruporum ex rosis siccis & myrtillorum, aā. ℥ j.
De la thériaque d'Andromaque de 4. ans, ℥ ß.	Theriacæ Andromachi quatuor annorum, ℥ ß.
Faites-en un électuaire s. a.	Fiat electuarium s. a.

R E M A R Q U E S.

On pulvérisera ensemble les racines & la muscade ; d'une autre part, les trochisques. On broiera le safran de mars jusqu'à ce qu'il soit impalpable ; on mêlera les poudres avec celles *diarrhodon*. On vitriolera de la conserve de rose s vieille en l'arrosant de quelques gouttes d'esprit-de-vitriol, & la remuant pour les bien mêler ; on la mettra dans un mortier de marbre avec la conserve de pimprenelle rouge, la thériaque, le rob de prunelle sauvage, appellée *acacia-nostras*, & les syrops : on battra bien le tout ensemble, & quand il sera lié, l'on y mêlera exactement les poudres, pour faire un électuaire qu'on gardera au besoin dans un pot bien bouché.

Il arrête la dysenterie, la diarrhée, la lienterie, les flux de menstrues, le crachement de sang, & les autres hémorrhagies : La dose en est depuis une dragme jusqu'à trois.

La thériaque nouvelle seroit plus convenable dans cette composition que la vieille, parce qu'elle est plus astrigente, à cause de l'opium qui y domine.

Vertus.
Dose.

Electuaire d'Oseille, de Galien.	*Electuarium de Oxalide, Galeni.*
♃ Du bois d'aloës, des cubébes, des baies d'oxyacantha, des semences de citron, de courges, de concombre, aā. ℥ ß.	♃ Xyloaloes, cubebarum, baccarum oxyacanthæ, seminis citri, cucurbitæ, cucumeris, aā. ℥ ß.
Des semences d'oseille, de pourpier & de buglose, aā. ℥ iij. ß.	Sem. oxalidis, portulacæ, buglossi, aā. ℥ iij. ß.
Du spode, des gommes Arabique & adraganth, aā. ℥ iij.	Spodii, gummi Arabici & tragacanthi, aā. ℥ iij.
Des roses rouges, du corail rouge préparé, des perles préparées, du santal citrin, des avelines d'Inde, aā. ℥ ij.	Rosarum rubrarum, coralli rubri præparati, margaritarum præparatarum, santali citrini, avellanæ Indica, aā. ℥ ij.
Du bol d'Arménie, ℥ j. ß.	Boli Armena, ℥ j. ß.
Du camphre, ℥ j.	Caphura, ℥ j.
Du suc d'oseille épaissi en consist. de miel, ℔ j.	Succi oxalidis ad consistentiam mellis inspissati, ℔ j.
Faites-en un électuaire s. a.	Fiat electuarium s. a.

R E M A R Q U E S.

On pulvérisera ensemble les bois, les baies, les semences, les roses & les avelines ; d'une autre part, le camphre avec deux ou trois gouttes d'esprit-de-vin ; d'une autre part, le bol & le spode ; d'une autre part, les gommes dans un mortier chaud ;

P ij

on mêlera les poudres avec les perles & les coraux préparés. On tirera beaucoup de suc d'oseille, on le fera dépurer en le mettant bouillir légérement & le passant par un blanchet ; on en fera évaporer l'humidité jusqu'à consistance de miel ; on mêlera exactement les poudres pour en faire un électuaire qu'on gardera dans un pot bien bouché.

Vertus.
Dose.
Il est propre pour fortifier le cœur contre les palpitations, pour résister au venin, pour abattre les vapeurs, pour arrêter les cours de ventre : La dose en est depuis une dragme jusqu'à trois.

On demande dans plusieurs Dispensaires, le suc de citron épaissi pour corporifier les poudres, mais le suc d'oseille me paroît être plus convenable à une composition qui prend son nom de l'oseille ; on ne fera pourtant pas une grande faute quand on emploiera l'un en place de l'autre, car ces deux sucs ont des vertus assez ressemblantes.

Electuaire Diurétique, de Barthel.
Montagnana.

℞ Des pistaches, ℥ iv.
Du sang de bouc préparé, ʒ v.
De la semence d'anis & de la réglisse, aã. ℥ ß.
De la cendre de coquilles d'œufs dont les poulets sont éclos, du verre calciné, des pierres d'éponge & de Judée, aã. ʒ j. ß.
Des semences d'ache, de petit houx, de persil, d'asperges, & de léviftic, aã. ʒ j.
De la pulpe de sébeftes, ℔ j.
Du sucre rouge, ℔ ß.
De l'oxymel composé, ℥ iij.
Faites-en un électuaire f. a.

Electuarium Diureticum, Barthol.
Montagnanæ.

℞ Pistaciorum, ℥ iv.
Sanguinis hirci præparati, ʒ v.
Seminis anisi ; glycyrrhizæ, aã. ℥ ß.
Cineris putaminum ovorum è quibus pulli sunt exclusi, vitri calcinati, lapidum spongiæ & Judaïci, aã. ʒ j. ß.
Seminum apii, rusci, petroselini, asparagi, levistici, aã. ʒ j.
Pulpæ sebesten, ℔ j.
Sacchari rubri, ℔ ß.
Oxymellis compositi, ℥ iij.
Fiat electuarium f. a.

R E M A R Q U E S.

On pulvérisera ensemble les semences & la réglisse ; d'une autre part, le sang de bouc préparé & les cendres de coquilles d'œufs couvés, desquelles les poulets feront sortis on broiera sur le porphyre le verre calciné & les pierres, jusqu'à ce qu'ils soient en poudre impalpable ; on mêlera les poudres, on fera cuire dans la lessive commune les sébeftes, jusqu'à ce qu'elles soient molles ; on pilera dans un mortier de marbre les pistaches mondées, jusqu'à ce qu'elles soient en pâte ; on y mêlera les sébeftes cuites, qu'on écrasera avec la pâte, on passera le mélange par un tamis de crin renversé pour en avoir la pulpe, on mêlera avec cette pulpe le sucre rouge, l'oxymel composé, & les poudres pour faire un électuaire qu'on gardera.

Vertus.
Dose.
Il est propre pour lever les obstructions, pour faire uriner, pour atténuer les pierres du rein & de la vessie : La dose en est depuis une dragme jusqu'à demi-once.

Cette composition ne peut pas être gardé long-temps, car il n'y entre pas assez de sucre & de miel pour la quantité des pulpes.

Je serois d'avis qu'on retranchât de cet électuaire les pierres & le verre, car je craindrois que ces matiéres ne fussent plus propres à augmenter la quantité des pierres ou du gravier qui peuvent être dans les reins & dans la vessie, qu'à les diminuer.

Electuaire de Citron Stomachique, de Mésué.	*Electuarium ex Citro Stomachicum, Mesue.*

<table>
<tr>
<td>

♃ De l'écorce de citron nouvellement sé-
chée,   ℥ iij. ß.
   Du girofle, du bois d'aloës, de la cannelle,
du macis, & du galanga, aã.   ʒ ij.
   Du cardamome & du gingembre, aã.   ʒ j.
   Du musc,   ʒ ß.
   Du miel écumé,   ℥ xv.
   Faites-en un électuaire f. a.

</td>
<td>

♃ *Corticis citri recèns siccati,* ℥ iij. ß.
   *Caryophyllorum, ligni aloës, cinnamo-
mi, macis, galangæ, aã.*   ʒ ij.
   Cardamomi, zingiberis, aã.   ʒ j.
   Moschi,   ʒ ß.
   Mellis despumati,   ℥ xv.
   Fiat electuarium f. a.

</td>
</tr>
</table>

REMARQUES.

On pulvérisera le musc avec un peu de sucre candi, & l'on mettra en poudre les autres drogues ensemble; on mêlera les poudres & on les incorporera dans le miel écumé & cuit en consistance épaisse, pour faire un électuaire qu'on gardera dans un pot bien bouché.

Il fortifie l'estomac; il aide à la digestion, il excite l'appétit, il corrige la puanteur de la bouche, il provoque la semence : La dose en est depuis demi-dragme jusqu'à deux dragmes.   Vertus. Dose.

Electuaire Térébenthiné.	Electuarium Terebinthinatum.

<table>
<tr>
<td>

♃ De la térébenthine bien claire,   ℔ j.
   Des racines de guimauve, de chien-dent,
d'arrête-bœuf, de petit-houx & de réglisse,
aã.   ℥ j.
   Des gommes Arabiques & adraganth; des
yeux d'écrevisses préparés; du nitre purifié, du
sel de soufre, des cloportes préparés, aã. ʒ iiij.
   Du sel volatil de succin, & du mercure doux,
aã.   ʒ ij.
   Mêlez le tout, & faites-en un électuaire f. a.

</td>
<td>

♃ *Terebinthinæ claræ,*   ℔ j.
   *Radicis bismalvæ, graminis, ononidis,
brusci, liquiritiæ, aã.*   ℥ j.
   *Gummi Arabici & tragacanthi, oculo-
rum cancri præparatorum, nitri purificati,
salis sulphuris. millepedarum præparata-
rum, aã.*   ʒ iiij.
   *Salis volatilis succini, aquilæ albæ,
aã.*   ʒ ij.
   Misce, fiat electuarium f. a.

</td>
</tr>
</table>

REMARQUES.

On pulvérisera ensemble les racines & les cloportes; d'une autre part, les gommes dans un mortier chaud; d'une autre part, les sels; d'une autre part, le mercure doux; on mêlera les poudres avec les yeux d'écrevisses préparés, & l'on incorporera le tout avec la térébenthine, pour faire un électuaire qu'on gardera au besoin.

Il est propre pour atténuer la pierre dans le rein & dans la vessie, pour faire jetter le sable & le phlegme par les urines, pour la colique néphrétique, pour déterger & consolider les ulcères du rein, de la vessie & de la matrice, pour les gonorrhées virulentes, pour toutes les rétentions d'urine : La dose en est depuis demi-dragme jusqu'à une dragme & demie; on le prend en bol enveloppé dans du pain à chanter. Si l'on vouloit le réduire en pilules, il ne faudroit qu'y ajoûter une quantité suffisante de sucre candi en poudre.   Vertus. Dose.

Je ne lave point la térébenthine, & je ne la fais point cuire, parce que, dans la lotion & dans la coction, on emporte ce qu'elle a de plus salin & de plus essentiel; il vaut mieux se contenter de la choisir belle, claire, transparente, & d'une odeur assez forte.

On trouvera dans mon *Traité de Chymie* les descriptions des sels de soufre & de succin.

Grand Opiat Anodyn, *de Nic. Alexand.*	*Tryphera Magna,* Nicolai Alexandrini.
♃ De l'opium Thébaïque, ℥ ij. De la cannelle, du girofle, du storax calamite ; des racines de petit galanga, de zédoaire, de gingembre, de costus, de souchet, d'iris de Florence, de queue de pourceau, de vrai acorus, de *calamus aromaticus*, de spica nard, & de spica Celtique ; de l'écorce de racine de mandragore, des roses rouges, du poivre noir ; des semences d'anis, de persil de Macédoine, d'ache vulgaire, d'ache de montagne, de fenouil, de daucus de Crète, de jusquiame blanche, & de basilic, aa. ℥ j. De miel cuit & écumé, ℥ j. Faites-en un opiat & le gardez pour l'usage.	♃ *Opii Thebaici,* ʒ ij. *Cinnamomi, caryophyllorum, styracis calamitæ, radicis galangæ minoris, zedoariæ, zingiberis, costi, cyperi, ireos Florentiæ, peucedani, acori veri, calami aromatici, spicæ Indicæ & spicæ Celticæ, corticis radic. mandragoræ, rosarum rubrarum, piperis nigri, seminum anisi, petroselini Macedonici, apii, apii montani, fœniculi, dauci Cretici, hyoscyami albi, ocimi, aa.* ʒ j. *Mellis despumati & cocti,* ℥ j. *Fiat opiata usui reponenda.*

R E M A R Q U E S.

On pulvérisera toutes les drogues ensemble, & l'on mêlera la poudre dans le miel qu'on aura écumé & cuit en consistance de syrop épais, pour faire un opiat qu'on gardera dans un pot bien bouché.

Vertus.

On l'estime pour les maladies de la matrice provenantes d'humeur froide ; on en

Dose

donne par la bouche, il fortifie l'estomac & la vessie, il résiste à la malignité des humeurs, il arrête les cours de ventre, il provoque le sommeil : la dose en est depuis demi-scrupule jusqu'à une dragme, on en fait aussi des pessaires, le mêlant avec de la poudre d'armoise & de l'huile de muscade.

Le mot de *tryphera*, qui est Arabe, signifie *délicat*. Ce n'est pourtant pas à cause de son bon goût qu'on a ainsi nommé cet opiat, mais parce qu'il apporte du repos & de la joie à ceux qui en usent. Le surnom de *grand* lui a été donné pour le distinguer d'avec les autres compositions du même nom.

Ingré-dients somnifères de l'opiat & leur dose sur chaque prise.

Outre l'opium qui a été mis dans cette composition à dessein d'incrasser les humeurs & d'exciter le sommeil, on y a ajoûté l'écorce de la racine de mandragore & la semence de jusquiame, qui ont une vertu narcotique approchante, mais beaucoup plus foible que celle de l'opium.

Ɔ ß.

Demi-scrupule de *tryphera magna* contient d'opium un quart de grain, d'écorce de racine de mandragore & de semence de jusquiame, de chacun le demi - quart d'un grain.

Ɔ j.

Un scrupule de *tryphera magna* contient d'opium demi-grain, d'écorce de racine de mandragore & de semence de jusquiame, de chacun le quart d'un grain.

ʒ ß.

Demi dragme de *tryphera magna* contient d'opium les trois quarts d'un grain, de semence de jusquiame & d'écorce de racine de mandragore, de chacun le quart & le demi quart d'un grain.

Ɔ ij.

Deux scrupules de *tryphera magna* contiennent d'opium un grain, d'écorce de racine de mandragore & de semence de jusquiame, de chacun demi-grain.

ʒ j.

Une dragme de *tryphera magna* contient d'opium un grain & demi, d'écorce de racine de mandragore & de semence de jusquiame, les trois quarts d'un grain.

Cet opiat en vieilliffant perd beaucoup de fa qualité fomnifère , parce que la fermentation raréfie les parties vifqueufes des ingrédients narcotiques, & les empêche d'épaiffir les humeurs & les efprits dans le cerveau , comme elles faifoient auparavant.

Opiat Anodyn des Sarrazins , décrit par Nic. Alexandrin.	*Tryphera Sarracenica , Alexandrini.*
♃ Des tamarins , de la caffe , & de l'écorce de myrobolans citrins , aã. ℥ j. ß.	♃ *Tamarindorum , caffiæ fiftulæ, corticum myrobalanorum citreorum , aã.* ℥ j. ß.
Des myrobolans chébules & de la manne , ãa. ℨ vj. ℈ ij. gr. v.	*Myrobalanorum chebulorum , mannæ , aã.* ℨ vj. ℈ ij. gr. v.
Des myrobolans bellériques & embliques , aã. ℨ ß. gr. iv.	*Myrobalanorum bellericorum & emblicorum , aã.* ℨ ß. gr. iv.
De la rhubarbe, de la femence de violettes , aã. ℨ ß.	*Rhabarbari , feminis violarum , aã.* ℨ ß.
Des femences d'anis , & de fenouil , aã. ℨij gr. xv.	*Semin. anifi , fœniculi , aã.* ℨ ij. gr. xv.
Du fpica nard & du macis, aã. ℨ j. gr. vij. ß.	*Spicæ Indicæ , macis , aã.* ℨ j. gr. vij. ß.
Du fucre blanc , ℥ xxiij.	*Sacchari albi ,* ℥ xxiij.
Faites-en un électuaire f. a.	*Fiat electuarium f. a.*

REMARQUES.

On pulvérifera enfemble les myrobolans , la rhubarbe, les femences , le fpicanard & le macis ; on paffera enfemble par un tamis de crin renverfé , la moëlle de caffe & les tamarins ; on fera cuire le fucre dans de l'eau jufqu'à confiftance d'opiat : on y mêlera fur la fin la manne qu'on aura auparavant diffoute dans de l'eau, & coulée , pour la purger de fes ordures; on détrempera auffi les pulpes hors du feu dans le fucre cuit ; on remettra la baffine fur un petit feu, remuant toûjours la matiére avec un biftortier , pour faire confumer doucement l'humidité jufqu'à confiftance d'électuaire mou ; on la laiffera refroidir à demi , & l'on y mêlera exactement les poudres ; on gardera cet électuaire dans un pot bien bouché.

Il purge doucement la bile & la mélancolie : La dofe en eft depuis deux dragmes jufqu'à une once. Vertus. Dofe.

Cette compofition a été mife en ufage par des Médecins Sarrazins , d'où vient qu'on l'a appellée *Sarracenica* : Le nom de *Tryphera* qui fignifie *délicat ,* ne lui convient guère , car elle eft compofée d'ingrédients affez dégoûtants.

Nicolas Alexandrin femble trembler dans les dofes de fes defcriptions , car il ne met que des fcrupules & des grains où les dragmes pourroient être employées fans héfiter : Par exemple , dans cette compofition il demande de la manne & des myrobolans chébules de chacun ℨ vj ℈ ij. gr. v. il auroit pû s'enhardir à en mettre ℨ vij. Il demande des myrobolans bellériques & embliques de chacun ℨ ß. gr. iv. il auroit pû retrancher les quatre grains & n'en employer que demi-once fans que le reméde en fût altéré ; il demande des femences d'anis & de fenouil de chacun ℨ ij. gr. xv. il auroit pû retrancher les quinze grains & n'en mettre que deux dragmes , ou bien les augmenter de neuf grains & en demander fept fcrupules ; il demande du macis & du fpica nard de chacun ℨ j. gr. vij. ß. il auroit pû retrancher les grains & n'en employer qu'une dragme. Les myrobolans, le fenouil , l'anis , le fpica nard , le macis , font-ils fi fort à redouter qu'il foit befoin de les difpenfer par grains dans une auffi grande compofition que celle-ci? Il auroit pû encore ordonner deux livres de fucre au lieu de vingt-trois onces , puifqu'il n'y a qu'une once de différence ; mais il y a bien de l'apparence que l'intention de l'Auteur étoit de paroître mystérieux envers ceux qui ne connoissoient point la vertu des remédes.

L'anis le fenouil, le spica nard, le macis ont été mis dans cette dispensation, pour servir de correctif aux purgatifs, mais ils ne produisent pas grand effet en cette occasion. Je trouverois à propos qu'on les retranchât & qu'on mît en leur place une once de tartre soluble qui agiroit bien mieux, tant pour empêcher les tranchées, que les purgatifs pourroient exciter, que pour augmenter leur effet purgatif & apéritif.

La manne me paroît ici en trop petite quantité pour produire quelqu'effet, j'en voudrois quadrupler la dose.

Les myrobolans citrins sont estimés les meilleurs de tous, il suffiroit de les employer seuls aux poids de tous les autres : Voici donc comme je voudrois réformer la composition.

Opiat des Sarrazins, Réformée.

℞ Des pulpes récentes de tamarins & de casse, de la manne & de l'écorce de myrobolans citrins, aā.　　　　℥ iij. ß.
　Du tartre soluble,　　　　℥ j.
　De la rhubarbe & des semences de violettes, aā.　　　　℥ ß,
　Du sucre blanc,　　　　℔ ij.
　Faites-en un électuaire s. a.

Tryphera Sarracenica, Reformata.

℞ *Pulparum tamarindorum & cassia fistula recenter extractarum, mannæ, corticis myrobalanorum citrinorum, aā*　　　　℥ iij. ß.
　Tartati solubilis,　　　　℥ j.
　Rhabarbari & seminis violarum, aā. ℥ ß.
　Sacchari albi,　　　　℔ ij.
　Fiat electuarium s. a.

Opiat Anodyn des Persans, de Mésué.

℞ Des sucs épurés de morelle, d'endive & d'ache, aā.　　　　℔ ij.
　　　De houblon & du vinaigre, aā. ℔ j.
Faites-y cuire s. a.
Des fleurs de violettes séches,　　　　℔ j.
Des prunes de Damas,　　　　N°. L.
De l'épithyme,　　　　℥ v.
De la semence de cuscute,　　　　℥ ß.
Du spica nard,　　　　℥ iij.
　Faites ensuite infuser chaudement pendant 24. heures dans la colature de cette décoction fortement exprimée, des myrobolans citrins, chébules & Indiques frottés avec l'huile d'amandes douces & des feuilles de séné, aā.　　　　℥ ij.
　Des trochisques d'agaric,　　　　℥ j.
　Faites bouillir ensuite le tout légérement, exprimez-en la décoction, & cuisez à petit feu dans la colature en consistance d'opiat
　Du sucre blanc,　　　　℔ iij.
　Après cela dissolvez-y
De conserve de violettes,　　　　℔ j.
De la pulpe de casse,　　　　℥ iv.
　　　De tamarins,　　　　℥ iij.
De la manne,　　　　℥ j. ß.
Ajoûtez-y enfin la poudre suivante
De la meilleure rhubarbe,　　　　℥ ij.

Tryphera Persica, Mesue.

℞ *Succorum depuratorum solani, intibi, seu endiviæ sativæ, apii, aā.* ℔ ij.
　　　Lupuli, aceti, aā,　　　　℔ j.
In his technicè coque
Violarum siccarum,　　　　℔ j.
Pruna Damascena,　　　　N° L.
Epithymi　　　　℥ v.
Seminis cuscutæ,　　　　℥ ß.
Spicæ nardi, aā.　　　　℥ iij.
In colaturâ cum forti expressione factâ infunde calidè viginti quatuor horis, myrobalanorum citreorum, chebulorum, Indorum oleo amygdal. dul. confricatorum, foliorum senna, aā.　　　　℥ ij.
Agarici trochiscati,　　　　℥ j.
Deindè bulliant, leviter colentur & exprimantur : in colato liquore coque igne lento in opiatæ crassitiem,
Sacchari albi,　　　　℔ iij.
Posteà dissolve conserva violarum, ℔ j.

Pulpæ cassiæ,　　　　℥ iv.
Tamarindorum,　　　　℥ iij.
Mannæ,　　　　℥ j. ß.
Postremò sequentem pulverem adjicies,
rhabarbari optimi,　　　　℥ ij.

Des

Des myrobolans citrins, ℥ j. ß.	Myrobalanorum citrinorum, ℥ j. ß.
Chébules & Indiques, ãa. ℥ j.	Chebulorum, Indorum, aã. ℥ j.
Bellériques, embliques & de la semence d'anis, aã. ℥ ß.	Bellericorum, emblicorum, seminis anisi, aã. ℥ ß.
De la semence de fumeterre, des trochisques *diarrhodon*, du macis, du mastic, des cubébes, du spode, du santal citrin, des quatre grandes semences froides mondées, aã. ʒ ij. ß.	Semin. fumariæ, trochiscorum diarrhodonis, macis mastiches, cubebarum, spodii, santali citrini, seminum quatuor frigidorum majorum mundator. aã. ʒ ij. ß.
Du spica nard, ʒ ij.	Spicæ Indicæ, ʒ ij.
Faites-en une poudre que vous arroserez avec quelques gouttes d'huile violat, avant de l'incorporer avec la confection.	Fiat pulvis guttis aliquot olei violati aspergendus, & confricandus, priusquam misceatur confectioni, & vasi reponatur.

R E M A R Q U E S.

On pulvérisera ensemble la rhubarbe, les myrobolans, le santal, les semences, les cubébes, le macis & le spica nard; d'un autre part, le spode & les trochisques *diarrhodon*; d'un autre part, le mastic; on mêlera les poudres & on les frottera avec les mains imbues de quelques gouttes d'huile violat.

On tirera les sucs par expression en la maniére ordinaire, on les mêlera avec le vinaigre, on les fera bouillir légérement, on passera la liqueur par un blanchet, y fera bouillir doucement les prunes environ demi-heure, on y ajoûtera les violettes séches & l'épithyme, & enfin le spica nard. Après quelques ébullitions, on laissera refroidir à demi la décoction; on la coulera avec forte expression, on y mettra infuser chaudement pendant vingt-quatre heures, dans un pot de terre couvert, les myrobolans, le séné & l'agaric concassés; ensuite l'on fera bouillir légérement l'infusion, on la coulera & l'on en exprimera fortement le marc; on fera cuire dans la colature, le sucre jusqu'à consistance d'opiat; on retirera la bassine de dessus le feu, & l'on y délaiera la conserve de violettes battue avec la manne dans un mortier, & passée par un tamis de crin renversé, les pulpes de tamarins & de casse, & quand la matiére sera à demi-refroidie, l'on y mêlera exactement les poudres pour faire un électuaire qu'on gardera dans un pot bouché, & l'on s'en servira au besoin.

Il purge doucement, on s'en sert pour la jaunisse, pour les obstructions de la rate, pour la mélancolie: La dose en est depuis deux dragmes jusqu'à une once.

Le nom de *tryphera*, qui signifie *délicat*, n'a pas été plus justement donné à cette composition qu'aux précédentes, car le goût n'en est point du tout agréable, on l'appelle *tryphera Persica*, parce qu'elle a été mise en usage par des Médecins de Perse.

J'emploie le vinaigre dans la décoction, quoique l'Auteur demande qu'on le garde pour faire cuire le sucre, parce que la quantité des sucs étant trop petite pour le volume des drogues qu'on veut y faire cuire, le vinaigre peut en quelque façon suppléer au défaut. Je fais infuser les purgatifs pendant vingt-quatre heures dans la décoction, afin d'en tirer mieux la substance, quoique l'Auteur se contente de les faire bouillir avec les autres drogues.

Le frottement, qu'on fait aux myrobolans avec de l'huile d'amandes douces, n'y sert de rien, & cette huile peut empêcher que les fruits ne soient suffisamment pénétrés par la liqueur.

Il y a bien des choses à réformer dans cette description.

1°. Il y entre trop peu de liqueur pour la quantité des ingrédients, dont il faut

Tome II.

Q

Vertus. Dose.

extraire la subſtance, & encore cette liqueur conſiſte en des ſucs, qui étant déjà chargés de leurs propres ſubſtances, ne ſont guère en état d'en recevoir d'autre. Il vaudroit donc mieux ſe ſervir des eaux diſtillées des plantes en plus grande quantité.

2°. Les prunes, les violettes, l'épithyme, la cuſcute, le ſpica nard, qui tiennent le plus de volume, & qui rempliſſent le plus les pores de la liqueur, ſont les moins utiles, & l'on s'en paſſeroit fort bien dans la compoſition : Mais on pourroit ſubſtituer en leur place, de la graine de violette, du tartre ſoluble & de la pulpe de prunes.

3°. Il entre ici trop peu de manne pour la quantité de la compoſition : j'en voudrois mettre autant que de caſſe ; car comme c'eſt un purgatif fort doux, il ne produit aucun effet ſi l'on n'en emploie une doſe raiſonable.

4°. Il entre dans la poudre pluſieurs ingrédiens inutiles ; ſçavoir, les trochiſques *diarrhodon*, le macis, le maſtic, les cubébes, le ſpode, le ſantal citrin, les ſemences froides, le ſpica nard. Je ſerois d'avis qu'on les retranchât de la compoſition ; car ces drogues étant la plûpart aſtringentes, elles ne peuvent que diminuer la force des purgatifs, & empêcher par conſéquent en quelque maniére le principal effet du reméde.

Voilà ce que je trouve à réformer dans la compoſition de cette confection, en ſuivant la méthode générale de l'Auteur, qui veut qu'on tire la ſubſtance des purgatifs dans les liqueurs, pour enſuite les faire cuire avec le ſucre. Mais comme dans les coctions on laiſſe diſſiper beaucoup de la vertu des purgatifs, je ſerois d'avis qu'on employât ces drogues en ſubſtance ſimplement pulvériſées, & alors on ſe ſerviroit des ſucs pour faire cuire le ſucre & pour aider à tirer les pulpes : mais le ſuc de ſolanum, qui eſt un peu narcotique & aſtringent, ne me ſemble guère convenable ici : je voudrois le retrancher, & le vinaigre auſſi.

Les myrobolans citrins ſont les meilleurs, & ils ont la vertu des autres ; c'eſt pourquoi pour abréger la deſcription, on devroit les employer ſeuls : Voici donc comme je trouverois à propos de réformer cet électuaire.

Opiat des Perſans, Réformé.	*Tryphera Perſica, Reformata.*
♃ De la ſemence de violettes, & des myrobolans citrins, āā. ℥ viij.	♃. *Seminis violarum & myrobalanorum citrinorum*, aā. ℥ viij.
Des feuilles de ſéné mondées, de la rhubarbe choiſie, āā. ℥ ij.	*Foliorum ſennæ mundatorum, rhei electi*, aā. ℥ ij.
Des trochiſques d'agaric & du tartre ſoluble, āā. ℥ j.	*Agarici trochiſcati & tartari ſolubilis*, aā ℥ j.
De la conſerve de violettes, ℔ j.	*Conſervæ violarum*, ℔ j.
De la manne de Calabre, de la pulpe de caſſe, āā. ℥ iv.	*Mannæ Calabrinæ, pulpæ caſſiæ*, aā. ℥ iv.
De la pulpe de tamarins, ℥ iij.	*Pulpæ tamarindorum*, ℥ iij.
De ſucre blanc cuit dans des ſucs épurés d'ache, de houblon & d'endive, ℔ iij.	*Sacchari albi in ſuccis apii, lupuli & endiviæ depuratis cocti*, ℔ iij.
Du miel écumé, ℥ x.	*Mellis deſpumati*, ℥ x.
Faites-en un opiat ſ. a.	*Fiat electuarium ſ. a.*

Catholicon ſimple, de Fernel.	Catholicum ſimplex, Fernelii.
♃ Des raiſins ſecs bien mondés, ℥ iij.	♃. *Uvarum paſſarum expurgat.* ℥ iij.
De la ſemence de carthame concaſſée : des racines d'aunée, de bugloſe, de chicorée, de gui-	*Seminis carthami contuſi, radicum helenii, bugloſſi, cichorii, althææ, polypo-*

mauve, de polypode de chêne, aā.   ℥ ij.
Du ſtæchas, de l'hyſſope, de la méliſſe, de l'aigremoine, des capillaires, de la bétoine, & de l'armoiſe, aā.   man. ij.
Des quatre grandes ſemences froides, de l'anis, de la régliſſe, aā.   ʒ iij.
Faites cuire le tout dans ℔ x. d'hydromel réduites à ſept, & faites infuſer pendant douze heures dans la colature,
Des feuilles de ſéné mondées,   ℔ j. ſ.
De l'agaric blanc,   ℔ ſ.
Du gingembre,   ℥ j.
Que cette infuſion bouille tant ſoit peu, & dans la colature bien exprimée cuiſez-y
Du miel écumé,   ℔ ij.
Du ſyrop de roſes pâles,   ℔ j.
Puis mélez-y,
De la pulpe de ſébeſtes,   ℔ ß.
Répandez-y ſur la fin,
De la poudre de ſéné mondé,   ℥ iv.
De la meilleure rhubarbe & de la cannelle, aā.   ℥ j.
Du ſantal citrin,   ℥ ß.
De la noix muſcade,   ʒ ij.
Faites-en un électuaire pour l'uſage.

dii querni, aā.   ℥ ij.
Stæchadis, hyſſopi, meliſſophylli, agrimoniæ, capilli Veneris, betonicæ, artemiſiæ, aā.   man. ij.
Seminum quatuor frigid. major. aniſi, glycyrrhizæ, aā.   ʒ iij.
Coquantur omnia ex arte in ℔ x. hydromellis dum ſeptem ſuperſint : in colato jure macera horis duodecim,
Foliorum ſennæ mundatorum,   ℔ j. ß.
Agarici albi,   ℔ ß.
Zingiberis,   ℥ j.
Aliquantùm bulliant & in expreſſo liquore coque,
Mellis deſpumati,   ℔ ij.
Syrupi roſarum pallidarum,   ℔ j.
Tunc miſce,
Pulpæ Sebeſten,   ℔ ß.
Inſperge ſub finem,
Pulveris ſennæ mundatæ,   ℥ iv.
Rhabarbari electi, cinnamomi, aā. ℥ j.
Santali citrini,   ℥ ß.
Nucis moſchatæ,   ʒ ij.
Fiat electuarium uſui reponendum.

REMARQUES.

On diſſoudra dans dix livres d'eau ſept ou huit onces de miel pour faire un hydromel clair, dans lequel on fera cuire, premiérement les racines mondées & bien concaſſées, enſuite les raiſins mondés de leurs pepins, les ſemences, & enfin les herbes, les fleurs & la régliſſe. On coulera la décoction avec expreſſion, on y fera infuſer chaudement pendant douze heures, dans un pot de terre couvert, le ſéné, l'agaric & le gingembre ; on fera bouillir légérement l'infuſion, on la coulera exprimant fortement le marc ; on y fera cuire à petit feu le ſyrop de roſes & le miel juſqu'à conſiſtance d'opiat, on y diſſoudra alors hors du feu la pulpe des ſébeſtes qu'on aura tirée à la maniére ordinaire, après avoir fait bouillir & amollir les ſébeſtes dans de l'eau commune ; on agitera la matiére avec un biſtortier ; & quand elle ſera preſque froide, l'on y incorporera exactement les poudres pour faire un électuaire.

Il purge toutes les humeurs : La doſe en eſt depuis une dragme juſqu'à une once ; on en prend par la bouche & en lavement.

Catholicon ſignifie *purgatif univerſel.* On a donné ce nom à pluſieurs compoſitions, auſquelles on a attribué la vertu de purger toutes les eſpéces de mauvaiſes humeurs, comme la bile, la pituite, la mélancolie.

C'eſt ici une compoſition farcie de beaucoup d'ingrédients inutiles, qui empêchent en partie que la ſubſtance des drogues eſſentielles ne ſe diſſolve, & que les purgatifs n'agiſſent auſſi bien qu'ils doivent. Cette grande décoction de racines, de fruits, de ſemences, d'herbes, de fleurs ſimplement altérantes, ne peut pas produire un grand bien dans un électuaire purgatif, & il eſt facile de reconnoître le mauvais effet qu'elle y cauſe accidentellement ; car l'eau étant chargée de miel, & ayant rempli ſes pores de la ſubſtance de ces plantes, elle n'eſt plus en état de ſe charger, autant qu'elle auroit pû, de l'extrait ou de la vertu des purgatifs, & ainſi l'on retire le ſéné & l'agaric, qui ſont les principaux ingrédients de cette

Vertus.
Doſe.

composition, presque aussi empreints de leur propre substance, qu'ils l'étoient, lorsqu'on les y a mis ; de plus, comment voudroit-on qu'une livre & demie de séné, & demi - livre d'agaric, qui tiennent un fort grand volume, puissent infuser & communiquer beaucoup de leur vertu dans trois livres de décoction épaisse, chargée de miel & de l'extrait d'une quantité considérable de simples ?

Le gingembre est ajoûté dans l'infusion pour corriger l'agaric & le séné ; mais on corrigeroit bien mieux ces purgatifs, si l'on y mêloit en place du gingembre, du tartre soluble ; car ce sel auroit bien plus de force pour raréfier les substances visqueuses, & pour empêcher qu'en s'attachant aux membranes internes des intestins, elles ne causassent des tranchées ; de plus, le tartre soluble peut servir de véhicule à l'eau, pour tirer la teinture & la force des purgatifs.

La pulpe des sébestes a sans doute été employée ici pour fortifier la poitrine, comme la muscade, le santal & la cannelle pour fortifier le cerveau, l'estomac & le cœur ; mais tous ces fortifiants sont inutiles dans une composition purgative, car ils ne peuvent point produire leur effet, pendant que les purgatifs, agissant dans le corps, causent une fermentation dans tous les viscères. La pulpe, qu'on doit employer dans un *catholicon* est celle de casse, qui est purgative & convenable à l'intention qu'on a, quand on fait prendre ce reméde. Pour la muscade, la cannelle & le santal, je serois d'avis qu'on les retranchât de la composition.

Au reste, je ne vois pas qu'il soit nécessaire de faire ici une infusion des purgatifs, on en perd toûjours la meilleure qualité en les faisant bouillir, il seroit plus à propos de les employer en substance simplement pulvérisés. Je voudrois donc réformer ce *catholicon* en la maniére suivante.

Catholicon simple réformé.

℞ De la décoction de racines de guimauve, de chicorée, de polypode de chêne & de réglisse, de raisins secs mondés, de feuilles d'armoise, d'aigremoine, de capillaire & de semence d'anis, ℔ iv.

Faites-y cuire ℔ iij. de miel écumé, & ℔ j. de Syrop de roses pâles, en consistance d'opiat ; mêlez-y ensuite

De la pulpe de casse nouvellement tirée, ℔ ß.
De la poudre de séné mondé, ℥ viij.
Des trochisques d'agaric, ℥ iij.
De la rhubarbe & du tartre soluble, aā ℥ j.
Faites en un électuaire s. a.

Catholicum simplex reformatum.

℞ *Decocti radicum althææ, cichorii, polypodii querni & glycyrrhizæ, uvarum passarum expurgatar. foliorum artemisiæ, agrimoniæ, capillorum Veneris, & seminis anisi,* ℔ iv.

in quibus coque mellis despumati ℔ iij. *& syrupi rosarum pallidarum* ℔ j. *ad consistentiam opiatæ ; tunc misce*

Pulpæ cassiæ recens extractæ, ℔ ß.
Pulveris sennæ mundatæ, ℥ viij.
Agarici trochiscati, ℥ iij.
Rhabarbari, tartari solubilis aā. ℥ j.
Fiat electuarium s. a.

Electuaire Catholicon double, de rhubarbe, ou Confection universelle.

℞ Du polypode de chêne concassé, ℥ viij.
De la semence de fenouil, ℥ j. ß.

Faites-les cuire sur un feu modéré dans ℔ viij. d'eau commune jusqu'à diminution de la moitié ; coulez ensuite & exprimez cette décoction, puis faites-la cuire avec ℔ iv. de sucre en consistance d'électuaire mou, ensuite l'ayant tirée du feu, mêlez-y des pulpes de casse & de tama-

Electuarium Catholicum duplicatum de rhabarbato, seu Confectio universalis.

℞ *Polypodii querni contusi,* ℥ viij.
Seminis fœniculi, ℥ j. ß.

Coquantur igne moderato in aquæ communis ℔ viij. *ad dimidiæ partis consumptionem, colentur & exprimantur : colatura cum jacchari optimi* ℔ iv. *coquatur ad electuarii mollis consistentiam : ab igne remotis, permisce pulpæ cassiæ & tama-*

rins , aa.   ℥ iv.

Jettez-y après peu à peu les poudres suivantes :

De rhubarbe choisie & de feuilles de séné mondées, aa.   ℥ iv.

De semences de violettes & d'anis, aa. ℥ ij.

De reglisse ,   ℥ j.

Des quatre grandes semences froides mondées, aa.   ℥ ß.

Faites-en un électuaire s. a.

rindorum , aa.   ℥ iv.

Deinde sensim permisce pulveres sequentes :

Rhabarbari electi & foliorum sennæ mundatorum, aa.   ℥ iv.

Seminum violarum & anisi, aa.   ℥ ij.

Glycyrrhizæ rasæ ,   ℥ j.

Seminum quatuor frigid. majorum mundatorum , aa.   ℥ ß.

Fiat electuarium s. a.

REMARQUES.

On concassera bien le polypode de chêne & la semence de fenouil, on les fera bouillir dans huit livres d'eau à diminution de la moitié ; on coulera la décoction avec expression , on en emploiera une partie à humecter la casse & les tamarins, pour en tirer la pulpe plus facilement ; on lavera le marc qui demeure sur le tamis dans le reste de la décoction, on la coulera , & l'on y fera cuire le sucre jusqu'à consistance de miel ou d'électuaire liquide ; ensuite on y démêlera hors du feu, les pulpes après les avoir fait un peu dessécher sur un feu lent ; cependant on pulvérisera ensemble la rhubarbe , le séné , l'anis , la semence de violettes , & la réglisse ; on battra les quatre semences froides mondées dans un mortier de marbre jusqu'à ce qu'elles soient bien en pâte , on les démêlera dans la poudre , & l'on corporifiera le mélange avec le sucre cuit & les pulpes , pour faire un électuaire qu'on gardera dans un pot couvert.

Il est dit propre pour purger toutes les mauvaises humeurs, d'où vient son nom, qui signifie *confection universelle* ; il évacue doucement par le ventre en resserrant, c'est pourquoi on le donne dans les cours de ventre : La dose en est depuis deux dragmes jusqu'à une once. *Vertus. Dose.*

Les purgatifs de cet électuaire sont le séné, la rhubarbe, la semence de violettes, la casse & les tamarins. *Purgat. de la composit.*

Deux dragmes de catholicon double contiennent des pulpes de casse & de tamarins, de poudres de rhubarbe & de séné , de chacun environ sept grains , de semences de violettes trois grains & demi. *℈ ij.*

Trois dragmes de catholicon double contiennent des pulpes de casse & de tamarins, de poudres de rhubarbe & de séné, de chacun dix grains & demi , & de semences de violettes cinq grains & le quart d'un grain. *℈ iij.*

Demi once de catholicon double contient de pulpes de casse & de tamarins , de poudres de rhubarbe & de séné , de chacun quatorze grains , de semences de violettes , sept grains. *℥ ß.*

Cinq dragmes de catholicon double contiennent de pulpes de casse & de tamarins, de poudres de rhubarbe & de séné , de chacun dix sept grains & demi , de semences de violettes , huit grains & les trois quarts d'un grain. *℈ v.*

Six dragmes de catholicon double contiennent de pulpes de casse & de tamarins, de poudres de rhubarbe & de séné, de chacun vingt & un grains, de semences de violettes , dix grains & demi. *℈ vj.*

Sept dragmes de catholicon double contiennent de pulpes de casse & de tamarins, de poudres de séné & de rhubarbe , de chacun vingt-quatre grains & demi, de semences de violettes, douze grains & le quart d'un grain. *℈ vij.*

Une once de catholicon double contient de pulpes de casse & de tamarins, *℥ j.*

de poudres de rhubarbe & de féné, de chacun vingt-huit grains, de semences de violettes quatorze grains.

On trouve les descriptions du catholicon double différentes en quelque chose de peu de conséquence ; j'ai tiré celle ci de la Pharmacopée Royale, parce que je l'ai crue la plus raisonnable.

Le mélange de purgatifs & d'aftringents qui se rencontrent dans la rhubarbe, & par conféquent dans cette compofition, fait qu'elle réuffit dans les cours de ventre ; car elle purge l'humeur qui caufe la maladie, & enfuite elle aftreint & elle raffermit les fibres des inteftins qui avoient été débilités par l'écoulement des humeurs âcres.

On pourroit rendre le catholicon double plus aftringent & plus propre à arrêter les cours de ventre, fi l'on diminuoit la dofe du féné, augmentant à proportion celle de la rhubarbe, ou fi en place on y mettoit des myrobolans citrins.

L'anis, le fenouil, les quatre femences froides & la réglife ont été mis dans cette compofition pour corretifs des purgatifs, mais il ne peuvent pas y procurer un grand effet ; je ferois d'avis qu'on leur fubftituât le tartre foluble & les rofes rouges, & qu'on réformât le catholicon double en la maniére fuivante.

Catholicon double Réformé.	Catholicum duplicatum Reformatum.
♃. Du polypode de chêne concaffé, ℥ viij. Faites-les bouillir dans quatre pintes d'eau commune réduites à deux, cuifez enfuite dans cette décoction ℔ iv. de fucre blanc en confiftance de miel, puis l'ayant tirée du feu, mêlez-y :	♃. *Polypodii querni contuſi,* ℥ viij. *Coquantur in aqua communis* ℔ *viij ad* ℔ *iv. In colaturâ coque facchari albi* ℔ *iv. ad mellis confiftentiam ; tunc ad igne remotis permifce*
Des pulpes récentes de caffe & de tamarins, & de la rhubarbe pulvérifée, aa. ℥ iv.	*Pulparum caſſiæ & tamarindorum recenter extractarum, pulveris rhabarbari electi, aa.* ℥ iv.
Des poudres de myrobolans citrins, de féné mondé, & de femences de violettes, aa. ℥ ij.	*Pulverum myrobalanorum citrinorum, fenna mundata, feminis violarum,* aa ℥ ij.
Du tartre foluble & des rofes rouges, aa. ℥ j. Faites-en un électuaire f. a.	*Tartari folubilis & rofarum rubrarum,* aa. ℥ j. *Fiat electuarium f. a.*

Electuaire Catholicon, de la Framboifiére.	Electuarium Catholicum, Frambefarii.
♃. De la pulpe de caffe, ℥ iij.	♃. *Pulpæ caffiæ,* ℥ iij.
De tamarins, ℥ j. ℥.	*Tamarindorum,* ℥ j. ℥.
De la crême de tartre & des feuilles de féné mondées, aa. ℥ j.	*Cremoris tartari, foliorum fennæ mundatorum,* aa. ℥ j.
Du jalap, ℥ ℥.	*Jalappæ,* ℥ ℥.
De la rhubarbe choifie, ℥ ij.	*Rhabarbari electi,* ℥ ij.
De la femence d'anis verd, ℥ ij.	*Seminis nifi viridis,* ℥ ij.
Du girofle & de la cannelle, aa. ℈ j.	*Caryophyllorum, cinnamomi,* aa. ℈ j.
Du miel écumé, ℥ ix.	*Mellis defpumati,* ℥ ix,
Faites-en un électuaire f. a.	*Fiat electuarium f. a.*

R E M A R Q U E S.

On pulvérifera enfemble le féné, le jalap, la rhubarbe, l'anis, le girofle & la cannelle ; d'une autre part, la crême de tartre ; on fera écumer & cuire le miel en confiftance d'opiat, on y mêlera les pulpes, puis les poudres, pour faire un électuaire qu'on gardera au befoin.

Il est plus purgatif que le précédent, il évacue toutes les humeurs : La dose en est depuis deux dragmes jusqu'à une once.

Les ingrédiens purgatifs & essentiels de cet électuaire font les pulpes, la crême de tartre, le séné, le jalap & la rhubarbe.

Deux dragmes de catholicon *de la Framboisiére* contiennent de pulpe de casse environ vingt-sept grains ; de pulpe de tamarins, treize grains & demi ; de séné, & de crême de tartre, de chacun neuf grains ; de jalap, quatre grains & demi ; de rhubarbe, deux grains & le quart d'un grain.

Trois dragmes de catholicon contiennent de pulpe de casse quarante grains & demi ; de pulpe de tamarins, vingt grains & le quart d'un grain ; de séné & de crême de tartre, de chacun treize grains & demi ; de jalap, six grains & les trois quarts d'un grain ; de rhubarbe trois grains & le tiers d'un grain.

Demi-once de catholicon contient de pulpe de casse, cinquante-quatre grains ; de pulpe de tamarins, vingt-sept grains ; de séné & de crême de tartre, de chacun dix-huit grains ; de jalap ; neuf grains ; de rhubarbe, quatre grains & demi.

Cinq dragmes de catholicon contiennent de pulpe de casse, soixante-sept grains & demi, de pulpe de tamarins, trente-trois grains & les trois quarts d'un grain ; de séné & de crême de tartre, de chacun vingt deux grains & demi ; de jalap, onze grains & le quart d'un grain ; de rhubarbe, cinq grains & les deux tiers d'un grain.

Six dragmes de catholicon contiennent de pulpe de casse, une dragme & neuf grains ; de pulpe de tamarins, demi-dragme & quatre grains & demi ; de séné & de crême de tartre, de chacun vingt-sept grains, de jalap, treize grains & demi ; de rhubarbe, six grains & les trois quarts d'un grain.

Sept dragmes de catholicon contiennent de pulpe de casse, une dragme & vingt-deux grains & demi ; de pulpe de tamarins, quarante-sept grains & le quart d'un grain ; de séné & de crême de tartre, de chacune trente-un grains & demi ; de jalap quinze grains & les trois quarts d'un grain ; de rhubarbe huit grains.

Une once de catholicon contient de pulpe de casse, une dragme & demi ; de pulpe de tamarins, deux scrupules & six grains ; de crême de tartre & de séné, de chacun demi-dragme ; de jalap, dix-huit grains ; de rhubarbe, neuf grains.

Le catholicon de *de la Framboisiere* n'a pas été destiné pour les cours de ventre, il est trop purgatif, & il contient trop peu de rhubarbe pour resserrer après avoir purgé.

L'anis, les girofles & la cannelle font des ingrédiens inutiles dans cette composition ; je voudrois mettre en leur place du sel de tartre, qui est bien plus propre, pour empêcher les tranchées que les purgatifs pourroient exciter. Voici donc comme je serois d'avis de réformer cet électuaire.

Vertus,
Dose.
Purg. de l'electuaire.

Dose	
Deux dragmes	℥ ij.
Trois dragmes	℥ iij.
Demi-once	℥ ß.
Cinq dragmes	℥ v.
Six dragmes	℥ vj.
Sept dragmes	℥ vij.
Une once	℥ j.

Catholicon de la Framboisiere Réformé.		*Catholicum Frambesarii Reformatum.*	
℞ De la pulpe de casse,	℥ iij.	℞ Pulparum cassiæ,	℥ iij.
De tamarins,	℥ j. ß.	Tamarindorum,	℥ j. ß.
Du séné mondé & de la crême de tartre, aã.	℥ j.	Senna mundata & cremoris tartari, aã.	
Du jalap & du sel de tartre, aã.	℥ ß.	Jalappæ & salis tartari, aã.	℥ ß.
De la rhubarbe,	℥ ij.	Rhabarbari,	℥ ij.
Du miel écumé,	℥ ix.	Mellis despumati,	℥ ix.
Faites-en un électuaire s. a.		Fiat electuarium s. a.	

Electuaire Catholicon, *de Quercétan.*	*Electuarium Catholicum,* Quercetani.
♃. Des sucs épurés de roses pâles, ℔ ij.	♃ *Succorum depuratorum rosarum pallidarum* ℔ ij.
De limons, ℔ j.	*Limonum,* ℔ j.
De chicorée, de houblon, de fumeterre, & des feuilles de séné mondées, aã. ℔ ß.	*Cichorei, lupuli, fumariæ, foliorum sennæ mundatorum,* aã. ℔ ß.
Des trochisques récents d'agaric, ℥ iij.	*Agarici recenter trochiscati,* ℥ iij.
Du macis, de la cannelle & du fenouil doux, aã. ℥ j.	*Macis, cinnamomi, fœniculi dulcis,* aã. ℥ j.
Mettez toutes ces drogues dans un matras, & laissez-les en infusion au bain marie chaud pendant trois jours, après quoi cette infusion sera exprimée sous une presse, & vous dissoudrez ensuite dans la liqueur exprimée :	*Omnia indantur matratio, stent in infusione in balneo mariæ fervido per tres dies, dein exprimantur omnia torculari & in expressione dissolve*
Du sucre blanc, ℔ ij.	*Sacchari albi,* ℔ ij.
De la manne de Calabre, ℔ ß.	*Mannæ Calabrinæ,* ℔ ß.
Faites-les cuire ensuite en consistance de miel, puis l'ayant retiré du feu, mêlez-y :	*Coquantur ad mellis spissitudinem, & remotis ab igne permisce*
Des pulpes de casse & de tamarins, aã, ℔ ß.	*Pulpæ cassiæ & tamarindorum,* aã. ℔ ß.
Des poudres de séné & de rhubarbe, aã. ℥ ij.	*Pulverum sennæ, rhabarbari,* aã ℥ ij.
De *diatragacanthi frigidi* & d'anis, aã. ℥ ß.	*Diatragacanthi frigidi, anisi,* aã. ℥ ß
Faites-en un électuaire s. a.	*Fiat electuarium s. a.*

REMARQUES.

On pulvérisera ensemble le séné, la rhubarbe & l'anis, on mêlera la poudre avec celle *diatragacanthi*, on tirera les sucs par expression en la maniére ordinaire, on les dépurera en les faisant bouillir légérement, & les passant par un blanchet; on concassera le séné, le macis, la cannelle & le fenouil; on rapera l'agaric, on mettra le tout dans un matras avec les sucs dépurés, on bouchera le matras, on le placera au bain-marie chaud, & on l'y laissera pendant trois jours, agitant la matiére de temps en temps ; on coulera ensuite l'infusion avec forte expression, on y fera cuire à petit feu le sucre & la manne jusqu'à consistance de miel; on retirera la bassine de dessus le feu, & l'on y dissoudra avec un bistortier les pulpes, puis la matiére étant à demi-refroidie, l'on y ajoûtera les poudres, pour faire un électuaire qu'on gardera au besoin.

Vertus. Il purge toutes les humeurs : La dose en est depuis deux dragmes jusqu'à six.

Dose. Les sucs, qui sont déja empreints de leurs propres substances, ne sont pas disposés à recevoir beaucoup de celles du séné & de l'agaric qu'on y met infuser ; j'aimerois mieux employer ces purgatifs en poudre.

Le macis, la cannelle, le fenouil, l'anis & la poudre *diatragacánthi* me paroissent bien inutiles dans cette composition ; je voudrois mettre en leur place de la crême de tartre, ou du tartre soluble pour corriger les purgatifs, & empêcher les tranchées qu'ils pourroient exciter.

La manne perd beaucoup de sa vertu purgative dans la coction qu'on lui donne avec le sucre & l'infusion ; je serois d'avis qu'on ne l'employât que vers la fin de la cuite, afin qu'elle ne demeurât point si long-temps sur le feu : Voici donc comme je voudrois réformer cette composition.   *Catholicon*

Catholicon de Quercétan,
Réformé.

℞ Du suc épuré de roses pâles,   ℔ j.

De chicorée, de houblon
& de fumetere, aã.   ℔ ß.
Du sucre blanc,   ℔ ij.
Faites-les cuire en consistance de miel, &
après les avoir tiré du feu, mêlez-y:
De la manne de calabre dissoute dans ℔ j.
de suc de roses pâles épuré, & des pulpes de
casse & de tamarinds, aã.   ℔ ß.

Après cela faites-les cuire de nouveau à petit feu, en remuant toûjours jusqu'à la consistance d'un électuaire mou, auquel vous ajoûterez, étant à moitié refroidi:
De la poudre de séné,   ℥ iv.
De rhubarbe,   ℥ ij.
Des trochisques récents d'agaric & de la crème
de tartre, aã.   ℥ j. ß.
Faites-en un électuaire s. a.

Catholicum Quercetani,
Reformatum.

℞ *Succorum depuratorum rosarum pal-*
lidarum,   ℔ j.
Cichorii, lupuli & fuma-
riæ, aã.   ℔ ß.
Saccari albi,   ℔ ij.
Coquantur ad consistentiam mellis,
tunc remotis ab igne permisceantur
Mannæ calabrinæ in succis rosarum pal-
lidarum depuratis ℔ j. dissolutæ & colatæ,
pulparum cassiæ & tamarindorum, aã.
                                                   ℔ ß.
Denuò igne lento coquantur semper
agitando, usque ad spissitudinem electua-
rii mollis, cui semi refrigerato adde:
Pulverum sennæ,   ℥ iv.
Rhabarbari,   ℥ ij.
Agarici recenter trochiscati & cremo-
ris tartari, aã.   ℥ j. ß.
Fiat electuarium s. a.

Electuaire Catholicon pour les Clystères,
de Franç. Verny.

℞ Du polypode de chêne concassé,   ℔ ß.
Des feuilles de mauve, de mercuriale, de
pariétaire, de violier, aã.   man. ij.
De la semence de fenouil,   ℥ j.
Faites bouillir le tout selon l'art dans ℔ xij.
d'eau de fontaine jusqu'à la consomption du
tiers, puis dissolvez dans la colature
Du meilleur miel,   ℔ viij.
Cuisez le tout en consistance de syrop, après
cela dissolvez-y
De la pulpe de pruneaux,   ℔ ij.
Et ajoûtez-y en dernier lieu
De la poudre de séné,   ℥ viij.
De violettes, de polypode, de
rhubarbe, & de semence d'anis, aã.   ℥ iv.
Des quatre grandes semences froides,   ℥ j.
De la reglisse,   ℥ ß.
Faites-en un électuaire s. a.

Electuarium Catholicum pro Cly-
steribus, Francisci Verny.

℞ *Polypodii querni contusi,*   ℔ ß.
Foliorum malvæ, mercurialis, pa-
rietariæ, violariæ, aã.   man. ij.
Seminis fœniculi,   ℥ j.
Coquantur omnia ex arte in aquæ fon-
tanæ ℔ xij. ad tertiæ partis consumptio-
nem: in colaturâ dissolve
Mellis optimi,   ℔ viij.
Coquantur ad syrupi crassitiem, deindè
dissolve
Pulpæ prunorum,   ℔ ij.
Postremò adde
Pulveris foliorum orientalium,   ℥ viij.
Foliorum violarum, polypodii,
rhabarbari, seminis anisi, aã.   ℥ iv.
Seminum quatuor frigid. majorum,   ℥ j.
Liquiritiæ,   ℥ ß.
Fiat electuarium s. a.

R E M A R Q U E S.

On concassera bien dans un mortier demi livre de polypode de chêne, on
la mettra bouillir quelque temps dans douze livres d'eau, puis on y ajoûtera le fenouil concassé & les herbes incisées, pour faire une forte décoction; on la coulera, & on la séparera en deux parties; en l'une, on fera cuire le miel, & en
l'autre les pruneaux, pour en tirer la pulpe; quand le miel sera cuit en consistance
de syrop épais, on y mêlera avec un bistortier la pulpe de prunes qu'on aura au-

paravant suffisamment desséchée, puis la poudre, pour du tout faire un électuaire qu'on gardera au besoin.

Vertus.
Dose.
   Il ramollit les humeurs, & il les purge ; on ne s'en sert que dans les lavemens : La dose en est depuis demi-once jusqu'à deux onces pour chaque lavement.

Il seroit bon de mettre ici la semence des violettes en place des fleurs, parce qu'elle est plus purgative.

Le polypode, les semences froides & la réglisse sont des ingrédients bien inutiles dans la poudre ; je voudrois les retrancher, & mettre en leur place du sel gemme, ou du crystal minéral.

Je serois d'avis de retrancher aussi la rhubarbe de cette composition, parce que ce catholicon simple n'est employé que pour purger, & non pour arrêter les cours de ventre, où la rhubarbe est propre : il y a même à craindre qu'entrant dans ce reméde, elle ne contribue à un effet dont plusieurs malades se plaignent, qui est qu'après avoir pris quelques lavemens, ils demeurent constipés plusieurs jours ; on pourroit en place de rhubarbe employer la racine de bryone, & réformer la composition en la maniére suivante.

Catholicon pour les Clystères, *Réformé.*	*Catholicum pro Clysteribus,* *Reformatum.*
♃ De la décoction des feuilles de mercuriale, de mauve, de pariétaire, de semence de fenouil, ℔ viij.	♃ *Decocti foliorum mercurialis, malva, violarum, parietaria & seminis fœniculi,* ℔ viij.
Dissolvez-y ℔ viij du meilleur miel. Faites cuire le tout en consistance d'opiat.	*In quibus dissolve mellis optimi* ℔ viij. *Coquantur ad opiatæ consistentiam.*
Ajoûtez-y ensuite	*Adde*
De pulpe de pruneaux, ℔ ij.	*Pulpæ prunorum,* ℔ ij.
Des poudres de séné, de racine de bryone & de semence de violettes, aa. ℥ viij.	*Pulveris foliorum orientalium, radicis bryoniæ, seminis violarum,* aa. ℥ viij.
De semence d'anis, & de sel gemme, aa. ℥ ij.	*Seminis anisi & salis gemmæ,* aa. ℥ ij.
Faites-en un électuaire s. a.	*Fiat electuarium s. a.*

Les Maréchaux se servent pour les lavemens de leurs chevaux, d'un catholicon fort âcre, dont voici la description.

Electuaire Catholicon pour les Clystères *des Chevaux.*	Electuarium Catholicum pro Clysteribus Equorum.
♃ De l'aloës, des hermodactes, du séné, des racines d'ellébore blanc, & d'ellébore noir, aa. ℥ vj.	♃ *Aloës, hermodactylorum, sennæ, radicum ellebori albi & nigri,* aa. ℥ vj.
Des grains de ricin, ou des pignons d'Inde, ℥ iij.	*Granorum ricini, seu tilli,* ℥ iij.

REMARQUES.

Concassez bien toutes ces drogues, mettez-les dans un grand pot de terre, & versez dessus trois onces d'esprit de vitriol, seize onces de suc d'*iris nostras* nouvellement tiré, & dix livres d'eau bien chaude ; couvrez le pot, laissez la matiére en digestion pendant deux ou trois jours ; faites-la bouillir doucement un quart d'heure, puis la coulez avec expreſſion ; mettez évaporer la liqueur coulée à petit feu, juſqu'à ce qu'il n'en reſte qu'environ trois livres, mêlez-y alors cinq livres de miel, & faites cuire le mélange lentement juſqu'à conſiſtance de ſyrop épais ; retirez la baſſine de deſſus le feu, & incorporez dans la matiére les poudres des drogues ſuivantes, bien fines & tamiſées.

De jalap & de turbith, aā.	℥ xij.	Jalappæ & turbith, aā.	℥ xij.
De Coloquinte, de gomme-gutte, de ſemences d'anis & de ſenouil, aā	℥ vj.	Colocynthidos, gummi guttæ, ſeminum aniſi & fœniculi, aā,	℥ vj.
De Scammonée,	℥ iij.	Scammonii,	℥ iij.
Faites-en un électuaire que vous garderez dans un pot.		Fiat electuarium in vaſe reponendum.	
La doſe eſt de ℥ iij. pour chaque lavement.		Doſis erit cujuſque clyſteris, ℥ iij.	

Electuaire lénitif de la Pharmacopée de Paris.

℞. De l'orge mondée de ſon écorce, de la racine de polypode de chêne concaſſée, des raiſins ſecs mondés & des tamarins, aā. ℥ ij.

Des jujubes, des pruneaux, des ſébeſtes, aā. N°. xx.

De la ſemence de violettes, de la régliſſe rapée & concaſſée, aā. ℥ j.

Des feuilles de mercuriale, man. ij.

De capillaires, man. j.

Faites-en une décoction dans ℔ xij. d'eau juſqu'à la diminution de vij. Ajoutez-y ſur la fin ou pendant la cuiſſon, des feuilles de ſené mondées, ℥ ij.

De la ſemence de ſenouil doux, ℥ ij.

Ajoutez dans ℔ iv. de cette colature du meilleur ſucre, ℔ iij.

Faites cuire le tout en conſiſtance de ſyrop, & diſſolvez-y enſuite

De la pulpe de pruneaux cuite dans une partie du réſidu de la décoction ſuſdite :

De celles de tamarins & de caſſe, paſſées avec le reſte de la même décoction, aā. ℔ ſſ.

De la poudre de ſené, ℥ v.

De la ſemence d'anis, ℥ ij. ſſ.

Mêlez le tout, & faites-en un électuaire ſ. a.

Electuarium Lenitivum, Pharmacopeæ Pariſienſis.

℞ Hordei excorticati, radicis polypodii querni contuſæ, paſſularum enucleatarum, tamarindorum, aā. ℥ ij.

Jujubas, pruna, ſebeſten, aā. N°. xx.

Seminis violarum, liquiritiæ raſæ & contuſæ, aā. ℥ j.

Foliorum mercurialis, man. ij.

Adianti, man. j.

Fiat decoctio in aquâ, ℔ xij. dum ſeptem ſuperſint, addendo ſub finem, vel ſeorſim infundendo & coquendo foliorum orientalium mundatorum, ℥ ij.

Seminis fœniculi dulcis, ℥ ij.

Colaturæ ℔ iv. adde ſacchari optimi, ℔ iij.

Coquantur in ſyrupum in quo diſſolve

Pulpæ prunorum cum parte unâ decoctionis reſiduæ coctorum,

Tamarindorum & caſſiæ cum reliquo decoctionis traject. aā. ℔ ſſ.

Pulveris ſennæ, ℥ v.

Seminis aniſi, ℥ ij. ſſ.

Miſce, fiat electuarium, ſ. a.

R E M A R Q U E S.

On fera premiérement bouillir l'orge & la racine de polypode bien concaſſée, dans douze livres d'eau ; enſuite l'on y mettra les fruits, puis les feuilles, la ſemence de violettes concaſſée, les fleurs & la régliſſe, juſqu'à la diminution d'environ le quart de l'humidité ; on coulera cette décoction avec expreſſion, on en prendra quatre livres, dans leſquelles on mettra infuſer chaudement pendant vingt-quatre heures, le ſéné & l'anis ; cependant on fera cuire des pruneaux dans une partie du reſtant de la décoction, & l'on en tirera la pulpe ; d'une autre part, on humectera enſemble la caſſe & les tamarins avec l'autre partie de la décoction, & l'on en tirera la pulpe par un tamis de crin renverſé, on mêlera les pulpes, &

on les fera defsécher fur un petit feu ; on pulvérifera enfemble cinq onces de féné & deux dragmes & demie d'anis.

Après vingt-quatre heures d'infufion, on fera bouillir légérement le féné & l'anis, on coulera la liqueur avec expreffion, on y fera cuire le fucre à un feu lent jufqu'à confiftance de fyrop bien épais, on retirera la baffine de deffus le feu, & l'on y diffoudra les pulpes avec un bifortier, enfuite l'on y mêlera les poudres pour faire un électuaire qu'on gardera au befoin.

Vertus.   Il amollit & il adoucit, en purgeant principalement l'humeur bilieufe fans violence : La dofe en eft depuis demi-once jufqu'à une once & demie.

Dofe.   Les defcriptions de cet électuaire fe trouvent fort différentes pour les dofes dans les Difpenfaires; celle-ci m'a paru la plus raifonnable.

On pourroit auffi préparer un fort bon lénitif en la manière fuivante.

Lénitif de l'Auteur.	*Lenitivum Auctoris.*
♃ De la décoction de racine de guimauve & & de figues graffes, ℔ iv.	♃ *Decocti radicis althææ & ficuum pinguium,* ℔ iv.
Du fucre blanc, ℔ ij.	*Sacchari albi,* ℔ iij.
Cuifez-les dans cette décoction en confiftance de miel ; mêlez-y enfuite :	*Coquantur ad confiftentiam mellis ; tunc mifce :*
De la pulpe de caffe nouvellement tirée, ℔ j.	*Pulpæ caffiæ recens extractæ,* ℔ j.
De celle de pruneaux & de la poudre de féné, aã. ℔ ß.	*Pulpæ prunorum, pulveris fennæ, aã* ℔ ß.
Des femences de violettes, ʒ iij.	*Seminis violarum,* ʒ iij.
Du tartre foluble, ʒ j. ß.	*Tartari folubilis,* ʒ j. ß.
Faites-en un électuaire f. a.	*Fiat electuarium f. a.*

Lénitif de Tamarins & de Manne.	*Lenitivum ex Tamarindis & Mannâ.*
♃ Des feuilles de féné mondées, ʒ iij. ß.	♃ *Foliorum fennæ mundatorum,* ʒ iij. ß.
De la cannelle choifie, ʒ j.	*Cinnamomi electi,* ʒ j.
Du fpica nard, Ɔ ij.	*Spicæ Indicæ,* Ɔ ij.
Infufez le tout chaudement pendant la nuit dans f. q. de bon vin blanc ; faites bouillir cette infufion le matin un bouillon ou deux, diffolvez enfuite dans la colature bien exprimée	*In undantur calidè per noctem in vini albi generof. q. f. manè fiat una atque altera ebullitio, in expreffione diffolve*
Du fucre blanc, ℔ j.	*Sacchari albi,* ℔ j.
De la manne de Calabre, ʒ iij. ß.	*Mannæ Calabrinæ,* ʒ iij. ß.
Coulez enfuite cette décoction & la cuifez en confiftance d'opiat, après cela mêlez-y	*Cola & coque ad opiatæ confiftentiam, tunc mifce*
De la pulpe de tamarins, ʒ iij.	*Pulpæ tamarindorum,* ʒ iij.
De raifins fecs, ʒ ij.	*Paffularum,* ʒ ij.
De l'eau de cannelle, ʒ j.	*Aquæ cinnamomi,* ʒ j.
Faites-en un électuaire f a.	*Fiat electuarium f. a.*

R E M A R Q U E S.

On mettra infufer chaudement pendant une nuit le féné mondé, la cannelle concaffée & le fpica nard incifé menu dans deux livres de vin blanc en un pot couvert, enfuite l'on fera bouillir l'infufion un ou deux bouillons, on la coulera avec expreffion, on fera fondre dans la colature le fucre & la manne, on coulera la diffolution, & on la fera évaporer à petit feu jufqu'à confiftance de miel ;

on y diſſoudra alors les pulpes de tamarins & de raiſins qu'on aura tirées en la maniére ordinaire , & quand la matiére ſera entiérement refroidie , l'on y mêlera l'eau de cannelle pour faire un électuaire qu'on gardera au beſoin.

Il amollit les humeurs bilieuſes & il purge doucement : La doſe en eſt depuis demi-once juſqu'à une once & demie. Vertus.
Doſe.

Le vin dans lequel on prépare l'infuſion fait diſſiper beaucoup de la ſubſtance des purgatifs ; j'aimerois mieux l'eau en cette occaſion.

La cannelle , l'eau de cannelle & le ſpica nard ſont inutiles ici ; l'on pourroit les retrancher , & mettre en leur place dans l'infuſion , trois dragmes de tartre ſoluble.

Cet électuaire ſe trouve décrit dans quelques Diſpenſaires , ſans ſucre , mais il aigriroit bientôt , ſi on le préparoit de cette maniére.

Nicolas Alexandrin décrit un autre lénitif de manne ; mais outre qu'il eſt beaucoup plus embarraſſé que celui-ci , il ne le vaut pas.

<table>
<tr><td>

Electuaire Lénitif agréable au goût.

♃ Des petits raiſins ſecs & des prunes de Damas , aā.   ℔ j.

Faites-les bouillir dans ℔ viij. de vin blanc , y ajoûtant pendant ce temps-là

Des clous de girofles concaſſés ,   Nº. xxx.

Après avoir tiré la pulpe de tous ces ingrédients , ajoûtez-y ,

Du ſucre blanc ,   ℔ ij.

Des poudres de racine de jalap , de méchoacan & des feuilles de ſéné , aā.   ℥ iij.

De la crême de tartre & de la poudre aromatique roſat , aā.   ℥ j.

Des eſpéces *diarrhodon Abbatis ,*   ℥ ß.

Faites-en un électuaire ſ. a.

</td><td>

Electuarium Lenitivum Sapidum.

♃ *Paſſularum minorum , prunorum Damaſcenorum , aā.*   ℔ j.

Coquantur in vini albi ℔ viij. *addendo inter coquendum ,*

Caryophyllos conciſos ,   Nº. xxx.

Pulpæ ex omnibus extracta adde

Sacchari optimi ,   ℔ ij.

Pulveris radicis jalappæ & mechoacanæ , foliorum ſennæ , aā.   ℥ iij.

Cremoris tartari , aromatici roſati , aā.   ℥ j.

Diarrhodon Abbatis ,   ℥ ß.

Fiat electuarium , ut artis eſt.

</td></tr>
</table>

REMARQUES.

On fera cuire les petits raiſins & les prunes de Damas dans du vin blanc juſqu'à ce qu'ils ſoient mous , & pendant la cuite l'on y ajoûtera les girofles concaſſés : on coulera la décoction par un tamis , on écraſera les fruits cuits , & l'on en tirera la pulpe , on fera cuire le ſucre dans la décoction juſqu'à conſiſtance d'opiat , on y mêlera les pulpes , puis les poudres , pour faire du tout un électuaire qu'on gardera dans un pot bien bouché.

Il purge principalement les ſéroſités & l'humeur mélancolique ; on peut s'en ſervir pour l'hydropiſie , pour lever les obſtructions de la rate : La doſe en eſt depuis deux dragmes juſqu'à ſix. Vertus.
Doſe.

Ce lénitif eſt moins déſagréable au goût que les autres ; ſa vertu purgative & eſſentielle conſiſte dans le jalap , le méchoacan , le ſéné , la crême de tartre : on n'y doit pas employer plus de demi-livre de chacune des pulpes , épaiſſies ſur le feu , afin que la compoſition ſe conſerve bien. Drogues
purgatives
de la com-
poſition.

Deux dragmes de l'électuaire contiennent de jalap , de méchoacan , & de ſéné de chacun huit grains ; de crême de tartre , deux grains & demi. ℥ ij.

Trois dragmes de l'électuaire contiennent de jalap , de méchoacan , de ſéné , de chacun demi-ſcrupule ; de crême de tartre , quatre grains. ℥ iij.

R iij

℥ ß.

Demi-once de l'électuaire contient de jalap, de méchoacan, de séné, de chacun seize grains; de crême de tartre, cinq grains.

ʒ v.

Cinq dragmes de l'électuaire contiennent de jalap, de méchoacan, de séné, de chacun vingt grains; de crême de tartre, six grains & demi.

ʒ vj.

Six dragmes de l'électuaire contiennent de jalap, de méchoacan, de séné, de chacun un scrupule; de crême de tartre, huit grains.

Les girofles, les poudres *diarrhodon* & *aromatici rosati*, ne sont employées dans cette composition, que pour lui donner une odeur & un goût agréables.

Electuaire Lénitif pour les clystères, tiré de la Pharmacopée Royale.	*Electuarium Lenitivum pro Clysteribus, Pharmacopææ Regiæ.*

2/ Du polypode de chêne concassé, ℔ iij.
Des feuilles de mauve, de guimauve, de violier, de pariétaire, de mercuriale & de séneçon, aa. man. iv.
Des fleurs de camomille & de mélilot, aa. man. ij.
Faites-les bouillir dans de l'eau commune, ℔ xxx.
Puis cuisez ℔ xl. de miel dans la colature de cette décoction, jusqu'à consistance d'électuaire mou; après cela délayez-y
De la pulpe de pruneaux doux, ℔ iv.
 De casse & de tamarins, aa. ℔ ij.
Après quoi vous y ajoûterez les poudres suivantes.
De racines de bryone, d'hermodactes, & de réglisse, de feuilles de séné, de sommités de gratiole, de semences de violettes & d'anis, aa. ʒ xx.
De la rhubarbe & de l'agaric, aa. ʒ ix.
Faites-en un électuaire s. a.

2/ Polypodii querni contusi, ℔ iij.
Foliorum malvæ, althææ, violariæ, parietariæ, mercurialis senecionis, aa. man iv.
Florum chamomillæ & meliloti, aa. man. ij.
Coquantur ex arte in aqua communis, ℔ xxx.
Colatura cum mellis ℔ xl. coquatur ad electuarii mollis consistentiam; deindè dilue
Pulpæ prunorum dulcium, ℔ iv.
 Cassæ & Tamarindorum, aa. ℔ ij.
Postmodum adde pulveres sequentes,
Radicum bryoniæ, hermodactylorum, & glycyrrhizæ, foliorum sennæ orientalis, summitatum gratiolæ, seminis violarum & anisi, aa. ʒ xx.
Rhabarbari & agarici, aa. ʒ ix.
Fiat electuarium s. a.

REMARQUES.

On fera bouillir quelque temps le polypode seul bien concassé dans trente livres d'eau commune, & ensuite l'on y ajoûtera les herbes incisées, & enfin les fleurs, pour faire une forte décoction; on la coulera, on y mettra cuire les pruneaux, & l'on humectera la casse & les tamarins pour en tirer les pulpes; on mêlera le reste de la décoction des herbes & celle des pruneaux avec le miel; on fera cuire le mélange en consistance d'électuaire mou, on y dissoudra hors du feu les pulpes, qu'on aura auparavant desséchées sur un petit feu, puis on y incorporera les poudres, pour faire du tout un électuaire qu'on gardera.

Vertus
Dose.

Il atténue & il évacue les excréments & les humeurs du bas-ventre avec assez de force; on ne s'en sert que dans des lavements: La dose en est depuis demi-once jusqu'à une once & demie pour chaque lavement.

℥ ß.

Demi-once de cet électuaire contient de miel deux dragmes & deux scrupules, de pulpe de prunes dix-neuf grains, de pulpes de casse & de tamarins de chacun neuf grains & demi; de racines de bryone & d'hermodactes, de séné, de gratiole & de semence de violettes, de chacun huit grains, de rhubarbe & d'agaric de chacun trois grains & demi.

Six dragmes de cet électuaire contiennent de miel demi-once , de pulpe de ᵧ vj.
prunes vingt-sept grains & demi, de pulpes de caffe & de tamarins de chacun
quatorze grains & les trois quarts d'un grain ; de racines de bryone & d'hermodactes , de séné de gratiole & de semence de violettes de chacun demi-scrupule ,
de rhubarbe & d'agaric de chacun quatre grains & les trois quarts d'un grain.

Une once de l'électuaire contient de miel cinq dragmes & un scrupule, de pulpe ℥ j.
de prunes trente-huit grains , de pulpes de caffe & de tamarins de chacun dix-
neuf grains , de racines de bryone & d'hermodactes, de séné , de gratiole , de semence de violettes, de chacun seize grains , de rhubarbe & d'agaric de chacun
sept grains.

Dix dragmes de l'électuaire contiennent de miel six dragmes & deux scrupules , ℥ x.
de pulpe de prunes quarante-six grains & demi , de pulpes de caffe & de tamarins
de chacun un scrupule & le quart d'un grain, de racines de bryone & d'hermodactes , de séné , de gratiole & de semence de violettes , de chacun vingt grains ,
de rhubarbe & d'agaric de chacun huit grains & le quart d'un grain.

Une once & demie de l'électuaire contient de miel une once , de pulpe de prunes ℥ j. ß.
cinqu nte sept grains , de pulpes de caffe & de tamarins de chacun ving-huit
grains & demi , de racines de bryone & d'hermodactes , de séné , de gratiole &
de semence de violettes , de chacun un scrupule , de rhubarbe & d'agaric de chacun dix grains & demi.

Le nom de *catholicum* seroit mieux adapté à cette composition que celui de *lénitif*, en ce que par *lénitif* on doit entendre une composition dont la vertu est d'a-
mollir & de purger doucement en lénifiant les entrailles, au lieu que celui ci irrite l'intestin , & évacue vigoureusement les humeurs. Il est vrai que la coûtume l'emporte , & que dans plusieurs villes on appelle *lénitif* toutes ces sortes
d'électuaires destinés pour les lavements.

Je trouve qu'il entre dans cet électuaire trop peu de pulpes de caffe & de prunes.
Quant à la pulpe de tamarins , je voudrois la retrancher , aussi bien que la rhubarbe , parce que ces deux ingrédients ont une astriction qui contribue à empêcher qu'on n'aille à la selle naturellement , après qu'on a usé des lavemens.

Cette composition n'est convenable que pour les clystères purgatifs , car pour
les détersifs on doit se servir du catholicum double.

L'anis & la réglisse ont été mis ici pour corriger le séné & pour chasser les vents,
on pourroit employer en leur place le sel gemme ou le tartre soluble , qui agiroient mieux dans cette occasion. Je voudrois donc réformer la composition en
la maniére suivante.

<table>
<tr><td>

*Lénitif pour les clystères
Réformé.*

℞ De la décoction faite avec les racines de
polypode de chêne , d'iris vulgaire & de sureau ,
les feuilles de mercuriale , de guimauve , de pa-
riétaire & de violier, les fleurs de camomille
& de mélilot, & la semence de fenouil, ℔ xxx.
Dissolvez dans ℔ xv. de cette décoction du
miel commun ,   ℔ xl.
Cuisez-y cette quantité de miel en consistance
d'opiat.
Dissolvez-y ensuite
De la pulpe de pruneaux cuits dan la partie

</td><td>

Lenitivum pro Clysteribus
Reformatum.

℞ *Decocti radicum polypodii querni,
ireos nostratis & sambuci , foliorum mer-
curialis , althææ , parietariæ & violarum ,
florum chamomillæ & meliloti, seminis
fæniculi ,*   ℔ xxx.
*In quarum ℔ xv. dissolve mellis com-
munis ,*   ℔ xl.
*Coquantur ad opiatæ consistentiam.
Deinde dilue.
Pulpæ prunorum cum parte unâ decocti
reliqui coctorum, & cassiæ cum reliquis de-*

</td></tr>
</table>

ction, & de la casse passée avec l'autre partie de ce même résidu, aa. ℔ vj.

Ajoûtez-y ensuite des poudres de racines de bryone, & d'hermodactes, de feuilles de séné, de sommités de gratiole & de semence de violettes, aa. ℥ xx.
De l'agaric, ℥ x.
Du sel gemme, ℥ viij.
Faites-en un électuaire.

coctionis trajectæ, aa. ℔ vj.

Postmodum adde pulveris radicis bryoniæ, & hermodactylorum, foliorum sennæ, summitatum gratiolæ & seminis violarum, aa. ℥ xx.
Agarici, ℥ x.
Salis gemmei, ℥ viij.
Fiat electuarium.

Electuaire de Casse & de Sucre pour les clystères, de Nic. Prévost.

℞ Des feuilles de mauve, de mercuriale, de bette, de pariétaire, de violette, & des fleurs des mêmes plantes, man. j.
D'absinthe Pontique vulgaire, m. ß.
Faites-les cuire dans q. s. d'eau commune; après avoir coulé la liqueur, dissolvez-y,
De sucre, ℔ j. ß.
Cuisez-la en consistance de miel, puis mêlez-y,

De la moëlle de casse nouvellement tirée, ℔ j.
Faites-en un électuaire.
Et si au lieu de sucre vous vous servez de miel écumé, vous l'appellerez électuaire de casse & de miel.

Diacassia, seu Cassia cum Saccharo pro Clysteribus, Nic. Præpositi.

℞ Foliorum malvæ, mercurialis, betæ, parietariæ, violariæ & florum earumdem, aa, man. j.
Absinthii Pontici vulgaris, man. ß.
Coquantur in aqua s. q. in colaturâ dissolve,
Sacchari, ℔ j. ß.
Coque ad mellis consistentiam, deindè misce,
Medullæ cassiæ recens extractæ ℔ j.
Fiat electuarium.
Si vice sacchari mel despumatum subjiciatur, cassia cum melle nuncupabitur.

Elect. de Casse & de Manne.

REMARQUES.

On fera une forte décoction des herbes & des fleurs marquées : On concassera quatre livres de bonne casse, on en séparera le dedans avec un couteau, on l'humectera avec un peu de la décoction ; on en tirera la pulpe par un tamis renversé, & on la fera dessécher à petit feu : on lavera dans le reste de la décoction le marc de la casse qui sera demeuré sur le tamis, l'on coulera la lotion, & l'on en fera cuire le sucre jusqu'à consistance de miel épais, puis on y démêlera la pulpe de casse pour faire un électuaire qu'on gardera au besoin.

Il lâche le ventre & il purge bénignement; on en met depuis demi-once jusqu'à deux onces dans chaque lavement.

Vertus. Dose.

Il seroit meilleur d'employer le miel que le sucre dans cet électuaire, parce qu'il lâche davantage le ventre : cette composition est un véritable lénitif.

Electuaire de Casse & de Manne.

℞ Des pruneaux de Damas, ℥ ij.
Des fleurs de violier, man. j. ß.
De l'eau commune, ℔ j. ß.
Faites-les bouillir jusqu'à consomption de la moitié, puis coulez la décoction, & dissolvez dans la colature,
De la pulpe de casse, ℔ ß.
De tamarins, ℥ j.
De la conserve de violettes ℥ iv.
Du syrop violat, & de la meilleure manne,

Diacassia cum Mannâ.

℞ Prunorum Damascenorum, ℥ ij.
Florum violarum, man. j. ß.
Aquæ puræ, ℔ j. ß.
Bulliant, ut artis est, ad medietatis consumptionem, cola & in colaturâ dissolve,
Pulpæ cassiæ, ℔ ß.
Tamarindorum, ℥ j.
Conservæ violarum, ℥ iv.
Syrupi violati, manna optima, aa, ℥ ij. aa

aã.
 Faites-en un électuaire.   ℥ ij *Sacchari candi, penidii, aã.* ℥ ij.
                 Fiat electuarium.

REMARQUES.

Après qu'on aura fait la décoction des prunes & des violettes, on la coulera, on en emploiera une partie pour humecter la casse & les tamarins, dont on tirera les pulpes : on fera fondre la manne dans le reste de la décoction, on coulera la dissolution, & on la fera cuire à petit feu avec les sucres & le syrop violat jusqu'à consistance d'opiat ; on y mêlera alors les pulpes & la conserve de violettes, pour faire un électuaire.

Il amollit, il prépare les humeurs bilieuses, & il évacue doucement : La dose en est depuis demi-once jusqu'à deux onces ; on en prend par la bouche & en lavement.

Cet électuaire est une espéce de léuitif, il ne faut pas en préparer beaucoup à la fois, parce que ne contenant guére de sucre, à proportion des pulpes, il s'aigriroit.

Vertus.
Dose.

La grande Confection Hamech ou de Coloquinte de la Pharmacopée de Paris.

℞. De la coloquinte bien divisée, des feuilles de séné, de l'écorce de myrobolans citrins, chébules & Indiques, aã. ℥ ij.

Du polypode de chêne, & des violettes, aã.
         ℥ j. ß.

Des feuilles d'absinthe & de thym, des semences d'anis & de fenouil, & des roses rouges, aã.
         ℥ ß.

Toutes ces drogues bien concassées seront mises en macération dans un vaisseau étamé, dont l'entrée sera étroite & bien bouchée, pendant deux jours, dans ℔ v. de petit-lait de vache, & ℔ j. de suc de fumeterre épuré ; après quoi on fera bouillir le tout jusqu'à diminution de moitié.

On coulera ensuite cette décoction, & on l'exprimera ; puis on y dissoudra,
Du meilleur miel écumé, & du sucre, aã. ℔ j.

Le tout sera cuit après cela en consistance de miel ; & après avoir retiré le vaisseau du feu, on y délaiera,
Des pulpes de pruneaux & de raisins, aã. ℔ ß.
& sur la fin on y mêlera,
Des poudres d'agaric & de séné, aã. ℥ ij.
   De rhubarbe choisie, ℥ j. ß.
De scammonée & d'épithyme, aã. ℥ j.
De la cannelle,   ℥ ß.
Du gingembre,   ℥ ij.
Des semences d'anis, & de fumeterre ; du spica nard, aã. ℥ j.
Mêlez le tout, & en faites un électuaire s. a.

Confectio Hamech major, seu Diacolocynthidos, Pharmacopææ Parisiensis.

℞ *Colocynthidis minutim incisæ, foliorum orientalium, corticis myrobalanorum citreorum, chebulorum, Indorum, aã.* ℥ ij.
 Polipodii querni, violarum, aã. ℥ j. ß.

 Folyorum absinthii, thymi, seminis anisi & fœniculi ; rosarum rubrarum, aã.
        ℥ ß.

 Tusa omnia macerentur per biduum conjecta in vas stannatum oris angusti obturati, in seri lactis vaccini recens mulcti ℔ v. & succi fumariæ depurati ℔ j. Deindè coquantur ad ℔ iij. fricentur manibus & exprimantur, colato adde,

 Mellis optimi despumati, sacchari, aã.
        ℔ j.
 Coque ad mellis consistentiam ; & depositâ ab igne pelvi, dissolve,

 Pulpæ prunorum & uvarum, aã. ℔ ß. sub finem insperge,
 Pulverum agarici, sennæ, aã. ℥ ij.
   Rhei electi, ℥ j. ß.
 Scammonii, epithymi, aã. ℥ j.
 Cinnamomi,   ℥ ß.
 Zingiberis,   ℥ ij.
 Seminum anisi & fumariæ, spicæ nardi, aã. ℥ j.
 Misce, fiat electuarium s. a.

REMARQUES.

Après avoir bien concassé les drogues, on les mettra ensemble dans un coquemar d'étain, ou dans une grande cruche de grès; on versera dessus le petit-lait & le suc de fumeterre tout bouillans : On bouchera exactement le vaisseau & on laissera la matiére en macération pendant deux jours; on fera ensuite bouillir doucement l'infusion à diminution de la moitié, & on la coulera avec expression; on mettra cuire dans la colature le miel & le sucre jusqu'à consistance d'électuaire mou, puis on y dissoudra hors du feu les pulpes de prunes & de raisins, & quand la matiére sera presque refroidie, l'on y mêlera exactement les poudres, pour du tout faire la confection.

Vertus.

Elle purge vigoureusement toutes les humeurs, on s'en sert pour la vérole, pour le scorbut, pour la démangeaison de la peau, pour la galle, pour la teigne,

Dose.

pour les dartres, pour les écrouelles : La dose en est depuis une dragme jusqu'à six.

Cette composition a retenu le nom de son Auteur, nommé Hamech, Médecin Arabe fort ancien. Méfué l'a mise en lumiére, & elle a été décrite si différemment dans les Dispensaires, qu'à peine en peut-on voir deux descriptions d'une même façon. La cause de ces variations est, qu'on a reconnu que les Anciens avoient mal dosé les ingrédients. Les Modernes, qui se sont appliqués à la réformer, conviennent à peu près dans le principal, excepté M. Charas, qui demande deux fois autant de miel & de sucre que les autres; ce que je trouve excessif, & trop éloigné de l'intention de l'Auteur. De plus, par-là il affoiblit tellement cette composition, que la dose accoutumée ne produit pas l'effet qu'on en attend. Aucune description de cette confection ne m'a paru plus raisonnable que celle-ci, que j'ai tirée de la Pharmacopée de Paris. On pourroit pourtant en réformer plusieurs circonstances, dont je parlerai dans la suite.

Ingrédients purgatifs de la confection Hamech.

Les ingrédients purgatifs & essentiels de la confection Hamech, sont la coloquinte, les myrobolans, le séné, la rhubarbe, l'agaric & la scammonée.

ʒ j.

Une dragme de cette confection contient les substances de trois grains de coloquinte, de trois grains de séné, & de trois grains de chacun des trois myrobolans; des poudres d'agaric, de séné, de chacun trois grains; de rhubarbe deux grains & un quart de grain; de scammonée un grain & demi.

ʒ ij.

Deux dragmes de confection contiennent les substances de six grains de coloquinte, de six grains de séné, & de six grains de chacun des trois myrobolans; des poudres d'agaric, de séné de chacun six grains; de rhubarbe quatre grains & demi; de scammonée trois grains.

ʒ iij.

Trois dragmes de la confection contiennent les substances de neuf grains de coloquinte, de neuf grains de séné, & de neuf grains de chacun des trois myrobolans; des poudres d'agaric & de séné de chacun neuf grains; de rhubarbe six grains & les trois quarts d'un grain; de scammonée quatre grains & demi.

ʒ ß.

Demi-once de la confection contient les substances de demi scrupule de coloquinte, de demi-scrupule de séné, & de demi scrupule de chacun des trois myrobolans; des poudres d'agaric & de séné de chacun douze grains; de rhubarbe neuf grains; de scammonée six grains.

ʒ v.

Cinq dragmes de la confection contiennent les substances de quinze grains de coloquinte, de quinze grains de séné, & de quinze grains de chacun des trois myrobolans; des poudres d'agaric, de séné, de chacun quinze grains;

de rhubarbe onze grains & le quart d'un grain ; de fcammonée fept grains & demi.

Six dragmes de la confection contiennent les fubftances de dix-huit grains de coloquinte , de dix-huit grains de féné & de dix-huit grains de chacun des trois myrobolans ; des poud es d'agaric , de féné , de chacun dix-huit grains ; de rhubarbe treize grains & demi , de fcammonée neuf grains.   ʒ vij

Le petit lait , fi clarifié qu'il foit , contient toûjours un peu de fromage , lequel refte après la coction des drogues dans l'électuaire ; c'eft pourquoi l'on feroit bien d'en faire la diftillation avant que de s'en fervir pour menftrue.

Le fuc de fumeterre , étant chargé de fa propre fubftance , ne peut pas bien s'empreindre des fubftances des drogues qu'on y met tremper : je voudrois employer en fa place l'eau de fumeterre diftillée.

Je ferois d'avis qu'on fubftituât la femence de violettes à la fleur , parce qu'elle eft plus purgative. Le polypode , le thym , l'abfinthe , l'anis , le fenouil , les rofes , me paroiffent fort inutiles ici , & comme ces ingrédients occupent beaucoup de place dans l'infufion , ils empêchent que la fubftance des purgatifs , qui eft la principale , ne fe répande autant dans les pores du diffolvant , comme elle feroit fi elle étoit feule : je trouverois donc à propos qu'on les retranchât ; auffi bien leur partie volatile , qui eft la plus effentielle , fe détruit-elle dans la coction ; mais je voudrois leur fubftituer des fels d'abfinthe & de fumeterre , de chacun demi once ; ces fels aideroient à tirer la teinture des purgatifs , & ils empêcheroient qu'ils n'excitaffent des tranchées.

On a fort bien fait dans la Pharmacopée de Paris , de retrancher de l'infufion les prunes & les raifins , que les autres defcriptions demandent , parce que ces fruits rempliffent la liqueur de leur pulpe , & empêchent qu'elle ne s'empreigne fuffifamment des purgatifs ; mais je ne trouve pas qu'il y eût tant de néceffité à employer les prunes & les raifins dans la confection , que pour y en mettre les pulpes on ait retranché celles de caffe & de tamarins , qu'on demande partou ailleurs. Il eft vrai que les tamarins , étant un peu aftringents , ne font pas ici d'une très grande utilité , & qu'on peut bien leur fubftituer les prunes ; mais pour la caffe elle me paroît beaucoup plus convenable que les raifins dans cette compofition.

Les ingrédients purgatifs & effentiels de la poudre , font l'agaric , le féné , la fcammonée & la rhubarbe : les autres drogues , qui y entrent font inutiles , & elles ne font qu'augmenter l'âcreté de la confection.

Il ne feroit pas néceffaire que le féné entrât en deux endroits , il fuffiroit d'en mettre une quantité fuffifante , ou dans l'infufion ou dans la poudre ; mais je préférerois la poudre à l'infufion , à caufe de la diffipation qui fe fait des parties les plus fubtiles dans la coction ; & afin de contenter en partie les fcrupuleux , en ne retranchant que le moins qu'on pourra des ingrédients de la defcription , on fe ferviroit des drogues inutiles pour faire une forte décoction , dans laquelle on mettroit cuire le miel & le fucre. Voici donc comme je voudrois réformer cette defcription.

Confection Hamech Réformée.		Confectio Hamech Reformata.	
♃ Des raifins fecs mondés ,	℔ ß.	♃ Paffularum mundatarum ,	℔ ß.
Du polypode de chêne concaffé ,	ʒ j. ß.	Polypodii querni contufi ,	ʒ j. ß.
De l'épithyme ,	ʒ j.	Epithymi ,	ʒ j.
Des feuilles d'abfinthe , de thym ; de rofes		Foliorum abfinthii , thymi ; rofarum	

rouges, des femences d'anis, de fenouil, de fumeterre, aã.　　　　　　　　　　　℥ ß.

Du gingembre & du fpica nard, aã　　℥ ij.

Faites-les bouillir dans ℔ vj. de petit-lait diftillé, & ℔ ij. d'eau de fumeterre, jufqu'à diminution de moitié.

Diffolvez enfuite dans la colature bien exprimée,

Du miel écumé, & du fucre blanc, aã. ℔ j. ß.

Cuifez le tout enfuite jufqu'à la confiftance
d'un électuaire mou, puis après avoir retiré la
baffine de deffus le feu, diffolvez-y,

De la pulpe de caffe,　　　　　　　℥ viij.
　　　　　De pruneaux,　　　　　　℥ vj.

Ajoûtez-y fur la fin, de la poudre de myrobolans citrins & de féné mondé, aã.　　℥ iij.

De l'agaric,　　　　　　　　　　℥ ij.

Des trochifques alhandal & de rhubarbe, aã.
　　　　　　　　　　　　　　℥ j. ß.

De la fcammonée, & des femences de violettes, aã.　　　　　　　　　　　℥ j.

Du fel de fumeterre & d'abfinthe, aã.　℥ iij.

Faites-en une confection f. a.

---

rubrarum, feminum anifi, fœniculi, fumariæ, aã,　　　　　　　　　　　℥ ß.

Zingiberis, fpicæ nardi, aã.　　　　℥ ij.

Coquantur f. a. in feri lactis diftillati
℔ vj. & aquæ fumariæ ℔ ij. ad confumptionem mediæ partis.

In colaturâ cum expreffione factâ, diffolve,

Mellis defpumati & facchari albi, aã.
　　　　　　　　　　　　　　℔ j. ß.

Coque ad mellis craffitiem, & depofitâ
ab igne pelvi, diffolve,

Pulpæ caffiæ,　　　　　　　　　℥ viij.
　　　　　Prunorum,　　　　　　℥ vj.

Sub finem infperge pulveris myrobalanorum citrinorum, fennæ mundatæ, aã.
　　　　　　　　　　　　　　℥ iij.

Agarici,　　　　　　　　　　　℥ ij.

Trochifcorum alhandal, rhei electi,
aã.　　　　　　　　　　　　℥ j. ß.

Scammonii, feminis violarum, aã. ℥ j.

Salis fumariæ & abfinthii, aã.　℥ iij.

Fiat confectio f. a.

La petite confection Hamech, de Méfué.　　　　Confectio Hamech minor, Mefue.

♃ Des raifins fecs mondés,　　　　　℔ j.

Des myrobolans Indiques, chébules, & de
l'épithyme, aã.　　　　　　　　℔ ß. ℥ ij.

Des pruneaux, des jujubes, des fébeftes, aã.
　　　　　　　　　　　　　N°. lxx.

De la femence de fumeterre, ou de fon fuc
épuré, & de l'abfinthe Pontique, aã.　℥ ij. ß.

Du thym, du calament de montagne, du polypode de chêne concaffé, de l'agaric, de la régliffe, & de la racine de buglofe,　　℥ x.

Du ftœchás Arabique, du chamædrys, du chamæpitys, de l'éponge de cynorrhodon, & de
la femence d'anis, aã.　　　　　　℥ v.

Faites cuire tout cela dans une q. f. d'eau commune jufqu'à diminution du tiers : après cela diffolvez dans la colature

Du vin cuit,　　　　　　　　　℔ ij.
Du meilleur miel écumé,　　　　　℔ j.
De la fcammonée,　　　　　　　℥ ij
Faites-en un électuaire f. a.

♃. Paffularum mundatarum,　　　　℔ j.

Myrobalanorum Indorum & chebulorum, epithymi, aã.　　　　　　℔ ß ℥ ij.

Pruna, jujubas & febeften, aã. N°. lxx.

Seminis fumariæ vel fucci ejufdem depurati, abfinthii Pontici, aã.　　℥ ij. ß.

Thymi, calaminthæ montanæ, polypodii querni contufi, agarici, glycyrrhizæ, radicis bugloffi, aã.　　　　℥ x.

Stæchadis Arabicæ, chamædryos, chamæpityos, fpongiæ cynorrhodi, feminis
anifi, aã.　　　　　　　　　　℥ v.

Coquantur in aquæ f. q. ad tertias, in
colaturâ diffolve

Sapæ,　　　　　　　　　　　℔ ij.
Mellis optimi defpumati,　　　　℔ j.
Scammonii,　　　　　　　　　℥ ij.
Ex arte fiat electuarium.

REMARQUES.

Il y a bien de l'apparence que ceux-là ont mal expliqué l'intention de Méfué,
qui ont cru qu'il entendoit qu'on fe contentât de faire diffoudre le miel, le fapa
& la fcammonée dans la décoction, fans faire confumer le trop d'humidité par
une coction ; car on ne feroit qu'une liqueur, qui ne pourroit pas être gardée
aifément, & où la fcammonée fe précipiteroit & ne pourroit pas être bien mê-

lée. Il faut juger autrement d'une personne aussi entendue en ces sortes de matiéres que l'etoit cet Auteur, & d'autant plus, qu'en disant à la fin de composer un électuaire selon l'art, il montre assez qu'il prétend qu'on fasse la cuite nécessaire pour donner à la confection une consistance requise. Voici donc comme il faut préparer cette composition.

On mettra bouillir dans six livres d'eau les racines concassées, les raisins mondés, les jujubes, les prunes & les sébestes, puis l'éponge de cynorrhodon, les feuilles, les semences, l'épithyme, le stœchas & la réglisse jusqu'à diminution de la moitié ; on coulera la décoction avec expression on y dissoudra le sapa & le miel, on fera consumer l'humidité de la dissolution à petit feu jusqu'à consistance d'électuaire liquide : Puis quand la matiére sera presque refroidie, on y mêlera exactement la scammonée, qu'on aura auparavant réduite en poudre très-subtile, pour faire une confection qu'on gardera au besoin.

Elle purge les humeurs les plus attachées, comme la mélancolie, la bile brûlée, la pituite crasse ; elle est propre pour les dartres, pour la galle, pour les écrouelles, pour le scorbut. La dose en est une dragme jusqu'à demi-once.

Le principal purgatif de cette confection vient de la scammonée.

Une dragme de la confection contient trois grains & demi de scammonée.

Deux dragmes de la confection contiennent sept grains de scammonée.

Trois dragmes de la confection contiennent dix grains & demi de scammonée.

Demi-once de la confection contient quatorze grains de scammonée.

La décoction est tellement chargée de la substance des ingrédients qui y entrent, qu'elle ne peut guère en recevoir de celles des myrobolans & de l'agaric : de plus, on ne peut pas faire évaporer l'humidité de l'infusion, qu'on ne laisse échapper une partie du peu de vertu purgative qu'elle aura dissoute. C'est pourquoi je voudrois employer dans la composition l'agaric & les myrobolans simplement pulvérisés, au lieu de les mettre en infusion, mais en moindre dose.

Les raisins me paroissent ici en une quantité excessive, ils remplissent trop les pores de la décoction, & ils empêchent qu'elle ne reçoive assez de vertu des autres drogues qui y entrent ; il seroit bon de les réduire au poids ou à la quantité des autres fruits : Je voudrois donc réformer la confection en la maniére suivante.

Petite Confection Hamech, *Réformée.*	*Confectio Hamech Minor,* *Emendata.*
♃ Des raisins secs mondés, des pruneaux, des jujubes, & des sébestes, N°. lxx.	♃ *Passularum mundatarum, prunorum, jujubarum, sebesten, aā. N°. lxx.*
De l'épithyme & de l'absinthe vulgaire, aā. ℥ ij. ß.	*Epithymi, absinthii vulgaris, aā. ℥ ij. ß.*
Du thym, du calament de montagne, du polypode de chêne concassé, de la réglisse, & de la racine de buglose, aā ℥ x.	*Thymi, calaminthæ montanæ, polypodii querni contusi, glycyrrhizæ, radicis buglossi, aā ℥ x.*
Du stœchas Arabique, du chamædrys, du chamæpitys, de l'éponge de cynorrhodon, & de la semence d'anis, aā. ℥ v.	*Stæchadis Arabicæ, chamædryos, chamæpityos, spongiæ cynorrhodi, seminis anisi, aā ℥ v.*
Faites une décoction de toutes ces drogues dans q. s. d'eau commune, puis dissolvez dans la colature du vin cuit & du miel écumé, aā. ℔ j. ß.	*Coquantur in aquæ s. q. in colaturā dissolve sapæ & mellis despumati, aā. ℔ j. ß.*
Cuisez le tout ensuite jusqu'à consistance d'électuaire mou ;	*Coquantur ad consistentiam electuarii mollis :*
Après quoi ayant ôté la bassine de dessus le	*Tunc depositā ab igne pelvi, & semi-*

feu, & la matiére étant à demi-refroidie, vous y mêlerez de la poudre de myrobolans Indiques & chébules, aā. ℥ iij.

De scammonée, ℥ ij.

Des trochisques d'agaric & du tartre soluble, aā. ℥ j.

Faites-en une confection s. a. dont la dose sera depuis ʒ j. jusqu'à ℥ ß.

refrigerâ materiâ, insperge pulveris myrobalanorum Indorum & chebulorum, aā. ℥ iij.

Scammonii, ℥ ij.

Agarici trochiscati, tartari solubilis, aā ℥ j.

Fiat confectio s a dosis erit à ʒ j. usque ad ℥ ß.

Électuaire Diaprun Simple.

℞ Des prunes de Damas nouvelles & bien mûres, N°. c.

Faites-les cuire en perfection dans q. s d'eau commune, puis retirez-les du feu, & après avoir coulé leur décoction, passez-les par un tamis, jusqu'à ce que toute la pulpe en soit tirée. Puis faites bouillir dans la décoction de la semence de violettes concassées, ℥ j.

Après cela faites cuire dans la colature ℔ iij. du meilleur sucre en consistance d'un électuaire mou; & après avoir tiré la bassine de dessus le feu, dissolvez-y

De la pulpe de pruneaux susdits, ℔ j.

De casse & de tamarins, aā. ℥ j.

Et mêlez-y en dernier lieu les poudres suivantes,

De la rhubarbe choisie & de la semence de violettes, aā. ℥ j.

Des roses rouges mondées de leurs onglets, du santal citrin & rouge, de la raclure d'ivoire & du suc de réglisse, aā. ʒ vj.

Des quatre grandes semences froides mondées, aā. ʒ j.

Faites-en un électuaire s. a.

Electuarium Diaprunum Simplex, seu Diadamascenum.

℞ Pruna Damascena recentia & matura, N°. c.

Coquantur perfecté in aqua s. q. tunc ab igne removeantur, & colato ipsorum decocto trajiciantur per cribrum, donec pulpa extracta sit; in decocto prunorum leviter bulliat seminis violarum contusi, ℥ j.

Colatura cum facchari optimi ℔ iij ad electuarii mollis consistentiam coquatur, & depositâ ab igne pelvi, dissolve

Pulpæ prædictæ prunorum, ℔ j.
Cassiæ & tamarindorum, aā. ℥ j.
Et tandem misce sequentia pulverata,

Rhabarbari electi, seminis violarum aā. ℥ j.

Rosarum rubrarum exungulatarum, santali citrini & rubri, rasuræ eboris, succi glycyrrhizæ, aā. ʒ vj.

Seminum quatuor frigid. major. mundator. aā. ʒ j.

Fiat ex arte electuarium.

REMARQUES.

On aura de belles prunes de Damas noires, nouvellement cueillies, quand elles sont dans leur maturité; on les mettra bouillir dans trois ou quatre livres d'eau jusqu'à ce qu'elles soient molles : On renversera le tout sur un tamis de crin renversé qu'on aura placé dans une terrine; quand la décoction sera passée, on la tirera à part, & l'on passera les prunes pour en tirer la pulpe avec une cuillere ou avec une espatule de bois : On fera bouillir légérement la semence de violettes concassée dans la décoction des prunes, on coulera la liqueur avec expression, & l'on y fera cuire le sucre jusqu'à consistance d'opiat, puis on y mêlera hors du feu les pulpes qu'on aura desséchées à une lente chaleur, & enfin les poudres, pour faire du tout un électuaire.

Vertus.
Dose.

Il est propre pour préparer & pour amollir les humeurs : La dose en est depuis demi-once jusqu'à une once & demie.

Ceux qui veulent que leur diaprun retienne la couleur rouge de la pulpe de prunes, retranchent de sa composition la casse & les tamarins : Ils ne diminuent pas beaucoup par-là sa qualité purgative; car on y fait entrer si peu de ces pulpes, qu'on pourroit les compter pour rien ; il feroit pourtant mieux qu'il y entrât de la caffe fuffifamment, & l'on ne doit point avoir d'égard à la couleur. Pour les tamarins, on peut les en retrancher, à caufe de leur aftriction.

La femence de violettes, qu'on fait bouillir dans la décoction des prunes, ne peut pas communiquer ici une grande vertu, car cette liqueur eft tellement chargée de la fubftance des prunes, qu'il lui eft difficile d'en recevoir beaucoup d'autre ; mais il me femble affez inutile de faire entrer de cette femence en deux endroits de fa compofition, il fuffit d'en employer en poudre. Je ferois donc d'avis qu'on retranchât la femence des violettes en décoction, & qu'on l'augmentât dans la poudre de demi-once.

Les rofes, les fantaux, l'ivoire, le fuc de réglifle & les femences froides, font des ingrédiens fort inutiles ici, & qu'on pourroit bien retrancher de la defcription, fans lui faire tort, fubftituant en leur place une once & demie de tartre foluble. Je voudrois donc réformer la compofition en la maniére fuivante.

Diaprun Simple Réformé.	Diaprunum Simplex Emendatum.
♃ De la décoction de prunes de Damas coulée, & du fucre blanc, aā. ℔ iij.	♃ *Decocti prunorum Damafcenorum colari & facchari albi, aā.* ℔ iij.
Faites-les cuire en confiftance d'opiat, & diffolvez-y enfuite	*Coquantur ad confiftentiam opiatæ, tunc diffolve*
De la pulpe des mêmes prunes, ℔ j.	*Pulpæ prunorum,* ℔ j.
De la pulpe de caffe, ℔ ß.	*Pulpæ caffiæ,* ℔ ß.
De la poudre de femence de violettes, ʒ j. ß.	*Pulveris feminis violarum,* ʒ j. ß.
De la rhubarbe choifie, & du tartre foluble, aā. ʒ j.	*Rhei electi & tartari folubilis,* aā. ʒ j.
Faites-en un électuaire f. a.	*Fiat electuarium f. a.*

Électuaire Diaprun Solutif, ou *Compofé.*	Electuarium Diaprunum Solutivum, feu Compofitum.
♃. Du diaprun fimple ci-devant décrit, ℔ j.	♃ *Diapruni fimplicis fuprà fcripti,* ℔ j.
De la fcammonée fubtilement pulvérifée, ʒ ß.	*Scammonii fubtiliffimé pulverati,* ʒ ß.
Mêlez-les enfemble exactement en les agitant long-temps avec un pilon de bois, & en faites un électuaire.	*Exquifité mifceantur piftillo ligneo agitando, & fiat electuarium.*

REMARQUES.

On pulvérifera bien fubtilement la fcammonée, & on la mêlera exactement avec le diaprun fimple qu'on aura un peu fait chauffer, remuant le mélange avec un pilon de bois pour faire le diaprun compofé ou folutif.

Il purge bien toutes les humeurs : La dofe en eft depuis une dragme jufqu'à fix. Vertus.
Dofe.

On doit prendre garde que le diaprun fimple ne foit pas trop chaud, quand on y mêle la fcammonée, car elle s'y grumelleroit ; il ne doit être guère plus que tiéde.

La vertu purgative de cette compofition vient prefque toute de la fcammonée ; car les purgatifs, qui entrent dans le diaprun fimple, font fort foibles.

Une dragme de diaprun compofé contient trois grains de fcammonée. ʒ j.

Deux dragmes de diaprun compofé contiennent fix grains de fcammonée. ʒ ij.

℥ iij.
℥ ß.
℥ v.
℥ vj.

Trois dragmes de diaprun composé contiennent neuf grains de scammonée.

Demi once de diaprun composé contient demi scrupule de scammonée.

Cinq dragmes de diaprun composé contiennent quinze grains de scammonée.

Six dragmes de diaprun composé contiennent dix-huit grains de scammonée.

Électuaire Cholagogue, ou *Diaprun de Sylvius Deleboë.*

Electuarium Cholagogum, sive Diaprunum, Fr. Deleboe Sylvii.

℞ Du sucre blanc,   ℥ xvj.
De la pulpe de pruneaux aigres,   ℥ x.
De la meilleure scammonée & de la crême de tartre, aã.   ʒ ij.
De la rhubarbe choisie,   ʒ x.
De la meilleure cannelle,   ʒ ß.
Du santal citrin,   ʒ ij.
Mêlez le tout, & faites-en un électuaire s. a.

℞ Sacchari albi,   ℥ xvj.
Prunorum acido dulcium,   ℥ x.
Scammonii optimi, cremoris tartari, aã.   ʒ ij.
Rhei electi,   ʒ x.
Cinnamomi acuti,   ʒ ß.
Santali citrini,   ʒ ij.
Misce, fiat electuarium s. a.

REMARQUES.

On mettra cuire des prunes de Damas dans de l'eau jusqu'à ce qu'elles soient molles, puis on en tirera la pulpe par un tamis de crin renversé, on fera sécher cette pulpe à petit feu ; cependant on fera cuire le sucre dans la décoction des prunes jusqu'à consistance de miel, on y délaiera hors du feu la pulpe desséchée & les autres drogues qu'on aura réduites en poudre subtile, pour faire du tout un électuaire.

Vertus.
Dose.

Il purge la bile & les autres humeurs : La dose en est depuis une dragme jusqu'à demi-once.

Le principal purgatif de cet électuaire est la scammonée ; les autres sont la rhubarbe & la crême de tartre, qui sont très foibles en comparaison.

ʒ j.

Une dragme de diaprun contient de scammonée & de crême de tartre de chacun quatre grains & demi, de rhubarbe trois grains.

ʒ ij.

Deux dragmes de diaprun contiennent de scammonée & de crême de tartre de chacun neuf grains, de rhubarbe six grains.

ʒ iij.

Trois dragmes de diaprun contiennent de scammonée & de crême de tartre de chacun treize grains & demi, de rhubarbe neuf grains.

℥ ß.

Demi-once de diaprun contient de scammonée & de crême de tartre de chacun dix-huit grains, de rhubarbe demi-scrupule.

La cannelle & le santal citrin sont inutiles ici.

Électuaire Cholagogue, de *Quercétan.*

Electuarium Cholagogum, Quercetani.

℞ Des sucs épurés de petite centaurée, de roses rouges & pâles, aã.   ℔ j.

De racine de patience, ℔ ß.

Faites-y infuser
Des feuilles de séné,   ℥ iv.
De la rhubarbe choisie,   ℥ ij.
De la cannelle, du santal rouge, & de l'anis, aã.   ℥ ß.
Toutes ces drogues seront mises en macération dans un vaisseau vernissé, & resteront en digestion pendant trois jours au bain-marie. Après

℞. Succorum depuratorum centaurii minoris, rosarum rubrarum & pallidarum, aã.   ℔ j.
Radicis oxylapathi,   ℔ ß.
In quibus infunde,
Foliorum senna,   ℥ iv.
Rhabarbari electi,   ℥ ij.
Cinnamomi, santali rubri, anisi, aã.   ℥ ß.

Hæc omnia in vas vitreum indita macerentur & digerantur ad ignem balnei mariæ, per tres dies ; dein fiat colatura &
Cela

cela la décoction fera coulée & exprimée. Puis on y ajoûtera

Du fucre blanc ,	℔ j.
Du fyrop de neuf infufions de violettes & de mucilage , de femence de pfyllium , aã.	ʒ iv.

On fera cuire le tout fur un petit feu en confiftance de miel, & l'on y mêlera

De la pulpe de prunes douces ,	℔ ß.
De la poudre de feuilles de féné & de rhubarbe, aã.	ʒ j ß.
De diagréde ,	ʒ j.
Des efpéces des trois fantaux , & de trochifques de berbéris aã.	ʒ iij.
Des femences de fcariole, de pourpier & de laitue , aã.	ʒ ij.

Faites-en un électuaire f. a.

expreffio , cui adde ;

Sacchari albi ,	℔ j.
Syrupi ex novem infufionibus violarum & mucilaginis feminis pfyllii, aã	ʒ iv.

Coquantur lento igne ad mellitam confiftentiam , tunc mifce

Pulpæ prunorum dulcium ,	℔ ß.
Pulveris foliorum fennæ, rhabarbari, aã ,	ʒ j. ß.
Diacrydii ,	ʒ j.
Diarium fantalorum , trochifcorum berberis , aã.	ʒ iij.
Seminum fcariolæ , portulacæ & lactucæ , aã.	ʒ ij.

Fiat electuarium f. a.

REMARQUES.

Comme la petite centaurée eft une herbe peu fucculente , il fera néceffaire de l'humecter , après l'avoir pilée , avec de l'eau diftillée de la même plante , ou à fon défaut avec de l'eau commune , puis de la laiffer fept ou huit heures en digeftion chaudement avant que de l'exprimer , pour en tirer le fuc ; on rapera la racine de patience , & l'on en tirera le fuc par e preffion : on pilera dans un mortier de marbre les rofes , & on les exprimera pour en avoir le fuc , on mêlera tous les fucs enfemble , on les fera bouillir légérement , & on les paffera par un blanchet pour les dépurer ; on mettra infufer chaudement dans ces fucs dépurés le féné , l'anis , la cannelle , le fantal rouge & la rhubarbe pendant trois jours : on fera enfuite bouillir l'infufion légérement , on la coulera avec expreffion , on y mettra cuire lentement le fucre , le fyrop de violettes de neuf infufions & le mucilage jufqu'à confiftance de miel ; puis la baffine étant retirée de deffus le feu , l'on y délaiera la pulpe ; & quand la matiére fera prefque refroidie , l'on y mêlera exactement les poudres , pour faire du tout un électuaire.

Il purge les humeurs bilieufes & féreufes : La dofe en eft depuis une dragme jufqu'à fix.

Les ingrédients purgatifs principaux de cette compofition , font le féné & la rhubarbe en infufion , le féné , la rhubarbe , & le diagréde en poudre.

Une dragme du cholagogue contient les fubftances ou les extrais de neuf grains de féné , & la fubftance de quatre grains & demi de rhubarbe ; des poudres de féné & de rhubarbe de chacun trois grains & demi , de diagréde deux grains & le tiers d'un grain.

Deux dragmes du cholagogue contiennent les fubftances ou les extraits de dix-huit grains de féné & de neuf grains de rhubarbe ; des poudres de féné & de rhubarbe de chacun fept grains ; de diagréde quatre grains & les deux tiers d'un grain.

Trois dragmes du cholagogue contiennent les fubftances ou les extraits de vingt-fept grains de féné & de treize grains & demi de rhubarbe ; des poudres de féné & de rhubarbe de chacun dix grains & demi ; de diagréde fept grains.

Demi-once du cholagogue contient les fubftances ou extraits de demi-dragme de féné & de dix-huit grains de rhubarbe ; des poudres de féné & de rhubarbe de chacun quatorze grains ; de diagréde neuf grains & le tiers d'un grain.

Vertus.
Dofe.
Purgatifs de la compofition,
ʒ j.

ʒ ij.

ʒ iij.

ʒ ß.

℥ v. Cinq dragmes du cholagogue contiennent les fubftances ou les extraits de quarante-cinq grains de féné & de vingt-deux grains & demi de rhubarbe, des poudres de féné & de rhubarbe de chacun dix fept grains & demi ; de diagréde onze grains & les deux tiers d'un grain.

℥ vj. Six dragmes du cholagogue contiennent les fubftances ou les extraits de cinquante grains de féné & de vingt-fept grains de rhubarbe ; des poudres de féné & de rhubarbe de chacun vingt & un grains ; de diagréde quatorze grains.

Le fuc de rofes rouges, qui eft aftringent, ne me femble pas convenable dans cette compofition ; je voudrois mettre en fa place le fuc de rofes pâles, qui eft purgatif.

Les fucs de plantes étant chargés de leur propre fubftance, fi bien dépurés qu'ils foient, ne peuvent pas diffoudre beaucoup de celle des purgatifs qu'on y met infufer, ils n'en prennent qu'une légère portion ; le fantal, la cannelle, l'anis, dont on accompagne la rhubarbe & le féné dans l'infufion, font eftimés propres pour corriger ces purgatifs, & pour donner une odeur agréable à la compofition, mais ils ne corrigent rien, & leur odeur fe perd en bouillant ; d'ailleurs, ils font nuifibles ici, car en tenant leurs places dans l'infufion, ils empruignent une partie des pores des fucs, de leur fubftance, & ils empêchent que ces fucs ne fe chargent de la vertu des purgatifs autant qu'ils le feroient. Je ferois donc d'avis qu'on retranchât de l'infufion la cannelle, le fantal & l'anis, & qu'on mît à leur place une once de tartre foluble ; ce fel aideroit à tirer la teinture du féné & de la rhubarbe, & il leur ferviroit de correctif, empêchant qu'ils n'excitaffent des tranchées.

Les trochifques de berbéris, la poudre des trois fantaux & les femences me paroiffent inutiles ici : je voudrois les retrancher & réformer la compofition en la maniére fuivante.

<table>
<tr><td>

Électuaire Cholagogue, de Quercétan, Réformé.

♃ Des fucs épurés de rofes pâles, ℔ ij.

De petite centaurée, ℔ j.

De racine de patience ℔ ß.

Faites-y macérer chaudement pendant trois jours,

Des feuilles de féné mondées, ℥ iv.
De la rhubarbe choifie, ℥ ij.
Du tartre foluble, ℥ j.

Que toutes ces drogues bouillent légérement, & que leur décoction foit coulée & exprimée, après quoi on diffoudra dans cette expreffion,

Du fucre blanc, ℔ j.
Du fyrop fait de neuf infufions de violettes & de mucilage de femences de pfyllium aā. ℥ iv.

Faites cuire le tout à petit feu en confiftance de miel ; mêlez-y en dern er lieu,

De la pulpe de prunes douces, ℔ ß.
Des poudres de feuilles de féné & de rhubarbe, aā. ℥ j. ß.

De diagréde, ℥ iv.

</td><td>

Electuarium Cholagogum, Quercetani, Emendatum.

♃ *Succorum depuratorum rofarum pallidarum.* ℔ ij.
  Centaurii minoris, ℔ j.
  Radicis oxylapathi, ℔ ß.
In quibus macera per tres dies calidè,

Foliorum fennæ mundatorum, ℥ iv.
Rhabarbari electi, ℥ ij.
Tartari folubilis, ℥ j.
Bulliant leviter, colentur & exprimantur, in expreffione diffolve,

Sacchari albi, ℔ j.
Syrupi ex novem infufionibus violarum & mucilaginis feminis pfyllii, aā, ℥ iv.
Coquantur igne lento ad mellitam confiftentiam, tunc mifce,
Pulpæ prunorum dulcium, ℔ ß.
Pulveris foliorum fennæ, rhabarbari, aā, ℥ j. ß.
Diacrydii, ℥ j.

</td></tr>
</table>

Faites-en un électuaire , dont la dose sera de-puis ʒ j. jusqu'à vj.

Fiat electuarium cujus dosis erit à ʒ j. usque ad ʒ vj.

Électuaire de Psyllium , de Mésué.

℞ Des sucs épurés de buglose, de bourra-che, d'endive & d'ache, aā.　　℔ ij.
Du suc de fumeterre ,　　ʒ iij.
Infusez dans ces sucs pendant vingt - quatre heures ,
Des fleurs de violettes ,　　ʒ iij.
De l'épithyme ,　　ʒ ij.
Des semences de cuscute & d'anis ; des feuil-les de séné & de cabaret , aā.　　ʒ ß.
Des capillaires ,　　m. j.
Du spica nard ,　　ʒ ij.
Que ces drogues bouillent un bouillon , après cela coulez la décoction & l'exprimez , & dans la colature mettez en macération pendant vingt-quatre heures des semences entiéres de psyllium , ʒ iij. Remuez cette infusion d'heure en heure , & ensuite exprimez-en tout le mucilage, dans ℔ iv. duquel vous ferez cuire à petit feu , en consi-stance d'opiat, du sucre blanc ,　　℔ iij.
Après cela jettez-y la poudre suivante ,
De diagréde ,　　ʒ iij.
Des trochifques de fpode , de diarrhodon, & & de rhubarbe, aā.　　ʒ j.
　　　　De berbéris ,　　ʒ ß.
Faites-en un électuaire.

Electuarium de Psyllio , Mésué.

℞ *Succorum depuratorum buglossi , borraginis , intybi & apii , āā.*　　℔ ij.
Succi fumariæ ,　　ʒ iij.
In his infunde horis viginti-quatuor ,

Florum violarum ,　　ʒ iij.
Epithymi ,　　ʒ ij.
Seminis cuscutæ & anisi ; foliorum fen-næ , afari , āā.　　ʒ ß.
Capilli Veneris ,　　man. j.
Spica nardi ,　　ʒ ij.
Semel fervefiant , pofteà co'a & expri-me ; in colaturá macerentur horis vigin-ti-quatuor feminis psyllii integri ʒ iij. quâvis horâ agitando . post exprime totam mucilaginem , in cujus libris quatuor co-que igne lento ad opiata craffitiem , fac-chari albi ,　　℔ iij.

Tunc injice pulverem fequentem ,
Diacrydii ,　　ʒ iij.
Trochifcorum de fpodio , diarrhodonis & de rhabarbaro , aā.　　ʒ j.
　　　　De berberis ,　　ʒ ß.
Technicè paretur electuarium.

REMARQUES.

Pour tirer les sucs, on pilera premiérement bien les herbes dans un mortier de marbre , on les laissera fermenter quelques heures à froid , puis on les ex-primera ; on fera bouillir les sucs un bouillon feulement , on les fera paffer par un blanchet pour les dépurer , on y mettra infuser les drogues prefcrites pen-dant vingt-quatre heures dans un pot de terre vernissé couvert ; enfuite on les fera bouillir légérement à petit feu , on coulera l'infusion , & l'on exprime-ra fortement le marc ; on y mettra tremper chaudement , le psyllium pendant vingt-quatre heures dans le même pot couvert , agitant la matiére de temps en temps avec une efpatule de bois ; on coulera ce mucilage, on y mêlera le fu-cre , & l'on fera cuire le mélange à petit feu , l'agitant fans cesse avec une ef-patule de bois , de peur qu'il ne s'attache à la bassine , jusqu'à confistance d'opiat ; on retirera alors la bassine de dessus le feu , & la matiére étant prefque refroidie , l'on y incorporera exactement les trochifques & le diagréde fubtilement pulvé-risés , pour faire un électuaire qu'on gardera au befoin.

Il ramollit & purge fort bien les humeurs bilieufes & féreufes ; on s'en fert dans la jauniffe & dans les fiévres longues & rebelles : La dofe en eft depuis une dragme jufqu'à demi-once.

On ne peut compter que fur le diagréde pour la vertu purgative de cet élec-tuaire , car le peu de purgatifs qui entrent dans l'infusion font mélangés avec tant d'ingrédients fimplement altérants , que leur vertu y eft prefque toute ab-forbée.

℥ j.   Une dragme d'électuaire de psyllium contient quatre grains de diagréde.

℥ ij.   Deux dragmes d'électuaire de psyllium contiennent huit grains de diagréde.

℥ iij.   Trois dragmes d'électuaire de psyllium contiennent demi - scrupule de diagréde.

℥ ß.   Demi once d'électuaire de psyllium contient seize grains de diagréde.

On retire les drogues de la première infusion presqu'aussi empreintes de leur substance, qu'elles l'étoient en y entrant, parce que les sucs étant chargés de leurs propres principes, n'en peuvent guère recevoir d'autres : Il est vrai que l'électuaire n'y perd pas grande chose, car, excepté le séné & le cabaret, tout le reste y est inutile, aussi bien que les trochisques dans la poudre. Je voudrois réformer cette composition en la manière suivante.

Électuaire de Psyllium, Réformé.

℞ De la semence de violettes concassée, ℥ iij.
De la racine de cabaret ; des feuilles de séné mondée, & du tartre soluble, aa.   ℥ ß.
Faites infuser chaudement le tout ensemble pendant vingt-quatre heures dans des eaux distillées de chicorée & de bourrache, aa. ℔ j. ß. & dans celles de fumeterre & d'ache, aa. ℥ ij.
Faites-les bouillir ensuite légérement, coulez la décoction & l'exprimez.
Puis dans la colature mettez en macération pendant vingt-quatre heures de la semence entiére de psyllium, ℥ iij. observant de remuer le vaisseau d'heure en heure.
Après cela, exprimez le mucilage entier, & faites-y cuire à petit feu en consistance d'opiat, du sucre blanc,   ℔ iij.
Jettez y ensuite
De la poudre de scammonée,   ℥ iij.
       De rhubarbe,   ℥ ß.
Faites-en un électuaire s. a.

Electuarium de Psyllio, Emendatum.

℞ *Seminis violarum contusi,*   ℥ iij.
Radicis asari ; foliorum sennæ mundatorum, tartari solubilis, aa.   ℥ ß.
Infundantur simul calidè horis viginti quatuor in aquarum distillatarum cichorii, borraginis, aa. ℔ j. ß. *fumariæ, apii, aa*   ℥ ij.
Deindè coquantur leviter, colentur & exprimantur.
In colaturâ macerentur per horas 24. seminis psyllii integri ℥ iij. *quâvis horâ agitando.*
Post exprime totam mucilaginem, in qua coque igne lento ad opiatæ crassitiem, sacchari albi,   ℔ iij.
Tunc insperge
Pulveris diacrydii,   ℥ iij.
      Rhabarbari,   ℥ ß.
Fiat electuarium s. a.

Électuaire de Psyllium, de Montagnana.

℞. Du polypode nouveau,   ℔ j.
Des feuilles de séné, des violettes, des tamarins, des prunes, des raisins secs, aa. ℥ iij.
De l'eau de fontaine,   ℔ x.
Laissez toutes ces drogues en infusion pendant 24. heures ; après cela faites-les bouillir jusqu'à diminution de moitié, puis coulez l'infusion & l'exprimez. Réservez une partie de la décoction pour tirer la pulpe de la casse & des tamarins ; & jettez dans l'autre partie de la semence de psyllium,   ℥ iij.
Laissez infuser le tout pendant autant de temps, & remuez souvent le vaisseau ; après cela tirez-en le mucilage, sur ℔ j. duquel vous jetterez ℔ iv. de sucre que vous ferez cuire à petit feu ; puis vous y ajoûterez,

Electuarium de Psyllio, Montagnanæ.

℞ *Polypodii recentis,*   ℔ j.
Foliorum sennæ, violarum ; prunorum, tamarindorum, passularum, aa. ℥ iij.
Aquæ fontis,   ℔ x.
Macerentur horis 24 posteà decoquantur ad medietatem, colentur & exprimantur colaturæ portio reservetur pro extractione cassiæ & tamarindorum, residuo adde seminis psyllii,   ℥ iij.

Infundantur rursùs totidem horis sæpè agitando, post exprime mucilaginem cujus libræ uni adde, sacchari ℔ iv. *decoquantur iterùm lento igne & adde,*

Des pulpes de caffe & de tamarins, aa. ℔ ß.
Du diagrede, ʒ iv.
Des myrobolans Indiques & embliques, aa. ʒ v. ß.

De la rhubarbe, des violettes, du ſpode, du ſantal blanc & rouge, des roſes rouges; des ſemences de pavot blanc, de pourpier, d'endive, de ſcariole, de fenouil, d'aniſ, de berbéris, de tumeterre; des gommes adraganth & Arabique, de l'amydon, de la rapure d'ivoire, & de la régliſſe, aa. ʒ iij.
Mêlez le tout, & faites-en un électuaire ſ. a.

Pulpæ caſſiæ & tamarindorum, aa. ℔ ß.
Diacrydii, ʒ iv.
Myrobalanorum Indorum & emblicorum, aa. ʒ iij. ß.

Rhabarbari, violarum, ſpodii, ſantali albi & rubri, roſarum rubrarum; ſeminum papaveris albi, portulacæ, endiviæ, ſcariolæ, fæniculi, aniſi, berberorum, fumariæ; gummi tragacanthi, Arabici, amyli, raſuræ eboris, glycyrrhizæ, aa. ʒ iij.
Miſce, fiat electuarium ſ. a.

R E M A R Q U E S.

On mettra dans un pot de terre verniſſé le polypode bien concaſſé, les raiſins mondés, les prunes, le ſéné, les violettes & les tamarins, on verſera deſſus, l'eau bouillante; on couvrira le pot, & on laiſſera la matiére en digeſtion vingt-quatre heures, puis on la fera bouillir juſqu'à diminution de la moitié, on la coulera & on l'exprimera: une partie de cette liqueur ſervira à humecter les tamarins & la caſſe, pour en tirer les pulpes; dans l'autre on mettra infuſer chaudement la ſemence de pſyllium pendant vingt-quatre heures, l'agitant de temps en temps avec une eſpatule de bois, enſuite on coulera le mucilage & on l'exprimera, on y mêlera le ſucre; on mettra cuire le mélange à petit feu juſqu'à conſiſtance de miel, le remuant inceſſamment ſur la fin, de peur que le mucilage ne s'attache au fond, on retirera la baſſine de deſſus le feu, & l'on y démêlera les pulpes: cependant on aura pulvériſé enſemble les ſantaux, l'ivoire, la rhubarbe, la réglie, les ſemences, les myrobolans, les violettes & les roſes; d'une autre part, le ſpode & l'amydon; d'une autre part, le diagréde; d'une autre part, les gommes adraganth & Arabique dans un mortiér chaud; on aſſemblera les poudres, & on les mêlera exactement dans la matiére à demi refroidie, pour faire un électuaire qu'on gardera au beſoin.

Il purge la bile & la pituite, il léve les obſtructions: La doſe en eſt depuis une dragme juſqu'à demi-once.

Le diagréde eſt le principal purgatif de cet électuaire, il en entre à proportion autant qu'au précédent; le ſéné, la rhubarbe, les myrobolans, les tamarins, la caſſe, qui y ſont ajoûtés, rendent la compoſition un peu plus purgative que l'autre.

La décoction ſe remplit tellement de la ſubſtance des prunes, des tamarins, des raiſins, qu'elle ne peut pas diſſoudre beaucoup du ſéné, c'eſt pourquoi je trouverois plus à propos qu'on employât le ſéné en poudre qu'en infuſion, auſſibien ſe diſſipe-t-il beaucoup de ſa vertu, quand on le fait bouillir; on ſe paſſeroit bien ici des tamarins en décoction, puiſqu'il y en entre en pulpe une aſſez grande quantité.

La poudre eſt farcie d'ingrédiens inutiles qu'il faudroit retrancher, comme le ſpode, les roſes, les ſantaux, les ſemences, les gommes, l'amydon, l'ivoire & la régliſſe; on pourroit leur ſubſtituer une once & demie de tartre ſoluble, & au lieu des fleurs de violettes, mettre la graine; je ſerois donc d'avis qu'on réformât la compoſition en la maniere ſuivante.

Vertus.
Doſe.

Purg. de
l'élect.

Electuaire de Psyllium de Montagnana,
Réformé.

♃ De la décoction de polypode récent, des
prunes & des raisins secs, ℔ ij.
Vous y ferez infuser chaudement pendant 24.
heures de la semence de psyllium entiére, ʒ iij.
en la remuant souvent.

Ensuite exprimez-en le mucilage & le faites
cuire avec ℔ iv. de sucre en consistance de miel.

Puis ajoûtez-y de la pulpe de casse & de tama-
rins, ā ā. ℔ ß.
De la poudre de scammonée, ʒ iv.
Des feuilles de séné mondées, de la semence
de violettes, des myrobolans Indiques, & du
tartre soluble, ā ā. ʒ j. ß.
De la rhubarbe, ʒ iij.
Faites du tout un électuaire s. a.

Electuaire de Psyllium Corrigé
de M. Daquin.

♃ Du polypode de chêne concassé, ℔ ß.
Des raisins de Damas mondé, des feuilles de
séné mondées, & de la semence de violettes
concassée, ā ā. ʒ iij.
De l'epithyme & du tartre blanc de Montpellier concassé, ā ā. ʒ ij.
Faites cuire ces ingrédients dans les sucs épurés d'ache, de bourrache, de buglose, d'endive
& de fumeterre, ā ā. ℔ ij. ß.
Coulez ensuite & exprimez la décoction, &
faites infuser dans sa portion la plus considérable, de la semence de psyllium entiére ʒ iij. Tirez-en après cela le mucilage, comme il se doit,
& le gardez.
Dans l'autre partie de la décoction susdite,
humectez-y
Des tamarins, ʒ x. avec la moëlle de deux livres de casse du Levant, puis tirez-en la pulpe,
& l'épaississez sur un petit feu en telle sorte qu'il
en reste ʒ vij. de chacune.

Le mucilage que vous aurez réservé sera cuit
à petit feu, avec ℔ iv. du meilleur sucre en consistance d'électuaire mou, & quand la matiére
sera à demi refroidie, on y mêlera les pulpes
& la poudre suivante.
♃ Du diagréde choisi, ʒ iv.
De la meilleure rhubarbe, & de la semence
de violettes, ā ā. ʒ ij.
Des roses rouges, de la réglisse mondée, du
santal citrin, & de la raclure d'ivoire, ā ā. ʒ j.

Des quatre grandes semences froides mondées, & de la semence d'anis, de fenouil & de

Electuarium de Psyllio Montagnanæ
Emendatum.

♃ Decocti polypodii recentis, prunorum & passularum, ℔ ij.
In quibus infunde calidè per 24. horas,
seminis psyllii integri ʒ ij. sæpè agitando.

Posteà exprime mucilaginem & coque
cum sacchari ℔ iv. ad mellis consisten-
tiam.
Adde pulpæ cassiæ & tamarindorum, ā ā.
℔ ß.
Pulverum diacrydii, ʒ iv.
Foliorum sennæ mundatorum, seminis
violarum, myrobalanorum Indorum, tar-
tari solubilis, ā ā. ʒ j. ß.
Rhabarbari, ʒ iij.
Fiat electuarium s. a.

Electuarium de Psyllio Correctum,
Ant. Daquin.

♃ *Polypodii querni contusi,* ℔ ß.
Passularum Damascenarum purgata-
rum, foliorum sennæ orientalis mundato-
rum & seminis violarum contusi, ā ā. ʒ iij.
Epithymi & tartari albi Monspelien-sis
contusi ā ā. ʒ ij.
Decoquantur ex arte in succorum de-
puratorum apii, borraginis, buglossi, en-
diviæ & fumariæ, ā ā. ℔ ij. ß.
Deindè colentur & exprimantur; in
majori parte colaturæ infundantur seminis
psyllii integri ʒ iij & ex illis extrahatur
ex arte mucilago & servetur.

Reliquâ decocti parte humectentur

Tamarindorum orientalium, ʒ x. & me-
dulla librarum duarum cassiæ orientalis;
amborum pulpa extrahatur & igne lento
inspissetur, ita ut uniuscujusque pulpæ
inspissatæ ʒ vij supersint.
Servata vero mucilago cum sacchari op-
timi ℔ iv. igne lento, ad electuarii mollis
consistentiam coquatur; jemique refrige-
ratis, pulpæ & pulvis sequens permiscean-
tur.
♃ *Diacrydii electi,* ʒ iv.
Rhabarbari optimi, seminis violarum,
ā ā. ʒ ij.
Rosarum rubrarum, liquiritiæ munda-
tæ, santali citrini & rasuræ eboris, ā ā.
ʒ j.
Seminum quatuor frigidorum majorum
mundatorum, anisi, fæniculi, papaveris

<table>
<tr><td>pavot blanc, aã.   ℥ ij.</td><td>albi, aã.   ℥ ij.</td></tr>
<tr><td>Faites de tout cela une poudre pour mêler dans l'électuaire.</td><td>Fiat omnium pulvis electuario permiscendus.</td></tr>
</table>

REMARQUES.

On fera la décoction dans les sucs dépurés comme elle est ordonnée, on mettra infuser chaudement dans les deux tiers de cette décoction coulée & exprimée, la semence de psyllium entière pendant vingt-quatre heures, ou jusqu'à ce que la liqueur soit en mucilage. On humectera cependant la casse & les tamarins avec le reste de la décoction, & l'on en retirera les pulpes qu'on fera dessécher à petit feu; on coulera le mucilage, & l'on y fera cuire le sucre à une chaleur modérée, remuant le syrop sur la fin jusqu'à ce qu'il soit en consistance de miel : on tirera alors la bassine de dessus le feu, & quand la matiére sera à demi refroidie, l'on y mêlera les pulpes, & enfin les poudres, agitant long-temps le tout ensemble, pour faire un électuaire qu'on gardera au besoin; il a les mêmes vertus que les précédents : la dose en est depuis une dragme jusqu'à demi-once.

Les sucs étant chargés de leur propre substance, ne tirent guère de purgatif du séné ni de la semence de violettes, & d'autant moins, qu'il entre dans la décoction beaucoup d'autres ingrédients qui aident à remplir les pores de la liqueur, de plus les coctions emportent une bonne partie de ce qu'il peut y avoir de cette qualité : on ne doit donc pas faire grand fond sur ce purgatif.

La vertu purgative de cet électuaire de psyllium vient de la casse, des tamarins, du diagréde, de la rhubarbe & de la semence de violettes en poudre.

Une dragme de cette composition contient des pulpes de casse & de tamarins de chacun cinq à six grains, de diagréde trois grains, de rhubarbe & de semence de violettes de chacun un grain & demi.

Deux dragmes de la composition contiennent des pulpes de casse & de tamarins de chacun onze grains, de diagréde six grains, de rhubarbe & de semence de violettes de chacun trois grains.

Trois dragmes de cette composition contiennent des pulpes de casse & de tamarins de chacun seize ou dix-sept grains, de diagréde neuf grains, de rhubarbe & de semence de violettes de chacun quatre grains & demi.

Demi-once de cette composition contient des pulpes de casse & de tamarins de chacun vingt-un à vingt deux grains, de diagréde demi-scrupule, de rhubarbe & de semence de violettes de chacun six grains.

Ces deux derniéres descriptions ont beaucoup de rapport, elles font un électuaire de consistance meilleure que celui de Mésué, parce qu'elles contiennent des pulpes casse & de tamarins qui n'entrent point en l'autre; je trouve en cette derniére plusieurs ingredients inutiles, comme le polypode, les raisins, l'épithyme, les roses, la réglisse, le santal citrin, la rafure d'ivoire, les semences froides, d'anis, de fenouil, de pavot : Je voudrois donc réformer cette composition en la maniére suivante.

<table>
<tr><td>Electuaire de Psyllium,
Réformé.</td><td>Electuarium de Psyllio,
Emendatum.</td></tr>
<tr><td>℞ Des sucs épurés d'ache, de bourrache, de fumeterre, & d'endive, aã.   ℔ ij.
Dans la portion la plus considérable de ces sucs, faites infuser de la semence entiére de psyllium,   ℥ iij.</td><td>℞ Succorum depuratorum apii, borraginis, fumariæ & endiviæ, aã.   ℔ ij.
In majori parte illorum infundantur seminis psyllii integri,   ℥ iij.</td></tr>
</table>

Vertus.
Dose.
Purgat. de la compos.
℥ j.

℥ ij.

℥ iij.

℥ ß.

Après cela tirez le mucilage comme il faut, & le gardez.

Humectez ensuite avec l'autre partie de ces sucs, des tamarins du Levant ℥ x. & la moëlle de deux livres de casse de Levant, dont vous tirerez la pulpe que vous épaissirez à petit feu de telle sorte qu'il reste ℥ vij. de chacune.

Vous cuirez ensuite avec ℔ iv. du meilleur sucre sur un feu modéré en consistance d'électuaire mou, le mucilage que vous aurez gardé, & quand la matiére sera à demi-refroidie, vous y mêlerez les pulpes & la poudre suivante.

♃ Du diagréde, ℥ iv.
De la meilleure rhubarbe, des feuilles de séné mondées, & de la semence de violettes, aā. ℥ ij.

Du tartre soluble, ℥ j. ß.
Faites-en une poudre que vous mêlerez à l'électuaire.

Et extrahatur ex arte mucilago & servetur.

Reliquā decocti parte humectentur tamarindorum Orientalium ℥ x. & medullâ librarum duarum cassiæ Orientalis ; amborum pulpa extrahatur & igne lento inspisserur, ita ut uniuscujusque pulpæ inspissata ℥ vij supersint.

Servata verò mucilago cum sacchari optimi ℔ iv igne lento ad electuarii mollis consistentiam coquatur ; semique refrigeraris, pulpæ & pulvis sequens permisceantur.

♃ *Diacrydii,* ℥ iv.
Rhabarbari optimi, foliorum sennæ mundatorum, seminis violarum aā. ℥ ij.

Tartari solubilis, ℥ j. ß.
Fiat omnium pulvis electuario permiscendus.

Électuaire Diaphœnic.

♃ De la pulpe de dattes cuite dans l'hydromel, passée par le tamis & épaissie, & des pénides, aā. ℔ ß.
Des amandes douces pelées, ℥ iij. ß.

Du turbith choisi, ℥ iv.
Du diagréde, ℥ j. ß.
Du gingembre, du poivre blanc, du macis, de la cannelle, des feuilles de rue séches, des semences de fenouil & de daucus, aā. ℥ ij.
Du miel écumé, ℔ ij.
Faites-en un électuaire s. a.

Electuarium Diaphœnicum.

♃ *Pulpæ dactylorum in hydromelite coctorum per cribrum inversum trajectæ & inspissata, penidiorum aā* ℔ ß.
Amygdalarum dulcium excorticatarum, ℥ iij. ß.

Turbith electi, ℥ iv.
Diacrydii, ℥ j. ß.
Zingiberis, piperis albi, macis, cinnamomi. foliorum rutæ siccorum, seminis fæniculi & dauci, aā. ℥ ij.
Mellis despumati, ℔ ij.
Fiat electuarium s. a.

R E M A R Q U E S.

On prendra sept ou huit onces de dattes mondées de leur peau & de leurs noyaux, on les mettra cuire à petit feu dans deux livres d'hydromel où il sera entré trois ou quatre onces de miel ; quand elles seront molles, on les séparera d'avec leur décoction, on les écrasera dans un mortier de marbre avec les amandes pelées, on battra bien le tout ensemble jusqu'à ce qu'il soit en pâte, on le passera par un tamis de crin renversé pour en tirer la pulpe, on pulvérisera ensemble subtilement le turbith, le gingembre, le poivre, le macis, la cannelle, la rue & les semences ; d'une autre part, la scammonée : on mêlera les poudres ; on écumera le miel dans la décoction des dattes, on y mêlera les pénides, & on les fera cuire en consistance d'opiat, on y déliera les pulpes hors du feu, & quand la matiére sera plus qu'à demi refroidie, l'on y mêlera exactement les poudres avec un bistortier, pour du tout faire un électuaire qu'on gardera au besoin.

Vertus.   Il purge principalement la pituite crasse & les sérosités, il excite les mois aux Femmes ; on s'en sert pour l'hydropisie, pour la léthargie, pour l'apoplexie, pour la paralysie, pour les maladies hystériques : La dose en est depuis une

Dose.   dragme jusqu'à une once.
Diaphœnic

Diaphœnic signifie *électuaire de dattes*, parce que ce fruit est dit en faire la base ; ce n'est pourtant pas de lui que la composition tire sa vertu.

Les ingrédiens purgatifs du diaphœnic sont le turbith & le diagréde.

Une dragme de cet électuaire contient de turbith six grains , de diagréde deux grains & le quart d'un grain.

Deux dragmes de cet électuaire contiennent de turbith demi-scrupule, de diagréde quatre grains & demi.

Trois dragmes de diaphœnic contiennent de turbith dix-huit grains, de diagréde six grains & les trois quarts d'un grain.

Demi-once de diaphœnic contient un scrupule de turbith , & neuf grains de diagréde.

Cinq dragmes de diaphœnic contiennent de turbith trente grains, de diagréde onze grains & le quart d'un grain.

Six dragmes de diaphœnic contiennent de turbith demi-dragme, de diagréde treize grains & demi.

Sept dragmes de diaphœnic contiennent de turbith quarante-deux grains , de diagréde quinze grains & les trois quarts d'un grain.

Une once de diaphœnic contient de turbith deux scrupules, de diagréde dix-huit grains.

Les amandes peuvent un peu adoucir par leur partie huileuse, l'âcreté des purgatifs de cette composition, mais elle la rendent grumeleuse, empêchant une liaison exacte des substances.

Le sucre commun seroit aussi-bon ici que les pénides : le gingembre, le poivre, la cannelle, le macis, la rue, les semences peuvent aider aux purgatifs, à raréfier la pituite visqueuse dans les maladies du cerveau, à lever les obstructions, & à exciter les mois aux Femmes. Je voudrois y ajoûter une once de sel d'armoise, & quelques gouttes d'essence de sauge; je serois donc d'avis qu'on préparat le diaphœnic en la maniére suivante.

Électuaire Diaphœnic, *Réformé.*	Electuarium Diaphœnicum , Emendatum.
♃ De la pulpe de dattes cuites dans l'eau commune passée par le tamis, & épaissie, du sucre blanc & du miel écumé cuits dans cette décoction, aā. ℔ j. ß.	♃ *Pulpæ dactylorum in aquâ communi coctorum per cribrum trajectæ & inspissatæ , sacchari albi & mellis despumati in decocto dactylorum coctorum, aā.* ℔ j. ß.
De la poudre de turbith choisi, ℥ iv.	*Pulveris turbith electi ,* ℥ iv.
Du diagréde, ʒ j. ß.	*Diacry ii ,* ʒ j. ß.
Du sel d'armoise, ℥ j.	*Salis artemisiæ,* ℥ j.
Du gingembre, du poivre blanc, du macis, de la cannelle, des fleurs de rue séches, des semences de fenouil & de daucus, aā. ʒ ij.	*Zingiberis, piperis albi, macis, cinnamomi, foliorum rutæ siccorum, seminum fæniculi & dauci, aā.* ʒ ij.
Mélez le tout, & faites-en un électuaire auquel vous ajoûterez douze gouttes d'essence de sauge, ou de mélisse, que vous garderez pour l'usage.	*Misce , fiat electuarium cui adde essentiæ salviæ aut melissæ guttas duodecim, & serva ad usum.*

On peut mêler l'essence de sauge dans environ six dragmes de sucre candi en poudre subtile , afin qu'elle s'incorpore mieux dans la composition.

ʒ j.

ʒ ij.

ʒ iij.

℥ ß.

ʒ v.

ʒ vj.

ʒ vij.

℥ j.

Bénédicte Laxative.   Benedicta Laxativa.

℞ Du turbith choisi & de la racine de petite éfule préparée avec le vinaigre, aā. ℥ x.
Des hermodactes, du diagréde & des rofes rouges, aā. ℥ vj.
Du girofle, du fpica nard, du gingembre, du fafran, du poivre long, de l'amome, du petit cardamome ; des femences d'ache, de perfil, de carvi, de fenouil, d'afperges, de petit houx, de faxifrage, de gremil, du fel gemme, du galanga, & du macis, aā ℥ j.
Du meilleur miel écumé & cuit en confiftance d'opiat, ℔ ij. ℈.
Faites-en un électuaire f. a.

℞ *Turbith electi, radicis efulæ minoris aceto præparatæ, aā.* ℥ x.
Hermodactylorum, diacrydii, rofarum rubrarum, aā. ℥ vj.
Caryophyllorum, fpicæ nardi, ʒingiberis, croci, macropiperis, amomi, cardamomi minoris ; feminum apii, petrofelini, carvi, fœniculi, afparagi, rufci, faxifragæ, milii folis, falis gemmæ, galangæ, macis, aā. ℥ j.
Mellis optimi defpumati & cocti, ad opiatæ confiftentiam, ℔ ij. ℈.
Fiat electuarium f. a.

R E M A R Q U E S.

On pulvérifera féparément le diagréde & le fel gemme ; mais on mettra en poudre enfemble le refte des drogues, on mêlera les poudres ; on fera écumer & cuire le miel jufqu'à confiftance d'opiat, & quand il fera à demi refroidi l'on y mêlera exactement les poudres avec un billortier, pour faire un électuaire qu'on gardera au befoin.

Vertus.
Dofe.

Il purge la pituite & les férofités de toutes les parties du corps ; il léve les obftructions, il excite les mois aux femmes, il chaffe les vents : La dofe en eft depuis une dragme jufqu'à fix ; on l'emploie auffi le plus fouvent dans les lavements, on en met dans chacun depuis trois dragmes jufqu'à une once.

Purg. de la bénédicte.

Le nom de *bénédicte* a été donné à cette compofition à caufe de fes grandes vertus : le turbith, la racine d'éfule, les hermodactes & le diagréde en font le purgatif.

℥ j.

Une dragme de bénédicte contient de turbith & de la racine d'éfule de chacun deux grains & le quart d'un grain, d'hermodactes & de diagréde de chacun un grain & le tiers d'un grain.

℥ ij.

Deux dragmes de bénédicte contiennent de turbith & de racine d'éfule de chacun quatre grains & demi, d'hermodactes & de diagréde de chacun deux grains & les deux tiers d'un grain.

℥ iij.

Trois dragmes de bénédicte contiennent de turbith & d'éfule de chacun fix grains & les trois quarts d'un grain, d'hermodactes & de diagréde de chacun quatre grains.

℥ ℈.

Demi once de bénédicte contient de turbith & d'éfule de chacun neuf grains, d'hermodactes & de diagréde de chacun cinq grains & le tiers d'un grain.

℥ v.

Cinq dragmes de bénédicte contiennent de turbith & d'éfule de chacun onze grains & le quart d'un grain, d'hermodactes & de diagréde de chacun fix grains & les deux tiers d'un grain.

℥ vj.

Six dragmes de bénédicte contiennent de turbith & d'éfule de chacun treize grains & demi, d'hermodactes & de diagréde de chacun huit grains.

Comme cette compofition n'eft guère en ufage que dans les lavements, je trouve qu'il vaudroit mieux y employer la racine d'éfule, fimplement féchés qu'infusée dans le vinaigre , parce que cette préparation en ôte la vertu ; on pourroit en diminuer un peu la quantité.

Les roses rouges, étant astringentes , ne peuvent produire ici aucun bon effet; pour le reste des drogues , quoiqu'elles ne soient point purgatives , elles peuvent aider aux purgatifs, à raréfier la pituite crasse , à lever les obstructions & à chasser les vents ; mais comme il y en a plusieurs d'une même vertu , on pourroit en abréger le nombre pour éviter l'embarras : Voici donc comme je voudrois réformer la bénédicte laxative.

Bénédicte Laxative , Réformée.

℞ du turbith choisi ,   ℥ x.
De l'écorce de racine de petite ésule , ℥ j.
Des hermodactes & du diagréde , aā. ℥ vj.
Du sel gemme ,   ℥ ß.
Du spica nard, du gingembre , du girofle , du safran , du petit cardamome , du galanga , du macis , des semences d'ache, de carvi, de saxifrage , de séné, aā.   ℥ j. ß.

Pulvérisez le tout & le mêlez avec deux livres & demie de miel écumé , pour en faire un électuaire s. a.

Benedicta Laxativa , Emendata.

℞ *Turbith electi ,*   ℥ x.
Corticis radicis esulæ minoris , ℥ j.
Hermodactylorum , diacrydii , aā. ℥ vj.
Salis gemmei ,   ℥ ß.
Spicæ nardi , zingiberis , caryophyllorum , croci , cardamomi minoris , galangæ , macis , seminum apii , carvi , saxifragæ , fœniculi , aā.   ℥ j. ß.

Pulverentur , misceantur & cum mellis despumati ℔ ij. ß. *fiat electuarium s. a.*

Electuaire Apéritif , d'Ant. Daquin.

℞ Des feuilles mondées de séné du Levant ,   ℥ iv.
Du diagréde , des trochisques alhandal, de l'agaric choisi , de la rhubarbe , & de la semence de violettes, aā.   ℥ j. ß.
De la gomme sagapénum , de la myrrhe & de la gomme ammoniac, aā. ℥ j.
De l'antimoine diaphorétique , du mercure doux & de la poudre des trois santaux, aā. ℥ vj.
Du sel de Mars & de tamarisc , aā. ℥ ß.
Du meilleur miel écumé sans addition de liqueur ,   ℔ vj.

Faites-en un électuaire s. a.

Electuarium Aperiens, Ant. Daquin.

℞ *Foliorum sennæ orientalis mundatorum ,*   ℥ iv.
Diacrydii , trochiscorum alhandal , agarici electi , rhabarbari & seminis violarum , aā.   ℥ j. ß.
Sagapeni , myrrhæ , gummi ammoniaci , aā.   ℥ j.
Antimonii diaphoretici , mercurii dulcis , pulveris trium santalorum , aā. ℥ vj.
Salum martis & tamarisci , aā. ℥ ß.
Mellis optimi despumati absque liquoris additione ,   ℔ vj.

Fiat electuarium s. a.

R E M A R Q U E S.

On pulvérisera subtilement ensemble le séné, les trochisques alhandal, l'agaric , la rhubarbe, la semence de violettes & le sagapénum ; d'une autre part , on mettra en poudre ensemble la gomme ammoniac qu'on aura choisie en larmes, la myrrhe fine & le diagréde; d'une autre part, le sublimé doux & l'antimoine diaphorétique ; on mêlera toutes ces poudres & l'on y ajoûtera les sels & la poudre des trois santaux.

On mettra chauffer sur un petit feu une quantité suffisante de bon miel, & l'on en ôtera l'écume, on pésera six livres de ce miel écumé, & l'on y mêlera exactement les poudres avec un bistortier, pour faire du tout un électuaire qu'on gardera au besoin

Il purge toutes les humeurs, il raréfie les matiéres visqueuses & grossiéres, il léve les obstructions, il excite les mois aux femmes ; on en donne dans les

Vertus

V ij

Dofe.

fiévres quartes, dans la cachexie, dans les maladies hyp ochond riaques, d l'hydropifie : La dofe en eft depuis une dragme jufqu'à fix.

Purg de la compof.

Il entre dans cet électuaire qu'une fois autant de miel que de poudre, les purgatifs font le féné, le diagréde, les trochifques alhandal, l'agaric, la rhubarbe, la femence de violettes & le mercure doux.

℥ j. Une dragme de cet électuaire contient de féné trois grains, de diagréde, de trochifques alhandal, d'agaric, de rhubarbe & de femence de violettes, de chacun un grain ; de fublimé doux demi-grain.

℥ ij. Deux dragmes de cet électuaire contiennent de féné fix grains ; de diagréde, de trochifques alhandal, d'agaric, de rhubarbe & de femence de violettes, de chacun deux grains, de fublimé doux un grain.

℥ iij. Trois dragmes de cet électuaire contiennent de féné neuf grains ; de diagréde, de trochifques alhandal, d'agaric, de rhubarbe, de femence de violettes de chacun trois grains ; de fublimé doux un grain & demi.

℥ ß. Demi-once de cet électuaire contient de féné demi-fcrupule ; de diagréde, de trochifques alhandal, d'agaric, de rhubarbe & de femence de violettes, de chacun quatre grains ; de fublimé doux deux grains.

℥ v. Cinq dragmes de cet électuaire contiennent de féné quinze grains ; de diagréde, de trochifques alhandal, d'agaric, de rhubarbe, & de femence de violettes, de chacun cinq grains ; de fublimé doux deux grains & demi.

℥ vj. Six dragmes de cet électuaire contiennent de féné dix-huit grains ; de diagréde, de trochifques alhandal, d'agaric, de rhubarbe & de femence de violettes, de chacun fix grains ; de fublimé doux trois grains.

Cette compofirion eft un mélange de remédes effentiels, je n'y trouve que la poudre des trois fantaux d'inutile.

Electuaire de Sébeftes de Barth. Montagnana.	Electuarium Diafebeften, Barth. Montagnanæ.
♃ Des fucs d'iris & de grand melon d'Inde, aã. ℔ ß.	♃ *Succorum ireos, anguriæ id eft melonis magni Indici, aã.* ℔ ß.
De mercuriale, ℨ iv.	*Mercurialis,* ℨ iv.
Des pénides, ℥ viij.	*Penidiorum,* ℥ viij.
Cuifez le tout en confiftance raifonnable, puis diffolvez-y	*Coque ad juftam craffitudinem, deindé diffolve*
Du diaprun fimple, ℔ j. ß.	*Diapruni fimplicis,* ℔ j. ß.
Des pulpes de fébeftes, de prunes & de tamarins, aã. ℥ v.	*Pulpæ febeften, prunorum & tamarindorum, aã.* ℥ v.
Des poudres de femence de violettes, des quatre grandes femences froides mondées, aã. ℥ j.	*Pulveris feminis violarum, quatuor femin. frigid. major. mundat. aã.* ℥ j.
De diagréde, ℈ iij. ß.	*Diacrydii,* ℈ iij. ß.
Faites-en un électuaire que vous garderez pour l'ufage.	*Fiat eleituarium ufui reponendum.*

REMARQUES.

On fera une décoction, de violettes dans laquelle on mettra cuire les fébeftes & les prunes jufqu'à ce qu'elles foient molles ; on humeitera les tamarins avec la même décoction, & l'on en tirera les pulpes par un tamis de crin renverfé ; on tirera les fucs par expreffion en la maniére ordinaire ; on les dépurera en les faifant bouillir un bouillon, & les paffant par un blanchet on y fera cuire les pénides jufqu'à confiftance de miel, puis on y délaiera hors du feu, les pulpes & le diaprun fimple; on pilera les quatre femences froides mondées dans un mortier de marbre jufqu'à ce qu'elles foient bien en pâte, on les mêlera dans la compofition, on y incorporera enfin le diagréde & la femence de violettes fubtilement pulvérifés pour faire un électuaire qu'on gardera au befoin.

Il purge fans violence, on s'en fert dans les fiévres intermittentes : La dofe en eft depuis deux dragmes jufqu'à une once & demie. — *Vertus. Dofe.*

Les principaux purgatifs de cette compofition font les fucs d'iris & de mercuriale, la pulpe de tamarins, les poudres de graines de violettes & de diagréde. — *Purg. de la compof.*

Deux dragmes de l'électuaire contiennent les extraits de dix-huit grains de fuc d'iris, & demi-fcrupule de fuc de mercuriale, de pulpe de tamarins quinze grains, de poudres de femence de violettes trois grains, & de diagréde un grain & le quart d'un grain. — ℨ ij.

Demi once de l'électuaire contient les extraits de demi-dragme de fuc d'iris & d'un fcrupule de fuc de mercuriale, de pulpe de tamarins trente grains, de poudre de femence de violettes fix grains, & de diagréde deux grains & demi. — ℥ ß.

Six dragmes de l'électuaire contiennent les extraits de cinquante quatre grains de fuc d'iris, & de demi-dragme de fuc de mercuriale, de pulpe de tamarins quarante-cinq grains, de poudre de femence violettes neuf grains, & de diagréde trois grains & les trois quarts d'un grain. — ℨ vj.

Une once de l'électuaire contient les extraits d'une dragme de fuc d'iris & de deux fcrupules de fuc de mercuriale, de pulpe de tamarins deux fcrupules & demi, de poudre de femence de violettes demi-fcrupule, & de diagréde cinq grains. — ℥ j.

Dix dragmes de l'électuaire contiennent les extraits d'une dragme & de dix-huit grains de fuc d'iris, & de deux fcrupules & demi de fuc de mercuriale, de pulpe de tamarins une dragme & trois grains, de poudre de femence de violettes quinze grains, & de diagréde fix grains & le quart d'un grain. — ℨ x.

Une once & demie de l'électuaire contient les extraits d'une dragme & demi de fuc d'iris, & d'une dragme de fel de mercuriale, de pulpe de tamarins une dragme & dix-huit grains, de poudre de femence de violettes dix huit grains, & de diagréde fept grains & demi. — ℥ j. ß.

Il n'étoit pas befoin de demander de la pulpe de prunes dans cet électuaire, puifqu'il y entre du diaprun; la pulpe de tamarins ne m'y femble pas non plus d'une grande utilité, puifqu'il y en entre même dans le diaprun.

Les quatre grandes femences froides font mifes ici en fi grande quantité, qu'elles font rancir l'électuaire en peu de temps.

On peut fort bien fubftituer le fucre commun aux pénides, mais il y en entre trop peu pour la quantité des pulpes, ce qui fait que l'électuaire ne peut pas être gardé long-temps : Je voudrois le réformer en la maniére fuivante.

<table>
<tr><td>

Electuaire de Sébeftes,
    Réformé.

</td><td>

Electuarium Diafebeften,
    Emendatum.

</td></tr>
<tr><td>

♃ Des fucs de racine d'iris & de mercuriale, aā.   ℔ ß.
Du fucre blanc,   ℔ j.
Faites-les cuire enfemble en confiftance de miel, & mêlez-y enfuite
De la pulpe de fébeftes,   ℔ ß.
Du diaprun fimple,   ℔ j. ß.

</td><td>

♃ *Succorum radicis ireos & herbæ mercurialis,* aā.   ℔ ß.
Sacchari albi,   ℔ j.
Coquantur fimul ad mellis craffitiem, tunc mifce
Pulpæ febeften,   ℔ ß.
Diapruni fimplicis,   ℔ j. ß.

</td></tr>
</table>

V iij

De la poudre de femence de violettes, ʒ j. ß.
Du tartre foluble, ʒ ß.
Du diagréde, ʒ iij.
Faites-en un électuaire f. a.

Pulveris feminis violarum, ʒ j. ß.
Tartari folubilis, ʒ ß.
Diacrydii, ʒ iij.
Fiat electuarium f. a.

Electuaire de Raifins fecs.

℞ De la racine nouvelle de polypode de chê-
ne concaffée, ʒ iij.
De la racine de guimauve & des feuilles de
féné, aā. ʒ ij.
De la femence d'anis, ʒ ij.
Faites infufer & bouillir ces drogues dans une
q. f. d'eau de fontaine, exprimez enfuite la déco-
ction, & ajoutez à la colature,
De la pulpe de raifins fecs, ℔ ß.
Du fucre blanc & de la manne, aā. ʒ iv.
Cuifez le tout enfuite en confiftance de coti-
gnac, que vous renouvellerez quatre fois l'an.

Electuarium Paffularum.

℞ *Radicis recentis polypodii querni
contufi,* ʒ iij.
Rad. althææ, foliorum fennæ, aā. ʒ ij.
Seminis anifi, ʒ ij.
*Infundantur & coquantur in aquæ fon-
tanæ. q. f. deindè fiat expreffio, colatura
adde,*
Pulpæ paffularum, ℔ ß.
Sacchari albi, mannæ, aā. ʒ iv.
*Coquantur rursùs ad cydoniati craffitu-
dinem, & quater anno renovetur.*

REMARQUES.

On fera une forte décoction des racines, dans laquelle on mettra infufer
pendant vingt-quatre heures le féné & l'anis, on fera enfuite bouillir légérement
l'infufion, on la coulera avec expreffion; on fera cuire les raifins dans de l'eau,
jufqu'à ce qu'ils foient mous, on les écrafera dans un mortier de marbre, &
l'on en tirera la pulpe par un tamis d ecrin renverfé ; on fera fondre la manne &
le fucre dans l'infufion de féné, on coulera la diffolution & l'on en fera évaporer
l'humidité par un petit feu jufqu'à confiftance d'électuaire folide ; alors on y mêlera hors du feu, la pulpe des raifins qu'on aura defféchée pour faire un électuaire
de confiftance de cotignac, & on le renouvellera quatre fois l'année.

Vertus.
Dofe.
Il amollit les humeurs & il purge fort doucement, on le donne pour évacuer
les férofités & l'humeur bilieufe, on s'en fert dans les maladies de la poitrine : La
dofe en eft depuis demi-once jufqu'à une once & demie.

Si l on ajoûtoit demi-once de tartre foluble dans l'infufion, l'on tireroit mieux
la teinture du féné, & il n'exciteroit point de tranchées.

Il entre fi peu de fucre dans cet électuaire qu'on ne peut pas le garder long-
temps, c'eft pourquoi l'Auteur demande qu'on le cuife en confiftance de cotignac,
& qu'on le renouvelle quatre fois l'année.

La décoction étant chargée des fubftances des racines de polypode & d'althæa,
elle ne peut guère en recevoir de celle du féné qui eft la principale, c'eft pourquoi je ferois d'avis qu'on employât la décoction des racines pour faire cuire les
raifins, & qu'on mît tremper le féné dans de l'eau commune, on mêleroit enfuite la décoction des raifins & l'infufion du féné pour y faire cuire doucement
le fucre & la manne.

Electuaire Cathartique Impérial, d'A. Mynficht.

℞ Du gingembre confit, ʒ iv.
De la réfine de fcammonée, ʒ ij.
De la confection alkermes, ʒ vj.

Electuarium Cathartricum Cæfa-reum, A. Mynficht.

℞ *Zingiberis conditi,* ʒ iv.
Refinæ fcammonii, ʒ ij.
Confectionis alkermes, ʒ vj.

De la poudre des espéces diarrrhodon vitriolé, & du cryſtal de tartre, aã. ℥ ß.

Des trochiſques de gallia moſchata, ℈ iv.
De l'huile de cannelle, ℈ ij.
Du ſyrop de gingembre confit, q. ſ.

Mêlez le tout, & faites-en un électuaire.

*Pulveris diarrhodon Abbatis ſpiritu
vitrioli irrorati, cryſtalli tartari, aã.* ℥ ß.

Trochiſcorum galliæ moſchatæ, ℈ iv.
Olei cinnamomi, ℈ ij.
*Syrupi ſupradicti ʒingiberis conditi
ſ. q.*
Miſce, fiat electuarium.

REMARQUES.

On coupera par petits morceaux le gingembre confit, & l'ayant battu en pâte
dans un mortier de marbre avec un peu de ſon ſyrop, on en tirera la pulpe
par un tamis, on pulvériſera chacun ſéparément, les trochiſques, le cryſtal de
tartre & la réſine de ſcammonée ; on fera épaiſſir ſur un petit feu huit onces du
ſyrop qu'on aura trouvé avec le gingembre confit juſqu'à conſiſtance de miel,
on y diſſoudra hors de deſſus le feu, la pulpe avec un biſtortier, puis la matiére étant preſque refroidie, on y mêlera exactement les poudres, la confection
alkermes, & enfin l'huile de cannelle, pour faire un électuaire qu'on gardera
dans un pot bien bouché.

Il eſt dit purger les humeurs froides en fortifiant l'eſtomac, il excite l'appétit,
il chaſſe les vents : La doſe en eſt depuis demi-dragme juſqu'à quatre ſcrupules.

Vertus
Doſe.

Le nom de *Céſar* a été donné à cet électuaire parce qu'il a été inventé pour
l'uſage d'un Empereur : de toutes les drogues qui y entrent, il n'y a que la réſine
de ſcammonée de purgative.

Demi-dragme de cet électuaire contient de réſine de ſcammonée cinq grains ℥ ß.
Deux ſcrupules de cet électuaire contiennent de réſine de ſcammonée ſix grains ℈ ij.
& le quart d'un grain.
Une dragme de cet électuaire contient de réſine de ſcammonée dix grains ʒ j.
Quatre ſcrupules de cet électuaire contiennent de réſine de ſcammonée douze ℈ iv.
grains & demi.

Les autres drogues ſont employées dans cet électuaire pour étendre les parties
de la réſine, enſorte qu'elle ne s'attache pas trop contre les membranes inté-
rieures des viſcères, pour raréfier les humeurs trop condenſées; on veut auſſi
qu'elles fortifient l'eſtomac & le cerveau pendant l'action du purgatif, mais ces
deux effets ſont bien contraires, & il n'y a pas d'apparence que les fibres des
viſcères puiſſent être affermies & fortifiées dans le temps que le purgatif irrite &
diſſout les humeurs par une fermentation aſſez violente.

On trouvera dans mon *Traité de Chymie*, la deſcription de la réſine de
ſcammonée.

**Electuaire Antihydropique, d'Ant.
Daquin.**

Electuarium Antihydropicum,
Ant. Daquin.

♃ De la rhubarbe choiſie, des feuilles de ſéné
mondées, de la ſemence de genêt; des racines
de bryone, de jalap & de méchoacan; de la
ſcammonée, de la gomme gutte, & des trochiſques alhandal, aã. ℥ j.
De l'extrait d'éſule, des gommes opopanax,
ſagapénum, ammoniac, & du ſel de mars, aã.
ʒ vj.

♃ *Rhabarbari electi, foliorum ſennæ
Orient mundat. ſeminis geniſtæ; radicum
bryoniæ, jalappæ, mechoacan; ſcammo-
nii, gummi gutta, trochiſcorum alhandal,
aã.* ℥ j.
*Extracti totius eſulæ, opopanacis, ſa-
gapeni, gummi ammoniaci, & ſalis martis, aã.* ʒ vj.

De l'extrait de concombre ſauvage,	℥ ß.	Elaterii,	℥ ß.
Des ſucs d'iris vulgaire & de ſureau, épaiſſis en conſiſtance d'un extrait mou, aā	℔ j.	Succorum radicis ireos noſtratis & ſambuci ad extracti mollioris conſiſtentiam inſpiſſatorum, aā.	℔ j.
De l'extrait mou de baies de geniévre, & du ſyrop de nerprun, aā.	℔ j. ß.	Extracti mollioris granorum juniperi & ſyrupi de rhamno cathartico, aā. ℔ j. ß.	
Faites-en un électuaire ſ. a.		Fiat electuarium ſ. a.	

R E M A R Q U E S.

On tirera les extraits de petite éſule, de geniévre & de concombre ſauvage en la maniére ordinaire avec de l'eau commune : on rapera les racines d'iris & de ſureau pour enſuite les exprimer, & en avoir les ſucs qu'on fera épaiſſir à petit feu en conſiſtance de miel ; on pulvériſera enſemble la rhubarbe, le ſéné, la ſemence de genêt, les racines ſéches, l'opopanax & le ſagapénum ; d'une autre part, la ſcammonée, la gomme gutte, la gomme ammoniac qu'on aura choiſie en larmes , d'une autre part, les trochiſques & le ſel de mars.

On fera chauffer le ſyrop de nerprun, on y délaiera les extraits & les ſucs épaiſſis ; puis quand la matiére ſera preſque refroidie, on y mêlera exactement les poudres pour faire un électuaire qu'on gardera au beſoin

Vertus.　Il purge puiſſamment les eaux, on s'en ſert pour l'hydropiſie : La doſe en eſt
Doſe.　depuis une dragme juſqu'a demi-once.

Purgatifs de la compoſition　Les ingrédients purgatifs de cet électuaire ſont la rhubarbe, le ſéné, les racines de bryone, de jalap & de méchoacan, la ſcammonée, la gomme gutte, les trochiques alhandal, les extraits d'éſule, de concombre ſauvage, d'iris, de ſureau & le ſyrop de nerprun.

℥ j.　Une dragme de la compoſition contient de ſyrop de nerprun dix-huit grains, des ſucs épaiſſis de racines d'iris & de ſureau de chacun demi-ſcrupule, de rhubarbe, de ſéné, des racines de bryone, de jalap & de méchoacan, de ſcammonée, de gomme gutte & des trochiſques alhandal de chacun un grain, d'extrait d'éſule les trois quarts d'un grain, d'élaterium demi-grain.

℥ ij.　. Deux dragmes de la compoſition contiennent de ſyrop de nerprun demi-dragme, des ſucs épaiſſis de racines d'iris & de ſureau de chacun un ſcrupule, de rhubarbe, de ſéné, des racines de bryone, de jalap & de méchoacan, de ſcammonée, de gomme gutte & des trochiſques alhandal de chacun deux grains, d'extrait d'éſule un grain & demi, d'élatérium un grain.

℥ iij.　Trois dragmes de la compoſition contiennent de ſyrop de nerprun cinquante-quatre grains, des ſucs épaiſſis de ſureau & d'iris de chacun demi-dragme, de rhubarbe, de ſéné, des racines de bryone, de jalap & de méchoacan, de ſcammonée, de gomme gutte & des trochiſques alhandal de chacun trois grains, d'extrait d'éſule deux grains & le quart d'un grain, d'élatérium un grain & demi.

℥ ß.　Demi-once de la compoſition contient du ſyrop de nerprun une dragme, des ſucs épaiſſis des racines de ſureau & d'iris de chacun deux ſcrupules, du ſéné, des racines de rhubarbe, de bryone, de jalap & de méchoacan, de ſcammonée, de gomme gutte & des trochiſques alhandal de chacun quatre grains, de l'extrait d'éſule trois grains, de l'élatérium deux grains.

Electuaire Hydragogue,　　　Electuarium Hydragogum,
de Zwelfer.　　　　　　　Zwelferi.

♃ De l'écorce moyenne de ſureau & de la racine d'iéble, aā.	℥ iij.	♃ Corticis mediani ſambuci, radicis ebuli, aā.	℥ iij.
De la racine de concombre ſauvage,	℥ ij.	Rad. cucumeris aſinini,	℥ ij.

De

De la femence d'iéble ,   ℥ j. ß.
De cabaret, des feuilles d'ellebore noir, &
de gratiole, aã.   ℥ j.
Vous ferez bouillir toutes ces drogues hachées & concaffées dans une f. q. d'eau commune réduite à ℔ ij. ou environ , la décoction
étant coulée, exprimée, & clarifiée, on y mêlera
Du fucre blanc & du miel écumé , aã.   ℥ x.

Cuifez le tout de nouveau en confiftance affez
épaiffe, fur la fin ajoûtez y
De la poudre de jalap,   ℥ iij.
De cannelle   ʒ vj.
De girofle , de noix mufcade,
de gomme gutte, & de l'extrait de concombre
fauvage, aã.   ℥ ß.
Mêlez tout cela, & faites-en un électuaire.

Seminis ebuli ,   *℥ j. ß.*
Afari , foliorum ellebori nigri & gra-
tiæ dei, aã.   *℥ j.*
Incifa & contufa coquantur in aquæ
fimplicis f. q. ad ℔ ij. circiter , factâ co-
laturâ & expreffione , decoctum clarifice-
tur , cui admifceantur

Sacchari albi , mellis defpumati , aã.
    ℥ x.

Coquantur rurfus ad fatis craffam con-
fiftentiam , in fine adde
Pulveris jalappæ ,   *℥ iij.*
Cinnamomi ,   *ʒ vj*
Caryophyllorum , nucis mof-
chatæ , gummi guttæ , elaterii , aã. ℥ ß.

Mifce , fiat electuarium.

R E M A R Q U E S.

On mettra bouillir les ingrédients marqués dans ce qu'il faudra d'eau , pour
avoir deux livres de forte décoction coulée, exprimée & clarifiée par réfidence :
on y diffoudra le fucre & le miel , & l'on fera cuire la diffolution à petit feu jufqu'en confiftance d'opiat , on retirera la baffine de deffus le feu , & quand la matiére fera à demi-refroidie , l'on mêlera exactement l'élatérium & les poudres,
pour faire du tout un électuaire qu'on gardera au befoin.

Il purge vigoureufement les férofités par les felles , & quelquefois par le
vomiffement , on s'en fert pour l'hydropifie : La dofe en eft depuis une dragme
jufqu'à trois.

Les purgatifs de cette compofition font l'écorce moyenne de fureau , les racines d'iéble , de concombre fauvage , de graine d'iéble , de cabaret , de feuilles d'ellébore noir , de gratiole , le jalap , la gomme gutte & l'elatérium.

Une dragme de l'électuaire hydragogue contient les fubftances de cinq grains
& demi de la feconde écorce de fureau , de cinq grains & demi de racine d'iéble , de quatre grains de racine de concombre fauvage , de trois grains de femence d'iéble , de deux grains de cabaret , de deux grains de feuilles d'ellébore
noir , & de deux grains de feuilles de gratiole , des poudres de jalap cinq grains
& demi , de gomme gutte & d'élatérium de chacune un grain.

Deux dragmes de l'électuaire hydragogue , contiennent les fubftances d'onze
grains de la feconde écorce de fureau , d'onze grains de racine d'iéble , de huit grains
de racine de concombre fauvage , de fix grains de femence d'iéble , de quatre
grains de cabaret , de quatre grains de feuilles d'ellébore noir , & de quatre grains
de feuilles de gratiole , des poudres de jalap onze grains , de gomme gutte & d'élatérium de chacun deux grains.

Tois dragmes de l'électuaire hydragogue contiennent les fubftances de feize
grains & demi de la feconde écorce de fureau , de feize grains & demi de racine
d'iéble , de demi-fcrupule de racine de concombre fauvage , de neuf grains de
femence d'iéble , de fix grains de cabaret , de fix grains de feuilles d'ellébore noir,
& de fix grains de feuilles de gratiole , des poudres de jalap feize grains & demi ,
de gomme gutte , & d'élatérium de chacun trois grains.

La cannelle , le girofle & la mufcade , ne fervent dans cette compofition qu'à en ᵃugmenter l'âcreté dont elle ne manque point ; ces ingrédients y ont été mis pour corriger les purgatifs, & pour fortifier les parties nobles contre leur violence, mais ils ne peuvent faire ici ni l'un ni l'autre, comme je l'ai montré ailleurs : je trouverois à propos de les retrancher de la composition, & de mettre en leur place une once de tartre soluble qui corrigeroit mieux les purgatifs que toute autre drogue.

Électuaire Hydragogue, de Franc. Sylvius Deleboe.	*Electuarium Hydragogum, Francisci Sylvii Deleboe.*
♃. De l'extrait de geniévre & de la pulpe de tamarins, aā. ʒ iv. De la racine de jalap, ʒ j. ß. De la scammonée choisie, ʒ j. De la cannelle & de la semence de fenouil doux, aā. ʒ ij. Du sucre blanc cuit & dissout dans l'eau commune, ʒ x. Mêlez le tout, & faites-en un électuaire s. a.	♃ *Extracti juniperi, pulpæ tamarindorum, aā.* ʒ iv. *Radicis jalappæ,* ʒ j. ß. *Scammonii electi,* ʒ j. *Cinnamomi, seminis fœniculi dulcis, aā.* ʒ ij. *Sacchari albi in aquâ communi soluti & cocti,* ʒ x. *Misce, fiat electuarium s. a.*

REMARQUES.

L'extrait de geniévre se prépare avec de l'eau commune en la maniére ordinaire.

On humectera six ou sept onces de tamarins avec un peu d eau chaude, on en tirera la pulpe par un tamis renversé, & on la fera dessécher, on pulvérisera ensemble la cannelle, le fenouil & le jalap, on mettra en poudre séparément la scammonée, on fera cuire le sucre avec de l'eau jusqu'à consistance d'opiat, on y mêlera hors du feu la pulpe, l'extrait & enfin les poudres pour faire un électuaire.

Vertus.
Dose.
Purg. de la composition.

Il purge les sérosités, on s'en sert pour l'hydropisie, pour la goutte sciatique : La dose en est depuis une dragme jusqu'à six.

Les purgatifs principaux de cette composition sont la scammonée & le jalap ; pour les tamarins, leur qualité purgative est si médiocre, qu'on ne doit pas les compter.

ʒ j.

Une dragme de l'électuaire hydragogue contient de jalap quatre grains & demi, de scammonée trois grains.

ʒ ij.

Deux dragmes de l'électuaire contiennent de jalap neuf grains, de scammonée six grains.

ʒ iij.

Trois dragmes de l'électuaire contiennent de jalap treize grains & demi, de scammonée neuf grains.

ʒ ß.

Demi-once de l'électuaire hydragogue contient de jalap dix-huit grains, de scammonée demi-scrupule.

ʒ v.

Cinq dragmes de l'électuaire contiennent de jalap vingt-deux grains & demi, de scammonée quinze grains.

ʒ vj.

Six dragmes de l'électuaire contiennent de jalap vingt-sept grains & de scammonée dix-huit grains.

Les tamarins me semblent mal appropriés dans cette composition à cause de leur qualité astringente ; je voudrois mettre en leur place de la casse ou de la manne.

La cannelle & la semence de fenouil ont été ajoutées ici pour servir de correctifs aux purgatifs, quoiqu'ils n'en aient pas besoin ; on pourroit leur substituer le tartre soluble qui est apéritif & un peu purgatif : je voudrois donc réformer cet électuaire en la maniére suivante.

Électuaire Hydragogue, *Réformé.*	*Electuarium Hydragogum,* Emendatum.

℞ Du sucre blanc,   ℥ x.
Cuisez-le en consistance de miel dans une q. s. d'eau commune ; puis mêlez-y
Des extraits de geniévre & de casse, aā. ℥ iv.

Sur la fin jettez-y de la poudre de racine de jalap,   ℥ j. ß.
De la scammonée choisie,   ℥ j.
Du tartre soluble,   ℥ ß.
Faites-en un électuaire s. a.

Sacchari albi,   ℥ x.
Coquantur in aquæ communis q. s. ad mellis consistentiam ; tunc misce
Extractorum granorum juniperi & cassia fistulæ, aā.   ℥ iv.

Tandem insperge pulverem radicis jalappæ,   ℥ j. ß.
Scammonii electi,   ℥ j.
Tartari solubilis,   ℥ ß.
Fiat electuarium, s. a.

Electuaire Cathartique Violat, de *A. Mynsicht.*	*Electuarium Catharticum Violatum, A. Mynsicht.*

℞ De la conserve de violettes récente & vitriolée,   ℥ viij.
Des hermodactes mondés,   ℔ ß.
De la résine de scammonée,   ℥ ij. ß.
Du tartre vitriolé,   ℥ j. ß.
De la cannelle, du girofle, & du gingembre blanc, aā.   ʒ ij.
De l'huile de cumin,   ϶ ij.
Avec ℔ ij. de syrop de suc de violettes vitriolé, faites-en un électuaire s. a.

℞ *Conservæ violarum recenter vitriolatæ,*   ℥ viij.
Hermodactylorum mundatorum,   ℔ ß.
Resinæ scammonii,   ℥ ij. ß.
Tartari vitriolati,   ℥ j. ß.
Cinnamomi, caryophyllorum, zingiberis albi, aā.   ʒij.
Olei cumini,   ϶ ij.
Cum syrupi é succo violarum vitriolati ℔ ij. *fiat electuarium s. a.*

REMARQUES.

On pulvérisera ensemble les hermodactes, la cannelle, les girofles, & le gingembre ; d'une autre part, la résine de scammonée & le tartre vitriolé, on mêlera quelques gouttes d'esprit de vitriol dans la conserve de violettes & dans le syrop violat en consistance de miel, on y délaiera la conserve hors de dessus le feu, & quand la matiére sera presque refroidie, on y incorporera les poudres & enfin l'huile de cumin pour faire du tout un électuaire qu'on gardera au besoin.

Il purge les sérosités, il est propre pour les goutteux, pour la sciatique, pour les douleurs des jointures : La dose en est depuis une dragme jusqu'à trois.   Vertus. Dose.

Les ingrédients purgatifs de cet électuaire sont les hermodactes, la résine de scammonée & le tartre vitriolé.   Purgat. de l'électuaire

Une dragme de cet électuaire contient des hermodactes dix grains, de résine de scammonée quatre grains, du tartre vitriolé deux grains & demi.   ʒ j.

Deux dragmes de l'électuaire contiennent des hermodactes vingt grains, de la résine de scammonée huit grains, du tartre vitriolé cinq grains.   ʒ ij.

Trois dragmes de l'électuaire contiennent des hermodactes trente grains, de la résine de scammonée demi-scrupule, du tartre vitriolé sept grains & demi.   ʒ iij.

La cannelle, les girofles, le gingembre & l'huile de cumin ont été mis ici pour fortifier les parties nobles, pendant que les purgatifs agissent, mais il ne servent qu'à donner plus d'âcreté au reméde ; car ils ne peuvent plus fortifier, quand le purgatif est en action ; & quand même l'on pourroit dans ce temps-là raffermir les fibres des parties, il faudroit l'éviter, parce qu'on empêcheroit par-là que les humeurs ne fermentaſſent & ne ſe fondiſſent ſuffiſamment pour s'écouler par le ventre.

<table>
<tr><td>

Électuaire Roſat , de Méſué.

℞. Du ſuc de roſes pâles ,   ℔ ij.
Du ſucre blanc ,   ℥ ix.
De la manne ,   ℥ iij.
Cuiſez-les enſemble à petit feu en conſiſtance de miel , puis vous y ajoûterez les poudres ſuivantes :
   De ſcammonée ,   ℥ vj.
   Des trochiſques de ſpode ,   ℥ ſs.
   Des trochiſques de berbéris ,   ℥ ij.
   De gallia moſchata, & de ſafran , aā.   ℥ j.
   Faites-en un électuaire ſ. a.

</td><td>

Electuarium Roſatum , Meſue.

℞ *Succi roſarum pallidarum ,*   ℔ ij.
Sacchari albi ,   ℥ ix.
Mannæ ,   ℥ iij.
Coquantur ſimul igne lento ad mellis craſſitudinem, tunc adde pulverem ſequentem ,
   Scammonii ,   ℥ vj.
   Trochiſcorum de ſpodio ,   ℥ ſs.
   Berberis ,   ℥ ij.
   Galliæ moſchatæ , croci , aā.   ℥ j.
   Fiat electuarium ſ. a.

</td></tr>
</table>

R E M A R Q U E S.

Méſué demande dans cette deſcription , du ſuc de roſes rouges, mais il doit entendre du ſuc de roſes incarnates qui eſt purgatif & non pas du ſuc de roſes pourprées qui eſt aſtringent, à moins qu'il n'ait eu deſſein de modérer par ce ſuc aſtringent le purgatif de la ſcammonée , mais cette gomme n'a point beſoin de ce correctif.

On cueillera donc les roſes pâles ou incarnates avant le lever du Soleil , quand elles ſont à demi-épanouies & hautes en couleur , on les mondera de leurs técules on les battra dans un mortier de marbre juſqu'à ce qu'elles ſoient en pâte , on les couvrira & les ayant laiſſé digérer à froid quelques heures , on les exprimera pour en avoir le ſuc : on expoſera ce ſuc au Soleil dans une bouteille de verre , pour le faire un peu dépurer , puis on le paſſera par un blanchet ; on diſſoudra dans ce ſuc le ſucre & la manne , on coulera la diſſolution , & l'on en fera évaporer à petit feu l'humidité dans un plat de terre verniſſé juſqu'à conſiſtance de miel , on retirera la matiére de deſſus le feu , & lorſqu'elle ſera preſque refroidie , on y mêlera exactement les poudres pour faire un électuaire.

Vertus. Il eſt dit purger principalement la bile ; on s'en ſert pour la jauniſſe , pour la
Doſe. goutte , pour les vertiges : La doſe en eſt depuis une dragme juſqu'à ſix.
Purgat. de la compoſ.

Le purgatif principal de cet électuaire eſt la ſcammonée ; la manne & les roſes lui donnent auſſi quelque petite vertu purgative , mais bien foible.

℥ j. Sur chaque dragme de cet électuaire il entre trois grains de ſcammonée.
℥ ij. Sur deux dragmes de cet électuaire il entre ſix grains de ſcammonée.
℥ iij. Sur trois dragmes de cet électuaire il entre neuf grains de ſcammonée.
℥ ſs. Sur demi-once de l'électuaire il entre demi-ſcrupule de ſcammonée.
℥ v. Sur cinq dragmes de l'électuaire il entre quinze grains de ſcammonée.
℥ vj. Sur ſix dragmes de l'électuaire il entre dix-huit grains de ſcammonée.

Méſué demande qu'on faſſe cuire la ſcammonée avec la manne , le ſucre & le ſuc de roſes ; mais comme par cette coction il ſe perd beaucoup de parties purgatives de la gomme , il eſt plus à propos de l'employer en poudre.

Les trochiſques qu'on fait entrer dans la poudre y ſont plus nuiſibles qu'utiles , parce qu'ils ſont la plûpart compoſés d'ingrédients aſtringents ; le ſafran n'y fait point de mal , mais il n'y ſert de rien : je voudrois retrancher ces ingrédients , & mettre en leur place ſix dragmes de ſel de ſoufre préparé , comme je l'ai décrit

dans mon *Livre de Chymie*, il hâteroit l'action des purgatifs par ses parties pénétrantes, il aideroit à la précipitation & à l'évacuation de la bile par les selles &
par les urines & il rendroit l'électuaire plus agréable au goût & à la vûe. Je serois
donc d'avis qu'on réformât cette composition en la maniére suivante.

Électuaire Rosat, Réformé.	Electuarium Rosatum, Emendatum.
♃ Du suc de roses pâles, ℔ ij. De la manne de Calabre, & du sucre blanc, aã. ℔ ß. Mêlez-les, & les faites évaporer sur un pe-tit feu jusqu'en consistance de miel, après cela jettez-y De la poudre de scammonée & de sel de sou-fre, aã. ℥ vj. Faites-en un électuaire s. a. dont la dose sera depuis ʒ j. jusqu'à vj.	♃ Succi rosarum pallidarum, ℔ ij. Mannæ calabrinæ & sacchari albi, aã. ℔ ß. Misceantur & evaporentur igne lento ad consistentiam mellis, tunc insperge Pulverem scammonii & salis sulphuris, aã. ℥ vj. Fiat electuarium s. a. Dosis erit à ʒ j. usque ad ʒ vj.

Électuaire Cathartique Rosat, de A. Mynsicht.	Electuarium Catharticum Rosatum, A. Mynsicht.
♃ De la conserve de roses rouges vitriolée, ℥ vij. Des trochisques de scammonée rosate de Myn-sicht, ʒ x. De la poudre des espéces diarrhodon vitriolé, ℥ j. Du nitre purifié, ʒ j. ß. De l'huile de cannelle, Ə j. Faites-en un électuaire avec un peu de syrop rosat solutif vitriolé.	♃ Conservæ rosarum rubrarum vitrio-latæ, ℥ vij. Scammonii rosati trochiscati A. myn-sicht, ʒ x. Pulveris diarrhodon Abbatis spiritu vi-triolati irrorati, ℥ j. Nitri purificati ʒ j. ß. Olei cinnamomi, Ə j. Cum modico syrupi rosati solutivi vi-triolati fiat electuarium.

REMARQUES.

On pulvérisera chacun séparément les trochisques de scammonée rosate & le salpêtre purifié, on les mêlera avec la poudre *diarrhodon* qu'on aura arrosée de quelques gouttes d'esprit de vitriol ; on délaiera la conserve de roses avec environ
deux onces de syrop de roses pâles ; on y mêlera environ une dragme d'esprit de
vitriol, puis on y incorporera les poudres & l'huile de cannelle, pour faire un
électuaire qu'on gardera au besoin.

Il purge sans violence principalement l'humeur bilieuse, il arrête le vomisse- Vertus.
ment : La dose en est depuis une dragme jusqu'à trois. Dose.

Il n'y a ici que la scammonée de purgative, tous les autres ingrédients ny sont Purgat. de
mêlés que pour la corriger. la compos.

Une dragme de l'électuaire cathartique contient sept grains & demi de scam- ʒ j.
monée rosate.

Deux dragmes de l'électuaire contiennent quinze grains de scammonée. ʒ ij.

Trois dragmes de l'électuaire contiennent vingt-deux grains & demi de scam- ʒ iij.
monée rosate.

La conserve de roses pâles ou incarnates, qui est purgative, conviendroit mieux
dans cet électuaire ; que celle des roses rouges qui est astringente.

La poudre *diarrhodon Abbatis* & l'huile de cannelle sont inutiles ici, elles y ont été mifes pour fortifier les parties nobles , mais elles ne peuvent produire leur effet pendant que le purgatif agit , felon que je l'ai remarqué ailleurs : il feroit bien plus à propos de faire prendre ces fortifiants les jours qui fuivent la purgation.

<table>
<tr><td>

Electuaire de Cabaret,
de Fernel.

℞ Des fyrops de menthe & de violettes , aā.
　　　　　　　　　℥ viij.
　　Cuifez-les en confiftance de miel , & après les avoir ôtés du feu , jettez-y
　　De la poudre de racine de cabaret , 　℥ ij.
　　　　De courge féchée ; des femences de rave & d'ortie macérées dans l'eau de rofe , puis fechées , aā. 　　　　　　℥ j.
　　De la femence de fenouil & de la cannelle , aā. 　　　　　　　　ʒ iij.
　　Faites-en un électuaire liquide f. a.

</td><td>

Electuarium Diafarum ,
Fernelii.

℞ *Syruporum menthæ & violarum* , aā.
　　　　　　　　　℥ viij.
　　Coquantur in mellis craſſitiem : fub-duéto igne , infperge
　　Pulverum radicis afari , 　　℥ ij.
　　　　Peponis arefactæ ; feminum raphani & urticæ in aquâ rofarum macerator. & arefactorum , aā. 　　℥ j.
　　Fæniculi , cinnamomi , aā. 　ʒ iij.

　　Confice in electuarium liquidum f. a.

</td></tr>
</table>

R E M A R Q U E S.

On mettra fécher au foleil de la racine de courge ; on fera tremper quelques heures les femences de rave & d'ortie dans de l'eau de rofes , puis on les fera fécher ; on pulvérifera enfemble les femences , les racines & la cannelle ; on fera cuire les fyrops en confiftance de miel , & quand ils feront à demi refroidis , on y mêlera les poudres pour faire un électuaire.

Il fait vomir doucement & il purge par les felles , il léve les obftructions : La dofe en eft depuis une dragme jufqu'à fix.

L'effet vomitif de cette compofition vient du cabaret.

Une dragme de *diafarum* contient fept grains de racine de cabaret.

Deux dragmes de *diafarum* contiennent quatorze grains de racine de cabaret.

Trois dragmes de *diafarum* contiennent vingt-un grains de racine de cabaret.

Demi-once de *diafarum* contient vingt-huit grains de racine de cabaret

Cinq dragmes de *diafarum* contiennent trente-cinq grains de racine de cabaret.

Six dragmes de *diafarum* contiennent quarante-deux grains de racine de cabaret.

Par l'infufion qu'on fait des femences dans l'eau-rofe , on les prive de la plus grande partie de leur vertu ; il n'y a aucune néceffité de faire cette infufion , car ces femences ne contiennent aucune qualité contraire.

Comme cette compofition tire fa vertu émétique du cabaret , il me paroît fort inutile de la tenir dans les Boutiques ; on n'a qu'à employer en place la racine de cabaret pulvérifée , ou en infufion , on en verra un effet plus prompt & plus affûré que de cet électuaire , qui eft farci d'ingrédients inutiles ; mais on ne fe fert plus guère de ce remède , depuis qu'on a mis en ufage les préparations d'antimoine.

Lorfque le vomitif agit , il faut faire prendre au malade quelques cuillerées de bouillon gras , afin de faciliter le vomiffement ; fi l'on ne vomit point , ou fi l'on ne vomit que peu , l'effet va par les felles.

La racine de cabaret contient un foufre falin qui , agiffant dans l'eftomac peu de temps après qu'on l'a pris , en picote les fibres , & y excite la convulfion qui fait que les nerfs de ce vifcère fe gonflant & par-conféquent fe racourciffant , ils élévent avec violence ce qu'il contient , & le pouffent dehors par la bouche ; mais fi l'eftomac fe trouve affez fort pour foûtenir cette irritation fans s'ébranler , le

Vertus.
Dofe.
Emétique
de la comp.
ʒ j.
ʒ ij.
ʒ iij.
℥ ſ.
ʒ v.
ʒ vj.

cabaret a le temps de defcendre dans les inteftins, & d'y exciter la même fermentation, alors la pente des humeurs tend par les felles.

Electuaire de Turbith Minéral, de A. Mynficht.	Electuarium Diaturbith Minerale, A. Mynficht.

℞. Du mithridat de Damocrates, ℥ iij.
Du turbith minéral & de la poudre des efpéces diarrhodon *Abbatis*, ℥ ß.
De l'efprit de vitriol rectifié & de l'huile carminative de Mynficht, aā. Ɱ j.
Du fyrop de jujubes, q. f.
Faites-en un électuaire f. a.

℞ *Mithridatii Damocratis*, ℥ iij.
Turbith mineralis, pulveris diarrhodon Abbatis, aā. ℥ ß.
Spiritûs vitriolati rectificati, olei carminativi A. Mynficht, aā. Ɱ j.
Syrupi de jujubis q. f.
Fiat electuarium f. a.

REMARQUES.

On mêlera avec le mithridat quatre onces de fyrop de jujubes cuit en confiftance de miel, on y ajoûtera l'efprit de vitriol, l'huile carminative & les poudres, on agitera long-temps le mélange avec un biftortier & l'on gardera cet électuaire.

Il purge violemment par le vomiffement, & quelquefois par les felles, il eft propre pour la vérole, pour l'hydropifie, pour la pefte : La dofe en eft depuis demi-dragme jufqu'à une dragme & demie en bols.   *Vertus.*
Toute la vertu émétique de cette compofition vient du turbith minéral.   *Dofe.*
   Emétique de la comp.

Demi-dragme de l'électuaire contient deux grains & le quart d'un grain de turbith minéral.   ℈ ß.

Une dragme de l'électuaire contient quatre grains & demi de turbith minéral.   ℈ j.

Une dragme & demie de l'électuaire contient fix grains, & les trois quarts d'un grain de turbith minéral.   ℈ j. ß.

On trouvera dans mon *Livre de Chymie* la defcription du turbith minéral.

Il ne faut point ufer de cet électuaire en breuvage de peur que quelque portion de mercure ne demeure entre les dents & ne les ébranle.

Le mithridat, la poudre *diarrhodon* & l'huile carminative font employés dans cette compofition pour réfifter au venin, & pour fortifier l'eftomac contre l'action du turbith minéral, mais ces ingrédients font inutiles pendant que le vomitif agit, il vaudroit mieux les garder pour en faire prendre le lendemain de la purgation.

Le meilleur correctif, qu'on puiffe donner au turbith minéral, eft le bouillon gras, parce qu'il facilite le vomiffement en adouciffant l'âcreté du reméde; cette préparation me paroît donc fort inutile, il fuffit de garder le turbith minéral pur, pour en faire prendre en pilules ou en bols, quand on voudra, incorporé dans un peu de conferve de rofes ou de violettes.

Electuaire de Girofles, & de Coftus.	Electuarium Caryocoftinum.

℞ Du diagréde & des hermodactes, aā. ℥ j.

Du coftus, du girofle, du gingembre & du cumin, aā. ℥ ß.
Du miel écumé, ℥ vj.
Mêlez le tout, & faites-en un électuaire f. a.

℞ *Diacrydii, hermodactylorum*, aā. ℥ j.
Cofti, caryophyllorum, zingiberis, cumini, aā. ℥ ß.
Mellis defpumati, ℥ vj.
Mifce, fiat electuarium f. a.

R E M A R Q U E S.

On pulvérifera féparément le diagréde & les autres drogues enfemble, on mêlera les poudres dans le miel écumé & cuit en confiftance d'opiat, pour faire un électuaire qu'on gardera au befoin.

Vertus.
Dofe.
Purgat. de l'électuaire

Il eft employé pour purger les férofités bilieufes & mélancholiques, on s'en fert pour les goutteux, pour purger le cerveau : La dofe en eft depuis une dragme jufqu'à demi-once.

Le purgatif de cet électuaire vient du diagréde & des hermodactes.

ʒ j.
Une dragme de cet électuaire contient du diagréde & des hermodactes de chacun trois grains & demi.

ʒ ij.
Deux dragmes de l'électuaire contiennent du diagréde & des hermodactes de chacun fept grains.

ʒ iij.
Trois dragmes de l'électuaire contiennent du diagréde & des hermodactes de chacun dix grains & demi.

ʒ ß.
Demi-once de l'électuaire contient du diagréde & des hermodactes de chacun quatorze grains.

Il n'y a que les purgatifs d'effentiels dans cette compofition, le refte ne fert pas à grand'chofe.

Électuaire Cathartique de Girofles, d'A. Mynficht.	*Electuarium Catharticum Caryophyllatum, A. Mynficht.*
♃. De la conferve de fleurs d'œillets vitriolée, ℥ vij.	♃ *Confervæ florum tunicæ vitriolatæ,* ℥ vij.
De turbith blanc & gemmeux, ℥ ij.	*Turbith albi & gummofi,* ℥ ij.
De la fcammonée rofate de Mynficht, ʒ x.	*Scammonii rofati A. Mynficht,* ʒ x.
Des girofles choifis, ℥ j.	*Caryophyllorum electorum,* ℥ j.
Du cryftal de tartre, ʒ vj.	*Cryftalli tartari,* ʒ vj.
De la cannelle & du macis, aã. ʒ j. ß.	*Cinnamomi, macis, aã.* ʒ j. ß.
De l'huile d'oranges, Ɖ j.	*Olei arantiorum,* Ɖ j.
Du fyrop d'écorce de citron, ℥ xvij.	*Syrupi corticis citri,* ℥ xvij.
Faites-en un électuaire f. a.	*Fiat electuarium f. a.*

R E M A R Q U E S.

On pulvérifera enfemble fubtilement le turbith, les girofles, la cannelle & le macis, on mettra en poudre féparément la fcammonée & le cryftal de tartre, on mêlera les poudres.

Conferve d'œillet vitriolée.

On incorporera dans la conferve d'œillet environ demi-dragme d'efprit de vitriol pour la vitrioler ; on fera cuire du fyrop d'écorce de citron en confiftance d'opiat, on y démêlera la conferve, puis les poudres, & enfin l'huile d'orange, pour faire un électuaire qu'on gardera dans un pot bien bouché.

Vertus.
Dofe.
Purgat. de la compof.

Il purge la pituite craffe & les férofités, on peut s'en fervir dans l'épilepfie, dans l'apoplexie, dans l'hydropifie : La dofe en eft depuis une dragme jufqu'à fix.

Les purgatifs de cette compofition font la turbith & le fcammonée rofate.

ʒ j.
Une dragme de l'électuaire contient de turbith cinq grains, de fcammonée trois grains.

ʒ ij.
Deux dragmes de l'électuaire contiennent de turbith dix grains, de fcammonée fix grains.

Trois

Trois dragmes de l'électuaire contiennent de turbith quinze grains, de scam- ℈ iij.
monée neuf grains.

Demi once de l'électuaire contient de turbith vingt grains, de scammonée de- ʒ ß.
mi-scrupule.

Cinq dragmes de l'électuaire contiennent de turbith vingt-cinq grains, de ʒ v.
scammonée quinze grains.

Six dragmes de l'électuaire contiennent de turbith trente grains, de scammo- ʒ vj.
née dix-huit grains.

Les girofles, la cannelle, le macis & l'huile d'oranges me paroissent inutiles
dans cette composition purgative, on pourroit les en séparer pour en faire une poudre dont on se serviroit après la purgation pour fortifier le cerveau & l'estomac.

Le Grand Electuaire Indique, *de Méfué.*	*Electuarium Indum Majus,* *Mesue.*
♃ Du meilleur turbith, ℥ vj. ʒ ij. Du sucre candi & des pénides, aā. ℥ ij ß.	♃ *Turbith optimi,* ℥ vj. ʒ ij. *Sacchari crystallini & penidiorum,* aā. ℥ ij. ß.
Du diagréde, ℥ j. ß. De la cannelle, du girofle, du spica nard, des roses rouges, de la casse odorante, du macis & du souchet, aā. ℥ ß. Du santal citrin, ℈ ij. ß. Du bois d'aloës & de la noix muscade, aā. ℈ ij.	*Diacrydii,* ℈ j. ß. *Cinnamomi, caryophyllorum, nardi Indicæ, rosarum rubrarum, cassiæ ligneæ, macis, cyperi, aā.* ℥ ß. *Santali citrini,* ℈ ij. ß. *Ligni aloes, nucis moschatæ aā.* ℈ ij.
Du petit galanga, du grand & petit cardamo-me, du cabaret & du mastic, aā. ℈ j. ß.	*Galangæ minoris, cardamomi majoris & minoris, asari, mastiches, aā.* ℈ j. ß.
Faites une poudre de tous ces ingrédients que vous frotterez entre vos mains enduites d'huile d'amandes douces, & que vous incorporerez ensuite avec le syrop suivant;	*Ex arte fiat pulvis oleo amygdalarum dulcium confricandus & sequenti syrupo excipiendus;*
♃ Des sucs de coings, de grenades, d'ache & de fenouil épurés, aā. ℔ ß.	♃ *Succorum cydoniorum, granatorum, apii & fœniculi depuratorum, aā.* ℔ ß.
Du meilleur miel écumé, ℔ iij. Cuisez-les en consistance de syrop épais. Faites du tout un électuaire s. a.	*Mellis optimi despumati,* ℔ iij. *Coque ad consistentiam syrupi crassi.* *Fiat electuarium s. a.*

REMARQUES.

Le nom de cet électuaire vient de ce qu'il a été inventé, & premiérement mis
en usage par des Médecins des Indes Orientales; il a été surnommé *majus* (le
grand) à cause de celui qui suit, lequel est moins composé

On pulvérisera ensemble les racines, les bois, les girofles, le spica nard, les
écorces, les cardamomes, les roses, la muscade & le macis; d'une autre part,
le mastic & la scammonée; on mêlera les poudres & on les frottera dans les
mains ointes d'huile d'amandes douces.

On tirera les sucs en la maniére ordinaire, on mettra députer ceux de coings
& de grenades au Soleil, & l'on fera bouillir un bouillon ceux d'ache & de
fenouil, on les passera tous par un blanchet, & on les mêlera avec le miel écumé, le sucre candi & les pénides; on fera bouillir le mélange jusqu'à consistance d'opiat; puis quand il sera à demi refroidi, l'on y mêlera exactement les poudres, pour faire du tout un électuaire qu'on gardera au besoin.

Vertus.
Dofe.
Purgat de
la compof.
℥ j.

℥ ij.

℥ iij.

℥. ß.

℥ v.

℥ vj.

Il purge la pituite & les autres humeurs de toutes les parties du corps : La dofe en eft depuis une dragme jufqu'à fix.

Les purgatifs de cette compofit on font le turbith & la fcammonée.

Une dragme de cet électuaire contient huit grains & demi de turbith & deux grains de diagréde.

Deux dragmes de cet électuaire contiennent dix-fept grains de turbith & quatre grains de diagréde.

Trois dragmes de cet électuaire contiennent vingt-cinq grains & demi de turbith, & fix grains de diagréde.

Demi-once de cet électuaire contient trente-quatre grains de turbith, & huit grains de diagréde.

Cinq dragmes de l'électuaire contiennent quarante-deux grains & demi de turbith, & dix grains de diagréde.

Six dragmes de l'électuaire contiennent cinquante & un grains de turbith, & demi-fcrupule de diagréde

Je ne trouve d'effentiel dans cet électuaire que les purgatifs, tout le refte me paroît inutile ; ainfi j'eftime que cette compfition pourroit être retranchée des Difpenfaires, quand on en auroit tiré le turbith, la fcammonée & le cabaret dont on feroit une poudre purgative ; je fuis perfuadé que cette poudre, étant donnée feule dans du bouillon, produiroit bien mieux fon effet, que quand elle eft mêlée avec le grand fatras de drogues qui entrent dans la compofition ; mais fi l'on veut un électuaire, on pourroit le compofer en la maniére fuivante.

Le Grand Electuaire Indique, Réformé.	**Electuarium Indum Majus, Emendatum.**

♃ Du turbith choifi,	℥ vj.	♃ Turbith electi,	℥ vj.
Du diagréde,	℥ j. ß.	Diacrydii,	℥ j. ß.
Du tartre foluble,	℥ j.	Tartari folubilis,	℥ j.
Du cabaret,	℥ ij.	Afari,	℥ ij.
Du fyrop rofat folutif cuit en confiftance de miel.	℔ ij. ß.	Syrupi rofati folutivi ad confiftentiam mellis cocti,	℔ ij. ß.
Mêlez le tout, & faites-en un électuaire dont la dofe fera depuis ℥ j. jufqu'à vj.		Mifce, fiat electuarium. Dofis eft à ℥ j. ufque ad ℥ vj.	

Le Petit Électuaire Indique, de Méfué.	**Electuarium Indum Minus, Mefue.**

♃ Du fucre blanc & du meilleur turbith, aã.	℥ vj. ℥ ij.	♃ Sacchari albi, turbith optimi, aã.	℥ vj. ℥ ij.
De la fcammonée,	℥ vj.	Scammonii,	℥ vj.
Du macis, du poivre, du gingembre, du girofle, de la cannelle, du grand cardamome & de la noix mufcade, aã.	℥ iij. ß.	Macis, zingiberis, caryophyllorum, cinnamomi, cardamomi majoris, nucis mofchatæ, aã.	℥ iij. ß.
Du miel écumé,	℔ ij.	Mellis defpumati,	℔ ij.
Faites-en un électuaire f. a.		Fiat electuarium f. a.	

REMARQUES.

On pulvérifera enfemble le turbith, le macis, le poivre, le gingembre, les girofles, la cannelle, le cardamone & la mufcade ; d'une autre part, on mettra en poudre fubtile la fcammonée dans un mortier oint d'une goutte d'huile d'amandes ; on diſſoudra le ſucre avec le miel écumé dans un peu d'eau, puis on le fera cuire juſqu'à conſiſtance d'opiat, on le tirera de deſſus le feu, & quand il ſera à demi-refroidi, l'on y incorporera les poudres pour faire un électuaire.

Il a les mêmes vertus que le précédent : La doſe en eſt depuis une dragme juſqu'à ſix.   **Vertus. Doſe.**

La vertu purgative de cet électuaire vient du turbith & de la ſcammonée.   Purgat. de la compoſ.

Une dragme de cet électuaire contient de turbith onze grains & le quart d'un grain, de ſcammonée un grain & le quart d'un grain   ℥ j.

Deux dragmes de l'électuaire contiennent de turbith vingt-deux grains & demi, & de ſcammonée, deux grains & demi.   ℥ ij.

Trois dragmes de l'électuaire contiennent de turbith, trente-trois grains & les trois quarts d'un grain, & de ſcammonée trois grains & les trois quarts d'un grain.   ℥ iij.

Demi once de l'électuaire contient de turbith quarante-cinq grains, & de ſcammonée, cinq grains.   ℥ ß.

Cinq dragmes de l'électuaire contiennent de turbith cinquante-ſix grains & le quart d'un grain, & de ſcammonée, ſix grains & le quart d'un grain.   ℥ v.

Six dragmes de l'électuaire contiennent de turbith ſoixante-ſept grains & demi, & de ſcammonée ſept grains & demi.   ℥ vj.

Je dis la même choſe de cet électuaire que du précédent, on s'en paſſeroit fort bien dans la Médecine ; toute ſa vertu conſiſte dans le turbith & dans la ſcammonée, leſquels on peut faire prendre en poudre ſeuls, & ſi l'on veut faire uſer des autres drogues contenues dans la deſcription, on peut en faire prendre les jours qui ſuivront celui de la purgation pour fortifier les parties nobles, elles ne ſeront point alors troublées par le purgatif, & elles produiront leur effet.

<table>
<tr><td>

Electuaire Panchymagogue,
de Zwelfer.

</td><td>

Electuarium Panchymagogum,
Zwelferi.

</td></tr>
<tr><td>

℞ De la racine de polypode,   ℥ iij.
  De cabaret & de rhubarbe ; de l'agaric & des feuilles de ſéné mondées, aā. ℥ j. ß.

De la racine d'ellébore noir & de l'écorce de racine d'éſule, aā.   ℥ j.

Toutes ces drogues hachées & concaſſées feront cuites dans une q. ſ. d'eau commune, coulées & bouillies à pluſieurs repriſes juſqu'à ce que toute la vertu en ait été tirée ; après quoi toutes les décoctions coulées & exprimées feront clariſiées avec le blanc d'œufs, & cuites en conſiſtance de ſyrop épais en y ajoûtant ℔ ij. de ſucre ; enfin quand ce ſyrop ſera un peu refroidi, on y ajoûtera

De la poudre de jalap,   ℥ iij.
  De turbith,   ℥ ij.
De la réſine de ſcammonée,   ℥ j.
De la ſemence d'anis & de coriandre ; de la noix muſcade, aā.   ℥ ß.
Mêlez le tout, & faites-en un électuaire ſ. a.

</td><td>

℞ *Radicis polypodii,*   ℥ iij.
  Aſari, rhabarbari ; agarici, foliorum ſennæ mundatorum, aā. ℥ j. ß.

Radicis hellebori nigri, corticis radicis eſulæ, aā.   ℥ j.

Inciſa & contuſa coquantur in ſ. q. aquæ repetitis vicibus affuſa & colata, donec omnis virtus extracta ſit. Decoctiones colatæ albumine ovorum optimè clariſicentur & additis ℔ ij. ſacc ari, coquantur ad conſiſtentiam ſyrupi craſſioris, cui, quando parum refrixerit, adde

Pulveris jalappæ,   ℥ iij.
  Turbith,   ℥ ij.
Reſinæ ſcammonii,   ℥ j.
Seminis aniſi & coriandri, nucis moſchatæ, aā.   ℥ ß.
Miſce, fiat electuarium ſ. a.

</td></tr>
</table>

R E M A R Q U E S.

On concaſſera les drogues demandées pour la décoction, on les mettra infuſer

& bouillir dans une quantité suffisante d'eau commune, on coulera la liqueur &
l'on exprimera le marc, on fera bouillir une seconde fois ce marc dans de nouvelle eau, on coulera la décoction avec expression, comme devant, on fera
bouillir le marc dans de nouvelle eau pour la troisiéme fois, afin de tirer autant qu'il se pourra la substance des mixtes ; on mêlera ces décoctions coulées avec
deux livres de sucre, on clarifiera le mélange avec un blanc d'œuf, & on le fera
cuire en consistance d'opiat ; cependant on pulvérisera ensemble le jalap, le
turbith, les semences, la muscade, & en particulier la résine de scammonée, on
mêlera exactement ces poudres dans le sucre cuit & à demi-refroidi pour faire un
électuaire.

Vertus.
Dose.
Purgat. de
la compos.
leur quan-
tité sur
chaque do-
se.

℥ j.

℥ ij.

℥ iij.

Il purge toutes les humeurs : La dose en est depuis une dragme jusqu'à trois.

Il entre ici les purgatifs de la décoction & ceux de la poudre ; ceux de la
décoction sont le cabaret, la rhubarbe, le séné, les racines d'ellébore noir &
d'ésule ; ceux de la poudre sont le jalap, le turbith & la résine de scammonée.

Une dragme de l'électuaire panchymagogue contient les substances ou extraits
de trois grains de cabaret, de trois grains de rhubarbe, de trois grains d'agaric,
de trois grains de séné, de deux grains de racine d'ellébore noir, & de deux
grains d'écorce de racine d'ésule, des poudres de jalap six grains, de turbith
quatre grains, de résine de scammonée deux grains

Deux dragmes de l'électuaire panchymagogue contiennent les substances ou
extraits de six grains de cabaret, de six grains de rhubarbe, de six grains d'agaric,
de six grains de séné, de quatre grains de racines d'ellébore noir, & de quatre
grains d'écorce de racine d'ésule, des poudres de jalap demi-scrupule, de turbith huit grains, de résine de scammonée quatre grains.

Trois dragmes de l'électuaire panchymagogue contiennent les substances ou extraits de neuf grains de cabaret, de neuf grains de rhubarbe, de neuf grains d'agaric, de neuf grains de séné, de six grains de racine d'ellébore noir, & de six grains
d'écorce de racine d'ésule, des poudres de jalap dix-huit grains, de turbith douze
grains, & de résine de scammonée six grains.

Le polypode est la drogue de la décoction la moins nécessaire, néanmoins sa
sustance s'y trouvant en plus grande quantité que celle d'aucune autre drogue,
elle en occupe plus les pores, & elle empêche que la liqueur ne soit autant empreinte
qu'elle pourroit l'être de la qualité des purgatifs ; e serois donc d'avis qu'on
retranchât le polypode de la décoction, & qu'on mît les autres drogues en infusion pendant vingt-quatre heures avant que de les faire bouillir, afin que les
substances eussent le temps de se détacher : il seroit aussi fort à propos d'ajoûter
dans l'infusion une once & demi de tartre soluble, pour aider à tirer la teinture
des ingrédients, pour empêcher que leur purgatif n'excite des tranchées.

Je voudrois aussi retrancher de la poudre, les semences & les muscades, comme des drogues inutiles dans cette composition : Voici donc comme il me sembleroit bon de réformer cet électuaire.

<table>
<tr><td>

Electuaire Panchymagogue,
Réformé.

</td><td>

Electuarium Panchymagogum,
Emendatum.

</td></tr>
</table>

℞ De la racine de cabaret, de la rhubarbe
choisie, de l'agaric, des feuilles de séné & du
tartre soluble, aā.   ℥ j. ß.
De la racine d'ellébore noir & de l'écorce de
racine d'ésule, aā.   ℥ j.

℞ Radicis asari, rhei electi, agarici, foliorum sennæ, tartari solubilis, aā.
                                             ℥ j. ß.
Radicis ellebori nigri, corticis radicis
esulæ, aā.   ℥ j.

Toutes ces drogues hachées & concaffées feront infusées chaudement pendant 24. heures dans une q. f. d'eau commune; après quoi on les fera cuire fur un petit feu, puis on coulera & on exprimera la décoction.

On fera cuire enfuite la colature avec ℔ ij. de fucre en confiftance de miel; & quand la matiere fera à demi-refroidie, on y ajoûtera

De la poudre de jalap,	℥ iij.
Du turbith,	℥ ij.
De la réfine de fcammonée,	℥ j.

Mêlez le tout. & faites-en un électuaire f. a. dont la dofe fera depuis ℈ ij. jufqu'à ʒ ij.

Incifa & contufa infundantur calidè in aquæ communis q. f. per horas viginti quatuor; deindè coquantur igne lento, colentur & exprimantur.

Colatura cum facchari ℔ ij. coquatur ad confiftentiam mellis, cui femirefrigerato adde

Pulveris jalappæ,	℥ iij.
Turbith,	℥ ij.
Refinæ fcammonii,	℥ j.

Mifce, fiat electuarium f. a. Dofis erit à ℈ ij. ad ʒ ij.

Le cabaret & l'ellébore, qui entrent dans cette électuaire, pourroient exciter quelque vomiffement aux malades, s'ils n'étoient mêlés avec une grande quantité de purgatifs qui précipitent leur vertu vomitive par les felles.

Electuaire Contre la Goutte, de du Clos.

℞ Du fagapenum diffout, cuit & purifié dans le vinaigre fcillitic, ℥ j. ß.
Des réfines de fcammonée & de jalap, aã. ℥ j.

Des hermodactes, ʒ vj.
Du girofle, du marum, du coftus, du gingembre; des femences d'anis, de fenouil, de carvi, de grémil; du maftic, aã. ℈ ß.
De l'effence d'anis, gout. x.
Du fucre candi blanc diffout & cuit dans l'eau diftillée de chamæpitys, ℔ j.
Faites-en un électuaire.

Electuarium Podagricum, Samuelis Cloffæi.

℞ Sagapeni in aceto fcillitico diffoluti, purificati & cocti, ℥ j. ß.
Refinarum fcammonii & jalappæ, aã. ℥ j.

Hermodactylorum, ʒ vj.
Caryophyllorum, mari, cofti, zingiberis, feminum anifi, fœniculi, carvi, milii folis; maftiches, aã. ℈ ß.
Effentiæ anifi, gutt. x.
Sacchari albi in aquâ ftilatitiâ ivæ arthriticæ foluti & cocti, ℔ j.
Fiat electuarium f. a.

R E M A R Q U E S.

On pulvérifera enfemble les hermodactes, les femences, les girofles, le marum, ou à fon défaut la marjolaine, le coftus & le gingembre; d'une autre part, on mettra en poudre enfemble les réfines & le maftic; on mêlera les poudres, on fera diffoudre à petit feu le fagapénum dans ce qu'il faudra de vinaigre fcillitic, on coulera la diffolution par une etamine avec forte expreffion, puis on fera évaporer l'humidité jufqu'à confiftance d'extrait; on fera cuire le fucre dans fept ou huit onces d'eau diftillée de chamœpitys jufqu'à confiftance de miel, on y mêlera hors du feu le fagapénum purifié, & quand la matiére fera prefque refroidie, on y incorporera les poudres & enfin l'effence d'anis, pour faire du tout un électuaire.

L'auteur demande qu'on en prenne par précaution tous les mois au decours de la Lune pour éviter la goutte. Il purge les férofités: La dofe en eft depuis demi-dragme jufqu'à deux dragmes.

Les purgatifs de cette compofition font les réfines de fcammonée & de jalap, les hermodactes.

Demi dragme de l'électuaire contient des réfines de jalap & de fcammonée, de chacun deux grains, d'hermodactes un grain & le quart d'un grain.

Une dragme de l'électuaire contient des réfines de jalap & de fcammonée, de chacun quatre grains, d'hermodactes deux grains & demi.

Vertus.
Dofe.
Purgat. de la compof.

ʒ ß.

ʒ j.

3 j. ß.　Une dragme & démie de l'électuaire contient des réfines de jalap & de fcammonée, de chacun fix grains, d'hermodactes trois grains & les trois quarts d'un
grain.

3 ij.　Deux dragmes de l'électuaire contiennent des réfines de fcammonée & de
jalap de chacun huit grains, d'hermodactes cinq grains.

Les femences, les girofles, le marum, le maftic, le gingenbre, le coftus
& l'effence d'anis font inutiles dans cette compofition, je voudrois retrancher
ces ingrédiens, & mettre en leur place demi-once de tartre foluble.

<table>
<tr><td>

Électuaire de Séné, de Nic.
Alexandrin.

</td><td>

Electuarium Diafennæ, Nicolai
Alexandrini.

</td></tr>
<tr><td>

♃ Du fucre candi,　　　　　℔ ß.
Des avelines torrefiées,　　N°. L.
Du féné mondé,　　　　　3 iij.
De la cannelle,　　　　　℥ j.
De la pierre d'azur lavée & féchée,　3 iij.
De la foie un peu torréfiée & coupée en me-
nues parties, du girofle, du petit galanga, du
poivre noir, du fpica nard, de la femence de ba-
filic, de la feuille Indienne, du cardamome, du
fafran, du gingembre, de la zédoaire, des
fleurs de romarin & du poivre long, aã.　3 ij.
De la pierre d'Arménie,　　　3 j.
Du miel écumé,　　　　　℔ ij. ß.
Faites-en un électuaire f. a.

</td><td>

♃ Sacchari cryftallini,　　　℔ ß.
Avellanas toftas,　　　　N°. L.
Sennæ mundatæ,　　　　3 iij.
Cinnamomi,　　　　　℥ j.
Lapidis lazuli loti & non ufti,　3 iij.
Serici tantillùm torrefacti & minutim
incifi, caryophyllorum, galangæ tenuio-
ris, piperis nigri, fpicæ nardi, feminis
ocimi, malabathri, cardamomi, croci,
zingiberis, zedoariæ, florum rorifmari-
ni, macropiperis, aã.　　　3 ij.
Lapidis Armeni loti, vel cyanei,　3 j.
Mellis defpumati,　　　　℔ ij. ß.
Fiat electuarium f. a.

</td></tr>
</table>

R E M A R Q U E S.

On torréfiera un peu les avelines féparées de leurs écailles, on les pilera dans
un mortier, on les humectera en pâte avec un peu de miel écumé, & on les paffera par un tamis renverfé pour en avoir la pulpe, on broiera la pierre d'azur & la
pierre d'Arménie enfemble, on les lavera & on les fera fécher; on pulvérifera
le fucre candi à part, & le refte des drogues enfemble, on mêlera les poudres,
on écumera & l'on fera cuire le miel en confiftance d'opiat liquide; on y mêlera
hors du feu la pulpe, puis les poudres pour un électuaire qu'on gardera au
befoin.

Vertus.　Il purge doucement, on s'en fert pour la mélancolie hypochondriaque, pour
Dofe.　la manie, pour la fiévre quarte : La dofe en eft depuis demi-once jufqu'à une once & demie.

Cette compofition contient pour tout purgatif le féné, & il eft mélangé dans
un grand nombre d'autres ingrédiens, qui ne fervent qu'à l'empêcher d'agir;
je voudrois retrancher cet électuaire des Difpenfaires comme inutile, il fuffit
d'avoir du féné en poudre fubtile pour s'en fervir au befoin.

<table>
<tr><td>

Diabalzemer, ou, Électuaire de Séné,
de du Renou.

</td><td>

Diabalzemer, feu Electuarium
Sennatum, Renodæi.

</td></tr>
<tr><td>

♃ Des raifins de Corinthe,　　3 vj.
De l'écorce de racine de caprier, des racines
de chicorée, de buglofe, de polypode de chêne,
de chiendent & de réglifle, aã.　　℥ ß.
Des feuilles de capillaires, d'hemionite, de

</td><td>

♃ Paffularum Corinthiacarum,　3 vj.
Corticis radicis capparis, radicum ci-
chorii, bugloffi, polypodii querni, gra-
minis, glycyrrhifæ, aã.　　　℥ ß.
Foliorum adianti, hemionitidis, cetæ-

</td></tr>
</table>

cétérac, de cuscute, d'armoise, de fumeterre, d'aigremoine, de bétoine, de mélisse, des fleurs de genêt & de violettes, aā.   man. ß.

Faites cuire le tout dans une f. q. d'eau réduite à ℔ iij. puis infusez & cuisez dans la colature

Des feuilles de séné,   ʒ iv.

Des racines d'ellébore noir & de turbith, aā.   ʒ j. ß.

Du girofle,   ʒ ij.

Des semences de daucus, de coriandre, aā.   ʒ j. ß.

Faites bouillir ces drogues jusqu'à la consomption du tiers, & ajoutez à la colature, du sucre,   ℔ j. ß.

Cuisez le tout ensuite en consistance d'opiat, & y mélez

L'expression d'une ʒ ß. de rhubarbe choisie infusée dans de l'eau ferrée.

De la poudre de séné,   ʒ ij.

De bois de saffaffras,   ʒ j.

De pierre d'azur préparée & de cannelle, aā.   ʒ ß.

De racine de pivoine, d'écorce de tamarisc, d'épithyme, d'écorce moyenne de frêne, de semences d'agnus castus, de nielle Romaine, du spica nard, aā.   ʒ iij.

Du romarin & du stœchas, aā.   ʒ j.

Faites-en un électuaire f. a.

rach, cuscutæ, artemisiæ, fumariæ, agrimonii, betonicæ, melissæ, florum genistæ, violarum, aā.   man. ß.

Coquantur in aquæ f q. ad ℔ iij. in colaturâ infunde & coque

Foliorum sennæ,   ʒ iv.

Radicis ellebori nigri, turpethi, aā.   ʒ j. ß.

Caryophyllorum,   ʒ ij.

Seminum dauci & coriandri, aā. ʒ j. ß.

Bulliant ad consumptionem tertiæ partis, colaturæ adde facchari,   ℔ j. ß.

Coquantur ad consistentiam opiatæ, cui permisce

Expressionem rhei electi in aquâ Chalybeatâ infusi,   ʒ ß.

Pulveris sennæ,   ʒ ij.

Ligni saffafras,   ʒ j.

Lapidis lazuli præparati, cinnamomi, aā.   ʒ ß.

Radicis pæoniæ, corticis tamarisci, epithymi, corticis mediani fraxini, seminis agni casti, nigellæ Romanæ, spicæ Indicæ, aā.   ʒ iij.

Anthos, stachados, aā.   ʒ j.

Fiat electuarium f. a.

R E M A R Q U E S.

Le nom de cet électuaire vient de *Abalzemer*, mot Arabe qui signifie *Séné*. **Abalzemer**

On fera bouillir dans environ six livres d'eau; premiérement les racines mondées & concassées, ensuite les raisins. & enfin les feuilles & les fleurs, pour avoir trois livres de décoction coulée; on y mettra infuser chaudement pendant vingt-quatre heures le séné, les racines d'ellébore noir & de turbith, les semences de coriandre & de daucus, & les girofles, le tout bien concassé; ensuite l'on fera bouillir l'infusion à petit feu jusqu'à diminution du tiers de l'humidité, on coulera la liqueur avec expression, & l'on y fera cuire le sucre en consistance de miel; cependant on aura fait infuser chaudement pendant un jour, demi-once de rhubarbe coupée par petits morceaux dans une livre d'eau ferrée; on coulera l'infusion exprimant fortement le marc, on mêlera la colature dans le syrop qu'on fera encore bouillir doucement, jusqu'à ce qu'il ait repris une consistance de miel, on le retirera alors de dessus le feu, & quand il sera à demi-refroidi, l'on y mêlera les poudres pour faire un électuaire qu'on gardera au besoin.

On s'en sert pour purger les maniaques, les hypochondriaques, les épileptiques, les vérolés, les lépreux, les scorbutiques: La dose en est depuis deux dragmes jusqu'à une once. **Vertus. Dose.**

Les purgatifs de cette composition sont le séné, la racine d'ellébore noir, le turbith & la rhubarbe, **Purgat. de la compof.**

Deux dragmes de l'électuaire contiennent les substances ou extraits de dix-huit grains de séné. de six grains & les trois quarts d'un grain de racine d'ellébore noir, de six grains & les trois quarts d'un grain de turbith, de deux grains & le quart d'un grain de rhubarbe, de poudre de séné, neuf grains. **ʒ ij**

℥ iij.   Trois dragmes de l'électuaire contiennent les substances ou les extraits de vingt sept grains de séné, de dix grains & le demi quart d'un grain de racine d'ellébore noir, de dix grains & demi-quart d'un grain de turbith, de trois grains & un quart & demi de grain de rhubarbe, de poudre de séné, treize grains & demi.

℥ ß.   Demi-once de l'électuaire contient les substances ou extraits de demi-dragme de séné, de treize grains & demi de racine d'ellébore noir, de treize grains & demi de turbith, de quatre grains & demi de rhubarbe, de poudre de séné, dix huit grains.

℥ v.   Cinq dragmes de l'électuaire contiennent les substances ou extraits de quarante-cinq grains de séné, de dix sept grains de racine d'ellébore noir, de dix-sept grains de turbith, de cinq grains & demi de rhubarbe, de poudre de séné vingt-deux grains & demi.

℥ vj.   Six dragmes de l'électuaire contiennent les substances ou les extraits de cinquante-quatre grains de séné, de vingt grains & le quart d'un grain de racine d'ellébore noir, de vingt grains & le quart d'un grain de turbith, de six grains & les trois quarts d'un grain de rhubarbe, de poudre de séné, vingt-sept grains.

℥ vij.   Sept dragmes de l'électuaire contiennent les substances de soixante-trois grains de séné, de vingt trois grains & demi - quart d'un grain de racine d'elleboré noir, de vingt-trois grains & demi & le demi-quart d'un grain de turbith, de huit grains de rhubarbe, de poudre de séné, trente & un grains & demi.

℥ j.   Une once de l'électuaire contient les substances ou extraits d'une dragme de séné, de vingt-sept grains de racine d'ellebore noir, de vingt-sept grains de turbith, de neuf grains de rhubarbe, de poudre de séné, demi-dragme.

La décoction étant déja chargée de la substance des ingrédients dont elle est composée, elle ne peut guère recevoir de celle des purgatifs qu'on y met infuser, ainsi il y a bien de l'apparence qu'on retire ces purgatifs encore empreints de la plûpart de leur vertu purgative; de plus, le purgatif du turbith, consistant en une résine, il ne peut point se dissoudre dans la décoction, il faudroit un menstrue sulfureux, comme l'esprit-de-vin, pour en tirer la substance; mais quand on auroit extrait toutes les qualités purgatives du turbith, du séné & de l'ellébore, dans quelque liqueur que ce fût, on en perdroit toûjours beaucoup, en faisant consumer ou cuire leur teinture avec le miel; ainsi je serois d'avis qu'on employât ces ingrédients en poudre dans l'électuaire, plûtôt qu'en infusion.

Les girofles, les semences, & toutes les drogues de la poudre, excepté le séné, me paroissent bien inutiles; je voudrois mettre en leur place des sels de tamarisc & de frêne, de chacun demi-once, tant pour corriger les purgatifs, en empêchant qu'ils n'excitent des tranchées trop violentes, que pour donner à la composition une qualité apéritive & fort convenable pour la guérison des maladies ausquelles elle est employée.

Si au lieu de la décoction si composée que l'Auteur demande, on se contentoit de suc de pomme dépuré, pour simplement faire cuire le sucre, la composition n'en seroit pas moins bonne, & on l'abrégeroit beaucoup: Voici comme je voudrois la réformer.

<table>
<tr><td align="center">Electuaire de Séné,
Réformé.</td><td align="center">Electuarium Diabalzemer,
Emendatum.</td></tr>
<tr><td>℞ Du suc de pommes de reinettes épuré & du sucre blanc,   ℔ j. ß.</td><td>℞ Succi pomorum redolentium depurati & facchari albi, āā.   ℔ j. ß.</td></tr>
</table>

Des

Cuifez-les en confiftance d'opiat , puis ajoûtez-y
De la poudre de féné ,   ℥ iij.
Des racines d'ellébore noir , de turbith gom-
meux , de rhubarbe choifie ; du fel de tamarifc & de frêne , aã.   ℥ ß.
Mêlez le tout & faites-en un électuaire f. a.
dont la dofe fera depuis ʒ j. jufqu'à iij.

Coquantur fimul ad confiftentiam opiatæ , tunc adde
Pulveris fennæ ,   ℥ iij.
Radicum ellebori nigri , turbith gum-
mofi , rhei electi ; falis tamarifci & fraxini , aã.   ℥ ß.
Mifce , fiat electuarium f. a. dofis erit
à ʒ j. ufque ad ʒ iij.

Électuaire Élefcoph , ou de l'Évêque ,
de Méfué.

Electuarium Elefcoph , vel Epif-
copi , Mefue.

℞ Du diagréde & du turbith , aã.   ʒ vj.
Des myrobolans embliques , du girofle , de la
cannelle , du gingembre , de la noix mufcade &
du polypode , aã.   ʒ ij. ß.
Du fucre ,   ℔ ß.
Du miel écumé ,   ʒ x.
Faites-en un électuaire f. a.

℞ Diacrydii , turbith , aã.   ʒ vj.
Myrobalanorum emblicorum , caryo-
phyllorum , cinnamomi , zingiberis , nu-
nis mofchatæ , polypodii , aã.   ʒ ij. ß.
Sacchari ,   ℔ ß.
Mellis defpumati ,   ʒ x.
Fiat electuarium f. a.

REMARQUES.

On pulvérifera enfemble le turbith , les myrobolans , les girofles , la cannelle ,
le gingembre , la mufcade & le polypode ; d'une autre part , le diagréde ; on mêlera les poudres , on fera fondre le miel & le fucre enfemble avec un peu d'eau ,
on les fera cuire jufqu'à confiftance d'électuaire liquide , on retirera alors la matiére de deffus le feu , & quand elle fera à demi-refroidie , l'on incorporera les
poudres , pour faire du tout un électuaire.

Il purge la bile & la pituite de tout le corps , il chaffe les vents : La dofe en eft
depuis une dragme jufqu'à demi-once.

Les purgatifs de cette compofition font le turbith , le diagréde & les myrobolans.

Une dragme de l'électuaire contient de diagréde & de turbith , de chacun
deux grains & demi ; des myrobolans , un grain.

Deux dragmes de l'électuaire contiennent de diagréde & de turbith , de chacun
cinq grains ; des myrobolans , deux grains.

Trois dragmes de l'électuaire contiennent de diagréde & de turbith , de chacun fept grains & demi ; des myrobolans , trois grains,

Demi-once de l'électuaire contient de diagréde & de turbith , de chacun dix
grains ; des myrobolans , quatre grains.

Les girofles , la cannelle , le gingembre , la mufcade & le polypode , font des
ingrédients fort inutiles ici ; on pourroit les retrancher , & mettre en leur place
une once & demie de tartre foluble : Voici donc comme je voudrois réformer
l'électuaire.

Vertus.
Dofe.
Purgat. de
la compof.

ʒ j.

ʒ ij.

ʒ iij.

℥ ß.

Électuaire Élefcoph ,
Réformé.

Electuarium Elefcoph ,
Emendatum.

℞. Du diagréde & du turbith , aã.   ʒ vj.
Des myroboans embliques & du tartre fo-
luble , aã.   ʒ iij.
Du fucre & du miel écumé , aã.   ℔ ß.

℞ Diacrydii , turbith , aã.   ʒ vj.
Myrobalanorum emblicorum , tartari
folubilis , aã.   ʒ iij.
Sacchari & mellis defpumati , aã. ℔ ß.

Faites-en un électuaire f. a. dont la dofe fera depuis ℈ ij. jufqu'à ʒ iij.

Fiat electuarium f. a. dofis eft à ℈ ij. ufque ad ʒ iij.

Électuaire de Coings, *de Fernel.*	Electuarium Diacydonium, Fernelii.

♃ Des pommes de coings mondées de leur écorce, & de leur femence,   ʒ ix.
Du fuc de coings,   ʒ iij.
Du fucre blanc,   ℔ j.
Cuifez le tout en confiftance de miel, & jettez-y fur la fin
De la poudre de diagréde,   ʒ j.
De cannelle,   ʒ ij.
De gingembre, de macis & de girofles, aā.   ʒ ß.
Mêlez ces ingrédients, & faites-en un électuaire f. a.

♃ Pomorum cydoniorum à corticibus & femine mundatorum,   ʒ ix.
Succi cydoniorum,   ʒ iij.
Sacchari albiſſimi,   ℔ j.
Coque in mellis craſſitiem, infpergendo fub finem
Pulveris diacrydii,   ʒ j.
Cinnamomi,   ʒ ij.
Zingiberis, macis, caryophyllorum, aā.   ʒ ß.
Mifce, fiat electuarium, f. a.

R E M A R Q U E S.

On pélera des poires de coings nouvellement cueillies, on en féparera les pepins, & l'on en péfera neuf onces, on les fera bouillir dans une quantité fuffifante d'eau jufqu'à ce qu'elles foient molles; on les féparera alors de leur décoction, & l'on en paffera la pulpe par un tamis de crin renverfé; on fera cuire le fucre dans la décoction, on y ajoûtera fur la fin le fuc de coings qu'on aura tiré par expreffion & dépuré; on fera bouillir la matiére jufqu'à confiftance de miel.

Cependant on pulvérifera enfemble fubtilement la cannelle, le macis, le gingembre & le girofle; d'une autre part, le diagréde; on délaiera la pulpe de coings dans le fucre cuit, & l'on agitera le mélange fur un petit feu avec un bittortier pour en faire confumer une partie de l'humidité fuperflue, & pour le réduire en confiftance d'électuaire; on le retirera alors de deffus le feu; & quand il fera à demi refroidi, l'on y mêlera exactement les poudres pour faire un électuaire de confiftance affez folide: on le garde ordinairement dans des boëtes comme une gelée, c'eft un cotignac purgatif.

Il purge la bile & la pituite: La dofe en eft depuis une dragme jufqu'à fix. Cet électuaire n'eft purgatif que par la fcammonée.

Une dragme du cotignac purgatif contient trois grains de diagréde.
Deux dragmes du cotignac purgatif contiennent fix grains de diagréde.
Trois dragmes du cotignac purgatif contiennent neuf grains de diagréde.
Demi-once du cotignac purgatif contient demi-fcrupule de diagréde.
Cinq dragmes du cotignac purgatif contiennent quinze grains de diagréde.
Six dragmes du cotignac purgatif contiennent dix-huit grains de diagréde.

On prétend corriger la vertu purgative de la fcammonée en la mêlant dans le coing, qui eft aftringent.

La cannelle, le gingembre, le macis & les girofles font ajoûtés dans la compofition, tant pour lui donner bon goût que pour fortifier l'eftomac & les autres parties nobles contre l'action violente de la fcammonée; mais il eft impoffible que les vifcères foient fortifiés pendant que le purgatif les irrite & y caufe une fermentation violente; fi l'on retranchoit le gingembre & le macis de la poudre, l'électuaire en auroit un goût plus agréable & moins d'âcreté.

Électuaire de Manne, *de Galien.*	*Electuarium Diamanna,* *Galeni.*
♃ De la manne très-pure, & du suc de roses pâles épuré, aā. ℔ j. Faites-les cuire à petit feu en consistance de miel, puis ajoûrez-y De la poudre de diagréde, ℥ j. De mastic, ʒ iij. Faites-en un électuaire s. a.	♃ *Mannæ puræ, succi rosarum pallidarum depurati, aā.* ℔ j. *Coquantur igne lento ad mellis consistentiam, tunc adde* *Pulveris diacrydii,* ℥ j. *Mastiches,* ʒ iij. *Fiat electuarium s. a.*

REMARQUES.

On fera fondre sur un petit feu, une livre de belle & bonne manne dans une livre de suc de roses pâles dépuré, on coulera la dissolution pour en séparer quelques ordures qui pourroient être dans la manne : on fera évaporer doucement l'humidité de la dissolution, jusqu'à ce qu'elle soit en consistance de miel, on la retirera de dessus le feu ; & lorsqu'elle sera presque refroidie, l'on y mêlera exactement le diagréde & le mastic qu'on aura subtilement pulvérisés pour faire un électuaire qu'on gardera au besoin.

Il purge la bile & les sérosités : La dose en est depuis une dragme jusqu'à demi-once.

Le principal purgatif de cet électuaire est le diagréde.

Une dragme de *diamanna* contient quatre grains & demi de diagréde.

Deux dragmes de *diamanna* contiennent neuf grains de diagréde.

Trois dragmes de *diamanna*, contiennent treize grains & demi de diagréde.

Demi-once de *diamanna* contient dix-huit grains de diagréde.

Le mastic est inutile ici, l'on pourroit le retrancher & mettre en sa place trois dragmes de tartre soluble qui agiroit bien mieux.

Électuaire de Bryone, *de Démocrite.*	*Electuarium Diabryonias,* *Democriti.*
♃ De la racine de bryone mondée & pilée, ℔ v. Du vin cuit, ℔ iv. De la scille rotie, des pignons mondés, aā. ℔ ß. De l'agaric, ʒ iij. De la noix muscade, du cardamome, du macis & du gingembre, aā. ʒ ij. Du girofle, du poivre long & du stœchas, aā. ʒ j. ß. De la semence de séséli, de sel gemme, des trochisques de *gallia moschata*, aā. ʒ j. Du spica nard, ʒ ß. Faites-en un électuaire s. a.	♃ *Radicis bryoniæ mundatæ & tritæ,* ℔ v. *Sapæ,* ℔ iv. *Scillæ assatæ, strabilorum depellatorum, aā.* ℔ ß. *Agarici,* ʒ iij. *Nucis moschatæ, cardamomi, macis, zingiberis, aā.* ʒ ij. *Caryophyllorum, piperis longi, stœchados, aā.* ʒ j. ß. *Seminis seseleos, salis gemmæ, trochiscorum gallia moschata, aā.* ʒ j. *Spicæ nardi,* ʒ ß. *Fiat electuarium s. a.*

REMARQUES.

On choisira les racines de bryone les mieux nourries, on les mondera de leurs écorces, on les coupera par morceaux, & on les fera cuire dans l'eau jufqu'à ce qu'elles foient molles, on les pilera avec les pignons mondés & la fcille préparée , dans un mortier de marbre : on en paffera la pulpe par un tamis de crin renverfé ; on fera évaporer l'humidité de la décoction de bryone jufqu'à confiftance d'extrait ; cependant on pulvérifera enfemble le refte des drogues, on mêlera fur un petit feu les pulpes qu'on aura defféchées, avec l'extrait de bryone , le fapa & les poudres pour faire du tout un électuaire.

Vertus.

Il eft propre pour purger le cerveau & les nerfs, on le donne pour les humeurs froides, pour l'épilepfie, pour la paralyfie, pour la léthargie, pour le vertige : La dofe en eft depuis deux dragmes jufqu'à une once & demie.

Dofe.

Cette compofition eft fort peu ufitée, les proportions des ingrédients y font mal obfervées, car fur neuf ou dix livres de l'électuaire il n'entre que trois dragmes d'agaric ; il vaudroit autant n'y en avoir pas mis : au refte la plûpart de ces ingrédients font inutiles ici ; fi l'on veut avoir un électuaire *diabryonias*, il me femble qu'il feroit meilleur en la maniere fuivante.

Électuaire de Bryone , *Réformé.*	Electuarium Diabryonias , Emendatum.

℞. Du fuc de racine de bryone mondée nouvellement tiré ,   ℔ iv.
  Du meilleur miel ,   ℔ ij.
  Cuifez-les en confiftance de miel , puis ajoûtez-y
  De la poudre de turbith, d'hermodactes , de jalap , d'agaric & du fel de bryone, aā.   ʒ vj.
  Des fécules de bryone ,   ʒ ß.
Faites-en un électuaire f. a. dont la dofe fera depuis ʒ j. jufqu'à ʒ j.

℞ *Succi radicis bryoniæ mundatæ recèns extracti ,*   ℔ iv.
  Mellis optimi ,   ℔ ij.
  Coquantur ad confiftentiam mellis, tunc adde
  Pulveris turbith , hermodactylorum , jalap , agarici , falis bryoniæ , aā.   ʒ vj.
  Fecul. bryoniæ ,   ʒ ß.
  Fiat electuarium , f. a. dofis erit à ʒ j. *ufque ad* ʒ j.

Le Grand Électuaire Amer , *Magiftral.*	Electuarium Amarum Magiftrale , Majus.

℞ De l'aloès fuccotrin ,   ʒ ß.
  Des trochifques d'agaric , du turbith, des efpéces de hiére fimple pulvérifées , de la meilleure rhubarbe , aā.   ʒ ij.
  Du gingembre & du cryftal de tartre , aā.   ℈ iv.
  De l'iris de Florence & du fenouil doux , aā.   ℈ ij.
  Du fyrop de rofes folutif cuit en confiftance de miel ,   ʒ vj.
  Faites-en un électuaire f. a.

℞ *Aloes fuccotorinæ ,*   ʒ ß.
  Agarici trochifcati , turbith, fpecierum hieræ fimplicis pulverat. rhabarbari optimi , aā.   ʒ ij.
  Zingiberis , cryftalli tartari , aā. ℈ iv.
  Ireos Florentiæ , fæniculi dulcis , aā.   ℈ ij.
  Syrupi rofarum folutivi ad confiftentiam mellis cocti ,   ʒ vj.
  Fiat electuarium , f. a.

R E M A R Q U E S.

On pulvérifera enfemble le turbith, la rhubarbe, l'agaric, le gingembre, l'iris, & le fenouil ; d'une autre part, l'aloès & le cryftal de tartre ; on mêlera ces poudres avec les efpéces de hiére fimple pulvérifées : on fera cuire à petit feu le fyrop de rofes pâles en confiftance de miel , puis étant retiré de deffus le feu & à demi-refroidi , l'on y démêlera les poudres pour faire un électuaire.

Il purge la bile, la pituite ; La dose en est depuis une dragme jusqu'à six en bols.　**Vertus.**
Dose.

Les purgatifs de cette composition sont l'aloës, les espéces de hière, l'agaric, le turbith & la rhubarbe.　Purg. de la compos.

Une dragme de l'électuaire amer magistral contient d'aloës quatre grains & demi, des espéces de hière, de l'agaric, du turbith, de la rhubarbe, de chacun deux grains & le quart d'un grain.　ʒ j.

Deux dragmes de l'électuaire contiennent d'aloës neuf grains, des espéces de hière, de l'agaric, du turbith, & de la rhubarbe, de chacun quatre grains & demi.　ʒ ij.

Trois dragmes de l'électuaire contiennent de l'aloës treize grains & demi, des espéces de hière, de l'agaric, du turbith, & de la rhubarbe, de chacun six grains & les trois quarts d'un grain.　ʒ iij.

Demi-once de l'électuaire contient de l'aloës dix-huit grains, des espéces de hière, de l'agaric, du turbith, & de la rhubarbe, de chacun neuf grains.　ʒ ß.

Cinq dragmes de l'électuaire contiennent de l'aloës vingt-deux grains & demi ; des espéces de hière, de l'agaric, du turbith, & de la rhubarbe, de chacun onze grains & le quart d'un grain.　ʒ v.

Six dragmes de l'électuaire contiennent de l'aloës vingt-sept grains, des espéces de hière, de l'agaric, du turbith, & de la rhubarbe, de chacun treize grains & demi.　ʒ vj.

Cet électuaire est bien nommé amer, car l'aloës, les espéces de hière & l'agaric lui donnent une amertume qui seroit insupportable au goût, si on le prenoit en potion ; mais on l'avale en bol enveloppé dans un pain à chanter ; on devroit plûtôt le réduire en pilules.

Les espéces de hière simple ne sont guère autre chose que de l'aloës, c'est pourquoi on eût bien pû les retrancher de la composition, en augmentant de deux dragmes la quantité de l'aloës.

Le gingembre, l'iris & le fenouil sont inutiles ici, l'on pourroit les ôter sans diminuer la vertu de la composition : Voici donc comme je voudrois réformer l'électuaire.

Le Grand Electuaire Amer Magistral, Réformé.	Electuarium Amarum Magistrale Majus, Emendatum.
♃ De l'aloës succotrin, ʒ vj. Des trochisques d'agaric, du turbith, & de la meilleure rhubarbe, aã. ʒ ij. Du crystal de tartre, ʒ j. ß. Du syrop de roses solutif, cuit en consistance de miel, ℔ ß. Faites-en un électuaire s. a. dont la dose sera depuis ʒ j. jusqu'à ʒ ß.	♃ Aloes succotorinæ, ʒ vj. Agarici trochiscati, turbith, rhabarbari optimi, aã. ʒ ij. Crystalli tartari, ʒ j. ß. Syrupi rosarum solutivi ad consistentiam mellis cocti, ℔ ß. Fiat electuarium s. a. dosis erit à ʒ j. usque ad ʒ ß.

Petit Electuaire Amer.	Electuarium Amarum Minus.
♃ De l'aloës succotrin, ℔ ß. De l'épithyme, ʒ ß. Des racines d'angélique, de gentiane, de zédoaire, d'acorus, aã. ʒ ij.	♃ Aloes succotorinæ, ℔ ß. Epithymi, ʒ ß. Radicum angelicæ, gentianæ, zedoariæ, acori, aã. ʒ ij.

De la cannelle, ℥ j. ß.	Cinnamomi, ℥ j. ß.
Du girofle, du macis, de la muscade, du safran, aã. ℥ j.	Caryophyllorum, macis, nucis moschatæ, croci, aã ℥ j.
Du sucre blanc & des syrops de scabieuse & de fumeterre, aã ℥ viij. ß.	Sacchari albi, syruporum scabiosæ & fumariæ, aã. ℥ viij. ß.
Faites-en un électuaire f. a.	Fiat electuarium f. a.

R E M A R Q U E S.

On pulvérisera séparément l'aloës dans un mortier oint au fond de quelques goutres d'huile d'amandes douces, & l'on mettra en poudre les autres drogues ensemble : on mettra fondre le sucre dans les syrops; & les ayant fait bouillir légérement, on les retirera du feu, on les laissera refroidir à demi, puis on y mêlera les poudres pour en faire un électuaire.

<table>
<tr><td>Vertus.
Dose.
Purgat. de
la compos.</td><td>

Il purge l'humeur bilieuse & les sérosités, il purifie le sang, il excite les mois aux femmes : La dose en est depuis une dragme jusqu'à six.

Il n'entre de purgatif que l'aloës dans cette composition.
</td></tr>
</table>

Il purge l'humeur bilieuse & les sérosités, il purifie le sang, il excite les mois aux femmes : La dose en est depuis une dragme jusqu'à six.

Il n'entre de purgatif que l'aloës dans cette composition.

Une dragme de cet électuaire contient treize grains & demi d'aloës.

Deux dragmes de cet électuaire contiennent vingt-sept grains d'aloës.

Trois dragmes de cet électuaire contiennent quarante grains & demi d'aloës.

Demi-once de cet électuaire contient cinquante-quatre grains d'aloës.

Cinq dragmes de cet électuaire contiennent soixante - sept grains & demi d'aloës.

Six dragmes de cet électuaire contiennent une dragme & onze grains d'aloës.

L'aloës seul est essentiel dans cette composition, tous les autres ingrédients avec lesquels il est mêlé, y ont été mis à dessein de corriger sa qualité, mais ils ne font qu'augmenter son âcreté; le meilleur correctif qu'on puisse lui donner, est de manger aussi-tôt qu'on l'a pris. Je trouve donc cette composition fort inutile, puisque l'aloës tout pur en pilules produira des effets pareils à ceux qu'on lui attribue, & même meilleurs.

J'ai tiré ces deux derniers électuaires de la Pharmacopée de Londres : ce sont deux espéces de hiére.

Hiera-Picra Simple, de Galien.	Hiera-Picra Simplex, Galeni.
℞. De l'aloës succotrin, ℥ vj. ʒ ij.	℞ Aloes succotorinæ, ℥ vj. ʒ ij.
De la cannelle, du xylobalsame, ou en son lieu des sommités de lentisque, du cabaret, du spica nard, du safran, & du mastic, aã. ʒ iij.	Cinnamomi, xylobalsami, vel hujus loco surculorum lentisci, asari, spicæ Indicæ, croci, mastiches, aã. ʒ iij.
Du miel écumé, ℔ ij. ℥ j. ß.	Mellis despumati, ℔ ij. ℥ j. ß.
Faites-en un électuaire f. a	Fiat electuarium, f. a.

R E M A R Q U E S.

Hiera picra font deux mots Grecs, dont le premier signifie *grande & sacrée*, & le second *amère*; Galien avoit si bonne opinon de cette composition, qu'il lui a donné ce beau nom.

On pulvérisera ensemble la cannelle, le xylobalsame, ou à son défaut, du bois de lentisque, le cabaret, le spica nard; d'une autre part, l'aloës & le mastic; d'une autre part le safran, après l'avoir fait sécher entre deux papiers à une lente chaleur ; on mêlera ces ingrédients pulvérisés, & l'on pourra garder

Poudre de hiera-picra.

cette poudre pour s'en fervir au befoin : elle entre dans plufieurs compofitions.

Quand on voudra faire l'électuaire, on n'aura qu'à mêler une partie de cette poudre dans trois parties de miel écumé, & cuit en confiftance d'électuaire liquide ; quelques-uns mettent quatre parties de miel fur une partie de poudre. *Electuaire.*

La *hiera picra* eft employée pour purger l'eftomac, pour lever les obftructions, pour exciter les mois aux femmes & les hémorrhoïdes, pour purifier le fang : *Vertus.* La dofe en eft depuis une dragme jufqu'à demi-once; on n'en prend par la bouche qu'en bol, à caufe de fa grande amertume ; on s'en fert auffi dans les lavemens pour la colique, pour les maladies hyftériques, pour l'apoplexie ; on en met dans chaque lavement depuis deux dragmes jufqu'à une once; on en mêle auffi dans les fuppofitoires pour les rendre plus âcres & plus actifs. *Dofe.*

La vertu la plus purgative de la *hiera picra*, confifte dans l'aloës.

Une dragme de *hiera picra* fimple, contient treize grains d'aloës fuccotrin.

Deux dragmes de hiére fimple contiennent vingt-fix grains d'aloës.

Trois dragmes de hiére fimple contiennent trente neuf grains d'aloës.

Demi-once de hiére fimple contient cinquante deux grains d'aloës.

Purgat. de la hiera-picra.
ʒ j.
ʒ ij.
ʒ iij.
℥ ß.

Toute la qualité néceffaire de cette compofition réfide dans l'aloës, les autres drogues n'y fervent de rien, on les y a mifes pour corriger ce purgatif, & pour fortifier l'eftomac, mais elles ne peuvent faire ni l'un ni l'autre : car premiérement, l'effet incommode de l'aloës eft de picoter les membranes de l'eftomac par fon fel âcre fermentatif; or il n'y a pas d'apparence que cette âcreté foit émouffée & adoucie par la cannelle, par le fpica nard, & par les autres drogues qu'on y mêle, lefquelles la plûpart font remplies des fels incififs & pénétrants : l'expérience ne nous montre point que ces prétendus correctifs faffent l'effet qu'on leur attribue

Le correctif qu'on doit donner à l'aloës, c'eft de manger immédiatement devant ou auffi-tôt après qu'on l'a pris, afin que la fubftance huileufe & mucilagineufe des aliments lie & embarafle en quelque façon le fel pénétrant de ce purgatif, & l'empêche d'exciter les irritations, qu'on appelle *tranchées.*

Pour ce qui eft de fortifier l'eftomac, il eft impoffible que ces ingrédients fi fortifiants qu'ils foient, puiffent agir dans le temps que le purgatif fait fon effet; car alors les fibres des vifcères font irritées & relâchées par la fermentation & par la diffolution des humeurs; il ne feroit pas même à fouhaiter que ces remédes fortifiaffent durant la purgation, parce qu'en affermiffant les fibres, ils empêcheroient que les humeurs qui doivent être raréfiées ne fe détachaffent.

C'eft donc un abus ou du moins une chofe inutile que de mêler avec l'aloës tant de ftomachiques; mais on peut les faire prendre féparément de ce purgatif, les jours qui fuivront la purgation, & alors ils produiront un bon effet.

Le cabaret eft apéritif & un peu vomitif; mais il en entre une fi petite quantité dans cette hiére, qu'il ne peut produire aucun effet.

Après les raifons que j'ai alléguées fur la préparation de la *hiera-picra*, je conclus qu'il eft bien inutile de faire cette compofition, puifque l'aloës feul eft capable d'agir pour le moins auffi bien ; de plus, l'ufage en fera beaucoup plus commode; car au lieu de prendre, par exemple, deux dragmes de hiére en bol le matin à jeun, on n'aura qu'à avaler vingt-fix grains d'aloës fuccotrin ou d'extrait d'aloës en pilules dans le temps du repas, il excitera bien moins de tranchées que la hiére.

Au lieu de diſſoudre dans un lavement demi-once de hiére, on n'aura qu'à y mettre cinquante-deux grains d'aloës.

Hiera-picra avec agaric. Si l'on ajoûte ſur chaque livre de cette hiére ſix dragmes de trochiſques d'agaric pulvériſés ſubtilement, on aura la *hiera picra* avec agaric, qui eſt un peu plus forte que l'autre.

Tinctura ſacra. *On tire une teinture de la *hiera-picra*, qu'on appelle *Tinctura ſacra*, en la maniére ſuivante.

Mettez dans un matras une once de la poudre des eſpéces de *hiera-picra*, & un ſcrupule de grains de kermès auſſi pulvériſés, verſez deſſus deux livres & demie de vin blanc, brouillez bien le tout, & ayant bouché le vaiſſeau, placez-le en digeſtion en un lieu chaud, & l'y laiſſez trois ou quatre jours; filtrez enſuite la liqueur, vous aurez une teinture rouge, d'une odeur qui ne ſera point déſagréable, & d'un goût fort amer.

Vertus. Elle eſt bonne pour nettoyer & fortifier le ventricule, pour exciter de l'appétit, pour tuer les vers, pour provoquer les hémorrhoïdes & les mois aux femmes, pour la fiévre tierce : *Doſe.* La doſe en eſt depuis deux onces juſqu'à quatre. Elle lâche un peu le ventre.

<table>
<tr><td>

Hiére Compoſée, de Nic. Alexandrin.

♃ De l'aloës ſuccotrin.　　　℥ ij.
Des trochiſques alhandal, du turbith, des trochiſques d'agaric, de la ſemence de violettes, du cabaret, de la caſſe odorante, de la cannelle, du ſpica nard, du ſafran, du jonc odorant, du xylobalſame, ou des rejettons de lentiſque, de l'abſinthe Pontique, de l'épithyme, des roſes rouges, & du maſtic, aã.　℈ j.
Du miel écumé,　　　　　℔ j.
Faites-en un électuaire ſ. a.

</td><td>

Hiera Compoſita, Nicolai Alexandrini.

♃ Aloës ſoccotorinæ,　　　℥ ij.
Trochiſcorum alhandal, turbith, agarici trochiſcati, ſeminis violarum, aſari, caſſiæ ligneæ, cinnamomi, ſpicæ Indicæ, croci, ſchœnanthi, xylobalſami, vel ſurculorum lentiſci, carpobalſami vel cubebarum, abſinthii Pontici, epithymi, roſarum rubrarum, maſtiches, aã.　℈ j.
Mellis deſpumati,　　　　℔ j.
Fiat electuarium ſ. a.

</td></tr>
</table>

R E M A R Q U E S.

On pulvériſera le maſtic & l'aloës ſéparément & toutes les autres drogues enſemble, on fera cuire le miel en conſiſtance de ſyrop épais; puis quand il ſera à demi refroidi, l'on y mêlera les poudres pour faire un électuaire.

Vertus. *Doſe.* On s'en ſert pour purger l'eſtomac & le cerveau, on en donne dans l'épilepſie, dans les crudités d'eſtomac : La doſe en eſt depuis une dragme juſqu'à demi-once ; on en mêle dans les lavements carminatifs, depuis trois dragmes juſqu'à une once.

Purgat. de la compoſ. Les purgatifs de cette compoſition ſont l'aloës, les trochiſques alhandal, le turbith, l'agaric, le cabaret, & la ſemence de violettes.

℈ j. Une dragme de hiére compoſée contient d'aloës neuf grains, de trochiſques alhandal, de turbith, d'agaric, de cabaret, & de ſemences de violettes, de chacun demi-grain.

℈ ij. Deux dragmes de hiére compoſée contiennent d'aloës dix-huit grains, de trochiſques alhandal, de turbith, d'agaric, de cabaret, & de ſemences de violettes, de chacun un grain.

℈ iij. Trois dragmes de hiére compoſée contiennent d'aloës vingt-ſept grains, de trochiſques alhandal, de turbith, d'agaric, de cabaret, & de ſemences de violettes, de chacun un grain & demi.

Demi-

℥ ß.

Demi-once de hiére composée contient d'aloës demi - dragme ; de trochisques alhandal, de turbith, d'agaric & de semences de violettes, de chacun deux grains:

Cette composition est farcie d'un grand nombre d'ingrédients inutiles, qu'on y a mis à dessein de fortifier l'estomac, & pour corriger les purgatifs. J'ai prouvé ailleurs qu'ils ne peuvent servir ni à l'un, ni à l'autre : je serois d'avis qu'on les retranchât, & qu'on mît en leur place du tartre soluble, pour empêcher les tranchées que pourroient exciter le turbith, l'agaric & la coloquinte : car ce sel est bien plus capable que ces drogues de raréfier & de dissoudre la substance résineuse des purgatifs, qui, en s'attachant contre les membranes des viscères, les irrite & produit ce qu'on appelle *tranchées*. Voici donc comme je voudrois réformer cette hiére.

Hiére Composée, Réformée.	Hiera Composita, Emendata.
℞ De l'aloës succotrin. ℥ ij.	℞ *Aloes succotorina*, ℥ ij.
Des trochisques alhandal & d'agaric ; du turbith, du cabaret, de la semence de violettes, aã. ʒ j.	*Trochiscorum alhandal & agarici ; turbith, asari, seminis violarum, aã,* ʒ j.
Du tartre soluble, ℥ ß.	*Tartari solubilis,* ℥ ß.
Du miel écumé, ℥ x.	*Mellis despumati,* ℥ x.
Faites-en un électuaire s. a. dont la dose est depuis ʒ j jusqu'à iij.	*Fiat electuarium s. a. dosis est à ʒ j. usque ad ʒ iij.*

Hiera Picra, de Mésué.	Hiera Picra, Mesue.
℞ De l'aloës succcotrin, ʒ xv.	℞ *Aloes soccotorina* ʒ xv.
De l'agaric, de la casse odorante, du mastic, du *calamus aromaticus*, aã. ʒ vij.	*Agarici, cassia lignea, mastiches, calami aromatici, aã.* ʒ vij.
De l'euphorbe, du safran, du spica nard, & du chamædrys, aã. ʒ vj.	*Euphorbii, croci, spicæ nardi, chamædryos, aã.* ʒ vj.
De l'épithyme, & du costus, aã. ʒ v.	*Epithymi, costi, aã.* ʒ v.
Du xylobalsame, ʒ ß.	*Xylobalsami,* ʒ ß.
Du diagréde & du girofle, aã. ʒ ij.	*Diacrydii, caryophyllorum, aã* ʒ ij.
Du poivre blanc & noir, de la gentiane & de l'amome, aã. ʒ j.	*Piperis albi & nigri, gentianæ, amomi, aã.* ʒ j.
Du miel écumé, ℔ ij. ℥ ix. ß.	*Mellis despumati,* ℔ ij. ℥ ix. ß.
Faites-en un électuaire s. a.	*Fiat electuarium s. a.*

R E M A R Q U E S.

On pulvérisera ensemble l'agaric, le *cassia lignea*, le *calamus aromaticus*, le safran, le spica nard, le chamædrys, l'épithyme, le costus, le xylobalsame, les girofles, les poivres, la gentiane & l'amome ; d'une autre part, on mettra en poudre ensemble l'aloës, l'euphorbe, le mastic & le diagréde ; on mêlera les poudres ; on écumera & l'on fera cuire le miel jusqu'en consistance de syrop bien épais, & quand il sera à demi refoidi, l'on y mêlera exactement les poudres pour en faire un électuaire qu'on gardera au besoin.

Il purge avec assez de force, on s'en sert pour la colique venteuse, pour l'apoplexie, pour la léthargie, pour l'épilepsie : La dose en est depuis une dragme jusqu'à six : on en mêle aussi dans les lavements carminatifs. Vertus.
Dose.

Les purgatifs de cette composition sont l'aloës, l'agaric, l'euphorbe & le diagréde. Purgat. de la compos.

Tome I I. A a

ʒ j.   Une dragme de hiére contient d'aloës trois grains, d'agaric un grain & demi, d'euphorbe un grain & le quart d'un grain, de diagréde près de demi-grain.

ʒ ij.   Deux dragmes de hiére contiennent d'aloës six grains, d'agaric trois grains, d'euphorbe deux grains & demi, de diagréde près d'un grain.

ʒ iij.   Trois dragmes de hiére contiennent d'aloës neuf grains, d'agaric quatre grains & demi, d'euphorbe trois grains & les trois quarts d'un grain, de diagréde un grain & le quart d'un grain

ʒ ß.   Demi-once de hiére contient d'aloës demi-scrupule, d'agaric six grains, d'euphorbe cinq grains, de diagréde un grain & les trois quarts d'un grain.

ʒ v.   Cinq dragmes de hiére contiennent d'aloës quinze grains, d'agaric sept grains & demi, d'euphorbe six grains & le quart d'un grain, de diagréde un peu plus de deux grains.

ʒ vj.   Six dragmes de hiére contiennent d'aloës dix-huit grains, d'agaric neuf grains, d'euphorbe sept grains & demi, de diagréde deux grains & demi.

L'euphorbe a une si grande âcreté, quelque préparation qu'on lui donne, qu'il est toûjours à craindre, quand on le prend par la bouche. Je serois d'avis qu'on le retranchât de cette composition.

Le *caffia lignea*, le mastic, le *calamus aromaticus*, le safran, le spica nard, le chamædrys, l'épithyme, le costus, le xylobalsame, le girofle, les poivres, l'amome & la gentiane me semblent inutiles ici, je voudrois mettre en leur place une once de tartre soluble, & réformer la description en la maniére suivante.

Hiéra-Picra, Réformée.	Hiera Picra, Emendata.
♃ De l'aloës succotrin, ʒ ij.	♃ *Aloes soccotorinæ,* ʒ ij.
Des trochifques d'agaric & du tartre soluble, aā. ʒ j.	*Agarici trochifcati & tartari folubilis,* aā. ʒ j.
Du diagréde, ʒ ij.	*Diacrydii,* ʒ ij.
Du miel écumé, ʒ xiij.	*Mellis despumati,* ʒ xiij.
Faites en un électuaire f. a. dont la dose fera de ʒ ß. jusqu'à ʒ iij.	*Fiat electuarium f. a. dofis eft à ʒ ß. ufque ad ʒ iij.*

Hiére de Coloquinte, de Pacchius.	Hiera Diacolocynthidos, Pacchii.
♃ Des trochifques alhandal & d'agaric, du ftœchas Arabique, du marrube blanc, du chamædrys, aā. ʒ x.	♃ *Trochifcorum alhandal & agarici; ftæchadis Arabicæ, marrubii albi, chamædryos,* aā. ʒ x.
De l'opopanax, du fagapénum, de la semence de perfil, de la racine d'ariftoloche ronde, & du poivre blanc, aā. ʒ v.	*Opopanacis, fagapeni, feminis petrofelini, radicis ariftolochiæ rotundæ, piperis albi,* aā. ʒ v.
De la cannelle, du fpica nard, de la myrrhe, de la feuille Indienne & du fafran, aā. ʒ ß.	*Cinnamomi, fpicæ nardi, myrrhæ, folii Indi croci,* aā. ʒ ß.
Du miel écumé & cuit, ℔ iij.	*Mellis defpumati & cocti,* ℔ iij.
Faites-en un électuaire f. a.	*Fiat electuarium f. a.*

REMARQUES.

On pulvérisera toutes les drogues ensemble subtilement, on écumera & l'on fera cuire le miel jusqu'à confiftance de fyrop épais, on le retirera de deffus le feu, & quand il fera à demi refroidi, l'on y mêlera les poudres pour faire un électuaire.

Il est employé dans l'épilepsie, dans l'apoplexie, dans la paralysie, dans la léthargie, pour faire venir les mois aux femmes & pour pousser l'arriére-faix; il purge la pituite du cerveau & des jointures : La dose en est depuis deux dragmes jusqu'à une once ; on s'en sert aussi dans les lavements depuis demi-once jusqu'à une once & demie pour chaque lavement.

Toute la vertu purgative de cette composition vient des trochisques alhandal & d'agaric.

Deux dragmes de hiére de coloquinte contiennent des trochisques alhandal & d'agaric, de chacun quatre grains.

Trois dragmes de hiére contiennent des trochisques de coloquinte & d'agaric, de chacun six grains.

Demi-once de hiére contient des trochisques alhandal & d'agaric, de chacun huit grains.

Cinq dragmes de hiére contiennent des trochisques alhandal & d'agaric, de chacun dix grains.

Six dragmes de hiére contiennent des trochisques d'alhandal & d'agaric, de chacun douze grains.

Une once de hiére contient des trochisques alhandal & d'agaric, de chacun seize grains.

On rendroit cette composition plus active & plus salutaire, si, au lieu de la feuille Indienne & du chamædrys, qui n'y donnent pas grande vertu, l'on y mettoit six dragmes de sel ammoniac.

Vertus.

Dose.

Purgat. de la compos.

ʒ ij.

ʒ iij.

ʒ ß.

ʒ v.

ʒ vj.

ʒ i.

Hiére de Logadius, décrite par Nic. Myrepsus.	Hiera Logadii, Nicolai Myrepsi.
♃ De la coloquinte, de l'aloës succotrin, de l'euphorbe & du polypode de chêne, aā. ʒ ij.	♃ Colocynthidos, aloes soccotorinæ, euphorbii, polypodii querni, aā. ʒ ij.
De la semence de thymélée, de la scammonée, de l'ellébore noir, de l'agaric, de l'extrait de concombre sauvage, du sel ammoniac, de l'absinthe, de la feuille Indienne, de la gomme ammoniac, de la scille rôtie, du spica nard, de la myrrhe & du gingembre, aā. ʒ j. ß.	Grani Gnidii, id est, seminis thymelææ, scammonii, ellebori nigri, agarici, elaterii, salis armoniaci, absinthii, foliorum malabathri, gummi ammoniaci, scillæ tostæ, spica nardi, myrrhæ, zingiberis, aā. ʒ j. ß.
Du pouillot, du marrube blanc, du chamædrys, de la petite centaurée, de mille-pertuis, de la casse odorante & du bdellium, aā. ʒ j. gr. xviij.	Polii, marrubii albi, chamædryos, centaurii minoris, hyperici, cassiæ ligneæ, bdellii, aā. ʒ j. gr. xviij.
De la cannelle, de l'opopanax, du sagapénum, du safran, de la semence de persil de Macédoine, du poivre long & blanc, aā. ʒ j.	Cinnamomi, opopanacis, sagapeni, croci, seminis petroselini Macedonici, piperis longi, albi, aā. ʒ j.
Du poivre noir, du castoréum & de l'aristoloche longue, aā. ℈ ij. gr. xv.	Piperis nigri, castorei, aristolochiæ rotundæ, aā. ℈ ij. gr. xv.
Du miel écumé, ℔ j. ß.	Mellis despumati, ℔ j. ß.
Faites-en un électuaire s. a.	Fiat electuarium s. a.

R E M A R Q U E S.

On pulvérisera ensemble la coloquinte mondée de ses pepins & incisée menu, les racines, les feuilles, les fleurs, les grains, les semences, l'agaric, le castoréum & la scille torréfiée ; d'une autre part, es gommes ; d'une autre part, le sel ammoniac ; on mêlera les poudres, on écumera & l'on fera cuire le miel jusqu'à confiſtance de ſyrop épais ; puis on y mêlera exactement l’élatérium ou extrait de concombre ſauvage & les poudres pour faire un électuaire.

Vertus.
Cette hiére purge avec beaucoup de violence, on l’emploie pour la mélancolie hypocondriaque, pour le vertige, pour l’épilepſie, pour la lépre, pour l’apoplexie, pour la léthargie, pour la goutte ſciatique, pour la paralyſie, pour l’hy-
Doſe.
dropiſie, le ſcorbut, pour exciter les mois aux femmes : La doſe en eſt depuis une dragme juſqu’à trois, on en emploie auſſi dans les lavemens en plus grande doſe, & dans les ſuppoſitoires.

Purgatifs de la compoſition.
ʒ j.
Les purgatifs de cette compoſition ſont la coloquinte, l’agaric, l’aloës, l’euphorbe, la ſemence de thymélée, la ſcammonée, l’ellébore noir, & l’élatérium.

Une dragme de la hiére de Logadius contient de coloquinte, d’aloës, d’euphorbe, de chacun les trois quarts d’un grain ; d’agaric, de ſemence de thymélée, de ſcammonée, d’ellébore noir & d’élatérium, de chacun demi-grain.

ʒ ii.
Deux dragmes de la hiére de Logadius contiennent de coloquinte, d’aloës, d’euphorbe, de chacun un grain & demi ; d’agaric, de ſemence de thymélée, d’ellébore noir, de ſcammonée & d’élatérium de chacun un grain.

ʒ iij.
Trois dragmes de la hiére contiennent de coloquinte, d’aloës, d’euphorbe, de chacun deux grains & le quart d’un grain ; d’agaric, de ſemence de thymélée, de ſcammonée, d’ellébore noir & d’élatérium, de chacun un grain & demi.

L’euphorbe & la graine de thymélée, quelque bien préparés qu’ils ſoient, contiennent des ſels cauſtiques, qui les rendent trop âcres pour être employés dans un électuaire qu’on prend par la bouche ; je voudrois les en retrancher.

Je trouverois à propos d’ôter encore de cette compoſition pluſieurs drogues inutiles, comme les poivres, la feuille d’Inde, le *caſſia lignea*, la cannelle, le mille-pertuis, la centaurée, le chamædrys, le marrube, le pouillot, le gingembre, le ſpica nard, la ſcille & l’abſinthe. Voici donc comme je ſerois d’avis qu’on réformât cette hiére.

Hiére de Logadius, Réformée.	Hiera Logadii, Reformata.

♃ Des trochiſques alhandal & d’agaric, de l’aloës ſuccotrin, aā.	ʒ ß.	♃ *Trochiſcorum alhandal & de agarico, aloes ſoccotorinæ, aā.*	ʒ ß.
Du diagréde, de l’ellébore noir, de l’extrait de concombre ſauvage, du ſel ammoniac, de la gomme ammoniac, aā.	ʒ vj.	*Diacrydii, ellebori nigri, elaterii, ſalis armoniaci, gummi ammoniaci, aā,*	ʒ vj.
Du bdellium, de l’opopanax, du ſagapénum, du ſafran, du caſtoréum & de l’ariſtoloche ronde, aā.	ʒ ij.	*Bdellii, opopanacis ſagapeni, croci, caſtorei, ariſtolochiæ rotundæ, aā.*	ʒ ij.
Du miel écumé,	℔ j. ß.	*Mellis deſpumati,*	℔ j. ß.
Faites-en un électuaire, dont la doſe ſera depuis demi-dragme juſqu’à ʒ ij.		*Fiat electuarium cujus doſis erit à ʒ ß. ad ʒ ij.*	

Cette hiére a pris ſon nom de ſon Auteur Logadius, Médecin de Memphis ; Nicolas Myrepſus l’arapportée.

CHAPITRE XI.

Des Eaux distillées en général.

COMME la distillation des eaux est aussi nécessaire dans la Pharmacie ordinaire, que dans la Chymie, j'ai trouvé à-propos d'en faire suivre ici un Traité. Je ne rapporterai point celles qui dépendent purement de la Chymie, comme les eaux-fortes, l'eau-de-vie ordinaire, l'eau styptique, l'eau phagédénique, parce que je les ai décrites assez au long dans mon *Livre de Chymie*.

La distillation est une raréfaction & une exaltation des parties humides & les plus essentielles des mixtes réduites par le feu en vapeurs, lesquelles étant montées au chapiteau, & y trouvant du rafraîchissement, se condensent en gouttes qui descendent dans le récipient.

Ce que c'est que la distillation.

On fait les distillations afin de séparer les substances les plus pures des mixtes, & pour les pouvoir conserver sans qu'elles se corrompent.

Pourquoi on la fait.

On divise les eaux distillées en simples & en composées; les simples sont celles qu'on tire de la plante sans addition, comme l'eau de plantain, l'eau de roses, l'eau d'oseille; les composées sont celles où il entre plusieurs espèces d'ingrédients, comme l'eau thériacale, l'eau impériale.

Division des eaux distillées.

On doit, autant qu'on peut, employer des vaisseaux de verre ou de terre pour la distillation des eaux ; mais quand ces vaisseaux ne sont pas assez grands pour beaucoup de matiére qu'on veut distiller à la fois, il faut se servir de vaisseaux de cuivre étamés en dedans, comme je l'ai remarqué dans mon *Livre de Chymie*.

Il y a deux sortes de distillations, une qui se fait *per ascensum*, & l'autre *per descensum* ; la premiére & la plus ordinaire est quand on échauffe la matiére par-dessous ; la seconde est quand on met le feu sur la matiére qu'on veut échauffer, alors la vapeur qui en sort ne pouvant point s'élever, elle se précipite au fond du vaisseau.

Distillation per ascensum & per descensum.

Comme les mixtes, dont on tire les eaux, sont de différentes substances, les unes volatiles, les autres fixes ; les unes aqueuses ou phlegmatiques, les autres séches & salines; il faut se servir de moyens différents pour enlever par la distillation, autant qu'il se peut, de leurs parties les plus essentielles. Je donnerai des modéles pour y réussir.

Pourquoi les eaux distillées se gardent long-temps.

Les eaux distillées peuvent être gardées plusieurs années, sans qu'elles se corrompent, parce qu'on en a séparé par la distillation, les substances fermentables qui pouvoient les faire gâter ; mais on doit les renouveller toutes les années, à cause que la vertu, qu'elles ont apportées de la plante, se détruit beaucoup dans l'hyver.

On doit les renouveller chaque année.

Eau de Plantain.	Aqua Plantaginis.
♃ Des feuilles de plantain nouvellement cueillies, ce que vous voudrez. Pilez-les dans un mortier de marbre & les mettez ensuite dans	♃ *Foliorum plantaginis recenter collectorum q v. Contunde in mortario pone in vesicâ æneâ stanno intùs obductâ &*

une cucurbite étamée, jettez deſſus du ſuc de plantain nouvellement tiré par expreſſion, ce qu'il en faudra : mettez alors le chapiteau d'airain ſur la cucurbite avec ſon refrigérant, puis ayant adapté le récipient, faites la diſtillation ſ. a.

On peut diſtiller de la même maniere les eaux ſuivantes ;

L'eau de centinode, de pourpier, de laitue, de joubarbe, de grande conſoude, de bugle, de telephium, de juſquiame, de mandragore, de mauve, de bourrache, de bugloſe, de morelle, de quintefeuille, d'alkékenge, de bouillon blanc, d'aigremoine, de nénuphar, d'argentine, d'eufraiſe, de chélidoine, de coquelicot ; d'alchimille, de ſanicle, de pervenche, de brunelle, de millefeuille, d'œil de bœuf, &c.

ſuperaffunde ſucci plantaginis recenter per expreſſionem extracti q. ſ. tunc appoſito capitello æneo etiam intùs ſtanno obducto, cum ſuo refrigeratorio & addito recipiente fiat diſtillatio ſ. a.

Simili ratione elicientur ſequentes ;

Aquæ centinodiæ, portulacæ, lactucæ, ſempervivi, ſymphyti, bugulæ, telephii, hyoſcyami, mandragoræ, malvæ, borraginis, bugloſſi, ſolani, pentaphylli, alkekengi, verbaſci, agrimoniæ, nymphæa, argentinæ, euphraſiæ, chelidonii, papaveris rhæados, alchimillæ, ſaniculæ, vincæ pervincæ, brunellæ, millefolii, buphthalmi, &c.

R E M A R Q U E S.

On aura une ou deux hottées de grand plantain nouvellement cueilli, quand il eſt en ſa plus grande vigueur, on en pilera dans un mortier ce qu'il faudra pour en remplir à moitié une grande cucurbite de cuivre étamée en dedans ; on tirera par expreſſion en la maniére ordinaire, dix-huit ou vingt livres de ſuc d'autre plantain, & on le verſera ſur le plantain pilé pour le bien humecter, enſorte qu'il ne s'attache pas au fond du vaiſſeau pendant la diſtillation, on placera la cucurbite ſur un fourneau, on la couvrira de ſa tête de more étamée en dedans & garnie de ſon réfrigérant qu'on remplira d'eau fraîche, on adaptera à ſon bec un récipient, puis on mettra du feu de charbon dans le fourneau, pour faire diſtiller l'humidité moyennement vîte, enſorte qu'une goutte ne tarde pas à ſuivre l'autre.

Quand on aura tiré environ la moitié de la liqueur, on laiſſera éteindre le feu, & les vaiſſeaux étant refroidis, on exprimera le marc de la plante & on le rejettera ; on remettra le ſuc exprimé dans le même vaiſſeau & l'on recommencera la diſtillation, qu'on continuera juſqu'à ce qu'il ne reſte plus guère de liqueur ; on expoſera l'eau de plantain diſtillée quelques jours au Soleil dans des bouteilles de grès ou de verre débouchées pour faire diſſiper l'odeur d'empireume qui vient du feu, puis on bouchera les bouteilles & on la gardera pour s'en ſervir au beſoin.

Vertus
Doſe.

Elle eſt déterſive, aſtringente, rafraîchiſſante, propre pour arrêter les cours de ventre, les hémorrhagies, les gonorrhées, les fleurs blanches : La doſe en eſt depuis une once juſqu'à ſix, on s'en ſert auſſi extérieurement pour laver les yeux dans les ophthalmies, pour les injections déterſives & aſtringentes.

On peut faire diſtiller de la même maniére les eaux de toutes les plantes, qui abondent en un phlegme humectant & rafraîchiſſant, & ſi quelques-unes d'entr'elles ne rendent pas leur ſuc aiſément, on en fera une forte décoction dont on humectera les herbes pilées.

Si les vaiſſeaux de cuivre, par leſquels on fait diſtiller les plantes, n'étoient pas étamés, ils communiqueroient aux eaux une impreſſion de verd-de-gris qui leur ſeroit fort nuiſible, parce que le cuivre eſt un métal des plus diſſolubles. L'étain ne l'eſt pas tant, il ne donne rien aux eaux à moins qu'elles ne ſoient chargées d'acide ; mais ſi l'on avoit quelque ſcrupule de faire paſſer ces eaux par

un alambic de métal , on peut faire diftiller les fucs des plantes feuls au feu de
fable dans des cucurbites de grès ou de verre des plus grandes , garnies de leurs
chapiteaux de verre.

Eau d'Ofeille.	*Aqua Acetofæ.*
♃ Des feuilles d'ofeille bien vertes & qui auront été cueillies avant que la plante monte en graine , ce que vous en voudrez. Pilez-les dans un mortier de pierre , & les mettez dans une cucurbite étamée , verfez par-deffus du fuc de la même plante, ce qu'il en faudra.	♃ *Foliorum acetofæ vire tium legitimo tempore lectorum , antequà a femine prægnantes fint , q. v. Tundantur in mortario lapideo & indantur veficæ æneæ ftanno obductæ , fuperaffundendo fucci ejufdem plantæ q. f.*
Après cela couvrez la cucurbite de fon chapiteau avec fon refrigérant & les lutez enfemble ; ajoûtez-y enfuite fon récipient, & faites votre diftillation felon l'art. Vous pourrez tirer du marc de cette diftillation le fel effentiel, l'extrait ou le fel fixe de la plante.	*Tunc appofito capitello cum fuo refrigeratorio , & addito recipiente , fiat diftillatio f. a. Deindè ex materiâ remanente extrahatur fal effentiale , vel extractum & fal fixum.*
On peut diftiller de la même maniére , des eaux de chardon-bénit, de fcabieufe , de creffon aquatique, de fumeterre d'alléluia ou pain à coucou, de pariétaire, de chicorée, d'ulmaria , de cochléaria, de roquette, de bécabunga, de moutarde, de raifort aquatique, de nicotiane , de petite centaurée, de millepertuis, de *morfus diaboli*, d'oignons, de bardane, de fcrophulaire , de pimprenelle de fcorfonnère, de pas-d'âne , de primevère , de verveine, de houblon , de perficaire, de dent de lion , d'endive , de chamædrys , de chamæpitys , de fouci, de pivoine, de benoite, de patience, d'aunée, de raves, de mouron, de choux, d'herbe aux perles , &c.	*Eodem modo diftillantur aquæ cardui benedicti, fcabiofæ , nafturtii , fumariæ , oxytriphylli , parietariæ , cichorii , ulmariæ , cochleariæ , erucæ , becabungæ , finapi, fifymbrii , nicotianæ , centaurii minoris , hyperici , morfûs diaboli, ceparum , bardanæ , fcrophulariæ , pimpinellæ , fcorzoneræ , tuffilaginis , pimulæ veris , verbenæ , humuli, perficariæ , taraxaci , endiviæ , chamædryos , chamæpityos , calendulæ , pæoniæ , caryorata, lapathi acuti , enulæ , raphani , anagallidis , braffici , lithofpermi.*

REMARQUES.

On aura une bonne quantité d'ofeille tendre & bien verte & dans fa vigueur ,
avant qu'elle ait monté en graine , cueillies en beau temps ; pilez-la ou l'écrafez
dans un mortier de pierre ou de marbre, empliffez en environ la moitié d'une
grande veffie ou cucurbite de cuivre étamée en dedans, verfez deffus beaucoup
de fuc d'ofeille nouvellement tiré par expreffion , enforte qu'il furpaffe la matiére ; adaptez à la cucurbite fon chapiteau ou tête de more auffi étamée en dedans avec fon réfrigérant , placez le vaiffeau fur un feu nud , adaptez-y un récipient , & faites diftiller l'humidité à une chaleur affez forte , enforte que les
gouttes fe fuivent de près. Quand on en aura tiré environ la moitié, on laiffera
refroidir les vaiffeaux , on mettra à la preffe ce qui fera refté dans la cucurbite,
on laiffera repofer le fuc, ou le paffera par un blanchet, on le mettra dans une
terrine, & l'on en fera évaporer fur un feu lent environ les deux tiers de l'humidité ; on transportera enfuite le vaiffeau en un lieu frais , on l'y laiffera quelques jours en repos, & il s'y fera autour des petits cryftaux, qui font le fel *Sel effentiel d'ofeille.*
effentiel ; on les féparera & on les gardera.

Si l'on ne veut point fe donner la peine de préparer le fel effentiel de
l'ofeille, on fe contentera de mettre évaporer le fuc jufqu'en confiftance de miel *Extrait d'ofeille.*
épais, ce fera l'extrait d'ofeille.

Sel fixe
d'ofeille.

Vertus.
& dofe de
l'eau d'o-
feille.

Du fel
effentiel
d'ofeille.

De l'ex-
trait d'o-
feille.

Du fel
fixe d'o-
feille.

On fera fécher le marc qu'on aura tiré de la preffe, on le joindra avec beaucoup d'autre ofeille féche, on brûlera le tout, on en fera calciner les cendres,
puis en ayant fait une leffive, on la filtrera, on fera évaporer l'humidité fur le
feu, il reftera au fond un fel qu'on gardera ; c'eft le fel fixe d'ofeille.

L'eau d'ofeille eft eftimée cordiale, rafraîchiffante, propre pour les fiévres
ardentes & bilieufes : La dofe en eft depuis une once jufqu'à fix.

Le fel effentiel d'ofeille eft incifif, pénétrant, raréfiant, il excite l'appétit, il
eft cordial : La dofe en eft depuis un demi-fcrupule jufqu'à une demi-dragme.

L'extrait d'ofeille a la vertu approchante de celle du fel effentiel ; mais la dofe
en doit être plus grande, elle eft depuis un fcrupule jufqu'à une dragme.

Le fel fixe d'ofeille eft apéritif, pénétrant, propre pour lever les obftructions :
La dofe en eft depuis huit grains jufqu'à demi-dragme.

On pourra de la même maniére diftiller les fels & l'extrait des autres plantes
non odorantes falines, & fi de leur nature elles étoient trop féches pour qu'on
en pût tirer le fuc, il faut les humecter en les pilant avec une forte décoction
de la même plante.

On doit faire diftiller ces eaux affez vîte, afin qu'elles puiffent enlever avec
elles quelque portion du fel effentiel de la plante, car c'eft dans ce fel que confifte toute la vertu des eaux qui n'ont point d'odeur. Par cette raifon, on ne doit
jamais mettre diftiller ces plantes au bain-marie, ni au bain de vapeur, qui ne
pourroient faire élever qu'un phlegme pur.

Mais quelque méthode & précaution qu'on puiffe obferver dans la diftillation
de ces plantes, il arrive toûjours que la plus grande partie de leurs principes
actifs & effentiels demeurent dans le fond de la cucurbite ; c'eft pourquoi je
trouve qu'on feroit mieux de fe fervir du fuc ou d'une forte décoction de la
plante, pendant qu'elle eft dans fa vigueur, que de fon eau diftillée ; mais quand
on n'a plus la plante dans fa force, l'eau diftillée peut être mife en ufage, &
afin de la rendre plus efficace, on y diffoudra, lorfqu'on voudra la faire prendre,
un peu de fon fel effentiel, ou de fon extrait & de fon fel fixe ; par ce moyen on
fuppléera fort bien au défaut de la plante en vigueur.

Il faut expofer ces eaux diftillées pendant quelque temps au Soleil, la bouteille débouchée, afin que leur odeur empireumatique fe diffipe.

<table>
<tr><td>

Eau d'Abfinthe.

♃ Des feuilles d'abfinthe vertes,   ℔ xv.
Hachez les & les pilez dans un mortier, puis
mettez-les dans une cucurbite de cuivre éta-
mé, & enfuite verfez deffus ℔ x. d'une forte
décoction de la même plante. Vous laifferez le
tout en digeftion pendant deux jours ; & après
avoir couvert la cucurbite de fon chapiteau avec
fon réfrigérant, y avoir adapté le récipient &
luté les jointures, vous en ferez une diftilla-
tion f. a

Vous pouvez diftiller de la même maniére les
eaux de méliffe, de menthe, de calament, de
fauge, de marjolaine, de fariette, de fabine,
de romarin, de bafilic, d'hyffope, de marrube,
d'armoife, de cerfeuil, de fcordium, de pouil-
lot, de lavande de perfil, de fenouil, d'ache,
de laurier, de rue, d'origan, de bétoine, de

</td><td>

Aqua Abfinthii.

♃ *foliorum abfinthii virentium,* ℔ **xv.**
*Incidantur & contundantur in morta-
rio, indantur veficæ aneæ & fuperaffun-
dantur decocti fortis ejusdem plantæ ℔ x.
aut q. f. Stent in digeftione per biduum ;
deindè appofito capitello cum refrigera-
torio, adjuncto recipiente & juncturis
claufis fiat diftillatio.*

*Simili ratione diftillantur aqua melif-
fophylli, menthæ, calaminthæ, falviæ,
majoranæ, fatureiæ, fabinæ, rorifmari-
ni, ocimi, hyffopi, marrubii, artemifiæ,
cerefolii, fcordii, pulegii, lavendulæ,
petrofelini, fæniculi, apii, lauri, ru-
tæ, origani, betonicæ, cofti hortenfis,*
                                        coftus

</td></tr>
</table>

coftus cultivé, d'iéble, d'aurone, de chamo-   ebuli, abrotani, chamomilla, meliloti,
mille, de mélilot, de matricaire, de tanaifie,   matricaria, tanaceti, juniperi, serpylli.
de géniévre & de ferpolet.

REMARQUES.

On aura une bonne quantité d'abfinthe vulgaire verte, récemment cueillie ;
pendant qu'elle eft en fa plus grande vigueur, on en prendra les feuilles qu'on
coupera, & qu'on écrafera bien dans un mortier, on en remplira environ la moitié d'une grande cucurbite de cuivre étamée en dedans, & on fera cependant
une forte décoction d'autre abfinthe, on la coulera toute bouillante, & l'on en
verfera fur l'abfinthe pilée ce qu'il en faudra pour la bien humecter, de peur
qu'elle ne s'attache au fond du vaiffeau ; on bouchera exactement la cucurbite,
& on laiffera la matiére en digeftion deux jours, après lefquels on débouchera
le vaiffeau, & on le placera dans un fourneau, on adaptera deffus la tête de more
avec fon réfrigérant, on y joindra un récipient, on lutera les jointures, & à
un feu modéré, l'on fera diftiller environ la moitié de la liqueur ; on laiffera
alors refroidir les vaiffeaux, on les féparera, on exprimera ce qui fera demeuré
dans la cucurbite, & on y mettra diftiller le fuc comme auparavant, jufqu'à
ce qu'il n'en refte que deux ou trois livres, on gardera l'eau diftillée dans des
bouteilles bien bouchées.

Elle eft propre pour incifer & atténuer la pituite, pour fortifier l'eftomac, pour   Vertus.
exciter l'appétit, pour aider à la digeftion, pour provoquer les mois aux femmes, pour abattre les vapeurs, pour tuer les vers : La dofe en eft depuis demi-   Dofe.
once jufqu'à quatre onces.

On peut clarifier la liqueur demeurée au fond de la cucurbite après la diftil-   Extrait
lation, & en faire évaporer l'humidité jufqu'à confiftance de miel, ce fera l'ex-   d'abfinthe.
trait d'abfinthe.

Il eft apéritif & propre pour les maladies hyftériques : La dofe en eft depuis   Vertus.
un fcrupule jufqu'à une dragme, délayé dans fa propre eau ou pris en bols.   Dofe.

On peut auffi faire fécher le marc exprimé & le brûler avec beaucoup d'autre
abfinthe ; on mettra tremper les cendres dans de l'eau chaude pour en faire une
leffive, laquelle étant bien filtrée, on en fera évaporer l'humidité dans une terri-   Sel d'ab-
ne de grès ou dans un vaiffeau de verre au feu de fable, il reftera un fel qu'on   finthe.
gardera dans une bouteille bien bouchée ; c'eft le fel d'abfinthe.

Il eft fort apéritif, propre pour lever les obftructions du foie, de la rate, du   Vertus.
méfentère, de la matrice, pour exciter l'urine, pour la jauniffe, pour l'hydropifie, pour les rétentions des mois : La dofe en eft depuis fix grains jufqu'à demi-   Dofe.
dragme, délayé dans de l'eau d'abfinthe.

Comme l'abfinthe eft peu fucculente, on en fait une décoction au lieu d'en
tirer du fuc pour humecter celle qui eft dans la cucurbite ; on peut auffi employer
pour le même fujet, de l'eau d'abfinthe reftée de l'année précédente.

Si à la place de l'abfinthe verte & tendre, on fait diftiller de l'abfinthe blan-   Huile ou
châtre montée en graine, par un feu du troifiéme dégré, on trouvera fur l'eau   effence
diftillée, un peu d'huile æthérée ; c'eft l'huile ou effence d'abfinthe : on la ra-   d'abfinthe.
maffera avec un peu de coton, & on la mettra dans une petite bouteille à part,
pour la garder.

On peut faire une eau d'abfinthe plus fpiritueufe, que celle que je viens de dé-   Eau d'ab-
crire, en arrofant ou humectant l'abfinthe pilée avec du vin blanc & la mettant   finthe fpi-
diftiller au bain-marie ou au bain de vapeur.   ritueufe.

Par la même méthode on tirera les eaux, les essences, les extraits & les sels de toutes les plantes odorantes.

Eau de Roses.

℞ Des roses blanches ou pâles cueillies dans le bon temps, & mondées de leur pédicule, ou bouton, ℔ xv.

Pilez-les dans un mortier de marbre, & jettez-y peu à peu du suc de roses pâles ou blanches, ℔ xvj.

Laissez-les en macération pendant deux jours dans un vaisseau bien clos, & ensuite distillez le tout au bain-marie ou de vapeur s. a.

Vous pouvez distiller de même les eaux de fleurs de pavot rhœas, de nénuphar, de muguet, de bourrache, de féves, de tilleul, de romarin, de buglose, de violette, de jasmin, d'œillets, de tussilage, de primevère, de fleurs d'orange, de lavande, de thym, de sauge, de pivoine, &c.

Aqua Rosarum.

℞ Rosarum albarum aut pallidarum legitimo tempore collectarum & à parte herbaceâ repurgatarum, ℔ xv.

Terantur in mortario lapideo sensim affundendo succi rosarum pallidarum aut albarum, ℔ xvj.

Macerentur per biduum in vase clauso, deindè distillentur balneo mariæ aut vaporis s. a.

Eodem modo distillentur aquæ florum papaveris rhœados, nymphææ, lilii convallium, borraginis, fabarum, tiliæ arboris, rorismarini, buglossi, violarum, jasmini, tunicæ, tussilaginis, primulæ veris, arantiorum aqua naphæ dicta, lavendulæ, thymi, salviæ, pæoniæ, &c...

REMARQUES.

On aura des roses nouvellement épanouies, pâles ou blanches des plus odorantes, cueillies peu de temps après le lever du Soleil en temps sec, on les mondera de leur pécule, on les écrasera bien dans un mortier de marbre; on les mettra dans une grande cucurbite de cuivre étamée en dedans, on versera dessus du suc d'autres roses semblables nouvellement tiré par expression, pour les bien humecter, ou bien on emploiera, à la place du suc, de l'eau de roses distillée restante de l'année précédente, si l'on en a; on placera le vaisseau au bain-marie ou au bain de vapeur, on le couvrira de son chapiteau garni d'un réfrigérant, on y adaptera un récipient, on lutera exactement les jointures, on laissera la matiére en digestion pendant deux jours, puis on en fera la distillation par un bon feu, ayant soin de changer l'eau du réfrigérant à mesure qu'elle s'échauffera; quand on aura distillé environ les deux tiers de la liqueur, on fera cesser le feu, & ayant séparé les vaisseaux, on mettra la matiére restante à la presse pour en tirer le suc, que l'on remettra distiller comme auparavant; on aura une bonne eau de roses qu'il faudra exposer quelques jours au Soleil dans des bouteilles débouchées, afin d'exciter son odeur, puis on les bouchera, & on les gardera pour s'en servir au besoin.

Vertus.   Elle fortifie la poitrine, le cœur, l'estomac: la dose en est depuis une once
Dose.   jusqu'à six; on s'en sert aussi dans les collyres pour les maladies des yeux & dans les parfums.

Eau de roses rouges.   Si, à la place des roses pâles ou blanches, on employoit des roses rouges pourprées dans cette distillation, l'eau qu'on en tireroit seroit astringente & propre pour arrêter les cours de ventre, pour le crachement de sang, pour les injections détersives, elle seroit même meilleure que la précédente pour les collyres, mais elle n'auroit presque point d'odeur; au reste ce seroit l'eau de roses la plus convenable pour les maladies dans lesquelles on emploie ordinairement ce reméde, & il seroit à souhaiter que le monde qui veut souvent être trompé, ne s'attachât point tant à l'odeur de cette eau pour juger de sa bonté, les Apothicaires la feroient avec les roses rouges, & l'on en recevroit de meilleurs effets ; car j'ai souvent apperçu que l'eau de roses bien odorante, que l'on emploie par-tout comme la meilleure, est laxative, quoiqu'on la donne à dessein de resserrer le ventre : Or il ne faut pas s'étonner de cette qualité, puisque les roses pâles sont purgatives.

On peut de la même maniére tirer les eaux de toutes les fleurs, mais comme un grand nombre d'entr'elles sont trop peu succulentes pour qu'on en puisse tirer le suc, il faut les humecter avant la distillation avec une infusion forte d'autres fleurs semblables, faite tantôt dans de l'eau chaude, tantôt dans du vin blanc, selon la qualité qu'elles ont.

Il faut cueillir les roses nouvellement épanouies en beau temps, avant que le Soleil ait passé dessus, afin de les avoir empreintes de leur meilleure substance, car la pluie & le Soleil pourroient en emporter beaucoup.

Pour tirer facilement le suc des roses, il faut, après les avoir pilées, les laisser fermenter quelques heures à froid, afin que leurs parties visqueuses se raréfient, & soient rendues plus coulantes; ensuite on les mettra à la presse dans un linge. Si on les exprimoit dès qu'elles sont pilées, elles rendroient moins de suc, & le linge creveroit. *(Moyen de tirer facilement le suc de roses.)*

On se sert souvent pour la distillation des roses, d'un rosaire, qui est un vaisseau distillatoire de médiocre grandeur, composé d'un bassin plat de cuivre étamé en dedans & d'une chape d'étain ; on emplit la bassine de feuilles de roses entiéres, & y ayant adapté sa chape & un récipient, on donne un petit feu dessous, pour faire distiller de l'eau de roses ; on léve ensuite la chape, & l'on trouve les roses amassées & applaties en une espéce de gateau qui a pris la figure du bassin, c'est ce qu'on appelle *chapeau de roses*, on le retire du vaisseau tout entier, & on le met sécher au Soleil suffisamment pour le garder : On s'en sert en fomentation bouilli dans du vin pour fortifier. *(Rosaire, vaisseau distillatoire. Chapeau de roses. Vertus.)*

Si en faisant cette distillation, on pousse le feu trop vivement, le gâteau se rôtit & s'attache au fond, ce qui donne à l'eau distillée une odeur brûlée & d'empireume.

On fait encore de l'eau de roses *per descensum*, en la maniére suivante.

Ayez un grand pot de terre dont l'embouchure soit large, couvrez le d'une toile nette & la liez d'une ficelle au tour du rebord, enfoncez le linge avec la main dans le pot pour y faire une cavité, laquelle vous remplirez de feuilles de roses, posez sur ces roses le cul d'un plat ou d'une terrine qu'on aura chauffé, lequel joigne bien avec le haut du pot, mettez dans cette terrine des cendres chaudes & un peu de braise pour échauffer les roses ; la vapeur qui s'en élévera sera précipitée par le cul de la terrine, & elle distillera au fond du pot ; continuez le même dégré de feu, changeant les roses à mesure qu'elles seront séches, jusqu'à ce que vous ayez assez d'eau de roses. *(Distillation de l'eau de roses per descensum.)*

On tire aussi de l'eau des pécules ou boutons de roses en la maniére suivante :

On prend une bonne quantité des pécules & des calyces de roses qui restent après qu'on en a ôté la fleur, on les pile dans un mortier, on les humecte avec une forte décoction d'autres pécules de roses, on laisse le tout macérer un jour ou deux, puis on en fait distiller l'humidité en la maniére accoûtumée. *(Eau de pécules de roses.)*

Cette eau est détersive, astringente, propre pour les maladies des yeux, pour les injections.

On trouvera dans mon *Livre de Chymie*, les descriptions de l'esprit & de l'huile de roses.

B b ij

Eau de Fraises.	Aqua Fragorum.

♃ Des fraises mûres, ce que vous voudrez.

Pilez-les dans un mortier de marbre, & les mettez dans une cucurbite de verre, & les distillez au bain-marie f. a.

Vous distillerez de la même façon les eaux de cerises, de prunes, de sorbes, de néfles, de cornouilles, de mûres, de framboises, de berbéris, de groseilles, de coings, de pêches, d'oranges, de citrons, d'abricots; de baies de sureau, de solanum; de melons, de concombres, de citrouilles, de courges, de figues nouvelles, & d'autres fruits.

♃ *Fragorum maturorum, q. v.*

Contundantur in mortario marmoreo, indantur alembico vitreo, & balneo mariæ distillentur f a.

Simili ratione elicientur sequentes aquæ cerasorum, prunorum, pomorum, sorborum, mespilorum, cornorum, mororum, frambœsiorum, berberis ribesiorum, cydoniorum; malorum persicorum, arantiorum, citrorum, armeniacorum; baccarum sambuci, solani; melonis, cucumeris, citrulli, cucurbitæ, ficuum recentium & fructuum aliorum.

REMARQUES.

On aura quatre ou cinq livres de fraises mûres, on les écrasera bien dans un mortier de marbre, & on les mettra dans une grande cucurbite de verre, qu'on placera au bain-marie, on y adaptera un chapiteau & un récipient, on lutera les jointures, & par un feu assez fort, on fera distiller ce qu'on pourra de l'humidité du fruit, ce sera l'eau de fraises.

Vertus.   Elle est bonne pour fortifier le cœur, le cerveau, pour purifier le sang : La dose
Dose.   en est depuis deux dragmes jusqu'à trois; les Dames s'en servent extérieurement pour se décrasser.

On peut tirer de la même manière les eaux des autres fruits succulents.

On fait de l'eau de fraises par plusieurs autres méthodes : les uns laissent fermenter le fruit écrasé pendant trois ou quatre jours, afin que ses principes s'exaltent avant la distillation, comme je l'ai décrit dans mon *Livre de Chymie*; les autres humectent leurs fraises écrasées avec du vin blanc, pour rendre l'eau plus spiritueuse & plus apéritive; les autres les humectent avec du lait d'ânesse, pour rendre l'eau plus propre à l'embellissement de la peau.

Eau de Noix.	Aqua Nucis Juglandis.

♃ Des chatons ou fleurs de noyers nouvellement cueillies,   ℔ x.

Pilez-les & les faites infuser chaudement pendant vingt-quatre heures dans ℔ xij. de décoction bien exprimée d'autres fleurs de noyers.

Distillez-les ensuite par l'alambic, & cohobez l'eau distillée sur ℔ vj. de noix vertes concassées, & réitérez ensuite la distillation pour la troisième fois, sur la même quantité de noix presques mûres, & vous garderez cette eau ainsi distillée pour l'usage.

♃ *Julorum seu florum nucis juglandis*   ℔ x.

Terantur & infundantur calidè per diem naturalem in decocti colati aliorum, julorum, ℔ xij.

Deindè distillentur per alembicum; aqua distillata cohobetur supra primarum nucum immaturarum contusarum ℔ vj. idque repetatur supra eandem quantitatem nucum ferè maturarum, & servetur aqua.

REMARQUES.

Première   On aura une bonne quantité de chatons ou fleurs de noyers nouvellement cueil-
distilla-   lies, quand elles sont en leur vigueur, on en pilera dix livres dans un mortier,
tion.   & on les mettra dans une grande cucurbite de cuivre. On fera cependant une forte décoction d'autres chatons, on la coulera avec expression, & l'on en versera en-

viron douze livres toutes chaudes dans la cucurbite, ou autant qu'il en faudra pour bien humecter les fleurs pilées : on placera le vaiſſeau ſur un fourneau, on y adaptera ſa tête de more étamée en dedans avec ſon réfrigérant & un récipient ; on laiſſera la matiére en digeſtion pendant vingt-quatre heures, puis ayant mis du feu dans le fourneau, on fera diſtiller environ la moitié de la liqueur, on laiſſera enſuite éteindre le feu, & les vaiſſeaux étant réfroidis & ſéparés, on exprimera ce qui ſera demeuré dans la cucurbite, on remettra le ſuc exprimé ſeul dans l'alambic, & l'on en fera diſtiller environ les trois quarts, on mêlera cette eau avec la premiére.

On amaſſera ſix livres de noix, quand elles ſeront au tiers de leur groſſeur ordinaire, on les écraſera bien dans un mortier, on les mettra dans la veſſie ou grande cucurbite de cuivre, on verſera deſſus toute l'eau diſtillée des fleurs de noix, on laiſſera la matiére en digeſtion vingt-quatre heures, puis on fera la diſtillation comme devant, on gardera cette eau de noix. *Seconde diſtillation.*

On aura ſix livres de noix entiéres, quand elles ſont bonnes à confire, ou même en cerneaux, on les pilera bien dans un mortier, & on les mettra dans la cucurbite de cuivre, on verſera deſſus l'eau de noix diſtillée ; on laiſſera le tout en digeſtion vingt-quatre heures, puis on le fera diſtiller comme auparavant, on aura l'eau des trois noix qu'on expoſera cinq ou ſix jours au Soleil dans des bouteilles débouchées pour en laiſſer diſſiper l'odeur empireumatique, puis on bouchera ces bouteilles. *Troiſiéme diſtillation.* *Eau des trois noix.*

L'eau des trois noix eſt ſudorifique, propre pour les fiévres malignes, pour la peſte, pour la petite vérole, pour la colique venteuſe, pour les vapeurs hyſtériques, pour fortifier l'eſtomac : La doſe en eſt depuis une once juſqu'à ſept. *Vertus.* *Doſe.*

Si après chaque diſtillation on veut ramaſſer la liqueur reſtée dans la cucurbite, la paſſer par un blanchet, & en faire évaporer l'humidité juſqu'à conſiſtance de miel épais, puis mêler ces trois ſucs épaiſſis enſemble, on aura un fort bon extrait de noix, qu'on gardera dans un pot ; il eſt ſudorifique, apéritif, fébrifuge ; il fortifie l'eſtomac, il réſiſte à la malignité des humeurs : La doſe en eſt depuis un ſcrupule juſqu'à une dragme en bols ou délayé dans ſa propre eau. *Extrait de noix.* *Vertus.* *Doſe.*

On peut auſſi mettre ſécher les marcs qui reſtent dans la preſſe, les brûler & en tirer un ſel fixe alkali par une leſſive, en la maniére ordinaire. *Sel fixe alkali de noix.*

Il eſt apéritif & propre pour lever les obſtructions : La doſe en eſt depuis ſix grains juſqu'à un ſcrupule. *Vertus.* *Doſe.*

Les noix ni leurs fleurs n'étant pas trop aqueuſes, il faut les humecter avec quelque liqueur pour empêcher qu'elles ne s'attachent au fond de la cucurbite en diſtillant. On ne peut pas en employer une meilleure & plus convenable que la décoction forte des fleurs de noyer ; on laiſſe les matiéres en digeſtion vingt-quatre heures, afin que leurs principes aient le temps de ſe délayer dans la liqueur ; la cohobation, ou diſtillation deux fois réïtérée, donne à l'eau autant de vertu qu'elle peut avoir, parce qu'elle enléve toûjours à chaque diſtillation quelque peu de ſel eſſentiel ou volatil de la noix ; c'eſt ce qui la rend diaphorétique, mais la plus grande partie de ce ſel de la noix eſt demeurée dans le ſuc qu'on trouve au fond de la cucurbite après la diſtillation, & dont on fait l'extrait. Je trouve donc qu'on augmenteroit conſidérablement la vertu de l'eau des trois noix, ſi avant que de la faire prendre au malade, on y diſſolvoit un peu de cet extrait ; mais on auroit encore une vertu plus complette de la noix, ſi on y ajoûtoit une petite quantité de ſel fixe alkali tiré des marcs, comme il a été dit ; à la vérité la potion en ſera moins claire & moins agréable à boire, mais le goût n'en ſera pas inſupportable :

de plus il y auroit moyen de fauver cette délicateffe de goût, en faifant avaler en bol l'extrait & le fel mêlés enfemble, & donnant à boire par-deffus l'eau diftillée des trois noix.

L'eau de noix diftillée eft fouvent rougeâtre ou bleuâtre, à caufe d'une portion de la teinture de la noix qu'elle a enlevée dans la diftillation.

Eau de Fiente de Vache, appellée ordinairement Eau de Mille-fleurs.

♃ Au mois de Mai de la fiente de vache nouvellement faite, la quantité que vous voudrez.

Mettez-la diftiller au bain-marie f. a. & la gardez dans des bouteilles pour vous en fervir au befoin.

Aqua Stercoris Vaccini, vulgò Aqua Milleflorum dicta.

♃ Stercoris vaccini recentis menfe Maio collecti, q. v.

Diftilletur balneo mariæ f. a. & fervetur aqua.

REMARQUES.

Au mois de Mai, dans le temps que les herbes commencent à avoir de la vigueur, on ramaffera de la fiente de vache nouvellement faite, & en ayant rempli à demi des cucurbites de verre ou de grès; on les placera au bain-marie, on y adaptera des chapiteaux, & par un feu affez fort on fera diftiller une eau claire qu'on appelle *Eau de mille-fleurs*, on la verfera dans des bouteilles de verre qu'on expofera débouchées au Soleil pendant cinq ou fix jours, afin que l'odeur défagréable qu'elle pourroit avoir fe diffipe, puis on bouchera les bouteilles, & on la gardera.

Vertus. Dofe.   Elle eft apéritive & adouciffante : on en fait prendre pour l'hydropifie, pour les rhumatifmes, pour la goutte fciatique : La dofe en eft depuis une once jufqu'à fix. On s'en fert auffi extérieurement pour nettoyer, rafraîchir & adoucir la peau, elle eft réfolutive.

On a entendu, par le nom de *mille-fleurs* qu'on a donné à l'excrément de la vache, un amas d'un grand nombre de fleurs que l'animal avoit broutées en fon chemin.

Autre eau de mille-fleurs de l'urine de vache. Dofe. Vertus.   On a encore donné le nom de *mille-fleurs* à l'urine de vache nouvellement fortie de l'animal, & l'on s'en fert avec fuccès pour plufieurs maladies au Printemps & en Automne. On en boit tous les matins à jeun deux ou trois verres, & l'on continue pendant neuf ou dix jours, on fe promene dans ce temps-là, il eft bon que ce foit à la campagne. Cette urine purge beaucoup les férofités, mais fans tranchées; elle produit de bons effets par les purgations; elle eft propre pour l'afthme, pour l'hydropifie, pour les rhumatifmes, pour la goutte, pour les vapeurs.

On peut voir une petite differtation que j'ai faite à ce fujet dans l'Hiftoire de l'Académie Royale des Sciences de 1707.

Eau de Toutes Fleurs, de Bateus.

Ramaffez au mois de Mai, de la fiente de vache nouvellement faite, ce que vous en voudrez :

Mettez cette matiére en diftillation avec le tiers de fon poids de vin blanc :

Ou bien, ramaffez des limaçons avec leurs

Aqua Omnium Florum, Georgii Batei.

Fit ex ftercore vaccino menfe Maio collecto cum leucæni feu vini albi tertiâ parte deftillato.

Vel ex ftercoris vaccini recentis & limacum cum teftis contufis partibus æqualibus, organis deftillationi idoneis.

coquilles, que vous écraserez dans un mortier, & les mêlerez avec un pareil poids de fiente de vache récente; puis les mettrez dans des vaisseaux propres à distiller.

REMARQUES.

On ramassera au mois de Mai de la fiente de vache nouvellement faite, on la pésera & on la mettra dans une grande cucurbite de verre ou de grès, on y mêlera environ le tiers de son poids, de vin blanc; on placera le vaisseau au bain-marie ou de vapeur, on y adaptera un chapiteau & un récipient, on lutera exactement les jointures, & par un feu assez fort on fera distiller l'humidité de la matiére, ce sera l'*eau de mille-fleurs*.

Ou bien, on ramassera des limaçons avec leurs coquilles, on les écrasera dans un mortier de pierre ou de marbre, on les mêlera avec un pareil poids de bouze de vache récente, & une troisiéme partie de vin blanc; on fera distiller le tout, comme il a été dit, on aura une autre eau de *mille-fleurs*, peu différente de la précédente.

Ces deux sortes d'eaux sont estimées arthritiques, bonnes pour le rhumatisme, pour la goutte sciatique, pour la gravelle, pour la suppression d'urine : La dose en est depuis une once jusqu'à quatre.

On s'en sert aussi pour nettoyer & adoucir la peau, pour les rougeurs, les démangeaisons & les taches du visage, & pour les dartres.

Eau de mille-fleurs.

Eau de mille-fleurs composée.

Vertus.
Dose.

Eau de Frai de Grenouilles.	Aqua sperniolæ, seu spermatis Ranarum.
♃ De nouveau frai de grenouilles, ℔ xx. ou ce que vous voudrez.	♃ *Sperniolæ recentis* ℔ xx. *aut. q. v.*
Distillez-les au bain-marie s. a. & gardez-en l'eau.	*Distillentur balneo mariæ s. a. & servetur aqua.*
Distillez semblablement les eaux de lait, de cerveau humain, de sang, de miel, de manne, de pluie & de rosée.	*Eodem modo distillantur aquæ lactis, sanguinis, cerebri humani, mellis, manna, pluviæ, roris.*

REMARQUES.

On ramassera, au Printemps vers le mois de Mars, la quantité qu'on voudra de frai de grenouilles bien pur, qui soit assez condensé ou épais, & qui ait peu d'odeur, on en fera distiller l'humidité au bain-marie, en la maniére ordinaire, & l'on exposera l'eau distillée au Soleil pendant sept ou huit jours, puis on la bouchera.

Crollius décrit une autre maniére de distiller l'eau de frai de grenouilles sans feu, en la maniére suivante.

On remplira un ou plusieurs sacs de toile, de frai de grenouilles bien conditionné, comme devant, on les suspendra, les attachant à quelque poteau, on les y laissera long-temps, & l'on recevra la liqueur claire qui en découlera jusqu'à ce qu'on en ait assez, on mettra cette liqueur dans des bouteilles de verre, & on l'exposera au Soleil, elle s'y purifiera, & il s'y fera au fond un sédiment mucilagineux, on séparera l'eau claire par inclination, jettant le sédiment, & on la remettra au Soleil, pour la faire encore purifier, on continuera de même jusqu'à ce qu'elle soit claire comme de l'eau commune; alors on la gardera, mais elle ne

Autre distillation de l'eau de frai de grenouilles, sans feu.

se conserve pas si long-temps, que celle qui est distillée par le feu. A la vérité elle doit être meilleure pour le rafraîchissement & l'embellissement de la peau.

Vertus. L'eau de frai de grenouilles est fort rafraîchissante, condensante, propre pour les hémorrhagies, pour calmer la douleur de la goutte, pour les cancers, pour les érésipéles & pour les autres rougeurs de la peau : on l'applique extérieurement avec des linges; on s'en sert aussi pour décrasser le visage, & pour tenir le teint frais.

La vertu adoucissante & rafraîchissante de l'eau de frai de grenouilles consiste principalement en ce qu'elle a enlevé ou retenu un peu de mucilage, quelque distillation ou purification qu'on en ait faite, c'est la cause pourquoi elle se corrompt plus vîte que d'autres eaux distillées.

Eau de Limaçons.

℞ Des limaçons vivants avec leurs coquilles, ℔ iij.

Pilez-les, & les mettez dans une cucurbite de verre, & versez par-dessus ℔ ij. de lait d'anesse nouvellement tiré.

Laissez cela en digestion pendant douze heures, puis distillez-le au bain-marie s. a.

Après cela vous exposerez au Soleil l'eau distillée, & vous la garderez pour l'usage.

Vous distillerez de même les eaux de grenouilles & d'écrevisses.

Aqua Limacum.

℞ *Limacum vivorum cum testis,* ℔ iij.

Contundantur, indantur alembico vitreo, & superaffundantur lactis asinini recentis, ℔ ij.

Stent in digestione per horas duodecim, deindè distillentur balneo mariæ s. a.

Tum aquam distillatam Soli expone, & serva ad usum.

Simili ratione elicientur aquæ ranarum fluviatilium, cancrorum, &c.

REMARQUES.

On aura des limaçons vivants avec leurs coquilles, on les lavera, puis on les écrasera dans un mortier de marbre, on les mettra dans une grande cucurbite de verre qu'on placera au bain-marie, on versera dessus le lait d'ânesse nouvellement tiré, on brouillera bien le tout avec une espatule de bois, & ayant adapté sur la cucurbite son chapiteau avec son récipient, & ayant luté les jointures, on laissera la matiére en digestion pendant douze heures, puis on en fera la distillation : on exposera l'eau distillée pendant plusieurs jour au Soleil dans une bouteille de verre débouchée, puis on la gardera.

Vertus. Elle est humectante, rafraîchissante, propre pour les rougeurs de la peau, on s'en sert pour décrasser le visage, pour adoucir les rugosités du cuir, on l'emploie avec de petits linges fins : on peut aussi en donner intérieurement pour la phthisie, pour les crachements de sang, pour la colique néphrétique, pour les ardeurs d'urine : La dose en est depuis une once jusqu'à six.

La principale qualité de cette eau vient d'une espéce de mucilage qu'elle a pris des limaçons & du lait d'ânesse; elle seroit sujette à se corrompre, si on ne la mettoit quelques jours au Soleil, qui raréfie une partie de ce mucilage, & qui fait dissiper le peu d'odeur empireumatique qu'elle peut avoir acquise.

On peut aussi faire distiller les limaçons écrasés sans addition d'humidité.

Quelques-uns préférent pour cette eau les limaçons rouges ou autres nuds, à ceux qui ont des coquilles, mais les uns ne différent pas beaucoup des autres en vertus.

Eau de Tête de Cerf, de de Schroder.

℞ De jeunes cornes de cerf, ou des rejettons qui rendent encore du sang, coupez-les par tranches, & les distillez au bain-marie, ou seuls, ou avec un peu de vin d'une bonne qualité, jusqu'à ce que toute l'eau ait monté.

On peut distiller de même les eaux d'arriérefaix, de crapauds, de vipères de lésards, &c.

Aqua è Typhis Corvinis, Schroderi.

℞ *Cornua cervi novella, sanguine adhuc succulenta, in frustula concide, distillaque balneo mariæ aut balneo vaporis, vel per se, vel cum pauco vino generoso, donec omnis liquor extillárit.*

Eodem modo distillari possunt aquæ secundinarum, bufonum, viperarum, lacertorum.

REMARQUES.

On aura de jeunes cornes ou des rejettons qui poussent au Printemps à la tête du cerf, on les coupera par tranches minces, & on les mettra dans une cucurbite de verre, on les arrosera d'un peu de vin blanc, on mettra un chapiteau sur la cucurbite, on y adaptera un récipient, on lutera exactement les jointures, & l'on fera distiller l'humidité de la matiére au bain-marie, ou au bain de vapeur, on gardera l'eau distillée dans une bouteille bien bouchée : c'est ce qu'on appelle *eau de tête de cerf.*

Elle est estimée propre pour aider à l'accouchement des femmes, pour résister au venin, pour les fiévres malignes : La dose en est depuis demi-once jusqu'à quatre onces.

On peut de la même maniére faire distiller les animaux entiers ou leurs parties, dont la vertu est de fortifier, de résister au venin, & de chasser les humeurs par transpiration.

L'Auteur donne le choix de faire distiller cette eau sans addition, ou d'y ajoûter un peu de vin, mais l'eau de corne de cerf distillée sans addition, n'est proprement qu'un phlegme qui ne peut pas avoir de vertu, ainsi l'on doit toûjours arroser les cornes coupées d'un peu de vin.

La corne de cerf, qui reste dans la cucurbite après la distillation, a presqu'autant de vertu qu'elle en avoit avant qu'on la mît dans l'alambic : on peut encore en tirer par la cornue, l'esprit, l'huile & le sel volatil, comme j'ai dit dans mon *Livre de Chymie.*

Eau de tête de cerf.
Vertus.
Dose.

Eau de Tête de Cerf, Composée.

℞ Des cornes de cerf jeunes & tendres coupées par tranches,   ℔ j.
Des baies de geniévre & de la cannelle, ãã. ℥ ß.
De la myrrhe, du macis, & de l'écorce extérieure d'oranges amères, ãã.   ℨ iij.
Pilez-les, & les mettez en infusion pendant trois jours dans ℔ j. du meilleur vin blanc, & autant d'eau de mélisse distillée.
Distillez-les ensuite au bain-marie, ou de vapeur, & dissolvez dans chaque livre d'eau distillée
Du sel volatil de corne de cerf bien rectifié,   ℨ j.

Aqua è Typhis Cervinis, Composita.

℞ *Cornuum cervi tenuiorum in frustula concisorum,*   ℔ j.
Baccarum juniperi, cinnamomi, ãã.   ℥ ß.
Myrrhæ, macis, corticis exterioris arantii amari, ãã.   ℨ iij.
Contundantur, misceantur & infundantur per triduum in vini albi generosi & aquæ melissæ destillatæ, ãã.   ℔ j.
Deindè destillentur per balneum mariæ aut vaporis, & in aqua destillata unaquaque librá dissolve
Salis volatilis cornu cervi optimè rectificati,   ℨ j.

Gardez cette eau pour l'usage dans une bouteille bien bouchée.	*Servetur aqua in lagenâ exactè obturatâ ad usum.*

R E M A R Q U E S.

On aura de jeunes cornes de cerf encore tendres, on les coupera par rouelles minces, on les mêlera avec les autres drogues qu'on aura bien concassées, on mettra le mélange dans une cucurbite assez grande, on verse a dessus le vin blanc & l'eau de mélisse ; on couvrira exactement la cucurbite, & on la placera dans un lieu chaud comme en une étuve ou dans du fumier, on y laissera la matiére en digestion trois jours, puis ayant débouché la cucurbite, & adapté dessus un chapiteau avec son récipient, & luté les jointures exactement, on fera la distillation au bain marie ou au bain de vapeur. On dissoudra dans chaque livre de l'eau distillée, une dragme de sel volatil de corne de cerf bien rectifié, & l'on gardera cette eau dans une bouteille bien bouchée.

Vertus.
Dose. Elle est propre pour exciter l'accouchement & la sortie de l'arriére-faix, pour résister à la malignité des humeurs, pour abattre les vapeurs : La dose en est depuis demi-cuillerée jusqu'à quatre cuillerées.

La vertu de la corne de cerf consiste dans son sel volatil, qui ne peut être détaché par des distillations faites au bain-marie ou au bain de vapeurs, si l'on n'a auparavant raréfié les substances de cette corne par quelque préparation. La fermentation, qu'on y a excitée avec les autres drogues, peut avoir volatilisé quelque portion de ce sel qui sera montée avec l'eau dans la distillation ; mais comme il s'y en est mêlé peu, & que la plus grande partie est demeuré attachée dans ce qui est resté au fond de la cucurbite, on supplée à ce défaut en dissolvant une dragme de sel de corne de cerf sur chaque livre de l'eau.

Les ingrédients, qu'on joint à la corne de cerf, augmentent beaucoup la vertu de cette eau, car ils sont remplis de sels & de soufres volatils, pénétrants, très-convenables aux effets qu'on en attend. Ainsi l'eau de tête de cerf composée sera incomparablement plus salutaire que la simple.

Eau Vulnéraire.	Aqua Vulneraria.

♃ Des feuilles & des racines de grande confoude, des feuilles de sauge, d'armoise & de bugle, aã. man. iv.	♃ *Foliorum & radicum consolidæ majoris, foliorum salviæ, artemisiæ, bugulæ, aã.* man. iv.
Des feuilles de bétoine, de sanicle, d'œil de bœuf, de petite consoude, de grande scrophulaire, de plantain, d'aigremoine, de verveine, d'absinthe, de fenouil, aã. man. ij.	*Folior. betonicæ, saniculæ, buphthalmi, symphyti minoris, scrophulariæ majoris, plantaginis, agrimoniæ, verbenæ, absinthii, fœniculi, aã.* man. ij.
De mille pertuis, de l'aristoloche ronde, du téléphium, de la véronique, de la petite centaurée, de millefeuille, du tabac, de la menthe, de l'hyssope, aã. man. j.	*Hyperici, aristolochiæ longæ, telephii, veronicæ, centaurii minoris, millefolii, nicotianæ, menthæ, hyssopi, aã.* man. j.
Pilez toutes ces plantes, mêlez-les, & les laissez pendant trois jours en infusion chaudement dans ℔ xij. de vin blanc.	*Contundantur omnia, misceantur & macerentur per triduum in loco calido cum vini albi,* ℔ xij.
Distillez-les ensuite au bain-marie ou de vapeur, & gardez l'eau pour l'usage.	*Deinde distillentur balneo mariæ aut vaporis, & servetur aqua.*

REMARQUES.

Après avoir amaſſé les herbes le plus en vigueur qu'il ſe pourra, on les mondera, on les hachera & on les pilera bien dans un mortier, on les mettra dans un vaiſſeau d'étroite embouchure, on verſera deſſus le vin blanc, on brouillera bien le tout, on bouchera le vaiſſeau & on le mettra dans le fumier de cheval ou dans un autre lieu chaud, pour y laiſſer la matiére en digeſtion pendant trois jours; enſuite on la fera diſtiller au le bain-marie ou de vapeur; & quand on aura tiré environ la moitié de l'humidité, on laiſſera refroidir les vaiſſeaux, on les ſéparera & l'on mettra à la preſſe ce qui ſera demeuré dans la cucurbite, on remettra diſtiller le ſuc exprimé comme devant; & ayant mêlé la première & la ſeconde eau enſemble, on les gardera dans une bouteille bien bouchée pour s'en ſervir au beſoin, c'eſt ce qu'on appelle *eau d'arquebuſade*, à cauſe qu'elle a été employée pour les plaies d'arquebuſe.

Elle eſt bonne pour les contuſions, pour les diſlocations, pour réſoudre les tumeurs, pour nettoyer les plaies & les ulcères, pour fortifier, pour réſiſter à la gangrène appliquée extérieurement.

Si l'on met ſécher & brûler le marc des herbes, qu'on en faſſe tremper les cendres dans de l'eau, pour en faire une leſſive, qu'on filtre cette leſſive, & qu'après en avoir tiré le ſel par évaporation, on le diſſolve dans l'eau diſtillée, elle en ſera plus déterſive & plus réſolutive.

Eau d'Arquebuſade.

Vertus.

Sel des plantes ajoûté dans l'eau diſtillée augmente ſa vertu.

Eau de la Reine d'Hongrie, ou *Eſprit-de-vin Anthoſat.*	Aqua Reginæ Hungariæ, ſeu Spiritus Vini Anthoſatus.
Rempliſſez la moitié d'une cucurbite de verre de fleurs de romarin nouvelles.	*Impleatur pars media cucurbitæ vitreæ floribus roriſmarini recentibus quibus, addatur ſpiritûs vini q. ſ. ita ut ſupermineat duobus digitis.*
Verſez par-deſſus du meilleur eſprit de vin autant qu'il en faudra pour qu'il ſurnage de deux doigts au-deſſus des fleurs.	
Laiſſez cela en infuſion pendant trois jours, après avoir luté les jointures, puis diſtillez cette matiére au feu de ſable ſ. a.	*Junéturis clauſis, macerentur per tres dies, deindè diſtillentur igne arenæ ſ. a.*

REMARQUES.

On aura des fleurs de romarin nouvellement cueillies en leur vigueur, on en remplira la moitié d'une cucurbite de verre, on verſera deſſus de l'eſprit-de-vin juſqu'à ce qu'il ſurpaſſe de deux doigts les fleurs, on couvrira la cucurbite de ſon chapiteau, & on laiſſera la matiére en digeſtion pendant trois jours; enſuite y ayant adapté un récipient & luté exaétement les jointures, on fera la diſtillation au feu de ſable, & l'on gardera l'eau diſtillée dans une bouteille bien bouchée, pour s'en ſervir au beſoin.

Elle eſt bonne pour la paralyſie, pour l'apoplexie, pour la léthargie, pour les maladies hyſtériques, pour les palpitations, pour les maux de cœur & d'eſtomac: La doſe en eſt depuis une dragme juſqu'à trois, on s'en ſert auſſi extérieurement pour le mal de dents, pour la brûlure, pour les humeurs froides, pour les contuſions, pour décraſſer la peau, pour fortifier & raffermir les membres débilités, pour les vapeurs, étant miſe au nez, aux tempes, aux poignets, pour la gangrène.

Vertus. Doſe.

Cc ij

Quelques-uns mêlent avec les fleurs, des feuilles de romarin pilées ou écrasées, pour rendre l'eau plus forte : il ne faut pas pousser le feu trop fort dans
cette distillation, de peur que l'eau qui est tout esprit, ne sorte par les jointures, ou que les fleurs ne s'attachant au fond de la cucurbite, ne donnent à l'eau
une odeur d'empireume. On pourroit faire la distillation au bain-marie ou au
bain de vapeur, & alors on n'auroit pas lieu de craindre ces accidents ; mais
il est meilleur de se servir du feu de sable, qui étant plus fort que celui de ces
bains, éléve mieux les parties essentielles de la fleur de romarin ; quand on
aura fait distiller environ les deux tiers de la liqueur, il sera à propos de faire
cesser le feu, de laisser refroidir les vaisseaux, de les séparer, de mettre à la
presse ce qui sera demeuré dans la cucurbite pour en tirer la liqueur qu'on remettra distiller seule comme auparavant ; cette derniére eau, contenant les parties les plus phlegmatiques, n'aura pas tant de force que la premiére, mais
elle ne laissera pas d'avoir beaucoup de vertu.

Si l'on veut rendre l'eau de la Reine d'Hongrie plus empreinte de la vertu
du romarin, qu'elle n'est d'ordinaire, il faut y mêler sur chaque livre, une dragme de bonne essence ou huile de romarin qu'on tire par la distillation des
feuilles de romarin, comme celle d'absinthe, ou comme celle des baies de geniévre dont il sera parlé ci-après.

Huile ou essence de romarin.

<table>
<tr><td>

Eau de la Reine d'Hongrie,
Composée.

℞ Des fleurs de romarin, nouvellement cueil-
lies,   ℔ j. ß.
Des sommités de romarin, de thym, de sa-
riette, de lavande, de costus cultivé, de pe-
tite sauge & de marjolaine, aā.   ℥ ij.
Pilez le tout ensemble, & le mettez dans une
cucurbite de verre, & ajoûtez-y du sel ammo-
niac & du sel de tartre pulverisés séparément,
aā.   ℥ ß.
Mélez-les exactement & versez par dessus
℔ iv. d'esprit de vin.
Couvrez alors la cucurbite de son chapiteau,
adaptez-y son récipient, lutez bien les jointu-
res, & après avoir laissé tout cela en macéra-
tion pendant trois jours, distillez-le au feu de
sable comme dans l'opération précédente.

</td><td>

Aqua Reginæ Hungariæ,
Composita.

℞ *Florum rorifmarini recentium,*
         ℔ j. ß.
Summitatum rorifmarini, thymi, fa-
tureiæ, lavendulæ, cofti hortenfis, falviæ
minoris, majoranæ, aā.   ℥ ij.
Contundantur omnia fimul, indantur
cucurbitæ vitreæ, & adde falis armoniaci
& tartari feparatim pulverati, aā.   ℥ ß.

Mifce exactè & fuperaffunde fpiritûs
vini, ℔ iv.
Tunc appofito capitello cum recipiente
& junéturis lutatis, fiat maceratio per
triduum, & deftillatio igne arenæ ficut in
operatione præcedenti.

</td></tr>
</table>

REMARQUES.

On aura les fleurs & les herbes le plus en vigueur qu'il sera possible : on les
écrasera dans un mortier, & on les mettra dans une grande cucurbite de verre, on y mêlera séparément les sels de tartre & ammoniac, après les avoir bien
pulvérisés, puis on y versera aussi-tôt l'esprit de vin, ou brouillera le tout avec
une espatule de bois & l'on adaptera promptement sur la cucurbite son chapiteau & son récipient, on lutera exactement les jointures : on laissera ainsi la
matiére en digestion pendant trois jours, & ensuite l'on en fera la distillation
par le feu de sable, comme en l'opération precédente : on aura une eau ou
plûtôt un esprit très-subtil, pénétrant & aromatique, qu'il faudra garder dans
une bouteille bien bouchée.

Il eſt excellent pour toutes les maladies, où l'on a beſoin de raréfier, de pénétrer & d'exciter le mouvement des eſprits, comme dans l'apoplexie, la paralyſie, la léthargie; il a les mêmes vertus que l'eau de la Reine d'Hongrie ordinaire, mais il eſt plus ſubtil & plus aromatique, tant à cauſe des herbes odorantes qui y entrent, qu'à cauſe du ſel volatil ammoniac, qui ayant été détaché par le ſel du tartre, s'eſt élevé & diſſout dans la diſtillation : La doſe en eſt depuis une dragme juſqu'à deux. **Vertus.** **Doſe.**

On ne doit jamais pulvériſer enſemble les ſels de tartre & ammoniac, à cauſe que leur jonction fait détacher & échapper beaucoup des ſels volatils dont on a le plus de beſoin, mais il faut les réduire en poudre ſéparément, puis les mêler avec les herbes, alors le détachement de ces ſels volatils ſe faiſant, ils ne ſe perdront point, car ils ſeront accrochés & aglutinés par l'humidité des herbes & par l'eſprit de vin qu'on verſe incontinent après ſur la matiére; il eſt néceſſaire de couvrir le vaiſſeau, dès que le mélange eſt fait, afin que rien ne s'évapore.

Si l'on diſſout trois dragmes de camphre ſur chaque livre de cette eau diſtillée, on aura l'eau de la Reine d'Hongrie compoſée camphrée, qui ſera encore meilleure que l'autre pour les vapeurs, & pour réſiſter à la gangrène. **Eau de la Reine d'Hongrie compoſée camphrée.**

Eau de Méliſſe Magiſtrale. — Aqua Meliſſæ Magiſtralis.

℞ Des feuilles de méliſſe nouvelles, m. vj.
De l'écorce extérieure ſéche de citron, de la noix muſcade, & de la coriandre, aā. ℥ j.
Des girofles & de la cannelle, aā. ℥ ß.
Pilez ces drogues & laiſſez-les en infuſion pendant trois jours dans ℔ ij. de vin blanc, & ℔ ß. d'eau de vie. Après cela diſtillez-les au feu de ſable modéré, ou au bain-marie.

℞ Foliorum meliſſæ recentium, m. vj.
Corticis exterioris citri ſicci, nucis moſchatæ, coriandri, aā. ℥ j.
Caryophyllorum, cinnamomi, aā. ℥ ß.
Omnia contuſa infundantur ſimul per triduum in vini albi ℔ ij. & aquæ v. a ℔ ß. Poſteà diſtillentur igne arenæ moderato aut balneo mariæ.

REMARQUES.

On aura de la méliſſe nouvellement cueillie en ſa vigueur, on la pilera dans un mortier, & on la mêlera avec les autres drogues bien concaſſées, on mettra le tout dans une cucurbite de verre, on verſera deſſus le vin blanc & l'eau-de-vie; on adaptera le chapiteau & le récipient, on lutera les jointures, & on laiſſera digérer la matiére pendant trois jours, enſuite l'on fera diſtiller la liqueur ſur un feu de ſable modéré au bain-marie; on gardera l'eau diſtillée pour s'en ſervir au beſoin.

Elle eſt propre pour l'apoplexie, pour la paralyſie, pour la léthargie, pour l'épilepſie, pour les palpitations, pour les vapeurs hyſtériques, elle fortifie le cerveau, le cœur & l'eſtomac : La doſe en eſt depuis deux dragmes juſqu'à une once. **Vertus.** **Doſe.**

Cette eau a été miſe en uſage à Paris depuis quelques années.

Eau de Cannelle. — Aqua Cinnamomi.

℞ De la meilleure cannelle groſſiérement concaſſée, ℔ ß.
Du meilleur vin blanc, ℔ iij.
Laiſſez cela en infuſion pendant deux jours, puis diſtillez-le ſelon l'art.

℞ Cinnamomi optimi craſſiuſculè triti, ℔ ß.
Vini albi generoſi, ℔ iij.
Infunde per biduum & diſtilla ſ. a.

On peut diftiller de même l'eau de femence d'anis.

Simili ratione elicietur aqua feminis anifi.

REMARQUES.

On choifira de la cannelle bonne & bien piquante; on la concaffera & on la mettra dans une cucurbite de verre ou de grès, on verfera deffus le vin blanc, on adaptera un chapiteau à la cucurbite avec fon récipient, on lutera exactement les jointures avec de la veffie mouillée, on laiffera la matiére en digeftion pendant deux jours; on placera enfuite la cucurbite au bain-marie, & l'on fera diftiller toute l'humidité : on aura une eau blanchâtre qu'on gardera dans une bouteille bien bouchée.

Vertus.
Dofe.

Elle eft propre pour fortifier le cœur, l'eftomac & le cerveau; elle chaffe & diffipe les vents, elle aide à la digeftion, elle excite les mois aux femmes, elle provoque l'accouchement, elle pouffe l'arriére-faix : La dofe en eft depuis une dragme jufqu'à une once.

La vertu de la cannelle confifte dans un fouffre falin volatil, c'eft pourquoi le vin blanc qui contient les mêmes principes, eft un diffolvant très-convenable pour en extraire la vertu. La premiére eau qui diftille eft claire, parce qu'elle contient l'efprit de vin qui a diffout exactement ce qu'il a enlevé avec lui de l'effence de la cannelle, mais l'eau qui coule enfuite, blanchit tout ce qui fe trouve dans le récipient, parce qu'elle s'eft chargée de l'effence de la cannelle qu'elle n'a raréfiée ou diffoute qu'à demi : auffi voit-on que, quand on garde l'eau de cannelle long-temps, il fe précipite au fond de la bouteille, quelques gouttelettes d'effence, & l'eau devient claire, mais elle n'eft pas fi bonne. On peut fe fervir auffi du feu de fable, pour la diftillation de l'eau de cannelle, mais il faut prendre garde que fur la fin, la cannelle ne s'attache au fond du vaiffeau, ce qui communiqueroit à l'eau une odeur d'empireume ou de brûlé.

Le marc de la cannelle qui refte au fond de la cucurbite après la diftillation, n'a rien de bon en foi, parce qu'il eft privé de tout ce qu'il avoit de volatil & d'effentiel, on le rejette comme inutile.

Eau Cardiaque de Cannelle, de George Bateus.

Aqua Cinnamomi Cardiaca, Georgii Batei.

℞ Du fuc dépuré de bourrache avec la réfidence,   ℔ xij.
Des fleurs de girofles à fimples fleurs,   m. iv.

Des fleurs de bourrache,   m. ij.
Du fafran,   Ʒ j.
De la meilleure cannelle,   ℥ ix.
Ces drogues étant mêlées, faites les digérer & diftiller au bain-marie f. a.

℞ *Succi borraginis refidentiâ depurati,*   ℔ xij.
Florum caryophyllorum fimplici flore,   man. iv.

Florum borraginis,   man. ij.
Croci,   Ʒ j.
Cinnamomi optimi,   ℥ ix.
Mifceantur, digerantur & diftillentur balneo mariæ f. a.

REMARQUES.

On tirera par expreffion du fuc de bourrache, quand la plante fera dans fa vigueur, on le laiffera repofer dans des bouteilles jufqu'à ce qu'il foit clair, on le filtrera & l'on y mettra infufer chaudement pendant trois jours dans une grande cucurbite de terre ou de verre bien bouchée, la cannelle, les fleurs récemment cueillies & le fafran, puis y ayant adapté un chapiteau & un récipient, & ayant

Vertus,
Dose.

luté exactement les jointures, on fera distiller la liqueur au bain-marie, on aura
une eau odorante qu'on gardera dans une bouteille bien bouchée.

Elle est bonne pour les foiblesses & palpitations de cœur, pour la colique venteuse : La dose en est depuis demi-once jusqu'à deux onces.

Le suc de bourrache, si bien dépuré qu'il soit, retient toujours un goût fade
& désagréable, il me semble qu'il ne convient pas trop bien à l'eau de cannelle
qui donne ordinairement l'idée d'une eau fort agréable au goût ; j'aimerois
donc mieux me servir en cette occasion de l'eau de bourrache distillée au bain
marie : il est vrai que la vertu de l'eau de bourrache distillée n'égale pas tout-
à-fait celle du suc, mais il me paroît que la qualité de la bourrache n'est pas
celle qui doit dominer le plus dans cette préparation ; les fleurs de cette plante
qui y entrent lui en communiquent assez.

<table>
<tr><td>Eau de Cannelle avec l'Orge,
de George Bateus.</td><td>Aqua Cinnamomi Hordeata,
Georgii Batei.</td></tr>
</table>

℞ De l'eau d'orge,   ℔ viij.
De la cannelle choisie ou la meilleure qu'il se
pourra,   ℔ j.
Faites-la macérer & distiller au bain marie
s. a.

℞ *Aqua hordei,*   ℔ viij.
Cinnamomi optimi,   ℔ j.

Macera ac distilla s. a. in b. m.

R E M A R Q U E S.

On fera bouillir de l'orge bien nette dans de l'eau pour en faire une décoction, on la coulera, & l'on y mettra infuser chaudement la cannelle concassée pendant trois jours, on mettra ensuite le tout dans une cucurbite de verre ou
de grès, & l'on en fera la distillation au bain-marie en la maniére ordinaire,
on aura de l'eau de cannelle orgée qu'il faudra garder dans une bouteille bien
bouchée.

Vertus.

On l'estime pour l'asthme étant mêlée avec un poids égal d'oxymel scillitic
& prise à la cuillère.

Je ne reconnois pas une grande vertu à l'eau d'orge qu'on fait entrer dans cette
préparation, & je tiens la description de l'eau de cannelle orgée assez inutile, on
pourroit se servir en sa place des autres eaux de cannelle, mais quelques Médecins l'ont mise en usage dans la pratique. L'occasion en est peut-être venue de
ce que, quand on tire l'eau de cannelle ordinaire qui se fait avec le vin, comme je l'ai décrite, la partie la plus phlegmatique qui distille la derniére & qui
est la plus foible, a une couleur blanchâtre comme si l'on y avoit mêlé de la dissolution d'orge mondée. Cette couleur procède d'une portion de l'huile de cannelle qui n'étant, plus dissoute exactement par la partie spiritueuse de l'eau, comme elle étoit au commencement de la distillation, se condense en quelque façon & nage dans l'eau ; aussi cette derniére eau de cannelle est-elle foible, &
elle convient assez à l'intention qu'ont ceux qui mettent en usage l'eau de cannelle orgée.

<table>
<tr><td>Autre Eau de Cannelle
Orgée.</td><td>Aqua altera Cinnamomi
Hordeata.</td></tr>
</table>

℞ De la décoction d'orge,   ℔ iv.
De la meilleure cannelle grossiérement pilée,
                                              ℥ vj.

℞ *Decoctionis hordei,*   ℔ iv.
Cinnamomi optimi crassiusculè triti,
                                              ℥ vj.

Faites infuser pendant vingt - quatre heures dans un lieu chaud , & diftillez f. a. jufqu'à ce que les gouttes paroiffent infipides.

Infunde per viginti quatuor horas in loco calido , & diftilla f. a. ufque ac guttæ infipidæ appareant.

REMARQUES.

On choifira de la meilleure cannelle , on la concaffera , & on la mettra dans une cucurbite de verre , enfuite on fera une décoction d'orge qu'on laiffera bouillir jufqu'à ce que l'orge foit crevée , on prendra quatre livres de la décoction que l'on verfera fur la cannelle concaffée , on laiffera infufer la matiére fur les cendres chaudes pendant vingt-quatre heures , on adaptera un chapiteau à la cucurbite , & après avoir luté les jointures , on fera diftiller l'humidité au bain-marie jufqu'à ce que les gouttes viennent infipides.

Vertus.   Elle a les mêmes vertus que les précédentes , mais celle-ci devient en ufage , parce qu'elle eft moins compofée.

Eau Thériacale.   Aqua Theriacalis.

♃ Des racines de gentiane , d'angélique , d'impératoire , de valériane , & de contrayerva , aã.   ℥ ij.
Des écorces de citron & d'oranges ; du girofle , de la cannelle , des baies de geniévre , aã.   ℥ j.
Des fommités de fcordium , de rue , de millepertuis , aã.   m. j.
Mettez toutes ces drogues en infufion pendant trois jours à la chaleur du bain-marie dans une pinte d'efprit de vin , autant d'eau de chardon bénit , & autant d'eau de noix.
Ajoûtez - y enfuite de la vieille thériaque , ℥ iv. & laiffez enfuite le tout en macération pendant 24. heures , & enfin diftillez-le à un feu modéré.

♃ *Radicum gentianæ , angelicæ , imperatoriæ , valerianæ , contrayervæ , aã.*   ℥ ij.
Corticum citri & arantiorum , caryophyllorum , cinnamomi , baccarum juniperi , aã.   ℥ j.
Summitatum fcordii , rutæ , hyperici , aã.   man. j.
Infunde per triduum ad calorem balnei mariæ in fpiritûs vini , aquarum cardui benedicti & nucum , aã.   ℔ ij.

Deindè additis theriacæ veteris ℥ iv. macerentur denuò per horas 24. tandemque fiat diftillatio igne lento f. a.

REMARQUES.

On concaffera bien les racines, les écorces, les baies, les girofles ; on incifera menu les fommités, on mettra le tout enfemble dans une grande cucurbite de verre , on verfera deffus l'efprit de vin & les eaux diftillées ; on couvrira bien la cucurbite , & on la placera dans de l'eau un peu chaude , ou à une autre petite chaleur , pour y laiffer la matiére en digeftion pendant trois jours ; on découvrira enfuite le vaiffeau & l'on y diffoudra la thériaque , on le couvrira , & on le remettra encore en digeftion pendant vingt-quatre heures : enfin on adaptera un chapiteau à la cucurbite avec un récipient, on lutera exactement les jointures , & l'on fera diftiller la liqueur au bain marie, on aura l'eau thériacale qu'on gardera dans une bouteille bien bouchée.

Vertus.   Elle eft propre pour fortifier les parties nobles, pour réfifter au mauvais air , pour réveiller les efprits , pour chaffer par tranfpiration les mauvaifes humeurs ; on s'en fert dans l'apoplexie , dans la paralyfie , dans la léthargie , dans l'épilepfie.

Dofe.   La dofe en eft depuis une dragme jufqu'à fix.

Comme tous les ingrédients , qui entrent dans la compofition de l'eau thériacale , font remplis de parties fulfureufes & volatiles, l'efprit de vin qui eft fulfureux

fureux, eſt un diſſolvant fort convenable pour les détacher & pour les exalter. Les eaux diſtillées de noix & de chardon-bénit ſont cordiales & ſudorifiques, elles ont été mêlées avec l'eſprit de vin pour en tempérer la force.

Ceux qui voudront rendre l'eau thériacale plus forte, pourront diſſoudre dans chaque once, quinze grains de ſel volatil huileux, décrit dans mon *Traité de Chymie*.

En cas qu'on n'eût point d'eau thériacale, dans le beſoin, on peut ſuppléer au défaut, en diſſolvant une dragme de thériaque dans trois onces d'eau-de-vie.

On peut encore tirer la teinture de quatre ou cinq onces de thériaque, les mettant tremper pendant quelques jours dans douze ou quinze onces d'eſprit de vin, puis on filtrera la liqueur. La doſe de cette teinture ſera depuis une ſcrupule juſqu'à deux dragmes, on pourroit y ajoûter ſur chaque livre, une once de teinture de myrrhe, demi-once de teinture de ſafran & une dragme de camphre, elle en ſeroit plus hyſtérique.

Eau ou *Eſprit Thériacal Camphré, de Crollius.*

 ℞ De la thériaque d'Andromaque, ℥ v.
De la myrrhe choiſie, ℥ ij. ß.
Du ſafran oriental, ℥ ß.
Du camphre, ℥ ij.
Verſez ſur le tout, de l'eſprit de vin rectifié, ℥ x.

Après avoir exactement luté la cucurbite avec ſon alambic, laiſſez tout cela en infuſion dans un lieu chaud pendant 24. jours. Après quoi diſtillez-les au bain marie, & vous en tirerez un eſprit fort vif que vous rejetterez ſur les féces contenues dans la cucurbite, & vous le diſtillerez de nouveau & réïtérerez ainſi la diſtillation juſqu'à trois fois.

Aqua ſeu Spiritus Theriacalis Camphoratus, Crollii.

 ℞ *Theriacæ Andromachi*, ℥ v.
Myrrhæ electæ, ℥ ij. ß.
Croci orientalis, ℥ ß.
Camphoræ, ℥ ij.
Mixtis ſuperaffunde ſpiritûs vini rectificati, ℥ x.
Stet in loco tepido cucurbita, impoſito alembico, bené clauſa per 24. dies. Hinc diſtilla in balneo mariæ, ſic ſpiritus prodit elegans quem reaffunde materiæ, in cucurbitâ digere, atque denuò diſtilla, idque vice tertiâ.

R E M A R Q U E S.

On pulvériſera groſſiérement la myrrhe, on la mettra avec le ſafran dans une cucurbite de verre, on diſſoudra le camphre & la thériaque dans l'eſprit de vin, on verſera la diſſolution dans la cucurbite, on la couvrira exactement, & on la placera en un lieu chaud, on y laiſſera la matiére en digeſtion pendant quatre jours, enſuite l'on adaptera un chapiteau & un récipient à la cucurbite, on lutera exactement les jointures, & l'on fera diſtiller la liqueur au bain marie, on reverſera l'eſprit diſtillé ſur les féces dans la cucurbite, & après vingt-quatre heures de digeſtion, on le fera diſtiller comme auparavant : on réïtérera la même diſtillation ou cohobation une troiſiéme fois, & l'on gardera l'eau ou l'eſprit diſtillé dans une bouteille bien bouchée.

Il excite la ſueur, il abat les vapeurs, il réſiſte au venin & à la malignité des humeurs, on l'emploie dans les temps de peſte. La doſe en eſt depuis une dragme juſqu'à deux.

L'Auteur demande une longue digeſtion des matiéres & pluſieurs cohobations pour exalter & pour ſéparer mieux toutes leurs ſubſtances volatiles dans la diſtillation, mais il y a à craindre que dans ces cohobations réïtérées le plus ſubtil de ces ſubſtances ne ſe diſſipe ou par les pores du verre, ou par les jointures, ſi bien

Tome II.   D d

lutées qu'elles foient. Je ferois donc d'avis qu'on fe contentât d'une feule diftillation, après une digeftion de vingt-quatre jours, un fi long efpace de temps auroit
été fuffifant pour faciliter le diffolvant à diffoudre & à exalter tous les principes
des ingrediens, qui entrent dans cette compofition, & d'autant plus que ces
principes font prefque tous fulfureux & volatils.

Eau de Trois Ingrédients.		Aqua vel Mixtura de Tribus.	
♃ De l'eau thériacale camphrée,	℥ v.	♃ *Aquæ theriacalis camphoratæ*,	℥ v.
De l'efprit de tartre rectifié,	℥ iij.	*Spiritûs tartari rectificati*,	℥ iij.
De vitriol,	℥ j.	*Vitriolati*,	℥ j.
Gardez ce mélange pour l'ufage.		*Mifce, & ferva ad ufum.*	

R E M A R Q U E S.

On prendra des efprits de tartre & de vitriol préparés & rectifiés fuivant es
defcriptions que j'ai données dans mon *Traité de Chymie*, on les mêlera avec l'eau
thériacale compofée, & l'on gardera le mélange dans une bouteille bien bouchée.

Vertus.
Dofe.　Cette eau eft bonne pour réfifter à la malignité des humeurs. La dofe en eft
depuis demi-dragme jufqu'à une dragme.

Eau Impériale.		Aqua Imperialis.	
♃ De la cannelle,	℥ iv.	♃ *Cinnamomi*,	℥ iv.
De la noix mufcade & de l'écorce de citron, aã.	℥ ij.	*Nucis mofchatæ, corticis citri*, aã.	℥ ij.
Du girofle, du *calamus aromaticus*, du fantal citrin, & de la racine de pivoine, aã.	℥ j.	*Caryophyllorum, calami aromatici, fantali citrini, radicis pæoniæ*, aã.	℥ j.
Des feuilles de laurier; des fommités d'hyffope, de marjolaine, de thym, de fariette; des fleurs de fauge, de romarin, & de lavande, aã. man. j.		*Foliorum lauri; fummitatum hyffopi, majoranæ, thymi, facureiæ; florum falviæ, rorifmarini, lavendulæ*, aã. man. j.	
Pilez ce qu'il faudra piler, puis mettez le tout en infufion pendant 24. heures, dans ℔ iv. de vin blanc, autant d'eau de méliffe, & ℔ ß. de fleurs d'oranges.		*Contundenda contundantur, omniaque fimul macerentur horis 24. in vini albi, & aquæ meliffæ*, aã. ℔ iv. *& florum arantiorum*, ℔ ß.	
Après cela diftillez le tout, & gardez l'eau pour l'ufage.		*Deindè deftillentur, & fervetur aqua.*	

R E M A R Q U E S.

On concaffera toutes les drogues, on les mettra dans une grande cucurbite de
verre ou de grès, on verfera deffus, le vin & les eaux diftillées de méliffe & de
fleurs d'oranges, on couvrira la cucurbite de fon chapiteau, on y adaptera un récipient, on lutera exactement les jointures, & après vingt-quatre heures de
digeftion, on fera diftiller la liqueur au bain-marie, on aura *l'eau Impériale.*

Vertus.
Dofe.　Elle eft bonne pour les maladies du cerveau, de l'eftomac & de la matrice; on
s'en fert pour exciter les mois aux femmes & pour faciliter l'accouchement : La
dofe en eft depuis deux dragmes jufqu'à une once.

Il y a apparence que le nom de cette eau vient de ce qu'elle a été inventée pour
quelque Empereur, mais c'eft ce qui n'eft pas néceffaire de fçavoir au jufte; on en
voit dans les Difpenfaires plufieurs defcriptions un peu différentes les unes des
autres; j'ai préféré celle-ci, parce qu'elle m'a paru la meilleure, je l'ai tirée de la
Pharmacopée Royale.

On concaſſe les drogues, & on les laiſſe infuſer vingt-quatre heures dans la liqueur, afin de donner le temps à la fermentation d'en détacher les principes actifs, que la diſtillation fait élever enſuite; ſi on les laiſſoit tremper trois jours, l'eau n'en vaudroit que mieux. Le vin blanc rempli de parties ſalines & ſulfureuſes, eſt très propre pour exciter la fermentation, & pour pénétrer les mixtes dans leurs parties les plus cachées. Les eaux de méliſſe & de fleurs d'oranges ſont hyſtériques & convenables à la vertu de ce reméde; mais on rendroit l'eau Impériale plus forte & plus active, ſi l'on ſe contentoit du vin blanc pour toute liqueur; car outre que le vin ſeul tireroit mieux la vertu des ingrédiens, ſon eſprit donneroit un grand véhicule à l'eau diſtillée, mais il faudroit y employer huit livres & demie de vin blanc, au lieu de quatre livres qui ſont demandées.

Si l'on veut rendre l'eau Impériale plus forte & plus efficace, on y ajoûtera ſur chaque livre, une once de teinture de ſel de tartre décrite dans mon *Livre de Chymie*.

Eau-de-vie de Mathiole, *compoſée*, ou *Eau Céleſte*.

♃ De la cannelle, ℥ j.
De tous les ſantaux, aā. ʒ vj.
De gingembre & de la zédoaire, aā. ℥ ß.
Des deux cardamomes, de la ſemence de nielle Romaine, de l'écorce de citron ſéche; des poudres des eſpéces de *diambra*, d'aromatique roſat, de *diamoſchi dulcis*, de *diamargariti frigidi*, *diarrhodon Abbatis*, & de *gemmis*, aā. ʒ iij.
Du girofle, du galanga, & de la noix muſcade, aā. ʒ ij. ß.
Des ſemences d'anis, de fenouil, de panais ſauvage, de baſilic; des racines d'angélique. de benoite, de régliſſe, de *calamus aromaticus*, de petite valériane; des feuilles de ſclarée ou toute-bonne, de thym, de calament, de pouillot, de menthe, de ſerpolet, de marjolaine, ʒ ij.
Des fleurs de roſes rouges, de ſauge, de romarin, de bétoine, de ſtœchas, de bugloſe & de bourrache, aā. ʒ j. ß.
Pilez les drogues qu'il faut piler, & mettezles en en infuſion pendant quinze jours dans ℔ xij. de la meilleure eau-de-vie.

Après cela diſtillez le tout ſ. a. & infuſez dans l'eau diſtillée
Du ſantal citrin, ʒ ij.
De l'ambre gris & du muſc enfermés dans un nouet, aā. Э ß.
Ajoûtez-y enſuite du julep roſat, ℔ j.
Mêlez le tout & le laiſſez en macération pendant quinze jours; puis coulez la liqueur, & la gardez pour l'uſage.

Aqua Vitæ Matthioli, Compoſita, *ſeu* Aqua Cœleſtis.

♃ *Cinnamomi*, ℥ j.
Santalorum omnium, aā. ʒ vj.
Zingiberis, ʒedoariæ, aā. ℥ ß.
Cardamomi majoris & minoris, ſeminis nigellæ Romanæ, corticis citri ſicci; pulverum diambræ, aromatici roſati, diamoſchi dulcis, diamargariti frigidi, diarrhodonis Abbatis, de gemmis, aā. ʒ iij.
Caryophyllorum, galangæ, nucis moſchatæ, aā. ʒ ij. ß
Seminis aniſi, fœniculi, paſtinacæ ſilveſtris, baſilici; radicum angelicæ, caryophyllatæ, liquiritiæ, calami aromatici, valerianæ minoris; foliorum ſclareæ, thymi, calaminthæ, pulegii, menthæ, ſerpylli, majoranæ, aā. ʒ ij.
Florum roſarum rubrarum, ſalviæ, roriſmarini, betonicæ, ſtœchadis, bugloſſi & borraginis, aā. ʒ j. ß.
Contundenda contundantur & infundantur per quindecim dies in aqua vitæ optima ℔ xij. *deindè diſtillentur ut artis eſt.*
In aquâ deſtillatâ infundantur
Santali citrini, ʒ ij.
Ambræ griſeæ & moſchi in nodulo incluſorum, aā. Э ß.
Adde julepi roſati, ℔ j.
Miſce, & reponantur per quindecim dies: demùm colentur & reſerventur uſui.

R E M A R Q U E S.

On concaſſera les bois, les racines, les ſemences, les feuilles & les fleurs, on les
mêlera avec les poudres, & l'on mettra infuſer le mélange pendant quinze jours
dans douze livres de bonne eau-de-vie, en un vaiſſeau de terre bien bouché, on
fera enſuite diſtiller la matiére en la maniére accoûtumée ; on mettra infuſer dans
l'eau diſtillée pendant quinze autres jours le ſantal citrin rapé, le muſc & l'ambre
gris pulvériſé & mêlé, & enveloppé en un nouet ; on pourra même laiſſer toûjours
le nouet dans l'eau, qu'on gardera dans un bouteille bien bouchée.

Vertus.　　Cette eau eſt eſtimée un grand cardiaque pour fortifier le cœur & les autres
parties vitales, elle réſiſte à la malignité des humeurs, elle réveille les eſprits, elle
Doſe.　　aide à la coction, elle excite la ſemence : La doſe en eſt depuis une dragme juſqu'à
demi once.

Quoique la deſcription de cette eau ne ſoit que trop ample, elle l'eſt beaucoup
moins que celle qu'à donnée Jean de Vigo ſous le même nom.

Eau-de-vie Hyſtérique.	Aqua Vitæ Mulierum.

℞ Des feuilles de petite ſauge, de menthe
crêpée & de méliſſe, aã.　　　　m.j.
De la cannelle, de la noix muſcade, du macis, du gingembre, du girofle, des grains de
paradis, des cubébes & du cardamome, aã.
　　　　　　　　　　℥ j. ß.
Du galanga,　　　　　　　℥ j.
Du poivre long,　　　　　　℥ ß.
Pulvériſez groſſiérement toutes ces drogues
& les laiſſez en infuſion pendant 15. jours
dans ℔ vj. du meilleur vin blanc, le vaiſſeau
étant bien clos : Après cela diſtillez-les au bain-
marie.

*Foliorum ſalviæ minoris, menthæ criſ-
pæ, meliſſæ, aã.　　　　man. j.
Cinnamomi, nuciſtæ, macis, ʒingiberis, caryophyllorum, granorum paradiſi, cubebarum, cardamomi, aã. ℥ j. ß.
Galangæ,　　　　　　　℥ j.
Piperis longi,　　　　　　℥ ß.
Pulveriſentur craſſiuſculè, & infundantur per 15. dies in vini albi generoſi
℔ vj. vaſe clauſo, poſteà deſtillentur
balneo mariæ.*

R E M A R Q U E S.

On inciſera & l'on concaſſera bien tous les ingrédients, on les mettra dans une
grande cucurbite de verre ou de grès, on verſera deſſus, le vin blanc ; ou bouchera
bien la cucurbite, & on la placera dans le fumier ; on y laiſſera la matiére en digeſtion pendant quatorze jours, enſuite on la fera diſtiller au bain marie, & l'on
gardera cette eau diſtillée dans une bouteille bien bouchée.

Vertus.　　Elle fortifie les viſcères & principalement la matrice, elle diſſipe les vapeurs &
Doſe.　　les vents, elle excite les mois aux femmes & la ſueur. La doſe en eſt depuis demi-
　　　　once juſqu'à une once.
Eau-de-vie
hyſtérique　　Si l'on veut rendre cette eau camphrée, il faut y mêler ſur chaque livre, une
camphrée.　　dragme de camphre diſſout dans un peu d'eſprit de vin, elle en ſera plus hyſtérique.

Eau Admirable.	Aqua Mirabilis.

℞ De la cannelle choiſie,　　　　℥ j.
De l'écorce extérieure de citron & de la noix
muſcade, aã.　　　　　℥ vj.
Du girofle, du galanga, des cubébes, du

℞ *Cinnamomi electi,　　　　℥ j.
Corticis exterioris citri, nucis moſ-
chatæ, aã.　　　　　℥ vj.
Caryophyllorum, galangæ, cubebarum*

macis, du cardamome & du gingembre, aã. ʒ. ij.

Toutes ces drogues étant pilées feront mifes en infufion pendant 24. heures dans ℔ j. de fuc de méliffe épuré, autant de vin blanc & autant d'efprit-de-vin ; & après cela elles feront diftillées f. a. au feu de fable modéré.

macis, cardamomi, zingiberis, aã. ʒ ij.

Contufa omnia macerentur horis 24. *in fucci meliffæ depurati, vini albi, fpiritûs vini, aã.* ℔ j. *Deindè igne arenæ moderato ex arte deftillentur.*

REMARQUES.

On concaffera toutes les drogues enfemble, on les mettra dans une cucurbite de verre, on verfera deffus le fuc de méliffe dépuré, ou à fon défaut autant d'eau de méliffe diftillée, le vin blanc & l'efprit-de-vin, on adaptera fur la cucurbite un chapiteau avec fon récipient, on lutera les jointures exactement, on laiffera la matiére en digeftion à froid pendant vingt-quatre heures, puis on fera la diftillation au feu de fable modéré, on aura l'eau admirable.

Elle fortifie toutes les parties nobles, elle réjouit le cœur & le cerveau, elle excite les mois aux femmes, & la femence : La dofe en eft depuis deux dragmes jufqu'à fix.

Vertus. Dofe.

Toutes les defcriptions de cette eau ne fe trouvent pas entiérement conformes dans les Difpenfaires, elles diffèrent en quelque chofe : Celle-ci m'a paru la meilleure ; je l'ai tirée de la Pharmacopée Royale.

Je ferois d'avis qu'au lieu de vingt-quatre heures de macération qu'en donne aux drogues, on leur donnât trois jours, afin que les liqueurs euffent plus de temps pour s'empreindre de toute la vertu des ingrédients.

Eau Alexipharmaque.

Aqua Alexipharmaca.

♃ Des noix avec leur écorce cueillies au mois de Juin, du chardon-bénit, de la méliffe, de la rue, de la fcabieufe & du fcordium, aã. ʒ iv.
Du vin blanc autant qu'il en faudra.
Diftillez le tout enfemble f. a.

♃. *Nucum juglandium cum corticibus, menfe Junio collectarum, herbarum cardui benedicti, meliffæ, rutæ, fcabiofæ, fcordii, aã.* ʒ iv.
Vini albi q. f.
Deftillentur f. a.

REMARQUES.

Le mot d'*Alexipharmaque* fignifie un reméde qui réfifte au venin en fortifiant la nature ; on donne auffi à cette eau le furnom de *Prophylactique*, qui fignifie à peu près la même chofe.

Eau prophylactique.

On prendra des noix avec leurs écorces, dans le temps qu'elles font bien tendres, comme au mois de Juin, on les écrafera dans un mortier le mieux qu'il fe pourra ; on choifira les herbes dans leur plus grande vigueur, on les incifera & on les pilera jufqu'à ce qu'elles foient bien en pâte, on les mêlera avec les noix, & l'on mettra le mélange dans une cucurbite de verre ou de grès, on l'humectera avec ce qu'il faudra de bon vin blanc, on couvrira la cucurbite avec fon chapiteau, on laiffera la matiére en digeftion pendant vingt-quatre heures, puis on en fera la diftillation au bain-marie, on gardera l'eau dans une bouteille bien bouchéa.

Elle eft propre pour réfifter au venin, à la malignité des humeurs, pour préferver de corruption, pour chaffer par tranfpiration : La dofe en eft depuis une once jufqu'à quatre.

Vertus. Dofe.

Les autres defcriptions demandent qu'on fe fervent de vinaigre pour humecter les ingrédients ; mais il est bien plus à propos d'y employer le vin blanc, comme je l'ai décrit, parce que le vinaigre étant astringent & fixant il produiroit un effet contraire à celui qu'on attend de l'eau alexipharmaque.

Eau Antidotale Alexipharmaque, *de Matthiole.*	Aqua Antidotalis Alexipharmaca, Matthioli.

℞ De l'antidote de Matthiole & du syrop d'écorce de citron, aꝰ. ℔ ß.
Du meilleur esprit-de-vin rectifié, ℔ ij. ß.

Ces drogues étant mises dans un vaisseau de verre d'une grandeur suffisante, & le vaisseau étant bouché exactement, on l'agitera tant que les drogues soient dissoutes ; & cela se fera pendant un mois deux fois la semaine. Après cela on laissera précipiter l'électuaire dans le fond du vaisseau, & pour lors la liqueur éclaircie paroitra teinte en couleur d'or, & cette liqueur étant versée par inclination dans un autre vaisseau sera séparée des féces & sera réservée dans un vaisseau bien bouché, ensorte que rien ne s'évapore.

℞ *Antidoti Matthioli, syrupi de corticibus citri, aã.* ℔ ß.
Spiritûs vini quàm optimè rectificati, ℔ ij. ß.
Omnia vasi vitreo capaci indita, ore vasis diligenter obturato, simul agitentur donec dissolvantur, idque per mensem fiat, singulis hebdomadibus bis agitationem reiterando ; tum verò electuarium in vasis fundo residere permittatur, ut aqua supernatans aureo colore tincta clarescat, quæ paulatim in aliud vitrum effundatur, & à turbidá fæce segregetur ; vas verò exactè clausum, ne quid expiret, custodiatur.

REMARQUES.

On dissoudra l'antidote de Matthiole & le syrop d'écorce de citron dans l'esprit-de-vin, on mettra la dissolution dans un matras, on le bouchera exactement & on le placera dans du fumier de cheval ou au bain-marie tiéde, pour faire digérer la matiére pendant un mois, agitant le vaisseau deux fois la semaine, on laissera ensuite précipiter les féces au fonds, & l'on versera par inclination dans une bouteille la liqueur claire, qui sera de couleur dorée ; on bouchera bien la bouteille, & l'on gardera cette teinture pour le besoin.

Vertus.
Dose.
Elle fortifie, elle récrée les parties nobles, elle résiste au venin, elle arrête le vomissement, elle chasse par transpiration les mauvaises humeurs : La dose en est depuis demi-dragme jusqu'à trois.

Cette préparation auroit été appellée à plus juste titre *élyxir* ou *teinture* qu'*eau* ; mais les noms ne font rien : j'estime cette liqueur meilleure en teinture, que si on l'avoit distillée, car elle contient une substance saline que la distillation n'enléve pas.

Le syrop d'écorce de citron tempère la force de l'esprit-de-vin, & il adoucit un peu l'âcreté de l'antidote.

Eau Prophylactique, ou *Vinaigre fébrifuge,* *de Sylvius Delboë.*	Aqua Prophylactica, *seu* Acetum Febrifugum, Fr. Deleboe Sylvii.

℞ Des noix vertes concassées, ℔ ij.

Des citrons nouveaux coupés, ℔ j.

Des feuilles de rue de jardin, ℥ iv.
De mélisse & de scabieuse ; des fleurs de souci & de la racine de pétasite, aã. ℥ ij.

Des racines de zédoaire & d'angélique, aã. ℥ j.

℞ *Nucum juglandium immaturarum concisarum,* ℔ ij.
Pomorum citreorum recentium concisorum, ℔ j.
Foliorum rutæ hortensis, ℥ iv.
Melissæ, scabiosæ, florum calendulæ, radicum petasitidis, aã. ℥ ij.

Rad. Zedoariæ, angelicæ, aã. ℥ j.

Pilez toutes ces drogues ensemble, puis ver- fez par-deffus De vinaigre diftillé ℔ xij. Laiffez-les en digeftion pendant la nuit, & le matin diftillez-les prefque jufqu'à ficcité.	*Contundantur omnia fimul, de in af- funde* *Aceti diftillati, ℔ xij.* *Digerantur per noctem, manè deftil- lentur igne lento ferè ad ficcitatem.*

R E M A R Q U E S.

On prendra des noix quand elles font propres à être confites, & des citrons ; on les coupera par petits morceaux, on les écrafera dans un mortier de marbre ou de pierre, on pilera bien auffi le refte des drogues, & l'on mettra le tout dans une cucurbite de verre, on verfera deffus le vinaigre diftillé, on couvrira la cucurbite de fon chapiteau, on laiffera la matiére en digeftion pendant une nuit, puis ayant pofé le vaiffeau fur le fable, adapté un récipient au chapiteau, & luté les jointures, on fera diftiller la liqueur à petit feu, & l'on gardera cette eau dans une bouteille bien bouchée.

Elle fortifie les parties nobles, elle réfifte au venin, elle chaffe les fiévres : La dofe en eft depuis une dragme jufqu'à demi-once. Vertus.
Dofe.

On pourroit retirer un extrait du marc qui refte dans la cucurbite, il contien-droit les fels effentiels des ingrédients.

Prophylactica fignifie alexitère ou réfiftant au venin, comme je l'ai dit ailleurs

Le vinaigre fixe beaucoup les fubftances volatiles qui me paroiffent les princi-pales dans la compofition de cette eau ; je trouverois qu'il feroit plus à propos d'y employer le vin blanc.

Eau de Magnanimité, ou *de Fourmis.*	Aqua Magnanimitatis, *vel de* Formicis.

♃ Des fourmis, man. ij. De l'efprit-de-vin, ℔ ij. Laiffez-les en digeftion dans un vaiffeau bien clos jufqu'à ce que la putréfaction les ait entié-rement diffoutes en liqueur ; après cela diftillez les au bain-marie, & parfumez la liqueur diftil-lée avec un peu d'eau de cannelle.	♃ *Formicarum, man. ij.* *Spiritûs vini, ℔ ij.* *Digere vafe claufo donec putrefactione in liquorem abierint ; hinc diftilla per balneum maris & aromatizetur aqua tan-tillo cinnamomi.*

R E M A R Q U E S.

On choifira des fourmis les plus groffes, on les écrafera dans un mortier de mar-bre, on les mettra dans une cucurbite de verre, on verfera deffus l'efprit-de-vin, on couvrira la cucurbite de fon chapiteau, & on les laiffera en digeftion jufqu'à ce qu'elles foient prefque toutes diffoutes ou réduites en liqueur ; on placera alors la cucurbite au bain-marie, & ayant adapté un récipient au chapiteau & luté exacte-ment les jointures, on fera diftiller toutes l'humidité, on aromatifera cette eau en y mettant infufer quelque temps un petit nouet de cannelle concaffée, on pourra même placer ce petit nouet dans le col du récipient, afin que les gouttes qui diftil-leront paffent au travers, & prennent infenfiblement l'odeur de la cannelle : mais fans fe donner tant de peine, l'on n'a qu'à ajoûter dans l'eau de fourmis diftillée, une once ou deux d'eau de cannelle, ou bien deux gouttes d'effence de cannelle ; on gardera cette eau, ou plûtôt cet efprit dans une bouteille bien bouchée. Vertus.

Son nom lui a été donné à caufe de fes grandes vertus ; elle eft propre pour ré-veiller les efprits, pour diffoudre & réfoudre les humeurs froides, pour exciter la

Doſe. ſemence, pour réſiſter au venin : La doſe en eſt depuis une dragme juſqu'à deux.

Eau Apopleĉtique.	Aqua Apopleĉtica.

℞ Des ſommités de marjolaine ; des fleurs de tilleul, de muguet, de romarin, de lavande, de ſauge & de primevère, man. j. ß.

℞ Summitatum majoranæ, florum tiliæ arboris, lilii convallium, roriſmarini, lavendulæ, ſalviæ & primulæ veris, aã. man. j. ß.

Laiſſez-les pendant huit jours en macération à la chaleur du ſoleil ou à celle de l'étuve, dans ℔ j. ß d'eſprit de-vin, & autant d'eau de fleurs d'oranges.

Macerentur per oĉto dies ad ſolem vel in hypocauſto, in ſpiritûs vini & aquæ naphæ, aã. ℔ j. ß.

Après cela diſtillez-les au feu de ſable ſ. a. & conſervez l'eau diſtillée pour l'uſage.

Deinde in balneo arena ex arte deſtillentur & ſervetur aqua.

REMARQUES.

On concaſſera bien toutes les drogues, on les mettra dans une cucurbite de verre ou de grès, on verſera deſſus l'eſprit-de-vin & l'eau de fleurs d'oranges, on couvrira exactement la cucurbite, & on la mettra en digeſtion au Soleil ou dans un autre lieu chaud pendant huit jours, l'agitant de temps en temps, on adaptera enſuite à la cucurbite un chapiteau avec ſon récipient, on la placera ſur le ſable, & par un feu modéré l'on fera diſtiller la liqueur ; ce ſera l'eau apopleĉtique.

Vertus.
Doſe.

Elle fortifie le cerveau, on s'en ſert dans l'apoplexie : La doſe en eſt depuis une dragme juſqu'à demi-once.

Cette eau ſe trouve diverſement décrite dans les Diſpenſaires ; j'ai choiſi cette deſcription comme la meilleure & la plus ſimple, elle eſt tirée de la Pharmacopée Royale.

Eau Apopleĉtique, d'Ant. *Mynſicht.*	Aqua Apopleĉtica, Ant. Mynſicht.

℞ De la ſemence de roquette, ℔ ß.
De la racine de benoîte, ʒ ij.
Des baies de geniévre, ʒ j. ß.
Des racines de pivoine mâle, de pyréthre & d'acorus aquatique, aã. ʒ j.
Des baies de laurier mondées de leur écorce, ʒ vj.
Des ſemences de ſermontaine, de carvi, d'anis, aã. ʒ ß.
Du chamæpitys, de l'hyſſope, de la marjolaine, de l'origan & de la verveine. aã. ʒ ij.
Tous ces ſimples étant groſſiérement pilés & concaſſés, on les mettra dans un matras, & on verſera par-deſſus
Du vin de malvoiſie, ℔ v.
De l'eſprit de roſes. ℔ j.
On laiſſera le tout infuſer pendant 14. jours, & enſuite on en fera la diſtillation au bain-marie, juſqu'à ſiccité, & dans la liqueur diſtillée on infuſera pour la ſeconde fois
Des fleurs de muguet nouvelles, de primevère auſſi nouvelles & de lavande, aã. ʒ ij.

Seminis erucæ, ℔ ß.
Radicis caryophyllatæ, ʒ ij.
Baccarum juniperi, ʒ j. ß.
Radicum pæoniæ maris, pyrethri, acori aquatici, aã. ʒ j.
Baccarum lauri excorticatarum, ʒ vj.
Seminum ſileris montani, carvi, aniſi, aã. ʒ ß.
Herbarum ivæ arthriticæ, hyſſopi, majoranæ, origani, verbenæ, aã. ʒ ij.
Confraĉtis & contuſis craſſo modo, inde in matratium & affunde
Vini malvatici, ℔ v.
Spiritûs roſarum, ℔ j.
Stent in infuſione per 14. dies, poſtea in balneo mariæ diſtilla ad ſiccitatem, & in liquore deſtillato iterùm infunde

Florum liliorum convallium recentium, primulæ veris recentis, lavendulæ, aã. ʒ ij.
De

De sauge, de souci, de bétoine, de romarin, aā.   ℥ vj.
 Des deux cardamomes, des cubébes, du bois
d'aloës, de la noix muscade, du macis, de la
cannelle, du petit galanga, du poivre long &
du girofle, aā.   ℥ ß.
 Mêlez le tout, & le laissez en macération
pendant trois jours, & distillez-le au bain-marie
à un feu très-modéré dans des vaisseaux de verre ; & que la distillation soit rectifiée en attachant au bec de l'alambic un demi-scrupule de
trochisques de *gallia moschata* enveloppé dans
du coton.

Salviæ, calendulæ, betonicæ, anthos,
aā.   ℥ vj.
 *Cardamomi utriusque, cubebarum,
ligni aloes, nucis moschatæ, macis, cinnamomi, galangæ minoris, piperis longi, caryophyllorum, aā.*   ℥ ß.
 *Misce, & denuò digerantur per tri-
duum, deindè mediante balneo mariæ in
organis vitreis, igne lentissimo destillentur. Aqua posteà per se rectificetur, in-
ferendo rostro alembici trochiscorum galliæ moschatæ bombace involutorum,* ℈ ß.

R E M A R Q U E S.

 Après avoir bien concassé les premiéres drogues, on les mettra en digestion
avec la malvoisie, ou à son défaut, avec du vin d'Espagne & l'esprit de roses
pendant quatorze jours dans un matras ou dans une cucurbite bien bouchée ; ensuite l'on fera distiller la liqueur au bain-marie, on mettra infuser comme devant
pendant trois jours dans l'eau distillée, les derniéres drogues bien concassées, puis
on fera distiller l'infusion par le même bain, on rectifiera l'eau distillée en
la faisant distiller seule une seconde fois jusqu'aux deux tiers, ayant attaché
au bec de l'alambic ou au col du récipient demi-scrupule de trochisques de *gallia moschata* enveloppé dans un petit morceau de coton bien net ; on gardera
l'eau distillée dans une bouteille bien bouchée.

 Elle fortifie le cerveau & les nerfs, elle rappelle la mémoire, on s'en sert   Vertus.
dans l'apoplexie, dans la paralysie & dans les autres maladies du cerveau, elle
raréfie la pituite grossiére & elle réveille les esprits : La dose en est depuis une   Dose.
dragme jusqu'à demi-once.

 Il faut prendre garde que dans toutes ces distillations, on ne laisse échapper
les substances les plus volatiles des ingédients, lesquelles sont les plus essentielles.

 Si l'on veut rendre cette eau distillée encore plus apoplectique qu'elle n'est,
il faut y mêler sur chaque livre deux onces d'esprit volatil huileux, aromatique, que j'ai décrit dans mon *Cours de Chymie.*

 L'eau, qui reste dans la cucurbite après la rectification, est la partie la plus
phlegmatique ; mais comme il lui reste toûjours quelque vertu, l'on peut s'en
servir comme d'une eau céphalique simple.

 Le vin blanc ordinaire me paroît meilleur & plus convenable pour cette opération, que la malvoisie ; parce que l'esprit en est plus exalté.

 *Eau Hystérique, d'Am-
     sterdam.*

 Aqua Hysterica Amstelodamen-
     sium.

℞ De la racine de bryone séche, des baies
de sureau mûres & séchées, aā.   ℥ ij.
 De l'écorce d'oranges extérieure séche,
                                         ℥ j. ß.
 Des feuilles d'armoise, de dictame de Créte,
de matricaire, d'herbe au chat, de basilic, de
ouil lot, de rue, de sabine séche, aā.   ℥ ß.
 De la myrrhe & du castoréum, aā.   ʒ iij.
 Du safran,   ʒ j.
 Tome II.

℞ *Radicis bryoniæ siccæ, baccarum
sambuci maturarum siccatarum, aā* .℥ ij.
 Corticis arantiorum exterioris sicci,
                                         ℥ j. ß.
 *Foliorum artemisiæ, dictamni Cretici,
matricariæ, nepetæ, ocimi, pulegii, ru-
tæ, sabinæ siccæ, aā.*   ℥ ß.
 Myrrhæ, castorei, aā.   ʒ iij.
 Croci,   ʒ j.
                         E e

Toutes ces drogues bien pulvérisées resteront en macération pendant huit jours dans ℔ iv. d'esprit-de-vin ; après quoi elles feront distillées f. a.

Pulverifata macerentur per octiduum in fpiritûs vini optimi ℔ iv. Deindè fiat diftillatio f. a.

REMARQUES.

On pulvérifera groffiérement toutes les drogues enfemble , on les mettra dans un grand matras , on verfera deffus l'efprit-de-de-vin , on bouchera exactement le matras , & on le placera en digeftion au bain-marie ou dans un fumier ; on l'y laiffera pendant huit jours , on verfera enfuite l'infufion dans une cucurbite de verre ou de grès , à laquelle on adaptera fon chapiteau & un récipient , on lutera exactement les jointures , & l'on fera diftiller la liqueur au bain - marie ou au bain de fable ; on gardera l'eau diftillée dans une bouteille bien bouchée.

Vertus. *Dofe.*

Elle eft propre pour les paffions hyftériques, elle excite les mois aux femmes ; on peut auffi s'en fervir pour la paralyfie , pour l'apoplexie : La dofe en eft depuis demi-dragme jufqu'à deux dragmes.

Teinture hyftérique. *Dofe.*

On peut garder la teinture coulée & filtrée fans la faire diftiller, elle a plus de vertu que l'eau diftillée, parce qu'elle contient quelques parties falines qui ne montent point par la diftillation : La dofe fera la même.

Eau Hyftérique, de Fabrice.   Aqua Hyfterica , Fabricii.

♃ Des feuilles de fauge ,	℥ ij.
Des fleurs de romarin ,	℥ j.
De la fcariole, du pouillot , du fcordium , de la méliffe , de la menthe , de l'aurone femelle & de la matricaire , aā.	℥ ß.
Du caftoréum ,	ℨ ij.
Du girofle , de la cannelle , du gingembre & de la noix mufcade , aā.	ℨ j. ß.
Des écorces de citrons , d'oranges & des feuilles de marjolaine , aā.	ℨ j.
Du vin brûlé ,	℔ j. ß.
Du Rhin ,	℔ iv.

Laiffez le tout en digeftion pendant trois jours dans un lieu chaud ; puis faites-en une diftillation f. a.

♃ *Foliorum falviæ ,*	℥ ij.
Florum rorifmarini ,	℥ j.
Herbarum fcariolæ , pulegii , fcordii , meliffæ , menthæ, abrotani fœminæ , matricariæ , aā.	℥ ß.
Caftorei ,	ℨ ij.
Caryophyllorum , cinnamomi , zingibecis , nucis mofchatæ , aā.	ℨ j. ß.
Corticis citri , arantiorum , foliorum majoranæ , aā.	ℨ j.
Vini adufti ,	℔ j. ß.
Rhenani ,	℔ iv.

Digerantur per triduum loco calido ; poftea deftillentur f. a.

REMARQUES.

On concaffera toutes les drogues , on les mettra dans une cucurbite de verre ou de grès , on y verfera le vin du Rhin & le vin brûlé ou privé de fon efprit par la diftillation , on couvrira la cucurbite de fon chapiteau , on laiffera la matiére en digeftion pendant trois jours , après lefquels on placera la cucurbite au bain de fable , & y ayant adapté un récipient au chapiteau & luté exactement les jointures , on fera diftiller la liqueur.

Vertus.

Cette eau eft propre pour exciter les mois aux femmes , pour abattre les vapeurs , pour ranimer les efprits dans la léthargie , dans l'apoplexie , dans la paralyfie : La dofe en eft depuis une dragme jufqu'à une once.

Dofe.

La fcariole n'eft point néceffaire dans cette defcription, on pourroit la retrancher.

On appelle vin brûlé, celui dont on a fait diftiller ou évaporer les efprits, mais comme on le prive par-là de ce qu'il contient de meilleur ; j'aimerois mieux l'employer naturel que brûlé.

Si l'on n'a point de vin du Rhin, on peut lui fubftituer du vin blanc ordinaire.

Eau Hyftérique, de Crollius.	Aqua Hyfterica, Crollii.
♃ De la racine de dictame & de la femence de daucus, aã ₰ j.	♃ *Radicum dictamni, feminis dauci,* aã. ₰ j.
De la cannelle, de la caffe odorante & de la mélisse, aã. Э ij.	*Cinnamomi, caffiæ lignea, meliffa,* aã. Э ij.
Du caftoréum, ʒ ſſ.	*Caftorei,* ʒ ſſ.
Du fafran, Э j.	*Croci,* Э j.
De l'eau diftillée de rue, ℔ ij. ſſ.	*Aqua rutæ deftillata,* ℔ ij. ſſ.
Diftillez le tout f. a.	*Fiat deftillatio f. a.*

R E M A R Q U E S.

On concaffera toutes les drogues, on les mettra enfemble dans une cucurbite de verre ou de grès, on verfera deffus l'eau de rue diftillée, on couvrira la cucurbite, on laiffera la matiére en digeftion pendant deux jours au bain-marie tiéde, enfuite l'on adaptera un chapiteau à la cucurbite & un récipient, on lutera exactement les jointures, & l'on fera diftiller la liqueur au feu de fable, on gardera l'eau diftillée dans une bouteille bien bouchée.

Elle eft propre pour difcuter & pour déterger les humeurs groffiéres de la matrice, pour exciter les mois, pour abattre les vapeurs hyftériques : La dofe en eft depuis une once jufqu'à trois. Vertus.
Dofe.

Le *caffia lignea* ne me paroît pas bien néceffaire dans la compofition de cette eau ; puifqu'il y entre de la cannelle, on pourroit le retrancher & mettre le double de cannelle ; la mélifle y eft en trop petite quantité, cette plante ne doit point être dofée par fcrupules, je voudrois en mettre demi-poignée.

On trouve dans les Difpenfaires plufieurs autres defcriptions d'eaux hyftériques, mais celles que j'ai rapportées font les meilleures, & elles doivent fuffire.

Eau Céphalique, de Charles-Quint.	Aqua Cephalica, Caroli Quinti.
♃ Des fommités de marjolaine, des fleurs de romarin, de fauge, de muguet, de lavande, de rofes rouges, aã. man. ij.	♃ *Summitatum majoranæ, florum rorifmarini, falviæ, liliorum convallium, lavendulæ, rofarum rubrar. aã.* man ij.
De la cannelle, du girofle, du macis, du cardamome, des cubébes & des grains de paradis, aã. ʒ ſſ.	*Cinnamomi, caryophyllorum, macis, cardamomi, cubebarum, granorum paradifi, aã.* ʒ ſſ.
Coupez & pilez groffiérement toutes ces drogues, & les faites infufer dans ℔ vj. du meilleur efprit-de-vin pendant fix jours.	*Incidantur & contundantur omnia groffo modo, & infundantur in fpiritûs vini optimi,* ℔ vj.
Après cela diftillez-les, & dans la liqueur diftillée, faites encore infufer de nouvelles drogues, & réitérez la diftillation pour la feconde fois.	*Stent loco calido per dies fex, poftea diftillentur ; diftillato iterùm infunde novas fpecies, & diftilla fecundâ vice.*

E e ij

REMARQUES.

On concaſſera toutes les drogues, on les mettra enſemble dans une grande cucubite de verre ou de grès, on verſera par-deſſus l'eſprit de-vin, on couvrira la cucurbite exactement, on la placera dans un lieu chaud pour laiſſer la matiére en digeſtion pendant ſix jours : enſuite ayant découvert la cucurbite, l'on y adaptera un chapiteau & un récipient, on lutera exactement les jointures, & l'on fera diſtiller la liqueur au bain-marie ; on mettra infuſer une ſeconde fois dans l'eau diſtillée, une pareille quantité de nouvelles drogues ſemblables, & l'on réïtérera la diſtillation comme auparavant, on aura une eau ou plûtôt un eſprit qu'il faudra garder dans une bouteille bien bouchée.

Vertus.

Doſe.

Elle fortifie & elle réjouit le cerveau en raréfiant la pituite trop épaiſſe qui en offuſqueroit les eſprits ; elle eſt bonne dans l'épilepſie, dans la paralyſie, dans l'apoplexie, dans la léthargie : La doſe en eſt depuis demi-dragme juſqu'à deux.

La ſeconde infuſion & diſtillation qu'on fait, eſt pour rendre l'eſprit-de-vin autant empreint des ſubſtances & des qualités des ingrédients qu'il peut l'être, mais on laiſſe toûjours échapper quelques parties de l'eſprit le plus ſubtil, quelqu'exactement qu'on lute les jointures.

Eau Épileptique, ou *Dorée*, *de Langius.*	Aqua Epileptica, *vel* Aurea, Langii.
℞ Des fleurs de muguet, man. xij.	℞ *Florum liliorum convallium*, m. xij.
Faites-les infuſer pendant cinq jours dans ℔ viij. de vin d'Eſpagne ; après cela diſtillez-les au bain-marie dans des vaiſſeaux de verre, juſqu'à ce que les fleurs ſoient preſqu'entiérement ſéches dans le fond de la cucurbite. Puis	*Infundantur per dies quinque in vini Hiſpanici generoſi*, ℔ viij. *deindè vitreis organis, tepentis aquæ balneo, diſtillentur quouſque flores in fundo cucurbitæ ferè aridi relinquantur. Poſteà*
℞ Des fleurs de la lavande nouvelles un peu deſſechées, ʒ j.	℞ *Florum lavendulæ recentium modicè ſiccatorum,* ʒ j.
De la cannelle, ʒ vj.	*Cinnamomi,* ʒ vj.
De la noix muſcade, du gui de chêne, des racines de pivoine & de dictame, des fleurs nouvelles de romarin un peu ſéches & de ſtœchas. aā. ʒ ſs.	*Nucis meſchatæ, viſci quercini, radicum pæoniæ, dictamni, florum roriſmarini recentium modicè ſiccatorum, & ſtœchados,* aā. ʒ ſs.
Du poivre long & des cubébes, aā. ʒ ij.	*Piperis longi, cubebarum,* aā. ʒ ij.
Tous ces ingrédients groſſiérement pilés reſteront en macération pendant huit jours dans la premiére eau diſtillée, & ſeront enſuite diſtillés pour la ſeconde fois au même bain-marie.	*Omnia craſſiuſculè trita, rursùs in ſuperiori aquâ diſtillatâ per dies octo macerentur ; poſtmodum deſtillentur ut ſuprà.*

REMARQUES.

On choiſira des plus belles fleurs de muguet récemment cueillies en beau temps & dans leur vigueur, on les écraſera dans un mortier, & on les mettra dans une grande cucurbite de verre ou de grès, on verſera deſſus du vin d'Eſpagne le plus fort qui ſe trouvera ; on bouchera la cucurbite exactement, & on la placera en un lieu chaud, on y laiſſera la matiére en digeſtion pendant cinq jours, après leſquels on adaptera un chapiteau à la cucurbite & un récipient, on lutera exactement les jointures, & l'on fera diſtiller la liqueur au bain-marie, juſqu'à ce que les fleurs reſtent preſque ſéches au fond du vaiſſeau.

On concaſſera toutes les autres drogues, ou plûtôt on les mettra en poudre grossiére, on les fera infuser ensemble pendant huit jours dans l'eau distillée en un vaisseau de verre exactement couvert , puis on en fera la distillation comme auparavant, & l'on gardera l'eau distillée dans une bouteille bien bouchée.

Elle fortifie le cerveau, elle récrée les parties vitales, elle raréfie & elle dissipe la pituite crasse , elle excite l'appétit, on s'en sert particuliérement pour l'épilepsie : La dose en est depuis deux dragmes jusqu'à une once.   *Vertus.*   *Dose.*

Je préférerois dans cette ptéparation le vin blanc ordinaire au vin d'Espagne, parce qu'étant plus clair, plus pénétrant, & ayant ses principes plus détachés, il est plus propre à dissoudre & à exalter les substances des mixtes.

Eau Ant. Épileptique, de Schroder.	Aqua Antiepileptica, Schroderi.
♃ Un cerveau humain Des eaux distillées de muguet, de lavande, de primevère & du vin d'Espagne, ℔ iij.	♃ *Cerebrum humanum* *Aquarum destillatarum lilii convallium , lavandulæ , primulæ veris , vini Malvatici , aã.* ℔ iij.
Que toutes ces drogues restent en infusion pendant cinq jours ; distillez-les ensuite au bain marie, puis gardez l'eau pour l'usage.	*Stent infusa dies quinque, dein destillentur per balneum mariæ, & servetur aqua.*

R E M A R Q U E S.

On aura le cerveau d'un jeune homme nouvellement mort de mort violente, on le démêlera avec les eaux distillées & la malvoisie, on mettra le mélange dans une cucurbite de verre ou de grès, on la couvrira de son chapiteau, on laissera ainsi la matiére en digestion pendant cinq jours, on placera ensuite la cucurbite au bain-marie, on adaptera un récipient au bec du chapiteau, on lutera exactement les jointures, & l'on fera distiller l'humidité, on aura une eau qu'il faudra garder dans une bouteille bien bouchée.   *Vertus.*   *Dose.*

Elle est bonne pour fortifier le cerveau, on s'en sert dans l'épilepsie : La dose en est depuis demi-once jusqu'à deux.

Le cerveau d'un homme mort violemment, comme d'un pendu, doit être plus rempli d'esprits que celui d'une personne morte de maladie, parce qu'il ne s'en est point tant dissipé.

Je trouve que l'Auteur demande une trop longue digestion, & il y a à craindre que le cerveau ne se corrompe pendant ce temps-là , & qu'il ne donne une mauvaise odeur à l'eau distillée, il ne seroit pas même besoin de digestion pour cette opération, car la substance du cerveau étant molle, ce qui doit s'élever par la distillation est tout disposé ; mais il ne peut guère s'en élever autre chose que sa partie phlegmatique, c'est pourquoi j'estimerois beaucoup mieux l'esprit de tête humaine, tiré comme il est décrit dans mon *Livre de Chymie*, & mêlé dans des eaux distillées de lys des vallées, de lavande & de primevère que cette préparation d'eau anti-épileptique.

Eau Epileptique, d'A. Mynsicht.	Aqua Epileptica, A. Mynsicht.

♃ De la racine de pivoine, ʒ ij.
     D'aristoloche ronde, de di-
	♃ *Radicum pæoniæ,* ʒ ij.
	     Aristolochiæ rotunda , di-

étame blanc, & d'angélique, aã.   ʒ j. ß.

Du Gui de chêne, de la fiente de paon, de la squille préparée, & de l'anacarde, aã. ʒ j.

Des semences de pivoine mâle, de coriandre, de carvi, & de fenouil, aã   ʒ vj.

Du chardon-bénit, de la mille-feuille, de la rue sauvage, de la sauge, du romarin, aã. ʒ ij.

De l'arriére-faix d'un fœtus mâle desséché, & du castoréum vrai, aã.   ʒ ß.

Toutes ces drogues hachées & concassées seront mises en infusion dans ℔ xij. de vin de malvoisie, les laissant digérer dans un lieu chaud pendant huit jours ; on aura soin de remuer le vaisseau fréquemment, ensuite faites distiller par l'alambic de verre ; & dans la liqueur distillée, mettez de nouveau

Des fleurs de pivoine mâle & de muguet, aã.   ʒ iv.

De bétoine, de tilleul, de lavande, de mélisse, de bourrache & de buglose, aã.   ʒ j. ß.

De la noix muscade, des cubébes, du macis, de la cannelle, du poivre long, & du girofle, aã.   ʒ j.

Mêlez le tout, & le distillez pour la seconde fois au bain-marie.

Étamni albi, angelicæ, aã.   ʒ j. ß.

Visci quercini, stercoris pavonis, squillæ præparatæ, anacardi, aã.   ʒ j.

Seminum pæoniæ maris, coriandri, carvi, fœniculi, aã.   ʒ vj.

Herbarum cardui benedicti, millefolii, rutæ silvestris, salviæ, rorismarini, aã.   ʒ ij.

Secundinæ exsiccatæ in qua masculus fuit, castorei veri, aã.   ʒ ß.

Incisa & contusa infundantur in vini malvatici, ℔ xij. & digerantur in loco calido per octiduum, vase quotidie multoties commoto, posteà per alembicum destilla, & liquori destillato de novo impone

Florum pæoniæ maris, liliorum convallium, aã.   ʒ iv.

Betonicæ, tiliæ, lavendulæ, melissæ, borraginis, buglossi, aã. ʒ j. ß.

Nucis moschatæ, cubebarum, macis, cinnamomi, piperis longi, caryophyllorum, aã.   ʒ j.

Misce, & igne lentissimo in balneo maris secundâ vice destilla.

REMARQUES.

On concassera les premiéres drogues, on les mettra infuser pendant huit jours dans douze livres de malvoisie en un vaisseau bien bouché, le remuant tous les jours plusieurs fois, pour y exciter la fermentation & la dissolution des substances ; on versera ensuite l'infusion dans une cucurbite de cuivre étamée, on y adaptera son chapiteau garni d'un réfrigérant, on y mettra un récipient, & l'on fera distiller l'humidité à un feu modéré à la maniére ordinaire.

On mettra infuser une seconde fois dans l'eau distillée les derniéres drogues concassées, pendant trois jours, & l'on en fera la distillation au bain-marie ; on gardera l'eau distillée dans une bouteille bien bouchée.

Vertus. Dose. — Elle est propre contre l'épilepsie, la paralysie, le vertige : La dose en est depuis deux dragmes jusqu'à une once & demie.

Cette eau me paroît trop composée, on pourroit retrancher de sa description plusieurs ingrédients inutiles, comme la mille-feuille, les fleurs de bourrache & de buglose.

Eau Paralytique.

℞ Des racines de salsepareille, & du gaïac, aã.   ʒ ix.

Du sassafras,   ʒ j. ß.

Des feuilles de bétoine, de calament de montagne, de chamæpitys, de chamædrys, d'hyssope, de marjolaine, d'origan, de marrube, de primevère, de pouillot, de romarin, de sauge, de serpolet, de thym ; des fleurs de souci & de stœchas, aã.   man. ß.

Aqua Paralytica.

℞ Radicis sarsaparillæ, ligni guaiaci, aã.   ʒ ix.

Sassafras,   ʒ j. ß.

Herbarum betonicæ, calaminthæ montanæ, chamæpityos, hyssopi, chamædryos, majoranæ, origani, prassii, primulæ veris, pulegii, rorismarini, salviæ, serpylli, thymi, florum calendulæ & stœchados, aã.   man. ß.

Des baies de geniévre, ℥ ß.	*Baccarum juniperi,* ℥ ß.

Faites infuſer tous ces ſimples pendant trois jours dans q. ſ. d'eſprit-de-vin, pour qu'il ſurnage de quatre doigts au-deſſus des plantes ; après cela diſtillez le tout ſ. a. Puis infuſez de nouveau dans la liqueur diſtillée pendant vingt-quatre heures

Du caſtoréum, du ſtyrax calamite, de la cannelle, du poivre long, du girofle, de la ſemence de moutarde blanche, des racines de coſtus amer, de pyréthre & de gingembre, aã. ℥ ß.

Diſtillez le tout ſ. a. & gardez l'eau diſtillée pour l'uſage.

Infundantur triduo in ſ. q. ſpiritûs vini ut ſuperemineat quatuor digitis, deindè ſ. a. deſtillentur. Liquori deſtillato iterùm per diem naturalem infundantur

Caſtorei, ſtyracis calamitæ, cinnamomi, piperis, caryophyllorum, ſeminis ſinapi albi, radicum coſti amari, pyrethri, zingiberis, aã.   ℥ ß.

Deſtillentur ſ. a. & aqua ſtillatitia ſervetur uſui.

R E M A R Q U E S.

On concaſſera bien les premiéres drogues, on les mettra dans une grande cucurbite de verre ou de grès, on verſera deſſus de l'eſprit-de-vin à la hauteur de quatre doigts, on couvrira exactement la cucurbite de ſon chapiteau, & on laiſſera la matiére en digeſtion pendant trois jours ; enſuite l'on placera le vaiſſeau au bain de vapeur, on y adaptera un récipient, on lutera bien les jointures, & l'on fera diſtiller toute la liqueur ; on mettra infuſer dans l'eau diſtillée pendant vingt-quatre heures les ſecondes drogues, puis on réitérera la diſtillation comme auparavant ; on gardera cette eau diſtillée dans une bouteille bien bouchée.

Elle fortifie les nerfs, elle eſt propre pour la paralyſie, pour la léthargie, pour les vapeurs hyſtériques, pour l'apoplexie : La doſe en eſt depuis demi-dragme juſqu'à deux.

Vertus.
Doſe.

Eau Bézoardique.	Aqua Bezoardica.

♃ Des racines de carline & de dompte-venin, aã. ℥ iv.

Des feuilles de ſcordium, de rue, de chardon-bénit, de méliſſe, des ſommités de mille-pertuis, aã. man ij.

Ces plantes étant pilées & hachées ſeront miſes en macération dans ℔ iv. d'eau diſtillée de noix, & ℔ j. d'eſprit-de-vin.

Après cela on les diſtillera à un feu de ſable modéré, & après avoir brûlé le marc, le ſel qu'on en tirera ſera diſſout dans l'eau diſtillée, que l'on gardera pour l'uſage.

♃ *Radicum carlinæ, vincetoxici, aã. ℥ iv.*

Foliorum ſcordii, rutæ, cardui benedicti, meliſſæ, ſummitatum hyperici, aã. man. ij.

Macerentur contuſa vel inciſa omnia in aquæ nucum ſtillatitiæ ℔ iv. ſpiritûs vini ℔ j.

Deindè igne arenæ moderato deſtillentur : ex reſidentiâ verò combuſtâ ſal extractum in aquâ ad uſus ſervandâ diſſolvatur.

R E M A R Q U E S.

On concaſſera toutes les drogues, on les mettra enſemble dans une cucurbite de verre ou de grès, on verſera deſſus l'eau de noix & de l'eſprit-de-vin, on couvrira la cucurbite de ſon chapiteau, on laiſſera la matiére en digeſtion pendant vingt-quatre heures ; enſuite on placera la cucurbite ſur le ſable ; on adaptera un récipient au bec de l'alambic, & à un feu modéré l'on fera diſtiller la liqueur.

On mettra ſécher & brûler le marc qui ſera reſté dans la cucurbite, on lavera les cendres avec de l'eau commune chaude, on filtrera la leſſive, & l'on en fera évaporer l'humidité ; il reſtera un peu de ſel au fond du vaiſſeau, on le diſſoudra

dans l'eau diſtillée, & l'on gardera la diſſolution dans une bouteille bien bouchée.

Vertus.
Doſe.
　Elle eſt propre pour préſerver de la peſte & des autres maladies contagieuſes,
elle excite la ſueur : La doſe en eſt depuis demi-once juſqu'à quatre onces.

　Cette eau eſt appellée *bézoardique*, à cauſe qu'elle a une vertu ſudorifique,
ſemblable à celle du bézoard, elle eſt décrite de pluſieurs autres maniéres dans les
Diſpenſaires ; celle-ci m'a paru la meilleure, je l'ai tirée de la Pharmacopée
Royale.

<table>
<tr><td>

Eau Contre la Mélancholie,
de Fiſcher.

♃ De la chair de coings & des pommes de
reinettes, aā.　　　　　　　　　　℥ ij.
　Du citron concaſſé avec ſon écorce, des fleurs
de bourrache, de romarin, & de bugloſe, aā.
　　　　　　　　　　　　　　℥ j. ß.
　Des racines des deux ſortes de bugloſes, aā.
　　　　　　　　　　　　　　℥ j.
　Du ſafran oriental entier,　　　　ʒ j.
　Coupez toutes ces drogues, & verſez par-
deſſus
　Du meilleur vin blanc,　　　　℔ ij. ß.
　Laiſſez le tout en infuſion pendant 24. heures,
puis verſez la liqueur diſtillée ſur le marc que
vous aurez pilé, & faites-en une ſeconde di-
ſtillation, faites diſtiller enſuite au bain-mari.

</td><td>

Aqua Anti-Melancholica,
Fiſcheri.

♃ *Carnis cydoniorum & pomorum dul-*
cium odoratorum, aā.　　　　℥ ij.
　Citrei cum corticibus contuſi, florum
borraginis, roriſmarini, bugloſſi, aā.
　　　　　　　　　　　　　℥ j. ß.
　Radicum bugloſſi utriuſque, aā.　℥ j.

　Croci orientalis integri,　　　ʒ j.
　Conciſa miſce ; & affunde

　Vini albi optimi,　　　　　℔ ij. ß.
　Macerentur horis 24. poſt deſtillentur
in balneo mariæ ; deſtillatum reſtituatur
capiti mortuo trito, digerantur ſimul &
deſtillentur denuò.

</td></tr>
</table>

R E M A R Q U E S.

　On coupera les fruits & les racines par morceaux, on les mettra dans une cucurbite de grès ou de verre avec les fleurs, on y verſera le vin blanc, on couvrira la
cucurbite de ſon chapiteau, on laiſſera la matiére en digeſtion pendant vingt-
quatre heures, on diſtillera enſuite la liqueur au feu de ſable dans un récipient
qu'on aura adapté au bec du chapiteau ; on prendra le marc qui ſera reſté au fond
de la cucurbite ; on le pilera dans un mortier, on le remettra tremper dans l'eau
diſtillée encore vingt-quatre heures, puis on diſtillera l'humidité comme auparavant, c'eſt ce qu'on appelle *cohobation* ; on gardera l'eau dans une bouteille bien
bouchée.

Vertus.
Doſe.
　Elle eſt eſtimée propre pour réjouir le cerveau, pour chaſſer la mélancolie : La
doſe en eſt depuis une once juſqu'à quatre.

<table>
<tr><td>

Eau d'une Odeur excellente, ou
Eau d'Ange.

♃ De la racine d'iris de Florence, & du ben-
join,　　　　　　　　　　　　℥ j. ß.
　Du ſtyrax choiſi, aā.　　　　　ʒ vj.
　Du bois de roſes,　　　　　　℥ ß.
　Du ſantal citrin,　　　　　　ʒ ij.
　Du *calamus aromaticus*, & du labdanum,
aā.　　　　　　　　　　　　Ɔ ij.
　Des fleurs de benjoin,　　　　Ɔ j.
　Toutes ces drogues bien pulvériſées ſeront

</td><td>

Aqua Odorata egregia, ſeu
Aqua Angeli.

♃ *Radicis ireos Forentiæ, benzoini,*
aā,　　　　　　　　　　　　℥ j. ß.
　Styracis electi,　　　　　　ʒ vj.
　Ligni rhodii,　　　　　　℥ ß.
　Santali citrini,　·　　　　℥ ij.
　Calami aromatici, labdani, aā. Ɔ ij.

　Florum benzoini,　　　　　Ɔ j.
　Pulverata omnia matratio diligenter
　　　　　　　　　　　　　miſce

</td></tr>
</table>

mifes dans un matras exactement bouché, &
vous les y laifferez infufer pendant 24 heures au
bain-marie tiéde dans ℔ j d'eau de rofes, &
℔ ß. d'eau de fleurs d'oranges.

Après cela diftillez le tout dans le même bain-
marie, que vous échaufferez davantage ; & dans
l'eau diftillée diffolvez-y
Du mufc & de l'ambre gris,   gr. vj.

obturato commiffa, macerentur horis 24.
balneo mariæ tepido in aquâ rofarum ℔ j.
& florum aranciorum ℔ ß.

Deindè in eodem balneo calidiori de-
ftillentur, & in aquâ deftillatâ diffolvan-
tur
Mofchi & ambræ grifeæ, aã.   gr. vj.

REMARQUES.

On pulvérifera groffiérement toutes les drogues, on les mettra enfemble dans
une cucurbite de verre ou de grès ; on verfera deffus les eaux diftillées de rofes &
de fleurs d'orange, on bouchera bien la cucurbite, & l'on mettra la matiére en
digeftion au bain-marie tiéde pendant vingt-quatre heures, enfuite l'ayant débouchée, l'on y adaptera un chapiteau & un récipient, on lutera exactement les jointures avec de la veffie, & l'on fera diftiller la liqueur au même bain-marie chaud,
on diffoudra dans l'eau diftillée le mufc & l'ambre ; on gardera cette eau dans une
bouteille bien bouchée, c'eft ce qu'on appelle *Eau d'Ange.*

Elle n'eft employée que pour les parfums ; on en arrofe les habits, les gants,
les toilettes.

On peut attacher le mufc & l'ambre gris pulvérifés & enveloppés dans un peu
de coton au bec de l'alambic avant la diftillation, afin que l'eau, qui diftillera,
s'empreigne infenfiblement de ces aromates en les diffolvant.

Quelques-uns fe contentent de tirer la teinture des drogues dans les eaux de
rofes & de fleurs d'orange, fans la faire diftiller.

On peut faire fécher le marc des drogues qui eft refté dans la cucurbite, &
l'employer pour parfumer quelques hardes ; ou pour faire brûler au lieu de caffo-
lettes ou de paftilles ; car il a retenu encore beaucoup d'odeur.

Quand on retrancheroit le labdanum de la compofition, l'eau d'ange n'en feroit pas moins odorante.

On n'emploie plus guère d'eaux de fenteur ambrées & mufquées, depuis qu'on
a reconnu que ces odeurs excitoient des vapeurs aux femmes, & quelquefois même aux hommes.

Eau d'An-
ge.

Eau Stomachique, d'Ant. *Mynficht.*	Aqua Stomachica, Ant. Mynficht.

℞ De la racine de petit galanga,   ʒ j. ß.
     De gingembre blanc, de
pimprenelle, d'aunée, d'acorus aquatique ; du
girofle, de la noix mufcade, de la cannelle &
du maftic, aã   ʒ j.
Des feuilles de menthe crêpée,   ʒ vj.
     De romarin, de fauge & d'abfin-
the, aã.   ʒ ß.
Des deux cardamomes, de la femence d'ammi, du *calamus aromaticus*, du macis & du poivre long, aã.   ʒ iiij.
Du jonc odorant, du fpica nard, du bois d'a-
loës, aã.   ʒ ij.
Toutes ces drogues bien mélangées & pilées
feront infufées pendant 14 jours dans ℔ viij. de
vin d'Efpagne, ℔ j. d'eau de pouillot, & autant
d'eau de méliffe, après cela diftillez-les au bain-
marie f. a.

℞ *Radicis galangæ minoris,*   ʒ j. ß.
     Zingiberis albi, pimpinel-
læ, enulæ campanæ, acori aquatici ; ca-
ryophyllorum, nucis mofchatæ, cinnamo-
mi, maftiches, aã.   ʒ j.
Foliorum menthæ crifpæ,   ʒ vj.
     rorifmarini, falviæ, abfinthii,
aã.   ʒ ß.
Cardamomi utriufque, feminis ammeos,
calami aromatici, macis, piperis longi,
aã   ʒ iiij.
chænanthi, fpicæ Indicæ, ligni aloes,
aã.   ʒ ij.
Mixta & contufa macerentur per 14.
dies in vin Malvatici ℔ viij. *aquarum*
pulegii & meliffæ, aã. ℔ j. *Poftea balneo*
mariæ deftillentur f. a.

REMARQUES.

On concaffera bien toutes les drogues, & on les mettra dans un grand matras ; on verfera deffus la malvoifie & les eaux diftillées, on bouchera exactement le matras, & on le placera dans le fumier ou au bain-marie tiède, pour y laiffer la matiére en digeftion pendant quatorze jours, après lefquels on verfera toute l'infufion dans une grande cucurbite de verre ou de grès, & y ayant adapté un chapiteau & un récipient, & luté exactement les jointures, on en fera diftiller l'humidité au bain marie ou au bain de vapeur ; on gardera l'eau diftillée dans une bouteille bien bouchée.

Vertus.
Dofe

Elle fortifie & elle réchauffe les eftomacs trop froids, elle en appaife les douleurs, elle difcute la pituire craffe, elle arrête le vomiffement, elle excite l'appétit, elle chaffe les vents, elle provoque les mois aux femmes : La dofe en eft depuis demi-once jufqu'à deux onces.

On peut fubftituer à la malvoifie le vin d'Efpagne, ou même le vin blanc ordinaire.

<table>
<tr><td>

Eau Stomachique, de Jac.
le Mort.

</td><td>

Aqua Stomachica, Jacobi
le Mort.

</td></tr>
<tr><td>

♃ De l'écorce extérieure d'oranges, ℥ j.
Du petit galanga, ℨ v.
Du gingembre, ℨ iij.
Du *calamus aromaticus*, & de l'aunée, aā. ℨ ij.
Du cardamome & du girofle, aā. ℨ j. ß.
De l'efprit-de-vin, ℥ xx.
De nitre, ℨ ij.
Laiffez ces drogues en digeftion pendant fix jours ; après cela féparez l'eau claire du marc, & la gardez pour l'ufage.

</td><td>

♃ *Corticis exterioris arantiorum,* ℥ j.
Galanga minoris, ℨ v.
Zingiberis, ℨ iij.
Calami aromatici, enulæ campanæ, aā. ℨ ij.
Cardamomi, caryophyllorum, aā. ℨ j. ß.
Spiritûs vini, ℥ xx.
Nitri, ℨ ij.
Digerantur fimul per fex dies ; dein clarum à fpiffo f. a. fepara & ferva ad ufum.

</td></tr>
</table>

REMARQUES.

On concaffera les drogues, on les mettra infufer pendant fix jours dans les efprits-de-vin & de nitre en un vaiffeau bien bouché ; enfuite on filtrera la teinture, & on la gardera, ou bien l'on fera diftiller l'infufion en la maniére ordinaire.

Vertus.
Dofe.

Cette eau eft propre à fortifier l'eftomac, à aider à la digeftion, à chaffer les vents : La dofe en eft depuis un fcrupule jufqu'à quatre.

L'efprit de nitre a été mêlé dans cette compofition pour tirer mieux la teinture des ingrédients ; il donne à l'eau une odeur agréable.

<table>
<tr><td>

Eau Cordiale Froide, d'Hercules
de Saxe.

</td><td>

Aqua Cordialis Frigida, Herculis
Saxoniæ.

</td></tr>
<tr><td>

♃ Du vinaigre blanc, ℔ j.
Des fucs de bourrache, de buglofe, de méliffe, de biftorte, de tormentille, de fcordium, de verveine, de patience, d'ofeille, de galéga, de myrrhis, des deux cyanus ou bluets, de rofes, de fouci, de limons & de citrons, aā. ℔ ß.

Des fucs de quinte-feuille, & de pimprenelle, aā. ℨ iij.

</td><td>

♃ *Aceti vini albi,* ℔ j.
Succorum borraginis, buglofi, meliffæ, biftortæ, tormentillæ, fcordii, verbenæ, oxylapati, acetofæ, rutæ caprariæ, myrrhidis, cyani majoris & minoris, rofarum, calendulæ, limonum, citrei, aā. ℔ ß.
Succorum pentaphylli, pimpinellæ, aā. ℨ iij.

</td></tr>
</table>

Des femences de pourpier, ℥ ij.
De citrons & de chardon bén.t aã. ℥ ß.
Des fleurs de nénuphar, ℥ ij.
De bourrache, de buglose, de violettes, d'œillets, aã. ℥ j.
De la poudre des trois fantaux, ʒ vj.
Laiſſez le tout en infufion pendant trois jours, après cela diſtillez-le dans les vaiſſeaux de verre, ajoûtez à la liqueur diſtillée
De la terre figillée, ℥ iv. ß.
Des perles préparées avec le fuc de citron, ʒ iij.
Mêlez le tout enfemble & le gardez.

Seminum portulacæ, ℥ ij.
Citrei, cardui benedicti, aã. ℥ ß.
Florum nymphææ, ℥ ij.
Borraginis, bugloſſi, violarum, tunicæ, aã. ℥ j.
Pulveris diatrium fantalorum, ʒ vj.
Infundantur omnia ritè præparata per dies tres, deindè diſtillentur vitreis organis, adde ſtillatitio liquori
Terræ figillatæ, ℥ iv. ß.
Margaritarum cum acido citrei præparatatum, ʒ iij.
Affatim miſceantur & ſimul conſerventur.

REMARQUES.

On tirera les fucs des plantes cueillies dans leur vigueur, on mêlera ces fucs avec le vinaigre dans une grande cucurbite de grès ou de verre ; on y mettra infufer pendant trois jours les femences concaſſées, les fleurs & la poudre des trois fantaux ; enfuite l'on fera diſtiller la liqueur au feu de fable ; on démêlera dans l'eau diſtillée la terre figillée & les perles préparées ou broyées fur le porphyre avec du fuc de citron dépuré, puis féchées ; on gardera le tout enfemble dans une bouteille bien bouchée.

Cette eau eſt eſtimée cordiale & rafraîchiſſante ; on prétend qu'elle réfiſte à la malignité des humeurs : La dofe en eſt depuis une once juſqu'à fix.

Elle feroit un peu acide, à caufe des fucs de citrons, de limons & d'ofeille, & le vinaigre qui entre dans fa compofition ; mais cette acidité eſt détruite ou abforbée par la terre figillée, & par les perles qu'on y ajoûte.

Quoique la préparation de cette eau foit grande, je la trouve d'une vertu fort médiocre.

Eau Cordiale Chaude, d'Hercules de Saxe.

℞ De l'écorce de citron, des feuilles de mé-liſſe, de bafilic, de domptevenin ; des fleurs d'œillets, de romarin, de fariette ; des femences de dictame, de fcordium, de perfil & de fenouil, aã. man. j.
Infufez ces fimples dans une f. q. de vin d'Efpagne pendant trois jours, enfuite diſtillez-les, & faites encore infufer dans la liqueur diſtillée
Du girofle, du macis, de la mufcade & du bois d'aloës, aã. ℥ ij.
Diſtillez le tout pour la feconde fois ; vous pourrez même dans cette feconde diſtillation, diſſoudre quelques grains de mufc & d'ambre.

Aqua Cordialis Calida ejuſdem Herculis Saxoniæ.

℞ *Corticis cirrei, foliorum meliſſæ, ocimi, vincetoxici ; florum tunicæ, rofifmarini, fatureiæ ; feminum dictamni, fcordii, petrofelini, fœniculi,* aã. m. j.

Infundantur in f. q. vini malvatici per tres dies, poſteà deſtillentur, in deſtillato iterùm infundantur
Caryophyllorum, macis, nuciſtæ, ligni aloes, aã. ℥ ij.
Deſtillentur denuò & addi poſſunt aquæ deſtillatæ, grana aliquot mofchi & ambræ.

REMARQUES.

On concaſſera l'écorce de citron, les femences, les feuilles & les fleurs, on les mettra enfemble dans une cucurbite de verre ou de grès ; on verfera deſſus de la

Ff ij

malvoifie, ou à fon défaut du vin mufcat, à la hauteur de quatre doigts; on bouchera bien le vaiffeau, & on le mettra en digeftion au Soleil ou au bain-marie pendant trois jours ; on fera enfuite diftiller l'infufion au bain marie ou au bain de vapeur, & dans l'eau diftillée on fera infufer pendant trois autres jours les girofles, la mufcade, le macis & le bois d'aloës on fera enfuite diftiller cette feconde infufion, & l'on en gardera l'eau diftillée : fi on veut la rendre plus odorante, on pourra envelopper deux grains de mufc & autant d'ambre gris dans un peu de coton, pour les attacher au bec du chapiteau, afin que l'eau diftillant deffus s'en empreigne.

Vertus.
Dofe. Elle fortifie le cœur & l'eftomac, elle réfifte à la malignité des humeurs, elle réveille les efprits, elle excite la femence, elle pouffe par la tranfpiration : La dofe en eft depuis deux dragmes jufqu'à une once.

Comme les femences de dictame & de fcordium ne font pas communes, on peut leur fubftituer la racine de dictame & les fommités de fcordium.

<table>
<tr><td>

Eau de Panaces Heracleum,
Compofée.

♃. Du gui de chêne & de la femence de fermontaine, aā. ℥ iv.
 De la racine de pivoine, ℥ iij.
  De leviftic, de dictame blanc, & de zédoaire, aā. ℥ ij.
 De la femence de pivoine, ℥ j. ß.
 Du pavot blanc, ℥ j.
 Du caftoréum & de la myrrhe, aā. ℥ ß.
 Faites - les infufer chaudement pendant dix jours dans ℔ iv. d'eau de méliffe, & dans ℔ iij. de vin mufcat.
 Après cela diftillez-les f. a.

</td><td>

Aqua Panacis Heraclei,
Compofita.

♃ *Vifci quercini, feminis fileris montani, aā.* ℥ iv.
 Radicis pæoniæ, ℥ iij.
  Leviftici, dictamni albi, zedoariæ, aā ℥ ij.
 Seminis pæoniæ, ℥ j ß.
 Papaveris albi, ℥ j.
 Caftorei, myrrhæ, aā. ℥ ß.
 Infundatur per dies decem calidè, in aquæ meliffæ ℔ *iv. vini odorati* ℔ *iij.*
 Poftmodum ex gele artis deftillentur.

</td></tr>
</table>

REMARQUES.

On concaffera bien toutes les drogues, on les mettra dans une grande cucurbite de verre ou de grès, on y verfera le vin mufcat & l'eau de méliffe, on couvrira exactement le vaiffeau, on le placera en digeftion en un lieu chaud, comme dans le fumier, ou au Soleil pendant dix jours; on fera enfuite diftiller la liqueur au feu de fable, & l'on gardera l'eau dans une bouteille bien bouchée.

Vertus.
Dofe. Elle eft propre pour les affections de matrice, pour provoquer les mois aux femmes, pour abattre les vapeurs, pour l'épilepfie, pour chaffer les vents, pour réfifter au venin : La dofe en eft depuis une once jufqu'à trois.

Défaut de la compofition. J'ai tiré cette defcription de la Pharmacopée d'Aufbourg, elle prend fon nom du *panaces heracleum*, qui eft une plante férulacée, d'où l'on croit que découle l'opopanax, & qui croît abondamment en Béotie, en Achaïe, en Macédoine, mais il eft étonnant qu'il n'en entre point dans la defcription ; il y a bien de l'apparence qu'elle a été oubliée dans les impreffions des Difpenfaires ; car pourquoi l'Auteur de la compofition lui auroit-il donné ce titre, s'il n'y avoit fait entrer que les drogues qu'on y trouve décrites ? Il feroit donc à propos d'y ajoûter des feuilles du *panaces heracleum*, fix poignées; des racines de la même plante, deux onces ; mais comme cette férule ne fe trouve pas dans fa force en nos climats tempérés, on pourroit lui fubftituer deux onces d'opopanax.

Eau Siphylique, de George Bateus.	Aqua Siphylica, Georgii Batei.

℞ De la fcieure de gaïac ,   ℔ j. ß.
De la biére nouvelle purifiée ,   ℔ ij.
Mettez-les en macération fur les cendres chaudes pendant trois jours , puis diftillez-les jufqu'à
ficcité.

℞ *Scobis guaiaci ,*   ℔ j. ß.
Cerevifiæ meracæ recentis   ℔ ij.
Macerentur fuper cineres calidos per tres dies , dein diftillentur ad ficcitatem.

R E M A R Q U E S.

On mettra la fcieure de gaïac dans une cucurbite de verre ou de grès , on verfera deffus la biére récemment faite & bien purifiée , on bouchera le vaiffeau , &
on le placera fur les cendres chaudes , pour y laiffer la matiére en digeftion pendant trois jours, puis on la fera diftiller au bain-marie ; on gardera l'eau diftillée
dans une bouteille bien bouchée.

Elle eft fudorifique , defficative , propre pour les catarrhes , pour les rhumatifmes , pour la goutte fciatique : La dofe en eft depuis une once jufqu'à fix. Vertus. Dofe.

Si l'on diffolvoit dans cette eau diftillée une dragme & demie de fel de gaïac ,
on la rendroit encore plus falutaire.

Eau contre les Vers, d'Ant. Mynficht.	Aqua contra Vermes , Ant. Mynficht.

℞ De la raclure de corne de cerf ,   ℨ iv.
Des feuilles de féné , de la femence contre
les vers , de celle de citron , & de la coralline
vraie , aã.   ℥ j. ß.
Des noyaux de pêches , de la rhubarbe choifie , du meilleur agaric & de la myrrhe , aã. ℥ j.
Des racines de dictame blanc , d'ariftoloche
ronde , & de zédoaire , aã.   ʒ vj.
Du tartre blanc , du nitre purifié , & du fafran oriental , aã.   ℥ ß.
Des fommités de petite centaurée & de tanaifie ; des fleurs de pêcher , du bois de cou-
drier rapé , aã.   ʒ iij.
De l'argent-vif ,   ʒ ij.
Toutes ces drogues hachées & pilées , feront
infufées pendant huit jours dans ℔ iv. d'hydromel , après cela ajoûtez-y
Des eaux d'abfinthe Pontique , & d'aurone ,
aã.   ℔ j. ß.
          De chardon-bénit , de chien-dent ,
de fcordium , aã   ℔ j.
Mêlez le tout , & le diftillez par l'alambic au
bain-marie.

℞ *Rafuræ cornu cervi ,*   ℨ iv.
*Foliorum fennæ , feminis contra ver-
mes , & citrei , corallinæ veræ , aã.*
                                         ℥ j. ß.
*Nucleorum perficorum , rharbarbari
electi , agarici optimi , myrrhæ , aã.* ℥ j.
*Radicis dictamni albi , ariftolochiæ ro-
tundæ , zedoariæ , aã.*   ʒ vj.
*Tartari albi nitri purificati , croci
orientalis , aã.*   ℥ ß.
*Summitatum centaurii minoris & tana-
ceti , foliorum perficorum , ligni coryli rafi
aã.*   ʒ iij.
Hydrargyri ,   ʒ ij.
*Omnia incifa & contufa infundantur
per octo dies in hydromelitis ℔ iv. poftea
adde*
Aquarum abfinthii Pontici, abrotani, aã.
                                         ℔ j. ß.
          *Cardui benedicti , graminis ,
fcordii ,*   ℔ j.
*Mifce, & in balneo mariæ per alembi-
cum deftillentur.*

R E M A R Q U E S.

On concaffera le féné , les femences , la coralline , les noyaux de pêches , les
racines , l'agaric , la myrrhe , le tartre , le falpêtre , les fommités & les feuilles ,
on les mettra enfemble dans une grande cucurbite de verre ou de grès avec le vif-
argent , les rafures & le fafran ; on verfera deffus l'hydromel , on bouchera exacte-

F f iij

ment le vaisseau, & on la mettra en digestion au Soleil ou au bain-marie tiéde
pendant huit jours ; on y ajoûtera ensuite les eaux distillées, & ayant bien brouillé
le tout, on en fera la distillation ou au bain-marie ou au bain de vapeur.

Vertus.
Dose.

Cette eau est propre pour faire mourir les vers, & pour empêcher qu'il ne s'en
forme d'autres ; elle excite les mois aux femmes, elle résiste au venin : La dose
en est depuis une once jusqu'à quatre.

Si, au lieu de faire la distillation, on se contentoit de l'infusion, elle seroit
purgative, & elle vaudroit mieux pour les vers, mais elle se garderoit peu de
temps.

Eau d'Hirondelles.

℞ Des petits d'hirondelles coupés vivants par
petits morceaux,   N° xxiv.
Du gui de chêne,   ℥ iij.
De la racine de pivoine,   ℥ ij.
De la semence de pivoine,   ℥ j.
Des eaux de muguet, de fleurs de sureau, de
pivoine, de tilleul, aā.   ℔ ij.
Laissez le tout en infusion pendant 24. heu-
res dans un lieu chaud, puis distillez-le au bain-
marie.

Aqua Hirundinum.

℞ *Pullos hirundinum vivo corpore la-*
ceratos aut dissectos,   N°. xxiv.
Visci quercini,   ℥ iij.
Radicis pæoniæ,   ℥ ij.
Seminis pæoniæ,   ℥ j.
Aquarum liliorum convallium, florum
sambuci, pæoniæ, tiliæ, aā.   ℔ ij.
Stent in infusione loco calido per ho-
ras 24. *deinde destillentur balneo maris.*

REMARQUES.

On aura des petits d'hirondelles tirés de leurs nids, on les coupera vivants par
petits morceaux, & on les mettra infuser avec les autres drogues concassées pendant vingt-quatre heures dans les eaux distillées au Soleil, ou au bain-marie tiéde, puis on fera distiller le tout au feu de sable ; on gardera cette eau distillée
dans une bouteille bien bouchée.

Vertus.
Dose.

Elle est propre pour l'épilepsie, pour l'apoplexie, pour la paralysie, pour le
vertige : La dose est depuis demi-once jusqu'à trois onces.

Réforma-
tion de
l'eau d'Hi-
rondelle.

La substance des hirondelles la plus salutaire pour les maladies dans lesquelles
on donne cette eau, seroit le sel volatil, mais il ne s'en détache guère dans la
distillation ; presque tout celui que ces petits animaux contiennent, demeure au
fond de la cucurbite avec le marc ; ainsi l'eau en distillation n'a emporté avec elle
que la partie phlegmatique des hirondelles ; je serois donc d'avis pour profiter
de tout, qu'on mît la matiére restante après la distillation dans une cornue de grès
ou de verre lutée, qu'on la plaçât dans un fourneau de réverbère, qu'on lui
adaptât un gros balon de verre, qu'on lutât exactement les jointures, & que par
un feu gradué l'on en fît sortir premiérement le phlegme, puis l'esprit, l'huile,
& enfin le sel volatil, qu'on laissât éteindre le feu, & refroidir les vaisseaux, qu'on
les séparât, & qu'on versât l'eau distillée dans le balon avec l'esprit, l'huile &
le sel volatil ; qu'on agitât bien le balon pour détacher & dissoudre tout le sel
volatil, qu'on filtrât la liqueur par un papier gris, pour en séparer l'huile, &
qu'on rectifiât cette liqueur filtrée, en la faisant distiller par un alambic de
verre sur un petit feu de sable ; on auroit une eau empreinte des principales
substances des mixtes qui entrent dans la composition, & qui répondroit bien
mieux que l'autre aux bons effets qu'on doit en attendre ; à la vérité, elle auroit
acquis une odeur & un goût un peu désagréable ; mais on ne doit point avoir
tant d'égard à ces délicatesses, qu'à rendre le reméde profitable.

Autre Eau d'Hirondelles. | Aqua Hirundinum alia.

♃ De petites hirondelles encore dans leur nid , N°. xx.

Mettez-les vivantes & entiéres dans une cucurbite de verre , & ajoûtez par-dessus ,

Du crâne humain rapé , ℥ iij.
Du castoréum , ℥ j. ß.
Du gui de chêne concassé , ℥ j.
Des eaux de fleurs de tilleul , de lavande & de lis des vallées , aā. ℔ j. ß.
Du suc de la racine & des feuilles de pivoine mâle , & du vinaigre scillitic , aā. ℔ ß.

Laissez toutes ces drogues en infusion sur un très-petit feu pendant quarante heures , puis vous les distillerez au feu de sable modéré , & vous garderez cette eau pour l'usage.

♃. Hirundines in nidis existentes , N°. xx.

Has integras & viventes in alembicum vitreum conjice , superaddendo
Cranii humani rasi , ℥ iij.
Castorei , ℥ j. ß.
Visci querni crassiusculè triti , ℥ j.
Aquarum florum tiliæ , lavendulæ , & lilii convallium , aā. ℔ j. ß.
Succi radicis & foliorum pæsniæ maris , aceti scillitici , aā. ℔ ß.
Macerentur omnia igne lentissimo horis quadraginta deindè , igne arenæ moderato distillentur & servetur aqua ad usum.

R E M A R Q U E S.

On tirera vingt petites hirondelles de leurs nids , on les mettra vivantes & entiéres dans une cucurbite de verre ou de grès. on y mêlera le crâne humain rapé , le gui de chêne & le castoréum pulvérisés grossiérement ; on rapera de la racine de pivoine mâle , l'on en pilera les feuilles dans un mortier de marbre , on exprimera le tout pour en tirer six onces de suc qu'on versera dans la cucurbite avec le vinaigre scillitic & les eaux distillées de fleurs de tilleul , de lavande & de lis des vallées ; on couvrira exactement le vaisseau & on le mettra en un lieu chaud , pour y laisser la matiére en digestion pendant quarante heures : ensuite l'ayant découvert , on y adaptera un chapiteau & un récipient , on lutera les jointures , & par un petit feu de sable l'on fera distiller la liqueur.

Vertus. Dose.

Cette eau est propre pour l'épilepsie , pour les maladies hystériques , pour l'apoplexie : La dose en est depuis demi-once jusqu'à deux onces. On met ici les hirondelles vivantes , afin qu'en mourant dans la cucurbite elles communiquent plus de leur vertu aux liqueurs dans lesquelles on les fait macérer ; mais par cette distillation on n'enléve guère de leur substance principale , qui consiste dans le sel volatil , comme j'ai dit en l'opération precédente.

Il en est de même à l'égard du crâne humain : cette distillation n'en peut détacher que la partie la plus phlegmatique , qui a peu de qualité ; & son sel volatil , qui fait toute sa force , reste au fond de la cucurbite avec le marc.

Les principes du castoréum étant beaucoup plus exaltés , ou naturellement détachés , que ceux des autres parties d'animaux dont je viens de parler , ils se communiquent aussi bien plus facilement aux liqueurs , & il en distille beaucoup , car l'eau est empreinte de leur odeur , mais il en reste aussi un peu dans le marc au fond de la cucurbite.

Eau d'hirondelles réformée.

Le vinaigre scillitic ne me paroît pas bien approprié dans la composition de cette eau , parce qu'étant acide il fixe & il détruit en partie les volatils , qui doivent être conservés : je voudrois le retrancher , & employer en sa place une once & demie d'oignon de scille. Je serois aussi d'avis par les raisons que j'ai dites , qu'après la distillation de l'eau on procedât à celle du marc par la cornue , pour en tirer le sel volatil & les autres substances , qu'on mêleroit avec l'eau distillée , puis on filtreroit le mélange , & on le rectifieroit par l'alambic de verre , comme il a été dit dans les Remarques fur l'opération précédente. Par ce moyen on auroit une fort bonne eau d'hirondelles.

Eau de Pies, Composé.

℞ Des fleurs de pivoine & de primevère, aā.   ʒ vj.
De lavande & de romarin, aā.   ʒ v.
De sauge, de marjolaine, de bétoine, d'hyssope; du gui de chêne, aā. ʒ ß.
De la racine d'ariftoloche longue,   ʒ iij
De la cannelle, du girofle, du cardamome, de la noix muscade, des cubébes, aā. ʒ j. ß.
Des fleurs de stœchas Arabique, du castoréum, de la semence de pivoine, de sa racine, & de celle de pyréthre, aā.   ʒ j.
Des fleurs de lis des vallées,   ʒ ß.
Toutes ces drogues grossiérement pilées feront mises en infusion dans ℔ iij. d'eau de muguet, dans ℔ j. ß. de celle de fleurs de tilleul, & de celle de primevère,   ℔ j.
On y ajoûtera ensuite douze petits de pies, que l'on pilera après leur avoir ôté leurs plus grande plumes; après quoi on distillera le tout au bain-marie.

Aqua Picarum, Composita.

℞ *Florum pæoniæ, paralyseos, aā.*   ʒ vj.
Lavendulæ, rorismarini, aā.   ʒ v.
Salviæ, majoranæ, betonicæ, hyssopi; visci querni, aā.   ʒ ß.
Radicis aristolochiæ,   ʒ iij.
Cinnamomi, caryophyllorum, cardamomi, nucistæ, cubebarum, aā.   ʒ j. ß.
Florum stœchados Arabicæ, castorei, seminis pæoniæ, radicis ejusdem, pyrethri, aā.   ʒ j.
Florum lilii convallium,   ʒ ß.
Singula grosso modo contusa infundantur in aquarum lilii convallium ℔ iij. *florum, tiliæ* ℔ j. ß. *primulæ veris,* ℔ j.

Deindè adde pullos picarum, n°. xij. *qui pennis majusculis abjectis conquassentur & fiat destillatio balneo mariæ.*

R E M A R Q U E S.

On concassera bien tous les ingrédients, on les mettra ensemble dans une cucurbite de verre ou de grès, on y versera les eaux distillées, on bouchera bien le vaisseau, on le mettra dans le fumier en digestion, on l'y laissera trois jours, puis l'ayant débouché, l'on y ajoûtera les petits de pies tirés de leurs nids, plumés & biens déchirés, on agitera le tout ensemble, on couvrira la cucurbite de son chapiteau, on y adaptera un récipient, on lutera exactement les jointures, & l'on fera distiller la liqueur au bain-marie; on gardera l'eau distillée dans une bouteille bien bouchée.

Vertus. Dose. Elle est propre pour l'épilepsie & pour les autres maladies du cerveau : La dose en est depuis demi-once juqu'à une once.

Réformation de l'eau de Pies. Les pies ne peuvent pas communiquer beaucoup de leur vertu dans cette distillation, car étant simplement échauffées par une chaleur aussi douce qu'est celle du bain-marie, il ne s'en élève que du phlegme; ainsi le sel volatil, à qui l'on peut attribuer toute la vertu de ces oiseaux, reste dans la cucurbite avec le marc des drogues. Je serois donc d'avis qu'après la distillation de l'eau on tirât par la cornue, à feu gradué, le sel volatil de la matiére restante, & qu'on le mêlât dans l'eau distillée, de même que j'ai dit dans les remarques, sur les eaux d'hirondelles. Par ce moyen on auroit une eau empreinte de toute la qualité des drogues; son odeur à la vérité en seroit devenue plus désagréable, mais on doit avoir moins d'égard au goût qu'à la vertu

Eau de Pies, Composée de George Bateus.

℞ De petites Pies,   N°. vj.

Aqua Picarum Composita, Georgii Batei.

℞ *Pullos picarum,*   N°. vj.
De

De l'excrément d'un paon mâle,   ℔ ß.
Du véritable gui de chêne & de la racine de pivoine mâle, aā.   ℥ iv.
Des fleurs de primevère nouvellement cueillies,   ℔ j.
Du vin blanc & du vin d'Espagne, aā. ℔ v.
Mettez le tout en infusion, & faites distiller f. a.

Stercoris albi de pavone mare, ℔ ß.
Visci quercini veri, radicis pæoniæ maris, aā. ℥ iv.
Florum primulæ veris recentium, ℔ j.
Vini albi & Hispanici, aā. ℔ v.
Infunde & distilla f. a.

R E M A R Q U E S.

On prendra au commencement du Printemps les petites pies tirées de leurs nids, on les coupera par morceaux, & on les mêlera dans une grande cucurbite de verre ou de terre, avec l'excrément blanc d'un paon mâle, le gui de chêne, rapé ou grossiérement pulvérisé, la racine de pivoine mâle coupée par petits morceaux, & concassée, & les fleurs de primevère récemment cueillies dans leur vigueur ; on versera sur ce mélange le vin blanc & le vin d'Espagne : on bouchera le vaisseau, & on le mettra en un lieu chaud pour y laisser la matiére en digestion pendant vingt-quatre heures; on débouchera alors le vaisseau, on y adaptera un chapiteau & un récipient, on lutera exactement les jointures, & l'on fera distiller la liqueur au bain de sable ou au bain-marie; on gardera l'eau distillée dans une bouteille bien bouchée.

Elle est estimée un bon reméde contre l'épilepsie : La dose en est depuis une once jusqu'à quatre; on en prend matin & soir quelques jours avant la pleine Lune & la nouvelle Lune.

Vertus.
Dose.

Eau Carminative, ou *Esprit Carminatif*, de *Sylvius Deleboë*.

Aqua Carminativa, *seu* Spiritus Carminativus, Fr. Deleboe Sylvii.

℞ Des sommités de petite centaurée ; des feuilles de romarin, de marjolaine, de rue cultivée, & de basilic, aā.   man. j. ß.
De la cannelle,   ℥ vj.
Des semences d'angélique, de léviftic & d'anis, aā.   ℥ ß.
Des baies de laurier,   ℥ iij.
De la noix muscade, du macis ; des racines d'impératoire, & de galanga; du gingembre, aā.   ℥ j. ß.
De la racine d'angélique, du girofle & de l'écorce d'orange, aā.   ℥ j.
Toutes ces drogues étant hachées & pilées grossiérement, versez par-dessus ℔ iij. ℥ iv. d'esprit de vin.
Vous laisserez digérer le tout pendant deux jours au bain-marie, après quoi vous distillerez jusqu'à siccité, & vous garderez l'esprit distillé pour l'usage.

℞ *Summitatum centaurii minoris; foliorum rorismarini, majoranæ, rutæ hortensis, basiliconis*, aā.   man. j. ß.
Cinnamomi,   ℥ vj.
Seminum angelicæ, levistici, anisi, aā.   ℥ ß.
Baccarum lauri,   ℥ iij.
Nucis moschatæ, maceris, radicum imperatoriæ, galangæ; zingiberis, aā. ℥ j. ß.
Rad. angelicæ ; caryophyllorum, corticis arantiorum, aā.   ℥ j.
Concisis & crasse contusis affunde spiritûs vini ℔ iij. ℥ iv.

Digerantur per biduum in balneo mariæ, hinc ad siccitatem destillentur ; servetur destillatus spiritus ad usum.

R E M A R Q U E S.

Après avoir incisé & concassé toutes les drogues, on les mettra ensemble dans une cucurbite de verre ou de grès, on versera dessus l'esprit-de-vin, on couvrira la cucurbite exactement, & on laissera la matiére en digestion pendant deux jours au bain d'eau tiéde : ensuite l'on adaptera un chapiteau à la cucurbite & un récipient, on lutera exactement les jointures, & au même bain l'on fera diftiller toute l'humidité, on gardera l'eau, ou plûtôt l'efprit diftillé, dans une bouteille bien bouchée.

Vertus.   Elle eft propre pour la colique venteufe, elle difcute & elle raréfie les glaires,
Dofe.   elle appaife les tranchées : La dofe en eft depuis demi-dragme jufqu'à deux dragmes.

Eau Carminative, ou *de Camomille Compofée*, *de Grimmer Wajer*.	Aqua Carminativa, *feu* de Chamomillâ Compofita, Grimmer Waffer.
♃ Des fleurs de camomille, man. **x.** Coupez-les, pilez-les & les mettez en infufion pendant vingt-quatre heures dans ℔ v. d'eau diftillée de camomille, & dans ℔ ij. de très-bon vin.	♃ *Florum chamomillæ*, man. **x.** *Incidantur, contundantur & infundantur per horas viginti quatuor in aquæ chamomillæ deftillatæ* ℔ v. *vini generofi*, ℔ ij.
Puis coulez l'infufion & l'exprimez fortement, mettez enfuite man. viij. d'autres fleurs de camomille infufer dans la colature pour la feconde fois pendant vingt-quatre heures : après quoi vous mettrez en macération dans cette feconde colature,	*Hinc exprime fortiffimè, in colaturâ itèrum infundantur horis viginti quatuor, aliorum florum chamomillæ* man. viij. *dein colentur & exprimantur, in colaturâ macera*

Des fleurs de camomille,   man. iv.
Des feuilles d'abfinthe, de petite centaurée, de pouillot & d'origan, aā.   man. j.
Des femences d'aneth,   ℥ j.
     D'anis, de fenouil, de carvi, de cumin, de chardon bénit, de chardon Notre-Dame ; de l'écorce extérieure d'orange, aā.   ℥ ß.
Des baies de geniévre & de laurier, aā. ℈ iv.
Après 24. heures d'infufion, diftillez le tout au bain-marie tempéré, f. a.
	Florum chamomillæ, man. iv.
	Herbarum abfinthii, centaurii minoris, pulegii, origani aā man. j.
	Seminum anethi, ℥ j.
	     Anifi, fæniculi, carvi, cumini, cardui benedicti, cardui Beatæ Mariæ, flavedinis corticis arantiorum, aā. ℥ ß.
	Baccarum juniperi & lauri, aā. ℈ iv.
	Stent in infufione horis 24. *tunc balneo maris lento deftilla f. a.*

R E M A R Q U E S.

On prendra dix poignées de fleurs de camomille récentes, on les mettra en infufion pendant vingt-quatre heures chaudement dans l'eau de camomille & le vin blanc en un vaiffeau de terre bien bouché, on coulera l'infufion avec forte expreffion, & l'on y fera infufer comme auparavant huit poignées de nouvelles fleurs de camomille ; on coulera cette feconde infufion, exprimant fortement le marc & l'on mettra dedans en digeftion pendant vingt-quatre heures en une cucurbite de verre ou de grès bien bouchée, quatre poignées de fleurs de camomille, & les autres drogues concaffées, puis ayant adapté à la cucurbite un chapiteau & un récipient, & luté exactement les jointures, on fera diftiller toute la liqueur au bain-marie.

Vertus.   Cette eau eft fort bonne pour difcuter les glaires, & pour diffiper les vents ;
    on s'en fert pour la colique, pour fortifier l'eftomac, pour aider à la digeftion,
Dofe.   exciter les mois : La dofe en eft depuis demi-once jufqu'à deux onces.

    Cette eau a ordinairement une couleur laiteufe, à caufe de quelque portion d'huile qui monte par la diftillation, & qui fe tient raréfiée ; il faut la garder dans une bouteille bien bouchée, de peur que fes parties fpiritueufes ne fe diffipent, car ce font elles qui font fa vertu.

Eau de Chapon.　　　　　　　Aqua Caponis.

℞ Un chapon maigre, ôtez-lui les entrailles, coupez-le par morceaux, & faites enforte qu'il ne lui refte point de graiffe, cuifez-le enfuite avec une q. f. d'eau de fontaine dans un vaiffeau bien clos au bain-marie. Cela étant fait,

℞ Du bouillon bien exprimé, ℔ iij.
Des eaux de bourrache & de violettes, aā. ℔ j. ß.
De la mie de pain fortant du four, ℔ ß.
De la cannelle concaffée, ʒ ß.
Des fleurs de rofes rouges, ʒ ij. ß.
De violettes, de bourrache & de buglofe, aā. ʒ j.
Diftillez le tout dans un alambic f. a.

℞ Caponem exficcatum, evifceratum atque in frufta incifum, demptâ pinguedine decoque in f. q. aquæ fontis, claufo vafe. Tùm

℞ Brodii expreffi, ℔ iij.
Aquæ borraginis & violarum, aā. ℔ j. ß.
Micæ panis è furno calentis, ℔ ß.
Cinnamomi confracti, ʒ ß.
Florum rofarum rubrarum, ʒ ij. ß.
Violarum, borraginis, bugloffi, aā. ʒ j.
Deftillentur in alembico vitreo f. a.

REMARQUES.

On vuidera un chapon de fes entrailles, on le coupera par morceaux ; on en ôtera la graiffe, on le fera cuite avec une quantité fuffifante d'eau dans un pot bien bouché, au bain-marie : on coulera le bouillon, exprimant fortement le chapon cuit. On mettra dans une grande cucurbite de verre ou de grès la cannelle concaffée, la mie de pain chaud fortant du four, & les fleurs ; on verfera deffus le bouillon & les eaux diftillées, on laiffera le tout en digeftion pendant dix ou douze heures, puis on en fera la diftillation au feu de fable, on gardera cette eau dans une bouteille de verre bien bouchée.

Elle eft cordiale, pectorale & reftaurante, elle eft bonne dans la phthifie & dans les autres maladies de confomption : La dofe en eft depuis demi-once jufqu'à quatre onces.

On fait cuire le chapon au bain marie dans un vaiffeau bien bouché, afin d'éviter la diffipation qui fe feroit du fel volatil, en quoi confifte principalement fa vertu. Le bouillon doit être en gelée, quand le chapon a été exprimé.

On ôte la graiffe du chapon, parce qu'il en pourroit diftiller quelque portion avec l'eau ce qui la rendroit défagreable.

Il s'éléve par la diftillation un peu des fels volatils du bouillon & du pain, ce qui rend l'eau reftaurante & fortifiante, mais le meilleur du bouillon, en qui confifte le plus de fel volatil, refte avec le marc. Je trouverois donc qu'il feroit bien plus à propos de faire prendre au malade le bouillon du chapon fortant du bain marie, que de le faire diftiller ; on pourroit alors y mettre infufer ou bouillir légérement les autres drogues, & y mêler les eaux diftillées, ou bien les employer au lieu d'eau commune à la cuite du chapon.

Eau de Chapon de Quercétan.　　　Aqua Caponis, Quercetani.

℞ Un vieux chapon vuidé de fes entrailles, coupez-le par morceaux & le mettez dans une cucurbite affez ample, puis ajoûtez-y
Du fucre blanc, ℔ ß.
Du fantal citrin, du bois d'aloës, du girofle, de la noix mufcade, du corail préparé, de la cannelle & du macis, aā. ʒ j.
Du galanga, de l'écorce de citron, de la zédoaire & du fafran, aā. ʒ ß.

℞ Caponem unum antiquum exenteratum, in frufta difcinde & in matratium capax injice, addendo
Sacchari alli, ℔ ß.
Santali citrini, ligni aloes, caryophyllorum, nucis mofchatæ, coralli præparati, cinnamomi, macis, aā. ʒ j.
Galangæ, corticis citrei, zedoariæ, croci, aā. ʒ ß.

Des grains de kermès, ʒ iij.
Des fleurs de romarin, de sauge, de bétoine, de lavande, de bourrache, de buglose & de roses rouges, aā. pug. j.
Du vin de Canarie, ℔ ij. ʒ viij.
Mettez le vaisseau bien clos au bain-marie chaud pendant huit ou dix jours, jusqu'à ce qu'il soit réduit par coction en menues parties. Après cela faites-en l'expression dans la presse, & distillez la liqueur exprimée par l'alambic.

Granorum kermes, ʒ iij.
Florum rorismarini, salviæ, betonicæ, lavendulæ, borraginis, buglossi, rosarum rubrarum, aā. pug. j.
Vini Canariæ, ℔ ij. ʒ viij.
Vas benè clausum collocetur in balneo mariæ fervido, per octo vel decem dies, donec capo vi bullientis aquæ in particulas minutissimas decoctus fuerit. Exprimantur posteà omnia per torcular, & in alembico destillentur.

REMARQUES.

On choisira un chapon vieux préférablement à un jeune, parce qu'étant moins chargé de graisse il donne plus au bouillon de la substance nécessaire pour le rendre bon ; on en séparera les entrailles & la graisse ; on le coupera par petits morceaux qu'on mettra dans une matras, on y mêlera les autres drogues, on versera le vin de Canarie dessus ; on bouchera exactement le matras, & on le placera au bain-marie bien chaud, l'y laissant huit ou dix jours, ou jusqu'à ce que le chapon soit exactement cuit ; on coulera ensuite l'infusion avec forte expression, & l'on fera distiller la colature, on gardera cette eau dans une bouteille bien bouchée.

Dose. Vertus.   Elle est propre pour rétablir les forces perdues. La dose en est depuis deux dragmes jusqu'à une once.

Le corail est ici une drogue fort inutile, car il ne s'en détache rien qui puisse être élevé avec l'eau dans la distillation ; mais quand il s'en éléveroit quelques particules, elles ne produiroient aucun effet restaurant.

Le sucre ne donne pas non plus grand'chose dans cette distillation, il reste au fond de le cucurbite à peu près comme il a été mis.

Il arrive à l'égard du chapon la même chose que j'ai dit en la préparation précendente, il s'en éléve à la vérité quelque peu de sel volatil avec l'eau, mais la plus grande quantité en quoi consiste sa principale vertu, reste au fond du vaisseau avec le sucre ; il vaudroit donc beaucoup mieux faire prendre au malade des bouillons de chapon, que de l'eau distillée.

On peu faire distiller les autres drogues, après les avoir mises infuser dans le vin de Canarie, pour en faire une eau, de laquelle on donnera une cuillerée immédiatement après le bouillon de chapon. Si l'on veut qu'il entre du sucre & du corail préparé dans cette eau, l'on y en dissoudra après la distillation.

Eau de Chapon, d'Ant. Mynsicht.

Aqua Caponis, Ant. Mynsicht.

℞ Un chapon, & faites-le cuire s. a. dans un pot de terre neuf vernissé, & bien couvert, avec
Des raisins de Corinthe, des pignons & de la réglisse, aā. ʒ j.
Des jujubes & des sébestes, aā. N°. xij.
Des figues nouvelles, N°. viij.
De la pulmonaire, de l'endive, du pas-d'âne & de la laitue, aā. ʒ ß.
Des fleurs de violettes & de bétoine, aā. ʒ j.
La coction de ces drogues étant faite, pilez-

℞ Caponem quem s. a. coque in ollâ novâ vitreatâ cum
Passularum minorum, pinearum, glycyrrhizæ, aā. ʒ j.
Jujubas, sebesten, aā. N°. xij.
Cnicas recentes, N°. viij.
Herbarum pulmonariæ, endiviæ, tussilaginis, lactucæ, aā. ʒ ß.
Florum violarum, betonicæ, aā. ʒ j.
Peractâ coctione contusis omnibus in

les dans un mortier de pierre, & y ajoûtez

Du vin de Canarie,	℔ iij.
Des eaux de tuffilage, de marrube & de bugloſe, aā.	℔ j.
De la mie de pain blanc macérée dans le lait de chévre,	℔ ß.
Des conſerves de bourrache, de roſes & de polytric, aā.	ℨ iij.
De la poudre des eſpéces de *diamargariti frigidi*,	ℨ ß.
De la cannelle, du macis & de la ſemence d'anis, aā.	ʒ ij.

Mêlez le tout, diſtillez-le au bain-marie, & gardez la liqueur diſtillée pour l'uſage.

mortario lapideo, adde

Vini Canarienſis,	℔ iij.
Aquarum tuſſilaginis, marrubii, bugloſſi, aā.	℔ j.
Mica panis albi lacte caprillo macerata,	℔ ß.
Conſervæ borraginis, roſarum, polytrichi, aā.	ℨ iij.
Pulveris diamargariti frigidi,	ℨ ß.
Cinnamomi, macis, ſeminis aniſi, aā.	ʒ ij.

Mixta, per alembicum, balneo mariæ diſtilla ſ. a. & liquor deſtillatus uſui ſervetur.

REMARQUES.

On aura un vieux chapon, on en ôtera les entrailles & la graiſſe, on le coupera par morceaux, on le fera bouillir dans ce qu'il faudra d'eau en un pot de terre verniſſé bien couvert, à un feu médiocre ; quand il ſera cuit à plus de la moitié, on y ajoûtera les raiſins de Corinthe, les pignons, les figues, les jujubes, les ſébeſtes, puis la régliſſe, les herbes & les fleurs ; on continuera de faire bouillir le mélange juſqu'à ce que le chapon ſoit parfaitement cuit. On retirera alors du pot le chapon & les autres ingrédiens ; on écraſera bien le tout dans un mortier de pierre avec un pilon de bois, on y remêlera le bouillon : on mettra le mélange dans une grande cucurbite de verre ou de grès, on y ajoûtera le vin de Canarie, les eaux diſtillées, la mie de pain blanc infuſée dans du lait de chévre, les conſerves, la poudre *diamargaritum frigidum*, la cannelle, le macis & l'anis ; on adaptera à la cucurbite un chapiteau & un récipient, on lutera exactement les jointures, & après cinq ou ſix heures de macération on fera diſtiller toute la liqueur au bain-marie, on gardera cette eau pour le beſoin.

Elle eſt bonne pour la phthiſie, pour l'aſthme, pour la toux invétérée, & pour les autres maladies de poitrine : La doſe en eſt depuis deux dragmes juſqu'à une once.

Cette préparation contient beaucoup de bonnes drogues, bien appropriées pour les maladies dans leſquelles on la donne, mais le malheur eſt qu'elle n'en profite guère, car pendant que les parties volatiles & plegmatiques montent en vapeur & diſtillent en eau, ce qu'il y a de plus balſamique & de plus propre pour les maladies de poitrine, reſte dans la cucurbite. Je ſerois donc d'avis qu'on ſe contentât de faire des bouillons avec le chapon, les fruits, la régliſſe, les herbes, les fleurs, la mie de pain & les conſerves ; que d'une autre part on mît infuſer & diſtiller avec le vin de Canarie & les eaux diſtillées, l'anis, le macis, la cannelle, la poudre *diamargaritum* pour en avoir une eau ſpiritueuſe, dont on donneroit aux malades immédiatement après ou devant le bouillon de chapon : par ce moyen on profiteroit de toutes les ſubſtances utiles des ingrédiens.

Vertus.
Doſe.

Eau Antiheĉtique.   Aqua Antithectica.

♃ Des feuilles de pimprenelle, d'hépatique, de millefeuille, d'aigremoine, de véronique,

♃ *Foliorum pimpinellæ, hepaticæ, millefolii, agrimonii, veronicæ, naſtur-*

G g iij

de cresson aquatique , aã. man. j.	tii aquatici , aã. man. j.
Des racines de pimprenelle, d'aunée & de chicorée, aã. ʒ vj.	Radicum pimpinellæ, enulæ campanæ, cichorii, aã. ʒ vj.
Des quatre grandes semences froides, aã. ʒ ß.	Seminum quatuor frigidor. majorum, aã. ʒ ß.
Des fleurs de bourrache, de buglose, de chicorée & de roses, aã. pug. j.	Florum borraginis , buglossi , cichorii , rosarum, aã. pug. j.
Des écrevisses de riviére , N°. xiij.	Cancros fluviatiles , N°. xiij.
Des limaçons , N°. xvj.	Limaces , N°. xvj.
Du sang de veau noir , ℔ j.	Sanguinis de vitulo nigro , ℔ j.
Du poumon de veau , ℔ ß.	Pulmonis vitulini , ℔ ß.
De l'eau hépatique , ℔ j.	Aquæ hepaticæ , ℔ j.
Du lait de chévre, q. s.	Lactis caprini , q. s.
Après l'infusion de ces drogues , faites-en la distillation au bain-marie s. a.	Infundantur & distillentur balneo mariæ s. a.

REMARQUES.

On coupera par morceaux le poumon de veau , on écrasera les écrevisses & les limaçons, on concassera les racines, les semences, les feuilles, les fleurs , on mettra le tout dans une cucurbite de verre ou de grès , on versera dessus du sang d'un veau noir nouvellement tiré, l'eau hépatique , & environ deux livres de lait de chévre ; on couvrira la cucurbite, & après douze heures de digestion, on fera distiller toute la liqueur au bain-marie.

Vertu.
Dose.
On estime cette eau pour la fiévre hectique, elle purifie le sang , elle est propre pour les poumons desséchés : La dose en est depuis demi-once jusqu'à quatre onces.

Il entre dans cette composition des ingrédients qui produisent un fort bon effet, quand on les prend seuls, comme le lait de chévre ; ou en bouillon , comme le poumon de veau, le sang de veau, les écrevisses, les semences froides mais ils ne donnent pas grande vertu à l'eau qu'on en fait distiller ; ainsi j'estimerois beaucoup mieux des bouillons ou des decoctions que cette grande préparation.

Eau pour la Phthisie , de Wecker.	Aqua pro Phthisi , Wecheri.
♃ De la racine de grande consoude , ℔ ß.	♃ Radicis consolidæ majoris , ℔ ß.
Des pignons mondés & des amandes douces , aã. ʒ iij.	Pinearum mundatarum , amygdalarum dulcium , aã. ʒ iij.
Des conserves de roses rouges , de violettes , de bourrache, d'iris & d'aunée , aã. ʒ j.	Conservarum rosarum , violarum , borraginis , ireos , enulæ campanæ, aã. ʒ j.
Du poumon de renard & de la terre sigillée , aã. ʒ vj.	Pulmonis vulpini , terræ sigillatæ , aã. ʒ vj.
Des feuilles de tabac , man. ij.	Foliorum nicotianæ , man. ij.
Des semences de melons , de courges , de citrouilles & de concombres, des raisins de Córinthe. des figues, des sebestes, des jujubes & de la réglisse , aã. ʒ ß.	Seminum melonum , cucurbitæ , citruli , cucumeris , passularum , ficuum , sebesten , jujubarum , glycyrrhizæ , aã ʒ ß.
Des roses rouges , ʒ iij.	Rosarum rubrarum , ʒ iij.
De la semence de pavot blanc, des gommes adraganth & Arabique ; du sang-dragon , de la poudre des espéces de *diagemma* , de *diamargariti frigidi* , & de la poudre joviale , aã. ʒ ij.	Seminis papaveris albi , gummi tragacanthi Arabici , sanguinis draconis , pulveris diagemmæ , diamargariti frigidi , lætitiæ aã. ʒ ij.
De l'encens & du mastic , aã. ʒ j.	Thuris , mastiches , aã. ʒ j.
De l'os de cœur de cerf , Ɔ j.	Ossis de corde cervi Ɔ j.
Des eaux distillées de grande consoude, de	Aquarum consolidæ majoris , tussilagi-

tuffilage, de nicotiane, de mélisse, de bugloſe
& de capillaires, aā.   ℔ ß.

De la mie de pain trempée dans le vin d'Eſpagne, q. ſ.

Pilez les drogues qui en auront beſoin ; mêlez le tout enſemble & le diſtillez enſuite au
bain-marie, puis conſervez l'eau diſtillée pour
l'uſage.

nis, nicotianæ, meliſſæ, bugloſſi, capilli
Veneris, aā.   ℔ ß.

Micæ panis in vino Hiſpanico macerata
q. ſ.

Conterenda contere ; cuncta ſimul miſce, tum diſtilla balneo maris, & aquam
diſtillatam ad uſum ſerva.

R E M A R Q U E S.

On coupera le poumon de renard par petits morceaux, on concaſſera les racines, les ſemences, les fruits, les feuilles, l'os de cœur de cerf, on pulvériſera
groſſiérement les gommes & la terre ſigillée ; on mêlera le tout dans un mortier
de marbre avec les fleurs, les conſerves, les poudres, & environ demi-livre de
mie de pain blanc infuſé dans du vin d'Eſpagne, on mettra le mélange dans une
cucurbite de verre ou de grès, on verſera deſſus les eaux diſtillées, & après quelques heures de macération on adaptera un chapiteau & un récipient, on lutera
les jointures, & l'on fera diſtiller la liqueur au bain-marie ou de cendres.

Cette eau eſt eſtimée bonne pour la phthiſie, pour déterger les ulcères du poumon, pour faciliter la reſpiration, pour l'aſthme : La doſe en eſt depuis demi-
once juſqu'à deux onces.

La terre ſigillée ne ſert de rien ici, car il ne s'en élève aucune choſe par la
diſtillation ; il entre encore pluſieurs autres ingrédients dans cette compoſition
qui me paroiſſent, ou inutiles, ou nuiſibles, comme le maſtic, le ſang-dragon,
les roſes rouges.

Les conſerves contiennent des ſubſtances qui peuvent ſe mêler & s'élever
dans la diſtillation ; mais comme tout le ſucre reſte au fond de la cucurbite,
il vaudroit mieux employer les fleurs dont elle ſont compoſées.

Vertus.
Doſe.

Eau pour la Phthiſie, de Rubeus.

℞ Des chairs de limaçons cuites dans du vin
auſtère, & de l'eau de plantain,   ℔ ij.

Des conſerves de roſes & de grande conſoude, aā.   ℔ j.

Diſtillez la décoction au bain-marie, & coulez par la manche d'Hippocrate, l'eau diſtillée,
après y avoir verſé, ℥ ij de ſucre diſſous dans
l'eau de plantain.

Du ſantal & du ſpica nard, aā.   ℈ ß.

Aqua pro Phthiſi, Rubei.

℞ *Carnis limacum in vino auſtero &
aquā plantaginis coctæ,*   ℔ ij.
*Conſervarum roſar. & conſolidæ ma-
jor. aā.*   ℔ j.
*Decoctum balneo maris diſtilla, &
aquam diſtillatam cola per manicam Hip-
pocraticam in cujus fundo infundes ſacchari in aquā plantaginis diſſoluti,* ℥ ij.
Santali citrini & ſpicæ nardi, aā. ℈ ß.

R E M A R Q U E S.

On prendra deux livres de limaçons ſéparés de leurs coquilles, on les fera
bouillir dans du gros vin & de l'eau de plantain juſqu'à ce qu'ils ſoient cuits,
on coulera la décoction exprimant fortement le marc, on délaiera dedans les
conſerves, on mettra le tout dans une cucurbite de verre ou de grès, on y
adaptera un chapiteau & un récipient, on lutera les jointures, & l'on fera diſtiller la liqueur au feu de ſable, on mêlera dans l'eau diſtillée, deux onces de
ſucre, après l'avoir diſſous dans environ autant d'eau de plantain ; on paſſera la
liqueur pluſieurs fois par une chauſſe d'Hippocrate, au fond de laquelle on aura mis
le ſpica nard inciſé menu, & le ſantal rapé, on gardera enſuite cette eau dans
une bouteille bien bouchée.

Vertus.
Dose.

Elle est estimée bonne pour la phthisie, pour les ulcères du poumon : La dose en est depuis demi-once jusqu'à une once.

Il me semble que l'eau de scabieuse ou quelqu'autre eau vulnéraire conviendroit mieux pour la coction des limaçons, que le vin austère & le plantain, car l'astriction de ces liqueurs peut empêcher le crachement qui est nécessaire dans la phthisie. Si au lieu des conserves on emploie les roses rouges & la racine de grande consoude rapée ou bien concassée, on épargnera du sucre qui ne sert à rien ici, car il reste au fond de la cucurbite.

On mêle dans l'eau distillée un peu de sucre, & on la passe dans une chausse sur le spica nard & le santal, afin de la rendre agréable, un peu odorante, & plus détersive, mais le spica nard lui donne un mauvais goût.

Eau Pectorale, de Bateus.

℞ Du bois de gaïac mis en poudre, ℥ viij.
Des racines d'aunée & d'aristoloche ronde, aā. ℥ iij.
D'iris vulgaire, ℥ j. ß.
D'iris de Florence, de persil, de fenouil & de réglisse, aā. ℥ j.
Des feuilles de tabac nouvellement cueillies, man. iv.
De scabieuse, de véronique, de pas d'âne & d'hyssope, des sommités de marrube blanc & de chardon-bénit, aā. man. j.
Des jujubes & des sébestes, aā. N°. xxx.
Des figues séches & des dattes, aā. N°. xvj.
Des baies de laurier, ʒ vj.
Des semences de nicotiane, ʒ iij
De nielle, ʒ j.
De lin, d'orties, de cresson alénois & de moutarde, aā. ʒ ij.
De la térébenthine de Venise dissoute avec des jaunes d'œufs, ℥ ij. ß,
Du vin blanc, ℔ xvj.
Mettez ces drogues en digestion pendant trois jours, & les distillez s. a.
Avec soixante cloportes secs & concassés dans un nouet de linge fin, que vous suspendrez au col du récipient, afin que dans la distillation la liqueur passant sur le nouet, s'empreigne de la qualité des cloportes, & gardez cette eau dans des bouteilles bien bouchées pour l'usage.

Aqua Pectoralis, Batei.

℞ *Ligni guaiaci pulverisati*, ℥ *viij.*
Radicum enulæ campanæ & aristolochiæ rotundæ, *aā.* ℥ *iij.*
Iridis vulgaris, ℥ *j. ß.*
Iridis Florentiæ, petroselini, fæniculi, glycyrrhizæ, *aā.* ℥ *j.*
Foliorum nicotianæ recèns collectorum, m. iv.
Scabiosæ, veronicæ, tussilaginis, hyssopi ; summitatum marrubii albi & cardui benedicti, *aā.* m. j.
Jujubas & sebesten, *aā.* N°. *xxx.*
Caricas & dactylos, *aā.* N°. *xvj.*
Baccarum lauri, ʒ *vj.*
Seminum nicotianæ, ʒ *iij.*
Nigellæ, ʒ *j.*
Lini, urticæ, nasturtii, sinapi, *aā,* ʒ *ij.*
Terebinthinæ Venetæ cum ovorum vitellis solutæ, ℥ *ij. ß.*
Vini albi, ℔ *xvj.*
Omnia hæc triduo digerantur, & *posteà s. a. distillentur.*
Collige millepedas sexaginta siccas & contusas, in nodulo telæ rarioris facto inclusas, quas suspensas habebis collo recipientis, ut inter distillandum liquor nodulum alluens, millepedarum virtutem exhauriat & secum rapiat ; serva ad usum aquam hanc in vitreis ritè obturatis.

REMARQUES.

On mettra dans une grande cucurbite de grès ou de verre, le gaïac réduit en poudre grossiére, les racines coupées par petits morceaux, on concassera les feuilles hachées ; les fruits ouverts & coupés par petits morceaux, les baies & les semences concassées, la térébenthine démêlée & dissoute avec cinq ou six jaunes d'œufs, le vin blanc. On brouillera le tout ensemble, on couvrira le vaisseau, & on laissera la matiére en digestion dans un lieu un peu chaud pendant trois jours, puis on le découvrira, on y adaptera un chapiteau & un récipient, dans le

cou

Eau duquel on aura suspendu un nouet de linge fin, qui contiendra soixante cloportes secs & concassés : on lutera les jointures exactement, l’on placéra la cucurbite au bain-marie pour faire distiller la matiére par un feu assez fort, l’eau en distillant passera sur le nouet, & s’empreindra de la substance & de la qualité des cloportes. On gardera cette eau dans des bouteilles bien bouchées.

Elle est d’un bon usage dans l’asthme, pour la difficulté de respirer, pour la toux, pour atténuer les humeurs grossiéres du poumon & des reins, pour la néphrétique, pour les ulcères de la vessie, pour provoquer l’urine · La dose en est depuis une once jusqu’à deux : on en prend deux ou trois fois, **Vertus.** **Dose.**

Eau Pectorale, de Mynsicht.	Aqua Pectoralis, Mynsicht.
♃ Des amandes amères & des petits raisins de Corinthe, aa. ℔ ß. Des racines d’iris de Florence, de réglisse, de guimauve, de tussilage, aa. ℥ j. De petite mauve, de grande consoude & d’aunée, aa. ℥ ß. Des semences de fenouil, d’anis, de coings, de chardon-bénit, de chardon-notre-dame, de myrtilles & d’orties, aa. ℥ iij. Du safran oriental, du petit cardamome, du macis & de la cannelle, aa ʒ ij. Des feuilles des deux pulmonaires, de véronique, de marrube, de lierre terrestre, de capillaires, de scabieuse, d’hyssope, de sauge, aa. ʒ j. ß. Des fleurs de camomille, de tussilage, de violettes & de jacée, aa. ʒ j. Toutes ces drogues coupées & pilées seront mises en digestion dans six pintes du meilleur hydromel pendant huit jours; puis on les mettra distiller au bain-marie s. a.	♃ *Amygdalarum amararum, passularum Corinth. aa.* ℔ ß. *Radicum iridis Florentiæ, althææ, tussilaginis, aa.* ℥ j. *Malvæ minoris, consolidæ majoris, enulæ campanæ, aa.* ℥ ß. *Seminum fœniculi, anisi, cidoniorum, cardui benedicti, cardui mariani, myrtillorum, urticæ, aa.* ʒ iij. *Croci orientalis, cardamomi minoris, macis, cinnamomi, aa.* ʒ ij. *Foliorum utriusque pulmonariæ, veronicæ, marrubii, hederæ terrestris, capillorum Veneris, scabiojæ, hyssopi, salviæ, aa.* ʒ j. ß. *Florum chamomillæ, tussilaginis, violarum & jaceæ, aa* ʒ j. *Omnia hæc incisa & contusa digerantur per octo dies in hydromelitis optimi* ℔ xij. *postea balneo mariæ s. a. distillentur.*

REMARQUES.

On incisera & l’on concassera toutes les drogues, on les mettra ensemble dans une grande cucurbite de grès ou de verre, on versera dessus, douze livres d’hydromel fait avec trois livres de miel dissous & écumé dans dix livres d’eau, on couvrira bien la cucurbite, & on la mettra en digestion au Soleil ou dans le fumier pendant huit jours, puis lui ayant adapté un chapiteau & un récipient, & les jointures étant lutées, on fera distiller la liqueur au bain-marie.

Cette eau est propre dans toutes les maladies de la poitrine, elle atténue & elle déterge doucement la pituite crasse, elle fortifie les poumons & l’estomac : La dose en est depuis demi-once jusqu’à deux onces. **Vertus.** **Dose.**

La décoction des ingrédients, qui entrent dans cette composition, cuite avec du miel en hydromel, produiroit un effet bien meilleur pour les maladies de poitrine, que ne peut faire l’eau distillée; car cet hydromel vulnéraire auroit retenu les substances balsamiques du miel & des autres drogues que l’eau ne peut enlever dans la distillation. **Hydromel vulnéraire pectoral.**

Eau de Poumon de Veau,   Aqua ex Pulmonibus Vitulinis,
de Mynficht.   Mynficht.

℞ Les entrailles d'un veau, c'est-à-dire, le cœur, les poumons, le foie; ôtez-en toute la graisse & les coupez par petits morceaux, ajoûtez-y ensuite

De la racine de grande consoude,   ℥ iv.

De la pulmonaire, de la pimprenelle, de l'hysope, de la véronique, de la sauge, & de l'aigremoine, aã.   ℥ ß.

Versez des eaux distillées des mêmes herbes ce qu'il en faudra pour les cuire dans un pot neuf vernissé, bien couvert: ensuite

℞ Du bouillon fait avec tous les ingrédients,   ℔ iij.

Des eaux de bourrache, de buglose & de roses, aã.   ℔ j.

De la poudre des espéces de *diamargariti frigidi*, de racine de pimprenelle, & de la meilleure cannelle, aã.   ℥ j.

Des quatre grandes semences froides, aã.   ʒ ij.

Des fleurs cordiales, aã.   ʒ j.

Mêlez le tout, & le distillez au bain-marie.

℞ *Vituli viscera, hoc est, cor, pulmones, hepar; eaque adipe expurga, & iisdem frustatim incisis adde*

Radicis consolidæ majoris, aã.   ℥ iv.

Pulmonariæ, pimpinellæ, hyssopi, veronicæ, salviæ, agrimoniæ, aã.   ℥ ß.

Superinfunde distillatarum ex iisdem herbis aquarum q. s. ut incoqui possint in vase recenti figlino vitreato exacté obturato: tùm

℞ *Juris istius ex omnibus facti,* ℔ iij.

Aquarum borraginis, buglossi, rosarum, aã.   ℔ j.

Pulveris specierum diamargariti frigidi, radicis pimpinellæ, & cinnamomi optimi, aã.   ℥ j.

Quatuor seminum frigidorum major. aã.   ʒ ij.

Florum cordialium, aã.   ʒ j.

Misce, & distilla balneo maris.

R E M A R Q U E S.

On prendra le cœur, les poumons & le foie d'un veau, on séparera la graisse, & après les avoir lavés, on les coupera par morceaux, & on les mettra dans un pot verni, on y ajoûtera les racines concassées, les herbes incisées & les eaux distillées des mêmes espéces d'herbes la quantité qu'il en faudra pour faire trois livres de bouillon, on couvrira bien le pot, & on le mettra au bain-marie pour y faire cuire le tout; ensuite l'on versera le bouillon & ses ingrédients en substance dans une cucurbite de verre ou de grès, on y ajoûtera les eaux distillées, la cannelle, la racine de primprenelle concassée, la poudre *diamargaritum frigidum*, les quatre grandes semences froides, & les fleurs cordiales; on adaptera à la cucurbite un chapiteau & un récipient, on lutera les jointures, & après dix ou douze heures de digestion on fera la distillation au bain-marie; on gardera l'eau dans une bouteille bien bouchée.

Vertus.
Dose.
     Elle est propre aux phthisiques & aux hectiques, elle humecte & elle fortifie les poumons en purifiant le sang : La dose en est depuis demi-once jusqu'à deux onces.

La distillation emporte peu des principales parties des viscères du veau, de la consoude, de la véronique, de l'aigremoine, de la pulmonaire; on n'en tire guère que du phlegme, & ce que ces ingrédients contiennent de visqueux & d'essentiel, reste au fond de la cucurbite avec le marc; il me paroît donc qu'il seroit à propos de se contenter de faire des bouillons avec le cœur, le foie, les poumons de veau, la consoude, la pulmonaire, la véronique, l'aigremoine, la racine de pimprenelle, & les quatre grandes semences froides pour en faire prendre au malade; car par ce moyen on profiteroit des substances glutineuses de ces ingrédients, lesquelles peuvent par leurs parties rameuses & embarrassantes, lier & adoucir les pointes de la férofité trop âcre, qui defcendant du cerveau fur la poitrine & fur les poumons, les ulcère, les brûle, & engendre la phthifie.

D'ailleurs je ferois d'avis qu'on fît infufer & diftiller, dans les eaux de bourrache, de buglofe & de rofes, les feuilles de pimprenelle, de fauge & d'hyffope, les fleurs cordiales, la poudre *diamargaritum frigidum*, & la cannelle, pour en tirer une eau fpiritueufe, dont on donneroit une ou deux cuillerées au malade enfuite du bouillon.

Les ingrédients de cette eau, étant tous remplis de parties volatiles dans lefquelles confifte leur principale vertu, ils font très-convenables pour la diftillation qui emporte toûjours ce qu'il y a de plus léger & de plus fubtil.

<table>
<tr><td>

Eau de Perficaire Compofée,
de Bateus.

♃ Des feuilles fraiches de perficaire tachetée,   ℔ iij.
De pariétaire, de pourpier & des gouffes de féves, aā.   ℔ j.

Après avoir haché & pilé ces herbes, ajoûtez-y de lait,   ℔ viij.
Faites diftiller f. a.

</td><td>

Aqua Perficariæ Compofita,
Batei.

♃ *Foliorum recentium perficariæ maculatæ,*   ℔ iij.
Parietariæ, portulacæ, & filiquarum fabarum, aā.   ℔ j.

His omnibus incifis & contufis adde lactis,   ℔ viij.
Diftilla f. a.

</td></tr>
</table>

R E M A R Q U E S.

On prendra les herbes nouvellement cueillies dans leur vigueur, & les gouffes de féves vertes & bien nourries, on les écrafera enfemble, on les mettra dans une cucurbite de cuivre étamée en dedans, on verfera deffus le lait de vache, on brouillera bien le tout enfemble; on adaptera fur la cucurbite la tête de more garnie de fon réfrigérant & d'un récipient, on lutera les jointures, & l'on fera diftiller par un feu nud & médiocre, environ quatre livres de la liqueur; on paffera enfuite dans un linge le marc qui fera refté au fond de la cucurbite, & l'on fera diftiller la liqueur exprimée, jufqu'à ce qu'il n'en refte qu'environ une livre & demi; on mêlera enfemble les deux eaux diftillées dans une bouteille, on l'expofera débouchée au Soleil pendant fept ou huit jours pour en faire diffiper l'odeur empireumatique, puis on la bouchera, & on la gardera.

Cette eau eft eftimée un bon reméde pour le calcul du rein & de la veffie : La dofe en eft depuis deux onces jufqu'à quatre; on l'adoucit avec un peu de miel, & l'on en prend deux fois le jour pendant vingt jours de fuite.

La diftillation n'enléve guère autre chofe que le phlegme des plantes qui entrent dans la compofition de cette eau; la matiére la plus effentielle & la plus remplie de vertu refte au fond du vaiffeau, & on la rejette, Il me paroît qu'on feroit un reméde bien plus falutaire, fi au lieu de mettre diftiller le mélange des plantes avec le lait, on fe contentoit de le laiffer macérer cinq ou fix heures chaudement, puis de l'exprimer fortement; le fuc qui en fortiroit contiendroit le fel effentiel & huileux des plantes, & par conféquent toutes leurs vertus; il eft vrai qu'il feroit épais, vifqueux & plus dégoutant que l'eau, & qu'il ne fe garderoit pas fi bien, mais on pourroit le députer en la maniére ordinaire, & le rendre par conféquent clair & plus potable; pour ce qui eft de la

Vertus.
Dofe.

H h ij

difficulté de le conferver, elle n'eft pas grande, on n'aura qu'à en remplir des phioles jufqu'au cou, & les couvrir d'un peu d'huile d'amandes douces, on auroit bien-tôt retiré cette huile, quand on voudroit employer le fuc.

Eau Divine Cordiale.

℞ Des racines de fcabieufe, de gentiane, de fouchet long, d'iris de Florence, de benoîte & d'acorus vrai, aā. ℥ ij.

De la cannelle, du fantal citrin & des girofles, aā. ℥ j.

Des écorces de citrons & d'oranges, aā. ʒ vj.

Du macis, ʒ ij.

Des feuilles de mélifle & de menthe, aā. man. j. ß.

Des fleurs nouvelles de violettes, de primevère, du giroflier, de jonquille, de jacinte, de tubéreufe, de rofes rouges, de rofes pâles, de rofes mufcades, de romarin, de fauge, de thym, de lavande, de marjolaine, de genêt, d'œillets, d'orange, de jafmin, de fureau, de mélilot, de mille-pertuis, de roffolis, de fouci, de camomille, de nicotiane, de muguet des bois, de narciffe blanc, de chévrefeuille, de bourrache & de buglofe, aā. m. ß.

Des baies de geniévre, ℥ j.

De la femence de coriandre, ʒ vj.

Après avoir concaffé & pilé de toutes ces drogues ce qui le doit être, mêlez le tout enfemble dans un grand vaiffeau, & verfez deffus dix pintes de bon efprit-de-vin, que vous mettrez diftiller au bain-marie f. a. & en tirerez une eau excellente à garder pour l'ufage.

Aqua Divina Cordialis.

℞ *Radicum fcabiofæ, gentianæ, cyperi longi, iridis Florentiæ, caryophyllatæ, & acori veri, aā.* ℥ ij.

Cinnamomi, fantali citrini & caryophyllorum, aā. ℥ j.

Corticum citri & arantiorum, aā. ʒ vj.

Macis, ʒ ij.

Folior. meliffæ & menthæ, aā. m. j. ß.

Florum recentium violæ, primulæ veris, leucoït, narciffi juncifolii, hyacinthi orientalis, hyacinthi tuberofæ radice, rofarum rubrarum & pallidarum & mofcatarum, rorifmarini, falviæ, thymi, lavendulæ, majoranæ, geniftæ, tunicæ, arantiorum, jafmini, fambuci, meliloti, hyperici, roris folis, calthæ, chamomillæ, nicotianæ, lilii convallium, narciffi albi, caprifolii, borraginis, bugloffi, aā. m. ß.

Baccarum juniperi, ℥ j.

Seminis coriandri, ʒ vj.

Incidenda & conterenda incide vel contere, mifce in vafe capaciori, & fuperinfunde optimi fpiritûs vini ℔ xx. *diftilla balneo mariæ f. a. & eam quam educes aquam eximiam, fervabis ad ufum.*

REMARQUES.

On commencera cette opération à l'entrée du Printemps, on concaffera les racines, les bois, les écorces, les baies & les femences, on les mettra dans un grand vaiffeau de verre ou de terre; on verfera deffus l'efprit-de-vin, & on le bouchera bien.

On aura foin de ramaffer toutes les fleurs à mefure qu'elles paroîtront dans leur vigueur, & on les mêlera avec les autres drogues dans l'infufion; puis on laiffera le tout en digeftion à froid encore trois jours, remuant de temps en temps la matiére; on le mettra enfin diftiller au bain-marie, on aura une eau odorante, qu'il faut garder dans des bouteilles bien bouchées. Quelques-uns mettent tremper dans chacune de ces bouteilles un petit nouet rempli d'un grain d'ambre mêlé dans deux dragmes de fucre candi en poudre

Vertus. Cette eau fortifie le cerveau, le cœur & l'eftomac, elle aide à la digeftion, elle eft bonne pour l'afthme, pour l'apoplexie, pour la paralyfie, elle provoque

Dofe. les mois aux Femmes, elle hâte l'accouchement, elle excite l'urine: La dofe en eft depuis demi-cuillerée jufqu'à une cuillerée: On s'en fert auffi extérieurement pour fortifier les nerfs & pour réfoudre.

On doit employer à la préparation de cette eau les trois quarts de l'année le Printemps, l'Eté & l'Automne, car il y entre des fleurs qui n'ont leur force & leur vigueur que dans ces saisons.

Cette description m'a été donnée par une Princesse qui l'avoit beaucoup mise en usage; je l'ai préparée, & j'en ai reconnu de très-bons effets.

Eau Anti - Scorbutique,	Aqua Anti - Scorbutica.
♃ Des racines des deux raiforts sauvages, & cultivés, aã. ℔ j.	♃ *Radicum raphani silvestris & hortensis, aã.* ℔ j.
Des sucs de cochléaria, de cresson aquatique, de bécabunga, de nommulaire, de menthe, de mélisse, & de fumeterre, aã. ℔ ß.	*Succorum cochleariæ, nasturtii aquatici, becabungæ, nummulariæ, menthæ, melissæ, & fumariæ, aã.* ℔ ß.
Laissez le tout ensemble en macération pendant 24. heures, après cela distillez-le au feu de sable modéré, & gardez l'eau pour l'usage.	*Omnia hæc macerentur simul per 24. horas; tum distilla balneo arenæ moderato, & serva ad usum.*

REMARQUES.

On cueillera toutes les plantes autant en leur vigueur qu'on pourra, on les pilera bien, & l'on en tirera les sucs par expression en la manière ordinaire; la menthe & la mélisse étant des herbes peu succulentes, doivent être arrosées de leurs eaux distillées après qu'elles auront été pilées, car autrement, on auroit bien de la peine à en avoir un peu de suc; on concassera bien les racines, & on les mettra macérer dans les sucs pendant vingt-quatre heures, en une cucurbite de verre ou de grès, couverte de son chapiteau, ensuite on y joindra un récipient, on lutera exactement les jointures, & l'on fera distiller la liqueur au feu de sable.

Cette eau est propre pour la maladies scorbutiques, pour lever les obstructions, pour la pierre, pour la colique néphrétique, pour exciter l'urine : La dose en est depuis une once jusqu'à six.

J'ai tiré cette description de la Pharmacopée Royale, elle est composée de plantes bien choisies; mais comme leur vertu consiste principalement dans un sel essentiel, dont la plus grande partie reste au fond de la cucurbite avec le marc, je serois d'avis qu'après la distillation, l'on tirât avec de l'eau commune, l'extrait de cette matiére restée, par la méthode ordinaire, & que cet extrait étant épaissi en consistance requise, on le gardât dans un pot pour en dissoudre une dragme dans six onces d'eau distillée, à mesure qu'on en voudroit faire prendre au malade.

Il me sembleroit aussi fort à propos de brûler le marc des plantes dont on auroit tiré les sucs, de tirer le sel de leurs cendres par la lessive, de le mêler dans l'eau distillée; par ce moyen, on auroit ramassé, autant qu'on auroit pû, toutes les substance utiles des ingrédients, & l'on auroit lieu d'attendre de cette eau un effet beaucoup meilleur que celui de l'eau simplement distillée.

Dans le temps que les plantes sont vertes & en leur vigueur, on trouvera plus de vertu dans leurs sucs que dans leurs eaux distillées; mais comme elles ne demeurent pas long-temps dans leur force, il est nécessaire d'en faire les eaux distillées pour s'en servir en place des sucs.

Dose.
Vertus.

Hh iij

Eau Anti-Scorbutique, de Mynsicht.

     Aqua Anti-Scorbutica, Mynsicht.

℞ Des racines de raifort sauvage, coupées par tranches,   ℔ j.
  De polypode,   ℨ ij.
  D'angélique, d'impératoire, de zédoaire, aã.   ℨ j. ß.
 Du petit galanga, du bois de gaïac rapé, du saffafras & du calamus aromatique, aã. ℨ j.
 Du petit cardamome, du safran oriental, de la semence de fenouil, de l'écorce de capres & de tamarisc, aã.   ʒ vj.
 Toutes ces drogues coupées & pilées resteront en digestion chaudement pendant huit jours dans ℔ vj. de vin d'Espagne, & l'on agitera le vaisseau au moins deux fois par jour, après cela l'on y ajoûtera
 Des eaux de cresson aquatique, de cochléaria, de petite ortie, de vermiculaire, de petite chélidoine, de nommulaire & de fumeterre, aã.
      ℔ j.
 Mêlez le tout, & distillez-le au bain-marie s. a.

℞ *Radicum raphani silvestris talleolatim sectarum,*   ℔ j.
  Polypodii,   ℨ ij.
  Angelicæ, imperatoriæ, zedoariæ, aã.   ℨ j. ß.
 Galangæ minoris, ligni guaïaci rasi, saffafras & calami aromatici, aã. ℨ j.
 Cardamomi minoris, croci orientalis, seminis fœniculi, corticis capparum, tamarisci, aã.   ʒ vj.
 Omnia incisa & contusa calidè digerantur per octo dies in vini Hispanici ℔ vj. *agitando vas bis saltem unaquaque die : tum adde*
 Aquarum nasturtii aquatici, cochleariæ, urticæ minoris, vermiculariæ, chelidonii minoris, nummulariæ, fumariæ, aã.   ℔ j.
 Misce, & destilla balneo maris s. a.

REMARQUES.

 On coupera, on concassera les drogues & on les mettra infuser ensemble pendant huit jours dans la malvoisie, ou à son défaut, dans du vin d'Espagne, en un vaisseau bien bouché, agitant la matiére une fois ou deux à chaque jour, on versera ensuite le tout dans une grande cucurbite de verre ou de grès, on y ajoûtera les eaux distillées, on adaptera à la cucurbite un chapiteau & un récipient, on lutera exactement les jointures, & l'on fera distiller toute la liqueur au bain marie ; on gardera l'eau distillée dans une bouteille bien bouchée.

Vertus. Dose.

 Elle est propre pour le scorbut, elle léve les obstructions, elle dissipe la mélancolie, elle purifie le sang : La dose en est depuis une once jusqu'à trois.

 Le vin blanc ordinaire me paroît meilleur pour cette composition, que la malvoisie, parce qu'étant plus clair & plus pénétrant, il sera disposé à dissoudre & à exalter les substances des ingrédients qu'on y met infuser.

 Quand on veut préparer cette eau en Eté, il est meilleur d'employer les sucs des plantes nouvellement tirés que leurs eaux distillées.

 Comme il reste dans la cucurbite après la distillation, beaucoup de sel essentiel des ingrédients qui seroit bien nécessaire dans l'eau, je trouverois bien à propos qu'on tirât l'extrait de la matiére restée avec de l'eau commune, par la méthode accoutumée, & qu'après l'avoir fait épaissir en consistance raisonnable, on le gardât pour en mêler une dragme sur six onces de l'eau distillée, quand on voudra s'en servir.

 Si l'on veut rendre cette eau encore plus efficace, on peut dissoudre dans toute sa quantité des sels de cochléaria, de cresson & de fumeterre, de chacun demi once ; des esprits de cochléaria, de sel ammoniac volatil, & de teinture de sel de tartre, de chacun trois dragmes.

Eau Fébrifuge, contre la Fiévre-Quarte.

℞ De la racine & des feuilles de fenouil ; des feuilles d'absinthe, de sauge, de rue, d'armoise, de romarin ; des sommités de petite centaurée, aã.   m. ij.

Laissez-les en macération pendant trois jours dans ℔ iv. de vin blanc, après cela distillez-les f. a.

Aqua Febrifuga, contra Quartanam.

℞ *Radicis & folior. fæniculi, foliorum absinthii, salviæ, rutæ, artemisiæ, roris marini ; summitatum centaurii minoris, aã.   m. ij.*

Macerentur ista per dies tres in vini albi ℔ iv. tum distilla f. a.

REMARQUES.

On incifera & l'on pilera bien les plantes, on les mettra dans une cucurbite de verre ou de grès, on versera dessus le vin blanc, on couvrira la cucurbite de son chapiteau, & on laissera la matiére en digestion pendant trois jours. Ensuite l'on adaptera un récipient au bec de l'alambic, & l'on fera distiller l'humidité au bain-marie.

Cette eau est dite propre pour chasser les fiévres d'accès, & principalement la quarte, la donnant à l'entrée du paroxyfme : La dose en est depuis une once jusqu'à quatre.   **Vertus. Dose.**

Eau, ou Esprit de Castoréum.

℞ Du castoréum nouveau,   ʒ iv.
Des fleurs de lavande nouvelles,   ʒ j.
De la cannelle,   ʒ vj.
Des feuilles de sauge & de romarin, aã. ʒ ß.
Du macis & du girofle, aã   ʒ ij.
De l'esprit-de-vin rectifié,   ℔ vj.
Laissez le tout en digestion pendant deux jours, & distillez-le ensuite au bain-marie, f. a.

Aqua, vel Spiritus Castorei.

℞ *Castorei recentis,   ʒ iv.*
Florum lavendulæ recentis,   ʒ j.
Cinnamomi,   ʒ vj.
Foliorum salviæ & rorismarini, aã. ʒ ß.
Macis & caryophyllorum, aã.   ʒ ij.
Spiritûs vini rectificati,   ℔ vj.
Digerantur hæc per biduum, & distilla balneo maris f. a.

REMARQUES.

On concassera toutes les drogues, on les mettra ensemble dans une cucurbite de grès ou de verre, on versera dessus l'esprit-de-vin, on couvrira le vaisseau de son chapiteau, & on laissera la matiére en digestion pendant deux jours, ensuite l'on adaptera un récipient à l'alambic, on lutera exactement les jointures, & l'on fera distiller la liqueur au bain-marie.   **Vertus.**

Cet esprit est fort propre pour abattre & pour dissiper les vapeurs hystériques, pour exciter les mois aux femmes, pour réveiller les esprits dans l'apoplexie, dans la léthargie, dans la paralysie : La dose en est depuis demi-dragme jusqu'à deux dragmes.   **Dose.**

Eau Contre le Calcul, de du Renou.

℞ Des gousses de féves nouvelles,   ʒ iij.

Des racines de chardon-roland, d'arrête-bœuf, de raifort sauvage, d'ache, des baies d'alkékenge, des pois rouges, & de la semence de grémil, aã.   ʒ ij.

Aqua ad Comminuendum Calculum, Renodæi.

℞ *Siliquarum fabarum recentium,   ʒ iij,*

Radicum eryngii, ononidis, raphani silvestris, apii, baccarum alkekengi, piforum rubrorum, seminis lithospermi, aã.   ʒ ij.

Des citrons coupés par tranches,   N°. iij.
Des sommités de guimauve ; des feuilles de faxifrage, de pimprenelle, de bétoine, de la crifte marine ou bacilles, du creffon aquatique, de l'ammi ou de fa femence, aā.   m. ij.
Laiffez-les en macération pendant un jour entier dans du vin blanc fort clair, après cela diftillez-les, & en gardez la diftillation pour l'ufage.

Citreorum talleolatim fectorum, N° iij.
Summitatum althea : foliorum faxifraga, pimpinella, betonica, chrithmi, nafturtii aquatici, ammeos, vel ejus feminis, aā.   m ij.
Macerentur per diem integrum in vino albo tenui, deindè deftillentur per alembicum, & aqua fervetur ad ufum.

R E M A R Q U E S.

On cueillera les plantes en leur vigueur, on les battra bien dans un mortier de marbre, on concaffera les femences, les pois chiches & les baies, on coupera les citrons par tranches, on mettra le tout enfemble dans une cucurbite de verre ou de grès, on verfera deffus fept ou huit livres de vin blanc bien clair, on couvrira la cucurbite de fon chapiteau, on laiffera la matiére en digeftion pendant vingt-quatre heures, puis ayant placé la cucurbite fur le fable, adapté un récipient au bec du chapiteau & luté exactement les jointures, on fera diftiller la liqueur par un feu médiocre, & l'on gardera l'eau diftillée dans une bouteille bien bouchée.

Vertus.
Dofe.
Elle eft eftimée propre pour atténuer & brifer les pierres du rein & de la veffie, pour lever les obftructions, pour exciter l'urine : La dofe en eft depuis une once jufqu'à trois ; fi l'on ajoûte à chaque dofe une ou deux gouttes d'huile de vitriol, ou quatre gouttes d'efprit de fel, on rendra l'eau plus efficace & plus agréable au goût.

On peut faire fécher & brûler le marc des ingrédients qui refte dans la cucurbite après la diftillation, pour en tirer un fel par la leffive, lequel on diffoudra dans l'eau diftillée.

Les ingrédients, qui entrent dans cette defcription, ne font apéritifs que par les fels effentiels qu'ils contiennent, c'eft pourquoi l'on trouveroit mieux fon compte à les employer en décoction, qu'à les faire diftiller, parce que la décoction diffout & s'empreint de ces fels, au lieu que par la diftillation l'on n'en fait guère élever dans l'eau.

Eau propre à diffoudre le Calcul,
de Quercétan.

Aqua ad comminuendum Calculum, Quercetani.

℞ Des fucs de poireaux, d'oignons & de raifort, aā.   ℔ ij.
De citrons & de pariétaire, aā.   ℔ ß.
Laiffez ces fucs mêlez enfemble en digeftion, puis en fermentation ; après cela diftillez-les felon l'art.

℞ *Succorum porri, cepæ, raphani,* aā.   ℔ ij.
Limonum, parietaria, aā.   ℔ ß.
Omnium horum fuccorum fimul mixtorum fiat primùm digeftio & fermentatio, deindè deftillatio.

R E M A R Q U E S.

On pilera des poireaux, des oignons, des raiforts, de la pariétaire, chacun féparément, on écrafera des citrons après en avoir féparé la peau, on laiffera le tout en digeftion quelques heures, & on les mettra à la preffe pour en avoir les fucs, on mêlera ces fucs enfemble dans un grand matras, on le bouchera & on laiffera digérer & fermenter la liqueur pendant cinq ou fix jours en un lieu
chaud,

chaud, enfuite on la fera diftiller par un alambic de verre ou de grès au feu de fable, & l'on gardera cette eau pour s'en fervir au befoin.

Elle eft propre pour la pierre, pour la gravelle, pour faire uriner: La dofe en eft depuis une once jufqu'à deux.

La fermentation, qui fe fait dans les fucs, développe leur fel eſſentiel, & le difpofe à être élevé par la diftillation, enforte que l'eau diftillée eft beaucoup plus efficace.

On pourroit encore augmenter la vertu de cette eau diftillée en y ajoûtant deux dragmes d'efprit de fel.

Vertus.
Dofe.

Eau Lithontriptique, d'A. *Mynſicht.*	Aqua Lithontriptica, A. Mynſicht.

♃ Des noyaux de cerifes & de pêches, aã. ℥ v. Des amandes amères, ℥ ij. ß. Des fleurs de fureau & d'acacia, aã. ℥ j. ß. Des racines de pimprenelle, d'arrête-bœuf, de verveine, de chardon - roland, de petite mauve, aã. ℥ ß. Du bois de frêne rapé, des noyaux de néfles, du fang de bouc préparé, de la cannelle, du petit galanga, des pierres de perches, des yeux d'écreviffes, aã. ʒ iij. Des baies de laurier mondées de leur écorce, de geniévre & d'alkékenge, aã. ʒ ij. Des feuilles de lierre terreſtre, ʒ j. ß. Des femences de faxifrage, d'ortie, d'ofeille, de perfil, de genêt, de grémil & daucus, aã. ʒ ß. Mettez tous ces fimples coupés & pilés infufer dans ℔ viij. de vin de Malvoifie, & laiffez-les en digeftion pendant 14. jours. Agitez fouvent le vaiffeau, puis faites diftiller au bain-marie.	♃ *Nucleorum ceraſorum & perſicorum, aã.* ℥ v. *Amygdalarum amararum,* ℥ ij. ß. *Florum ſambuci & acaciæ, aã.* ℥ j. ß. *Radicum pimpinellæ, ononidis, verbenæ, eryngii, malvæ minoris, aã.* ℥ ß. *Ligni fraxini raſi, oſſium meſpillorum, ſanguinis hirci præparati, cinnamomi, galangæ minoris, lapidum percarum piſcium, oculorum cancri, aã.* ʒ iij. *Baccarum lauri excorticatarum, juniperi, alkekengi, aã.* ʒ ij. *Foliorum hederæ terreſtris,* ʒ j. ß. *Seminum ſaxifragæ, urticæ, lapathi minoris, petroſelini, geniſtæ, milii ſolis, dauci, aã* ʒ ß. *Omnia inciſa & contuſa infundantur in vini Malvatici* ℔ viij. *& digerantur ſæpè movendo per 14. dies, poſteà balneo mariæ deſtillentur.*

R E M A R Q U E S.

On concaffera bien tous ces ingrédients, on les mettra dans une grande cucurbite de verre ou de grés, on verfera deffus la malvoifie, ou à fon défaut, du vin blanc ordinaire, on bouchera bien le vaiffeau, & on laiffera la matiére en digeftion pendant quatorze jours, l'agitant de temps en temps; enfuite l'on en fera diftiller l'humidité au bain marie.

Cette eau eft propre pour atténuer & divifer la pierre du rein & de la veffie, elle excite l'urine, elle léve les obftructions: La dofe en eft depuis une once jufqu'à trois.

Vertus.
Dofe.

Les ingrédients, qui compofent cette eau, font bons pour la pierre; mais la diftillation n'enléve guère de leur vertu; le plus eſſentiel demeure dans la cucurbite avec le marc.

Les yeux d'écreviffes, la pierre de perches, les os de néfles font des matiéres fixes dont il ne peut s'élever que très-peu de chofe par la diftillation, il vaudroit mieux les faire broyer fur le marbre pour les réduire en poudre, que de les employer dans cette compofition, on en pourroit faire prendre dans l'eau diftillée.

*Tome II.*I i

Je ferois d'avis qu'après la diftillation on tirât l'extrait de la matiére reftée dans la cucurbite avec de l'eau commune en la maniére accoûtumée , & qu'après l'avoir épaiffi fur un petit feu en confiftance raifonnable , on le gardât pour en mêler une dragme dans fix onces de l'eau diftillée , lorfqu'on feroit prêt à en faire prendre au malade.

On rendroit cette eau encore plus falutaire , fi l'on mêloit dans toute fa quantité deux dragmes d'efprit de fel , car elle feroit plus apéritive & plus propre à faire évacuer le fable & les phlegmes par les urines.

Eau Diurétique de Noyaux.

℞ Des noyaux de pêches & de cerifes , aā.
        ℔ j.
Des amandes amères , des fleurs de fureau féches , aā.   ℔ ß.
Mettez-les en macération pendant 24. heures dans ℔ iij. ß. après cela diftillez-les au bain-marie f. a.

Aqua Diuretica è Nucleis.

℞ *Nucleorum perficorum & ceraforum* , aā.   ℔ j.
Amygdalarum amararum , florum fambuci ficcator. aā.   ℔ ß.
Incifa ac groffè contufa macerentur in vini albi ℔ *iij. ß. horis* 24. *pofteà deftillentur balneo mariæ f. a.*

REMARQUES.

On concaffera groffiérement les noyaux & les amandes , on les mettra avec les fleurs de fureau dans une cucurbite de verre ou de grés , on verfera deffus de bon vin blanc , on couvrira la cucurbite de fa chape de verre ; & après vingt-quatre heures de digeftion , on placera le vaiffeau au bain-marie , on y adaptera un récipient & l'on fera diftiller la liqueur.

Vertus.   Cette eau eft propre pour atténuer la pierre dans le rein & la veffie , pour ouvrir & adoucir l'uretère dans la colique néphrétique & pour pouffer par les

Dofe.   urines : La dofe en eft depuis demi-once jufqu'à deux onces.

La meilleure fubftance des ingrédients eft la partie huileufe qui demeure dans la cucurbite après la diftillation , on rendroit l'eau plus efficace , fi , lorfqu'on veut s'en fervir , on piloit dans un mortier de marbre un peu d'amandes amères & de noyaux de cerifes & de pêches , & qu'on les y délayât pour faire une maniére d'émulfion ou d'amandé , car par ce moyen on feroit prendre au malade toute la qualité des drogues qui compofent l'eau.

Eau Diurétique, de Sam.
   du Clos.

℞ Du vin blanc , où les cinq racines diurétiques , & celle de chardon-roland lavées & pilées , auparavant , auront été en macération , ℔ ij.
De la térébenthine bien claire , du meilleur miel ; des fucs de mauve & de raifort , aā. ʒ iij.
Laiffez le tout en digeftion pendant 4. jours ; ajoûtez-y enfuite
Des vers de terre énfermés & fufpendus dans un nouet ,   ʒ v.
Après cela diftillez-les au bain-marie f. a.

Aqua Diuretica, Sam.
   Cloffæi.

℞ *Vini albi in quo radices quinque diuretica & eryngii priùs lotæ & contufæ , fuerint maceratæ ,* ℔ ij.
Terebinthinæ claræ , mellis optimi , fuccorum malvæ & raphani , aā. ʒ iij.
Digerantur omnia fimul per 4. *dies ; adde*
Lumbricorum terræ nodulo incluforum & filo fufpenforum ,   ʒ v.
Deftillentur balneo mariæ f. a.

REMARQUES.

On prendra environ une once de chacune des cinq racines apéritives & d'éryngium bien nourries & en leur plus grande vigueur, on les mondera, on les concassera & on les mettra infuser dix ou douze heures à froid dans environ deux livres & quatre onces de vin blanc, on coulera l'infusion exprimant fortement le marc, on pilera dans un mortier de marbre des mauves ordinaires & des raves, pour en tirer les sucs, on mêlera ces sucs avec l'infusion des racines, la térébenthine & le miel, on couvrira le vaisseau, on laissera le mélange en digestion pendant quatre jours, ensuite l'on y ajoûtera les vers de terre enveloppés dans un nouet & suspendus par un fil dans la cucurbite, puis on y adaptera un chapiteau & un récipient, on lutera les jointures, & l'on fera distiller la liqueur au bain-marie.

Cette eau pousse le sable de reins & de la vessie en excitant l'urine, on peut s'en servir dans la colique néphrétique, dans la gonorrhée : La dose en est depuis demi-once jusqu'à deux onces. L'Auteur demande qu'on y ajoûte sur chaque prise demi-scrupule d'esprit de succin. *Vertus.* *Dose.*

Je trouve qu'il est assez inutile de faire digérer ensemble les ingrédients pendant quatre jours : quand on les feroit distiller immédiatement après le mélange, l'eau n'en seroit pas moins bonne, car il n'y a rien parmi ces drogues qui puisse être exalté par cette fermentation.

On enveloppe les vers de terre, afin qu'ils ne donnent point de mauvais goût à l'eau; mais on empêche par-là que leur vertu ne s'y communique, il vaudroit mieux les mettre à nud dans la cucurbite; on ne doit guère se mettre en peine de leur goût, car celui de la térébenthine domine & absorbe tous les autres.

L'huile æthérée de térébenthine monte dans la distillation avec l'eau, & elle surnage toûjours; c'est pourquoi lorsqu'on veut en faire prendre au malade, il faut avoir bien agité la bouteille immédiatement avant que d'en verser dans le verre, afin de mélanger autant qu'il se peut l'eau & l'huile ensemble ; cette huile rend la liqueur très-désagréable au goût, mais elle fait sa principale vertu.

Je voudrois ajoûter sur chaque prise de cette eau, outre demi-scrupule d'esprit de succin, trois gouttes d'esprit de sel ou d'esprit de nitre dulcifié.

Cette eau est bonne dans les chaude-pisses, quand il est question d'exciter l'urine & de déterger les vaisseaux spermatiques & l'urétre; mais si on la donne dans le temps de l'inflammation, elle irrite l'humeur & excite encore plus d'âcreté.

Eau Diurétique, d'Ant. Daquin.	Aqua Diuretica, Ant. Daquin.
♃ Des racines d'arrête-bœuf, d'ache, de fenouil, de chardon-roland, des baies de genié-vre, & d'alkékenge, aā. ℥ ij.	♃ *Radicum ononidis, apii, fæniculi, eryngii, baccarum juniperi & alkekengi, aā.* ℥ ij.
Des feuilles de verge d'or, de cresson aquatique, de bécabunga, des fleurs de sureau, aā. man ij.	*Foliorum virgæ aureæ, nasturtii aquatici, berulæ, florum sambuci, aā.* m. ij.
Tous ces simples coupés & pilés, resteront en macération pendant 24. heures dans ℔ ij. de	*Contusa vel incisa omnia macerentur horis 24. in vini albi ℔ & succorum ra-*

vin blanc ; & des ſucs de raifort & de pariétaire, aā. ℔ ij.

On y ajoûtera enſuite
Du miel de Narbonne, ℔ j.
De la térébenthine de Veniſe, ℔ ß.
Diſtillez tout cela au feu de ſable modéré, &
ajoûtez ſur chaque livre d'eau diſtillée,

D'eſprit de ſel dulcifié, ʒ j.

phani & parietariæ, aā. ℔ ij.

Deindè addantur
Mellis Narbonenſis, ℔ j.
Terebinthinæ Venetæ, ℔ ß.
Deſtillentur ex arte, igne arenæ mo-
derato, addendo ſingulis libris aquæ de-
ſtillatæ,
Spiritûs ſalis dulcis, . ʒ j.

R E M A R Q U E S.

On choiſira les plantes en leur vigueur, on mondera les racines, on les coupera par morceaux, on concaſſera les baies de geniévre, on pilera bien dans un
mortier de marbre les feuilles & les fleurs avec les racines coupées, on mettra le
tout dans une grande cucurbite de verre ou de grès, on verſera deſſus le vin
blanc & les ſucs qu'on aura tirés par expreſſion en la maniére ordinaire ; on
bouchera le vaiſſeau & on laiſſera la matiére en digeſtion pendant vingt-quatre
heu es, on y verſera enſuite la térébenthine & le miel, on couvrira la cucurbite de ſon chapiteau, on la placera ſur le ſable, on y adaptera un récipient &
ajuſtera exactement les jointures, on fera diſtiller la liqueur par un feu médiocre, on péſera l'eau diſtillée & l'on y mêlera ſur chaque livre une dragme
d'eſprit de ſel dulcifié.

Vertus.
Doſe.

Cette eau eſt excellente pour lever les obſtructions, pour atténuer la pierre
dans le rein & dans la veſſie, pour exciter les urines, pour la colique néphrétique, pour les gonorrhées, pour les rétentions d'urine, pour le ſcorbut : La
doſe en eſt depuis une once juſqu'à quatre.

Quand on veut faire prendre de cette eau, il faut bien agiter la bouteille
immédiatement auparavant que de la verſer dans le verre, afin de mêler autant
qu'on peut l'huile æthérée de térébenthine qui a monté dans la diſtillation, &
qui prend toûjours le deſſus.

Eau Anti-Néphrétique, d'Ant.
Mynſicht.

Aqua Anti-Nephritica, Ant.
Mynſicht.

℞ Des racines d'arrête-bœuf, ℔ j.
Coupez-les bien menu, & les laiſſez en macération pendant trois jours dans ℔ iv. de meil-
leur vin blanc.
Exprimez enſuite la décoction, & faites infuſer dans la colature
Des racines de régliſſe rapée, de ſaxifrage
entiére, de perſil, de chardon-roland, de pimprenelle, aā. ʒ iv.
Des baies d'alkékenge & de geniévre, aā.
ʒ iij.
Des ſemences de fenouil, de grémil, de melons & d'ortie, aā. ʒ ij.
Des bois de ſaſſafras & néphrétique, aā. ʒ j.
De la cannelle & du macis, aā. ʒ ß.
Ces drogues ayant infuſées pendant quelques
jours, vous y ajoûterez
Des ſucs de lierre terreſtre & de pourpier,
aā. ℔ j. ß.

℞ Radicum ononidis, ℔ j.
Minutim conciſæ macerentur per tres
dies in vini generoſi ℔ iv.

Deindè exprimantur, & in colaturâ
infundantur
Radicum glycyrrhizæ raſæ, ſaxifragæ
cum toto, petroſelini, eryngii, pimpinellæ. aā. ʒ iv.
Granorum alkekengi, juniperi, aā.
ʒ iij.
Seminum fœniculi, milii ſolis, melonum, urticæ, aā. ʒ ij.
Ligni ſaſſafras & nephritici, aā. ʒ j.
Cinnamomi, macis, aā. ʒ ß.
Stent in infuſione per aliquot dies,
poſteà adde
Succorum hederæ terreſtris, portulacæ
aā. ℔ j. ß

De fumeterre, de perfil, & de véronique, aã.   ℔ j.
Mêlez le tout, & diftillez-le par deux fois au
bain-marie.

Fumariæ , petrofelini , ve-
ronica , aã.   ℔ j.
Mifce, & in balneo mariæ ad fecundum
cohobium deftillentur.

R E M A R Q U E S.

On mondera les racines d'arrête-bœuf, on les coupera par morceaux & on les
fera tremper trois jours dans quatre livres de bon vin blanc, on coulera l'infufion avec expreffion, on y mettra infufer pendant quelques jours, les autres
drogues bien concaffées dans une grande cucurbite de verre ou de grès, enfuite
l'on y mêlera les fucs & l'on fera diftiller la liqueur au bain marie par un alambic de verre, on reverfera l'eau diftillée fur fon marc & l'on réitérera la diftillation, on reverfera pour la feconde fois l'eau diftilée fur le marc, l'on fera
diftiller derechef la liqueur; c'eft ce qu'on appelle *cohobation*, on gardera cette
eau dans une bouteille bien bouchée.

Elle atténue la pierre dans les reins & dans la veffie, elle ouvre les conduits   Vertus.
& elle excite l'urine : La dofe en eft depuis une once jufqu'à quatre.   Dofe.

La cohobation ou diftillation réitérée, qu'on fait de cette eau, eft capable
d'exalter plus du fel effentiel des ingrédiens, qu'il ne s'en éleveroit par une
feule diftillation, mais je trouve qu'on profiteroit beaucoup mieux de la vertu
des mixtes, fi après les diftillations, on tiroit l'extrait de ce qu'il refte dans la
cucurbite, avec de l'eau commune en la maniére accoûtumée, & qu'après l'avoir
épaiffi fuffifamment fur un petit feu, on le gardât dans un pot pour en diffoudre une dragme dans fix onces de l'eau diftillée, lorfqu'on en veut faire prendre au malade, car par cette voie l'on ramafferoit la plus grande partie du fel
effentiel qui refte toûjours avec le marc, & l'ayant communiqué à l'eau,
on la rendroit d'autant plus efficace, qu'elle tient fa principale qualité de ce
fel.

On feroit cette eau encore meilleure pour les maladies aufquelles elle eft
deftinée, fi, fur chaque livre, on y ajoûtoit une dragme d'efprit de nitre dulcifié.

Eau Néphrétique Corrigée ,
de Bellegarde.

Aqua Nephritica Correcta ,
de Bellegarde.

℞ Du miel de Narbonne ,   ℔ ß.
De la térébenthine de Venife ,   ℥ ij.
Du bois néphrétique & de la racine d'arrête-
bœuf, aã.   ℥ j. ß.
Du bois d'aloës ,   ℥ j.
Du galanga, du girofle, de la cannelle, du
macis, des cubébes & du maftic, aã.   ℥ ß.
Ces drogues étant pilées, laiffez le tout en
macération pendant trois jours dans ℔ iv. d'eau-
de-vie ; puis diftillez-le à feu modéré f. a.

℞ *Mellis Narbonenfis ,*   ℔ ß.
Terebinthinæ Venetæ ,   ℥ ij.
Ligni nephritici , radicis ononidis , aã.
                                             ℥ j. ß.
Ligni aloes ,   ℥ j.
Galangæ, caryophyllorum, cinnamomi,
macis, cubebarum, maftiches , aã.   ℥ ß.
Contufis contundendis omnia per tri-
duum macerentur in aqua vitæ ℔ iv. *po-*
ftea igne moderato deftillentur f. a.

R E M A R Q U E S.

On concaffera les bois, les racines, les girofles, les cubébes, le macis & le
maftic, on les mêlera dans une cucurbite de verre ou de grès avec le miel &
la térebethine, on verfera deffus l'eau-de-vie, on couvrira la cucurbite de fon

I i iij

chapiteau & on laiſſera la matiére en digeſtion pendant trois jours , on placera enſuite la cucurbite ſur le ſable , on adaptera un récipient au chapiteau , & après avoir exactement luté les jointures , on fera diſtiller la liqueur au feu de ſable modéré , on gardera cette eau ſpiritueuſe dans une bouteille bien bouchée.

Vertus.
Doſe.

Elle eſt propre pour faire ſortir la gravelle du rein & de la veſſie , on la donne dans la colique néphrétique : La doſe en eſt depuis une dragme juſqu'à demi-once.

J'ai tiré cette deſcription de la Pharmacopée Royale , c'eſt *l'eau Impériale de Bellegarde corrigée* , l'Auteur l'avoit donnée en la maniére ſuivante.

<table>
<tr><td>

Eau Impériale, ou *Néphrétique*,
de *Bellegarde*.

♃ Du turbith, du bois d'aloës, du ſantal citrin , aā. ℥ ij.

Du galanga , des cubébes , du maſtic , de l'oliban , de la cannelle , du girofle , de la noix muſcade , aā. ℥ j.

De la térébenthine , ℥ ij.

Du miel de Narbonne , ℔ ij.

De l'eſprit-de-vin , ℔ iv.

Que toutes ces drogues préparées , comme il faut , ſoient diſtillées ſ. a.

</td><td>

Aqua Imperialis, *ſeu* Nephritica ,
de Bellegarde.

♃ *Turpethi* , *ligni aloes* , *ſantali citrini* , aā. ℥ ij.

Galanga , *cubebarum* , *maſtiches* , *olibani* , *cinnamomi* , *caryophyllorum* , *nucis moſchatæ* , aā. ℥ j.

Terebinthinæ , ℥ ij.

Mellis Narbonenſis , ℔ ij.

Spiritûs vini , ℔ iv.

Deſtillentur omnia rité priùs præparata , *ut decet*.

</td></tr>
</table>

R E M A R Q U E S.

On a raiſon de retrancher de la compoſition le turbith ; ſa vertu purgative & apéritive réſide en une réſine, qui ne peut point s'élever dans cette diſtillation.

On a mis en place du ſantal citrin , le bois néphrétique & la racine d'arrête-bœuf , qui ſont des apéritifs convenables à la vertu de cette eau.

On a ôté l'oliban, on auroit bien fait de retrancher auſſi le maſtic ; car cette larme étant aſtringente , elle ne peut pas être bien utile ici ; elle y a été miſe avec le bois d'aloës , le galbanum , les girofles , la cannelle , le macis ou la muſcade & les cubébes, pour fortifier l'eſtomac, qui dans les douleurs de la néphrétique eſt débilité par un vomiſſement fréquent. Je doute que ces drogues puiſſent agir en cette occaſion , car les fibres du ventricule ſont trop ſecouées, pour pouvoir être raffermies ; mais ſi elles pouvoient produire quelqu'effet enſorte que le vomiſſement s'arrêtât, on devroit les ſupprimer de la compoſition par cette ſeule raiſon, car le vomiſſement eſt utile en ce qu'il aide à pouſſer les matiéres groſſiéres qui ſont contenues dans l'uretère, & qui font la colique néphrétique ; il s'agit d'ôter la cauſe du mal par des apéritifs , & auſſi-tôt que l'uretère ſera déſobſtrué , le vomiſſement ceſſera , parce que le ventricule qui a grande communication avec les reins & par conſéquent avec les uretères , ne ſera plus irrité.

J'eſtime que les drogues utiles & néceſſaires, qui entrent dans cette préparation, ſont le miel & la térébenthine , le bois néphrétique , la racine d'arrête-bœuf.

L'eau-de-vie me paroît une liqueur trop ſpiritueuſe & trop âcre pour les maladies, où l'on emploie cette eau ; il y auroit à craindre qu'elle n'excitât la fiévre & une maniére d'inflammation vers les reins: je voudrois mettre en sa place du vin blanc & du suc de citron, & réformer l'opération en la maniére suivante.

Eau Néphrétique , Réformée.	Aqua Nephritica , Emendata.
2Ϲ Du miel de Narbonne , ℔ j. De la térébenthine bien claire , ℥ ij. Du bois néphrétique , de la racine d'arrête-bœuf, aā. ℥ j. ß. Après avoir pilé les drogues qui ont besoin d'être pilées , laissez le tout en macération pendant trois jours dans ℔ ij. du meilleur vin blanc, & autant de suc de limons nouvellement tiré. Après quoi vous le distillerez à un feu modéré s. a. Vous garderez cette eau distillée , dont la dose sera depuis ℥ ß. jusqu'à ℥ j.	2Ϲ Mellis Narbonensis , ℔ j. Terebinthinæ claræ , ℥ ij. Ligni nephritici , radicis ononidis , aā. ℥ j. ß. Contusis contundendis , omnia per triduum macerentur in vini albi generosi & succi limonum recenter extracti, aā. ℔ ij. Posteà igne moderato , destillentur s. a. Et servetur aqua , cujus dosis erit ab ℥ ß. ad ℥ j.

Eau Néphrétique , de Brengger.	Aqua Nephritica , Brenggeri.
2Ϲ Des racines d'althæa, d'arrête-bœuf, de persil , de mauve & de saxifrage , aā. ℥ ij Des semences d'oignons, de cynorrhodon , de fenouil, de grémil & d'ortie , aā. ℥ j. Des baies d'alkékenge , de lierre, de geniévre , de l'écorce d'aune noir & de tamarisc , aā. ℥ ß. Du bois de gaïac, du bois néphrétique , du sassafras, de la cannelle, du macis, aā. ℥ iij. Laissez ces drogues en infusion pendant quatorze jours dans ℔ iv. de vin d'Espagne, & ℔ ij. d'esprit-de-vin. Passez ensuite cette infusion, & l'exprimez, puis ajoûtez-y Des sucs de fraises, de limons, d'asperges , de raves & de véronique, aā. ℔ ß. Des noyaux de cerises , de pêches & de prunes sauvages , de la poudre contre le calcul & de la térébenthine de Venise , aā. ℥ ij. Distillez-les s. a.	2Ϲ Radicum althææ, ononidis , petroselini , malvæ, saxifragæ , aā. ℥ ij. Seminum ceparum, cynosbati , fœniculi , milii solis , urticæ , aā. ℥ j. Baccarum alkekengi, hederæ , juniperi ; corticis frangulæ , tamarisci, aā. ℥ ß. Ligni guajaci , nephritici , sassafras , cinnamomi , macis , aā. ℥ iij. Infundantur per quatuordecim dies in vini Malvatici ℔ iv. spiritûs vini ℔ ij. Exprimantur , & expressis adde Succorum fragorum , limonum , asparagi , raphani , veronicæ , aā. ℔ ß. Nucleorum cerasorum , persicorum , prunorum silvestrium , pulveris contra calculum, terebinthinæ Venetæ, aā. ℥ ij. Destillentur ut artis est.

R E M A R Q U E S.

On mondera & l'on concassera les racines, les semences, les baies, les écorces, les bois & le macis, on les mettra dans un grand matras, on versera dessus la malvoisie , ou à son défaut du bon vin blanc, & l'esprit-de-vin, on bouchera exactement le matras, & on le placera au Soleil ou dans le fumier, pour y laisser la matiére en digestion quatorze jours : ensuite on coulera la liqueur avec expression, on la mettra dans une grande cucurbite de verre ou de grès, on y mêlera les sucs, les noyaux concassés, la poudre contre la gravelle & la térébenthine : on couvrira la cucurbite de son chapiteau, & on laissera le tout en digestion pendant vingt quatre heures, puis y ayant adapté un récipient & luté exactement les jointures, on fera distiller la liqueur au feu de sable ; on gardera l'eau distillée dans une bouteille bien bouchée.

Elle atténue les phlegme & les pierres dans le rein & dans la veffie, elle' ouvre les conduits & elle provoque les urines : La dofe en eft depuis deux dragmes jufqu'à une once.

Je trouve qu'il entre trop peu de térébenthine dans la compofition de cette eau : comme c'eft un des ingrédients qui produit le meilleur effet dans la colique néphrétique, je ferois d'avis qu'au lieu de deux dragmes on en mît au moins deux onces.

On a trop amplifié cette defcription, il y a plufieurs ingrédients inutiles, comme la racine de mauve, puifqu'il y a de la racine d'althæa, les femences de cynorrhodon, les baies de lierre qui font aftringentes, le bois de gaïac, le faffafras, la cannelle, le macis, les fuc de véronique, les noyaux de prunes fauvages qui font plus fudorifiques & aftringentes, qu'apéritifs : je voudrois les retrancher & réformer la compofition en la maniére fuivante.

Eau Néphrétique, de Brengger, Corrigée.	Aqua Nephritiqua, Brenggeri, Correcta.
♃ Des racines d'althæa, d'arrête-bœuf, de perfil & de faxifrage, aā. ℥ ij.	♃ *Radicum althææ, ononidis, petrofelini & faxifraga, aā.* ℥ ij.
Des femences d'oignons, de grémil, de fenouil & d'orpe, aā. ℥ j.	*Seminum ceparum, milii folis, fæniculi, urtica, aā.* ℥ j.
Des baies d'alkékenge & de geniévre; des écorces d'aune noir, & de tamarife; & du bois néphrétique, aā. ℥ ij.	*Baccarum alkekengi & juniperi, corticis frangula & tamarifci, ligni nephritici, aā.* ℥ ij.
Pilez-les groffiérement, & les faites infufer pendant trois jours dans ℔ iv. de bon vin blanc.	*Terantur craffo modo & infundantur per triduum in vini albi generofi ℔ iv.*
Exprimez enfuite l'infufion, & ajoûtez à la colature	*Exprimantur & expreffis adde*
Des fucs de fraifes, de limons & de raves, aā. ℥ x.	*Succorum fragorum, limonum, raphani, aā.* ℥ x.
Des noyaux de cerifes & de pêches concaffés, & de la poudre contre le calcul, aā. ʒ ij.	*Nucleorum ceraforum & perficorum contuforum, & pulveris contra calculum, aā.* ʒ ij.
De la térébenthine de Venife, ℥ ij.	*Terebinthina Veneta,* ℥ ij.
Diftillez le tout f. a.	*Deftillentur ut artis eft.*

J'ai retranché les deux livres d'efprit-de-vin, parce qu'ayant trop d'action, il pourroit caufer de l'inflammation dans les humeurs, & de la fiévre.

Eau Contre l'Ardeur d'Urine, d'Ant. Mynficht.	Aqua Contra Ardorem Urinæ, Ant. Mynficht.
♃ Des racines de régliffe, d'althæa, de petite mauve & d'iris de Florence, aā. ℥ ij.	♃ *Radicis glycyrrhiza, althæa, malva minoris, ireos Florentia, aā.* ℥ ij.
Des femences de melons mondées, de coings, d'ache, de pavot blanc, d'endive & de laitue, aā. ʒ vj.	*Seminum melonum mundatorum, cydoniorum, apii, papaveris albi, endivia, lactuca, aā.* ʒ vj.
Des baies d'alkékenge, & de myrtilles; de la caffe mondée, du petit galanga, aā. ʒ iij.	*Granorum alkekengi, myrtillorum, caffia fiftula mundata, galanga minoris, aā.* ʒ iij.
Des feuilles de violier, de petite confoude & de véronique, aā. ʒ ij.	*Foliorum violaria, fymphyti minoris, veronica, aā.* ʒ ij.
Coupez ces drogues, pilez-les, & les faites infufer dans	*Incidantur, contundatur & infundantur in*

De

De l'eau de fleurs de pavot champêtre, de grande & de petite mauve, ℔ j. ß.
De plantain, de pourpier, de violettes, de laitue, de feuilles de chêne, & de nommulaire, aā. ℔ j.
Laiſſez le tout en digeſtion pendant quelques jours, puis les diſtillez au bain-marie ſ. a.

Aquarum florum papaveris erratici, malvæ utriuſque, aā. ℔ j. ß.
Plantaginis. portulacæ, violarum, lactucæ, folicrum quercûs, nummulariæ, aā. ℔ j.
Digerantur per aliquot dies, poſtea in balneo mariæ per alembicum deſtillentur ſ. a.

REMARQUES.

On mondera & l'on concaſſera les racines, les ſemences, les feuilles & les baies, on les mettra avec la caſſe dans une grande cucurbite de verre ou de grès, on verſera deſſus les eaux diſtillées, on bouchera la cucurbite, & on la placera en digeſtion au bain-marie, l'y laiſſant deux ou trois jours, enſuite l'on fera diſtiller l'humidité au feu de ſable & l'on gardera l'eau diſtillée.

Elle adoucit l'âcreté de l'urine, elle déterge les ulcères de la veſſie, elle eſt propre pour les gonorrhées : La doſe en eſt depuis une once juſqu'à quatre, on peut auſſi s'en ſervir en injection.

Vertus, Doſe.

Eau Splénétique.　　　　　Aqua Splenetica.

℞ Des racines de fougère, ℥ ij.
De polypode & d'ache, d'ariſtoloche ronde, de léviſtic, d'acorus aquatique & de calamus aromatique, aā. ℥ j.
Des écorces de caprier & de tamariſc, du bois de frêne, du rhapontic choiſi, aā. ℥ ß.
Des ſemences de léviſtic, de carvi, d'anis, de cumin, aā. ʒ ij.
Des ſommités, d'abſinthe, de fumeterre, de cuſcute ; des feuilles de cétérac, de langue de cerf & d'aigremoine, aā. man. j. ß.
Du meilleur vin, ℔ viij.
Laiſſez ces ingrédients en digeſtion pendant deux jours, après cela diſtillez-les ſ. a.

℞ *Radicum filicis,* ℥ ij.
Polypodii, apii, ariſtolochiæ rotundæ, leviſtici, acori aquatici, calami aromatici, aā. ℥ j.
Corticis capparum, tamariſci, ligni fraxini, rhapontici electi, aā. ℥ ß.
Seminum leviſtici, carvi, aniſi, cumini, aā. ʒ ij.
Summitatum abſinthii, fumariæ, cuſcutæ, foliorum ceterach, lingua cervinæ, agrimoniæ, aā. man. j. ß.
Vini generoſi, viij.
Stent in digeſtione duobus diebus, hinc deſtillentur.

REMARQUES.

On concaſſera toutes les drogues & on les mettra enſemble dans une grande cucurbite de verre ou de grès, on verſera deſſus le vin blanc, on couvrira la cucurbite de ſon chapiteau, & on laiſſera la matiére en digeſtion au bain-marie pendant deux jours, enſuite l'on adaptera un récipient à l'alambic & l'on fera diſtiller la liqueur au feu de ſable, on gardera l'eau diſtillée dans une bouteille bien bouchée.

Elle eſt bonne pour les obſtructions de la rate & du méſentère, elle excite l'urine : La doſe en eſt depuis demi-once juſqu'à deux onces.

Vertus, Doſe.

Si après la diſtillation, on faiſoit deſſécher & brûler le marc qui reſte dans la cucurbite, & qu'après en avoir tiré le ſel par la leſſive & par évaporation, on le fît diſſoudre dans cette eau diſtillée, elle eu ſeroit plus apéritive & plus efficace.

Eau Contre l'Hydropifie, d'Ant. Mynficht.

Aqua Antihydropica, Ant. Mynficht.

♃ Des femences de roquette, ℔ ß.
De frêne, de cumin & d'ache, aã. ℥ j. ß.

Des racines d'acorus vrai, de benoîte, de dompte-venin, de fouchet des Indes, de coftus amer, de chardon Notre-Dame, d'ièble & de falfepareille, aã. ℥ j.

De la rhubarbe choifie, du petit galanga, de la noix mufcade & du girofle, aã. ʒ vj.

Des écorces de caprier, du milieu du fureau & de tamarifc ; des feuilles d'aigremoine, & de foldanelle ; des fommités de geniévre verd, aã. ℥ ß.

Des fleurs d'hépatique blanche & de fureau, aã. ʒ ij.

Faites infufer ces drogues coupées & pilées dans ℔ viij. de vin d'Efpagne, laiffez-les en digeftion pendant quatorze jours en un lieu chaud, & agitez plufieurs fois le vaiffeau dans chaque journée ; ajoûtez-y enfuite

Des eaux d'abfinthe Pontique & d'aurone, aã. ℔ j. ß.

Des deux hépatiques, d'armoife, de chardon-bénit & de ferpolet, aã. ℔ j.

Mêlez le tout, & diftillez-le au bain - marie f. a.

♃ *Seminum erucæ,* ℔ ß.
Fraxini, cumini, apii, aã. ℥ j. ß.

Radicum acori veri, caryophyllatæ, vincetoxici, curcumæ, ofti amari, cardui Mariæ, ebuli, farfaparillæ, aã. ℥ j.

Rhabarbari electi, galangæ minoris, nucis mofchatæ, caryophyllorum, aã. ʒ vj.

Corticum capparum, mediani fambuci, tamarifci ; foliorum agrimoniæ, foldanellæ, fummitatum juniperi viridis, aã. ℥ ß.

Florum hepaticæ albæ, fambuci, aã. ʒ ij.

Incifa, contufa & mixta, infundantur in vini Malvatici ℔ viij. *digerantur per quatuordecim dies in loco calido, vafe fingulis diebus aliquoties agitando ; poftea adde*

Aquarum abfinthii Pontici, abrotani, aã. ℔ j. ß.

Hepaticæ utriufque, artemifiæ, cardui benedicti, ferpylli, aã. ℔ j.

Mifce, & per alembicum in balneo mariæ deftillentur.

R E M A R Q U E S.

On concaffera bien tous les ingrédients & les ayant mis dans un grand matras, on verfera deffus la malvoifie, ou à fon défaut du vin blanc ordinaire ; on bouchera le matras, & on le placera en digeftion dans le fumier, l'y laiffant pendant quatorze jours., & agitant la matiére plufieurs fois le jour ; enfuite on la verfera dans une grande cucurbite de verre ou de grès, on y mêlera les eaux diftillées, & ayant placé la cucurbite au bain-marie, & adapté un chapiteau avec fon récipient, on lutera exactement les jointures, puis on fera diftiller la liqueur ; on gardera l'eau diftillée dans une bouteille bien bouchée.

Vertus.
Dofe.

Elle eft employée pour l'hydropifie, elle léve les obftructions, elle excite les urines : La dofe en eft depuis une once jufqu'à trois.

Si l'on mêloit dans chaque livre de cette eau diftillée, une dragme d'efprit de nitre dulcifié, elle en feroit plus apéritive & plus efficace pour l'hydropifie.

Eau contre la Gonorrhée virulente & invétérée, de Quercétan.

Aqua ad Gonorrhæam fœtidam virulentam atque etiam inveteratam, Quercetani.

♃ De la racine d'iris de Florence ; des feuilles de dictame de Créte & de menthe féche, aã. ℥ j.

Des femences d'agnus-caftus, de rue & de laitue, aã. ʒ vj.

♃ *Radicis ireos Florentiæ, foliorum dictamni Cretici & menthæ ficcæ, aã.* ℥ j.

Seminum agni cafti, rutæ, lactucæ, aã. ʒ vj.

De la térébenthine de Venife,	℥ iv.	*Terebenthinæ Venetæ;*	℥ iv.
Du vin blanc,	℥ xx.	*Vini albi,*	℥ xx.

Ayant pilé les drogues qui ont befoin de l'être, on mettra le tout dans une cucurbite de verre pour le diftiller au bain-marie f. a. & l'eau que vous en tirerez fera gardée pour l'ufage.

Contufis contundendis, omnia alembico vitreo excepta, in balneo mariæ ex arte deftillentur & fervetur aqua ad ufum.

REMARQUES.

On concaffera les racines, les feuilles & les femences, on les mettra dans une cucurbite de verre ou de grès, on y mêlera la térébenthine, & le vin blanc, on couvrira le vaiffeau de fon chapiteau, & on laiffera la matiére en digeftion pendant vingt-quatre heures, après quoi l'on en fera diftiller l'humidité au bain-marie.

Cette eau eft bonne pour déterger les vaiffeaux fpermatiques dans la gonorrhée, après qu'on a ufé des remédes adouciffants : La dofe en eft depuis deux diagmes jufqu'à une once.

Vertus,
Dofe.

Eau Hépatique, d'Ant. Mynficht.   Aqua Hepatica, Ant. Mynficht.

♃ Des fraifes mûres,	℔ ß.	♃ *Fragorum maturorum,*	℔ ß.
De la poudre des efpéces *diarrhodon Abbatis*,	℥ j. ß.	*Pulveris diarrhodon Abbatis,*	℥ j. ß.

Des racines de chicorée, de fcorfonnère, de chardon-roland, d'aigremoine, aã. ℥ ß.

Radicum cichorii, fcorzoneræ, eryngii, agrimoniæ, aã. ℥ ß.

Des fleurs de petite centaurée, de bourrache, d'hépatique blanche & de rofes rouges, aã. ℥ ij.

Florum centaurii minoris, borraginis, hepaticæ albæ, rofarum rubrarum, aã. ℥ ij.

De la rhubarbe,	ʒ j. ß.	*Rhabarbari,*	ʒ j. ß.
De tous les fantaux, aã.	ʒ j.	*Santalorum omnium, aã.*	ʒ j.

Des quatre femences froides grandes & petites, & d'ofeille, aã. Ə ij. gr. vj.

Seminum quatuor frigidor. majorum & minorum, oxalidis, aã. Ə ij. gr. vj.

Ces drogues coupées & pilées refteront en infufion pendant huit jours dans ℔ ij. de vin rouge; puis on y ajoûtera

Incifa & contufa infundantur in vini rubri ℔ ij ftent in infufione per octiduum, poftea adde

Des eaux d'hépatique, de pourpier, d'ofeille, d'endive, de melons, de chicorée, de ronce fans épines & de cufcute, aã. ℔ ß.

Aquarum hepaticæ, portulacæ, acetofellæ, endiviæ, melonum, cichorii, rubi idæi, cufcutæ, aã. ℔ ß.

Mêlez le tout, & le diftillez au bain-marie f. a.

Mifce, & per alembicum in balneo mariæ deftillentur ex arte.

REMARQUES.

On écrafera les fraifes dans un mortier de marbre, on concaffera les racines, les bois & les femences, on les mettra enfemble dans une cucurbite de verre ou de grès avec les fleurs & la poudre *diarrhodon*; on verfera fur le mélange le vin rouge, on bouchera bien le vaiffeau, & on le placera au Soleil, ou dans le fumier, pour y laiffer la matiére en digeftion pendant huit jours; enfuite on y ajoûtera les eaux diftillées, & après avoir couvert la cucurbite de fon chapiteau avec fon récipient, & luté les jointures, on fera diftiller la liqueur au bain-marie.

Cette eau eft dite bonne pour fortifier le foie, & pour purifier le fang : La dofe en eft depuis une once jufqu'à trois.

Vertus.
Dofe.

K k ij

Eau Asthmatique.	*Aqua Asthmatica.*

℞ Du meilleur miel, ℥ j. ß.	℞ *Mellis optimi,* ℥ j. ß.
Des figues grasses, ℥ j.	*Ficuum pinguium,* ℥ j.
Des feuilles de sauge, de marjolaine, d'hyssope & de marrube, aã. man. ß.	*Foliorum salviæ, majoranæ, hyssopi, marrubii, aã.* man. ß.
Des racines d'aunée & de tussilage, aã. ℥. ß.	*Radicum enulæ campanæ, tussilaginis, aã.* ℥ ß.
De la scille préparée, des semences d'ortie Romaine, de fenouil & de basilic, aã. ʒ iij. Ɔ j.	*Scillæ præparatæ, seminis urticæ Romanæ, fœniculi, ocimi, aã.* ʒ iij. Ɔ j.
Des amandes douces, des pignons, des dattes, des petits raisins de Corinthe, des sébestes, des jujubes ; des racines de réglisse, de polypode de chêne, d'iris de Florence & de gentiane, aã. ʒ iij.	*Amygdalarum dulcium, pinearum, dactylorum, uvarum passularum minorum, sebesten, jujubarum ; radicum liquiritiæ, polypodii querni, iridis Florentiæ, gentianæ, aã.* ʒ iij.
Des racines de benoite & de gingembre blanc ; des baies de laurier & de genièvre, aã. ʒ ij. Ɔ j.	*Rad. caryophyllatæ, zingiberis albi, baccarum lauri & juniperi, aã.* ʒ ij. Ɔ j.
De la cannelle & du cardamome, aã. ʒ ij.	*Cinnamomi, cardamomi, aã.* ʒ ij.
Du vin d'Espagne, ℔ iv.	*Vini Malvatici,* ℔ iv.
De l'esprit-de-vin, ℔ iij.	*Spiritûs vini,* ℔ iij.
Mettez tout cela en digestion pendant quelques jours, & ensuite distillez-le s. a. au feu de sable.	*Infundantur & digerantur simul diebus aliquot, dein distillentur per arenam.*

R E M A R Q U E S.

On concassera bien les fruits, les semences, les racines, les écorces & les herbes ; on mettra tout ensemble dans une grande cucurbite de verre ou de grès avec le miel, l'esprit-de-vin & la malvoisie, on couvrira le vaisseau de son chapiteau, on y adaptera un récipient, on lutera exactement les jointures, on laissera la matiére en digestion pendant deux ou trois jours, puis on en fera distiller l'humidité par un feu de sable modéré, on aura une eau spiritueuse qu'on gardera dans une bouteille bien bouchée ; on pourra y dissoudre sept grains de musc, si l'on veut lui donner une bonne odeur.

Vertus. Dose.   Elle est bonne pour l'asthme, elle incise, elle atténue l'humeur crasse qui empêche l'action des poumons, elle aide à la respiration : La dose en est depuis une dragme jusqu'à demi-once.

Si l'on ajoûte sur chaque prise de cette eau deux gouttes de baume de soufre, elle sera encore plus salutaire pour l'asthme.

Eau Contre les Maladies du Gosier, de Schroder.	*Aqua ad Gutturis Affectus, Schroderi.*

℞ De la plante entiére de percefeuille, m. j.	℞ *Herbæ perfoliatæ totius,* man. j.
Des feuilles de poirier sauvage, d'ache, de sanicle, de chevrefeuille, de scordium, de quintefeuille & d'aristoloche ronde, aã. m. j.	*Foliorum pyri silvestris, apii, saniculæ, periclymeni, scordii, pentaphylli, aristolochiæ rotundæ, aã.* man. j.
De la biére commençant à s'aigrir, ℔ vj.	*Cerevisiæ acescentis,* ℔ vj.
Des plantes étant pilées, on mettra le tout en digestion dans une cucurbite pendant trois semaines, puis ajoutez-y :	*Herbis contusis, omnia vase idoneo clauso excepta, simul fermententur per tres hebdomadas, deindè adde*
De la fiente de chien séche, ʒ j. ß.	*Albi Græci, id est, stercoris canini sicci,* ʒ j. ß.

Distillez le tout s. a.	*Fiat destillatio s. a.*

REMARQUES.

On incifera & on pilera dans un mortier les herbes enfemble jufqu'à ce qu'elles foient en pâte, on les mettra dans une grande cucurbite de grès ou de verre, on verfera deffus de la biére commençant à s'aigrir, on mettra le vaiffeau bien bouché dans du fumier pour y laiffer la matiére en digeftion pendant trois femaines, enfuite on le débouchera, on y ajoûtera les crottes de chien réduites en poudre groffiére, ou fimplement écrafées, on adaptera un chapiteau à la cucurbite avec un récipient, on lutera les jointures, & l'on fera diftiller la liqueur aufeu de fable.

Cette eau eft bonne pour les inflammations de la gorge, on s'en fert auffi en gargarifme & en fomentation autour du cou, on peut auffi en avaler depuis demi-once jufqu'à une once & demie; elle eft vulnéraire & un peu fudorifique.

Vertus.
Dofe.

Eau Contre la Colique, ou *Carminative*, d'*Ant. Mynficht*.	Aqua Anticolica, *feu* Carminativa, Ant. Mynficht.

℞ De la racine de zédoaire, ℨ iij.
Des baies de laurier & de geniévre, aā. ℨ j. ſs.
De l'écorce jaune d'orange, du calamus aromatique, du petit galanga, de la cannelle, aā. ℨ j.
Des quatre femences chaudes grandes & petites, de cerfeuil, de nielle & d'aneth, aā. ʒ iij.

Ces drogues groffiérement pilées refteront en infufion pendant huit jours dans ℔ viij. de vin d'Efpagne, après quoi l'on y ajoûtera
De l'eau de camomille de trois cohobations, & de celle de ferpolet, diftillée avec le vin, aā. ℔ j.
Mêlez le tout, & le diftillez au bain-marie, f. a.

℞ *Radicis ʒedoariæ*, ℨ iij.
Baccarum lauri & juniperi, aā. ℨ j. ſs.
Flavedinis corticum aranriorum, calami aromatici, galangæ minoris, cinnamomi, aā. ℨ j.
Seminum quatuor calidorum majorum & minorum, cerefolii, nigellæ, anethi, aā. ʒ iij.
Craffiufculè contufa & mixta infundantur in vini Malvatici ℔ viij. *ftent in infufione per octiduum, poftea adde*
Aquarum chamomillæ ter deftillatæ & ferpylli cum vino diftillatæ, aā. ℔ j.

Mifce, & in balneo mariæ per alembicum deftillentur f. a.

REMARQUES.

On concaffera bien tous les ingrédients, on les mettra dans un grand matras, on verfera deffus la malvoifie, ou à fon défaut du vin d'Efpagne, on bouchera bien le matras, on le placera dans le fumier, pour y laiffer la matiére en digeftion pendant huit jours, enfuite on la verfera dans une grande cucurbite de verre ou de grès, on y ajoûtera les eaux diftillées, on couvrira la cucurbite de fon chapiteau, on y adaptera un récipient, on lutera exactement les jointures, & l'on fera diftiller la liqueur au bain-marie.

Elle eft bonne pour les coliques venteufes ou qui font caufées par une pituite vifqueufe: La dofe en eft depuis demi-once jufqu'à trois onces.

Vertus.
Dofe.

Eau Contre les Maladies Convulfives, de du Clos.	Aqua Antifpaftica, Clofflei.

℞ Du vitriol de Hongrie, ℨ iv.
Du fuccin jaune infufé pendant trois jours dans le vinaigre, ℨ i.
Du vin d'Efpagne, ℔ j. ſs.
Mettez ces drogues en digeftion pendant trois jours dans le bain-marie, puis diftillez-en la liqueur. Après cela

℞ *Vitrioli Hungarici*, ℨ iv.
Succini flavi per triduum in aceto deftillato infufi, ℨ j.
Vini Malvatici, ℔ j. ſs.
Fiat digeftio vafe claufo per octiduum in balneo mariæ & deftilletur liquor. Tùm

℞ De cette eau distillée, ℥ ix.
De l'eau distillée de cerises noires après les avoir fait fermenter, des eaux de fleurs de muguet des bois, de tilleul & de pivoine, aā. ℥ iij.
De la racine des deux valérianes, aā. ℥ ß.
De la semence de pivoine, des baies de genièvre nouvelles & mûres, aā. ℥ iij.
Des petits d'hirondelles vuidés de leurs entrailles, N°. iij.
Des corbeaux & des pies, pareillement plumés & vuidés, aā. N°. j.
Du castoréum, ℥ ß.
Du camphre, gr. xv.
Distillez le tout au bain-marie s. a.

℞ *Hujus liquoris destillati;* ℥ ix.
Aquæ stillatitiæ post fermentationem cerasorum nigrorum, aquæ florum lilii convallium, tiliæ arboris, pæoniæ, aā. ℥ iij.
Radicis valerianæ utriusque, ℥ ß.
Seminis pæoniæ, baccarum juniperi recent. maturar. aā. ℥ iij.
Pullos hirundinum exenteratos, N°. iij.
Corvi & picarum detractis plumis exenteratos, aā. N°. j.
Castorei, ℥ ß.
Caphuræ, gr. xv.
Fiat destillatio in balneo mariæ bulliente.

R E M A R Q U E S.

On fera infuser pendant trois jours du succin dans du vinaigre distillé, on séparera la liqueur, & on mettra le succin avec le vitriol de Hongrie dans un matras, on versera dessus la malvoisie, on bouchera le matras, & on le mettra dans du fumier, pour y laisser la matiére en digestion pendant huit jours, on versera ensuite le tout dans une cucurbite de verre ou de grès à laquelle on adaptera un chapiteau & un récipient, on en lutera les jointures & l'on fera distiller l'humidité au feu de sable ; la distillation étant achevée, on séparera les vaisseaux, on jettera ce qui sera demeuré au fond de la cucurbite & l'ayant nettoyée, on y mettra neuf onces de l'eau distillée de cerises noires, qui auront été écrasées & laissées un jour en digestion avant que d'être distillées ; comme aussi l'eau de lis des vallées & celles de fleurs de tilleul & de pivoine ; les racines, les semences, les baies, le castoréum & le camphre pulvérisés grossiérement, les petits d'hirondelles, de corbeaux & de pies plumés, vuidés de leurs entrailles & coupés par morceaux ; on couvrira la cucurbite de son chapiteau, on y joindra un récipient, on lutera exactement les jointures, & après dix ou douze heures de digestion, on fera distiller la liqueur au bain-marie.

Cette eau est bonne contre la convulsion, contre l'apoplexie, la paralysie, l'épilepsie ; l'Auteur veut qu'on la mêle avec la moitié de son poids d'eau clairette ambrée & musquée, & qu'on en donne à l'entrée du paroxysme depuis demi-once jusqu'à une once.

Le vitriol ne donne pas une grande qualité à cette eau, car on n'en peut tirer que le phlegme par une distillation aussi douce que celle-ci ; je serois d'avis qu'on mît en sa place son esprit sulfureux.

Bien loin que l'infusion qu'on fait du succin dans le vinaigre lui communique quelque vertu, elle emporte une partie de ce qu'il a de bon, & elle fixe ce qui pourroit y être resté de volatil, ensorte qu'il n'en monte rien par la distillation ; je trouverois donc plus à propos qu'on employât le succin sans autre préparation que celle de le réduire en poudre subtile, ou si l'on veut encore mieux faire, on mêlera dans la distillation demi-once d'esprit de succin.

La plus grande partie des sels volatils des petits d'hirondelles, de pies & de corbeaux en quoi consiste leur vertu, reste dans la cucurbite avec le marc ; car cette distillation n'en peut faire élever que la partie la plus phlegmatique, c'est-pourquoi pour supléer au défaut de ces sels, on feroit bien d'ajoûter dans l'eau diſtillée une once & demie d'eſprit de corne de cerf : Voici donc comme je voudrois réformer cette préparation.

Eau Contre les Maladies Convulſives, Corrigée.

℞ De la racine de valériane,   ℥ j.
De la ſemence de pivoine, des baies de geniévre, nouvelles & mûres, aã.   ℥ ß.
Des petits d'hirondelles vuidés,   N°. iv.
De corbeaux & de pies plumés & vuidés, aã.   N°. ij.
Du caſtoréum,   ʒ ß.
Du camphre,   gr xv.
Du meilleur vin blanc,   ℥ ix.
Des eaux de ceriſes noires, des fleurs de muguet, des bois de tilleul & de pivoine, aã. ʒ iiij.

Laiſſez-les en digeſtion pendant 24. heures ; après cela diſtillez-les ſ. a. au feu de ſable modéré.
Mélez enſuite dans l'eau diſtillée
De l'eſprit ſulphureux doux de vitriol,   ℥ iij.
De l'eſprit de corne de cerf rectifié,   1℥ j. ß.
De l'eſprit du ſuccin,   .   ℥ ß.
Gardez ce mélange pour l'uſage, la doſe ſera depuis ℥ ß. juſqu'à ℥ j.

Aqua Antiſpaſtica, Correcta.

℞ Radicis valerianæ,   ℥ j.
Seminis pæoniæ, baccarum juniperi recentium maturarum, aã.   ℥ ß.
Pullos hirundinum exenteratos, n°. iv.
Corvi & picarum detractis plumis exenteratos aã.   N°. ij.
Caſtorei,   ʒ ß.
Caphuræ,   gr. xv.
Vini albi generoſi,   ℥ ix.
Aquarum ceraſorum nigrorum, florum lilii convallium, tiliæ arboris, pæoniæ, aã.   ʒ iiij.

Digerantur ſimul horis 24. poſtea igne arenæ moderato deſtillentur ſ. a.

In aquâ deſtillatâ miſce
Spiritûs ſulphurei dulcis vitrioli, ℥ iij.
Spiritûs cornu cervi rectificati, 1℥ j. ß.
Spiritûs ſuccini,   ℥ ß.
Servetur mixtura ad uſum, doſis eſt ab ℥ ß. uſque ad ℥ j.

On trouvera dans mon *Livre de Chymie* les deſcriptions des eſprits de vitriol ſulfureux, de ſuccin & de corne de cerf.

Eau Bénite de Serpolet, d'Ant. Mynſicht.

℞ Du ſerpolet avec ſes fleurs, cueilli au décours de la Lune, avant le lever du Soleil,   ℥ iv.
De la camomille Romaine,   ℥ j.
Du thym & de la ſariette, aã.   ℥ ß.
Laiſſez-les en infuſion pendant quelques jours dans ℔ iv. du meilleur vin du Rhin,
Diſtillez-les enſuite, puis ajoûtez à la liqueur diſtillée,

Du ſerpolet avec ſes fleurs,   ℥ iv.
De la caſſe odorante,   ℥ ß.
Du bois d'aloës & du macis, aã.   ʒ ij.
Après une digeſtion convenable, diſtillez de nouveau le tout au bain-marie ; & c'eſt là la vraie préparation de cette eau.

Aqua Benedicta Serpylli, Ant. Mynſicht.

℞ Herbarum ſerpylli cum floribus tempore matutino, ante Solis exortum, decreſcente Lunâ collectarum,   ℥ iv.
Chamomillæ Romanæ,   ℥ j.
Thymi, ſatureiæ, aã.   ℥ ß.
Infundantur in vini Rhenani optimi, ℔ iv.
Stent in infuſione per aliquot dies, poſtea deſtillentur. In liquore deſtillato iterùm affunde
Herbarum ſerpylli cum floribus,   ℥ iv.
Caſſia lignea,   ℥ ß.
Ligni aloes, macis, aã.   ʒ ij.
Poſt debitam digeſtionem, denuò per alembicum in balneo mariæ diſtilla, & ſic veré præparata eſt.

R E M A R Q U E S.

On ramaſſera du ſerpolet fleuri, le matin avant le lever du Soleil, au décours de la Lune, des fleurs de camomille, du thym & de la fariette, on les mettra enfemble dans une cucurbite de verre ou de grès, on verfera deffus le vin du Rhin, ou à fon défaut du vin blanc ordinaire, on couvrira la cucurbite de fon chapiteau, on laiffera digérer la matiére pendant quelques jours, enfuite l'on fera diftiller la liqueur au bain-marie.

On mettra infufer pendant trois jours dans l'eau diftillée les derniéres drogues bien concaffées, puis on en fera la diftillation au bain-marie comme auparavant & l'on gardera l'eau diftillée dans une bouteille bien bouchée.

Vertus.
Dofe.
Elle eft appellé *eau bénite*, à caufe de fes grandes vertus; on la donne dans les catarrhes, elle fortifie le cerveau, elle provoque l'appétit, elles chaffe les vents, elle fait fortir l'arriére-faix : La dofe en eft depuis demi-once jufqu'à deux onces.

Eau Bénite de Ruland.		Aqua Benedicta, Rulandi.	
♃ Du fafran des métaux,	℥ j.	♃ *Croci metallorum,*	℥ j.
De la cannelle,	℥ ß.	*Cinnamomi,*	℥ ß.
De l'eau de chardon-bénit,	℔ ij. ou ℔ iij.	*Aquæ cardui benedicti,* ℔ ij. *vel* ℔ iij.	
Laiffez cela en macération pendant deux ou trois jours; enfuite coulez la liqueur & la gardez pour l'ufage.		*Macera per biduum, aut triduum, deindè tranfcola & ferva ufui.*	

R E M A R Q U E S.

On concaffera la cannelle, on la mettra avec le fafran des métaux fubtilement pulvérifé dans un matras, on verfera deffus l'eau de chardon-bénit diftillée, on bouchera le vaiffeau, on le placera fur le fable un peu chaud, pour y laiffer la matiére en digeftion deux ou trois jours, on filtrera enfuite la liqueur, & on la gardera.

Vertus.
Dofe.
On prétend qu'elle fait vomir doucement, & qu'elle purge par bas : La dofe en eft depuis demi-once jufqu'à une once.

L'eau de chardon-bénit n'a pas affez de pénétration pour diffoudre le foufre falin de l'antimoine qui feroit néceffaire pour exciter le vomiffement, auffi l'expérience ne m'a pas montré que cette eau fut émétique; je voudrois mettre le vin blanc à la place de l'eau de chardon-bénit, & alors on fera du vin émétique.

La cannelle a été ajoûtée dans cette préparation pour fortifier l'eftomac contre la force de l'émétique; mais quand l'eau feroit vomitive, cette drogue n'y ferviroit guère, car les vifcères ne font point en état d'être fortifiés, pendant qu'il s'y fait une fermentation violente, & des efforts.

Eau Contre les Catarrhes, de du Clos.		Aqua ad Deficcandos Catarrhos, Clofæi.	
♃ Du ferpolet,	℔ j.	♃ *Serpylli,*	℔ j.
Laiffec-le en digeftion pendant trois femaines dans une q. f. de vin d'Efpagne; faitez-en enfuite une diftillation à feu modéré, puis laiffez macérer dans la liqueur diftillée du bois de faffafras rapé,	℥ j.	*Infunde in vini Malvatici q. f. ad cooperiendam herbam : ftent in digeftione per tres feptimanas, deindè diftilla igne moderato, & in aquâ deftillatâ macera ligni faffafras rafi,*	℥ j.

REMARQUES.

REMARQUES.

On incifera & l'on concaffera le ferpolet fleuri dans fa plus grande vigueur, ou le mettra dans une cucurbite de verre ou de grès, on verfera deffus la quantité néceffaire de malvoifie, ou à fon défaut du vin blanc, pour couvrir l'herbe; on bouchera bien la cucurbite, & on la placera dans le fumier, pour y laiffer la matiére en digeftion pendant trois femaines; on fera enfuite diftiller la liqueur au bain-marie ou de vapeur; on féparera le récipient, & l'on mettra infufer dans l'eau diftillée, pendant vingt-quatre heures, le faffafras rapé, puis on la filtrera, & on la gardera dans une bouteille bien bouchée.

Elle eft propre pour atténuer & diffiper la pituite du cerveau, elle ouvre les pores, & elle chaffe les humeurs qui caufent les fluxions & les catarrhes; La dofe en eft depuis deux dragmes jufqu'à une once. *Vertus. Dofe.*

Comme les principes du ferpolet font naturellement exaltés & difpofés à fe détacher par la diftillation, la longue digeftion qu'on demande de cette plante avec la malvoifie, me paroît bien inutile; il fuffiroit de le laiffer infufer deux jours, puis d'en faire la diftillation, l'eau n'en feroit pas moins bonne.

Le faffafras eft non-feulement fudorifique & convenable à la vertu de cette eau, mais il lui donne auffi fon odeur, qui eft fort agréable.

Eau Contre les Douleurs de la Goutte.	Aqua ad Sedandos Dolores Podagricos.
♃ De la fiente de bœuf féche & du frai de grenouilles, de chacun parties égales.	♃ *Stercoris bubuli ficci, fpermatis ranarum, ana partes æquales.*
Mêlez-les enfemble dans une cucurbite de verre, & les diftillez enfuite à la chaleur modérée du bain-marie.	*Simul mifceantur & alembico vitreo excepta, in balneo mariæ, calore moderato deftillentur.*

REMARQUES.

On fera fécher au Soleil de la fiente de bœuf, on la mêlera avec le frai de grenouille dans une cucurbite de verre, on y adaptera un chapiteau & un récipient, on lutera les jointures, & après quelques heures de digeftion, on fera diftiller l'humidité au bain-marie; on gardera cette eau en un lieu frais.

Elle eft eftimée bonne pour appaifer les douleurs des gouttes chaudes où il fe rencontre de l'inflammation; on en imbibe des linges qu'on applique fur les endroits douloureux. *Vertu. Dofe.*

Il me paroît que la fiente de bœuf récente feroit plus convenable dans cette opération, que celle qu'on a laiffée fécher, par ce qu'elle eft plus remplie de fubftance anodyne & rafraîchiffante; mais comme la différence n'eft pas de grande conféquence, on peut fuivre exactement le fentiment de l'Anteur.

Eau de Cœur de Cerf, d'Ant. Mynficht.	Aqua ex Corde Cervi, Ant. Mynficht.
♃ Un cœur de cerf coupé par petits morceaux.	♃ *Cor unius cervi minutim incif.*
De la cannelle, du girofle, du petit cardamome, du petit galanga, du macis & du fa-	*Cinnamomi acuti, caryophyllorum, cardamomi minoris, galangæ minoris,*

Tome II.   Ll

fran, aā.   ℥ ij.

    Du bois d'aloës, du fantal citrin, de l'écorce de citron, de la femence de bafilic, aā. ℥ j. ß.

    Des fleurs de lavande, de romarin, de méliffe & de fauge, aā.   ℥ j.

    Laiffez-les en macération pendant la nuit dans ℔ vj. de vin d'Efpagne, & diftillez-les au bain-marie f. a.

macis, croci, aā.   ℥ ij.

    Ligni aloes, fantali citrini, corticis citri, feminis ocimi, aā.   ℥ j. ß.

    Florum lavendulæ, rorifmarini, meliffæ, falviæ, aā.   ℥ j.

    Macerentur in vini Malvatici ℔ vj. per noctem, & manè in balneo mariæ per alembicum deftillentur.

R E M A R Q U E S.

On aura le cœur d'un cerf jeune & vigoureux, on le coupera par petits morceaux, on concaffera le refte des drogues, on mettra le tout enfemble dans une cucurbite de verre ou de grès; on y verfera le vin de malvoifie, ou à fon défaut du vin blanc; on couvrira la cucurbite de fon chapiteau, & on laiffera la matiére en digeftion pendant la nuit, on fera enfuite diftiller la liqueur au bain-marie & l'on gardera l'eau diftillée dans une bouteille bien bouchée.

Vertus.
Dofe.
Elle fortifie le cœur, elle ranime les efprits, elle excite la digeftion & la femence, elle provoque les mois aux femmes: La dofe en eft depuis deux dragmes jufqu'à une once & demie.

Quoique cette eau prenne fon nom du cœur de cerf qui y entre, ce n'eft pas de lui qu'elle tire fa principale vertu; car il ne s'en éléve par cette diftillation que la partie la plus phlegmatique, deforte que le meilleur de la fubftance, qui eft le fel volatil, refte au fond de la cucurbite; c'eft pourquoi, quand on voudra profiter des bonnes qualités du cœur de cerf, je confeille de le mettre cuire à petit feu dans un pot de terre bien bouché, & d'en faire prendre le bouillon au malade, plûtôt que d'en tirer l'eau par la diftillation.

Il n'en eft pas de même à l'égard des autres ingrédients. qui entrent dans la compofition de cette eau, ce font des aromates, dont les parties fulfureufes & éthérées font facilement diffoutes par le vin, & exaltées dans la diftillation.

Si l'on mêloit dans cette eau diftillée demi-once d'efprit de corne de cerf, on fuppléeroit au défaut du fel volatil de cœur de cerf, mais l'eau acquereroit un peu d'odeur d'empyreume.

Eau d'Anhalt.   'Aqua Anhaltina.

℞ De la térébenthine de Venife,   ℔ ß.
De l'encens mâle,   ℥ j.
Du maftic, du girofle, de la noix mufcade, des cubébes & de la cannelle, aā.   ℥ vj.
Des baies de laurier & des femences de fenouil, aā.   ℥ ß.
Du bois d'aloës,   ℥ iij.
Du fafran,   ℥ ij. ß.
Toutes ces drogues pulvérifées feront mifes en infufion dans ℔ v. d'efprit-de-vin, on les laiffera en digeftion pendant fix jours, y ajoûtant
Du mufc lié dans un nouet,   gr. xv.
Après cela diftillez-les f. a.

℞ *Terebinthinæ Venetæ,*   ℔ ß.
Thuris mafculi,   ℥ j.
Maftiches, caryophyllorum, nucifæ, cubebarum, cinnamomi, aā.   ℥ vj.
Baccarum lauri, feminis fœniculi, aā.   ℥ ß.
Ligni aloes,   ℥ iij.
Croci,   ℥ ij. ß.
Pulverifata infundantur in fpiritûs vini, ℔ v. digerantur per fex dies, additis
Mofchi in nodulo ligati,   gr. xv.
Hinc deftillentur balneo mariæ, f. a.

REMARQUES.

On mettra dans une cucurbite de verre ou de grès la térébenthine & les autres drogues grossiérement pulvérisées, on versera dessus l'esprit-de-vin, on couvrira le vaisseau exactement, & on laissera la matière en digestion pendant six jours; & ensuite on adaptera un chapiteau à la cucurbite, on y joindra un récipient, dans le col duquel on aura suspendu le musc enveloppé dans un nouet, afin que l'eau distillant dessus s'en empreigne; on lutera exactement les jointures, & l'on fera distiller la liqueur au bain-marie.

Elle fortifie l'estomac & le cœur, elle aide à la respiration, elle excite l'urine, elle atténue la pierre, & elle la fait descendre; on s'en sert pour les catarrhes, pour l'apoplexie, pour la paralysie: La dose en est depuis une dragme jusqu'à trois; on en applique aussi extérieurement sur les parties attaquées de fluxions, de paralysie, de tressaillement de nerfs, de contusions, de fractures.

Vertus
Dose.

<table>
<tr><td>

Eau d'Aloës solutive, d'Ant. Mynsicht.

℞ De l'aloës hépatique,   ℥ xvj.
Du suc de séné verd tiré par expression, & de l'extrait de concombre sauvage, aa. ℥ iv.
De la myrrhe,   ℥ j.
Toutes ces drogues bien mêlées seront distillées au bain-marie à un feu très-modéré.

</td><td>

Aqua Aloetica Solutiva, Ant. Mynsicht.

℞ *Aloes hepaticæ,*   ℥ xvj.
Succi foliorum sennæ virid. expressi, elaterii, aa. ℥ iv.
Myrrhæ,   ℥ j.
Omnia invicem bené mixta per balneum mariæ igne lentissimo destillentur.

</td></tr>
</table>

REMARQUES.

On pulvérisera l'aloës & la myrrhe, on les mêlera dans une cucurbite de verre ou de grès avec l'élaterium, ou extrait de concombre sauvage & le suc des feuilles vertes de séné ou de colutea; on adaptera à la cucurbite un chapiteau & un récipient, on lutera les jointures, & l'on fera distiller l'humidité au bain-marie.

L'Auteur de cette description demande qu'on imbibe un linge, ou une éponge, de l'eau distillée, & qu'on en fomente chaudement la région de l'estomac, il prétend qu'on sera purgé par cette seule fomentation comme par une médecine qu'on auroit prise par la bouche; mais comme dans cette distillation, on n'enlève que les parties les plus phlegmatiques des drogues, il n'y a guère d'apparence que cette eau puisse produire tant d'effet. On réussiroit bien mieux à purger par une fomentation, si l'on se contentoit de réduire les ingrédients en liqueur sans les faire distiller.

Vertus

La myrrhe est inutile dans cette composition, car elle n'est point purgative, je voudrois la retrancher, & mettre en sa place du suc de tithymale; voici donc comme je serois d'avis de composer la fomentation.

<table>
<tr><td>

Fomentation d'Aloës Solutive.

℞ De l'aloës hépatique,   ℥ iv.
Des sucs de concombre sauvage & des feuilles de baguenaudier, aa. ℔ j.
Du suc de petite ésule,   ℥ ij.
Mêez le tout, & faites-en une fomentation.

</td><td>

Fomentatio Aloetica Solutiva.

℞ *Aloes hepaticæ,*   ℥ iv.
Succorum cucumeris agrestis & foliorum coluteæ, aa. ℔ j.
Succi esulæ minoris,   ℥ ij.
Misce, fiat fotus.

</td></tr>
</table>

Eau Arthritique.

℞ Des sommités de romarin, ℨ iij.
De sauge, de chamæpitys, de la meilleure myrrhe, aã. ℨ ij.
Des feuilles de pouillot, de lavande, de marjolaine, & des fleurs de camomille, aã. ℨ j.
De la noix muscade & des racines de pivoine, aã. ℨ ß.
Du girofle, & de la cannelle, aã. ℨ ij.
De l'iris de Florence, de la pyréthre, du souchet rond, aã. ℨ j. ß.
Du cardamome & des cubèbes, aã. ℨ j.
Faites infuser ces drogues dans ℔ iv. d'esprit-de-vin rectifié, & après qu'elles auront resté en infusion pendant quatorze jours dans un vaisseau bien clos, distillez-les ensuite au bain-marie.

Aqua Atthritica.

℞ Summitatum rorismarini, ℨ iij.
Salviæ, chamæpityos, myrrhæ optimæ, aã. ℨ ij.
Foliorum pulegii, lavendulæ, majoranæ, florum chamomillæ, aã. ℨ j.
Nucis moschatæ, radicum pæoniæ, aã. ℨ ß.
Caryophyllorum, cinnamomi, aã. ℨ ij.
Iridis Florentiæ, pyrethri, cyperi rotundi, aã. ℨ j. ß,
Cardamomi, cubebarum, aã. ℨ j.
Infundantur in spiritûs vini rectificati ℔ iv stentque in infusione, vase probè clauso, per dies quatuordecim, posteà destillentur in balneo mariæ.

R E M A R Q U E S.

On concassera bien toutes les drogues, on les mettra dans un matras, on versera dessus l'esprit-de-vin, on bouchera exactement le vaisseau, & on le placera en digestion dans le fumier, l'y laissant pendant quatorze jours; on renversera ensuite le tout dans une cucurbite de verre ou de grès, on y adaptera un chapiteau & un récipient, on lutera exactement les jointures, l'on fera distiller l'humidité au bain-marie, on gardera l'eau distillée dans une bouteille bien bouchée.

Vertus.
Dose.   Elle est propre pour les douleurs des jointures, pour la paralysie, pour les tremblements, elle fortifie le cerveau & les nerfs : La dose en est depuis une dragme jusqu'à trois.

Eau Contre le Carboncle.

℞ Des fleurs de romarin, de muguet des bois, de violettes & de bourrache, aã. ℨ iij.
Des feuilles de marjolaine, de sauge, de lavande, d'endive; du spica nard, des noix muscades, du gingembre, du macis, des girofles, de la cannelle, des grains de paradis, des cubèbes, du galanga, du gui de chene, des avelines, de la semence de pivoine, de la rapure de corne de cerf, aã. ℨ ß.
Tous ces ingrédients étant pilés, resteront en infusion dans
Du vin d'Espagne, ℔ j. ß.
Du meilleur vin blanc, ℔ j.
Des eaux de lavande, de spica, de roses, & de fraises, aã ℔ j. ß.
Faites-en ensuite la distillation au bain-marie f. a. puis ajoûtez à l'eau distillée
Des feuilles d'or, des perles préparées, de l'os de cœur de cerf, de la pierre de perche, aã. ℨ ij.
Du musc, Ɗ ß.

Aqua Carbunculi.

℞ Florum rorismarini, liliorum convallium, violarum, borraginis, aã. ℨ iij.
Foliorum majoranæ, salviæ, lavendulæ, endiviæ; spicæ nardi, nucis moschatæ, zingiberis, macis, caryophyllorum, cinnamomi, granorum paradisi, cubebarum, galangæ, visci querni, avellanarum, seminis pæoniæ, rasuræ cornu cervi, aã. ℨ ß.
Contundantur & infundantur in

Vini Malvatici ℔. j. ß.
Vini albi generosi, ℔ j.
Aquarum lavendulæ, spicæ, rosarum, fragorum, aã. ℔ j. ß.
Fiat destillatio in balneo mariæ f. a. & in aquâ destillatâ adde
Foliorum auri, margaritarum præparatarum, ossis è corde cervi, lapidis percarum, aã. ℨ ij.
Moschi, Ɗ ß.

R E M A R Q U E S.

On concaſſera les ingrédients & on les mettra enſemble dans une grande cucurbite de verre, on verſera deſſus les vins & les eaux diſtillées, on couvrira exactement la cucurbite, & on la placera au Soleil ou dans le fumier pour y laiſſer la matiére en digeſtion pendant trois jours, enſuite l'on fera diſtiller la liqueur au bain-marie.

On enveloppera dans un linge fin, les feuilles d'or, les perles, l'os de cœur de cerf, la pierre de perche & le muſc, pour en faire un nouet qu'on mettra dans la bouteille qui contiendra l'eau diſtillée, on l'y laiſſera toûjours tremper.

Cette eau fortifie les parties vitales, elle réſiſte à la malignité des humeurs, elle eſt propre pour ceux qui ont des carboncles & pour préſerver de la peſte : La doſe en eſt depuis demi-once juſqu'à trois.

Cette deſcription eſt tirée de la Pharmacopée de Schroder, il me paroît inutile d'employer deux ſortes de vin ; le vin blanc ordinaire ſuffiroit en quantité proportionnée.

L'or ni les perles ne peuvent communiquer aucune vertu à l'eau diſtillée, ce ſont des matiéres fixes privées de principes actifs.

Le nom de cette eau vient de la vertu qu'elle a contre les carboncles.

Vertus.
Doſe.

Eau d'Écreviſſes Simple.	Aqua Cancrorum Simplex.
℞ Des écreviſſes vivantes, q. v.	℞ *Cancrorum fluviatilium vivorum q. v.*
Pilez-les & les diſtillez an bain-marie, ſ. a.	*Contundantur & deſtillentur in balneo mariæ ſ. a.*

R E M A R Q U E S.

On prendra une bonne quantité d'écreviſſes vivantes, quand elles ſont dans leur plus grande vigueur, on les écraſera bien, & on les mettra dans une cucurbite de verre ou de grès, on y adaptera un chapiteau & un récipient, on lutera les jointures, & l'on fera diſtiller toute l'humidité au bain-marie, ou au bain de vapeur, on gardera l'eau diſtillée.

Elle eſt eſtimée bonne pour reſtaurer & pour rétablir les phthiſiques, pour les maladies de la poitrine, pour exciter l'urine : La doſe en eſt depuis une once juſqu'à quatre.

Vertus.
Doſe.

Cette eau eſt phlegmatique, car il ne monte preſque point de ſel volatil par ces eſpeces de diſtillations ; on pourroit faire diſtiller les écreviſſes par la cornue à grand feu, l'eau qui en ſortiroit ſeroit empreinte de ſel volatil, mais elle auroit trop d'âcreté pour les maladies de la poitrine, & elle auroit acquis une odeur d'empyreume bien forte qui la rendroit déſagréable. Je trouve donc qu'il ſeroit bien plus à propos de ſe contenter de faire des bouillons d'écreviſſes pour les maladies de poitrine, que de les faire diſtiller, car ces bouillons contiendront les principes les meilleurs de ces animaux, exempts du goût & de l'odeur empyreumatique des diſtillations.

Si l'on calcine le marc des écreviſſes qui reſte au fond de la cucurbite après la diſtillation, qu'on en tire le ſel par la leſſive en la maniére ordinaire, &

L l iij

qu'on diffolve ce fel dans l'eau diftillée, elle en fera plus apéritive.

On peut faire de la même maniére l'eau de cicogne & celle des autres ani-maux.

Eau d'Écreviffes Ophthalmique, d'Ant. Mynficht.	Aqua Ophthalmica de Cancris, Ant. Mynficht.
♃ Des écreviffes vivantes prifes au mois de Juin, le Soleil & la Lune étant au figne de l'Écreviffe. N°. xxxj. Ajoûtez-y le même poids de chélidoine, her-be & racine. Puis pilez l'herbe auffi bien que ces animaux dans un mortier; après cela joignez-y encore De la femence de fenouil concaffée, ℥ j. Des féves de mer, & du camphre, aā. ℥ ß. Du girofle, de l'aloës hépatique & de la tu-tie préparée, aā. ℥ ij. Mêlez le tout, & le partagez en trois parties égales, diftillez enfuite la premiére partie au bain-marie. Mettez la feconde portion dans une cucurbite, puis verfez par deffus la premiére eau diftillée, & après avoir diftillé cette feconde portion, mettez la troifiéme dans le vaiffeau diftillatoire & vous verferez par-deffus les deux premiéres diftillations; après avoir fait la troi-fiéme, gardez l'eau diftillée pour l'ufage. On peut encore, fi l'on veut, tirer le fel des féves après ces trois diftillations & les mêler avec l'eau diftillée, pour la rendre plus effi-cace.	♃ *Cancros fluviatiles vivos, menfe Junio, Sole & Lunâ in Cancro exiftenti-bus,* N°. xxxj. *Pro pondere horum adde tantùm herbæ chelidonii cum toto.* *Contunde hæc unâ, iifdemque porrô adde* *Seminis fœniculi contufi,* ℥ j. *Fabarum marinarum, camphoræ,* aā. ℥ ß. *Caryophyllorum, aloes hepaticæ, tu-tiæ, præparatæ,* aā. ℥ ij. *Mifce & divide in tres partes æqua-les, primamque partem in balneo mariæ deftilla; deindè partem alteram immitte cucurbitæ & deftillatam illam à parte pri-mâ aquam affunde, rurfumque abftrahe ut primâ vice; tum tertiam quoque par-tem infer, & aquas anteâ deftillatas om-nes iterùm fuperinfunde, adeoque tertiâ vice deftilla & ferva.* *Qui vult ex fecibus calcinatis falem extrahere, poteft, majoris efficaciæ gra-tiâ, aliis admifcere.*

R E M A R Q U E S.

On prendra des écreviffes de riviéres vivantes des plus groffes & des mieux nourries ramaffées au mois de Juin, quand le Soleil & la Lune font au figne du Cancer, on les péfera, & on les mettra dans un mortier de marbre avec un égal poids de chélidoine ou éclaire, herbe & racine incifées, on les écrafera bien enfemble, puis on y ajoûtera les autres ingrédients groffiérement pulvéri-fés, on battra le mélange long-temps avec un pilon de bois, puis on le divifera en trois parties égales, on en mettra diftiller une au bain-marie par un alam-bic de verre, pour en tirer toute l'humidité, on ôtera de dedans le vaiffeau diftillatoire le marc qui fera reflé après la diftillation, & l'on y mettra en fa place une autre partie de la matiére, on verfera deffus l'eau diftillée, on re-couvrira la cucurbite de fon chapiteau, on y adaptera le récipient, & ayant luté les jointures, on fera diftiller comme devant, toute l'humidité. On ôtera enfuite le marc du fond de la cucurbite, on y mettra en fa place la troifiéme & derniére partie de la matiére, on verfera deffus l'eau diftillée & on la fera di-ftiller comme auparavant au bain-marie; on gardera cette eau pour s'en fervir au befoin.

Si l'on veut prendre la peine de brûler le marc qui fera reflé des trois di-ftillations, d'en laver les cendres dans l'eau bouillante, & d'en faire évaporer la leffive filtrée, on aura un fel qu'il faudra diffoudre dans de l'eau diftillée pour la rendre plus efficace.

Elle eſt fort eſtimée pour déterger & conſolider les ulcères des yeux, on en fait entrer dans l'œil quelques gouttes trois ou quatre fois par jour. Vertus. Doſe.

La tutie, étant appliquée en ſubſtance dans les yeux, y produit un bon effet, mais il ne s'en détache rien qui puiſſe monter dans la diſtillation : ainſi elle eſt inutile en cette opération.

Il ne me paroît pas fort néceſſaire d'obſerver exactement ce que l'Auteur recommande à l'égard du temps où l'on doit ramaſſer les écreviſſes, car il importe fort peu que ce ſoit au mois de Juin ou en un autre mois, ſous le ſigne du Cancer ou ſous un autre ſigne, pourvû qu'elles ſoient groſſes & bien nourries; les influences, qu'on prétend qu'elles tirent des Aſtres, ſont bien imaginaires.

Si l'on n'a point de féves de mer, on peut leur ſubſtituer les groſſes féves communes.

Eau Ophthalmique, Excellente.	Aqua Ophthalmica, Inſignis.
♃ Des fleurs de bluet, récemment cueillies avec leurs calyces, ℔ iij.	♃ *Florum cyani cum propriis calyci-bus collectorum,* ℔ iij.
De l'eau de neige, ſ. q.	*Aqua nivis ſ. q.*
Laiſſez-les en macération, après cela diſtillez-les ſ. a.	*Macerentur & deſtillentur ſ. a.*

REMARQUES.

On aura des fleurs de Cyanus qu'on appelle *bluets*, récemment cueillies en leur vigueur, on les écraſera dans un mortier de marbre avec ce qu'il faudra de neige ou d'eau de neige, pour les bien humecter, on les mettra dans une cucurbite de verre ou de grès, & y ayant adapté un chapiteau & un récipient, on laiſſera digérer la matiére à une chaleur lente au bain-marie pendant un jour, puis on en fera diſtiller l'humidité, on expoſera quelques jours au Soleil l'eau diſtillée dans une bouteille débouchée, puis on la gardera.

Elle eſt propre pour les inflammations & pour les autres maladies des yeux, elle les rafraîchit & elle en raffermit les fibres, on s'en ſert pour les vieillards, & on l'appelle *eau de caſſe-lunettes*, parce qu'en éclairciſſant la vûe, elle empêche qu'on n'ait beſoin de lunettes, il en faut faire tomber quelques gouttes dans les yeux. Vertus. Doſe.

Eau Alumineuſe, de Liébaut.	Aqua aluminoſa, Liebautii.
♃ Des ſucs de plantain, de pourpier, de verjus, & de l'alun de roche, aā. ℔ j.	♃ *Succorum plantaginis, portulacæ, agreſtæ, aluminis rupei, aā.* ℔ j.
Des blancs d'œufs. Nº. xij.	*Albumina ovorum,* Nº. xij.
Diſtillez-les enſemble ſ. a.	*Deſtillentur ſimul ut artis eſt.*

REMARQUES.

On tirera les trois eſpéces de ſucs par expreſſion en la maniére ordinaire, on y démêlera les blancs d'œufs & l'alun de roche pulvériſé, on mettra le mélange dans un alambic de verre, on en fera diſtiller l'humidité au feu de ſable.

Cette eau eſt propre pour nettoyer les plaies & les ulcères. Vertus.

Comme il ne monte que le phlegme de l'alun par cette diſtillation, pluſieurs voulant rendre l'eau plus forte, y diſſolvent deux dragmes d'alun.

Eau Alumineufe, Magiftrale, de Fallope.

   ♃ De l'alun de roche & du mercure fublimé, aā. ℥ ij.
   Des eaux de plantain & de rofes, aā. ℔ j.

   Faites bouillir le tout dans un matras jufqu'à diminution de la moitié & après avoir laiſſé raſſeoir cette eau, gardez-la pour l'ufage.

Aqua Aluminofa Magiftralis; Fallopii.

   ♃ *Aluminis rupei, mercurii fublimati, aā.* ℥ ij.
   Aquarum plantaginis & rofarum, aā. ℔ j.

   Bulliant in vafe vitreo ad medietatis confumptionem, & poft refidentiam fervetur aqua ad ufum.

REMARQUES.

On mettra l'alun & le fublimé pulvérifés dans un matras, on y verfera les eaux diftillées, on placera le vaiſſeau fur le fable, on donnera deſſous un petit feu pour l'échauffer doucement, enfuite on l'augmentera peu à peu pour faire bouillir doucement la matiére jufqu'à diminution de la moitié; on tirera alors le matras de deſſus le feu, on laiſſera purifier la liqueur par réfidence, puis on la verfera par inclination, ou bien on la filtrera par un papier gris.

Vertus.   Cette eau eft beaucoup plus déterfive que la précédente, on l'emploie pour nettoyer les plaies, les ulcères & les chancres qui proviennent d'une caufe vénérienne, pour réfifter à la gangrene.

On ne doit pas faire cette opération dans un vaiſſeau de métal, parce que le fublimé s'y attacheroit.

Eau Divine, de Fernel.

   ♃ Du mercure fublimé corrofif, Э ß.
   De l'eau de plantain, ℥ vj.
   Faites bouillir l'un & l'autre dans un matras fur les cendres chaudes jufqu'à diminution de moitié, & gardez l'eau pour l'ufage.

Aqua Divina, Fernelii.

   ♃ *Mercurii fublimati,* Э ß.
   Aqua Plantaginis, ℥ vj.
   Decoquantur fupra cineres calidos in phialá vitreá ad medias, & fervetur aqua.

REMARQUES.

On mettra dans une grande phiole, ou dans un matras douze grains de fublimé corrofif en poudre & fix onces d'eau de plantain, on placera le vaiſſeau fur le fable, on fera deſſous un petit feu pour l'échauffer infenfiblement, on l'augmentera peu à peu pour faire bouillir doucement la liqueur jufqu'à diminution de la moitié, on retirera alors la phiole de deſſus le feu, on laiſſera repofer la liqueur & on la filtrera par un papier gris pour s'en fervir au befoin.

Vertus.   Elle déterge puiſſamment, on l'emploie dans les ulcères vénériens & pour réfifter à la gangréne, on en lave la plaie avec de la charpie.

Eau Contre la Gangréne.

   ♃ Du fucre blanc, ℥ viij.
   De la racine d'ariftoloche ronde, ℥ iv.
   Du vin blanc, ℔ iv.
   Faites infufer ces drogues enfemble pendant fept ou huit heures dans un vaiſſeau de terre verniſſé bien clos; qu'ils bouillent enfuite à feu lent, jufqu'à la confomption du tiers.

Aqua ad Gangrænam.

   ♃ *Sacchari albi,* ℥ viij.
   Radicis arftolochiæ rotundæ, ℥ iv.
   Vini albi, ℔ iv.
   Infundantur fimul per horas fex aut feptem, poftea bulliant in vafe figulino benè claufo, igne lento, ad tertiæ partis confumptionem.

REMARQUES.

REMARQUES.

On mettra dans un pot de terre vernisſé la racine d'ariſtoloche ronde bien concaſſée & le ſucre, on verſera deſſus le vin blanc, on couvrira le pot & on laiſſera la matiére en digeſtion pendant ſix ou ſept heures, puis on la fera bouillir à petit feu juſqu'à conſomption du tiers de l'humidité ; on coulera la liqueur pour s'en ſervir.

Elle eſt propre pour réſiſter à la gangréne, pour déterger & pour fortifier ; on en applique des linges imbus & l'on en ſeringue dans les plaies ; elle atténue les humeurs groſſiéres & viſqueuſes.

Cette opération eſt proprement une fomentation ou une injection.

                                 Vertus.

Eau Contre la Cataracte,		*Aqua ad Suffuſionem,*	
de Bauderon.		Bauderoni.	

♃ De la grande chélidoine, du fenouil, de la verveine & de l'euphraiſe, aã.	man. j.	♃ *Herbarum chelidoniæ majoris, fœniculi, verbenæ, euphraſiæ,* aã.	man. j.
De la rue,	man ß.	*Rutæ,*	man. ß.
Il faut que toutes ces plantes ſoient nouvellement cueillies, & que l'on verſe par deſſus du vin d'Eſpagne, ou de quelqu'autre vin exquis, y ajoûtant enſuite		*Omnia recentia minutim inciſa, aſpergantur vino Malvatico aut alio optimo, adde*	
Du fiel de perdrix, ou de quelqu'autre volatile de même qualité,	℥ j. ß.	*Fellis perdicum aut alterius animalis ejuſdem naturæ,*	℥ j. ß.
Des ſemences de rue, de ſermontaine, de ſéſéli de Marſeille, aã.	ʒ iij.	*Seminum rutæ, ſileris montani, ſeẕelios Maſſilienſis,* aã.	ʒ iij.
Des fleurs de romarin,	pug. j.	*Florum roriſmarini,*	pug. j.
Diſtillez-les dans un vaiſſeau de verre ſ. a.		*Diſtillentur in vaſe vitreo ſ. a.*	

REMARQUES.

On pilera bien dans un mortier de marbre, les herbes & les fleurs, on concaſſera les ſemences, on mêlera le tout dans une cucurbite de verre, on verſera deſſus environ une livre de malvoiſie, ou à ſon défaut, du vin blanc ordinaire & le fiel de perdrix ou de quelqu'autre oiſeau de la même nature, on couvrira la cucurbite de ſon chapiteau, on y adaptera un récipient, on lutera les jointures, & l'on fera diſtiller l'humidité au bain-marie, ou au bain de vapeur, on gardera l'eau diſtillée dans une bouteille bien bouchée.

Elle eſt déterſive & propre à conſumer inſenſiblement les cataractes qui commencent à ſe former, c'eſt d'où vient ſon nom, on en fait inſtiller ſouvent quelques gouttes dans les yeux malades.

                                 Vertus.

Eau Contre les Taches & Cataractes		Aqua ad Oculorum Nebulas & Suffuſiones, Joannis à Vigo.	
des Yeux, de Jean de Vigo.			
♃ De l'euphraiſe,	man. ij.	♃ *Herbarum euphraſiæ,*	man. ij.
De la rue,	pug. j.	*Rutæ,*	pug. j.
De la gomme ſagapénum,	℥ j.	*Gummi ſagapeni,*	℥ j.
De la ſarcocolle,	ʒ ij. ß.	*Sarcocollæ,*	ʒ ij. ß.
Du camphre,	Э ij.	*Caphuræ,*	Э ij.
Du miel roſat,	℥ x.	*Mellis roſati,*	℥ x.
Du fiel de mouton,	℥ iv.	*Fellis vervecini,*	℥ iv.

Tome II.   M m

Des fucs de fenouil & de chélidoine, aā. ℥ ij.   *Succorum fœniculi & chelidonii, aā.* ℥ ij.

Mêlez le tout, & le diftillez f. a.   *Mifce, & diftilla f. a.*

R E M A R Q U E S.

On pilera les herbes, on concaffera le fagapénum, la farcocolle & le camphre, on mettra le tout dans une cucurbite de verre ou de grès, on y verfera le miel rofat, le fiel de mouton & les fucs tirés par expreffion en la maniére ordinaire, on couvrira la cucurbite de fon chapiteau, on y adaptera un récipient, après dix ou douze heures de digeftion, on fera diftiller l'humidité au feu de fable, on gardera l'eau diftillée dans une bouteille bien bouchée.

Vertus.   Elle a les mêmes vertus que la précédente.

Eau Contre la Cataracte, de Schroder.   Aqua ad Suffufionem, Schroderi.

℞ Du fucre blanc,   ℥ ij.
De la farcocolle, de l'aloës hépatique, du poivre long, de la noix mufcade & du girofle, aā.   ℥ ij.
Du fafran & des fleurs de romarin, aā. m. ß.
Des eaux d'euphraife, de fenouil & de verveine, aā.   ℥ iij.
Des fucs de grande chélidoine & de rue, aā.   ℥ ij.
Du fiel de perdrix,   ℥ j.
Du miel rofat,   ʒ vj.
Diftillez le tout dans un vaiffeau de verre au bain-marie f. a.

℞ *Sacchari albi,*   ℥ ij.
Sarcocollæ, aloes hepaticæ, piperis longi, nucis mofchatæ, caryophyllorum, aā.   ℥ ij.
Croci, florum rorifmarini, aā. m. ß.
Aquarum euphrafiæ, fœniculi, verbenæ, aā.   ℥ iij.
Succcorum chelidonii majóris, rutæ, aā.   ℥ ij.
Fellis perdicum,   ℥ j.
Mellis rofati,   ʒ vj.
Deftillentur in alembico vitreo, balneo mariæ.

R E M A R Q U E S.

On réduira en poudre groffiére les drogues folides, on les mettra dans une cucurbite de verre ou de grès, on verfera deffus les liqueurs, on adaptera à la cucurbite un chapiteau avec fon récipient, on lutera les jointures, & l'on fera diftiller toute l'humidité au bain-marie.

Vertus.   Cette eau a les qualités des précédentes, mais elle eft plus âcre & plus déterfive, on en met fouvent quelques gouttes dans les yeux malades.

Eau Ophthalmique, de Quercétan.   Aqua Ophthalmica, Quercetani.

℞ Du fafran des métaux,   ʒ ij.
De l'eau d'euphraife ou de fenouil,   ℥ vj.
Mêlez-les, & laiffez-les en digeftion dans un lieu chaud pendant trois ou quatre jours, après cela filtrez la liqueur & la gardez pour l'ufage.

℞ *Croci metallorum,*   ʒ ij.
Aquæ euphrafiæ aut fœniculi,   ℥ vj.
Mifce, & digerantur per tres aut quatuor dies calidè, deindè filtra liquorem & ferva ad ufum.

R E M A R Q U E S.

On mettra le fafran des métaux dans une grande phiole, on verfera deffus l'eau d'euphraife & de fenouil, on mettra la phiole au Soleil ou fur le fable un peu chaud pour y laiffer la matiére en digeftion pendant trois jours, l'agitant de temps en temps, on filtrera ensuite la liqueur, ou bien on la laissera toûjours sur la poudre, qui par sa pesanteur se tiendra précipitée au fond.

Cette eau déterge & nettoie les yeux de leur sanie, elle consume les catara̅ctes & les nuages.   *Vertus.*

Autre Eau Ophthalmique, de Quercétan.	Aqua Ophthalmica alia, Quercetani.

♃ Du vitriol blanc,	ʒ iij.	♃ *Vitrioli albi,*	ʒ iij.
Du gingembre & du macis, aa̅.	ʒ j.	*Zingiberis, macis, aa̅.*	ʒ j.
De l'aloès,	ʒ ß.	*Aloes,*	ʒ ß.
Du lait de chévre,	℔ j.	*Lactis caprini,*	℔ j.
Des sucs de chélidoine & d'euphraise, aa̅. ℔ ß.		*Succorum chelidoniæ & euphrasiæ, aa̅.* ℔ ß.	

Laissez le tout en macération pendant quatre ou cinq jours, après cela distillez-le au bain de vapeur; puis jettez dans l'eau distillée quelques morceaux de tutie qui ne soient point pulvérisés, que l'on aura fait rougir à feu préalablement dans une cuillère de fer. Éteignez-les dans cette eau neuf fois de suite, puis laissez-les se rasseoir pour toûjours dans la même eau.

Macerentur omnia simul quatuor aut quinque dierum spatio, destillenturque per balneum vaporosum. Aqua destillatæ adde tutiæ fustula aliquot non tamen pulverisata, quæ priùs in cochleari ferreo ignita fuerint, novies extinguantur & tandem cum aquâ prædictâ continuo residere sinantur.

REMARQUES.

On concassera les drogues solides, on les mettra infuser quatre ou cinq jours dans les liqueurs, puis on fera distiller l'humidité au bain de vapeur, on mettra tremper dans l'eau distillée quelques petits morceaux de tutie qu'on aura auparavant mis rougir au feu dans une cuillère de fer neuve & éteints dans l'eau distillée neuf fois; & on les laissera ensemble dans une bouteille: la tutie se précipitera toûjours au fond.

Cette eau est bonne pour les ophthalmies, elle déterge, elle adoucit l'âcreté des humeurs, elle dissipe les cataractes & les nuages.   *Vertus.*

Eau Ophthalmique, de du Renou.	Aqua Communitatis Ophthalmica, Renodæi.

♃ De l'euphraise,	man. iij.	♃ *Herbarum euphrasiæ,*	man. iij.
De la chélidoine, du fenouil, de la verveine & de la sermontaine, aa̅.	man. ij.	*Chelidonii, fœniculi, verbenæ, sileris montani, aa̅.*	man. ij.
De la rue & de la mélisse, aa̅.	man. j.	*Rutæ, melissæ, aa̅.*	man. j.
Du girofle, du macis & du poivre long, aa̅.	ʒ ß.	*Caryophyllorum, macis, piperis longi, aa̅.*	ʒ ß.

Laissez-les en macération pendant la nuit dans parties égales d'une q s. d'eau de roses blanches & du vin blanc,
Puis distillez le tout au bain-marie.

Macerentur per noctem in aquâ rosarum albarum & vini albi ana part. æqual. s. q.
Destillentur in balneo mariæ.

REMARQUES.

On pulvérisera grossiérement le poivre long, le macis & les girofles, on incisera & l'on pilera bien les herbes ensemble, & ayant mêlé le tout, on le mettra dans une grande cucurbite de verre ou de grès, on versera dessus parties égales de vin blanc & d'eau de roses blanches distillée la quantité qu'il en faudra pour faire que les ingrédients trempent ; on couvrira la cucurbite de son chapiteau, & on laissera la matiére en digestion pendant une nuit ensuite l'on fera distiller la liqueur au bain-marie, & l'on gardera l'eau distillée dans une bouteille bien bouchée.

Vertus.   Elle déterge les yeux de leur sanie, elle en emporte les taches, & elle en guérit les ulcères, on en fait entrer quelques gouttes dedans.

Eau Ophthalmique Interne, *d'Ant. Mynsicht.*	Aqua Ocularis Interna, Ant. Mynsicht.
℞ Des baies de genièvre, ℥ ij.	℞ *Baccarum juniperi,* ℥ ij.
De la casse odorante, ℥ j.	*Cassiæ ligneæ,* ℥ j.
Des semences de sermontaine & de fenouil, aã. ℥ ß.	*Seminum sileris montani, fœniculi,* aã. ℥ ß.
De rue, ℨ iij.	*Rutæ,* ℨ iij.
De la poudre des espéces *diamoschi* doux, de la noix muscade, du bois d'aloës, aã. ℨ ij.	*Pulveris specierum diamoschi dulcis, nucis moschatæ, ligni aloes,* aã. ℨ ij.
Des feuilles d'euphraise, de verveine & de rue, des sommités de romarin, de sauge, de pouillot, d'aneth & de fenouil, aã. ℨ j. ß.	*Foliorum euphrasiæ, verbenæ, rutæ, summitatum rorismarini, salviæ, pulegii, anethi, fœniculi,* aã. ℨ j. ß.
Des fleurs de grande chélidoine, de bétoine, de lavande, de roses rouges, de romarin, aã. ℨ j.	*Florum chelidoniæ majoris, betonicæ, lavendulæ, rosarum rubrarum, rorismarini,* aã. ℨ j.
Laissez ces drogues en macération pendant huit jours dans ℔ vj. de vin d'Espagne, & distillez le tout ensuite au bain-marie s. a.	*Macerentur in vini Malvatici* ℔ vj. *per octiduum, posteà balneo mariæ destillentur.*

R E M A R Q U E S.

On concassera les drogues, on les mettra ensemble dans une grande cucurbite de verre ou de grès, on versera dessus la malvoisie, ou à son défaut du vin blanc ordinaire, on couvrira le vaisseau, & on le mettra au Soleil ou dans un autre lieu chaud, pour y laisser la matiére en digestion pendant huit jours, ensuite l'on fera distiller la liqueur au bain-marie, & l'on gardera l'eau distillée dans une bouteille bien bouchée.

Vertus.
Dose.   Elle est bonne pour fortifier la vûe, pour atténuer & dissiper les humeurs crasses du cerveau : La dose en est depuis demi-once jusqu'à une once & demie.

Comme cette eau est spiritueuse ou remplie des parties volatiles, elle peut raréfier les humeurs trop crasses qui embarrassent le nerf optique, & empêchent que les esprits soient portés aux yeux en assez grande quantité, & c'est par-là qu'elle fortifie la vûe.

Eau Verte, Corrigée, d'Hartman.	Aqua Viridis Correcta, Hartmanni.
℞ Du miel rosat, ℥ ii.	℞ *Mellis rosati,* ℥ ij.
Du soufre vif, du verd-de-gris & de l'alun crud, aã. ℥ j.	*Sulphuris vivi, viridis æris, aluminis crudi,* aã. ℥ j.
Des crottes de chien séches, des sommités de sabine & de sureau, aã. ℨ j.	*Stercoris canini sicci, comarum sabinæ & sambuci,* aã. ℨ j.
Des feuilles de mille-pertuis, de romarin, de rue, de plantain, de sauge & de pouillot, aã. man ß.	*Foliorum hyperici, rorismarini, rutæ, plantaginis, salviæ, pulegii,* aã. m. ß.

Du vin blanc, & de l'eau de morelle, aā. ℔ j.
Mélez le tout ensemble hormis le verd-de-gris, & faites-le bouillir pendant un demi-quart d'heure ; après cela tirez le vaisseau hors du feu, & jettez-y le verd-de-gris pour le dissoudre, & coulez ensuite une eau verte que vous garderez.

Vini albi & aqua solani, aā. ℔ j.
Omnia, excepto viridi æris, misceantur, & per horæ semiquadrantem bulliant, posteà addito extra ignem & dissoluto æris viridi, coletur aqua viridis & servetur.

On pulvérisera l'alun, le soufre vif & les crottes de chien, on pilera bien les plantes dans un mortier, on mettra le tout ensemble dans un pot de terre vernissé avec le miel rosat, le vin blanc & l'eau de morelle distillée, on couvrira le pot & l'on fera bouillir la matière pendant demi-quart d'heure, ensuite on le retirera du feu, l'on y dissoudra le verd-de gris en poudre, puis on coulera la liqueur verte avec expression, & on la gardera dans une bouteille.

Elle est bonne pour les ulcères de la bouche, du gosier, du nez & des autres parties du corps tant véroliques que scorbutiques ou autres ; on les touche avec du coton ou de la charpie imbue de cette eau ; elle déterge & résoud.

Vertus.

Eau Épidémique, de George Bateus.

Aqua Epidemica, Georgii Batei.

♃ Des feuilles de chélidoine, de romarin, de rue, de sauge, d'armoise, d'absinthe, de mouron, de serpentaire, de scabieuse, d'aigremoine, de mélisse, de scordium, de petite centaurée, de chardon-bénit, de bétoine, de solaire, aā.   man. ij.
Des racines d'angélique, de tormentille, de gentiane, de zédoaire & de réglisse, aā. ʒ j.
Laissez ces simples en macération pendant deux jours, dans ℔ viij. de vin blanc, après cela distillez-les s. a.

♃ *Foliorum chelidoniæ, rorismarini, rutæ, artemisiæ, absinthii, anagallidis, dracontii, scabiosæ, agrimoniæ, melissæ, scordii, centaurii minoris, cardui benedicti, betonicæ, roris solis, aā. man. ij.*
Radicum angelicæ, tormentillæ, gentianæ, zedoariæ, glycyrrhizæ, aā. ʒ j.
Macerentur in vini albi ℔ *viij. per duos dies, dein destillentur s. a.*

On cueillera les feuilles & les racines au temps de leur vigueur, on les concassera, on les mettra dans une cucurbite de grès ou de verre, on versera dessus le vin blanc, on bouchera la cucurbite, & on laissera la matière en digestion pendant deux jours ; ensuite l'on y adaptera un chapiteau avec son récipient, on lutera les jointures, & ayant placé le vaisseau au bain-marie ou de vapeur, on fera distiller par un feu gradué toute l'humidité, on gardera l'eau distillée dans une bouteille bien bouchée.

Cette eau est en usage à Londres dans les maladies épidémiques, comme dans la petite vérole, dans les fiévres malignes, dans la peste : La dose en est depuis demi-once jusqu'à deux onces, ou depuis une cuillerée jusqu'à quatre.

Vertus.
Dose.

Si, après la distillation, on faisoit sécher le marc qui reste au fond de la cucurbite, qu'on le brûlât, qu'on en tirât le sel par la lessive, & qu'on le fît dissoudre dans l'eau distillée, elle en auroit d'autant plus de vertus.

Il me paroît qu'on pourroit retrancher de la composition de cette eau, sans diminuer de ses qualités, les feuilles de chélidoine, de mouron, de scabieuse & d'aigremoine, les racines de réglisse & de tormentille, parce que ces plantes ne contenant presque point de parties volatiles, il ne s'en éléve que du phlegme par cette distillation, & les sels essentiels & fixes qui font leurs qualités principales demeurent au fond de la cucurbite : il vaudroit donc mieux faire prendre ces plantes non odorantes en décoction, qu'en eau distillée.

Eau de Lait Alexitère, de George Bateus.	*Aqua Lactis Alexiteria, Georgii Batei.*
♃ Des feuilles de reine des prés, de chardon-bénit & de galéga, aā. man. vj. De menthe & d'absinthe, a.i. m. v. De rue, man. iij. D'angélique man. ij. Après les avoir pilées, ajoûtez-y Du lait nouvellement tiré, ℔ xxiv. Faites-en la distillation f. a.	♃ *Foliorum ulmariæ, cardui benedicti, galegæ, aā.* man. vj. *Menthæ, absinthii,* aā. m. v. *Rutæ,* man. iij. *Angelicæ,* man. ij. *Contusis adde* *Lactis recentis congios,* ℔ xxiv. *Fiat distillatio f. a.*

R E M A R Q U E S.

On cueillera les herbes en leur vigueur, on les pilera bien, & on les mettra dans une grande cucurbite de cuivre étamée en dedans, on versera dessus le lait nouvellement tiré, on brouillera bien le tout ensemble, puis ayant couvert le vaisseau de sa chape à refrigérant, on le placera dans un fourneau à feu nud, ou pour mieux faire au bain-marie ou de vapeur pour en faire distiller l'humidité dans un récipient de verre bien clos ; on gardera cette eau pour s'en servir au besoin.

Vertus.
Dose. Elle est propre pour résister au venin, pour chasser par une douce transpiration les mauvaises humeurs, pour fortifier & réjouir les parties vitales : La dose en est depuis une once jusqu'à six.

Le lait, étant une liqueur visqueuse & rafraîchissante, ne me paroît pas un menstrue bien convenable pour cette opération ; mais apparemment il a été mis pour tempérer la chaleur des ingrédients ; on se sert de cette eau principalement en Angleterre.

Eau de Lait Pectorale, de George Bateus.	*Aqua Lactis Pectoralis, Georgii Batei.*
♃ Du sang de porc, ℔ ij. Des limaçons de jardin concassés, ℔ ij. Des capillaires & du lierre terrestre, aā. m. iij. De la langue de cerf, man. ij. Des raisins de Corinthe & des jujubes, aā. ℥ iv. De la réglisse & de la semence d'anis, aā. ℥ iij. Du lait nouvellement tiré, ℔ xij. Mêlez le tout, & le distillez f. a.	♃ *Sanguinis porcini,* ℔ ij. *Limacum hortens. contus.* ℔ ij. *Capillorum Veneris, hederæ terrestris,* aā. man. iij. *Linguæ cervinæ,* man. ij. *Uvarum passarum, jujubarum,* aā. ℥ iv. *Glycyrrhizæ, seminis anisi,* aā. ℥ iij. *Lactis recentis,* ℔ xij. *Misce, & fiat distillatio f. a.*

R E M A R Q U E S.

On aura des limaçons de jardin vivants, on les nettoiera & on les écrasera, on pilera ensemble dans un mortier les herbes qu'on aura cueillies dans leur vigueur, on concassera exactement la réglisse & l'anis, on ouvrira les jujubes, on mondera les raifins de leurs pepins , on mettra ces ingrédients dans une grande cucurbite de verre ou de grès, on verfera deffus le fang de porc & le lait de vache nouvellement tiré , on brouillera bien le tout avec une efpatule, & ayant adapté un chapiteau fur la cucurbite, & un récipient au bec du chapiteau & luté les jointures, on mettra diftiller la liqueur au bain-marie, & l'on gardera l'eau diftillée.

Vertus.
Dofe.

Elle eft propre pour rafraîchir & adoucir les âcretés de la poitrine, pour la phthifie, pour exciter le crachat, pour purifier le fang : La dofe en eft depuis une once jufqu'à fix , on peut auffi s'en fervir pour nettoyer & embellir la peau.

Il eft à propos d'expofer cette eau diftillée fept ou huit jours au Soleil , la bouteille débouchée, fi l'on veut la garder ; car autrement elle feroit fujette à fe corrompre à caufe de quelques parties glutineufes qu'elle enléve avec elle en diftillant.

Cette eau eft bonne dans les maladies de confomption, où le lait fortant de la vache ou de l'âneffe ne peut point paffer , à caufe qu'il fe caille dans l'eftomac par des acides qui fe rencontrent en trop grande quantité.

Eau Contre l'Afthme , de George Bateus.	Aqua Pneumonica , Georgii Batei.
♃ Des feuilles de tabac non-roulées & de l'écorce extérieure d'oranges , aā. ℥ iv.	♃ *Foliorum peti optimi n n convolutorum , corticis extern. aurant.* aā. ℥ iv.
De la femence d'anis , ℥ j. ß.	*Seminis anifi ,* ℥ j. ß.
De l'écorce de Winter , ʒ vj.	*Corticis Winterani ,* ʒ vj.
Du vin d'Efpagne , ℔ vj.	*Vini Hifpanici ,* ℔ vj.
De l'efprit-de-vin , ℔ j.	*Spiritûs vini ,* ℔ j.
Laiffez le tout en macération pendant quelques jours , puis diftillez-le f. a.	*Macerentur fimul , & deftillentur f. a.*

REMARQUES.

On aura des feuilles de tabac récemment féchées , de l'écorce jaune & extérieure d'oranges amères, de l'anis & de l'écorce de Winter, que l'on appelle vulgairement *coftus corticofus*, on concaffera bien les ingrédients, & les ayant mêlés on les mettra dans une cucurbite de verre , on verfera deffus le vin d'Efpagne & l'efprit-de-vin, on bouchera le vaiffeau exactement, & on le placera en un lieu un peu chaud pour y laiffer la matiére en digeftion pendant quatre jours ; enfuite l'on adaptera un chapiteau fur la cucurbite avec un récipient, on lutera exactement les jointures & l'on fera diftiller la liqueur au bain-marie ou de vapeur, on gardera l'eau diftillée dans une bouteille bien bouchée.

Vertus.
Dofe.

Elle eft propre pour l'afthme, pour faciliter la refpiration, pour lever les obftructions du poumon, pour exciter le crachat : La dofe en eft depuis une dragme jufqu'à demi-once ; elle fait fouvent vomir à caufe du tabac qu'elle contient.

Eau ou Efprit Magiftral de Vers de Terre.	Aqua *feu* Spiritus Lumbricorum Magiftralis.
♃ Des vers de terre lavés , ℔ iij.	♃ *Lumbricorum lotorum ,* ℔ iij.
Des limaçons lavés avec leurs coquilles , ℔ xvj.	*Limacum cum teftis mundatorum congios duos , feu* ℔ xvj.

Pilez-les dans un mortier, puis les mettez dans un vaiſſeau convenable, ajoûtez-y enſuite	*Contundantur in mortario, indantur vaſi convenienti addendo*
Des feuilles d'ortie brulante avec ſes racines, man. vj.	*Foliorum urticæ urentis cum radicibus,* man. vj.
D'angélique ſauvage, man. iv.	*Angelicæ ſilveſtris,* man. iv.
De branche-urſine, man. vij.	*Brancæ urſinæ,* man. vij.
D'aigremoine & de bétoine, aã. man. iij.	*Agrimoniæ, betonicæ,* aã. man. iij.
D'abſinthe commune, man. ij.	*Abſinthii communis,* man. ij.
De rue. man. j.	*Rutæ,* man. j.
Des fleurs de romarin, ℥ vj.	*Florum roriſmarini,* ℥ vj.
De la racine de patience, ℥ x.	*Radicum lapathi,* ℥ x.
D'oſeille, ℥ v.	*Oxalidis,* ℥ v.
De ſouchet des Indes, de l'écorce intérieure d'aube-épine, de la corne de cerf groſſiérement pulvériſée, de l'ivoire ſubtilement pulvériſé, aã. ℥ iv.	*Curcumæ; corticis interioris arb. oxyacanthi, cornu cervi craſſè pulverati, eboris ſubtiliter præpar.* aã. ℥ iv.
Du girofle en poudre, ℥ iij.	*Caryophyllorum præparat.* ℥ iij.
De la ſemence de fœnugrec, ℥ ij.	*Seminis fœnugræci,* ℥ ij.
Du ſafran, ʒ iij.	*Croci,* ʒ iij.
De l'eſprit-de-vin rectifié, ℔ xxiv.	*Spiritûs vini tenuioris congios quatuor cum dimidio, vel,* ℔ xxiv.
Après vingt-quatre heures d'infuſion, faites-en la diſtillation ſ. a.	*Poſt infuſionem viginti quatuor horarum deſtillentur per alembicum ſ. a.*
Les quatre premiéres pintes tirées paſſeront pour eſprit, & ce qui ſuivra pour de l'eau diſtillée magiſtrale.	*Libræ quatuor primæ pro ſpiritu reſerventur, quæ ſequuntur, pro aquâ lumbricorum magiſtrali.*

R E M A R Q U E S.

On aura des vers de terre vivants, gros & bien nourris, on les lavera exactement, puis on en péſera trois livres qu'on mettra dans une grande cucurbite de cuivre étamée en dedans; on aura des limaçons vivants avec leurs coquilles, on les nettoiera autant qu'on pourra, & l'on en écraſera neuf ou dix livres dans un mortier, on les mettra enſuite avec les vers de terre; on aura les herbes, les racines, l'écorce, les fleurs nouvellement cueillies dans leur vigueur, on les pilera dans un mortier, & on les mêlera avec les animaux dans la cucurbite, on y ajoûera les girofles, le fœnugrec, la corne de cerf rapée, bien concaſſés ou groſſiérement pulvériſés, puis l'ivoire préparée en poudre ſubtile & le ſafran; on brouillera bien le tout enſemble avec un bâton, & l'on verſera deſſus l'eſprit-de-vin rectifié, quatre congius & demi d'Angleterre, qui ſont environ vingt-quatre livres, on couvrira auſſi-tôt la cucurbite de ſon chapiteau à refrigérant; on y adaptera un récipient, on lutera exactement les jointures, & après vingt-quatre heures de digeſtion, on fera diſtiller la liqueur au bain-marie ou de vapeur; les quatre premiéres livres de la liqueur diſtillée ſeront gardées à part dans une bouteille bien bouchée, ce ſera l'eſprit de vers de terre; on continuera la diſtillation juſqu'à ce qu'il ne diſtille plus rien, & l'on aura l'eau de vers de terre magiſtrale, laquelle on gardera dans des bouteilles bien bouchées.

L'eſprit & l'eau de vers de terre magiſtrale, ſont bons pour le ſcorbut, pour l'apoplexie, pour la paralyſie, pour réſiſter au venin, pour les maladies hyſtériques, pour exciter l'urine, pour la gravelle: La doſe de l'eſprit eſt depuis une dragme juſqu'à deux; la doſe de l'eau & depuis deux dragmes juſqu'à une once.

Eſprit de vers de terre magiſtrale.
Eau de vers de terre magiſtrale.
Vertus.

Doſe.

J'ai

J'ai tiré cette defcription de la Pharmacopée de Londres, il y auroit plus lieu de lui faire prendre le nom des limaçons que celui des vers, puifqu'il y en entre davantage ; mais les noms ne font rien aux chofes.

Pour avoir un véritable efprit de vers fans addition, il faudroit mettre les vers de terre dans une cornue & les poufler par le feu, il en fortiroit du phlegme, de l'efprit, de l'huile & du fel volatil ; on brouilleroit bien le tout pour diffoudre le fel volatil, & ayant filtré la liqueur par un papier gris pour en féparer l'huile, on rectifieroit ce qui feroit paflé, en en faifant diftiller par un petit feu environ la moitié, ce feroit l'efprit de vers, & ce qui refteroit feroit la partie phlegmatique qu'on rejetteroit comme inutile.

Eau de Gentiane, Compofée.	Aqua Gentianæ, Compofita.
♃ Des racines de gentiane coupées par morceaux, ℔ j. ß.	*♃ Radicum gentianæ incif.* ℔ j. ß.
Des feuilles & des fleurs de petite centaurée, aã. ℥ iv.	*Foliorum & florum centaurii minoris, aã.* ℥ iv.
Laiffez ces fimples en macération pendant huit jours dans fix pintes du meilleur vin blanc, & enfuite diftillez-les f. a.	*Macerentur in vini albi optimi libr. duodecim per dies octo, deftillentur poftea per alembicum.*

REMARQUES.

On aura de la racine de gentiane bien choifie, on la coupera par petits morceaux, & on la mettra dans une cucurbite de verre ou de grès, avec les feuilles & les fleurs de la petite centaurée écrafées, on verfera deffus le vin blanc, on bouchera bien le vaiffeau, on le placera dans du fumier chaud ou au bain-marie tiéde, pour y laiffer la matiére en digeftion pendant huit jours, enfuite on débouchera la cucurbite, on adaptera deffus, un chapiteau de verre avec fon récipient, & ayant luté exactement les jointures, on fera diftiller la liqueur au feu de fable, on gardera l'eau diftillée dans une bouteille bien bouchée.

Elle eft fébrifuge, propre pour réfifter au venin, pour purifier le fang : La dofe en eft depuis demi-once jufqu'à trois onces.

Vertus, Dofe.

J'ai tiré cette defcription de la Pharmacopée de Londres.

Eau de Bryone, Compofée.	Aqua Bryoniæ, Compofita.
♃ Du fuc de racines de bryone, ℔ iv.	*♃ Succi radicis bryoniæ,* ℔ iv.
Des feuilles de rue & d'armoife, aã. ℔ ij.	*Foliorum rutæ & artemifiæ, aã.* ℔ ij.
De fabine féches, man. iij.	*Sabinæ ficcat.* man. iij.
De matricaire, d'herbe au chat & de pouillot, aã. man. ij.	*Matricariæ, nepetæ, pulegii, aã.* man. ij.
De bafilic & de dictame de créte, aã. man j. ß.	*Ocimi, dictamni cretici, aã.* man. j. ß.
De l'écorce d'oranges nouvelles, ℥ iv.	*Corticis aurantiorum flav. recent.* ℥ iv.
De la myrrhe, ℥ ij.	*Myrrhæ,* ℥ ij.
Du caftoréum, ℥ j.	*Caftorei,* ℥ j.
Du vin de Canarie, ℔ xij.	*Vini generofi Canarini.* ℔ xij.
Laiffez le tout en digeftion pendant quatre jours dans un vaiffeau convenable, puis faites-en la diftillation ; enfuite quand la diftillation fera à moitié faite, on exprimera ce qui fera refté dans l'alambic, on continuera à diftiller la liqueur exprimée, puis on en tirera l'extrait	*Digerantur per quatriduum, vafe idoneo, mox fiant in balneo mariæ deftillatio, deindé fub medium deftillationis, expreffio & colatura, & tandem per deftillationis continuationem & tincturæ infpiffationem, fiat extractum hyftericum.*

Extrait hyftérique.

en faifant épaiffir ce qui reftera de liqueur au
fond de la cucurbite.

R E M A R Q U E S.

On aura de la racine de bryone nouvellement tirée de terre, on la rapera &
l'on en tirera par expreffion du fuc, on aura des feuilles de rue & d'armoife
récentes, on les pilera bien dans un mortier, & l'on en tirera le fuc en la maniére ordinaire, on aura la fabine féche, le dictame de Créte & les autres
feuilles ; on concaffera le tout, on les mêlera avec de l'écorce jaune ou extérieure des oranges amères, la myrrhe & le caftoréum, on les mettra dans une grande cucurbite, on verfera deffus les fucs & le vin de Canarie, on bouchera le
vaiffeau exactement, on le placera en un lieu chaud pour y laiffer la matiére en
digeftion pendant quatre jours, puis on la mettra diftiller au bain-marie ; quand
on en aura tiré environ la moitié, on exprimera ce qui fera refté dans l'alambic, & l'on fera diftiller l'expreffion comme auparavant, jufqu'à ce qu'il ne demeure plus guère de liqueur, alors on fera évaporer l'humidité jufqu'à confi-
Extrait. ftance folide, on aura un extrait qu'on gardera, on mêlera les eaux diftillées
enfemble, ce fera l'eau de bryone compofée ; on la gardera dans une bouteille
bien bouchée.

Vertus. Elle eft hyftérique, apéritive, propre pour les vapeurs, pour exciter les mois
aux femmes, pour réfifter au venin, pour fortifier le cerveau & les nerfs, pour
Dofe. chaffer par la tranfpiration les mauvaifes humeurs : La dofe en eft depuis demi-once jufqu'à trois onces.

L'extrait eft hyftérique & propre pour exciter les mois aux femmes.

J'ai tiré cette defcription de la Pharmacopée de Londres.

Eau de Limaçons Magiftrale.	*Aqua Limacum Magiftralis.*
♃ Des limaçons de jardins coupés par morceaux, ℔ ij.	♃ *Limacum hortenfium inciforum,* ℔ ij.
De grandes feuilles de tabac deffechées, N°. viij.	*Folia nicotianæ ficc.* N°. viij.
Des racines de régliffe pulvérifées, ℥ ij.	*Radicis glycyrrhizæ pulver.* ℥ ij.
D'iris de Florence, ℥ j.	*Ireos florentiæ,* ℥ j.
D'aunée, ℥ ſſ.	*Enulæ campanæ,* ℥ ſſ.
Des femences de coton, ℥ j. ſſ.	*Seminum bombacis,* ℥ j. ſſ.
Des quatre grandes femences froides & de celles d'anis, aā. ℈ vj.	*Frigidorum majorum, anifi* aā. ℈ vj.
Du fafran, ℈ j.	*Croci,* ℈ j.
Des fleurs de rofes rouges, pug. vj.	*Florum rofarum rubrarum,* pug. vj.
De violettes & de bourrache, aā. pug. iv.	*Violarum, borraginis,* aā. pug. iv.
Du fang de porc nouvellement tiré & du vin blanc, aā. ℔ iv.	*Sanguinis porcini recentis, vini albi* aā. ℔ iv.
Des fucs de lierre terreftre, de tuffilage, de fcabieufe, de pulmonaire tachée, aā. ℔ j. ſſ.	*Succorum hederæ terreftris, tuffilaginis, fcabiofæ, pulmonariæ maculofæ, aā.* ℔ j. ſſ.
De pourpier, de plantain, d'ambroifie, & de véronique, aā. ℔ j.	*Portulacæ, plantaginis, ambrofiæ, veronicæ, aā.* ℔ j.
Laiffez le tout en macération pendant trois jours dans un lieu chaud, & en faites enfuite la diftillation dans des vaiffeaux de verre au feu de cendres jufqu'à ficcité.	*Macerentur per triduum tepidè, deindè deftillentur vitreis organis, calore cinerum ad ficcitatem.*

REMARQUES.

On aura des limaçons de jardin, on les coupera par morceaux & on les mettra dans un grand vaisseau de terre, on les mêlera avec les feuilles de tabac séches, la réglisse, l'iris & les semences pulvérisées grossiérement, la racine d'aunée coupées par petits morceaux, les fleurs, le sang de cochon nouvellement tiré, le vin blanc & les sucs tirés par expression à la maniére ordinaire, on brouillera bien le tout ensemble, & l'on bouchera exactement le vaisseau, on le placera en un lieu chaud comme au bain-marie, ou dans le fumier, ou dans une étuve, où l'on laissera la matiére en digestion pendant trois jours, puis on la fera distiller dans une ou plusieurs cucurbites de verre ou de grès, couvertes de leurs chapiteaux de verre avec leurs récipients, au feu de cendre ou de sable, & l'on gardera l'eau distillée dans une bouteille bien bouchée.

Elle est propre pour les maladies du poumon, de la poitrine, pour la phthisie, pour l'asthme, pour la toux invétérée, pour exciter le crachat : La dose en est depuis une once jusqu'à six. *Vertus. Dose.*

Quand on aura fait distiller environ la moitié de la liqueur, il sera à propos de couler avec expression ce qui sera demeuré dans la cucurbite, afin de faire distiller ensuite l'expression sans le marc ; car si l'on n'observoit cette circonstance, les ingrédients s'attacheroient au fond du vaisseau, & donneroient à l'eau qui distilleroit une fort méchante odeur de brûlé, & une couleur rougeâtre.

J'ai tiré cette description de la Pharmacopée de Londres.

Eau de Petasites, Composée.	Aqua Petasitidis, Composita.

♃ Des racines de petasite nouvellement cueillies & pilées, ℔ j. ß.
    D'angélique & d'impératoire, aã. ℔ ß.
Laissez-les en macération dans ℔ x. de bierre forte faite sans houblon ; après cela distillez-les jusqu'à ce que le changement du goût vous fasse connoître que toute la vertu des racines aura été tirée.
	♃ *Radicum petasitidis recent. & contusarum,* ℔ j. ß.
	    Angelicæ, imperatoriæ, aã. ℔ ß.
	Macerentur in cerevisiâ non lupulatâ generosâ ℔ x. deindè distillentur, donec saporis mutatio vires radicum extractas esse testetur.

REMARQUES.

On aura les racines récentes & bien nourries, on les coupera par morceaux, & on les mettra dans une grande cucurbite de cuivre étamée, on versera dessus de la biére forte faite sans houblon, on couvrira le vaisseau de son chapiteau à réfrigérant, & après trois jours de digestion, on fera distiller la liqueur, on reversera l'eau distillée sur le marc & on la fera distiller de nouveau, on réitérera les cohobations jusqu'à ce que l'eau ait acquis un goût de racine assez fort ; alors on la gardera dans des bouteilles bien bouchées.

Elle est propre pour résister au venin, pour le scorbut, pour les fiévres malignes : La dose en est depuis une once jusqu'à six. *Vertus. Dose.*

J'ai pris cette description dans la Pharmacopée de Londres.

Eau de Raifort, Composée.	*Aqua Raphani, Composita.*

♃ Des feuilles des deux sortes de cochléaria bien nettoyées , aā.   ℔ vj.

Après les avoir pilées tirez-en le suc & l'exprimez , puis mêlez-y

Des sucs de bécabunga & de cresson aquatique , aā.   ℔ j. ß.

Du meilleur vin blanc ,   ℔ viij.

Des limons coupés par tranches ,   Nº. xij.

Des racines de bryone nouvelles ,   ℔ iv.

De raifort sauvage ,   ℔ ij.

De l'écorce de Winter ,   ℔ ß.

Des noix muscades ,   ℥ iv.

Laissez-les en macération pendant trois jours , & ensuite distillez-les s. a.

♃ *Foliorum cochleariæ utriusque mundatissimorum , aā.*   ℔ vj.

Ex hisce contusis succus exprimatur, cui admisceantur

Succorum beccabungæ, nasturtii aquatici , aā.   ℔ j. ß.

Vini albi optimi ,   ℔ viij.

Mala limon. cum toto incis.   Nº. xij.

Radicis bryoniæ recentis ,   ℔ iv.

Raphani silvestris ,   ℔ ij.

Corticis Winterani ,   ℔ ß.

Nucum moschatarum ,   ℥ iv.

Macerentur per triduum & distillentur.

REMARQUES.

On aura les herbes dans leur vigueur, & l'on en tirera les sucs en la maniére ordinaire, on les mêlera avec le vin blanc, on les mettra dans une grande cucurbite de verre ou de grès, on y fera infuser pendant trois jours les limons coupés avec leurs écorces par tranches, les racines récentes rapées, la muscade & l'écorce de Winter concassées en poudre grossière, on fera ensuite distiller la liqueur au feu de sable, & l'on gardera l'eau distillée.

Vertus. Dose.   Elle est incisive, apéritive, vulnéraire, propre pour le scorbut, pour la colique néphrétique : La dose en est depuis demi-once jusqu'à six.

Cette description est tirée de la Pharmacopée de Londres.

Eau de Gilbert.	*Aqua Gilberti.*

♃ Des feuilles de scabieuse, de pimprenelle, de serpentaire, de mélisse, d'angélique, de mouron à fleurs rouges, de tormentille avec ses racines , aā.   m. ij.

Toutes ces plantes cueillies en temps convenable & dûement préparées, resteront en macération pendant plusieurs jours dans ℔ xxiv. de vin de Canarie, & distillez-en ℔ xviij. de liqueur dans l'alambic, auxquelles vous ajoûterez

Des fleurs cordiales , aā.   ℥ iij.

D'œillets ,   ℥ vj.

De safran ,   ℥ ß.

De racines de souchet des Indes ,   ℥ ij.

De galanga, & de la semence de basilic , aā.   ℥ j.

Des semences de citron & de chardon-bénit ; des girofles , aā.   ʒ v.

De l'écorce de citron séche ,   ℥ j.

De la rapure de corne de cerf ,   ℥ iv.

Laissez ces ingrédients en macération pendant 24. heures, & les distillez ensuite au bain-marie.

Ajoûtez après cela à l'eau distillée

Des pattes d'écrevisses subtilement pulvéri-

♃ *Foliorum scabiosæ , pimpinellæ , dracontii , melissæ , angelicæ , anagallidis flore purpureo , tormentillæ cum radicibus , aā.*   man. ij.

Omnia rité collecta & præparata in vini Canarini congiis quatuor macerentur, & distilla in alembico congios tres, quibus adde

Florum cordialium , aā.   ℥ iij.

Tunicæ ,   ℥ vj.

Croci ,   ℥ ß.

Radicum curcumæ ;   ℥ ij.

Galangæ , seminis ocimi , aā.   ℥ j.

Seminis citri , cardui benedicti , caryophyllorum , aā.   ʒ v.

Corticis citri sicci ,   ℥ j.

Rasuræ cornu cervi ,   ℥ iv.

Macerentur per 24. horas & distillentur in balneo mariæ.

Aquæ distillatæ adjicias

Chelarum cancrorum subtilissimè pulve-

fées,	ʒ vj.	*ratarum,*	ʒ vj.
Des perles préparées,	℥ ß.	*Perlarum præparatarum,*	℥ ß.

Du corail rouge préparé, des yeux d'écrevisses préparées & du succin blanc, aa. ʒ ij.

De la pierre bézoardique Orientale, & de l'ambre gris, aa. Ɔ ij.

Laissez le tout infuser au Soleil dans un vaisseau bien bouché pendant six semaines, observant d'agiter souvent la matiére ; après cela filtrez la liqueur & y mêlez ℥ xij. de sucre candi dissous dans ℥ vj. d'eau-rose, & ℥ iv. d'eau de cannelle.

On peut ensuite desfécher les espéces, & les garder pour s'en servir comme d'une poudre cordiale tempérée.

Coralli rubri præpar. oculorum cancrorum præpar. succini albi, aa. ʒ ij.

Lapidis bezoardici Orientalis, ambræ grisea, aa. Ɔ ij.

Vase optimè obturato macerentur ad solis calorem, per sex septimanas sæpiùs agitando ; posteà filtretur aqua, miscendo sacchari candi cum aquæ rosarum rubrarum ℥ vj. & cinnamomi optimi aquæ ℥ iv. soluti & despumati, ℥ xij.

Species exsiccari & reservari possunt pro pulvere cordiali temperato.

R E M A R Q U E S.

On cueillera les plantes dans leur vigueur, on les pilera, & on les mettra dans une grande cucurbite de cuivre étamée en dedans, on versera dessus trente-deux livres de vin de Canarie, on couvrira le vaisseau de son chapiteau à réfrigérant, on laissera la matiére vingt-quatre heures en digestion, puis on fera distiller les trois quarts de l'humidité ; on mettra infuser dans l'eau distillée pendant vingt-quatre heures au bain-marie, les racines, les semences, l'écorce de citron, les girofles concassés, les fleurs & la corne de cerf rapée, puis on en fera la distillation au même bain-marie.

On mettra dans un grand vaisseau de verre, les pattes & les yeux d'écrevisses, le corail préparé, le succin, le bézoard Oriental & l'ambre gris subtilement pulvérisés, on versera dessus l'eau de la derniére distillation, on bouchera le vaisseau exactement, & on l'exposera au Soleil ou à une autre chaleur approchante, pour y laisser la matiére en digestion pendant six semaines, la remuant souvent ; ensuite l'on filtrera la liqueur & l'on y mêlera les douze onces de sucre candi qu'on aura auparavant fait dissoudre & écumer dans six onces d'eau de roses rouges & quatre onces d'eau de cannelle ; on gardera cette eau dans une bouteille bien bouchée pour s'en servir au besoin.

Elle est cordiale, alexitère, propre pour résister au venin, pour chasser par la transpiration les mauvaises humeurs, pour fortifier l'estomac & le cerveau, pour corriger l'haleine mauvaise : La dose est depuis deux dragmes jusqu'à une once.

On peut mettre sécher la poudre, qui sera restée dans le filtre, & la garder comme une poudre cordiale, qu'on pourra donner intérieurement depuis demi-scrupule jusqu'à deux scrupules.

J'ai tiré cette description de la Pharmacopée de Londres.

Le vin blanc ordinaire seroit du moins aussi convenable pour cette opération que le vin de Canarie, parce que les esprits dont on a besoin, en sont plus détachés & plus propres à enlever les substances des ingrédients.

On fait infuser les derniéres drogues dans l'eau distillée, afin qu'elle s'empreigne de leur substance & de leurs teintures ; mais elle ne prend rien des perles, ni du corail, ni des yeux d'écrevisses, on retire ces matiéres comme on les a mises.

L'Auteur demande qu'on écume le sucre candi aprés l'avoir fait fondre dans les eaux de roses rouges & de cannelle, mais cette circonstance est non seulement inutile parce que le fucre candi eft un fucre pur & qui n'a point befoin d'être écumé, elle eft auffi préjudiciable, car en faifant fondre & écumer le fucre dans ces eaux qui tirent leur vertu de leurs parties volatiles & odorantes, le feu auroit bientôt fait diffiper en l'air ce qu'elles contiennent de meilleur ; il vaut donc beaucoup mieux pour conferver les vertus de tous les ingrédients, réduire le fucre candi en poudre fine, le mettre dans l'eau diftillée, verfer par-deffus, les eaux de rofes & de cannelle, puis brouiller le tout de temps en temps, jufqu'à ce que le fucre foit fondu dans l'aide du feu.

Ce fucre eft ajoûté dans cette compofition d'eau, pour la rendre plus agréable ; mais elle fe garderoit mieux fi l'on n'y en mettoit point.

Eau de Scordium, Compofée.	Aqua Scordii, Compofita.
♃ Des fucs de galéga, d'ofeille, de fcordium, de citron, aã.　℔ ij.	♃ *Succorum galegæ, acetofæ, fcordii, citri, aã.*　℔ ij.
De la thériaque,　℔ j.	*Theriacæ,*　℔ j.
Laiffez-les en macération pendant trois jours, puis diftillez-les dans des vaiffeaux de verre au feu de cendres.	*Macerentur per triduum & deftillentur alembico vitreo ad cinerum calorem.*

R E M A R Q U E S.

On aura du galéga, de l'ofeille & du fcordium récemment cueillies en leur vigueur, on les pilera bien dans un mortier, & les ayant laiffés cinq ou fix heures en digeftion à froid, on en tirera les fucs par expreffion, on les péfera & l'on y diffoudra la thériaque, on mettra la diffolution dans une cucurbite de verre ou de grès, on la bouchera bien & on la placera en un lieu chaud pour y laiffer la matiere en digeftion trois jours, on la débouchera alors, on y adaptera un chapiteau avec fon récipient, & ayant luté exactement les jointures, on fera diftiller au feu de cendres ou de fable toute l'humidité ; on gardera l'eau diftillé dans une bouteille bien bouchée.

Vertus.　Elle eft propre pour fortifier le cœur, le cerveau, l'eftomac, pour ranimer les efprits, pour l'apoplexie, pour la léthargie, pour l'épilepfie, pour réfifter au venin, pour la pefte, pour les piquûres des bêtes venimeufes : La dofe en eft depuis

Dofe.　demi-once jufqu'à trois onces.

J'ai tiré cette defcription de la Pharmacopée de Londres, c'eft une eau thériacale foible.

La Fleur des Cordiaux, ou le Grand Cardiaque, de George Bateus.	Flos Cordialium necnon Cardiacum Magnum, Georgii Batei.
♃ Des fleurs féches de romarin, de fouci, d'œillets, de mignardife, de bourrache, de buglofe, de rofes rouges, de rofes pâles, de folaire, de violettes, de fureau, de bétoine, d'oranges, de jafmin, aã.　ʒ j.	♃ *Florum ficcatorum rorifmarini, calthæ, tunicæ, fuperbæ, borraginis, bugloffi, rofarum rubrarum, rofarum pallidarum, rorellæ, violarum, actes, betonicæ, aurantiorum, jafmini, aã.*　ʒ j.
De fafran,　Ɔ iv.	*Croci,*　Ɔ iv.
Des feuilles féches de chardon-bénit, de fcordium, d'angélique, de méliffe, de menthe, de marjolaine, de valériane, aã.　ʒ vj.	*Foliorum ficcatorum cardui benedicti, fcordii, angelicæ, apiaftri, menthæ, amaraci, valerianæ, aã.*　ʒ vj.
De racines de tormentille, de zédoaire, d'ariftoloche ronde & de bénoite, aã.　ʒ ß.	*Radicis heptaphylli, zedoariæ, ariftolochiæ rotundæ, caryophyllatæ, aã.*　ʒ ß.
De gentiane,　ʒ ij.	*Gentianæ,*　ʒ ij.

Des écorces de saffafras & de bois d'aloës, aã. ℔ j.

De l'écorce de citron ; du fantal citrin ; des baies de geniévre, & de kermès ; du cardamome & de la femence de bafilic, aã. ℥ ß.

Après avoir pilé celles de ces drogues qui en en ont befoin, ajoûtez - y de l'efprit-de-vin, ℔ xxx.

Après une infufion convenable, tirez par le bain-marie ℔ x. de liqueur que vous nommèrez *la fleur des cordiaux*, & que vous garderez pour l'ufage, après cela vous exprimerez le refte de l'infufion, & fur chaque once de la colature que vous réduirez en confiftance de miel par une feconde diftillation, vous ajoûterez

Du fucre candi,	℥ ij.
Du fuc de kermès,	℥ j.
De la teinture de corail,	ʒ vj.
Des perles préparées,	℥ ß.
De la terre figillée,	ʒ ij.
Du bézoard animal, du bézoard oriental, aã.	ʒ j.
De l'ambre gris,	Ɔ ij.
Du mufc,	Ɔ ß.
Des feuilles d'or,	N°. xx.

Faites-en le grand cardiaque f. a.

Corticum faffafras & xyloaloes, aã. ℥ j.

Corticis citri ; fantali citrini ; baccarum juniperi, & kermefini ; cardamomi, feminis ocimi, aã. ℥ ß.

Contufis contundendis adde fpiritûs vini, ℔ xxx.

Poft macerationem debitam abftrahe per balneum mariæ ℔ x. quæ ferventur ad ufum, nominatæ, flos cordialium. Refidui fiat expreffio & colatura quæ per ulteriorem diftillationem exhaletur ad mellaginem. Singulis hujus unciis accuraté admifce Fleur de cordiaux.

Sacchari candi albi,	℥ ij.
Succi kermefini,	℥ j.
Tincturæ coralli,	ʒ vj.
Margaritarum præparat.	℥ ß.
Terræ figillatæ,	ʒ ij.
Bezoar animalis, bezoar orientalis, aã.	ʒ j.
Ambræ grifeæ,	Ɔ ij.
Mofchi,	Ɔ ß.
Folia auri,	N°. xx.

Fiat cardiacum magnum f. a.

REMARQUES.

On aura toutes les drogues féchées à propos, on les concaffera & on les mettra dans une grande cucurbite, on verra deffus l'efprit-de-vin, on couvrira le vaiffeau de fa chape avec fon réfrigérant, on le placera au bain-marie ou au bain de vapeur ; on adaptera un récipient au bec de la chape; on excitera une très-douce chaleur de digeftion fous la cucurbite pendant cinq ou fix jours, après lefquels on augmentera le feu pour faire diftiller vingt livres ou deux tiers de la liqueur, on gardera cet efprit dans une bouteille bien bouchée ; c'eft ce qu'on appelle *flos cordialium*, ou *la fleur des Cordiaux*, pour exprimer une très-grande vertu à fortifier le cœur, elle réjouit auffi le cerveau, elle eft propre pour réfifter au venin, pour l'épilepfie, pour la paralyfie, pour l'apoplexie, pour la fyncope : La dofe en eft depuis une dragme jufqu'à demi-once, on s'en fert auffi en fomentation, aux tempes, aux poignets, fur le cœur, au nez. *Flos cordialis.* Fleur des cordiaux. Vertus. Dofe.

On coulera avec expreffion ce qui fera demeuré dans la cucurbite, & l'on en fera diftiller ou évaporer l'humidité jufqu'à confiftance d'extrait, on péfera alors cet extrait & l'on y mêlera fur chaque once exactement le fuc de kermès, la teinture de corail, la terre figillée bien pulvérifée, les perles préparées, le bézoard animal en poudre fubtile, le mufc & l'ambre qu'on aura réduits en poudre fine avec un peu de fucre candi, puis enfin les feuilles d'or, on gardera cette efpéce d'électuaire ou de confection dans un pot bien bouché ; c'eft ce qu'on appelle *le grand cardiaque*. Grand cardiaque.

Il eft propre pour fortifier le cœur, le cerveau & les autres parties vitales, pour exciter de la vigueur, pour réfifter au mauvais air. Vertus.

Comme on n'a pas en tous Pays le fuc de kermès, on fe fervira à fon défaut du fyrop de kermès qu'on tranfporte par-tout, mais il fera bon d'en mettre le double si l'on veut suivre exactement l'intention de l'Auteur, & l'on retranchera la moitié du sucre candi.

Plusieurs fleurs & feuilles odorantes qui entrent dans ces compositions n'ont presque plus d'odeur ni de vertu quand elles ont été séchées : c'est-pourquoi je les crois bien inutiles, telles sont les fleurs de roses pâles, de violettes, de jasmin, d'oranges, d'œillets, les feuilles de menthe, de mélisse.

Eau de Bardane, Composée,	Aqua Bardanæ, Composita.
♃ Des racines de bardane nouvelles, & de dompte-venin récent ; de l'écorce moyenne de racines de frêne, aā. ℔ j. Ces racines étant coupées par petits morceaux, resteront en infusion pendant 24. heures dans ℔ iv. ß. de vin blanc & autant de vinaigre de rue. Après cela distillez-les au bain-marie, & ajoûtez-y après la distillation, de l'huile acide de soufre ce qu'il faudra pour donner à la liqueur une aigreur agréable ; & dans chaque livre de cette liqueur distillée, mêlez-y un Ɔ ß. de camphre enfermé dans un nouet qui y restera suspendu avec un fil.	♃ Radicum bardanæ recentis, vincetoxici recentis, corticis mediani radicis fraxini, aā. ℔ j. Minutim incisa infundantur horis 24. in vini albi & aceti rutacei, aā ℔ iv. ß. Posteā destillentur in balneo mariæ, addendo post destillationem, olei sulphuris acidi q. s. pro manifesto acore, & ad singulas libras liquoris egressi camphoræ scrupulum semis, quæ in nodulo ligata stillatitio huic liquori immersa pendula permaneat.

R E M A R Q U E S.

On coupera & on concassera les racines & les écorces, on les mettra dans une cucurbite de verre ou de grès, on versera dessus le vin blanc & le vinaigre de rue, on couvrira la cucurbite de son chapiteau, on y adaptera un récipient, on lutera les jointures, & après vingt-quatre heures de digestion, on fera distiller la liqueur au bain-marie, on séparera ensuite le récipient, & l'on versera l'eau distillée dans une bouteille, on y mêlera exactement goutte à goutte de l'esprit de soufre, ce qu'il en faudra pour la rendre aigrelette, on pesera cette eau & sur chaque livre on y mettra infuser demi-scrupule de camphre enveloppé dans un nouet qu'on attachera avec une ficelle au col de la bouteille afin qu'il demeure toûjours suspendu dans l'eau.

Vertus.   Elle est bonne contre la peste, elle résiste à la malignité des humeurs, elle excite l'urine, elle abat les vapeurs hystériques : La dose en est depuis demi-once

Dose.   jusqu'à une once & demie.

Vinaigre de rue.   Le vinaigre de rue se prépare en mettant infuser douze ou quinze jours, des fleurs de rue dans le vinaigre au Soleil.

Eau Narcotique, d'Ant. Mynsicht.	Aqua Narcotica, Ant. Mynsicht.
♃ De l'opium dissout dans de l'eau de morelle, ℥ ij. De l'écorce de racine de mandragore, & du safran oriental, aā. ℥ ß. Du storax calamite, ℨ ij. Du bois d'aloës, ℨ j. Du suc de fleurs, de pavot champêtre épuré, ℥ xvj. Mêlez ces ingrédients, & réitérez-en la distillation au bain-marie jusqu'à trois fois.	♃ Opii in aquâ solani dissoluti, ℥ ij. Corticis radicis mandragoræ, croci orientalis, aā. ℥ ß. Styracis calamitæ, ℨ ij. Ligni aloes, ℨ j. Succi florum papaveris erratici depurati, ℥ xvj. Misce, & balneo mariæ destillentur ad tertium cohobium. R E M A R Q U E S.

REMARQUES.

On concaſſera l'écorce de mandragore, le bois d'aloës & le ſtorax, on liquéfiera l'opium dans quatre ou cinq onces d'eau de ſolanum ou morelle, ſur un
petit feu, on mêlera le tout avec le ſafran dans une cucurbite de verre ou de
grès, on verſera deſſus le ſuc de fleurs de coquelicot, nouvellement exprimé
& dépuré, on couvrira la cucurbite de ſon chapiteau, on y adaptera un récipient, & après vingt-quatre heures de digeſtion, on mettra diſtiller la
liqueur au bain-marie, on cohobera l'eau diſtillée en la reverſant ſur ſon marc,
& la rediſtillant encore deux fois comme devant, afin qu'elle s'empreigne mieux
de la qualité des ingrédients; on gardera cette eau dans une bouteille bien
bouchée.

Elle provoque le ſommeil, elle rétablit les forces abattues, elle appaiſe les
douleurs : La doſe en eſt depuis une dragme juſqu'à deux.

L'eau de ſolanum n'eſt pas capable de diſſoudre tout l'opium ; car elle ne peut
pénétrer ſa partie réſineuſe, mais il ſuffit qu'elle le liquéfie, afin que ſes principes s'étant un peu détachés, il s'en éléve quelque portion dans la diſtillation, il
ne peut pourtant monter que ſa partie volatile, c'eſt-pourquoi l'eau ne doit
pas être fort ſomnifère.

Vertus.
Doſe.

Eau pour les Embryons, ou *pour empécher l'Avortement.*	Aqua Embryonum, *ſeu* contra Abortum.

℞ Des fleurs de tilleul, d'œillets nouvellement cueillies, aā. ℔ ſs.
De roſes de Damas nouvelles, ℥ ij.
De la noix muſcade, ℥ j. ʒ vj.
De la ſauge avec ſes fleurs, du carvi, du fenouil, de la verveine; des fleurs de lavande,
aā. ℥ j. ſs.
Des racines de pivoine mâle nouvelles, des
ſemences de la même plante, du gui de chêne,
de la zédoaire, des grains de paradis, du girofle, de la cannelle, du gingembre & des cubébes, aā. ℥ j.
Du macis, ʒ vj.
Du galanga, ʒ iij.
Du ſafran oriental, ʒ ij.
Toutes ces drogues étant coupées & pilées
groſſiérement, ſeront infuſées dans ℔ vj. du
meilleur vin, dans les eaux de muguet & l'eſprit de fraiſes, aā. ℥ ix. & dans les eaux de ſauge
& de fenouil, aā. ℔ ſs.
Après les avoir infuſé dans un lieu chaud pendant un mois, on les diſtillera au bain-marie.

℞ *Florum tiliæ arboris, tunicæ recen-*
tis, aā. ℔ ſs.
Roſarum Damaſcenarum recent. ℥ ij.
Nucis moſchatæ, ℥ j. ʒ vj.
Herbarum ſalviæ cum floribus, carvi,
fœniculi, verbenæ, florum lavendulæ,
aā. ℥ j. ſs.
Radicum pæoniæ maris recentium, ſe-
minis ejuſdem plantæ, viſci querni, ze-
doariæ, granorum paradiſi, caryophyllo-
rum, cinnamomi, zingiberis, cubebarum,
aā. ℥ j.
Macis, ʒ vj.
Galangæ, ʒ iij.
Croci orientalis, ʒ ij.
Inciſa & contuſa craſſiuſculè, infun-
dantur in vini generoſi ℔ vj. *in aquæ li-*
liorum convallium, ſpiritûs fragorum,
aā. ℥ *ix. & in aquaum ſalviæ & fœni-*
culi, aā. ℔ ſs.
Stent in infuſione loco tepido vel in
cellâ vinariâ per menſem, poſteà deſtillen-
tur in balneo mariæ.

REMARQUES.

Après avoir concaſſé ou pulvériſé groſſiérement tous les ingrédients ſolides, &
pilé les herbes & les fleurs dans un mortier de marbre, on les mettra dans une
grande cucurbite de verre ou de grès, on verſera deſſus le vin de Canarie, les
eaux diſtillées & l'eſprit de fraiſes; on bouchera bien le vaiſſeau, & on le pla-

cera dans le fumier ou dans une cave pour y laisser la matiére en digestion pendant un mois, ensuite l'on adaptera à la cucurbite, un chapiteau & son récipient, on lutera exactement les jointures & l'on fera distiller la liqueur au bain-marie, on gardera l'eau distillée dans une bouteille bien bouchée.

Vertus.
Dose.

Elle fortifie le cerveau & l'estomac, elle est propre pour empêcher l'avortement, pour l'épilepsie, pour l'apoplexie, pour la paralysie : La dose en est depuis demi-once jusqu'à une once & demie.

Le nom de cette eau vient de ce qu'elle fortifie l'embryon ou l'enfant dans le ventre de sa mere.

<table>
<tr><td>

Eau de Mastic.

℞ Du mastic ,   ʒ iv.
Du macis ,   ʒ ij.
Du girofle ,   ʒ j.
De la cannelle ,   ʒ ß.
Mêlez ces drogues & laissez-les en macération pendant trois jours dans ℔ ij. de vin d'Espagne.
Après cela distillez-les au feu de sable modéré.

</td><td>

Aqua Mastichina.

℞ *Mastiches ,*   ʒ iv.
Macis ,   ʒ ij.
Caryophyllorum ,   ʒ j.
Cinnamomi ,   ʒ ß.
Pulverisentur omnia & commisceantur , deindè infundantur per triduum in vini Malvatici , ℔ ij.
Tandem destillentur in arena igne lento.

</td></tr>
</table>

REMARQUES.

On réduira en poudre grossiére les ingrédients, on les mettra dans une cucurbite de verre ou de grès, on versera dessus la malvoisie, ou à son défaut du vin blanc, on couvrira le vaisseau de son chapiteau, on y laissera la matiére en digestion pendant trois jours, ensuite l'on y adaptera un récipient, on lutera exactement les jointures & par un feu modéré, l'on fera distiller l'humidité; on gardera l'eau distillée dans une bouteille bien bouchée.

Vertus.
Dose.

Elle fortifie l'estomac, elle aide à la digestion; elle chasse les vents, elle arrête le vomissement : La dose en est depuis deux dragmes jusqu'à une once.

La malvoisie en son état naturel est plus stomachale que le vin blanc ordinaire, mais elle l'est moins étant distillée, parce qu'ayant été moins éxaltée par la fermentation, il s'en éléve moins d'esprit à l'alambic : on peut dire encore que le vin blanc ordinaire étant plus clair que la malvoisie, il est plus en état de dissoudre les substances des ingrédients qu'on y met infuser; pour ces raisons je préférerois le vin blanc ordinaire aux vins de liqueur dans les distillations.

Il seroit plus à propos de faire cette distillation au bain marie ou au bain de vapeur, qu'au feu de sable, à cause du mastic qui par le feu de sable, peut s'attacher au fond de la cucurbite & donner à l'eau qui distille, une odeur de brûlé, ce qui n'est point à craindre par les bains humides.

La simple infusion des drogues dans la malvoisie, seroit pour le moins aussi salutaire pour fortifier l'estomac, que l'eau distillée, elle contiendroit une substance saline dont il ne monte guère par distillation.

<table>
<tr><td>

Eau Mercurielle.

℞ De la céruse de Venise ,   ʒ ij.
De l'alun crud ,   ʒ j. ß.
De la litharge, & du mercure sublimé, aā. ʒ j.

</td><td>

Aquæ Mercuriata.

℞ *Cerusæ Veneta ,*   ʒ ij.
Aluminis crudi ,   ʒ j. ß.
Lithargyri , mercurii sublimati , aā.
  ʒ j.

</td></tr>
</table>

Du sel de nitre & ammoniac, aã.	℥ ij.	Salis nitri, ammoniaci, aã.	℥ ij.
Du gingembre,	ʒ j. ß.	Zingiberis,	ʒ j. ß.
Du vinaigre,	℔ j.	Aceti,	℔ j.
De l'eau de centinode,	℥ iv.	Aquarum centinodiæ,	℥ iv.
De morelle, de plantain & de roses blanches, aã.	℥ iij.	Solani, plantaginis, rosarum albarum, aã.	℥ iij.
Mêlez ces drogues, faites-les bouillir légérement, & laissez ensuite l'eau se clarifier par résidence.		Misce, & bulliant parùm, per residentiam clarificetur aqua.	

R E M A R Q U E S.

On pulvérisera les drogues, on les mettra ensemble dans un pot de terre vernissé, on y versera le vinaigre & les eaux distillées, on agitera bien la matiére avec une espatule de bois, on la fera bouillir légérement, puis l'ayant laissé refroidit, on la gardera sans la couler, elle se clarifiera par résidence.

Elle est propre pour la gratelle, pour les dartres, pour les démangeaisons du cuir, pour la teigne, pour les fistules véroliques, on en fomente les parties malades, mais il faut auparavant avoir fait précéder les remédes généraux, comme la saignée & la purgation.

Vertus.

Eau Contre le Crachement de Sang.		Aqua Hæmoptoica.	
♃ Des racines de bistorte, de grande confoude, & de tormentille, aã.	℥ j.	♃ Radicum bistortæ, symphyti majo-, tormentillæ, aã.	℥ j.
De la centinode, de la mille-feuille, de la véronique, de la pyrole, de la sanicle, de la bourse de pasteur, aã.	man. j.	Herbarum centinodiæ, millefolii, veronicæ, pyrolæ, saniculæ, bursæ pastoris cum toto, aã.	man. j.
Des sommités de ronces & de lentisque, aã.	man. ß.	Summitatum rubi, lentisci, aã. m. ß.	
Des baies de sumach, & de myrtilles; des semences de plantain, de berbéris, & de pavot blanc, aã.	ʒ vj.	Granorum sumach, myrtillorum, seminum plantaginis, berberis & papaveris albi, aã.	ʒ vj.
Des fleurs de nénuphar, de courges, de coings, & de roses rouges, aã.	pug. ij.	Florum nymphææ, cucurbitæ, cydoniorum, rosarum rubr. aã.	pug. ij.
Toutes ces drogues pilées & mêlées ensemble, resteront en macération pendant quatre jours au bain-marie dans les sucs de plantain, de pourpier, d'oseille, & d'aigremoine, aã.	℔ ij.	Contusis & commixtis omnibus, macerentur per quatriduum ad ignem balnei mnris, in succorum plantaginis, portulacæ, acetosæ, agrimoniæ, aã.	℔ ij.
Après cela vous exprimerez fortement l'infusion, puis vous ajoûterez		Deindè fortiter exprimantur, his addæ	
De l'acacia, de l'hypocistis, de la terre sigillée, du bol d'Armenie, aã.	℥ ß.	Acacia, hypocistidos, terræ sigillatæ, boli Armenæ, aã.	℥ ß.
De la poudre *diatragacanthi frigidi*,	ʒ ij.	Pulveris diatragacanthi frigidi, ʒ ij.	
Laissez le tout infuser pour la seconde fois, puis les distillez au bain-marie s. a.		Macerentur denuò per quatriduum, deindè in balneo mariæ destillentur.	

R E M A R Q U E S.

On concassera les premiers ingrédients, on les mettra dans un pot de terre vernissé, on y versera les sucs nouvellement tirés par expression, on couvrira exactement le pot, & on le placera dans le bain-marie tiéde, pour y laisser la ma-

O o ij

tiére en digestion pendant quatre jours, ensuite on la coulera avec forte. expression, on la mettra dans une cucurbite de verre ou de grès, on y mêlera l'acacia, l'hypocistis bien concassés, la terre sigillée, le bol pulvérisé & la poudre *diatragacanthi*, on couvrira la cucurbite & on la placera au bain-marie tiéde, pour y laisser la matiére encore quatre jours en digestion ; puis on fera distiller la liqueur au même bain ; on gardera cette eau dans une bouteille.

Vertus.
Dose.
Elle est bonne pour arrêter toutes les hémorrhagies, les cours de ventre, les gonorrhées : La dose en est depuis demi-once jusqu'à trois onces.

J'ai tiré cette description de la Pharmacopée de Bruxelles ; son nom vient de son effet, car *hæmoptoïca*, signifie *propre à arrêter le crachement de sang.*

Tous les ingrédients, qui entrent dans la composition de cette eau, sont propres à arrêter le crachement de sang & les autres hémorrhagies, mais on n'en tire pas une grande vertu par cette distillation, car leurs qualités astringentes sont contenues ou dans une substance mucilagineuse & aglutinante propre pour épaissir le sang, comme celle de la consoude, du pourpier, du pavot, des fleurs de nénuphar, de courges, de coing, du *diatragacanthi*, ou dans une substance styptique qui provient d'une acidité terrestre & fixe, comme celle de la tormentille, de la bistorte, du sumach, des myrtilles, du plantain, de la centinode, de l'oseille, de l'aigremoine, de l'acacia, de l'hypocistis, du lentisque, des sommités de ronce, ou dans une matiére alkaline qui par la figure de ses parties, est propre à embarrasser & à adoucir les acides & les âcretés du sang, comme le bol, la terre sigillée.

Or toutes ces substances, étant trop fixes pour s'élever par la distillation, elles demeurent presqu'entiérement au fond de la cucurbite avec le marc, & il ne distille que la partie la plus phlegmatique des ingrédients : je trouve donc que cette distillation n'est pas fort utile, & qu'on profiteroit bien mieux des vertus des drogues qui y entrent, si on en faisoit user aux malades, les unes en substances comme la terre sigillée, le bol, l'acacia, l'hypocistis, les baies, les semences, la poudre *diatragacanthi*, les sucs dépurés, les autres en décoction, comme les racines, les feuilles, les fleurs.

Eau Antidysentérique.	*Aqua Antidysenterica.*
♃ Du pain rôti avec sa croute, ℥ iij.	♃ *Panis tosti cum crustâ*, ℥ iij.
Des *balaustes* ou fleurs de grenadier sauvage, man. j.	*Florum balaustiorum*, man. j.
De la terre sigillée, du bol, des fruits d'acacia vulgaire & des coings secs, aā. ℥ j.	*Terræ sigillatæ, boli, fructuum acaciæ nostratis siccatorum, cydoniorum siccatorum*, aā. ℥ j.
Des noix de galles, ʒ vj.	*Gallarum*, ʒ vj.
Des néfles séches, des sorbes séches, des noix muscades ; des semences de plantain, de sanguinaire, de bourse de pasteur, & de pimprenelle ; de la racine d'acorus, aā. ℥ ß.	*Mespillorum siccatorum, sorborum siccorum, nucistæ, seminis plantaginis, sanguinariæ, bursæ pastoris, sanguisorbæ, radicis acori*, aā. ℥ ß.
Laissez-les en infusion pendant huit jours dans une q. s. d'eaux de plantain, de tormentille & de bourse de pasteur.	*Infunde per octo dies in aquarum plantaginis, tormentillæ, bursæ pastoris*, aā. q. s.
Distillez-les ensuite au bain-marie s. a.	*Deindè destillentur balneo maris*, s. a.

REMARQUES.

On fera fécher doucement au four le pain avec fa croute, les prunes fauvages de l'arbre appellé *acacias noftras*, le coing coupé par morceaux, les néfles, les forbes, enfuite on les concaffera avec les femences, la racine d'acorus; la mufcade, les noix de galle & les fleurs de grenades; d'une autre part, on pulvérifera la terre figillée & le bol, on mettra le tout enfemble dans une cucurbite de verre, on verfera deffus parties égales des eaux diftillées, la quantité qu'il en faudra feulement pour faire tremper les drogues concaffées, on bouchera bien le vaiffeau & on le placera dans le fumier, pour y laiffer la matiére en digeftion pendant huit jours, puis ayant adapté à la cucurbite un chapiteau & un récipient & luté exactement les jointures, on fera diftiller la liqueur au bain-marie, & l'on gardera l'eau diftillée dans une bouteille bien bouchée.

Elle eft propre pour la dyfenterie & pour les autres cours de ventre, pour le crachement de fang, pour arrêter la gonorrhée : La dofe en eft depuis une once jufqu'à quatre.

Je dis la même chofe de cette opération que de la précédente, les ingrédients qui la compofent produiroient un effet beaucoup meilleur, étant donnés en fubftance qu'en eau diftillée, car la diftillation n'en éléve que la partie la plus phlegmatique.

Eau Phyfogone, ou *Contre les Vents.*	Aqua Phyfogona.
♃. De la femence d'anis bien battue, ℥ iv.	♃ *Seminis anifi probé contufi,* ℥ iv.
De la cannelle, ℥ ij.	*Cinnamomi,* ℥ ij.
De la femence de daucus fauvage, ℥ j.	*Seminis dauci filveftris,* ℥ j.
De la noix mufcade, du macis, du galanga, & du girofle, aā. ℥ ij.	*Nucis mofchatæ, macis, galangæ, caryophyllorum,* aā. ℥ ij.
Toutes ces drogues bien pilées feront infufées dans ℔ iv. de vin d'Efpagne pendant deux ou trois jours dans un lieu chaud, après cela diftillez-les f. a.	*Trita infundantur in vini Malvatici* ℔ iv. *deindè deftillentur lege artis.*

REMARQUES.

On concaffera bien tous les ingrédients enfemble, on les mettra dans une cucurbite de verre ou de grès, on verfera deffus la malvoifie, ou à fon défaut, de bon vin blanc, on bouchera le vaiffeau exactement, on le placera dans le fumier, pour laiffer la matiére en digeftion pendant deux ou trois jours, enfuite l'on débouchera la cucurbite, on y adaptera un chapiteau & un récipient, on lutera les jointures & l'on fera diftiller la liqueur au bain-marie ; on gardera l'eau diftillée dans une bouteille bien bouchée.

Elle difcute & elle atténue les humeurs trop vifqueufes, elle chaffe les vents, elle fortifie l'eftomac, elle aide à la digeftion : La dofe en eft depuis une dragme jufqu'à une once.

Le nom de *Phyfogona* a été donné à cette eau, parce qu'elle fait diffiper les flatuofités.

Eau des Philofophes.	Aqua Philofophorum.
♃ Des fleurs nouvelles de fureau, ℔ j.	♃ *Florum fambuci recentium,* ℔ j.
De nénuphar, ℥ ix.	*Nymphææ,* ℥ ix.

Des feuille de laitue , de pourpier, de morelle avec fa racine, aã.   ℔ ß.

Des feuilles de jufquiame blanc ; des fleurs de pavot champêtre & domeftique , aã.   ʒ iij.

De rofes & de violettes , aã. ʒ ij.

Des fucs de joubarbe , de plantain , & d'ofeille,   ℔ j.

D'endive ,   ℔ ß.

Toutes ces plantes nouvellement pilées feront mifes en infufion pendant dix jours dans un lieu froid , après cela on les diftillera au bain-marie jufqu'à ficcité, & l'on réïtérera la diftillation jufqu'à fix fois , en reverfant toûjours l'eau diftillée fur de nouvelles plantes , & rejettant celles qui font féches ; après quoi l'on rectifiera l'eau diftillée , & après l'avoir rectifiée , on y diffoudra le fel que l'on aura tiré des féces & on enfouira le vaiffeau dans la terre pendant un mois.

Herbarum lactucæ, portulacæ, folani cum toto , aã.   ℔ ß.

Foliorum hyofcyami albi , florum papaveris erratici & domeftici, aã.   ʒ iij.

Rofarum , violarum , aã. ʒ ij.

Succorum fempervivi, plantaginis , acetofæ, aã.   ℔ j.

Endivia ,   ℔ ß.

Omnia recenter contufa infundantur per dies decem in cellâ frigidâ, pofteà deftillentur in balneo mariæ ad ficcitatem , fexies reiterando femperque deftillatum affundendo fuper novas herbas, omiffis ficcis , tandemque rectifica : rectificato adde fal ex fæcibus extractum depuratumque , fepeli in terram frigidiffimam per menfem.

R E M A R Q U E S.

Après avoir incifé & pilé dans un mortier de marbre, les herbes & les fleurs , on les mettra enfemble dans une cucurbite de verre ou de grès , on verfera deffus les fucs, on couvrira la cucurbite de fon chapiteau , on la placera dans une cave fraîche , pour y laiffer la matiére en digeftion pendant dix jours , puis on y adaptera un récipient à l'alambic , on lutera les jointures , & l'on fera diftiller l'infufion au bain-marie jufqu'à ficcité, on retirera le marc qui fera refté au fond de la cucurbite , on y mettra à la place de nouvelles feuilles & fleurs comme auparavant, on verfera deffus l'eau diftillée, & l'on recommencera la diftillation , on réïtérera à mettre de nouvelles plantes dans la cucurbite en la place des précédentes, d'y verfer l'eau diftillée & de la faire diftiller jufqu'à fix fois , enfuite l'on rectifiera l'eau diftillée en la faifant diftiller feule au bain-marie ou au bain de vapeur jufqu'aux deux tiers qui feront la partie la plus exaltée.

On fera fécher entiérement le marc des herbes & des fleurs qu'on aura tiré de la cucurbite fix diverfes fois, on le brûlera, on en tirera le fel par la leffive en la maniére ordinaire , on diffoudra ce fel dans l'eau diftillée , après quoi on la mettra dans une bouteille , on l'enfouira dans la terre à la cave & on l'y laiffera pendant un mois , enfuite on la tirera & l'on s'en fervira au befoin.

Vertus.
Dofe. Elle eft propre pour calmer le trop grand mouvement des humeurs , pour affoupir les douleurs aiguës, pour arrêter les hémorrhagies : La dofe en eft depuis demi-once jufqu'à une once. On peut s'en fervir extérieurement pour les inflammations.

Le nom de cette defcription vient fans doute de ce qu'elle a été inventée par des Alchymiftes qui fe nomment entr'eux *Philofophes par excellence* ; il y a bien des circonftances inutiles ; car premiérement il n'eft nullement néceffaire de faire une fi longue digeftion des drogues qui y entrent, ce font des feuilles & des fleurs dont les principes font aifés à détacher, & par conféquent une digeftion de dix ou douze heures fuffiroit : en fecond lieu, la fraîcheur de la cave où l'on demande qu'on mette l'infufion ne peut rien communiquer à la matiére , & elle empêche que les principes ne s'en exaltent ; c'eft donc retarder d'une maniére , ce qu'on veut faire par une autre ; de plus quand la fraîcheur de la cave pourroit donner quelqu'impreſſion à l'infuſion , les diſtillations qu'on ne peut faire que par le moyen du feu , la détruiſent. En troiſiéme lieu , la rectification qu'on fait encore de l'eau qui a été diſtillée ſix fois ne peut ſervir à rien , & principalement en une eau peu ſpiritueuſe & dont la principale vertu conſiſte dans un phlegme narcotique & épaiſſiſſant. En quatriéme lieu , le ſel lixivieux qu'on a retiré par la calcination des plantes , & qui étant alkali, eſt rempli de corpuſcules ignées, ne convient guère dans cette eau , il ne peut qu'affoiblir ſa vertu narcotique ; il vaudroit beaucoup mieux tirer l'extrait du marc des plantes qui reſte après les diſtillations, avec de l'eau commune , en la maniére ordinaire , & le garder dans un pot pour mêler une dragme dans ſix onces d'eau diſtillée , lorſqu'on voudroit s'en ſervir : cet extrait contiendroit le ſel eſſentiel des plantes , qui n'ayant point reçu de calcination , auroit retenu leur principale qualité.

Le rafraîchiſſement qu'on donne à l'eau diſtillée , en mettant la bouteille qui la contient un mois dans la terre, n'eſt pas tout à-fait inutile, pourvû qu'on laiſſe la bouteille débouchée ; car par ce moyen on en fait diſſiper l'odeur de diſtillé , & on la rend plus en état de produire ſon effet.

<table>
<tr><td>Eau de Lavande , Compoſée.</td><td>Aqua Lavendulæ, Compoſita.</td></tr>
</table>

℞ Des fleurs de lavande & de muguet, aã.
man. vj.
De ſauge, de romarin , de pivoine , & de tilleul , aã. pug. j.
Des racines de pivoine & de roquette, aã. ʒ iij.
De galanga , de gingembre, de calamus aromatique, de la noix muſcade , des cubébes, de la cannelle , du macis , du girofle , & du gui de chêne , aã. gr. xxvij.
Du meilleur vin blanc, q. ſ.
Faites-en une infuſion puis une diſtillation au bain-marie.

℞ *Florum lavendulæ , lilii convallium ,* aã. man. vj.
Salviæ , roriſmarini , pæoniæ , tiliæ , aã. pug. j.
Radicis pæoniæ , erucæ , aã. ʒ iij.
Galangæ , ʒingiberis , calami aromatici , nuciſtæ , cubebarum , cinnamomi , macis , caryophyllorum , viſci quercini , aã. gr. **xxvij.**
Vini optimi q. ſ.
Fiat infuſio & diſtillatio in balneo mariæ.

R E M A R Q U E S.

On concaſſera les ingrédients , on les mettra enſemble dans une cucurbite de verre ou de gès , on verſera deſſus ce qu'il faudra de bon vin blanc, enſorte qu'il ſurpaſſe la matiére de quatre doigts ; on couvrira la cucurbite de ſon chapiteau , on y adaptera un récipient , on lutera exactement les jointures , & après deux ou trois jours de digeſtion, on fera diſtiller la liqueur au bain-marie , on gardera cette eau dans une bouteille bien bouchée.

Elle eſt céphalique & arthritique , elle fortifie le cerveau & les jointures ; on peut s'en ſervir dans l'épilepſie , dans la paralyſie, dans l'apoplexie : La doſe en eſt depuis deux dragmes juſqu'à une once.

Vertus.
Doſe.

<table>
<tr><td>Eau de Sauge , Compoſée.</td><td>Aqua Salviæ, Compoſita,</td></tr>
</table>

℞ Des feuilles de ſauge, de marjolaine , de thym , de lavande, d'épithyme & de bétoine , aã. man. j.
Des racines d'iris, de ſouchet rond , & de calamus aromatique, aã. ʒ j.

℞ *Foliorum ſalviæ , majoranæ , thymi, lavendulæ , epithymi , betonicæ , aã.* man j.
Radicis ireos, cyperi rotundi , calami aromatici, aã. ʒ j.

De la cannelle, ℥ ß.	Cinnamomi, ℥ ß.
Du ſtorax calamite, & du benjoin, aā. j. ʒ ß.	Styracis calamitæ, benʒoini, aā. ʒ j. ß.
De l'eſprit-de-vin rectifié, ℔ iv.	Spiritûs vini rectificati, ℔ iv.
Mettez ces drogues en digeſtion pendant quatre jours, & enſuite diſtillez-les au bain-marie.	Digerantur ſimul per quatuor dies, dein diſtilla per balneum mariæ.

R E M A R Q U E S.

Après avoir coupé & bien concaſſé les ingrédients, on les mettra enſemble dans une cucurbite de verre ou de grès ; on verſera deſſus l'eſprit-de-vin, on couvrira la cucurbite de ſon chapiteau, on y adaptera un récipient, on lutera les jointures, & après quatre jours de digeſtion, on fera diſtiller l'humidité au bain-marie ; on gardera cette eau, ou plûtôt cet eſprit dans une bouteille bien bouchée.

Vertus,   Elle eſt propre pour fortifier le cerveau & les jointures ; on peut en donner
Doſe. dans l'épilepſie, dans l'apoplexie, dans les autres maladies du cerveau : La doſe en eſt depuis une dragme juſqu'à demi-once.

Eau Contre les Craintes, & les Chûtes des Femmes groſſes,	*Aqua Contra Terrorem, aut Caſum Mulierum gravidarum.*
♃ De la cannelle, ℥ j. ß.	♃ Cinnamomi, ℥ j. ß.
Des cubébes, ℥ ß.	Cubebarum, ℥ ß.
Du girofle, ʒ iij.	Caryophyllorum, ʒ iij.
Du macis, du galanga, de la zédoàire, du ſafran oriental, aā. ʒ ij.	Macis, galangæ, ʒingiberis, ʒedoariæ, croci orientalis, aā. ʒ ij.
Des fleurs de lavande & de ſpica vulgaire, aā. man. iv.	Florum lavendulæ, ſpicæ noſtratis, aā. man. iv.
De l'eau de fleurs de muguet diſtillée avec le vin blanc, ℔ iv.	Aquæ florum lilii convallium cum vino albo generoſo deſtillati, ℔ iv.
Laiſſez-les en digeſtion pendant quatre jours, puis les diſtillez au bain-marie.	Digerantur ſimul per quatuor dies, poſtea deſtillentur balneo mariæ.

R E M A R Q U E S.

On concaſſera bien les ingrédients, on les mettra dans une cucurbite, on verſera deſſus l'eau de lis des vallées faite avec le vin blanc, on bouchera exactement le vaiſſeau, & on le placera dans le fumier, pour y laiſſer la matiére en digeſtion pendant quatre jours ; on débouchera alors la cucurbite, on y adaptera un chapiteau avec ſon récipient, on lutera exactement les jointures, & l'on fera diſtiller l'humidité au bain-marie, on gardera cette eau dans une bouteille bien bouchée.

Vertus.   Elle eſt propre pour les femmes groſſes qui ont peur, ou qui ſont tombées,
elle empêche l'avortement en fortifiant la mere & l'enfant, elle aide à la dige-
Doſe. ſtion : La doſe en eſt depuis deux dragmes juſqu'à une once.

Eau des Dames d'Ant. *Mynſicht.*	*Aqua Dominarum, Ant.* *Mynſicht.*
♃ De la caſſe odorante, ℥ ij.	♃ Caſſiæ ligneæ, ℥ ij.
Des racines d'armoiſe, de gentiane, & de dictame blanc, aā. ℥ j. ß.	Radicis artemiſiæ, gentianæ, dictamni albi, aā. ℥ j. ß.
Des noyaux de pêches, de ceriſes, & des	Nucleorum perſicorum, & ceraſorum, amandes

amandes amères ; ℥ j.

De la myrrhe, du borax de Venise, & de la semence de lavande, aā. ℥ ß.

Du marrube, de la rue, & de la sabine, aā. ʒ iij.

Des fleurs de petite centaurée, de sureau, de giroflée jaune ; de la moëlle des noyaux tirés de la pierre d'aigle, du castoréum, de l'opopanax, du sagapénum, & de l'assa-fœtida, aā. ʒ j. ß.

Du poivre noir, du safran oriental, du succin blanc, aā. ʒ j.

Ces drogues grossiérement pilées, infuseront dans ℔ vj. de vin d'Espagne pendant quelques jours, puis on y ajoûtera

Des eaux de calament, de buglose, de matricaire, d'armoise, de pouillot & de verveine, aā. ℔ j.

Le tout étant mêlé, on le distillera au bain-marie f. a.

amygdalarum amararum, aā. ℥ j.

Myrrhæ, *boracis Veneti*, *seminis lavendulæ*, aā. ℥ ß.

Herbarum marrubii, *rutæ*, *sabinæ*, aā. ʒ iij.

Florum centaurii minoris, *sambuci*, *keiri*, *medullæ nucleorum interiorum lapidis aetiris*, *castorei*, *opopanacis*, *sagapeni*, *assæ fœtidæ*, aā. ʒ j. ß.

Piperis nigri, *croci orientalis*, *succini albi*, aā. ʒ j.

Crassiusculè incisa & contusa infundantur in vini Malvatici ℔ vj. *digerantur per aliquot dies; posteà adde*

Aquarum calaminthæ, *buglossi*, *matricariæ*, *artemisiæ*, *pulegii*, *verbenæ*, aā. ℔ j.

Misce, & in balneo mariæ per alembicum distilla.

REMARQUES.

On pulvérisera grossiérement les ingrédients, on les mettra dans une grande cucurbite de verre ou de grès, on versera dessus la malvoisie, ou à son défaut du vin blanc; on bouchera exactement le vaisseau, on le placera dans le fumier, pour y laisser la matiére en digestion pendant quatre ou cinq jours ; ensuite l'ayant découverte, on y ajoûtera les eaux distillées, on adaptera à la cucurbite un chapiteau & un récipient, on lutera exactement les jointures, & l'on fera distiller l'humidité au bain-marie; on gardera cette eau dans une bouteille bien bouchée.

Elle est propre pour faciliter l'accouchement, pour faire sortir l'enfant mort & l'arriére-faix de la matrice, pour fortifier le cerveau & l'estomac : La dose en est depuis deux dragmes jusqu'à dix.

Vertus.
Dose.

Le borax, ni la moëlle ou matiére mollasse qu'on trouve quelquefois dans la pierre d'aigle, ne servent de rien ici; car ce sont des matiéres fixes desquelles il ne peut sortir qu'une très-petite quantité de phlegme insipide par la distillation; on feroit bien de réserver le borax pour le dissoudre dans l'eau après qu'elle auroit été distillée, car alors il produiroit un fort bon effet, & il ne feroit point changer la couleur de l'eau; pour ce qui est de la pierre aëtites ou d'aigle, il y a plus d'imagination que de réalité dans la vertu qu'on lui attribue pour faire accoucher; mais si l'on en peut tirer quelque vertu, c'est en mettant son noyau réduit en poudre subtile, infuser toûjours dans l'eau distillée.

Eau Vomitive, de Platerus.   Aqua Vomitiva, Plateri.

℞ Des noix vertes & des raves, aā. ℔ ij.

Du meilleur vinaigre, ℔ iiij.

Mettez-les en digestion à une légère chaleur pendant cinq ou six jours, après cela distillez au bain-marie.

Quelques-uns rendent cette eau plus efficace en y ajoûtant un peu d'eau-bénite de Ruland.

℞ *Nucum juglandium*, *radicis raphani*, aā. ℔ ij.

Aceti optimi, ℔ iiij.

Digerantur levi calore per dies quinque vel sex, posteà distilla ex balneo mariæ.

Nonnulli fortiorem illam aquam reddunt addendo nonnihil aquæ benedictæ Rulandi.

REMARQUES.

On concaſſera bien les noix vertes & les raves, on les mettra dans une cucurbite de verre ou de grès, on verſera deſſus le vinaigre, on bouchera bien la cucurbite & on la placera en digeſtion dans le fumier, on l'y laiſſera pendant cinq ou ſix jours, puis on diſtillera l'humidité au bain-marie & l'on gardera l'eau diſtillée.

On prétend qu'elle eſt un peu vomitive : La doſe en eſt depuis demi-once juſqu'à trois onces, on peut la rendre plus forte en y ajoûtant un peu d'eau-bénite de Ruland ou de vin émétique.

Doſe.
Vertus.

Eau de Saturne, d'Eſculape. — Aqua Saturnina, Eſculapii.

Diſtillez du plus fort vinaigre avec un grand alambic de plomb, on ſéparera la quatriéme partie de la liqueur qui diſtillera la premiére comme la plus foible ; après cela on recevra le reſte de la diſtillation, preſque juſqu'à ſiccité, prenant garde néanmoins que le vinaigre réduit en conſiſtance mielleuſe, ne donne une mauvaiſe odeur à la diſtillation.

Diſtilla acetum fortiſſimum per alembicum plumbeum magnum, abjiciendo quartam partem aceti primò extillantis tanquàm nimis debilis, reliquum excipe ad ſiccitatem ferè totalem, cavendo tamen ne ab aceti mellagine tetrum acquirat odorem.

REMARQUES.

On mettra ſept ou huit livres de fort vinaigre dans une cucurbite, on y adaptera un grand chapiteau de plomb aſſez ample, avec un récipient de verre, on lutera les jointures & par un feu de ſable modéré, on fera diſtiller environ la quatriéme partie de la liqueur ; on la ſéparera comme la partie la plus phlegmatique & la plus foible, on changera de récipient, & ayant augmenté un peu le feu, on continuera la diſtillation juſqu'à ce qu'il ne reſte qu'une matiére mielleuſe au fond de la cucurbite, on gardera cette derniére eau dans une bouteille.

On l'eſtime propre pour faire vomir, on s'en ſert dans les fiévres intermittentes & dans l'épilepſie : La doſe en eſt depuis une once juſqu'à deux, elle a un goût douçâtre.

Vertus.
Doſe.

Il faut prendre garde de ne pas pouſſer le feu trop fortement ſur la fin de la diſtillation, parce que la ſubſtance mielleuſe du vinaigre s'attacheroit au fond de la cucurbite, & l'eau qui en diſtilleroit acquerroit une odeur d'empyreume ou de brûlé

La douceur de cette eau & ſa vertu vomitive, ne viennent que d'un peu de plomb qu'elle a détaché de la chape en y paſſant.

Cette eau eſt proprement un vinaigre de Saturne, mais peu empreint de plomb, s'il fait vomir ce n'eſt que par accident en peſant ſur l'eſtomac & figeant ce qu'il y rencontre ; je n'approuve point l'uſage de ce reméde intérieurement ; il eſt deſſicatif étant appliqué extérieurement.

Eau Céleſte. — Aqua Cœleſtis.

♃ De l'alun brûlé,		℥ iv.
Du ſel ammoniac,		℥ ij.
De la chaux,		℔ iv.
Que toutes ces drogues bouillent enſemble à		

♃ Aluminis uſti,		℥ iv.
Salis armoniaci,		℥ ij.
Aquæ calcis,		℔ iv.
Bulliant ſimul igne lento in vaſe æneo		

Feu lent dans un vaisseau de cuivre jusqu'à di-   *ad consumptionem tertiæ partis.*
minution du tiers.

Filtrez la liqueur, & la gardez pour l'usage.   *Filtretur liquor, & servetur ad usum.*

REMARQUES.

On pulvérisera & l'on mêlera ensemble l'alun brûlé & le sel ammoniac, on fera bouillir le mélange dans l'eau de chaux en une bassine de cuivre jusqu'à diminution d'environ le tiers de l'humidité, on retirera alors la bassine de dessus le feu, & la liqueur étant à demi-refroidie, on la filtrera & on la gardera.

Elle est détersive, dessicative & vulnéraire, on ne s'en sert qu'extérieurement pour les plaies menacées de gangrène.   *Vertus.*

Cette liqueur en bouillant s'empreint du cuivre qu'elle dissout de la bassine & qui lui communique une couleur bleuâtre, c'est ce qui lui a fait donner le nom *d'eau céleste.* Si en bouillant elle n'avoit pas pris assez de cette couleur, il faudroit la laisser refroidir dans le même vaisseau, afin qu'elle se chargeât suffisamment de la substance de ce métal ; car elle acquerroit par-là une qualité plus détersive.   *Eau céleste.*

Pour brûler ou calciner l'alun, il faut remplir d'alun de Rome le tiers, ou la moitié d'un creuset ou d'un pot de terre qui ne soit point verni en dedans, on placera le pot au milieu des charbons ardents, l'alun se mettra en fusion, & se gonflera beaucoup ; son humidité phlegmatique s'évaporera, on continuera la calcination jusqu'à ce qu'il ne fume plus, & qu'il soit réduit en une masse blanche raréfiée, qu'on appelle *alun brûlé* ou *alun calciné.*   *Calcination de l'alun.*

Ceux qui ne veulent faire calciner qu'une petite quantité d'alun, se contentent de le mettre sur une pelle de fer dont on se sert dans la cheminée : L'alun brûlé est escarotique, on s'en sert pour consumer les excroissances de chair & pour pénétrer les chairs mortes dans la gangrène.   *Alun brûlé. Alun calciné. Vertus.*

On peut profiter de l'eau ou phlegme de l'alun en le calcinant par la manière suivante.

Remplissez d'alun de Rome la moitié d'une cucurbite de terre, adaptez-y un chapiteau & un récipient, lutez les jointures & placez ce vaisseau en distillation sur un feu médiocre, il en distillera une eau ou phlegme insipide, continuez le feu jusqu'à ce qu'il ne distille plus rien : cette eau d'alun est propre pour nettoyer, adoucir & fortifier les yeux, on s'en sert aussi en gargarisme pour l'esquinancie.   *Eau ou phlegme d'alun. Vertus.*

On trouvera dans la cucurbite de l'alun brûlé. Toutes ces préparations ne font proprement que des déphlegmations ou dessèchements de l'alun ; elles sont improprement appellées *alun brûlé & alun calciné ;* le véritable alun calciné est celui qu'on trouve dans la cornue après la distillation de l'esprit d'alun, j'en ai parlé dans mon *Cours de Chimie.* On peut distiller de la même manière les eaux ou phlegmes du vitriol, du nitre & des autres sels minéraux.   *Eaux ou phlegmes des sels minéraux.*

Eau de Chaux.	*Aqua Calcis.*
♃ De la chaux vive, ℔ j.	♃ *Calcis vivæ,* ℔ j.
Laissez-la infuser chaudement dans ℔ iij. d'eau commune pendant 24. heures. Puis filtrez la liqueur, & la gardez pour l'usage.	*Infunde calidè in aqua communis* ℔ iij. *per 24. horas, tunc filtretur liquor & servetur.*

REMARQUES.

On mettra la chaux vive dans une terrine ou dans un autre vaisseau de terre, on versera dessus l'eau commune après l'avoir fait chauffer ; la chaux bouillonnera & s'éteindra en peu de temps se réduisant toute en bouillie, on l'agitera de temps en temps & on la laissera infuser pendant vingt-quatre heures, on filtrera ensuite la liqueur par un papier gris & on la gardera dans une bouteille ; c'est de l'eau de chaux.

Eau de chaux.

Vertus. On s'en sert particuliérement pour l'extérieur, elle est dessicative, on en emploie aussi quelquefois par la bouche mêlée avec du syrop violat ou avec du lait pour empêcher qu'il ne se caille dans l'estomac, on prétend que cette eau de chaux est bonne pour les écrouelles, pour les ulcéres du poumon, mais elle échauffe & altère beaucoup : La dose en est depuis une once jusqu'à quatre. Je

Dose. préférerois en cette rencontre la seconde eau à la premiére, elle exciteroit moins de chaleur dans les viscères. Cette seconde eau de chaux se fait en met-

Seconde eau de chaux. tant tremper une seconde fois le marc de la premiére eau de chaux dans de nouvelle eau chaude pendant vingt-quatre heures. L'eau de chaux a pris sa qualité des parties de feu qui sont sorties de la chaux, quand elle s'y est éteinte. Voyez ce que j'en ai écrit dans mon *Cours de Chymie*. Ces parties de feu sont retenues & enveloppées dans l'eau par des molécules terrestres & bitumineuses, c'est ce qui fait qu'elles subsistent long-temps sans s'y détruire ; on reconnoîtra ce que j'avance si l'on met cette eau de chaux sur le feu, & si après en avoir fait évaporer quelque quantité, on la laisse refroidir, l'on verra paroître à la surface de l'eau restante une maniére de crême ou de croûte tendre, laquelle étant séparée par la filtration, l'eau demeurera plus foible qu'elle n'étoit. Si l'on continue à faire évaporer l'eau filtrée, il s'y fera encore un peu de crême, & l'eau s'affoiblira de plus en plus, parce qu'elle contiendra à proportion moins de parties terrestres qui puissent retenir les corps ignées.

L'eau de chaux peut être gardée six mois ; mais plus elle est nouvelle & meilleure elle est, parce que les parties de feu y ont un plus grand mouvement, elle ne perd sa vertu que parce que ces mêmes parties de feu se sont dissipées ou absorbées.

Eau Phagédénique.	Aqua Phagedenica.
℞ De l'eau de chaux, ℔ iij.	℞ *Aquæ calcis,* ℔ iij.
Du mercure sublimé corrosif mis en poudre subtile dans un mortier de verre ou de marbre, ʒ j. ß.	*Mercurii sublimati corrosivi in mortario vitreo aut marmoreo subtilissimè pulverati,* ʒ j. ß.
Mêlez ces drogues pour l'usage.	*Misce ad usum.*

REMARQUES.

Eau phagédénique.

Eau ulcéraire.

Eau jaune. On pulvérisera subtilement une dragme & demie de sublimé corrosif dans un mortier de verre ou de marbre, on le mêlera avec trente-six onces d'eau de chaux ; le mélange prendra aussi tôt une couleur jaune ; on le versera dans une bouteille pour le garder ; c'est l'eau phagédénique, ou ulcéraire que les Chirurgiens appellent *eau jaune.*

Vertus. Elle est vulnéraire, on s'en sert pour nettoyer les vieux ulcères, pour consumer les chairs baveuses & superflues, pour la gangrène, on y mêle quelquefois de l'efprit-de-vin , quelquefois de l'efprit de vitriol , on peut même y au_gmenter la quantité du fublimé felon qu'on voudra la rendre plus forte.

L'eau phagédénique en fe repofant , devient claire comme de l'eau de chaux , parce qu'il s'eft fait au fond du vaiffeau un précipité de mercure jaune ; quand on veut fe fervir de cette eau , on l'agite pour la troubler , car fa principale qualité confifte dans ce précipité.

Il arrive fouvent que, quand l'eau de chaux eft nouvellement faite & forte, le précipité jaune devient rouge , ce qui eft indifférent pour la vertu de l'eau , mais qui marque la forte action des corps ignées.

Phagedenica eft un mot Grec dont on trouvera l'étymologie dans le Lexicon qui eft au commencement de cette Pharmacopée.

Eau - Forte, Commune.	Aqua Fortis , Communis.
♃ Du vitriol verd d'Allemagne, & du nitre , aã. ℔ iij.	♃ *Vitrioli viridis Germanici , nitri , aã. ℔ iij.*
Broyez & mêlez-les enfemble, puis les mettez diftiller dans une cornue bien lutée , qu'il ne faudra remplir que jufqu'aux deux tiers ; adaptez-y un grand récipient , & continuez la diftillation par un feu gradué.	*Tere fimul ac mifce , deftillentur per retortam probè loricatam cujus tertia pars fit vacua , igne averfo per gradus , in recipientem capaciffimum.*

REMARQUES.

On pulvérifera & l'on mêlera enfemble parties égales de vitriol d'Allemagne & de falpêtre de houffage, on mettra le mélange dans une grande cornue de grès ou de verre lutée & l'on ne la remplira qu'aux deux tiers au plus, on placera la cornue dans un fourneau de réverbère , on y adaptera un grand récipient , on lutera exactement les jointures , & l'on mettra un peu de feu dans le fourneau pour échauffer la cornue , & pour faire diftiller doucement le phlegme & les premiers efprits, on continuera la diftillation par un feu médiocre & gradué; car fi on l'augmentoit trop fort dans ces commencements, la matiére fe gonfleroit & fe dégorgeroit en fubftance dans le récipient, ce qui obligeroit l'Artifte à remettre ce dégorgement dans la cornue pour le faire diftiller.

Lorfqu'il fera forti par la diftillation quelque quantité de phlegme, il paroitra dans le récipient des vapeurs rouges qui proviendront du mélange du foufre du vitriol & des parties les plus volatiles du falpêtre, on entretiendra alors le feu au même dégré jufqu'à ce que les vapeurs s'éclairciffent, & que le récipient commence à fe refroidir, puis on augmentera le feu jufqu'à la derniére violence , & quand il ne fortira plus rien de la cornue , l'opération fera achevée, l'on y emploie ordinairement fix ou fept heures : il faut laiffer refroidir les vaiffeaux , & verfer l'eau-forte dans une bouteille de verre, pour l'y garder exactement bouchée ; elle eft employée pour diffoudre les métaux.

Le vitriol d'Allemagne eft préférable pour cette opération au vitriol d'Angleterre , parce qu'il a plus d'âcreté, le falpêtre de houffage y eft auffi meilleur que le commun, parce que contenant moins de fel fixe, fes efprits fe détachent plus aifément.

Le vitriol donne peu de vertu à l'eau forte , il ne fert guère qu'à rendre & divifer les parties du falpêtre, afin que le feu en puiffe féparer l'acide; l'eau forte commune eft donc proprement un efprit de nitre bien abreuvé de phlegme; on tire à la vérité du vitriol, par une longue diftillation, un efprit très-corrofif; mais dans le peu de temps qu'on emploie à faire l'eau-forte, cet efprit ne fort point, il demeure concentré dans la maffe qui refte dans la cornue; fi l'on veut avoir cette maffe il faut caffer la cornue, elle eft dure, blanche, fans odeur, d'un goût falé; on en tire par la diffolution, filtration & coagulation, un fel qu'on appelle *Sal de duobus*, ou *Arcanum duplicatum*, il eft fort apéritif: La dofe en eft depuis demi-fcrupule jufqu'à demi-dragme.

On peut faire encore de l'eau-forte par la même méthode avec deux parties d'alun de Rome, & une partie de falpêtre bien mêlés enfemble; l'alun tient ici la place du vitriol, mais on y en met davantage, parce qu'il ne contient pas tant de foufre, & qu'il ne peut pas raréfier fi facilement les parties du falpêtre.

La grande quantité de phlegme qui renferme les fels dont on fe fert dans ces opérations, affoiblit tellement l'action de l'efprit de nitre, qui eft la bafe de ces eaux-fortes, qu'on pourroit l'appeller *eau-foible*, plûtôt qu'*eau forte*; auffi ne diffout-elle que lentement les métaux, quoiqu'on en emploie dans leur diffolution une bien plus grande quantité qu'il n'y faudroit d'efprit de nitre pur, c'eft ce qui m'a obligé d'inventer & de décrire dans mon *Livre de Chymie*, une autre maniére de faire l'eau-forte; je la prépare à la vérité avec les mêmes drogues, mais ce n'eft qu'après les avoir fait deffécher, & y avoir mêlé de l'argile en poudre.

Je pulvérife donc & je mêle enfemble du vitriol calciné en blancheur, du falpêtre de houffage & de l'argile fecs, de chacun deux livres; je les fais diftiller comme en l'opération ordinaire, & j'en tire trente-deux onces d'eau-forte prefqu'auffi active que de l'efprit de nitre, & qui comme lui, exhale toûjours une petite vapeur rouge, quand on lui donne de l'air en débouchant la bouteille.

L'argile ne fert ici que pour aider au vitriol à étendre & divifer les parties du falpêtre, la matiére qui refte dans la cornue après la diftillation eft en morceaux rouges, prefque comme du colcothar, il eft facile de les retirer de la cornue fans être obligé de caffer ce vaiffeau.

Trois circonftances rendent cette préparation plus commode & meilleure que la précédente; la première, parce qu'il n'y a point à craindre en celle-ci que dans le commencement de la diftillation il fe faffe un dégorgement; la feconde, parce que l'eau-forte étant privée de la plus grande partie du phlegme des drogues, elle eft beaucoup plus pure & plus active; la troifiéme, parce que ce qui refte dans la cornue peut en être retiré, fans qu'on foit obligé de caffer le vaiffeau.

Au refte, quoique l'eau-forte dont je viens de parler foit préférable à toutes celles qui portent ce nom, je n'en trouve point qui ait tant de force que l'efprit de nitre privé de phlegme, duquel j'ai donné la préparation dans mon *Cours de Chymie*. Cet efprit eft une véritable eau-forte, & l'on fe pourroit paffer de toutes les autres; mais les Diftillateurs n'y trouveroient pas leur compte, car on leur demande l'eau-forte à trop bon marché.

Eau Seconde, ou de Départ.	Aqua Secunda.

Elle fe fait de l'eau-forte, après que les Orfévres s'en font fervi à plufieurs ufages.	*Aqua hæc ex aquâ forti fit, poftquàm aurificum ufibus inferviit.*

R E M A R Q U E S.

Quand les Orfévres veulent féparer de l'or qui eft mêlé & incorporé avec de l'argent, ils mettent la maffe dans trois ou quatre fois autant pefant d'eau-forte, l'argent s'y diffout pendant que l'or fe précipite au fond du vaiffeau, c'eft ce qu'on appelle *départ*. On verfe par inclination la diffolution d'argent dans une terrine où l'on avoit mis auparavant dix ou douze fois autant d'eau commune & une plaque de cuivre; on laiffe ce mélange en repos pendant quelques heures; & quand on voit le cuivre couvert d'un précipité d'argent, & que l'eau a pris une couleur bleuâtre, on la filtre, c'eft ce qu'on appelle *Eau feconde*.

Elle eft âcre, efcarrotique, propre pour ouvrir les chancres vénériens, & pour manger les chairs baveufes; on ne s'en fert qu'extérieurement.

L'âcreté de cette eau, & fa qualité de faire des efcarres, vient d'une eau-forte affoiblie, & d'un peu de cuivre qu'elle a diffous. *Voyez ce que j'en ai écrit* dans mon *Cours de Chymie*.

<table>
<tr><td>

Eau Régale.

♃ De l'eau-forte,   ℔ j.
Du fel ammoniac mis en poudre,   ℥ iv.

Faites ce mélange dans un grand matras, & qu'il refte en digeftion au feu de fable, jufqu'à ce que le fel en foit diffous, & gardez cette eau dans un vaiffeau bien bouché.

</td><td>

Aqua Regia, *vel Regalis*.

♃ *Aquæ fortis*,   ℔ j.
Salis armoniaci pulverati,   ℥ iv.

Mifce in matratio amplo & ftent in digeftione igni arenæ, donec fal fit diffolutum, fervetur aqua in vafe obturato.

</td></tr>
</table>

R E M A R Q U E S.

On mettra dans un matras affez grand, quatre onces de fel ammoniac pulvérifé, on verfera deffus feize onces de bonne eau-forte, on placera le vaiffeau en digeftion fur un très-petit feu de fable, ou à une autre chaleur femblablable, l'agitant de temps en temps; quand il y aura été environ demi-quart d'heure, les acides de l'eau-forte pénétreront le fel ammonial, il fe fera une grande ébullition avec chaleur, & il fortira par le col du matras beaucoup de vapeurs qu'il faut éviter de refpirer, parce qu'elles font nuifibles à la poitrine. La fermentation durera jufqu'à ce que tout le fel ammoniac foit diffous, on aura alors l'eau régale qu'il faut garder dans une bouteille bien bouchée, elle aura confidérablement diminué de poids, à caufe des vapeurs qui en feront forties; fa couleur fera jaunâtre, elle ne fumera point, comme fait l'efprit de nitre.

On peut préparer une autre eau régale, en faifant diftiller au feu de réverbère le mélange d'une livre de falpêtre, d'autant de fel marin, & de fix livres d'argile féche.

On peut faire encore une eau régale fur le champ, en mêlant enfemble huit onces d'eau-forte & fix onces d'efprit de fel.

L'efprit de fel bien déphlegmé eft auffi lui feul une eau régale.

Les eaux régales ne font guère employées que pour diffoudre l'or & l'antimoine, mais elles peuvent pénétrer auffi plufieurs autres métaux & minéraux, elles ne diffolvent point l'argent, on peut voir la raifon que j'en ai donnée dans mon *Cours de Chymie.*

L'eau régale eft appellée *Aqua Regia* ou *Aqua Regalis*, parce que fon ufage

Roi des métaux.

Aqua stygia ou chrysulca chrysolea Basilii.

Vertus.

Dose.

particulier & principal est de dissoudre l'or, qui est appellé le *Roi des métaux :* on l'a nommée encore par la même raison *Aqua stygia* ou *chrysulca, chrysolea Basilii.*

Quoiqu'on ne se serve ordinairement des eaux régales que pour les dissolutions, elles pourroient fort bien être employées comme l'esprit de sel pour exciter l'urine, pour la colique néphrétique, pour la pierre : La dose en est depuis deux gouttes jusqu'à huit.

Eau de Damas, Odoriférante.	Aqua Damascena, Odorifera.
♃ De l'iris de Florence, du girofle, des cubébes, de la cannelle, des grains de Paradis, & du *calamus aromaticus*, aā. ℥ j.	♃ *Ireos Florentiæ, caryophyllorum, cubebarum, cinnamomi, granorum paradiseos, calami aromatici*, aā. ℥ j.
Des feuilles de marjolaine, de thym, de laurier ; des fleurs de romarin & de roses rouges, aā. man. j.	*Foliorum majoranæ, thymi, lauri, florum rorismarini, rosarum rubrar.* aā. man. j.
Des fleurs de lavande, ʒ iij.	*Florum lavendulæ,* ʒ iij.
Du meilleur vin blanc, ℔ vij. ß.	*Vini albi optimi,* ℔ vij. ß.
Après l'infusion faite, distillez le tout au bain-marie ; puis ajoûtez à la liqueur distillée	*Macerentur & destillentur ; destillato liquori addantur*
Du musc, Ɔ ß.	*Moschi,* Ɔ ß.
De la civette, gr. vj.	*Zibethi,* gr. vj.

R E M A R Q U E S.

On concassera les ingrédients, on les mettra dans une grande cucurbite de verre ou de grès, on versera dessus le vin blanc, on bouchera le vaisseau, on le placera dans le fumier pour y laisser la matiére en digestion pendant trois jours, on fera ensuite distiller la liqueur au bain-marie, ayant attaché au bec du chapiteau ou au col du récipient, un peu de coton dans lequel on aura enveloppé la civette & le musc, afin que l'eau en distillant dissolve insensiblement ces aromates ; on gardera l'eau distillée dans une bouteille bien bouchée.

Vertus.

Dose.

Elle fortifie le cœur, le cerveau & l'estomac, elle raréfie les humeurs visqueuses & elle chasse les vents : La dose en est depuis deux dragmes jusqu'à une once : on s'en sert aussi pour parfumer les mains & les mouchoirs.

Eau propre pour effacer les Taches du Visage.	Aqua ad delendas Faciei Maculas.
♃ Des fraises, ℔ j. ß.	♃ *Fragorum,* ℔ j. ß.
Des fleurs de lis & de féves, aā. ℔ ß.	*Florum liliorum, & fabarum*, aā. ℔ ß.
De l'alun de plume & de roche, aā. ℥ ß.	*Aluminis plumei & rupei*, aā. ℥ ß.
Du sel gemme, du nitre, & du verd-de-gris, aā. ʒ ij.	*Salis gemmæ, nitri, viridis æris*, aā. ʒ ij.
Laissez-les en macération pendant dix jours dans du miel de Narbonne, du vin d'Espagne, & du vinaigre blanc, aā. ℔ j.	*Macerentur per decem dies in vini malvatici, aceti albi, mellis Narbonensis*, aā. ℔ j.
Après cela distillez-les à un feu de sable modéré, & gardez l'eau distillée pour l'usage.	*Deindè igne arenæ moderato destillentur, & servetur aqua.*

R E M A R Q U E S.

On pulvérisera l'alun, le sel gemme, le salpêtre, le verd-de-gris, on écrasera les fraises & les fleurs, on mettra le tout avec l'alun de plume dans une

grande

grande cucurbite de verre ou de grès, on versera dessus le miel, la malvoisie & le vinaigre, on brouillera bien la matière avec une espatule de bois, on couvrira le vaisseau exactement & on le placera dans le fumier, pour y laisser la matière en digestion pendant dix jours; ensuite l'on fera distiller l'humidité au feu de sable modéré, & l'on gardera l'eau distillée dans une bouteille bien bouchée.

Elle est propre pour empêcher les taches du visage, on en imbibe des linges qu'on applique dessus & on s'en lave souvent.   *Vertus.*

Il faut que la cucurbite soit grande à cause du miel, qui en se raréfiant beaucoup par la chaleur, passeroit en substance dans le chapiteau, s'il ne trouvoit assez d'espace vuide.

L'alun de plume ne sert de rien ici, car il ne s'en détache aucune chose.

On ne retire par cette distillation, de l'alun de roche, du nitre & du sel gemme, qu'un peu de phlegme qui n'a pas grande vertu, & les sels demeurent au fond de la cucurbite avec le marc; je trouverois plus à propos qu'au lieu de les employer dans la distillation, on fît dissoudre sans feu, dans l'eau distillée, de l'alun de roche une dragme, du sel gemme & du salpêtre rafiné de chacun demi-dragme.

On peut fort bien substituer le vin blanc ordinaire à la malvoisie, & il sera pour le moins aussi bon pour cette opération.

Il me paroît inutile de faire macérer la matière aussi long-temps qu'on le demande, les fraises, les fleurs & le verd-de-gris, dont on peut attendre qu'il se détachera quelques principes utiles pour la qualité de cette eau, ne sont pas des mixtes si difficiles à raréfier, qu'il faille leur donner dix jours de digestion, il suffiroit donc de laisser la matière in infusion deux ou trois jours.

Eau Cosmétique, Précieuse.	*Aqua Cosmetica, Pretiosa.*
♃ Du blanc d'œuf & de la mie de pain trempée dans le lait, aā. ℨ j.	♃ *Albuminis ovorum, medullæ panis albi in lacte madefacta, aā.* ℨ j.
Du sucre blanc, de la céruse, de la gomme adraganth, des lupins, des pois, des féves, & de l'iris de Florence, aā. ℥ ß.	*Sacchari albi, cerusæ, gummi tragacanthi, lupinorum, cicerum, fabarum, ireos Florentiæ, aā.* ℥ ß.
Des fleurs de lis blancs, ℥ vj.	*Florum liliorum alborum,* ℥ vj.
De féves nouvelles, man. ß.	*Fabarum recentium,* man. ß.
De l'oliban & de la gomme Arabique, aā. ℥ iij.	*Olibani, gummi Arabici, aā.* ℥ iij.
Du borax, & de l'alun de plume, aā. ℨ ij.	*Boracis, aluminis plumosi, aā.* ℨ ij.
Du camphre, ℨ j. ß.	*Camphoræ,* ℨ j. ß.
Infusez ces drogues pendant trois jours dans une q. s. d'eaux de fleurs de féves & de roses.	*Infundantur per tres dies in aquarum florum fabarum & rosarum, aā. q. s.*
Après cela distillez-les s. a.	*Deindè destillentur ut artis est.*

R E M A R Q U E S.

On pulvérisera la céruse, le sucre, les gommes, le camphre, le borax, les lupins, les pois, les féves & l'iris, on écrasera les fleurs dans un mortier de marbre, on mettra le tout ensemble dans une cucurbite de verre ou de grès, on y mêlera la mie de pain imbue de lait & les blancs d'œufs délayés dans ce qu'il faudra des eaux de roses & de fleurs de féves, pour faire que la matière trempe, on couvrira la cucurbite & on la mettra en digestion pendant trois jours en un lieu chaud ; enfuite on en fera diftiller l'humidité au bain-marie, & l'on gardera l'eau dans une bouteille.

Vertus.   Elle eft propre pour nettoyer, pour adoucir & pour embellir la peau, on s'en lave les mains & le vifage.

Le borax, le fucre, l'alun de plume & la cérufe, font des ingrédients bien inutiles dans cette préparation, car il ne s'en détache rien & ils reftent au fond de la cucurbite comme on les y a mis ; on pourroit rendre le borax & le fucre utiles, fi au lieu de les employer dans la diftillation, on en diffolvoit une dragme ou deux de chacun, dans l'eau diftillée, car l'eau en feroit plus déterfive & plus propre à nettoyer les taches du vifage.

<table>
<tr><td>

**Eau Cofmétique de Myrrhe,
de du Clos.**

℞ Du lait de chévre nouvellement trait,   ℔ iv.
Du vin d'Efpagne,   ℔ iij.
Du fuc de grande joubarbe,   ℔ j. ß.
Des eaux de nénuphar & de rofes blanches,
aā.   ℔ j.
Des blancs d'œufs,   Nº xij.
Faites-en une diftillation au bain-marie, enfuite
℞ De l'eau diftillée ci-deffus,   ℔ ij.
De la meilleure myrrhe bien pulvérifée, ℥ ij.

Laiffez-les en digeftion pendant 24. heures, puis réïtérez la diftillation.

</td><td>

**Aqua Myrrhata Cofmetica,
Cloffæi.**

℞ *Lactis caprilli recenter mulcti,*   ℔ iv.
Vini Hifpanici,   ℔ iij.
Succi fempervivi majoris,   ℔ j. ß.
Aquarum nenupharis, rofarum albarum,
aā.   ℔ j.
Albumina ovorum,   Nº. xij.
Fiat deftillatio in balneo mariæ. Tum
℞ *Aquæ deftillatæ fuprafcriptæ,* ℔ ij.
Myrrhæ optimæ fubtiliffimè pulveratæ,   ℥ ij.

Digerantur per 24. horas, & fiat iterùm deftillatio per balneum mariæ.

</td></tr>
</table>

R E M A R Q U E S.

On tirera du fuc de joubarbe par expreffion en la maniére ordinaire, on le mêlera avec le lait de chévre nouvellement tiré, les eaux diftillées & le vin d'Efpagne, on délaiera les blancs d'œufs dans ces liqueurs, on mettra le mélange dans une grande cucurbite de verre ou de grès, on y adaptera un chapiteau & un récipient, on lutera les jointures & l'on fera diftiller l'humidité au bain-marie ; on péfera l'eau diftillée & fur deux livres, on mettra infufer pendant vingt-quatre heures deux onces de myrrhe fubtilement pulvérifée, puis on mettra diftiller la liqueur au bain marie ; l'Auteur demande qu'on y diffolve du fucre candi, du borax & de l'alun brûlé, fuivant la defcription qui fuit.

<table>
<tr><td>

*Mixtion
Cofméti-
que.*

</td><td>

℞ De l'eau de myrrhe ci-deffus décrite, ℔ ß.
Du fucre candi,   ℥ ij.
Du borax,   ℥ j.
De l'alun brûlé,   Ɖ j.
Faites du tout une mixtion f. a.

</td><td>

℞ *Aquæ myrrhatæ præfcriptæ,* ℔ ß.
Sacchari candi,   ℥ ij.
Boracis,   ℥ j.
Aluminis ufti,   Ɖ j.
Mifce, fiat mixtura f. a.

</td></tr>
</table>

Cette mixture eft propre pour nettoyer & blanchir le vifage, pour effacer les taches & pour remplir les cavités, il faut imbiber des linges dans cette eau, pour en laver fouvent la peau.

Eaû Cofmétique de Pigeons.	**Aqua Cofmetica Columborum.**

℞ Des pigeonneaux vuidés & coupés par morceaux, N°. ij.
De la mie de pain blanc, ℔ j.
Des noyaux de pêches, & des quatre grandes femences froides mondées, aā. ℥ iv.

Des blancs d'œufs, N°. xij.
Le fuc de quatre limons.
Laiffez-les macérer pendant douze heures dans ℔ iv. de lait de chévre.
Après cela faites-les diftiller au bain-marie, & ajoûtez à l'eau diftillée,
Du borax, du camphre, du fucre candi, & de l'alun brûlé, aā. ℥ iij.
Puis les ayant expofés au Soleil pendant trois jours, mettez-les à la cave, & les y laiffez pendant quinze jours, & après avoir filtré l'eau, gardez-la pour l'ufage.

℞ *Columbos juniores exenteratos & in frufta diffectos,* N°. ij.
Micæ panis albi, ℔ j.
Nucleorum perficorum, feminum quatuor frigidorum majorum mundatorum, aā. ℥ iv.

Albumina ovorum, N°. xij.
Succum quatuor limonum.
Macerentur horis duodecim in lactis caprini ℔ iv.
Deindè in balneo mariæ deftillentur, & aquæ deftillatæ addantur
Boracis, caphuræ, facchari candi, aluminis ufti, aā. ℥ iij.
Soli per triduum priùs expofita, per quindecim dies in cellâ vinariâ ftent, filtrataque aqua ad ufum fervetur.

R E M A R Q U E S.

On aura deux pigeonneaux nouvellement tués, on les plumera, on les vuidera de leurs entrailles, & on les coupera par morceaux, on émiera le pain blanc, on concaffera dans un mortier de marbre les noyaux de pêches & les femences froides mondées, on mettra le tout enfemble dans une cucurbite de verre; on exprimera quatre gros citrons pour en avoir le fuc qu'on verfera fur la matiére, on y ajoûtera le lait de chévre nouvellement tiré, dans lequel on aura délayé les blancs d'œufs, on brouillera bien le mélange, & on le laiffera en digeftion pendant douze heures, puis ayant adapté à la cucurbite un chapiteau & un récipient & luté les jointures, on fera diftiller l'humidité au bain-marie, on mêlera dans l'eau diftillée, le borax, le camphre, le fucre candi & l'alun brûlé pulvérifés, on bouchera le récipient & on l'expofera au Soleil pendant trois jours, enfuite on le tranfportera à la cave où on le laiffera pendant quinze jours, remuant le vaiffeau de temps en temps, on filtrera enfin la liqueur & on la gardera.

Cette eau nettoie le vifage, elle blanchit la peau, elle l'empêche de fe rider, elle en emporte les taches & elle remplit les cavités, on s'en lave fouvent avec de petits linges.

L'alun brûlé ayant été dépouillé de fa partie phlegmatique dans la calcination, & ne reftant en lui qu'une matiére faline fixe, il ne peut guère donner d'impreffion à l'eau, parce qu'il ne s'en éléve rien, je trouverois à propos qu'on employât en fa place l'alun naturel.

Eau Contre les Ulcères avec Carie, *de Wecker.*	**Aqua ad Ulcus cum Offis Carie,** **Weckeri.**

℞ Du miel rofat, ℥ iij.
De l'écorce de pin, ℥ ij.
Des racines des deux ariftoloches, & d'iris de Florence; de la petite centaurée, aā. ℥ j. ß.
De l'herbe à Robert, de la grande confoude,

℞ *Mellis rofati,* ℥ iij.
Corticis pini, ℥ ij.
Radicis ariftolochiæ utriufque, ireos Florentiæ; centaurii minoris, aā. ℥ j. ß.
Herba Roberti, fymphyti majoris, hy-

Vertus.

de mille-pertuis, & de pied de pigeon, aā. man. j.	perici, pedis columbini, aā. man. j.
Des fleurs de romarin & de roses rouges, aā. pug. ß.	Florum rorifmarini, rofarum rubrarum, aā. pug. ß.
De l'agaric, ʒ iij.	Agarici, ʒ iij.
On humectera ce mélange avec ce qu'il faudra de vin blanc, pour le distiller f. a.	Irrorentur omnia vino albo, & deftillentur alembico plumbeo f. a.

REMARQUES.

On concassera bien ensemble l'écorce, les racines & l'agaric, on écrasera les herbes, on mettra le tout avec les fleurs dans une cucurbite de cuivre étamée, on y mêlera le miel rosat, on arrosera & l'on humectera le mélange avec du vin blanc, on couvrira la cucurbite d'une chape de plomb, on y adaptera un récipient & après dix ou douze heures de digestion, on fera distiller l'humidité au bain-marie.

Vertus. On se sert de cette eau pour les ulcères qui sont accompagnés de carie d'os, on en applique dessus avec des linges.

On fait distiller cette eau par une chape de plomb, afin qu'elle s'empreigne de quelque petite portion du métal qui la rende un peu defficative.

Cette distillation n'enlève que les parties les plus détachées des mixtes, & elle laisse au fond de la cucurbite, les substances salines qui pourroient donner le plus de vertu à cette eau; c'est pourquoi je voudrois tirer l'extrait de ce qui reste après la distillation avec de l'eau commune, & en dissoudre une dragme dans trois onces de l'eau distillée, quand on voudroit s'en servir, elle agiroit avec bien plus de force.

J'estime aussi qu'on feroit mieux de réserver le miel rosat pour en mêler avec de l'eau distillée, quand on seroit prêt de l'employer, que de le mettre distiller avec les autres drogues, car la partie la plus déterfive du miel reste dans la cucurbite.

Au reste cette opération me paroît être assez inutile, car on pourroit du moins aussi bien tirer la qualité des ingrédients, de laquelle on a besoin, par une décoction dans du vin blanc, que par la distillation.

Eau pour les Cheveux.   Aqua Crinalis.

♃ Des mouches vivantes,	ʒ iv.	♃ Mufcarum viventium,	ʒ iv.
Du miel,	℔ j.	Mellis,	℔ j.
Du lait,	℔ ij.	Lactis,	℔ ij.
Mêlez le tout, & le distillez f. a.		Mifceantur, & deftillentur f. a.	

REMARQUES.

On mettra les mouches vivantes dans une cucurbite de verre ou de grès, on versera dessus le miel & le lait nouveau tiré de la vache, on brouillera bien le tout ensemble, avec une espatule de bois, on adaptera un chapiteau à la cucurbite, on y joindra un récipient de verre, & ayant exactement luté les jointures, on fera distiller la matiére au feu de sable modéré, on aura une eau claire, si l'on augmente le feu sur la fin, il sortira des esprits qui rendront cette eau jaunâtre, & qui augmenteront sa vertu.

Vertus. Elle est propre pour faire croître les cheveux, pour la surdité.

Le sel volatil qui sort des mouches donne beaucoup de vertu à cette eau pour la faire pénétrer & ouvrir les pores, afin que les cheveux croissent plus aisément.

Eau d'Albert le Grand.	*Aqua Alberti Magni.*

♃ Du sucre candi blanc, du vitriol blanc, aā. ℥ j.
Du vitriol de Cypre calciné jusqu'à blancheur, ℥ ß.
Du safran, gr. xxx.
Après avoir mis ces drogues en poudre, faites-en le mélange, & mettez-les en infusion dans ℔ ij. d'eau commune pendant douze heures.
Filtrez la liqueur, & la gardez pour l'usage.

♃ *Sacchari candi albi, vitrioli albi,* aā. ℥ j.
Vitrioli Cyprei ad albedinem calcinati. ℥ ß.
Croci, gr. xxx.
Pulverentur, misceantur, & per duodecim horas infundantur in aqua communis ℔ ij.
Filtretur liquor, & servetur ad usum.

REMARQUES.

On pulvérisera & l'on mêlera ensemble les vitriols & le sucre candi, on les mettra avec le safran dans l'eau, on laissera le tout en infusion chaudement pendant douze heures, on filtrera la liqueur & on la gardera.

Elle est bonne pour les plaies récentes, faites par des instruments tranchants étant appliquée pure au premier appareil, il ne faut la relever qu'au bout de vingt-quatre heures, & la mêler avec partie égale d'eau de fontaine pour s'en servir aux pansements suivants, on continuera jusqu'à parfaite guérison ; mais si la plaie pénètre dans quelque capacité, l'Auteur veut qu'on en fasse boire au blessé dix gouttes à la dose, dans un verre de vin ; elle est bonne encore pour les aphthes & pour l'inflammation des yeux.

Le sucre & les vitriols se dissolvent dans l'eau, ensorte qu'il n'en reste guère sur le filtre. Quant au safran, il ne donne qu'une teinture légère à la dissolution.

Cette composition est une eau styptique, laquelle a beaucoup de rapport avec celle que j'ai donnée dans mon *Cours de Chymie*, elle est vulnéraire & propre pour arrêter le sang.

Distillation des Grains de Genièvre.	*Destillatio Granorum Juniperi.*

♃ Des baies de genièvre mûres, nouvelles, & bien concassées, ℔ iv.
Faites-les infuser pendant trois jours dans ℔ xij. d'eau chaude, le vaisseau bien bouché, distillez-les ensuite à l'alambic de cuivre bien étamé, & garni de son réfrigérant ; adaptez-y son récipient, & lutez les jointures ; poussez la distillation à un feu du second ou du troisième dégré, l'eau paroîtra, & l'huile nagera au-dessus : on les séparera l'une de l'autre, & on les gardera pour l'usage.
Vous distillerez de même toutes les baies qui n'ont pas beaucoup de suc, les semences & les bois odorants.

♃ *Baccarum juniperi maturarum recentium exacté contusarum,* ℔ iv.
Infundantur in aqua calida ℔ xij. per tres dies, vase obturato, deindè destillentur per alembicum aneum stanno intùs obductum, cum suo refrigeratorio, addito recipiente & juncturis lutatis, igne secundi aut tertii gradûs : prodibit aqua cui innatabit oleum ; separentur & serventur.

Eodem modo destillentur baccæ non succulentæ, semina, ligna odorata.

R E M A R Q U E S.

On aura quatre livres de baies de geniévre des plus groſſes, mûres, nouvelles, ou recueillies dans l'année, on les pilera bien dans un mortier, & on les mettra dans une grande cucurbite de cuivre, on verſera deſſus douze livres d'eau chaude ; on placera le vaiſſeau dans un fourneau, on y adaptera ſa tête de more étamée en dedans avec ſon réfrigérant & un récipient, on lutera les jointures & on laiſſera la matiére en digeſtion pendant trois jours, on la fera enſuite diſtiller par un feu de charbon aſſez fort, il ſortira dans le récipient une eau ſpiritueuſe & un peu d'huile qui nagera deſſus. Quand le récipient ſera plein, on le retirera, & l'on ſéparera par le moyen d'un peu de coton, l'huile æthérée qui ſera deſſus, on la gardera dans une bouteille bien bouchée.

Huile ou eſſence de baies de geniévre.
Vertus.

Elle eſt propre pour fortifier le cerveau & l'eſtomac, pour atténuer la pituite groſſiére, pour la pierre, pour le ſcorbut, pour exciter l'urine, pour la douleur néphrétique, pour la colique venteuſe, pour tuer les vers, pour réſiſter à la corruption : La doſe en eſt depuis une goutte juſqu'à ſix.

Doſe.
Vertus de l'eau.

L'eau a la même vertu : La doſe en eſt depuis une once juſqu'à ſix.

Extrait de baies de geniévre.

On peut mettre à la preſſe ce qui ſera demeuré dans la cucurbite, & ayant paſſé la liqueur exprimée au travers d'un blanchet, en faire évaporer l'humidité à petit feu, juſqu'à conſiſtance de miel épais, ce ſera l'extrait de geniévre que quelques-uns appellent *theriaca Germanorum.*

Theriaca Germanorum.
Vertus.
Doſe.

Il eſt propre pour fortifier l'eſtomac, pour exciter l'urine & les mois aux femmes, pour abattre les vapeurs, pour réſiſter au venin : La doſe en eſt depuis un ſcrupule juſqu'à une dragme.

La macération, qu'on donne aux baies de geniévre pilées avec l'eau, aide beaucoup au détachement de l'huile æthérée qui diſtille enſuite, mais il ne faut pas la faire durer trop long-temps, car la fermentation raréfieroit tellement cette huile qu'elle la convertiroit en eſprit.

Il eſt néceſſaire que la diſtillation ſe faſſe par un feu aſſez fort, car autrement l'huile ne monteroit point.

Autre eau ſpiritueuſe de geniévre.

On peut encore tirer une eau ſpiritueuſe de geniévre, en humectant les baies concaſſées avec du vin blanc ou avec de l'eau-de-vie, & mettant diſtiller la matiére au bain-marie ou au bain de vapeur ; mais alors on ne retirera point d'huile ſéparée parce qu'elle aura été raréfiée & diſſoute par l'eſprit-de-vin.

On peut diſtiller de la même maniére tous les mixtes ſecs odorants.

Quoique l'extrait de geniévre ſoit privé des parties les plus volatiles & les plus eſſentielles des baies, il ne laiſſe pas de contenir encore quelques principes actifs qui le rendent propre à pluſieurs maladies. Je préférerois néanmoins les baies de geniévre en ſubſtance à leur extrait, on en mâche deux ou trois le matin pour réſiſter au mauvais air.

Ratafia de baies de geniévre.
Vertus.
Doſe.

On met auſſi infuſer des baies de geniévre des plus groſſes & des plus mûres dans l'eau-de-vie, on y ajoûte du ſucre pour faire une eſpéce de ratafia ou de teinture très-propre pour le même ſujet : La doſe en eſt une ou deux cuillerées.

Diſtillation des Baies de Sureau.	Diſtillatio Granorum Actes.
♃ Des baies mûres de ſureau autant que vous en voudrez ; Après les avoir mondées, écraſez-	♃ *Baccarum maturarum ſambuci quantum volueris ; mundentur & terantur in*

les dans un mortier de marbre , & en exprimez | *vaſe marmoreo ad expreſſionem ſucci ,*
le ſuc ; enſuite faites diſtiller par un alambic de | *deindè deſtillentur per alembicum æneum*
cuivre étamé en dedans ; adaptez-y ſon chapi- | *ſtanno intùs obductum cum ſuo capitello ,*
teau & un récipient , & les jointures bien lu- | *addito recipiente & juncturis lutatis , pro-*
tées , il en ſortira une eau que vous garderez | *dibit aqua in vaſe obturato ſervanda.*
dans un vaiſſeau bien bouché.

REMARQUES.

On prendra une bonne quantité de baies de ſureau , lorſqu'elles ſont bien
mûres , & après les avoir mondées & écraſées , on exprimera le ſuc , dont on
remplira un petit baril , que l'on tiendra à la cave , pour y fermenter à la maniére du vin ; lorſqu'on reconnoîtra que ce ſuc aura acquis une odeur vineuſe
approchante un peu de l'acide , on percera le baril au deſſus des féces , on en
tirera tout le ſuc , on le mettra dans une veſſie de cuivre étamée en dedans ,
puis l'ayant couverte de ſa tête de more bien lutée , & adapté à ſon bec un récipient , on fera la diſtillation de ce ſuc par un feu gradué , juſqu'à ce qu'on en
ait tiré environ les deux tiers ; il en ſortira une eau ſpiritueuſe qu'on ſerrera
& gardera à part comme un eſprit inflammable & fort pénétrant.

Cet eſprit eſt diaphorétique , très-propre aux maladies du cerveau ; cette eau
purifie la maſſe du ſang , réſiſte à la pourriture des humeurs , ouvre les obſtructions de la matrice & en abaiſſe les vapeurs : On le donne dans ſa propre eau ,
depuis demi-dragme juſqu'à deux dragmes.

On peut faire les mêmes préparations ſur les baies d'iéble.

*Je pourrois augmenter ici un grand nombre d'autres Eaux diſtillées ,
ou qu'on invente encore tous les jours ; mais outre que cette matiére
iroit à l'infini , celles que j'ai décrites ſuffiſent pour modéles de toutes
ſortes d'autres deſcriptions à ce ſujet.*

CHAPITRE XII.

Des Élixirs.

LE nom d'*Elixir* vient du verbe Grec, ἕλκω, *traho ,* parce qu'en faiſant l'é-
lixir on tire la plus pure partie des mixtes , ou de ἀλέξω, *auxilior ,* à cauſe
du grand ſecours qu'on tire de ce reméde dans la Médecine : Quelques-uns veulent qu'il dérive du mot Arabe *Alechſiro ,* qui dénote une extraction de quelque eſſence. On appelle quelquefois l'élixir *Enchiloma.*

L'élixir eſt un eſprit ou une teinture quinteſſencielle de pluſieurs mixtes
choiſis contenant leur ſubſtance la plus pure ; il eſt deſtiné pour les uſages internes.

Elixir de Propriété.	Elixir Proprietatis.
♃ De la myrre choiſie , & de l'aloës ſucco-	♃ *Myrrhæ electæ , aloes ſoccotorinæ ,*
trin , aā. ℥ ij.	*aā.* ℥ ij.
Du ſafran Oriental , aā. ℥ j.	*Croci Orientalis ,* ℥ j.

Ces drogues pulvérifées feront mifes dans un matras, & on verfera de l'efprit-de-vin par-deffus, jufqu'à ce qu'il furnage d'un doigt; après cela le vaiffeau étant bien bouché, & mis dans un lieu chaud, on laiffera la matiére en digeftion pendant deux jours : ajoûtez-y encore de l'efprit de foufre à la hauteur de quatre doigts; laiffez de nouveau la matiére en digeftion pendant quatre jours : enfin filtrez la teinture, & la gardez pour l'ufage.

Pulverifata indantur matratio & fu-peraffundatur fpiritus vini ad unius digiti eminentiam. Exactè obturetur vas, eoque loco tepido collocato, digeratur materia per biduum, deindè adde fpiritus fulphuris ad altitudinem quatuor digitorum, fiat denuò maceratio ut anteà per quatuor dies, tandem filtra tincturam & ferva ad ufum.

REMARQUES.

On pulvérifera la myrrhe & l'aloës, on les mettra avec le fafran dans un matras, on verfera deffus de l'efprit-de-vin rectifié à la hauteur d'un doigt, on bouchera exactement le vaiffeau, & l'ayant placé dans un lieu un peu chaud, on laiffera deux ou trois jours la matiére en digeftion, enfuite on le débouchera & l'on y ajoûtera de l'efprit acide de foufre jufqu'à la hauteur de quatre doigts, on rebouchera bien le vaiffeau & on le placera en digeftion au Soleil au bain-marie tiéde, on l'y laiffera pendant quatre jours, après lequel on filtrera la liqueur qui fera une forte teinture & on la gardera; c'eft l'élixir de propriété.

Vertus. Il fortifie le cœur & l'eftomac, il aide à la digeftion, il purifie le fang, il **Dofe.** provoque les fueurs, il abat les vapeurs hyftériques, il excite les mois aux femmes : La dofe en eft depuis quatre jufqu'à feize gouttes.

Paracelfe eft le premier qui ait décrit cet élixir; plufieurs Auteurs y ont changé depuis quelques circonftances, mais tous s'accordent à tirer la teinture des trois ingrédients qui y font employés.

Elixir de Vie, de Matthiole.   Elixir Vitæ, Matthioli.

℞ De la cannelle, ℥ j. De tous les fantaux, aa. ʒ vj. Des racines de gingembre & de zédoaire, aa. ℥ ß.

De l'écorce de citron; des deux cardamomes, de la femence de nielle, des poudres des efpéces diambra, d'aromatique rofat, diamofchi dulcis, diamargariti calidi, diarrhodon Abbatis, de gemmis, aa. ʒ iij.

De la noix mufcade, du galanga & du girofle, aa. ʒ ij. ß.

Des femences d'anis, de fenouil doux, de panais fauvage, de bafilic; des racines d'Angélique, de bénoite, de régliffe, de calamus odorant, de petite valériane; des feuilles de toute-bonne, de thym, de calament, de pouillot, de menthe, de ferpolet & de marjolaine, aa. ʒ ij.

Des fleurs de rofes rouges, de fauge, de bétoine, de romarin, de ftæchas, de buglofe, & de bourrache, aa. ʒ j. ß.

Pilez les drogues qui en ont befoin, & laiffez-les infufer pendant quinze jours dans ℔ xij. de bonne eau-de-vie, puis après avoir bouché le vaiffeau, faites-en la diftillation au bain-ma-

℞ Cinnamomi, ℥ j. Santalorum omnium, aa. ʒ vj. Radicum zingiberis, zedoariæ, aa. ℥ ß.

Corticis citri, cardamomi utriufque, feminis melanthii, pulverum diambræ, aromatici rofati, diamofchi dulcis, diamargariti calidi, diarrhodon Abbatis, de gemmis, aa. ʒ iij.

Nucis mofchatæ, galangæ, caryophyllorum, aa. ʒ ij. ß.

Seminum anifi, fœniculi dulcis, paftinacæ filveftris, ocimi; radicum angelicæ, caryophyllatæ, glycyrrhizæ, calami odorati, valerianæ minoris; foliorum fclareæ, thymi, calaminthæ, pulegii, menthæ, ferpylli, amaraci, aa. ʒ ij.

Florum rofarum rubrarum, falviæ, betonicæ, rorifmarini, ftæchados, bugloffi & borraginis, aa. ʒ j. ß.

Terantur quæ terenda funt & infundantur diebus quindecim in aquæ vitæ præftantiffimæ ℔ xij. *occlufo fubindè vafis ofculo, ac deindè vitreo alembico, in balneo*

riæ

zie dans un alambic de verre : vous ferez infuser pendant quinze jours, dans cette eau diftillée,

Du julep rofat,	℔ j.
Du fantal citrin rapé,	ʒ ij.
Du mufc, & de l'ambre gris, aã.	ʒ ß.
Filtrez la liqueur enfuite, & la gardez.	

mariæ deftillentur : in aquâ deftillatâ infunde per quindecim dies

Julapi rofati clariffimi,	℔ j.
Santali citrini rafi,	ʒ ij.
Mofchi & ambræ grifeæ, aã.	ʒ ß.
Filtretur, & fervetur liquor.	

R E M A R Q U E S.

On pulvérifera groffiérement enfemble, les racines, les bois, les écorces, les femences & les fruits, on pilera dans un mortier de marbre, les feuilles & les fleurs, on mettra le tout avec les poudres dans une grande cucurbite de verre ou de grès, on verfera deffus, l'eau-de-vie qu'on aura choifie bonne & forte, on bouchera bien le vaiffeau, & on le mettra dans un lieu chaud comme dans du fumier, ou dans de l'eau tiéde, pour y laiffer la matiére en digeftion pendant quinze jours, enfuite l'on fera diftiller l'infufion au bain-marie, on féparera le récipient de l'alambic, & l'on mêlera dans l'eau diftillée, le julep rofat, le fantal citrin rapé, l'ambre & le mufc pulvérifé avec un peu de fucre candi & enveloppés dans un nouet, on bouchera bien le matras, & on laiffera la matiére en digeftion pendant quinze jours, l'agitant de temps en temps, puis on filtrera la liqueur & on la gardera ; c'eft l'elixir de vie.

Il eft propre pour l'épilepfie, pour les fyncopes, pour fortifier le cœur, le cerveau, l'eftomac, pour chaffer les vents, pour aider à la digeftion, pour exciter la femence, pour corriger la mauvaife bouche : La dofe en eft depuis une dragme jufqu'à trois.

Cet élixir eft compofé d'ingrédients fpiritueux & propres pour les maladies aufquelles on le deftine ; mais comme il y entre une grande diverfité de drogues d'une même qualité, on pourroit fort bien abréger la compofition, en en retranchant quelques-unes & augmentant la dofe des autres ; on pourroit par exemple employer le fantal citrin pour tous les trois, le grand cardamome ou graine de paradis pour tous les autres cardamomes, les poudres *diambra, diamofchi & diarrhodon*, pour celles *de gemmis, de aromat. rofat. diamargariti calidi,* les femences d'anis & de bafilic, pour celles de fenouil & de panais fauvage ; la fleur de ftœchas pour celle de bétoine ; on pourroit retrancher comme drogues inutiles, la réglife, les fleurs de buglofe & de bourrache, car elles ne donnent guère que du phlegme dans la diftillation ; les rofes rouges n'y font point non plus néceffaires, puifqu'il y entre de la poudre *diarrhodon.* Il me paroît auffi que le julep eft bien peu utile dans cette eau diftillée, il l'affoiblit & il ne lui donne qu'une vertu bien médiocre ; voici donc comme je voudrois réformer cet élixir.

Elixir de Vie de Matthiole,
Réformé.

Elixir Vitæ Matthioli,
Reformatum.

℞ Du fantal citrin,   ʒ ij.
De la cannelle & du grand cardamome, aã.
   ʒ j. ß.
Des racines de gingembre & de zédoaire, de l'écorce de citron féche ; des poudres des efpéces *diambra, diamofchi dulcis & diarrhodon Abbatis,* aã.   ʒ vj.
Des femences d'anis & de bafilic, des raci-

℞ *Santali citrini,*   ʒ ij.
Cinnamomi, cardamomi majoris, aã.
   ʒ j. ß.
Radicum zingiberis & zedoariæ, corticis citri ficci, pulverum diambra, diamofchi dulcis & diarrhodon Abbatis, aã.
   ʒ vj.
Seminum anifi & ocimi, radicum an-

Tome II.

R r

mes d'angélique, de calamus odorant, & de valériane, aā.　　　　℥ ß.

De la noix muscade, du galanga & du girofle, aā.　　　　ʒ ij. ß.

Des feuilles de toute-bonne, de thym, de calament, de pouillot, de menthe, de serpolet & de marjolaine, aā.　　　　man. j.

Des fleurs de sauge, de romarin & de stæchas, aā.　　　　man. ß.

Pilez les drogues qu'il faut piler, puis laissez-les infuser pendant quinze jours dans ℔ xij. de la meilleure eau-de-vie. Distillez-les ensuite au bain-marie, & faites infuser de nouveau pendant quinze jours dans l'eau distillée :

Du musc, de l'ambre gris, aā.　　　　ʒ ß.
Après cela filtrez la liqueur, & la gardez.

gelicæ, calami aromatici, valerianæ, aā.　　　　℥ ß.

Nucis moschatæ, galangæ, caryophyllorum, aā.　　　　ʒ ij. ß.

Foliorum sclareæ, thymi, calaminthæ, pulegii, menthæ, serpylli, amaraci, aā.　　　　man. j.

Florum salviæ, rorismarini, stæchados, aā.　　　　man. ß.

Terantur quæ terenda sunt & infundantur diebus quindecim in aquæ vitæ præstantissimæ ℔ xij. occluso subindè vasis osculo, ac deindè vitreo alembico, in balneo mariæ destillentur, in aquâ destillatâ infunde per quindecim dies

Moschi & ambræ griseæ, aā.　　　　ʒ ß.
Filtretur, & servetur liquor.

Le Grand Elixir de Vie, de Quercétan.

♃ Des racines de zédoaire, d'angélique, de gentiane, de valériane, de tormentille, de scorionère, de galanga; du bois d'aloès, & du santal citrin, aā.　　　　℥ iij.

Des feuilles de mélisse, de menthe rouge, de marjolaine, de basilic, d'hyssope, de thym, de chamæpitys, & de chamædrys, aā.　　　　man. ß.

Des baies de laurier & de genièvre, de l'écorce de limons & d'oranges sèches, des semences de pivoine, de séséli, d'aneth, de fenouil, d'anis, de citron, & de chardon bénit, aā.　　　　℥ ij.

Du girofle, de la cannelle, du macis, du gingembre, des cubèbes, du cardamome, du poivre long & noir, & du spica nard, du benjoin, de la myrrhe, de l'oliban, du succin & du mastic, aā.　　　　℥ vj.

Des fleurs de romarin, de sauge, de pivoine, de stæchas, de souci, de lavande, de mille-pertuis, de petite centaurée, de bétoine, de muguet, de tilleul, aā.　　　　pug. ij.

De chicorée, de la buglose, des roses rouges, aā.　　　　pug. j.

Du meilleur miel, & du sucre blanc, aā.　　　　℔ j.

De la meilleure eau-de-vie,　　　　℔ x.

Laissez-les en digestion pendant huit ou dix jours dans un vaisseau bien bouché; après cela faites-en la distillation en mettant dans le bec de l'alambic,

Du safran & de l'ambre gris, aā.　　　　ʒ j.
Du musc lié dans un nouet,　　　　ʒ ß.

Elixir Vitæ Majus, Quercetani.

♃ *Radicum zedoariæ, angelicæ, gentianæ, valerianæ, tormentillæ, scorzoneræ, galangæ; ligni aloes, santali citrini, aā.*　　　　℥ iij.

Foliorum melissæ, menthæ rubræ, majoranæ, basilici, hyssopi, thymi, chamæpityos, chamædryos, aā.　　　　man. ß.

Baccarum lauri & juniperi; corticis limonum & arantiorum siccat. seminis pæoniæ, sezelios, anethi, fœniculi, anisi, citri, cardui benedicti, aā.　　　　℥ ij.

Caryophyllorum, cinnamomi, macis, zingiberis, cubebarum, cardamomi, piperis longi & nigri, spicæ nardi, benzoini, myrrhæ, olibani, succini, mastiches, aā.　　　　℥ vj.

Florum rorismarini, salviæ, pæoniæ, stæchados, calendulæ, lavendulæ, hyperici, centaurii minoris, betonicæ, lilii convallium, tiliæ arboris, aā.　　　　pug. ij.

Cichorii, buglossi, rosarum rubrarum, aā.　　　　pug. j.

Mellis optimi, sacchari albi, aā.　　　　℔ j.

Aqua vitæ optima,　　　　℔ x.
Digerantur simul octo, vel decem diebus vase clauso, deindè fiat distillatio ponendo in rostro alembici,

Croci, ambra grisea, aā.　　　　ʒ j.
Moschi in nodulo ligati,　　　　ʒ ß.

R E M A R Q U E S.

On concassera bien les ingrédients, on les mettra dans une grande cucurbite de verre ou de grès, on versera dessus l'eau-de-vie & le miel, on brouillera la tout ensemble, & ayant bien bouché le vaisseau, on le placera dans le fumier ou au bain d'eau tiéde, pour y laisser la matiére en digestion huit ou dix jours, ensuite l'on adaptera sur la cucurbite un chapiteau de verre, on concassera l'ambre & le musc, on les mettra dans un linge fin avec le safran, on en fera un nouet qu'on attachera au bec de l'alambic par un fil & qu'on fera entrer dans le récipient, on lutera les jointures & l'on fera distiller la liqueur au bain-marie on gardera cette eau distillée dans une bouteille bien bouchée, c'est l'élixir de vie.

On peut faire brûler le marc des ingrédients, qui reste dans la cucurbite après la distillation, & en tirer le sel par la lessive & par évaporation de l'humidité, pour le mêler dans l'eau distillée.

On estime cet élixir contre l'épilepsie, contre la paralysie, l'apoplexie, la léthargie, les syncopes, l'asthme : La dose en est depuis une dragme jusqu'à trois. Vertus.
Dose.

Comme cette description est fort embarassante par la grande diversité des ingrédients qui la composent, on pourroit en retrancher les inutiles ou les moins utiles, comme le sucre, la tormentille, la scorsonère, le chamæpitys, le chamædrys, le succin, le mastic, les fleurs de chicorée, de buglose, les poivres, les semences d'aneth & de citron.

Le musc & l'ambre peuvent exciter des vapeurs à ceux qui y sont sujets, je serois d'avis qu'on les retranchât, & qu'on mit en leur place dans l'eau distillée, trois onces d'esprit volatil de sel ammoniac.

Le Petit Élixir de Vie, de Quercétan,	Elixir Vitæ Minus, Quercetani.
♃ De la racine de gentiane & des fleurs de petite centaurée, aã. ℥ iij.	♃ *Radicis gentianæ, florum centaurii minoris, aã.* ℥ iij.
Du petit galanga, de la cannelle, du macis & du girofle, aã. ℥ j.	*Galangæ minoris, cinnamomi, macis, caryophyllorum, aã.* ℥ j.
Des fleurs de sauge & de romarin, aã. pug. ij.	*Florum salviæ & rorismarini, aã.* pug. ij.
Du meilleur vin blanc, ℔ vj.	*Vini albi generosi,* ℔ vj.
Laissez le tout en macération pendant huit jours ; après cela faites-en la distillation s. a. Finalement brûlez les cendres, & en tirez le sel, par la lessive. Le sel étant épaissi & purifié, dissolvez-le dans l'eau distillée, & la gardez pour l'usage.	*Macerentur simul per octo dies, posteà fiat destillatio s. a. Incinera materias relictas & elice sal per lixivium ; sal inspissatum & purificatum dissolve in aquâ destillatâ, & serva usui.*

R E M A R Q U E S.

On concassera bien les ingrédients, on les mettra dans une cucurbite de verre ou de grès, on versera dessus le vin blanc, on bouchera bien le vaisseau & on le placera dans le fumier pour y laisser la matiére en digestion pendant huit jours, ensuite l'on fera distiller toute la liqueur au bain-marie, on brûlera le marc qui sera resté dans la cucurbite, & l'on en tirera le sel par une lessive qu'on fera des cendres, on dissoudra ce sel desséché & purifié dans l'eau distillé & l'on aura l'élixir de vie, on le gardera dans une bouteille bien bouchée.

Il fortifie l'estomac & le cerveau, il diminue les fiévres intermittentes : La dose en est depuis deux dragmes jusqu'à une once. Vertus.
Dose.

R r ij

Élixir de Vie, de Leon. Fioraventi.	*Elixir Vitæ, Leon. Fioraventi.*

2/ Du sucre blanc,   ℔ j. ℥ iv.
Du miel blanc,   ℥ iv.
Des pignons, des amandes, des dattes, des raisins secs & des figues, aā.   ℥ ij.
Du girofle, de la noix muscade, des racines de zédoaire, de gingembre, de galanga, du poivre blanc & noir, des baies de geniévre & de laurier, de l'écorce de citron, & d'orange, du spica nard, des cubébes, du cardamome, du bois d'aloës, de la cannelle, du calamus odorant, des grains de paradis, du macis, de l'oliban, de l'aloës hépatique, de la semence d'armoise & de marjolaine ; des feuilles de sauge, de basilic, de romarin, de menthe, de marjolaine, de pouillot, de calament, du sureau, du chamædrys, de chamæpitys, des fleurs de stœchas, de roses rouges & blanches, aā.   Ɖ ij.

Du musc,   Ɖ j.
De la meilleure eau-de-vie,   ℔ v.
Pilez les drogues qu'il faut piler, mêlez-les, & les laissez ensuite en digestion pendant dix jours dans une cucurbite bien bouchée : après cela distillez-les au bain-marie : enfin faites que la liqueur circule pendant deux mois au feu du fumier.

2/ Sacchari albi,   ℔ j. ℥ iv.
Mellis albi,   ℥ iv.
Pinearum, amygdalarum, dactylorum, passularum, ficuum, aā.   ℥ ij.
Caryophyllorum, nucis moschatæ, radicum zedoariæ, zingiberis, galangæ, piperis albi & nigri, baccarum juniperi & lauri, corticis citri & arantiorum, spicæ nardi, cubebarum, cardamomi, ligni aloes, cinnamomi, calami aromatici, granorum paradisi, macis, olibani, aloes hepaticæ, seminis artemisiæ & majoranæ, foliorum salviæ, basiliconis, rorismarini, menthæ, majoranæ, pulegii, calaminthæ, sambuci, chamædryos, chamæpityos, florum stœchados, rosarum rubrarum & albarum, aā.   Ɖ ij.

Moschi,   Ɖ j.
Aqua vitæ optimæ,   ℔ v.
Terenda terentur, misceantur & macerentur per dies decem in cucurbitâ vitreâ optimè clausâ, deindè calore balnei destillentur ; demùm per menses duos circuletur aqua, & habebis elixirium.

REMARQUES.

On concassera les bois, les écorces, les semences, les baies, les fruits, les gommes, les fleurs & les feuilles, on mettra le tout mêlé dans une grande cucurbite de verre ou de grès, on y jettera dessus, le sucre en poudre, le miel blanc & l'eau-de-vie, on bouchera bien le vaisseau, on le placera dans le fumier pour y laisser la matiére en digestion pendant dix jours, ensuite l'on adaptera à la cucurbite, un chapiteau, au bec duquel on attachera avec un fil, le musc enveloppé dans un nouet, on placera un récipient, & ayant exactement luté les jointures, on fera distiller la matiére au bain-marie, on séparera le récipient, on versera l'eau distillée dans un matras qui soit assez grand pour qu'il ne soit rempli qu'à moitié, on adaptera dessus un autre matras, pour en faire un vaisseau de rencontre, on lutera exactement les jointures, on le placera dans le fumier chaud ou au bain-marie, pour faire circuler l'eau pendant deux mois, & l'on aura l'élixir de vie.

Vertus.
Dose.
Il fortifie les parties vitales & la vûë, il est vulnéraire, il excite la semence. La dose en est depuis demi-dragme jusqu'à deux dragmes.

Je trouve dans cette description plusieurs drogues inutiles ou peu nécessaires, qu'on pourroit retrancher, comme le sucre qui reste entiérement au fond de la cucurbite, le miel, les pignons, les amandes, les dattes, les raisins, les figues.

On fait circuler l'eau distillée dans un vaisseau de rencontre pour l'exalter & la rendre plus active, mais on se trompe, car bien loin que l'eau soit rendue meilleure par cette préparation, on en laisse toûjours échapper la partie la plus subtile, soit par les jointures, soit par les pores du verre, & ce qui reste est plus phlegmatique qu'il n'étoit auparavant ; il vaut donc mieux se contenter de faire distiller l'eau ; si l'on veut l'exalter davantage , il ne faut que la rectifier en la faisant distiller de nouveau jusqu'au deux tiers, & rejettant le tiers qui reste comme la partie la plus phlegmatique.

' L'Auteur demande qu'après la distillation, on transpose le vaisseau sur les cendres, & que par un grand feu l'on fasse distiller dans un autre récipient , ce qui pourra s'élever, on aura une eau rougeâtre, trouble & de mauvaise odeur : il veut qu'on la fasse circuler comme la première & qu'on la garde ; il l'estime pour les maladies de la matrice, pour la pleurésie, pour la colique, pour le mal de dents, & pour toutes sortes de fiévres : La dose en est depuis demi-dragme jusqu'à deux dragmes.

Élixir des Trois Ingrédients.	Elixir , *seu* Enchiloma de Tribus.
♃ Des racines d'aunée & d'angélique nouvellement séchées , & des baies de geniévre, aā.　　　　　　　℥ iv.	♃ *Radicum recéns exsiccatarum enulæ campanæ & angelicæ , baccarum juniperi , aā.　　　　　℥ iv.*
Etant coupées & pilées grossiérement , mêlez, & versez dans le matras	*Grosso modo concisa & contusa misce & inde matratio , affunde*
Du meilleur esprit de vin rectifié ,　℔ j. ß.	*Spiritûs vini rectificati ,　℔ j. ß.*
Laissez - les infuser dans un lieu chaud , jusqu'à ce que l'esprit-de-vin soit bien teint. Filtrez-le ensuite , & le gardez pour l'usage.	*Stent in loco calido donec spiritûs saturatim fuerit tinctus, tunc filtra & serva ad usum.*

REMARQUES.

On concassera les ingrédients, on les mettra dans un matras, on versera dessus l'esprit-de-vin , on bouchera bien le matras & on le placera au bain-marie tiede, on y laissera la matiére en digestion, jusqu'à ce que l'esprit-de-vin soit bien teint , ce qui arrivera en trois ou quatre jours, on exprimera alors la matiére fortement sur un linge & on la filtrera, on gardera cette teinture filtrée dans une bouteille bien bouchée ; c'est l'élixir.

Il est propre contre la peste , contre l'asthme, la paralysie, l'apoplexie, la léthargie : La dose en est depuis un scrupule jusqu'à deux dragmes.

Vertus.
Dose.

Élixir Contre la Peste , de Crollius.	Elixir Pestilentiale, Crollii.
♃ Du baume de soufre avec le geniévre & le succin ,　　　　　℥ iv.	♃ *Balsami sulphuris juniperati & succinati ,　　　　　℥ iv.*
De la teinture thériacale avec la myrrhe & le camphre ,　　　　　℥ iij.	*Tincturæ theriacalis myrrhatæ & camphoratæ ,　　　　℥ iij.*
De l'élixir des trois ingrédients ,　℥ j. ß.	*Elixiris de tribus ,　　　℥ j. ß.*
Mêlez le tout , & le laissez en macération au bain-marie bien chaud dans un matras exactement bouché pendant quatorze jours , afin qu'il s'en fasse un mélange intime & exact.	*Misce, & matratio inde exacté claudendo : matratium clausum in balneo mariæ calido depone per quatuordecim dies , ut bene jungantur & uniantur.*

REMARQUES.

Le baume de soufre, qu'on emploiera dans cette opération , aura été fait avec les essences ou huiles de succin & de geniévre en la maniére ordinaire.

La teinture thériacale, myrrhée & camphrée est décrite dans les remarques que j'ai faites sur l'eau thériacale , ensuite de sa description.

On mêlera les trois liqueurs dans un matras assez grand , ensorte qu'il ne ne soit qu'à demi-plein, on le bouchera avec un autre matras dont le col entre dans le sien , on lutera exactement les jointures, on placera le vaisseau dans le fumier chaud , & on laissera les liqueurs en digestion pendant quatorze jours , afin qu'elles circulent & qu'elles se mêlent bien , ensuite l'on délutera les vaisseaux & l'on gardera l'elixir dans une bouteille bien bouchée.

Vertus.   C'est un préservatif & un reméde contre la peste & contre les autres maladies contagieuses, il aide à la respiration, il est bon contre l'asthme , il déterge **Dose.**   les ulcères de la poitrine : La dose en est depuis un scrupule jusqu'à une dragme.

Je trouve cette longue digestion ou circulation assez inutile , puisque les trois liqueurs sont de nature à se mêler & à s'unir très-facilement ensemble.

Élixir d'Aulx.	Elixir Alliatum.
℞ Des aulx bien mondés , N°. xx.	℞ *Allia mundata ,* N°. xx.
Coupez-les , & les écrasez dans un mortier ; mettez-les ensuite dans une cucurbite de verre, & versez par-dessus de l'esprit-de-vin, ensorte qu'il surnage de quatre doigts ; Distillez-les ensuite au bain-marie par plusieurs cohobations, en ajoutant toujours de nouveaux aulx ; enfin ajoûtez dans la derniére distillation	*Incidantur, contundantur in mortario & indantur alembico vitreo , affunde spiritum vini ad quatuor digitorum eminentiam ; destilla ex balneo mariæ per cohobia , semper nova allia addendo , in ultimâ distillatione adde*
Du camphre , enfermé dans un nouet. ʒ j.	*Camphoræ in petia ligatæ ,* ʒ j.

R E M A R Q U E S.

On prendra vingt aulx des plus gros & des plus forts, on en séparera la premiére peau , on les coupera par morceaux, on les écrasera dans un mortier de marbre & on les mettra dans une cucurbite de verre, on versera dessus, de l'esprit-de-vin rectifié jusqu'à la hauteur de quatre doigts, on couvrira la cucurbite de son chapiteau , on lutera exactement les jointures, on adaptera un récipient au bec de l'alambic, & après douze heures de digestion à froid , on fera distiller la liqueur au bain-marie, jusqu'à-ce que l'ail demeure presque sec , on délutera les vaisseaux , on rejettera le marc des aulx qui sera demeuré au fond de la cucurbite, on y en mettra pareille quantité d'autres préparés de même , on versera dessus la liqueur distillée, on laissera encore la matiére en digestion comme auparavant , afin que l'esprit ait le temps de pénétrer la substance des aulx , puis on fera distiller toute la liqueur au bain-marie ; on reïtérera encore une fois la même digestion & distillation ; mais en cette derniére l'on ajoûtera une dragme de camphre lié dans un nouet , on gardera l'esprit distillé dans une bouteille bien bouchée ; c'est l'élixir d'aulx.

Vertu.   Il préserve de la peste, on s'en sert contre les maladies épidémiques : La dose **Dose**   en est depuis demi-dragme jusqu'à deux dragmes.

Élixir de Soufre , d'Ant. Mynsicht.	Elixir Sulphuris , Ant. Mynsicht.
℞ Du sucre candi , ℥ ij.	℞ *Sacchari candi ,* ℥ ij.
De la myrrhe & du safran oriental, aā. ℥ j. ß.	*Myrrha , croci orientalis ,* aā. ℥ j ß.
Du mastic , du benjoin, du petit cardamome & de la cannelle, aā. ℥ j.	*Mastichis , benzoini , cardamomi minoris , cinnamomi ,* aā. ℥ j.
Du suc de réglisse, de la confection alkermes, De la racine d'aunée , aā. ʒ vj.	*Succi glycyrrhizæ , confectionis alkermes , radicis enulæ campanæ ,* aā. ʒ vj.

Des trochifques d'alipta mofchata, ℥ iij.
Pulvérifez les drogues qui ont befoin de cette préparation, mêlez le tout enfuite, & l'humectez d'efprit-de-vin de telle forte qu'il s'en faffe comme une pâte, après cela verfez-y de l'efprit de foufre qui furnage de quatre doigts. Mettez cette matiére en digeftion & en circulation pendant un mois, après quoi la teinture fera féparée par inclination. On ajoûtera enfuite de nouvel efprit fur le marc pour en tirer ce qu'il lui refte de fa qualité, après cela on féparera de nouveau la teinture que l'on mêlera avec la première, & on les gardera ainfi mêlées pour l'ufage.

Trochifcorum aliptæ mofchatæ, ℥ iij.
Pulverifanda pulverentur, omnia mifceantur & humectentur fpiritu vini rectificato, ut fiat quafi pafta : poftea fpiritum fulphuris ad eminentiam quatuor digitorum affunde. Digerantur & circulentur per menfem : tandem quod tinctum & extractum fuerit per inclinationem fepara, materiam in fundo reftantem fpiritu vini extrahe, fepara, ac priori liquori colorato immifce & ad ufum repone.

REMARQUES.

On pulvérifera groffiérement enfemble la cannelle, le cardamome, la racine d'aunée & les trochifques d'alipta mofchata; d'une autre part le benjoin, le maftic, la myrrhe & le fuc de régliffe; d'une autre part le fucre candi, on mêlera les poudres avec le fafran, on en fera une pâte avec la confection alkermès & ce qu'il faudra d'efprit-de-vin, on mettra cette pâte dans un matras, on verfera deffus de l'efprit de foufre jufqu'à-ce qu'il furpaffe la matiére de quatre doigts, on bouchera le matras avec un autre pour faire un vaiffeau de rencontre, on lutera les jointures, on placera le vaiffeau dans le fumier chaud ou bien dans l'eau chaude, pour y laiffer la matiére en digeftion & en circulation pendant un mois; enfuite l'on féparera les vaiffeaux, on verfera par inclination la teinture, & l'on mettra de nouvel efprit-de-vin fur la matiére reftante à la hauteur de quatre doigts; on bouchera le matras & on laiffera le tout en digeftion pendant deux jours, puis on filtrera la teinture, & on la mêlera avec l'autre, ce fera l'élixir de foufre.

Il eft eftimé propre pour les maladies de poitrine, pour déterger les poumons des humeurs groffiéres & vifqueufes qui caufent l'afthme, il fortifie le cœur : La dofe en eft depuis huit gouttes jufqu'à vingt.

Vertus.
Dofe.

Quoique le foufre foit bon pour toutes les maladies de poitrine, l'efprit qu'on en tire étant acide, il ne peut être propre pour les mêmes affections, parce qu'il excite la toux, laquelle fait tellement fecoüer & ébranler les fibres du poumon, qu'il y a lieu de craindre que cette efprit n'y caufe par accident plûtôt de l'inflammation que du foulagement; je ne ferois donc point d'avis qu'on fe fervît de cette préparation pour les maladies de la poitrine.

Élixir Afthmatique, de Zwelfer.

Elixir Afthmaticum, Zwelferi.

℞ De la cannelle & de la femence d'anis, aã. ℥j.
Des feuilles nouvelles de calament, d'hyffope, de fauge, de romarin, aã. ℥ vj. ℈ ij.
Des baies de geniévre, des racines d'iris de Florence & d'aunée, aã. ℥ v. ℈ j.
Du camphre, ℈ j.
Ces drogues coupées & pilées feront mifes dans une cucurbite de verre, & l'on verfera pardeffus
Du meilleur efprit de vin, ℔ ij.

℞ *Cinnamomi, feminis anifi*, aã. ℥ j.
Foliorum recentium calaminthæ, hyffopi, falviæ, rorifmarini, aã. ℥ vj. ℈ ij.
Baccarum juniperi, radicum ireos Florentiæ, enulæ campanæ, aã. ℥ v. ℈ j.
Camphoræ, ℈ j.
Incifis, contufis & cucurbitæ vitreæ immiffis fuperaffundantur
Spiritûs vini optimi, ℔ ij.

De l'eau de rofes,   ℔ ß.

Laiffez le tout en digeftion, puis le diftillez au bain-marie jufqu'à la ficcité des efpéces, ayant mis au bec de l'alambic, dans un nouet,

Du fel ammoniac,   ℈ iv.

Du fafran,   ℈ ij ß.

Du benjoin & du ftorax calamite, aā.   ℈ ij.

On peut laiffer le nouet dans l'eau diftillée pour lui donner lieu de tirer plus parfaitement la qualité des drogues qu'il contient, il eft bon de rendre la liqueur plus agréable, en y mêlant jufqu'à ʒ ij. de quelque fyrop pectoral.

Aquæ rofarum,   ℔ ß.

Factâque digeftione, deftillentur per balneum mariæ ad ficcitatem fpecierum, immiffis alembici roftro in petia ligatis

Salis armoniaci,   ℈ iv.

Croci,   ℈ ij. ß.

Benzoini, ftyracis calamitæ, aā. ℈ ij.

Quæ, peractâ diftillatione, etiam liquori diftillato ad majorem extractionem immergi poffunt, tandem dulcoretur aqua deftillata cum fyrupi alicujus pectoralis   ʒ ij.

REMARQUES.

On pulvérifera groffiérement les ingrédients fecs, on coupera & l'on pilera les herbes dans un mortier, on mettra le tout dans une cucurbite de verre ou de grès, on verfera deffus l'efprit-de-vin & l'eau de rofes, on couvrira la cucurbite de fon chapiteau, on laiffera la matiére en digeftion pendant deux jours, on liera au bec du chapiteau ou dans le col du récipient qu'on adaptera, un nouet où feront enveloppés le fel ammoniac, le fafran, le benjoin & le ftorax, on lutera bien les jointures, & l'on fera diftiller la liqueur au bain-marie ; les gouttes de l'eau en diftillant, tomberont fur le nouet & elles s'empreindront de la fubftance des drogues qui y feront contenues ; mais afin que l'eau diftillée puiffe s'en charger fuffifamment, on la verfera dans une bouteille, au col de laquelle on attachera par un fil le nouet qui y trempera toûjours.

Pour rendre cet élixir plus agréable au goût, on l'adoucira avec deux onces de quelque fyrop pectoral comme avec celui d'hyffope.

Vertus.
Dofe.

Il eft propre pour l'afthme, pour déterger les ulcères du poumon, pour raréfier & diffiper la pituite vifqueufe, pour fortifier le cerveau, pour abattre les vapeurs, pour exciter les mois aux femmes : La dofe en eft depuis une dragme jufqu'à trois.

Cet élixir fera bon principalement dans les pays froids pour des perfonnes de tempéraments phlegmatiques & robuftes ; mais fi on les mettoit en ufage dans les climats chauds ou tempérés pour des perfonnes maigres & fanguines, il y auroit à craindre qu'il n'allumât la fiévre, & qu'il ne caufât plus de mal que de bien, il eft à la vérité néceffaire d'employer des remédes raréfians dans cette maladie pour atténuer ou diffoudre les obftructions qui fe font faites dans les fibres des poumons & du diaphragme, mais on en peut employer des plus doux, ou qui agitent moins la maffe du fang que ceux qui font ici décrits.

Élixir Anti-Epileptique,
de Craton.

℞ Des grains de tilleul cueillis en Automne,   ʒ ij.

Des cendres de petites corneilles tirées de leurs nids, & de tourterelles ; du crâne humain calciné, aā.   ʒ j.

De la fiente de lion,   ʒ ß.

Verfez fur ces drogues de l'efprit-de-vin en telle forte qu'il furnage de trois doigts, laiffez-les en digeftion pendant trois jours, puis filtrez

Elixir Anti-Epilepticum,
Cratonis.

℞ *Granorum tiliæ Autumno collectorum,*   ʒ ij.

Cinerum cornicularum ex nido extractarum, turturum ; cranii humani calcinati, aā.   ʒ j.

Stercoris leonini,   ʒ ß.

Affunde fpiritum vini ad eminentiam digitorum trium, digerantur fimul per tres dies, deindè filtretur tinctura cui

la

la teinture, ajoûtez-y enſuite autant de vin d'Eſpagne que d'eſprit - de - vin, & ℨ iv. de ſucre candi.

Tirez enſuite le ſel par la calcination des féces, & diſſolvez-le dans l'élixir.

adde vini Malvatici tantumdém cum ſpiritu vini, & ſacchari candi, ℨ iv.

Extrahe ſ. a. ſal ex fæcibus calcinatis & diſſolvatur in elixirio.

REMARQUES.

On aura dix huit ou vingt petites corneilles tirées de leurs nids, trois ou quatre tourterelles & environ trois onces de crâne humain, on brûlera & l'on calcinera le tout enſemble, on mêlera les cendres & le crâne humain, on brûlera & l'on calcinera le tout enſemble, on mêlera les cendres & le crâne calciné & réduit en poudre, avec les grains de tilleul cueillis en Automne concaſſés & la fiente de lion, on mettra le mélange dans un matras, on verſera deſſus de l'eſprit-de-vin juſqu'à la hauteur de trois doigts, on bouchera le vaiſſeau, on le placera dans le fumier chaud pour y laiſſer la matiére en digeſtion pendant trois jours, on filtrera enſuite la teinture, & on la mêlera avec un poids égal de malvoiſie; on fera brûler & calciner le marc qui ſera reſté dans le matras, on en tirera le ſel par la leſſive, on diſſoudra ce ſel, & le ſucre candi pulvériſé dans la liqueur en les agitant enſemble dans un mortier de marbre, puis on mettra la diſſolution dans une bouteille, ce ſera l'élixir.

Il eſt propre pour l'épilepſie, pour l'apoplexie, pour la paralyſie, pour la léthargie : La doſe en eſt depuis une dragme juſqu'à trois.

Cette deſcription eſt mal imaginée, car en calcinant les corneilles, les tourterelles & le crâne humain ; on fait diſſiper toute leur vertu, qui conſiſtoit dans le ſel volatil & dans l'huile, de ſorte que l'eſprit-de-vin ne trouve plus rien dans les cendres qu'il puiſſe extraire, & il ne s'empreint que de la ſubſtance des grains de tilleul & de celle de la fiente de lion ; il ſeroit donc beaucoup plus à propos d'employer ici le crâne humain rapé & les oiſeaux plumés & coupés par morceaux : mais comme la plus grande partie du ſel volatil qui en fait la principale qualité, reſteroit dans la cucurbite, & ſeroit conſumé par la calcination qu'on fait du marc, je ſerois d'avis qu'on mît les oiſeaux, le crâne humain & la fiente de lion dans une cornue, & que par un feu gradué on en tirât l'eſprit & le ſel volatil, comme on tire celui de la vipère ; qu'on mêlât cet eſprit & ce ſel volatil rectifiés avec l'eſprit de-vin empreint de la ſubſtance des grains de tilleul, & le vin d'Eſpagne, pour faire de ce mélange l'élixir. Par ce moyen on auroit ramaſſé les ſubſtances volatiles des mixtes, qui ſont les plus propres pour fortifier le cerveau, & par conſéquent pour remédier à l'épilepſie. Pour ce qui eſt du ſel fixe, outre qu'il ne ſerviroit pas ici de grand' choſe, on en tire ſi peu des animaux, que je ne crois pas qu'on eût ſeulement quinze grains de ce qui reſte dans la cucurbite après la diſtillation.

Le ſucre candi n'eſt pas non plus fort néceſſaire dans cette opération, mais ſi l'on veut en diſſoudre dans l'élixir pour le rendre moins dégoûtant, il n'y a rien qui en empêche.

Elixir Epileptique, d'Ereyen.

♃ De l'eſprit de coraux & de tartre, aā.
ℨ iij. ß.
Du ſel volatil de crâne humain, de ſang humain & de ſuccin, aā. Ɔ ij.

Elixir Epilepticum, Ereyen.

♃ *Spiritûs corallorum & tartari, aā.*
ℨ iij. ß.
Salis volatilis cranii humani, ſanguinis humani, & ſuccini, aā. Ɔ ij.

Vertus.
Doſe.

Mêlez-les, & les laissez en digestion pendant quatorze jours.	*Misce, stent in digestione per quatuor decim dies.*

REMARQUES.

On dissoudra les sels volatils dans les esprits de corail & de tartre, on mettra la dissolution dans un petit matras, on le bouchera exactement, & on laissera le tout en digestion pendant quatorze jours, on le gardera; c'est l'élixir épileptique.

Vertus.   Il est propre pour fortifier le cerveau, pour purifier le sang, pour faire suer, pour résister à la malignité des humeurs, on s'en sert dans l'épilepsie &

Dose.   dans les autres maladies du cerveau : La dose en est depuis dix gouttes jusqu'à trente.

Esprit de corail.   Pour faire l'esprit de corail, il faut mêler ensemble deux parties de terre sigillée en poudre, & une partie de sel de corail, imbiber le mélange & en faire une pâte avec d'autre sel de corail réduit en liqueur par l'humidité de la cave où on l'aura laissé exposé dans une terrine ; on mettra cette pâte par petites boules dans une cornue, on placera la cornue dans un fourneau de réverbère, on y adaptera un grand récipient, on lutera exactement les jointures ; & par un feu gradué & bien fort sur la fin, on fera distiller une liqueur qu'on appelle *esprit de corail* : ce n'est autre chose que du vinaigre dont les pointes ont été détruites ou rompues par l'alkali du corail pendant la dissolution & la distillation, car le corail reste en substance dans la cornue, c'est pourquoi on ne doit pas attendre un grand effet de cet esprit.

L'esprit de tartre, le sel de corail & les sels volatils, sont décrits dans mon *Livre de Chymie.*

Il me paroît fort inutile de mettre en digestion les sels volatils pendant quatorze jours avec les esprits, puisque ces sels se dissolvent facilement & en peu de temps.

Les esprits de corail & de tartre sont des liqueurs de peu de vertu, on peut dire même que, comme ils contiennent quelque peu d'acide, ils diminuent la qualité alkaline & volatile des sels : je préférerois donc à ces esprits, pour cette opération, les eaux impériale & de fleurs d'orange ; & voici comme je voudrois réformer cette opération.

Elixir Epileptique, Réformé.	Elixir Epilepticum, Reformatum.
℞ Des eaux impériale & de fleurs d'orange, aa. ℥ iij. ß.	℞ *Aquarum imperialis & florum aurantiorum,* aa. ℥ iij. ß.
Dissolvez des sels volatils de crâne humain, de sang humain & de succin, aa. ℈ ij.	*In quibus dissolve salium volatilium cranii humani, sanguinis humani & succini,* aa. ℈ ij.
Faites-en un élixir.	*Fiat elixir.*

Elixir Epileptique, de Crollius.	Elixir Epilepticum, Crollii.
℞ Du vitriol calciné à blancheur, imbibez-le d'esprit-de-vin, pour en faire une masse, ensuite	℞ *Vitriolum ad albedinem aut flavedinem calcinatum, imbibe spiritu vini ut fiat massa, tùm*
℞ De cette masse, ℔ j. ß.	℞ *Hujus massæ,* ℔ j. ß.
De la rapure de crâne humain ; du gui de chê-	*Rasura cranii humani ; visci quercini,*

ne, de l'ongle d'élan, & des grains de pivoine, aā. ℥ j.

Coupez & pilez ces drogues, après cela distillez-les par la retorte à un feu gradué.

Rectifiez ensuite ℔ j. de cette liqueur au bain-marie, sur

Des fruits d'anacarde, ℥ vj.
Du castoréum, & de la poudre de *diamoschi* doux, aā. ℥ ß.
Ajoûtez-y ensuite
D'esprit-de-vin, ℔ iv.
Du sel de pivoine, des liqueurs de sel de perles & de coraux, aā. ℥ j.
Des huiles d'anis & de succin, aā. ℈ ij.
Mêlez le tout, & le laissez en digestion au bain-marie pendant un mois.

ungulæ alcis, granorum pæoniæ, aā. ℥ j.

Omnia scindantur & tundantur, posteà mixta destillentur per retortam gradatim.

Hujus egressi liquoris ℔ j. rectificetur in balneo mariæ, supra

Fructuum anacardiorum, ℥ vj.
Castorei, pulveris diamoschi dulcis, aā. ℥ ß.
Posteà adde
Spiritûs vini, ℔ iv.
Salis pæoniæ, liquoris salis perlarum & corallorum, aā. ℥ j.
Oleorum anisi & succini, aā. ℈ ij.
Misce, & digere in balneo mariæ per mensem.

REMARQUES.

On mettra trois livres de vitriol verd d'Angleterre dans un pot de terre commune, lequel ne soit point vernissé en dedans, on placera le pot dans un fourneau entre les charbons allumés, le vitriol se liquéfiera par la chaleur, & il bouillira jusqu'à ce que le phlegme en étant évaporé, il se réduise en une masse blanche tirant sur le jaune. On retirera alors le pot de dessus le feu ; quand il sera refroidi on le cassera avec un marteau, pour en séparer le vitriol, on pulvérisera subtilement ce vitriol calciné, & on le réduira en pâte avec une quantité suffisante d'esprit-de-vin, on pésera une livre & demie de cette pâte, on y mêlera le crâne humain & l'ongle d'élan rapés, le gui de chêne & la graine de pivoine battus en poudre grossière ; on fera entrer le mélange par petites boules dans une cornue lutée qui soit assez grande pour qu'un tiers en demeure vuide ; on placera cette cornue dans un fourneau de réverbère, on y adaptera un grand récipient ou balon, on lutera exactement les jointures, on donnera dessous un petit feu pendant quelques heures pour échauffer insensiblement la cornue & pour faire distiller l'esprit-de vin ; on augmentera ensuite le feu par dégrés, & on le continuera jusqu'à ce qu'il ne sorte plus rien de la cornue. On prendra une livre de cette liqueur distillée, on la versera dans une cucurbite de verre ou de grès, & l'on y mêlera les anacardes, le castoréum pulvérisé grossiérement & la poudre *diamoschi* ; on fera distiller ou rectifier la liqueur au bain-marie, on mêlera ce qui sera distillé avec les quatre livres d'esprit-de-vin, le sel de pivoine, les huiles de succin & d'anis, les liqueurs de corail & de perles qu'on aura faites, en exposant dans un vaisseau de verre ou de terre les sels de corail & de perles, on mettra le mélange dans un grand matras, qu'on bouchera avec un autre matras dont le col entrera dans celui-ci, c'est ce qu'on appelle *vaisseau de rencontre* ; on lutera exactement les jointures, & l'on placera le vaisseau au bain-marie tiéde pendant un mois, afin que les liqueurs & le sel s'unissent exactement, puis on versera l'élixir dans une bouteille bien bouchée, qu'on gardera au besoin.

Il est propre pour l'épilepsie & pour les autres maladies du cerveau : La dose en est depuis une dragme jusqu'à trois.

Il n'y a que l'esprit sulfureux du vitriol qui entre dans cet élixir, car on ne fait pas un feu assez fort ni assez long pour faire sortir l'esprit acide, qui d'ailleurs boit inutile dans cette opération.

Vertus.
Dose.

S f ij

Les fels volatils de crâne humain & de l'ongle d'élan font les principaux ingrédiens de ce reméde, mais il fort avec eux beaucoup d'huile qui rendroit la liqueur défagréable à la vûe, au goût & à l'odorat, fi on ne la rectifioit ; on fépare donc par la diftillation cette huile craffe, car elle refte au fond de la cucurbite avec le marc des drogues pendant que ce qu'il y a de plus volatil, de plus effentiel & de plus clair, monte par l'alambic ; on ne fe fert ici que de la chaleur du bain-marie, afin qu'il ne s'éléve que le plus volatil.

Les liqueurs des fels de perles & de corail me paroiffent fort inutiles dans cet élixir, où l'on n'a point befoin d'aftringens.

<table>
<tr><td>

Elixir Anti-Epileptique, Excellent.

</td><td>

Elixir Anti-Epilepticum, Infigne.

</td></tr>
<tr><td>

♃ De l'opium coupé par petits morceaux, ℔ ß.

Mettez-le dans un matras, & verfez par-def-fus de l'efprit-de-vin qui furnage de quatre à cinq doigts, bouchez exactement le vaiffeau, & laiffez cette matiére en digeftion pendant trois jours dans un lieu chaud ; après cela fai-tes-en la diftillation au bain-marie, & vous en tirerez un efprit fort limpide, alors

♃ De cet efprit & de celui de tête humaine, aã. parties égales.

Mêlez-les, & les laiffez en circulation pen-dant deux jours, puis gardez la liqueur pour l'ufage.

</td><td>

♃ *Opii minutim incifi,*   ℔ ß.

Inde matratio & fuperaffunde fpiritum vini ad eminentiam quatuor aut quinque digitorum, tunc vafe diligenter obtura-to, digerantur fimul per triduum loco te-pido, deindè deftillentur per alembicum vitreum balneo mariæ, habebis fpiritum clarum, tùm

♃ *Hujus fpiritûs & fpiritûs capitis humani ana partes æquales.*

Mifceantur & circulentur per biduum, tandem fervetur liquor.

</td></tr>
</table>

R E M A R Q U E S.

On coupera l'opium par petits morceaux, on le mettra dans un matras, & l'on verfera deffus de l'efprit-de-vin, en forte qu'il furpaffe la matiére de quatre ou cinq doigts, on bouchera exactement le matras & on le placera en un lieu chaud pour y laiffer la matiére en digeftion pendant trois jours, on verfera en-fuite toute la matiére dans une cucurbite de verre ou de grès, on y adaptera un chapiteau avec fon récipient, & ayant exactement luté les jointures, on fera diftiller la liqueur au bain-marie.

On mêlera dans un matras l'efprit diftillé, avec un égal poids d'efprit de tête d'homme, dont j'ai donné la defcription dans mon *Livre de Chymie* ; on joindra à ce matras un autre matras, pour faire un vaiffeau de rencontre, on lutera exactement les jointures, & ayant pofé le vaiffeau fur le fable, on donnera deffous un petit feu de digeftion, pour faire circuler la liqueur pendant deux jours ; puis l'élixir fera achevé, on le gardera dans une bouteille bien bouchée.

Gouttes d'Angle-terre.

Plufieurs tiennent que c'eft ce qu'on appelle *gouttes d'Angleterre* ; quoiqu'il en foit, il en a les vertus.

Vertus. Dofe.

Il eft propre pour l'épilepfie, pour la paralyfie, pour le délire, pour l'apo-plexie, pour les vapeurs, pour le fcorbut, pour réfifter au venin, pour exciter la fueur, pour le hoquet, pour concilier le fommeil, pour calmer les douleurs: La dofe en eft depuis quatre gouttes jufqu'à vingt.

L'efprit-de-vin dans la diftillation enléve avec lui les parties les plus volatiles de l'opium, lefquelles produifent un fort bon effet dans cet élixir, car elles font fudorifiques & un peu fomniféres.

On met circuler les deux liqueurs enfemble, afin qu'elles fe mêlent & s'u-niffent intimement.

Si l'on n'avoit point d'esprit de tête d'homme, on pourroit lui substituer de l'esprit de corne de cerf, ou de celui de vipère.

L'opium, qui reste au fond de la cucurbite après la distillation, n'est pas à rejetter; on peut encore en tirer un bon extrait en la maniére que j'ai décrite dans mon *Traité de Chymie.*

Elixir Fébrifuge, d'Ant. Mynſicht.	Elixir Febrile, Ant. Mynſicht.

℞ De la poudre fébrifuge d'A. Mynſicht, ʒ iij.

Du poivre long, du girofle, de la noix muſcade, aã. ʒ j.

De la petite centaurée, du chardon-bénit & de l'abſinthe, aã. man. vj.

De la quinte-feuille & de la rue, aã. man. iij.

Verſez de l'eſprit-de-vin ſur ces drogues pour en tirer la teinture, & à meſure que cet eſprit ſera teint, on l'ôtera & on en verſera d'autre; ce que l'on réïtérera juſqu'à ce que toute la teinture & l'eſſence ſoit tirée; enfin mettez toute la teinture au bain-marie, faites-en diſtiller la moitié, & l'eſprit & l'eſſence qui reſteront dans la cucurbite ſeront gardés dans une phiole bien bouchée.

℞ *Pulveris febrifugi A. Mynſicht,* ʒ iij.

Piperis longi, caryophyllorum, nucis moſchatæ, aã. ʒ j.

Herbarum centaurii minoris, cardui benedicti, abſinthii, aã. man. vj.

Quinquefolii, rutæ, aã. m. iij.

Pulverata & mixta extrahantur ſpiritu vini, tinctum ſpiritum aufer & recentem affunde tandiu, donec omnis tinctura & eſſentia extracta ſit; ultimò ſpiritum vini in balneo mariæ, ad medietatem ſeu oleitatem abſtrahe, & remanentem ſpiritum unà cum eſſentiâ in vaſe vitreo bené clauſo ad uſum reſerva.

R E M A R Q U E S.

On pulvériſera groſſiérement le poivre long, la muſcade & le girofle, on pilera bien les herbes dans un mortier, on mêlera le tout enſemble avec la poudre fébrifuge, on mettra le mélange dans une cucurbite de verre d'étroite embouchure, on verſera deſſus de l'eſprit-de-vin à la hauteur de quatre doigts, on bouchera exactement le vaiſſeau, on le mettra dans le fumier ou au bain-marie tiéde, agitant la matiére de temps en temps, juſqu'à ce que l'eſprit-de-vin ſe ſoit chargé d'une forte teinture, on filtrera la liqueur, & l'on mettra de nouvel eſprit-de-vin ſur le marc, pour achever de tirer la teinture des ingrédients; on laiſſera la matiére en digeſtion comme auparavant; puis on filtrera la teinture, on la mêlera avec la premiére, & ayant mis ces liqueurs dans une cucurbite de verre, on y adaptera un chapiteau avec ſon récipient, on lutera les jointures, & l'on en fera diſtiller environ la moitié, ce ſera de l'eſprit-de-vin; on gardera ce qui reſtera dans la cucurbite dans une phiole bien bouchée, c'eſt l'élixir fébrifuge.

L'Auteur prétend qu'il guérit toutes ſortes de fiévres, il eſt bon contre l'hydropiſie, & contre la mélancolie hypocondriaque : La doſe en eſt depuis une dragme juſqu'à deux.

L'eſprit-de-vin diſtillé ou tiré de la teinture ſera empreint des parties les plus volatiles & les plus eſſentielles des ingrédients, il eſt propre pour la paralyſie, pour l'épilepſie, pour les fiévres intermittentes : La doſe en eſt depuis une dragme juſqu'à deux.

Elixir de Citron.	Elixir Citri.

℞ Des écorces extérieures de citron nouvelles, ſéparées de leur partie blanche, ℔ ß.

De l'eau-de-vie, ℔ ij.

℞ *Corticum exteriorum citri recent. ab albicante medullâ ſeparatorum,* ℔ ß.

Aquæ vitæ, ℔ ij.

<table>
<tr><td>

Laiffez-les quelque temps en macération, & les diftillez enfuite jufqu'à ce que le phlegme commence à monter, après cela ajoûtez à cet efprit,

Du fuc de citron épuré,   ℥ iij.
De la teinture de fafran,   ℥ ß.
Faites-en un élixir.

</td><td>

Macerentur aliquandiù, poftea deftillentur donec phlegma ftillare incipiat, huic fpiritui adde

Succi citri depurati,   ℥ iij.
Tinctura croci,   ℥ ß.
Fiat elixir.

</td></tr>
</table>

REMARQUES.

On prendra de l'écorce extérieure de citron nouvellement féparée & purifiée de fa partie blanche qui eft la moins fpiritueufe, on la coupera bien menue & on la mettra dans une curcubite de verre ou de grès, on verfera deffus l'eau-de-vie, on couvrira le vaiffeau de fon chapiteau, on y adaptera un récipient, & après trois ou quatre jours de digeftion on fera diftiller l'humidité au feu de fable jufqu'à ce qu'il ne refte qu'environ le quart de la liqueur au fond de la cucurbire, ce qui fera la partie la plus plegmatique. On mêlera dans l'eau diftillée le fuc de citron, qu'on aura auparavant bien dépuré & filtré, & la teinture de fafran faite dans l'efprit-de-vin, on aura l'élixir de citron, qu'on gardera dans une bouteille bien bouchée.

Quelques-uns y ajoûtent du fucre pour le rendre plus agréable au goût, on peut même le parfumer avec quelques grains de mufc & d'ambre.

Vertus.
Dofe.
Il réjouit & fortifie le cœur, il réfifte au mauvais air & à la malignité des humeurs, on s'en fert dans le temps de pefte : La dofe en eft depuis une dragme jufqu'à fix.

La teinture de fafran eft mife ici principalement pour donner à la liqueur une couleur de citron, mais elle lui communique auffi une vertu cordiale.

Quelques uns retranchent de cette defcription le fuc de citron, ce que je trouve affez à propos, parce que cet acide fixe en quelque manière les volatils du reméde, & empêche qu'il n'agiffe fi bien qu'il feroit, car fon principal effet eft d'agiter les efprits, d'augmenter un peu le mouvement du fang, de raréfier les humeurs trop groffiéres, & de les chaffer par la tranfpiration.

L'eau-de-vie qui eft fulfureufe eft très-convenable pour extraire la fubftance huileufe ou effentielle de l'écorce de citron, dont la diftillation enleve la partie la plus fpiritueufe ; mais j'eftime qu'on rendroit l'élixir au moins auffi falutaire, fi l'on fe contentoit de tirer une forte teinture d'écorce de citron dans de l'eau-de-vie fans la faire diftiller.

<table>
<tr><td>

Elixir Camphré d'Hartman, ou *Efprit-de-Vin Camphré.*

℞ De l'efprit-de-vin rectifié,   ℔ j.
Du camphre,   ℥ j. ß.
Du fafran Oriental,   ℈ ß.

Après avoir pilé le camphre, il faut le diffoudre dans l'efprit-de-vin, puis y mettre le fafran fufpendu dans un nouet, afin de donner à l'efprit une teinture dorée.

</td><td>

Elixir Camphoræ, Hartmanni, feu Spiritus Vini Camphoratus.

℞ *Spiritûs vini rectificati,*   ℔ j.
Caphuræ,   ℥ j. ß.
Croci Orientalis,   ℈ ß.
Contufa priùs camphora folvatur fine igne in fpiritu vini, appende crocum in nodulo ut fiat fpiritus aurei coloris.

</td></tr>
</table>

REMARQUES.

On mettra le camphre brifé par p[illegible] dans un matras, on verfera deffus l'efprit de vin, on bouchera [illegible] on l[illegible] le temps

en temps jufqu'à ce que le camphre foit diffous, on verfera la diffolution dans
une bouteille qu'on bouchera exactement ; ce fera l'élixir de camphre ou l'efprit
de-vin camphré. Si on lui veut donner une couleur dorée, on enveloppera demi-
fcrupule de fafran dans un nouet qu'on attachera par un fil au col de la bouteille,
& qu'on laiffera infufer fufpendu dans la liqueur.

Cet élixir eft propre contre la pefte, pour préferver du mauvais air, pour   Vertus.
les maladies hyftériques, pour l'apoplexie, pour l'épilepfie : La dofe en eft   Dofe.
depuis fix gouttes jufqu'à vingt.

Comme cette opération n'eft proprement qu'une diffolution de camphre dans
de l'efprit de vin, on peut fe réferver à la réparer fur le champ, quand on en
aura befoin, car le camphre étant une matiére toute fulfureufe, il fe diffout en
peu de temps dans l'efprit de vin, qui eft un foufre raréfié ; on peut même faire
cette diffolution en un moment de temps dans un mortier. La couleur dorée
que le fafran lui donne n'eft néceffaire ni effentielle, mais fi l'on veut lui communiquer quelque vertu du fafran, quand on le prépare fur le champ, on y
peut mêler de la teinture de cette fleur faite dans de l'efprit-de-vin en la quantité qu'on voudra.

Elixir de Pivoine, d'Ant. Mynficht.	*Elixir Pœoniæ, Ant. Mynficht.*

♃ Des racines de ricin, d'angélique, & de pyréthre, aā. ℥ j.	♃ *Radicum palmæ Chrifti, angelicæ, pyrethri, aā.* ℥ j.
Du gui de chêne, de la femence de fenouil & de l'anacarde, aā. ʒ vj.	*Vifci quercini, feminis fœniculi, anacardi, aā.* ʒ vj.
Des fleurs de romarin, de ftœchas Arabique & de lavande, aā. ʒ iij.	*Florum rorifmarini, ftachados Arabicæ, lavendulæ, aā.* ʒ iij.
De l'ongle d'élan rapé, du crâne humain rapé, & du caftoréum, aā. ʒ j. ß.	*Ungulæ alcis rafæ, cranii humañi rafi, caftorei, aā.* ʒ j. ß.
De la marjolaine féche, man. j.	*Majoranæ ficcæ,* man. j.
De l'efprit-de-vin rectifié, ℔ ij.	*Spiritûs vini rectificati,* ℔ ij.
Ces drogues coupées & pilées feront mifes en infufion pendant quatorze jours dans un vaiffeau de verre bien bouché, qui reftera dans un lieu chaud ; diftillez-les enfuite au bain-marie, puis ajoûtez à la liqueur diftillée	*Incifa & contufa infundantur in vafe vitreo benè tecto in loco tepido per quatuordecim dies, poftea per alembicum deftilla balneo mariæ & liquori deftillato adde*
Des racines, des fleurs & de la femence de pivoine, aā. ℥ ſ.	*Radicum, florum, feminis pæoniæ, aā.* ℥ j.
De la poudre des efpéces *diamofchi doux*, & *diaxyloaloës*, aā. ℥ ß.	*Pulveris diamofchi dulcis & diaxyloaloes, aā.* ℥ ß.
Mêlez le tout, & le laiffez en digeftion pendant un mois, agitant fouvent le vaiffeau où les matiéres font contenues ; après cela filtrez la teinture, & féparez-en la moitié ; puis prenez ℔ j. de celle qui reftera, & y ajoûtez	*Mifceantur, & digerantur leni calore per menfem, fæpiùs agitando, poftea filtra tincturam & ad medietatem faltem abftrahe, reliquum maneat cujus recipe* ℔ j. *& adde*
De l'efprit de vitriol rectifié & imprégné de cinnabre naturel, ℥ iv.	*Spiritûs vitrioli rectificati & à cinnabari nativâ priùs fpagiricè imprægnati,* ℥ iv.
Du fel de pivoine, ʒ j. ß.	*Salis pæoniæ,* ʒ j. ß.
Mêlez le tout & laiffez-le en digeftion & circulation pendant huit jours.	*Mifceantur, digerantur & circulentur per octiduum.*

REMARQUES.

On coupera & l'on concaſſera les ingrédients, on les mettra enſemble dans une cucurbite de verre, on verſera deſſus l'eſprit de vin, on bouchera exacte-ment le vaiſſeau, & on le placera dans le fumier ou au bain-marie tiéde pour laiſſer la matiére en digeſtion pendant quatorze jours, on débouchera enſuite la cucurbite & en même temps on la couvrira de ſon chapiteau, on y adaptera un récipient, on lutera exactement les jointures, & l'on fera diſtiller au bain-marie toute l'humidité. On mettra infuſer pendant un mois dans de l'eau diſtillée, en un lieu chaud, la racine, la fleur, la ſemence de pivoine & les poudres dans un matras bien bouché, le remuant ſouvent ; enſuite l'on filtrera la teinture, & l'on en fera diſtiller environ la moitié qu'on gardera à part. On prendra une livre de la liqueur qui ſera reſtée dans la cucurbite, on y mêlera une dragme & demie de ſel de pivoine, & quatre onces d'eſprit de vitriol rectifié, où l'on aura auparavant mis en digeſtion pendant un jour une once de cinnabre naturel réduit en poudre ſubtile, on mettra le mélange dans un vaiſſeau de rencontre, & par une douce chaleur on fera circuler la liqueur pendant huit jours, puis on la verſera dans une bouteille qu'on bouchera exactement ; c'eſt l'élixir de pivoine.

Vertus.
Doſe.   Il eſt propre pour l'épilepſie & pour les autres maladies du cerveau, comme le vertige, la paralyſie, l'apoplexie, la léthargie : La doſe en eſt depuis dix gouttes juſqu'à trente.

L'eſprit-de-vin, qu'on ſépare par diſtillation de la derniére teinture, contient les parties les plus volatiles & les plus eſſentielles des ingrédients : je n'approuve point cette ſéparation ; j'eſtime qu'il vaudroit mieux ne la point faire, mais ſe contenter de filtrer la teinture après un mois de digeſtion, & la mêler avec l'eſprit de vitriol empreint du cinnabre naturel & le ſel de pivoine, pour les mettre enſuite circuler enſemble.

Elixir Contre la Syncope,		Elixir Syncopticum.	
♃ De l'écorce extérieure de citron,	℔ ß.	♃ *Corticis exterioris citri,*	℔ ß.
Du ſucre candi diſſous dans le vinaigre ro-ſat,	℥ iv.	*Sacchari candi in aceto roſato ſoluti,*	℥ iv.
Du ſafran oriental,	ℨ vj.	*Croci orientalis,*	ℨ vi.
De l'antidote orvietan,	℥ ß.	*Antidoti orvietani,*	℥ ß.
Des confections d'hyacinthe, & alkermes, aā.	ℨ ij.	*Confectionum de hyacintho, & alker-mes, aā.*	ℨ ij.
Du ſuc de limons épuré,	℔ j.	*Succi limonum depurati,*	℔ j.
Des eaux de roſes,	℥ ix.	*Aquarum roſarum,*	℥ ix.
De méliſſe,	℔ ß.	*Meliſſæ,*	℔ ß.
Des trois fleurs cordiales, de fleurs de ſouci, de muguet & de ſolaire, aā.	℥ iv.	*Florum trium cordialium, calendulæ, lilii convallium, roris ſolis, aā.*	℥ iv.
D'œillets,	℥ iij.	*Tunicæ,*	℥ iij.

Mettez toutes les drogues en digeſtion dans un matras bien bouché, que vous laiſſerez dans le fumier de cheval pendant quinze jours ; après cela diſtillez-les au bain-marie, y mêlant ℈ iv. de poudre *diambra.*

Digerantur omnia in matratio luto te-naci ſigillato in ſtercore equino per quinde-cim dies, deindé in balneo mariæ deſtil-lentur admiſcendo pulveris diambræ, ℈ iv.

REMARQUES.

REMARQUES.

On prendra de l'écorce extérieure des citrons féparée de la partie blanche, on la coupera menu, on la mettra avec le fafran dans un matras , on diffoudra dans le fuc de limons & dans les eaux diftillées les confections & l'orviétan. On fera fondre dans deux ou trois onces de vinaigre rofat le fucre candi , on verfera les diffolutions dans le matras , on le bouchera exactement , & on le placera dans le fumier pour y laiffer la matiére en digeftion pendant quinze jours , on verfe a enfuite l'infufion dans une cucurbite de verre ou de grès , on y adaptera un chapiteau avec fon récipient, dans lequel on aura mis la poudre diambra enveloppée dans un nouet, on lutera bien les jointures, & l'on fera diftiller la liqueur au bain-marie.

Cet élixir eft bon contre la défaillance de cœur ou fyncope, contre l'apoplexie : La dofe en eft depuis deux dragmes jufqu'à une once & demie.

Le fucre candi eft inutile dans cette compofition, parce qu'il n'en monte rien par la diftillation, il refte en fubftance au fond de la cucurbite ; fi l'on veut l'employer utilement, il faut le réferver pour le diffoudre dans l'élixir, quand il fera achevé, il fervira à lui donner un goût agréable.

Vertus.
Dofe.

Elixir de Vitriol de Vénus, d'Ant. *Mynficht.*	Elixir Vitrioli Veneris, Ant. Mynficht.

♃ Du fucre candi blanc,	℥ iij.	♃ *Sacchari candi albi,*	*℥ iij.*	
Du petit galanga,	℥ j. ß.	*Galangæ minoris,*	*℥ j. ß.*	
Du calamus odorant,	℥ j.	*Calami aromatici,*	*℥ j.*	
De la menthe crêpée & de la fauge, aã. ℥ ß.		*Menthæ crifpæ, falviæ, aã.*	*℥ ß.*	
De la cannelle, du girofle & du gingembre, aã. ℥ iij.		*Cinnamomi, caryophyllorum, zingiberis, aã.*	*℥ iij.*	
De la noix mufcade, & des cubébes, aã. ℥ ij.		*Nucis mofchatæ, cubebarum, aã. ℥ ij.*		
Du bois d'aloës & de l'écorce de citron, aã. ℥ j.		*Ligni aloes, corticis citri, aã.*	*℥ j.*	

Pulvérifez les drogues & humectez-les enfuite avec ce qu'il faudra d'efprit-de-vin pour les réduire en confiftance de miel ; mettez enfuite ce mélange dans un matras, & verfez par-deffus de l'efprit de vitriol de Vénus, jufqu'à ce qu'il furnage de quatre doigts.

Laiffez le tout en digeftion pendant trois femaines ou un mois : Enfin verfez la teinture par inclination, & la filtrez.

Verfez après cela fur la matiére reftée au fond du matras de l'efprit-de-vin ce qu'il fera néceffaire pour tirer le refte de la teinture, laquelle étant tirée fera filtrée comme la premiére. On mêlera ces teintures, & pour qu'elles acquiérent plus de vertus, on les fera circuler pendant quatorze jours au bain-marie, puis on gardera l'élixir pour l'ufage.

Pulverentur & fpiritu vini humectentur ut fiat mixtura mellis inftar, mitte illam in matratium & fuperaffunde fpiritum vitrioli Veneris ad quatuor digitorum eminentiam.

Digerantur per tres aut quatuor feptimanas ; tandem tincturam per inclinationem aufer & filtra.

Super relictam autem in fundo materiam, fpiritum vini fuffunde & ulterius f. a. Spagiricam effentiam extrahe ; poftea tincturæ extractiones mixtas, majoris efficaciæ ergo, per quatuordecim dies adhuc in balneo mariæ circula & ad ufum referva.

REMARQUES.

On pulvérifera groffiérement les ingrédients, on les mettra dans un matras, on verfera deffus de l'efprit-de-vin pour en faire une pâte liquide, on y ajoûtera de

Tome II.   T t

l'esprit de Vénus à la hauteur de quatre doigts, on bouchera bien le matras ʒ & on le placera dans le fumier pour y laisser la matiére en digestion trois ou quatre semaines, ensuite l'on versera par inclination la teinture, & on la filtrera ; on mettra de l'esprit-de-vin sur la matiére restante pour achever d'en tirer la teinture, qu'on filtrera comme l'autre, on mêlera ces teintures ensemble, & on les fera circuler dans un vaisseau de rencontre au bain-marie pendant quatorze jours, puis on gardera la liqueur dans une bouteille bien bouchée, c'est l'élixir de vitriol.

Vertus.
Dose. On l'estime pour fortifier l'estomac & le cerveau, on s'en sert dans l'épilepsie & dans les autres maladies du cerveau : La dose en est depuis demi-scrupule jusqu'à demi-dragme.

On trouvera dans mon *Livre de Chymie*, la description de l'esprit de vitriol de Vénus.

Elixir Néphrétique.	Elixir Nephriticum.
℞ Des semences de melons & de courges, des fleurs de genêt & de buglose, aa. ʒ j.	℞ Seminis melonum & cucurbitæ, florum genistæ, buglossi, aa. ʒ j.
Des noyaux d'avelines, N°. iv.	Nucleos avellanarum, N°. iv.
Des baies de myrtilles, de lierre, d'alkékenge & de genièvre, aa. ℈ ij.	Baccarum myrtillorum, hederæ, alkekengi, juniperi, aa. ℈ ij.
De l'adiante, de la véronique, & du petit houx, aa. man. j.	Herbarum adianti, veronicæ, rusci, aa. man. j.
Des racines de souchet, de pimprenelle, d'arrête-bœuf, aa. ℥ ß.	Radicum cyperi, pimpinellæ, ononidis aa. ℥ ß.
Du suc de limons, ʒ ij.	Succi limonum, ʒ ij.
De l'esprit-de-vin, autant qu'il en faudra.	Spiritûs vini rectificati, q. s.
Laissez-les en infusion dans la cave.	Fiat infusio in cellâ subterraneâ.

REMARQUES.

On concassera bien les ingrédients, on les mettra dans un matras, on versera dessus le suc de limons dépuré & de l'esprit-de-vin à la hauteur de quatre doigts, on bouchera exactement le vaisseau & on le placera à la cave pour y laisser la matiére en digestion sept ou huit jours : ensuite l'on filtrera la teinture & on la gardera ; c'est l'élixir néphrétique.

Vertus.
Dose. Il est propre pour ouvrir les conduits de l'urine, pour faire jetter le sable & la pierre, on s'en sert dans la colique néphrétique : La dose en est depuis une dragme jusqu'à deux.

La vertu des ingrédients, qui entrent dans la composition de cet élixir, consiste dans leur sel, que l'esprit-de-vin, qui est un dissolvant sulfureux, ne peut dissoudre : ainsi je serois d'avis qu'au lieu de ce menstrue on employât le vin blanc qui est salin & sulfureux, & qu'on augmentât la dose de l'élixir, enforte qu'on en donnât depuis demi-once jusqu'à deux onces.

Elixir, ou *Essence Anti-Hystérique, de le Mort.*	Elixir, *seu* Essentia Antihysterica, Jacobi le Mort.
℞ Du castoréum & de l'assa-fœtida, aa. ℥ ß.	℞ Castorei optimi, assæ fœtidæ, aa. ℥ ß.
De l'huile distillée de succin, ʒ j.	Oleorum stillat. succini, ʒ j.
De sabine, ʒ ß.	Sabinæ, ʒ ß.

De rue & de camphre, ʒj.

De l'esprit-de-vin bien rectifié, ℥ x.
Laissez le tout dans une lente digestion, après cela distillez-les, puis versez sur les féces l'esprit distillé, y ajoûtant de l'esprit de corne de cerf rectifié, ℥ ij.
Distillez-en de nouveau environ la moitié, que vous garderez pour l'usage.

Rutæ, camphoræ, aã. ʒj.

Spiritûs vini optimè rectificati, ℥ x.
Digerantur leniter simul, dein destillentur, facibus reaffunde spiritum abstractum, addendo spiritûs cornu cervi rectificati, ℥ ij.
Distilla denuò ad medias : spiritus destillatus servetur usui.

R E M A R Q U E S.

On concassera grossiérement le castoréum & l'assa-fœtida, on les mettra dans un matras, on versera dessus les huiles distillées & l'esprit-de-vin rectifié, on bouchera exactement le matras, & on le placera dans un bain marie tiéde, pour y laisser la matiére en digestion pendant trois jours, ensuite on versera le tout dans une cucurbite de verre, on y adaptera un chapiteau & un récipient, on lutera exactement les jointures, on fera distiller au feu de sable la liqueur, on délutera les vaisseaux, & ayant levé le chapiteau, on renversera sur le marc qui sera demeuré au fond de la cucurbite l'esprit distillé & deux onces d'esprit de corne de cerf rectifié, on adaptera le chapiteau & le récipient, on lutera exactement les jointures, & l'on fera distiller au même feu de sable environ la moitié de la liqueur, on la gardera dans une phiole bien bouchée ; c'est l'élixir anti-hystérique.

Il est propre pour les maladies de la matrice, pour exciter les mois & l'accouchement, pour abattre les vapeurs, pour la paralysie, pour l'épilepsie, pour exciter la sueur, pour les fiévres malignes, pour la peste : La dose en est depuis douze gouttes jusqu'à deux scrupules.

Vertus.

Dose.

La distillation ne me paroît point nécessaire dans cette opération, j'aimerois mieux qu'on tirât la teinture du castoréum & de l'assa-fœtida dans l'esprit-de-vin, en les laissant en digestion ensemble pendant trois jours dans un matras bien bouché, puis qu'on la filtrât & qu'on y mêlât les huiles & l'esprit de corne de cerf, on auroit par ce moyen mieux tiré les substances des mixtes, que par la distillation.

Elixir, ou *Teinture Céphalique, de Sennert.*

Elixir, seu Tinctura Cephalica, Sennerti.

℞ Des racines de vrai acorus, d'iris de Florence & de pivoine mâle, aã. ℥ ß.
De la racine de galanga ; de la cannelle, de la noix muscade, du girofle, de l'écorce de bois de sassafras, des grains de paradis & des cubébes, aã ʒ iij. ß.
Des feuilles de sauge, des fleurs de muguet, de stæchas Arabique, de lavande & de romarin séchées, aã. man. ß.
Des semences de fenouil, d'anis, de sermontaine & de pivoine, aã. ʒ ij.
Des écorces extérieures de citron séches, de la racine de zédoaire, du macis, du santal citrin, du poivre long, aã. ʒj.
Du gingembre, du spica nard & du petit car-

℞ *Radicum acori veri, ireos Florentiæ, pæoniæ maris, aã.* ℥ ß.
Radic. galangæ ; cinnamomi, nucis moschatæ, caryophyllorum, corticum ligni sassafras, granorum paradisi, cubebarum, aã. ʒ iij. ß.
Foliorum salviæ florum liliorum convallium, stœchados Arabicæ, lavendulæ, rorismarini siccatorum, aã. man. ß.
Seminum fœniculi, anisi, sileris montani, pæoniæ, aã. ʒ ij.
Corticum exteriorum citri siccatorum, radicis zedoariæ, macis, santali citrini, piperis longi, aã. ʒj.
Zingiberis, spicæ nardi Indicæ, car-

T t ij

damome , aa. gr. ix.   damomi minoris , aa. gr. ix.

Toutes ces drogues , dûement pilées feront arrofées d'efprit-de-vin rectifié dont on verfera jufqu'à ℔ iv.

Omnibus ordine debito contufis , affundantur fpiritûs vini rectificati ℔ iv.

Le refte fera laiffé en digeftion pendant huit jours dans un vaiffeau bien luté , en agitant fouvent la matiére , après cela on coulera & exprimera l'infufion , & la colature clarifiée par réfidence ou par filtration , fera confervée dans un vaiffeau de verre bien bouché avec du liége & une veffie.

Digerantur vafe diligenter obturato per octo dies , fingulis diebus materiam agitando , pofteà colentur & exprimantur ; liquor fubfidentiâ vel filtratione clarus , in vafe vitreo fubere & veficâ claufo , confervetur.

R E M A R Q U E S.

On concaffera toutes les drogues , on les mettra enfemble dans un matras , on verfera deffus l'efprit-de-vin , on bouchera exactement le vaiffeau , & on laiffera infufer la matiére pendant huit jours , l'agitant de temps en temps , enfuite l'on coulera la liqueur avec expreffion , on la filtrera & ou la gardera dans une bouteille bien bouchée.

Vertus.
Dofe.
Cet élixir eft propre pour fortifier le cerveau & l'eftomac , pour l'épilepfie , pour l'apoplexie , pour la paralyfie , pour réfifter au venin : La dofe en eft depuis demi-dragme jufqu'à deux.

Elixir Lithontriptique.　　　　Elixir Lithontripticum.

℞ Des fraifes , ℔ j.   ℞ *Fructûs fragariæ ,* ℔ j.
Du fucre candi , ℔ ß.   *Sacchari candi ,* ℔ ß.
De la femence de grémil concaffée , ʒ iij.   *Seminis milii folis contufi ,* ʒ iij.
Des baies d'alkékenge , ʒ j. ß.   *Baccarum alkekengi ,* ʒ j. ß.
Des fommités de verge d'or ; des feuilles de lierre terreftre & de faxifrage , aa. man. ß.   *Summitatum virgæ aureæ , foliorum hederæ terreftris , faxifragæ , aa. man. ß.*

Mettez toutes ces drogues coupées & pilées dans un matras , & verfez par-deffus de l'eau-de-vie qui furnage de quatre doigts ; bouchez bien le vaiffeau , & laiffez la matiére en digeftion , dans un lieu chaud , pendant quatre ou cinq jours , en l'agitant tous les jours : coulez enfuite & exprimez l'infufion ; & quand la colature fera bien clarifiée par la réfidence , ou par la filtration , gardez-la pour l'ufage.

Omnia incifa & contufa indantur matratio & fuperaffundatur aquæ vitæ q f. ad eminentiam quatuor digitorum , obturetur diligenter vas & digeratur materia loco tepido per quatuor aut quinque dies , fingulis diebus agitando , deindè colentur & exprimantur ; liquor fubfidentiâ & filtratione clarificatus fervetur in vafe vitreo benè claufo.

R E M A R Q U E S.

On mettra dans un matras les fraifes nouvellement cueillies en leur force & maturité , les baies d'alkékenge récentes , groffes , féparées de leurs veffies , on enveloppes , la femence de *milium folis* ou grémil concaffée , les fommités , les feuilles incifées & écrafées dans un mortier de marbre , & le fucre candi pulvérifé , on verfera fur le mélange de bonne eau-de-vie jufqu'à la fur-éminence de quatre doigts. On bouchera exactement le matras , & on le placera dans un lieu chaud , comme dans le fumier de cheval ou au bain-marie tiéde , on laiffera la matiére en digeftion , l'agitant tous les jours pendant quatre ou cinq jours , enfuite l'on coulera avec forte expreffion , on laiffera repofer la liqueur , & l'ayant filtrée , on la gardera dans une bouteille bien bouchée ; c'eft l'élixir lithontriptique.

Vertus.
Il eft propre comme fon nom le porte , pour brifer la pierre dans le rein ,

& dans la veſſie, pour la faire ſortir par les urines, pour la colique néphré- **Doſe.**
tique, pour les rétentions d'urine : La doſe en eſt depuis deux dragmes juſqu'à
deux onces.

Cet élixir ou teinture eſt en uſage, particuliérement en quelques Villes du
Languedoc ; la Pharmacopée de Toulouſe la décrit ſous le nom d'*eau lithon-*
triptique.

L'eau-de-vie eſt une menſtrue bien capable de tirer les ſubſtances eſſentielles **Eau li-**
des ingrédients, principalement étant excitée par une douce chaleur, le ſucre **thontrip-**
s'y diſſout tout-à-fait, & rend la liqueur agréable au goût. **tique de**
Touloufe.

<table>
<tr><td>

Elixir d'Ambre, de Bateus.

℞ Du ſuccin blanc, du ſucre candi, aã. ʒ j.

De l'ambre gris,   ʒ iij.
Du muſc,   ʒ j.
Toutes ces drogues étant pulvériſées & mê-
lées enſemble, mettez-les dans un matras, &
verſez deſſus de l'eſprit-de-vin,   ℔ j.
Bouchez bien le vaiſſeau, & après l'avoir
mis dans un lieu un peu chaud, faites digérer
votre matiére pendant quinze jours, & la filtrez
enſuite par un linge épais ; remettez enſuite cette
liqueur dans un matras, & y ajoûtez
De l'huile eſſentielle de geniévre, du baume
du Pérou, aã.   ʒ ij.
Bouchez le matras comme auparavant, & le
mettez dans du fumier de cheval pendant cinq
ou ſix jours, afin que votre matiére s'y digère ;
retirez-la enſuite & la gardez au beſoin.

</td><td>

Elixir Ambari, Batei.

℞ *Succini albi, ſacchari candi, aã.*
                                         ʒ j.
Ambari griſei,   *ʒ iij.*
Moſchi,   *ʒ j.*
Omnia pulverata & mixta indantur
matratio & ſuperaffundantur ſpiritûs vi-
ni,   *℔ j.*
Exaſté obturetur vas & loco tepido col-
locato digeratur materia per quindecim
dies, deindè filtretur per linteum den-
ſum, liquorem filtratum repone in matra-
tio, cui adde
Olei eſſentialis juniperi, balſami Peru-
viani, aã.   *ʒ ij.*
Obturetur matratium ut anteâ & po-
natur in fimo equino ad diſſolutionem, &
digeſtionem materiæ, tunc ſerva ad uſum.

</td></tr>
</table>

REMARQUES.

On pulvériſera toutes les drogues, on les mêlera & on les mettra dans un
matras à long cou, on verſera deſſus de l'eſprit-de-vin, on bouchera exactement
le vaiſſeau, on agitera la matiére & on la mettra en digeſtion dans du fumier
ou à quelqu'autre chaleur douce, l'y laiſſant pendant quinze jours, on la verſera enſuite encore chaude ſur un linge pour couler la teinture, & l'on exprimera fortement le marc, on remettra la teinture coulée dans le matras, on
y mêlera l'eſſence de geniévre & le baume du Pérou, on agitera le vaiſſeau,
on le bouchera bien & on le placera en digeſtion comme devant, on l'y laiſſera
cinq ou ſix jours, ou juſqu'à ce que les liqueurs ſoient bien unies enſemble,
on fera alors clarifier cet élixir par la ſeule réſidence, & on le verſera par inclination dans une bouteille, qu'on bouchera exactement pour le garder.

Il fortifie le cœur & l'eſtomac, il met les eſprits en mouvement, il excite **Vertus.**
de la vigeur à ceux qui en manquent, il eſt particuliérement propre aux vieillards pituiteux & affoiblis : La doſe en eſt depuis quatre gouttes juſqu'à huit **Doſe.**
dans du vin. Les femmes ſujettes aux vapeurs doivent s'abſtenir de ce reméde.

Le marc des drogues exprimé peut encore ſervir dans les parfums pour
l'extérieur.

T t iij

Elixir, ou *Essence d'Italie*.	Elixir, *seu* Essentia Italica.

℞ De la cannelle choisie,   ℥ iij.
Du grand cardamome & du galanga, aa. ℥ ij.
Du girofle & du gingembre, aa.   ℥ ß.
Des noix muscades,   N°. ij.
Du poivre long,   ℥ iij.
Du musc & de l'ambre gris, aa.   gr. iv.
Pilez ces drogues, mêlez-les ensemble, & les mettez en infusion pendant quinze jours dans ℔ ij. d'esprit-de-vin ; filtrez ensuite la liqueur que vous en tirerez & la gardez pour l'usage.

℞ Cinnamomi electi,   ℥ iij.
Cardamomi majoris, galangæ, aa. ℥ ij.
Caryophyllorum, zingiberis, aa. ℥ ß.
Nuces moschatas,   N°. ij.
Piperis longi,   ℥ iij.
Moschi, ambari griseæ, aa.   gr. iv.
Contundantur, misceantur, & infundantur per quindecim dies in spiritûs vini ℔ ij. postea filtretur tinctura, & servetur ad usum.

R E M A R Q U E S.

On pulvérisera grossiérement toutes les drogues, on les mêlera ensemble, & on les mettra dans un matras, on versera dessus l'esprit-de-vin, on bouchera bien le vaisseau, on le placera en digestion au Soleil ou en un autre lieu chaud, l'y laissant pendant quinze jours, & l'agitant de temps en temps ; ensuite l'on filtrera la teinture, & on la gardera dans une bouteille bien bouchée : c'est l'*essence d'Italie*.

Elle est fortifiante, cordiale, céphalique, stomacale, carminative, elle restaure les esprits, elle excite la semence, elle convient aux tempéraments trop froids & trop humides : La dose en est depuis huit gouttes jusqu'à vingt dans un demi-verre de vin d'Espagne ou autre : on en continue l'usage pendant plusieurs jours.

Ce reméde a été inventé par un Italien, je ne l'ai vu décrit dans aucune Pharmacopée ; c'est une de ces recettes qui passe en manuscrit de main en main, & dont on fait des secrets chez plusieurs particuliers ; il est rempli de substances volatiles, pénétrantes & très-propres à émouvoir les esprits du corps, & à fortifier les fibres nerveuses : mais quelquefois ces sortes d'essences si âcres, se trouvant dans des corps fort échauffés, subtilisent trop & ne produisent rien ; on trouve mieux son compte en cette occasion, à se servir des drogues plus tempérées ; c'est ce qui doit être distingué suivant le tempérament du malade par la prudence du Médecin.

Essence d'Italie.
Vertus.
Dose.

Elixir Adoucissant & Anti-Néphrétique.	Elixir Carminativum & Anti-Nephriticum.

℞ Des citrons que vous couperez par tranches,   N°. ij.
Des grains de geniévre,   N°. xxx.
Des semences d'aneth, de daucus, de coriandre, d'anis, de fenouil & de carvi, aa.   ℥ ß.
De la vipérine, du bois néphrétique, de la cannelle, aa.   ℥ ij.
Du sucre blanc mis en poudre,   ℔ ß.
Mettez ces drogues en infusion pendant 24. jours dans ℔ ij. ß. de bonne eau-de-vie ; filtrez ensuite la liqueur, & la gardez dans une bouteille bien bouchée, pour en user au besoin.

℞ Mala citrea per taleolas dissecta,   N°. iij.
Grana juniperi,   N°. xxx.
Seminum anethi, dauci, coriandri, anisi, fœniculi, carvi, aa.   ℥ ß.
Radicis viperinæ, ligni nephritici, cinnamomi, aa.   ℥ ij.
Sacchari albi pulverati,   ℔ ß.
Infundantur per 24. dies in aqua vitæ ℔ ij. ß. vase obturato, deindè filtretur tinctura, & servetur ad usum.

REMARQUES.

On aura trois citrons qu'on coupera par tranches ou par petits morceaux, on les fera entrer dans un matras, on concassera les autres drogues, on les mêlera avec le sucre, & on les mettra par-dessus le citron, on y versera alors l'eau-de-vie, on brouillera bien le tout, on bouchera exactement le vaisseau & on le placera en digestion en un lieu un peu chaud pour l'y laisser vingt-quatre jours, mais il sera bon de l'agiter tous les jours, afin de faciliter la dissolution des substances, on filtrera ensuite la liqueur, & on la gardera dans une bouteille bien bouchée, elle aura une couleur jaunâtre, brune, une odeur balsamique & agréable, & un goût doux & âcre.

J'ai reconnu dans la pratique de la Médecine plusieurs bons effets de cet élixir pour la colique venteuse, pour la douleur néphrétique ; il fortifie l'estomac & le cerveau, il excite l'urine : La dose en est depuis une dragme jusqu'à une once.　　*Vertus.*　　*Dose.*

Elixir Apoplectique, ou *Gouttes Royales d'Angleterre.*	*Elixir Apoplecticum*, *seu* Guttæ Anglicæ Regiæ.
♃ De l'esprit volatil de soie crue, ℔ ß. De l'huile essentielle de cannelle, ou de macis, ou de quelqu'autre aromate que vous voudrez choisir, aā. ℨ j. ß. Faites le mélange de ces drogues, & les mettez distiller ensemble dans un vaisseau de verre s. a.	♃ *Spiritûs volatilis serici crudi*, ℔ ß. *Olei essentialis cinnamomi aut macis, aut alterius cujuslibet,* ℨ j. ß. *Misceantur, & distillentur simul in vase vitreo, ut artis est.*

REMARQUES.

On aura des cocons de vers à soie, on les mettra dans une cornue, & on les fera distiller de la même maniére que la vipère, & comme je l'ai décrit dans mon *Cours de Chymie*, on filtrera la liqueur distillée ; ce qui passera par le filtre sera un esprit tout chargé de sel volatil, on le rectifiera en le faisant distiller, il sera clair ; c'est ce qu'on appelle *Spiritus volatilis serici crudi.*　　*Esprit volatil de soie crue.*

On mêlera six onces de cet esprit volatil de soie avec une dragme & demie de quelqu'huile essentielle comme celle de cannelle, ou de macis, ou de lavande, ou de girofle : Voyez-en la description dans mon *Cours de Chymie.* On mettra le mélange dans une cucurbite de verre, on y adaptera un chapiteau & un récipient, on lutera exactement les jointures & l'on fera distiller toute la liqueur au feu de sable, on aura les gouttes d'Angleterre Royales qu'on gardera dans une bouteille bien bouchée.　　*Gouttes d'Angleterre Royales.*

Elles sont bonnes pour l'apoplexie, pour l'épilepsie, pour la paralysie, pour les fiévres malignes accompagnées de pourpre, pour la petite vérole : La dose en est depuis quatre gouttes jusqu'à vingt dans l'eau de mélisse ou de fleurs d'orages.　　*Vertus, Dose*

Ces gouttes d'Angleterre ont beaucoup de ressemblance pour leur composition, & pour leur vertu, avec l'esprit volatil huileux, aromatique, décrit dans mon *Cours de Chymie.*

Elixir Somnifère, ou *le Silence de la Poitrine*.

Elixir Hypnoticum, *feu* Silentium Pectoris.

℞ Du laudanum liquide & de l'efprit volatil huileux aromatique , aã.   ℥ iij.
 De la teinture de fafran ,   ʒ ij.
 De l'huile effentielle de girofle ,   ʒ j ß.
 Faites le mélange de ces drogues, & les mettez en digeſtion dans un vaiſſeau circulatoire pendant 24 heures , & gardez cet élixir dans une bouteille bien bouchée pour le befoin.

℞ *Laudani liquidi & ſpiritûs volatilis oleoſi aromaſici , aã.*   ℥ iij.
 Tincturæ croci ,   ʒ ij.
 Olei eſſentialis caryophyllorum, ʒ j. ß.
 Miſce , & digere in vaſe circulatorio per 24. horas , tunc ſerva ad uſum in vaſe rité obturato.

REMARQUES.

On mêlera dans un matras toutes les liqueurs demandées dans cette defcription , & dont on trouvera les defcriptions chacune en leur particulier dans mon *Cours de Chymie* , on adaptera fur ce matras un autre matras pour faire un vaiſſeau de rencontre, on bouchera exactement la jointure , & l'on mettra ce vaiſſeau en digeſtion fur un feu de cendre très-modéré l'y laiſſant pendant vingt-quatre heures , & agitant la liqueur de temps en temps, on gardera cet élixir dans une bouteille bien bouchée.

Vertus. Il eſt fomnifère , il appaife les douleurs & les âcretés de la poitrine , il arrête le crachement de fang & les autres hémorrhagies , il eſt bon pour les coliques &
Dofe. pour les cours de ventre : La dofe en eſt depuis fix gouttes juſqu'à vingt.

Elixir Uterin , de Rolfincius.

Elixir Uterinum, Rolfincii.

℞ Des feuilles de calament , de matricaire & de pouillot, aã.   man. j.
 Des ancines de bryone, de garance, de zédoaire, de dictame blanc , d'iris de Florence, aã.   ℥ j.
 De la cannelle, des clous de girofle, de la noix mufcade , du gingembre, du cardamome & des baies de laurier, aã.   ℥ j.
 Des écorces de citrons & d'oranges, aã. ʒ vj.
 Des grains de paradis ,   ℥ ß.
 Des femences d'anis , du bafilic giroflé , aã.   ℥ iij.
 Ces drogues étant hachées & pilées groſſiérement, mettez-les infufer dans telle quantité d'efprit-de-vin que vous voudrez , ajoûtez-y ℥ j. de fel de tartre ; laiſſez le tout en digeſtion pendant quinzaine ; coulez la liqueur & la gardez pour l'ufage.

℞ *Foliorum calaminthæ , matricariæ , pulegii, aã.*   man. j.
 Radicum bryoniæ, rubiæ tinctorum , ʒedoariæ, dictamni albi, ireos Florentia , aã.   ℥ j.
 Cinnamomi , caryophyllorum, nucis moſchatæ , ʒingiberis, cardamomi , baccarum lauri, aã.   ℥ j.
 Corticum citri , aurantiorum , aã. ʒ vj.
 Granorum paradiſi ,   ℥ ß.
 Seminum aniſi , ocimi caryophyllati , aã.   ℥ iij.
 Inciſa , contuſa groſſo modo infunde in ſpiritûs vini q. ſ. adde ſalis tartari ℥ j. ſtent in digeſtione, coletur liquor , ſervetur ad uſum.

REMARQUES.

On mettra dans un matras toutes les drogues demandées dans cette defcription , pilées groſſiérement , on y ajoûtera une once de fel de tartre , on verſera deſſus de l'efprit-de vin à la hauteur de deux doigts , on laiſſera la matiére en digeſtion pendant quinze jours , on filtrera la liqueur , & on la gardera pour s'en fervir au befoin.

Vertus. Ce reméde eſt fort eſtimé pour corriger les intempéries froides de la matrice
                              &

& des parties génitales, il en appaife les douleurs, il provoque les mois aux femmes, & aide à l'accouchement : La dofe en eft depuis un fcrupule jufqu'à une dragme.

<table>
<tr><td>

Élixir Contre la Goutte.

♃ Des racines d'armoife, ℥ ij.
    De rhapontic choifi , de
l'ariftoloche ronde, aā. ℥ j.
De la femence de perfil de Macédoine , ʒ vj.
    De chamædrys , de petite cen-
taurée & de mille-pertuis , aā. ʒ v.
Toutes ces drogues mêlées & pulvérifées fe-
ront mifes en digeftion & arrofées d'efprit-de-
vin tartarifé ; enfuite faites paffer cet efprit-de-
vin par inclination jufqu'à confomption de la
moitié, & le refte vous le garderez au befoin.

</td><td>

Elixir Antipodagricum.

♃ *Radicum artemifiæ,* ℥ ij.
    *Rhapontici electi , arifto-
lochiæ rotunda , aā* ℥ j.
Seminis petrofelini Macedonici , ʒ vj.
    *Chamædryos , centaurii mino-
ris , hyperici , aā.* ʒ v.
*Pulverifata & mixta extrahantur, ir-
rorenturque fpiritu vini tartarifato : tunc
fpiritum vini aufer per inclinationem, &
ad medietatem abftrahe , reliquum verò
fervetur pro ufu.*

</td></tr>
</table>

REMARQUES.

On pulvérifera & on mettra toutes les drogues dans un matras , fur lef-quelles on verfera de l'efprit-de-vin tartarifé ; on mettra la matiére en digeftion pendant quelques jours, on filtrera la liqueur par inclination, & on la gardera dans un pot bien bouché , pour s'en fervir au befoin.

Cet élixir étant eftimé arthritique, on l'emploiera utilement contre l'engour- **Vertus.**
diffement des nerfs, contre les douleurs de la goutte ; il diffipe les humeurs catarrhales. Si l'on en oint les parties malades, on en reffentira bientôt du foulagement :
On en prend à depuis deux fcrupules jufqu'à une dragme. **Dofe.**

QUATRIÉME PARTIE

DE LA

PHARMACOPÉE UNIVERSELLE,

CONTENANT

LES COMPOSITIONS QU'ON APPLIQUE

EXTÉRIEUREMENT.

CHAPITRE PREMIER.

Des Huiles en général.

OUS le nom d'huile on a proprement entendu le suc onctueux, ou la substance graisseuse tirée par expression des olives, car *oleum*, qui est le nom Latin, vient d'*olea* ou du Grec ἐλαία qui signifient oliviers ou olives. Néanmoins toute liqueur grasse & inflammable de quelque part qu'elle soit tirée est appellée *huile*; les graisses des animaux ne sont que des huiles congelées par le mélange qui s'y est fait des sels volatils & d'un peu de phlegme. Les fruits, les baies & les semences abondent en huile; enfin généralement toutes les matiéres combustibles ne s'enflamment que par l'huile quelles contiennent.

Division générale des huiles. On peut diviser les huiles en naturelles & en artificielles : les naturelles sont comme le liquidambar, la térébenthine, qui sortent par les incisions qu'on a faites aux arbres, l'huile de pétrole qui découle des fentes des rochers. Les artificielles sont comme les huiles qu'on tire par expression ou par distillation, ou qu'on prépare par infusion.

Je ne parlerai, dans ce Traité, que des huiles dont on se sert dans la Pharmacie Galénique, puisque j'ai donné des modéles des huiles Chymiques dans mon *Livre de Chymie.*

Je décrirai premiérement ici les huiles qu'on tire par expreſſion, puis je paſſe-
rai à celles qu'on prépare par infuſion.

L'huile d'olive, qui eſt la plus commune de celles qu'on prépare par expreſſion,
ſe fait en la maniére ſuivante.

On amaſſe les olives mûres au mois de Novembre & de Décembre, on les
laiſſe dépurer de leur humidité aqueuſe pendant dix ou douze jours en quelque
coin de la maiſon où on les a miſes à couvert, & où elles s'échauffent, enſuite
on les écraſe ſous la meule, & on les met dans des cabats de jonc ou de palmier, leſquels on place au preſſoir les uns ſur les autres, il ſort une huile
par la ſeule compreſſion des cabats, laquelle on appelle *huile vierge* ; c'eſt la
meilleure.

Maniére de tirer l'huile d'o-live.

Huile vierge.

On arroſe les olives d'eau chaude pour rendre l'huile plus fluide, & on les
exprime le plus fortement qu'on peut ; on en tire une bonne huile.

On remue les olives preſſées, on y jette beaucoup d'eau chaude, & l'on tire
par une nouvelle expreſſion, de l'huile qui eſt rempli de féces, c'eſt la moins
bonne de toutes, on ſépare facilement ces huiles d'avec l'eau, parce qu'elles
nagent deſſus, mais il ſe précipitera au fond de l'eau une féce d'huile qui eſt ce
que les Anciens appelloient *Amurca*.

Amurca.

Quelques-uns font repaſſer le marc des olives dans de nouveaux cabats plus
forts que les précédents ſous une autre meule, & ils l'expriment avec plus de
force qu'auparavant, ils tirent par-là une huile épaiſſe & moins bonne que les
précédentes.

Pour l'huile omphacine, c'eſt une chimère, on en a jamais eu, & l'on n'en
peut point préparer de la maniére que les Anciens l'ont décrite ; ils prétendoient
qu'on la tiroit des olives vertes par expreſſion, & c'eſt ce qui lui a fait donner le
nom d'*Omphacinum*, à cauſe que les olives vertes reſſemblent au raiſin verd,
qu'on appelle en latin *Omphacium*, c'eſt-à-dire, crud & aſtringent, mais après
qu'on auroit écraſé & exprimé les olives vertes, on n'en pourroit tirer qu'un
ſuc viſqueux.

Huile om-phacine.

Ceux qui veulent donner à l'huile d'olive ordinaire les qualités attribuées à la
prétendue huile omphacine, y font bouillir des ſommités de ronce, de chêne,
de lentiſque, de chévrefeuille, de roſes rouges.

Huile om-phacine artificielle.

On demande ordinairement pour les emplâtres & pour les onguents de l'huile
vieille, parce qu'ayant reçu quelque fermentation en ſes parties inſenſibles,
elle en devient plus pénétrante & plus émolliente, on l'emploie auſſi pour la
bouche, & dans les lavements, pour la colique, pour les tranchées, pour la
dyſenterie.

Vertus.

Des Huiles tirées par expreſſion.

Huile d'Amandes Douces.	Oleum Amygdalarum Dulcium.
♃ Des amandes douces, ce que vous vou-drez,	♃ *Amygdalarum dulcium quantum li-buerit,*
Pilez-les bien dans un mortier de marbre avec un pilon de bois, enfermez enſuite la pâte dans un ſac de toile forte, & la mettez dans la preſſe, preſſez-la d'abord foiblement, & enſuite	*Contundantur exactiſſimè in mortario marmoreo, piſtillo ligneo, deindè forti ſacculo cannabino incluſæ, torculari com-mittantur & primo lentè, paſſeà fortiter*

avec plus de force, puis gardez l'expreſſion pour l'uſage.

On pourra tirer de même les huiles des quatre grandes ſemences froides, de pavot blanc, &c.

exprimantur, ſerveturque expreſſam oleum.

Eodem modo extrahantur olea ſeminum quatuor frigidorum majorum, papaveris albi.

R E M A R Q U E S.

On aura des amandes douces ſéparées de leurs coquilles, des plus groſſes & des plus nouvelles, on les frottera dans des linges pour les nettoyer d'une craſſe rougeâtre qui eſt attachée à la peau juſqu'à ce qu'il n'en ſorte plus de ſaleté, on mettra ces amandes dans un mortier de marbre, & on les pilera avec un pilon de bois juſqu'à ce qu'elles ſoient bien en pâte, on enveloppera cette pâte dans un ſac ou dans un morceau de toile forte, on la mettra entre deux plaques de noyer à la preſſe, on poſera deſſous un plat de faïance ou d'étain, & l'on preſſera doucement la matiére au commencement, pour faire couler l'huile peu à peu ſans que la toile ſe créve; mais quand il en ſera ſorti quelque quntité, on la preſſera le plus fortement qu'on pourra, on gardera l'huile exprimée dans une bouteille de verre ou de faïance.

Vertus.　Elle adoucit les âcretés de la trachée-artère & de la poitrine, elle excite l'urine, elle appaiſe les douleurs de la colique néphrétique, en faiſant couler la pierre, le ſable ou les phlegmes du rein à la veſſie; elle appaiſe les tranchées des femmes en couche & celles des petits enfans : *Dofe.* La doſe en eſt depuis deux dragmes juſqu'à une once & demie : on s'en ſert auſſi extérieurement pour ramollir & pour radoucir.

La méthode ordinaire eſt de monder les amandes de leur peau avant que de les battre, pour en tirer l'huile plus belle & plus nette; mais comme on ne peut pas peler les amandes qu'on ne les ait fait tremper auparavant dans de l'eau chaude, elles ſe ſont empreintes de cette eau, qui coulant avec l'huile la fait rancir, pour peu qu'on la garde. On retire auſſi plus d'huile des amandes pelées, que de celles qui ne le ſont point : quelques-uns font ſécher les amandes au Soleil, après en avoir ſéparé la peau, mais ils n'en peuvent faire ſortir la plus grande partie de l'eau qui y eſt entrée & qui s'y eſt incorporée; deſorte qu'il vaut mieux que la peau des amandes y demeure, quand on en veut tirer l'huile, que de la retirer en les mouillant, il ſuffit qu'elle ait été nettoyée de ſa craſſe, afin qu'elle ne communique point d'impureté ni de couleur à l'huile.

Pluſieurs mettent chauffer leurs amandes pilées avant que de les preſſer, afin d'en tirer davantage d'huile; mais comme la chaleur du feu donne toûjours quelque odeur déſagréable aux huiles, & les rend plus âcres, il vaut beaucoup mieux en avoir moins, & qu'elles ſoient bien douces.

Huile de noix tirée ſans feu.　On peut tirer de l'huile de noix ſans feu comme de l'huile d'amandes douces; elle eſt propre pour appaiſer les coliques & les tranchées; les Dames s'en ſervent pour s'en décraſſer.

Huiles d'Amandes Amères.　　　Oleum Amygdalarum Amarum.

♃ Des amandes amères ce que vous en voudrez, pilez-les avec un pilon de bois dans un mortier de marbre; après cela faites-les chauffer doucement, & les exprimez dans la preſſe.

♃ *Amygdalarum amararum quantum libuerit, contundantur exactiſſimè in mortario marmoreo, piſtillo ligneo, deindè moderatè calefiant & torculari exprimantur.*

On peut tirer de même les huiles de noix d'avelines, de ben, de noyaux de pêches & d'abricots, de femences de lin, de chanvre, de moutarde, de navet, de féfame, de jufquiame, &c.

Eodem modo extrahantur olea nucis juglandis feu caryinum, avellanarum, balani vulgò de ben, nucleorum perficorum, armeniacorum, feminis lini, cannabis, finapi, buniados, fefami, hyofcyami.

REMARQUES.

On aura des amandes amères récemment féchées, des plus groffes, dépouillées de leurs coquilles ; on les effuiera fortement dans plufieurs linges pour en ôter la craffe, on les pilera dans un mortier de marbre jufqu'à ce qu'elles foient bien en pâte ; on les fera chauffer fur un petit feu dans une terrine verniffée, & on les exprimera comme les amandes douces, il en fortira une huile claire qui ne fera point amère, car l'amertume des amandes demeure dans la partie groffiére : on gardera cette huile dans une bouteille.

Elle eft bonne pour les maladies de la matrice, elle en amollit les duretés, elle en adoucit les inflammations, elle fait fortir la pierre & la gravelle des reins, elle excite l'urine, elle diffipe le bourdonnement d'oreille, on s'en fert pour emporter les taches de la peau : La dofe par la bouche en eft depuis demi-once jufqu'à une once, & en lavement depuis demi once jufqu'à deux onces : on en diftille quelques gouttes dans les oreilles avec un petit coton pour la furdité ; on la mêle auffi quelquefois en cette occafion avec un peu d'eau-de-vie.

L'huile d'amandes amères ne différe d'avec l'huile d'amandes douces qu'en ce qu'elle fe garde plus long-temps fans fe rancir, foit parce que les amandes amères contiennent plus de fel que les amandes douces, foit parce qu'en les chauffant on fait diffiper une humidité aqueufe qui eft caufe du ranciffement.

Les effences des Parfumeurs ne font qu'une huile de ben qu'ils parfument avec des fleurs odorantes ; cette huile de ben a la propriété de ne fe point rancir comme les autres huiles, apparemment parce qu'elle contient moins de phlegme, mais comme elle coûte cher, on lui fubftitue fouvent mal à-propos de l'huile d'amandes amères, qui à mefure que le parfum fe diffipe, devient rance & défagréable à l'odeur.

La pâte des amandes amères eft un poifon pour les poules, & elle ne fait aucun mal aux autres animaux; on s'en fert pour nettoyer les mains.

On peut tirer les huiles des noyaux, des fruits & des femences bien oléagineufes, à la maniére de celle d'amandes amères ; mais quand il s'agit de tirer de l'huile d'une femence peu oléagineufe par expreffion, comme de l'anis, ou quand l'huile eft naturellement figée, comme dans la mufcade, il faut faire chauffer la matiére bien pilée à la vapeur de l'eau ou du vin, puis la preffer très-fortement, comme je l'ai remarqué dans mon *Cours de Chymie.*

Vertus.

Dofe.

Différence des huiles d'amandes amères & douces.

Effences des Parfumeurs.

Pâte d'amandes.

Huiles d'anis & de mufcade.

Huile d'Œufs.   Oleum Ovorum.

♃ Quarante œufs ou environ, & les faites bouillir dans l'eau jufqu'à ce qu'ils foient durs. Après cela féparez les jaunes des blancs & les mettez dans une terrine verniffée fur un feu modéré, les remuant avec une efpatule jufqu'à ce qu'ils rougiffent & qu'ils rendent une liqueur femblable à de la graiffe. Enfermez-les

♃ *Ova elixatione indurata n°. quadraginta aut quantum libuerit. Ex his vitellos exime & comminutos in fartagine terreâ vitratâ igne moderato affa, movendo fpatulâ, donec rubefcant & veluti pinguedinem exudent, ferventes facculo forti cannabino excipe, prefloque calido*

enduite dans un sac de toile forte, & les exprimez fortement dans une presse que vous aurez
chauffée, puis gardez pour l'usage la liqueur
huileuse qui en sera sortie.

commissos festinanter exprime, expressum
oleum usui serva.

REMARQUES.

On prendra des œufs de sept ou huit jours, & non pas plus frais, parce
qu'étant trop visqueux, l'huile ne s'en separeroit pas bien ; on les fera bouillir
dans de l'eau jusqu'à ce qu'ils soient durs, on en separera la coquille & le
blanc ; on émiera les jaunes dans une terrine qu'on placera sur un petit feu ;
on agitera la matiére avec une espatule ou avec un bistortier, jusqu'à ce qu'elle
roussisse un peu, & qu'il en sorte comme de la moëlle fondue on la mettra
alors dans un sac de toile de chanvre forte, & on l'exprimera le plus fortement qu'on pourra entre des plaques bien chaudes ; il en sortira une huile jaune
qu'on gardera.

Vertus. Elle est propre pour adoucir la peau, pour en ôter les cicatrices, pour remplir
les cavités de la petite vérole, pour les crevasses du sein, pour la brûlure.

Quand on veut rendre l'huile d'œuf blanche, & lui ôter l'odeur d'empyreume que le feu lui a donnée, il faut l'exposer à la rosée de la nuit & du
matin pendant le mois de Mai, l'agitant de temps en temps, & continuer
douze ou quinze nuits.

On chauffe & l'on dessèche les jaunes d'œufs durcis avant que de les presser,
afin d'en faire dissiper l'humidité aqueuse qui empêcheroit que l'huile ne se
sépare, mais il faut prendre garde que ce soit par un feu modéré, car si l'on
y donnoit une chaleur trop grande, la matiére se brûleroit, ensorte que
l'huile qu'on en tire oit seroit brûlée, & elle sentiroit trop le rôti. Les marques que les jaunes d'œufs sont suffisamment desséchés, sont quand il n'en sort
plus de vapeur, & qu'ils commencent à se mettre en écume ; il faut alors les
mettre promptement à la presse.

Si après que l'huile jaune a été exprimée on retire le marc des œufs de la
presse, qu'on le réduise en poudre, & qu'on le torréfie par un feu un peu
plus fort qu'auparavant, le remuant toûjours avec un bistortier, il se mettra en
écume à cause d'une humidité visqueuse qu'il contient, il faudra alors le remettre
chaudement à la presse, il en sortira une huile brune qui sentira plus l'empyreume que la précédente, & qui sera moindre en vertu, parce qu'elle aura été
moins torréfiée.

Quelques uns arrosent la matiére avec de l'esprit-de-vin avant que de la
mettre à la presse pour en rendre l'huile claire ou moins épaisse, mais c'est
de l'esprit-de-vin perdu, parce que la chaleur le fait entièrement dissiper en
l'air ; de plus, l'esprit-de-vin ne convient guère aux qualités de l'huile
d'œuf.

Huile de Laurier.   Oleum Laurinum.

℞ Des baies de laurier nouvelles & bien mûres, ce que vous voudrez.

Après les avoir pilées, faites-les bouillir dans
l'eau commune & les exprimez fortement ; &
quand la liqueur exprimée sera refroidie, vous
ramasserez l'huile qui surnagera ; puis vous mettrez de nouveau dans l'eau chaude la matiére

℞ Baccarum lauri recentium maturarum quantum videbitur.
Tritæ coquantur in aquâ communi &
fortiter exprimantur in vas subjectum :
refrigeratum oleum pinguedinis instar,
aquam supernatans colligatur : materia
expressâ rursùs contrita & affusâ aquâ

exprimée, que vous pilerez derechef & que vous exprimerez enfuite comme la premiére fois, pour ramaſſer le reſte de l'huile.

On peut tirer de la même maniére les huiles de baies de lentiſque, de lierre, de myrtilles, de palmes, &c.

calente, exprimatur, colligatur & reponatur.

Simili modo fiant olea ex baccis lentiſci, hederæ, myrtillorum, palmæ, &c.

REMARQUES.

On aura une bonne quantité de baies de laurier mûres & nouvellement cueillies, on les concaſſera bien & on les mettra dans une grande chaudiére; on verſera deſſus aſſez d'eau pour qu'elle couvre les baies d'un pied, on fera bouillir la matiére pendant une heure au moins; puis on coulera la liqueur toute bouillante, exprimant le marc à la preſſe le plus fortement qu'on pourra; on laiſſera refroidir la colature, & on trouvera une huile verte & figée, nageante ſur l'eau; on la ramaſſera : c'eſt l'huile de laurier; on battra de rechef le marc preſſé, on le mettra bouillir dans de nouvelle eau ou dans la même, on l'exprimera comme auparavant, & après avoir laiſſé refroidir l'expreſſion, on recueillera l'huile ſurnageante, qui ne ſera pas ſi belle ni ſi bonne que la premiére, on la gardera à part.

L'huile de laurier raréfie, ouvre, amollit & fortifie les nerfs; elle chaſſe les vents : on s'en ſert pour la paralyſie, pour la foibleſſe des nerfs, pour réſoudre les tumeurs, pour les catarrhes, pour la goutte ſciatique, pour la colique venteuſe; on en frotte chaudement les parties : on en mêle auſſi dans les lavements depuis demi-once juſqu'à une once & demie; on peut même en faire prendre quelques gouttes par la bouche.

L'huile de laurier nous vient des pays chauds, comme d'Italie, du Languedoc où il croît beaucoup de laurier, & où la chaleur du Soleil rend les baies plus huileuſes & plus ſpiritueuſes.

La plus grande quantité de l'huile de laurier, la plus belle & la meilleure, eſt contenue dans l'écorce, c'eſt elle qui fait la premiére, pluſieurs tirent cette huile ſans avoir concaſſé les baies, afin que l'huile du noyau, qui eſt la moins bonne, ne s'y mêle point.

Vertus.

Doſe.

Des Huiles préparées par infuſion, ou par décoction, ou par un ſimple mélange.

Huile Roſat.

Oleum Roſarum.

℞ Des roſes rouges nouvelles pilées, ℔ j. ß.

De l'huile d'olive, ℔ iij.

Mettez-les dans un vaiſſeau convenable bien bouché, & les laiſſez infuſer au Soleil pendant ſept ou huit jours : après cela faites-les bouillir légérement, & faites-en enſuite une forte expreſſion. Jettez les roſes exprimées, & mettez-en de nouvelles dans l'huile pour une ſeconde infuſion, & réitérez la même choſe juſqu'à trois fois; après quoi vous laiſſerez les

℞ *Roſarum rubrarum recentium contuſarum,* ℔ j. ß.
Olei olivarum, ℔ iij.
Excipiantur vaſe idoneo obturato & macerentur ad ſolem, vel loco calido per ſeptem aut octo dies, deindè coquantur leviter & fortiter exprimantur; expreſſis & abjectis roſis, novæ infundantur & leviter coquantur ut priùs, idque tertiò repetatur, relictis ultimæ roſis uſûs demum tempore tranſcolandis.

derniéres rofes infufées dans l'huile, que vous pafferez dans le temps que vous en aurez befoin.

On peut préparer par une infufion femblable les huiles de fleurs d'aneth, de camomille, de mélilot, de lis blancs fimples, de nénuphar, de fureau, de bouillon blanc, de violettes, de troëne, de pavot, de girofle, de genét, de guimauve, de tamaris, d'hypericum fimple, de narciffe blanc, de romarin, de fommités d'abfinthe, de mouron, de menthe, d'aurone, de rue, de myrrhe, de marjolaine, de fabine, & de fauge.

Eodem modo per infufionem parentur olea florum anethi, chamæmeli, meliloti, liliorum alborum fimplic. nymphæ, fambuci, verbafci, violarum, liguftri, papaveris, keiri, genifta, althææ, tamarifci, hyperici fimplicis, narcifci albi, rorifmarini, fummitatum abfinthii, anagallidis, menthæ, abrotani, rutæ, myrti, fampfuchi, fabinæ, falviæ.

R E M A R Q U E S.

On prendra des rofes rouges récemment cueillies, on les pilera, on les mettra dans une cruche, & l'on verfera deffus l'huile d'olive; on bouchera la cruche, on l'expofera au Soleil pendant fept ou huit jours, puis on fera bouillir légérement la matiére & on l'exprimera fortement par un linge; on mettra une pareille quantité de rofes rouges dans l'huile coulée, & l'ayant expofé au Soleil, comme auparavant, on fera bouillir l'infufion, on la coulera, & on l'exprimera. On mettra pour la troifiéme fois de nouvelles rofes dans l'huile coulée, & l'ayant expofée au Soleil pendant quelques jours, on pourra garder l'infufion pendant plufieurs mois fans la couler jufqu'à ce qu'on en ait befoin, mais quand on voudra l'achever, on la fera bouillir plus long-temps que les autres fois, afin d'en faire confumer le fuc des rofes, qui pourroit la faire gâter; ou fi on ne la fait pas bouillir affez pour que toute l'humidité aqueufe fe diffipe, on laiffera dépurer l'huile après l'avoir coulée, le fuc fe precipitera au fond, & il fera facile de le féparer en verfant l'huile par inclination.

Vertus.   L'huile de rofes fortifie & raffermit en adouciffant, elle réfout les fluxions, elle tempère la chaleur des reins & de la tête, on en frotte chaudement les parties.

Méfué a décrit une huile rofat omphacine, c'eft-à-dire préparée avec l'huile des olives vertes; mais comme l'on ne peut point tirer de cette huile omphacine, par les raifons que j'ai dites dans le Chapitre de l'Huile d'olive, la defcription en eft inutile.

Plufieurs préparent l'huile rofat avec les rofes pâles à la place des rofes rouges pour la rendre odorante; mais en la faifant bouillir la bonne odeur des rofes eft entiérement abforbée par la mauvaife odeur de l'huile : fi l'on vouloit faire une huile de rofes odorante par infufion, il faudroit mettre tremper au Soleil des rofes pâles ou des rofes mufcates dans de l'huile vierge en un vaiffeau bien bouché, puis couler l'infufion fans la faire chauffer; on pourroit réitérer les infufions de rofes dans la même huile, jufqu'à ce qu'elle eût acquis affez d'odeur.

L'huile de rofes pâles ramollit & réfout plus que l'huile de rofes rouges, mais elle ne fortifie pas tant les parties.

Huile de Lis, Compofée, de Méfué.   Oleum Liliorum Compofitum. Mefue.

℞ Des fleurs de lis blancs,   ℥ viij.
Du maftic, du calamus odorant, du coftus &

*℞ Florum liliorum alborum,   ℥ viij.
Maftiches, calami aromatici, cofti,*
                                    du

carpobalfame, aā.   ℥ j.
De la cannelle & du girofle, aā.   ℥ ß.
Du fafran,   ℥ iij.
De l'huile douce,   ℔ ij.

Mêlez le tout & le laiffez en macération pendant quarante jours dans un vaiffeau bien bouché : faites-le bouillir enfuite légérement, & l'exprimez.

carpobalfami, aā.   ℥ j.
Cinnamomi, caryophyllorum, aā. ℥ ß.
Croci,   ℥ iij.
Olei dulcis,   ℔ ij.

Mifceantur & macerentur per dies quadraginta in vafe obturato, deindè bulliant leviter & exprimantur.

R E M A R Q U E S.

On aura des fleurs de lis blanches nouvellement cueillies en leur vigueur, on les incifera, on concaffera la cannelle, le girofle, le maftic, le calamus aromaticus, le coftus & le carpobalfame ; on mettra le tout avec le fafran dans une cruche ; on verfera deffus l'huile d'olive, on bouchera bien le vaiffeau & on l'expofera au Soleil pendant quarante jours ; on fera enfuite bouillir légérement la matiére & on l'exprimera, on gardera l'huile pour le befoin.

Elle réfout en échauffant ; on s'en fert pour les douleurs de l'eftomac, de la poitrine, du bas-ventre, on en frotte les parties malades ; elle eft fort peu en ufage : on emploie ordinairement l'huile de lis fimple qui fe prépare comme l'huile de rofes.

L'Auteur demande qu'on faffe infufer & bouillir les ingrédients, excepté les fleurs de lis, dans l'eau commune, avant que de les mêler avec l'huile & les fleurs ; mais outre que par cette méthode l'on fait diffiper leur partie volatile, qui eft la plus effentielle, l'infufion auroit peine à fe conferver fans fe corrompre pendant quarante jours, vû qu'elle contiendroit beaucoup d'humidité aqueufe : il vaut donc bien mieux fe contenter de faire infufer toutes les drogues dans l'huile, comme je l'ai décrit, car leur partie fulfureufe & volatile fe diffoudra dedans plus facilement que par la décoction qu'on en voudroit faire, & il ne fe diffipera rien, ou peu de chofe.

Vertus.

Huile d'Iris.

Oleum Irinum.

℞ Des racines d'iris pilées,   ℔ j.
Des fleurs de la même plante,   ℔ ß.
De l'huile douce,   ℔ v.

Mettez le tout dans un vaiffeau verniffé & le laiffez en macération pendant 24. heures fur les cendres chaudes ; après cela faites-le bouillir légérement, & l'exprimez. Verfez l'huile exprimée fur de nouvelles racines & de nouvelles fleurs d'iris. Laiffez-les en macération ; cuifez-les & faites-en l'expreffion comme la première fois. Réitérez enfuite la même préparation pour la troifiéme fois : après quoi vous laifferez raffeoir l'huile, que vous garderez pour l'ufage.

℞ *Radicum iridis contufarum*, ℔ j.
Florum ejufdem iridis,   ℔ ß.
Olei dulcis,   ℔ v.

Omnia vafe fictili vitreato excepta, horis 24. fuper cineres calidos macerentur, deindè bulliant leviter & exprimantur ; expreffo oleo novi flores, novæque radices iridis addantur, macerentur, coquantur & exprimantur ut priùs, idque tertiâ vice reiteretur, oleum tandem depuretur & fervetur.

R E M A R Q U E S.

On aura des racines d'iris des plus groffes & des mieux nourries, on les rapera & on les mettra avec les fleurs dans une cruche, on verfera deffus l'huile commune, on bouchera la cruche, & on la mettra fur les cendres chaudes ou au bain-marie, pour y laiffer la matiére en digeftion pendant vingt-quatre heures ; on fera enfuite bouillir légérement l'infufion, on la coulera avec ex-

preffion, on mettra infufer de nouvelles fleurs d'iris dans l'huile coulée, &
l'on fera la coction & l'expreffion comme auparavant ; on réitérera pour la troifiéme fois à mettre en infufion des nouvelles racines & fleurs dans l'huile coulée, mais on laiffera bouillir la matiére plus long-temps, afin de faire confumer le fuc de l'iris : on coulera enfin la liqueur avec expreffion, & l'on gardera l'huile pour s'en fervir au befoin.

Vertus.   Elle atténue, elle déterge, & elle réfout puiffamment ; on s'en fert pour les
tumeurs froides, pour les écrouelles, pour avancer la fuppuration.

Huile de Mille-Pertuis, Compofée.	*Oleum Hyperici, Compofitum.*
♃ Des fommités de mille-pertuis fleuries & pilées, ℔ j.	♃ *Summitatum hyperici floridarum contufarum,* ℔ j.
De l'huile commune, ℔ ij.	*Olei communis,* ℔ ij.
Du meilleur vin rouge, ℥ iij.	*Vini rubri generofi,* ℥ iij.
Mêlez le tout & le laiffez en macération dans un vaiffeau couvert fur les cendres chaudes pendant 24. heures, faites-le bouillir enfuite légérement, puis l'exprimez fortement Mettez après cela de nouvelles fommités dans l'huile exprimée, on fera les mêmes macération, coction & expreffion ; & quand on aura réitéré cette préparation pour la troifiéme fois, on ajoûtera à l'huile purifiée,	*Mifceantur & macerentur in vafe ficti-li cooperto, fuper cineres calidos per 24. horas, deindè bulliant leviter & exprimantur fortiter. Expreffio novis hyperici fummitatibus contufis in eodem vafe fuperfundatur, eademque maceratio, coctio & expreffio repetatur : tertiâ vice fimiles operationes peragantur, puroque tandem oleo adde*
De la térébenthine de Venife, ℔ j.	*Terebinthinæ Venetæ,* ℔ j.
Du fafran lié dans un nouet, Ә iv.	*Croci in nodulo ligati,* Ә iv.
Et gardez l'huile pour l'ufage.	*Oleum fervetur ufui.*

REMARQUES.

On aura des fommités de mille-pertuis fleuries, nouvellement cueillies en
leur vigueur, on les concaffera & on les mettra dans une cruche, on verfera
deffus le vin, & l'huile d'olives, on bouchera la cruche & on la placera fur les
cendres chaudes ou au bain-marie, pour y laiffer la matiére en digeftion pendant vingt-quatre heures : on fera bouillir légérement l'infufion, on la coulera avec forte expreffion, on mettra dans l'huile coulée autant de fleurs de mille-pertuis qu'auparavant, on fera les mêmes macération, coction & expreffion ;
on réitérera une troifiéme infufion procédant de la même maniére, excepté
qu'on fera bouillir plus long-temps l'infufion, afin d'en faire diffiper le fuc
aqueux. Quand l'huile fera coulée, on la laiffera repofer, on la verfera par inclination pour en féparer les féces, & l'on y fera diffoudre par une lente chaleur de la térébenthine ; on mettra la liqueur encore chaude dans une cruche,
au col de laquelle l'on aura attaché le fafran enveloppé au large dans un nouet,
& fufpendu par un fil, enforte qu'il trempe dans l'huile ; on couvrira la cruche, & l'on gardera cette huile au befoin.

Vertus.   Elle atténue, elle digére, elle réfout, elle appaife les douleurs caufées par
une humeur vifqueufe ; on s'en fert pour fortifier les nerfs & les jointures,
pour la goutte fciatique ; on en met dans les plaies pour les déterger & pour
les guérir, c'eft un baume très-efficace.

On doit choifir pour cette huile les fommités de mille-pertuis, lorfqu'il y
paroît un petit bouton fous la fleur, car c'eft une marque qu'il y a de la femence, laquelle eft effentielle dans cette préparation, à caufe de l'huile qu'elle
contient.

La térébenthine est un baume qui convient fort bien aux qualités de cette huile.

Quoique les fleurs de mille-pertuis soient jaunes, elles rendent l'huile rouge.

On fait aussi l'huile de mille-pertuis simple par les seules infusions de la fleur dans l'huile d'olive, comme on prépare l'huile de roses, mais elle n'a pas tant de vertu que celle-ci.

Huile de mille-pertuis simple.

| *Huile de Nicodéme.* | Oleum Nicodemi. |

℞ Des semences ou des sommités de mille-pertuis & de la térébenthine, aa. ℔ j.
Du safran, ℥ j.
De la litharge, ʒ vj.
De l'aloës hépatique, de la tutie d'Alexandrie, aa. ʒ iij.
De l'huile commune, ℔ ij.
Du vin blanc, ℔ iv.
Mêlez le tout, & le faites bouillir à petit feu jusqu'à la diminution du quart de vin; après cela exposez-le au Soleil pendant dix jours en la canicule, puis achevez de consumer le vin par ébullition; faites-en l'expression ensuite, & gardez l'huile exprimée pour l'usage.

℞ *Seminum seu summitatum hyperici, therebinthinæ, aa.* ℔ j.
Croci, ℥ j.
Lithargyri, ʒ vj.
Aloës hepaticæ, tutiæ Alexandrinæ, aa. ʒ iij.
Olei, ℔ ij.
Vini albi, ℔ iv.
Misceantur & bulliant lento igne ad consumptionem quartæ partis vini, tunc Soli caniculari exponantur per dies decem, deindè coquantur ad vini consumptionem; exprimatur; & servetur oleum expressum ad usum.

REMARQUES.

Quoique l'Auteur demande qu'on fasse bouillir la térébenthine avec le reste des drogues, il vaut mieux ne la mêler qu'après la coction, parce qu'en bouillant, sa partie la plus volatile se dissiperoit : je serois donc d'avis qu'on préparât l'huile en la maniére suivante.

On concassera les sommités ou la semence d'hypéricum, on pulvérisera l'aloës, la tutie & la litharge; on les mettra avec le safran dans un pot de terre, on versera dessus le vin blanc & l'huile, on couvrira le pot, & l'on fera bouillir la matiére à petit feu jusqu'à diminution de la quatriéme partie du vin ou environ; on retirera le pot de dessus le feu, & on l'exposera au Soleil de la canicule pendant dix jours, puis on le remettra sur le feu, & l'on fera bouillir derechef l'infusion, jusqu'à ce que tout le vin soit consumé; on la coulera alors avec forte expression, on y dissoudra la térébenthine, & on gardera cette huile pour s'en servir au besoin.

Elle est propre pour déterger & consolider les plaies, c'est un baume, elle est résolutive & nervale.

Vertus.

| *Huile de Jasmin fort Odorante.* | Oleum Jasmini Fragrans. |

℞ De petits flocons imbibés d'huile de ben, que vous étendrez dans un bassin d'une largeur convenable; vous les couvrirez ensuite de fleurs de jasmin nouvelles qui soient en leur vigueur, & vous couvrirez le bassin d'un autre semblable, que vous renverserez par-dessus : vous les laisserez en cet état pendant quatre heures, après quoi vous retirerez les fleurs pour y en

℞ *Flocculos gossypinos oleo balanino leviter imbutos, in lance latiore extensos, recentibus jasmini floribus operiantur, statimque simili lance tegantur : tertiâ vel quartâ quâque horâ renoventur flores, rejectis prioribus, eademque florum renovatio decies repetatur, expressisque flocculis gossypinis, ef-*

remettre de nouvelles , & vous réitérerez cette manœuvre jufqu'à dix fois ; enfin vous exprimerez les flocons , & il en fortira une huile fort odorante que vous garderez pour l'ufage.

fluxum fragrans oleum ad ufus fervetur.

REMARQUES.

On arrangera dans un baffin de faïance de petits flocons de coton cardé & bien blanc , imbibés d'huile de ben tirée fans feu par expreffion , on mettra deffus un lit de fleurs de jafmin nouvellement cueillies en leur vigueur , à l'épaiffeur d'un travers de doigt ; on couvrira le tout d'un autre baffin renverfé , on l'enveloppera d'un drap , & on laiffera la matiére en digeftion trois ou quatre heures , enfuite l'on retirera doucement les fleurs , & l'on en mettra de nouvelles , on laiffera la matiére en digeftion comme auparavant ; on réitérera la même chofe neuf ou dix fois , ou jufqu'à ce que les cotons foient bien empreints de l'odeur du jafmin , on les mettra alors à la preffe fans les chauffer , & l'on aura une huile fort odorante , que les Parfumeurs appellent improprement *Effence de jafmin* ; on la gardera dans une phiole bien bouchée.

Vertus.   Elle fortifie & elle réjouit le cerveau ; on s'en fert plus pour les parfums que pour la Médecine.

On peut préparer de la même maniére les huiles odorantes de fleurs de tubéreufe , d'oranges , de citron , de violettes , de rofes , d'œillets , de giroflée.

On doit faire cette huile fans feu , parce que l'odeur des fleurs de jafmin eft fi fuperficielle , que la moindre chaleur feroit capable de la diffiper ; de plus , l'huile en chauffant acquiert toûjours une mauvaife odeur , il ne faut pas piler les fleurs , parce que leur volatil fe confondroit dans les parties groffiéres de la fleur , & il fe perdroit.

L'huile de ben ne rancit point étant gardée , c'eft pourquoi elle eft préférable aux autres huiles pour cette opération , où l'on a plus befoin de la bonne odeur que de la vertu ; mais les Parfumeurs pour épargner leur bourfe emploient fouvent en fa place l'huile d'amandes amères qui ne coûte pas tant : c'eft ce qui fait que leurs prétendues effences fe ranciffent en peu de temps , & acquiérent une odeur défagréable.

Huile de jafmin commune.   La commune méthode de préparer l'huile de jafmin , eft femblable à celle de l'huile rofat ; mais comme en bouillant les parties volatiles de la fleur fe diffipent , l'huile ne retient pas une grande vertu.

Huile de Safran.

℞ Du fafran , du calamus odorant , & de la femence de carvi, aā.   ℥ j.
De la myrrhe ,   ℥ ß.
Laiffez-les infufer pendant cinq jours dans ℔ j. de vin rouge , après cela faites-les bouillir à petit feu avec ℔ j. ß. d'huile commune jufqu'à la confomption du vin , coulez enfuite & exprimez l'huile pour l'ufage.

Oleum Croci.

℞ Croci, calami aromatici , feminis carvi, aā.   ℥ j.
Myrrhæ ,   ℥ ß.
Infundantur fimul diebus quinque in vini rubri ℔ j. deindè coquantur igne lento cum oleî communi ℔ j. ß. ad vini confumptionem cola & repone.

REMARQUES.

On réduira en poudre groffiére le *calamus aromaticus* , la femence de carvi

& la myrrhe, on les mettra avec le safran dans un pot de terre vernissé, on versera le vin dessus, on couvrira le pot exactement, & on laissera la matiére en infusion pendant cinq jours, puis on y mêlera l'huile, & l'on mettra bouillir le mélange à petit feu jusqu'à consomption du vin, on coulera alors l'huile avec expression, & on la gardera.

Elle dissipe les duretés, elle appaise les douleurs de la matrice & des autres parties, elle fortifie les nerfs, on en oint les parties malades.

Quoique le safran soit d'une substance fort tenue, il ne donne point de teinture ni d'odeur à l'huile; mais il en donne à l'esprit-de-vin, au vin, aux liqueurs aqueuses, c'est pourquoi on le fait infuser dans le vin avec les autres ingrédients pour en extraire la substance avant que de le mêler dans l'huile.

Vertus.

Le safran ne donne à l'huile aucune couleur ni odeur.

Huile de Coings.   Oleum Cydoniorum.

♃ Des coings pilés avant qu'ils soient tout-à-fait mûrs, & de l'huile commune, aā. ℔ iij.

Mettez-les dans un vaisseau vernissé & les laissez en infusion pendant 24. heures sur les cendres chaudes; après cela qu'ils bouillent à petit feu, puis faites-en l'expression, & versez l'huile exprimée sur ℔ iij. de nouveaux coings, faites-en une seconde infusion, coction & expression, puis gardez l'huile épurée pour l'usage.

♃ *Cydoniorum nondùm maturorum, contuſorum, olei communis, aā. ℔ iij.*

Collocentur in vaſe fictili vitreato, & ſuper cineres calidos infundantur horis 24. deindè igne lento coquantur, in expreſſo oleo, novorum cydoniorum ℔ iij. infundantur, decoquantur & exprimantur ut priùs, depuratumque ſervetur uſui.

REMARQUES.

On aura des poires de coings qui ne soient point tout-à-fait mûres, on les rapera, & on les mettra tremper dans l'huile pendant vingt-quatre heures sur les cendres chaudes en un pot de terre couvert, on fera ensuite bouillir l'infusion à petit feu pendant un quart d'heure, on la coulera avec expression, on mettra infuser de rechef dans l'huile, une pareille quantité de coings rapés comme auparavant, on fera bouillir doucement l'infusion jusqu'à consomption de l'humidité du coing, on coulera l'huile, exprimant fortement le marc; & on la gardera pour le besoin.

Elle est astringente, elle fortifie l'estomac, elle arrête le vomissement & les sueurs immodérées, on en frotte l'estomac, la poitrine & l'épine du dos; on peut en mettre dans les lavements astringents, depuis demi-once jusqu'à deux onces.

Vertus.
Dose.

Plusieurs font leur huile de coings avec parties égales de suc de coings & d'huile qu'ils font bouillir doucement ensemble jusqu'à consomption du suc; mais l'huile de coings faite par cette derniére méthode, n'est pas si astringente que celle qui est faite avec le coing même.

Autre méthode de préparer l'huile de coings.

Huile d'Euphorbe, Simple.   Oleum de Euphorbio Simplex.

♃ De l'euphorbe pulvérisée,	ʒ x.	♃ *Euphorbii pulverati,*	ʒ x.	
De l'huile commune,	℔ j.	*Olei communis,*	℔ j.	
Mêlez-les, & en faites une huile s. a.		*Miſce, fiat oleum, ſ. a.*		

REMARQUES.

On mettra l'huile dans une bassine sur le feu, & quand elle sera bien chaude, on y mêlera l'euphorbe en poudre, qui s'y fondra en un inftant, on coulera la diffolution, & l'on gardera cette huile pour s'en fervir au befoin.

Elle eft réfolutive, elle eft employée pour diffoudre les humeurs glaireufes froides, pour la léthargie, pour la paralyfie, on en frotte les parties malades.

Plufieurs defcriptions ajoûtent du vin dans cette compofition ; mais comme l'euphorbe fe diffout aifément dans l'huile, il y feroit inutile, & il feroit diffiper, en bouillant, le volatil de la gomme.

Huile d'Euphorbe, Compofée.

℞ Du calament de montagne,   ℥ j. ß.
De la racine de coftus,   ℈ x.
      De pyréthre,   ℈ vj.
Du caftoréum,   ℈ v.
De la faponaire & de la ftaphifaigre, aa. ℥ ß.

Ces drogues étant pilées, laiffez-les en macération pendant trois jours dans ℔ ij. de vin rouge, & ℔ j. ß. d'huile commune.

Faites bouillir le tout jufqu'à la confomption du vin ; après cela répandez-y de l'euphorbe nouvelle mife en poudre fubtile,   ℥ ß.

Cuifez-le un peu plus, coulez, exprimez l'huile & la gardez pour l'ufage.

Oleum de Euphorbio, Compofitum.

℞ *Calaminthes montana,*   ℥ j. ß.
Radicis cofti,   ℈ x.
      Pyrethri,   ℈ vj.
Caftorei,   ℈ v.
Saponariæ, ftaphidis agriæ, aa. ℥ ß.
Trita macerentur per triduum in vini rubri ℔ *ij. olei communis* ℔ *j. ß.*

Coque ad vini confumptionem, tunc in fperge euphorbii recentis tenuiffimè triti,   ℥ ß.
Recoque parùm, & exprime : colatum fervetur ufui.

REMARQUES.

On concaffera bien les ingrédients, on les mettra infufer dans l'huile & le vin pendant trois jours, on fera enfuite bouillir l'infufion doucement jufqu'à confomption du vin, & on la coulera, exprimant fortement le marc, on la remettra fur le feu, & l'on y démêlera, pendant qu'elle fera chaude, l'euphorbe en poudre, qui fe diffoudra en un inftant, on la recoulera, & on la gardera.

 Elle eft propre pour raréfier & fondre les humeurs froides, pour fortifier les nerfs, pour les catarrhes, pour l'apoplexie, pour la paralyfie, pour la léthargie ; on en frotte les parties attaquées, on en met quelques gouttes dans les oreilles, au temps de l'apoplexie, ou de la léthargie.

Huile de Capres.

℞ De l'écorce de racines de caprier & des fruits du même arbriffeau, aa.   ℥ iv.

De l'écorce de racine de tamarifc, & des fommités de la même plante fleuries, aa.   ℥ ij.

Des feuilles de rue nouvelles, de ciguë & de cétérach, & de la femence d'agnus-caftus, & des fleurs de genêt, aa.   ℥ j.
Des racines de fouchet & de gentiane, aa. ℥ ß.
De l'huile commune,   ℔ iij.
Du vin blanc & du fort vinaigre,   ℔ ß.

Pilez les drogues qui doivent être pilées, & mettez le tout dans un vaiffeau vernifé bien couvert, & le laiffez infufer pendant vingt-

Oleum de Capparibus.

℞ *Corticis radicum capparum, fructuum aut potiùs gemmarum capparum, aa.*   ℥ iv.
Corticis radicum tamarifci & fummitatum ejufdem floridarum aa.   ℥ ij.
Foliorum rutæ recentium, cicutæ, ceterach, feminis agni cafti, florum geniftæ, aa.   ℥ j.
Radicum cyperi & gentianæ, aa. ℥ ß.
Olei communis,   ℔ iij.
Vini albi, aceti fortis, aa.   ℔ ß.
Contundenda contundantur & vafe ftilli vitreato excepta omnia, cooperto vafe, horis viginti quatuor, fuper cine-

quatre heures fur les cendres chaudes, puis faites - les cuire au bain-marie bien chaud prefque
juſqu'à confomption du vin & du vinaigre ; coulez enſuite la décoction & l'exprimez, & gardez l'huile pour l'uſage.

*res calidos infundantur, deindè in balneo
mariæ ferventi, ferè ad vini & aceti conſumptionem decoquantur, colentur & exprimantur, purumque oleum ad uſus ſervetur.*

R E M A R Q U E S.

On concaſſera bien les ingrédients, on les mettra enſemble dans un pot de
terre verniſſé, on verſera deſſus, l'huile, le vin & le vinaigre, on couvrira
le pot, & on le placera fur les cendres chaudes pour y laiſſer la matiére en
digeſtion vingt-quatre heures, on le mettra enſuite au bain-marie bouillant,
pour faire cuire l'infuſion, & confumer prefque tout le vin & le vinaigre, on
coulera l'huile avec expreſſion, & on la gardera pour s'en ſervir au beſoin.

Elle eſt eſtimée propre pour les douleurs & pour les obſtructions de la rate,   Vertus
elle eſt réſolutive, & par conſéquent bonne pour ramollir les fchirres & les
autres humeurs groſſiéres, & on en frotte les parties malades.

Je ſerois d'avis qu'on retranchât le vinaigre de cette compoſition, ſa qualité
aſtringente ne convient guère pour les effets qu'on attend du remede ; on pourroit en ſa place doubler la doſe du vin.

Le caprier eſt propre étant pris intérieurement, pour lever les obſtructions
de la rate, à cauſe d'un ſel apéritif qu'il contient ; mais il ne faut pas s'ima-
giner qu'il agiſſe de même, étant appliqué extérieurement ; il n'a pas aſſez de
force pour pénétrer juſqu'à ce viſcère, principalement lorſque ſon ſel a été
émouſſé dans l'huile : cette huile néanmoins ne laiſſe pas de produire un bon effet,
parce qu'elle ramollit les duretés de la partie, elle agira de même aux autres endroits du corps.

On appelle ici les capres, des fruits, ſelon le vulgaire, mais ce n'eſt que pour   Les ca-
ſe faire mieux entendre ; car ce ne ſont que des fleurs en bouton, ou qui n'ont   pres ſont
point encore été épanouies, qu'on a confites dans du vinaigre.   des fleurs
                                                                                    en bou-
On pourroit encore préparer une huile de capres ſimple avec une partie de   tons.
ces boutons de caprier nouvellement cueillis & écraſés, & deux parties d'huile   Huile de
qu'on feroit cuire à petit feu, juſqu'à confomption de preſque toute l'humi-   capres ſim-
dité, & qu'on couleroit enſuite pour s'en ſervir ; elle auroit les mêmes vertus   ple.
que la précédente.

<table>
<tr><td>

Huile de Nicotiane.

</td><td>

Oleum Nicotianæ.

</td></tr>
</table>

℞ Du ſuc de nicotiane nouvellement tiré, &
de l'huile commune, aā. parties égales.

Faites-la cuire juſqu'à la confomption du ſuc ;
coulez-la & la gardez.

Préparez l'huile de ciguë de la même maniére.

*℞ Succi nicotianæ recenter extracti,
olei communis aā. partes æquales,*
  *Coque ferè ad conſumptionem ſucci,
cola & ſerva.*   Huile de
  Eodem modo paretur oleum cicutæ.   ciguë.

R E M A R Q U E S.

On tirera du ſuc de nicotiane par expreſſion ; quand la plante eſt en ſa vigueur, on le mêlera avec parties égales d'huile commune, on fera bouillir le mélange juſqu'à ce que le ſuc ſoit preſque confumé, on coulera l'huile, & on
la gardera pour le beſoin.

Elle eſt fort réſolutive, on peut s'en ſervir pour fondre & pour diſſiper les   Vertus.
fchirres, & les autres tumeurs.

Huile de Coſtus , de Méſué.

2 Des ſommités de marjolaine ,　℥ viij.
Du coſtus vrai ,　℥ ij.
De la caſſe odorante ,　℥ j.
De l'huile commune ,　℔ iij.
Du vin blanc , ce qu'il en faudra.
　Pilez les drogues qui en ont beſoin; faites l'infuſion , conſumez les ſucs par la coction , & gardez l'huile exprimée pour l'uſage.

Oleum Coſtinum, Meſue.

2 Summitatum ſampſuchi ,　℥ viij.
Coſti veri ,　℥ ij.
Caſſiæ ligneæ ,　℥ j.
Olei communis ,　℔ iij.
Vini albi q. ſ.
　Contuſi biduo infundantur , deindè coquantur in duplici vaſe ad humoris conſumptionem : colatum repone.

REMARQUES.

　On concaſſera bien les ingrédients, on les mettra dans un pot de terre verniſſé, on verſera deſſus trois livres d'huile & une livre de vin blanc, on couvrira le pot, & on laiſſera la matiére en digeſtion pendant deux jours , enſuite on la fera bouillir doucement juſqu'à conſomption du vin, on coulera l'huile avec expreſſion , & on la gardera.

Vertus.　Elle échauffe, elle réſout, elle fortifie les parties nerveuſes, elle diſſipe les catarrhes; on en frotte les parties malades.

　Cette huile pourroit à plus juſte titre être appellée huile de marjolaine, qu'huile de coſtus, puiſqu'il entre dans ſa compoſition beaucoup plus de cette herbe que de racine de coſtus.

Huile de Maſtic.

2 Du maſtic choiſi ,　℔ ſs.
De l'huile roſat ,　℔ ij.
Du meilleur vin ,　℥ ij.
　Cuiſez ces drogues après les avoir miſes dans un vaiſſeau de terre verniſſé ; coulez-les , & gardez l'huile dans ſa pureté.
Huile de ſtorax.　On préparera de même l'huile de ſtorax.

Oleum Maſtichinum.

2 Maſtiches electæ ,　℔ ſs.
Olei roſati ,　℔ ij.
Vini generoſi ,　℥ ij.
　Omnia vaſe fictili vitreato excepta coquantur , deindè colentur purumque oleum ſervetur.
　Eodem modo paretur oleum de ſtyrace.

REMARQUES.

　On prendra du maſtic bien pur, on le pulvériſera groſſiérement, & on le mettra dans un pot verniſſé, on y verſera l'huile & le vin, on couvrira le pot, & on le placera ſur un feu médiocre, pour faire bouillir doucement la matiére, juſqu'à ce que le maſtic ſoit diſſout, ce qui arrivera en peu de temps, on coulera l'huile , & on la gardera.

Vertus.　Elle fortifie le cerveau , les nerfs, les jointures, l'eſtomac, elle arrête le vomiſſement, on en frotte les parties affoiblies, on en met auſſi dans les lavements pour la lienterie, pour la dyſenterie, depuis demi-once juſqu'à une once **Doſe.** & demie.

Huile de maſtic par la cornue.　On tire encore l'huile du maſtic ſeul par la cornue à grand feu, mais elle eſt noire & puante.

　Le maſtic étant une réſine, il ſe diſſout fort aiſément dans l'huile , le vin eſt inutile ici.

Huile

| *Huile de Morelle.* | Oleum Solani. |

℞ Des baies de morelle mûres & pilées, ℔ j.

De l'huile commune,   ℔ iij.
Cuisez-les jufqu'à la confomption du fuc ; exprimez l'huile & la gardez.

℞ *Baccarum folani maturarum , con-*
tufarum ,   ℔ j.
Olei communis ,   ℔ iij.
Coque ad confumptionem fucci , expri-
me & ferva ujui.

REMARQUES.

On choifira des baies de morelle mûres des plus groffes, on les écrafera bien dans un mortier, & on les fera bouillir à petit feu avec l'huile, prefque jufqu'à confomption du fuc, on coulera l'huile exprimant fortement le marc, on la laiffera dépurer, puis l'ayant verfée par inclination, on la gardera pour s'en fervir au befoin.

Elle eft rafraîchiffante & propre à condenfer & à arrêter les humeurs ; on s'en fert pour les plaies enflammées, elle entre dans l'onguent pompholyx.

Vertus.

| *Huile de Mandragore.* | Oleum Mandragoræ. |

℞ Des fucs de pommes de mandragore, ou à leur défaut, des feuilles de la même plante,
℥ iv.
Des têtes de pavot noir ,   ℥ iij.
Des feuilles de jufquiame ,   ℥ ij.
De violettes & de ciguë, aã.   ℥ j.
De l'opium, du ftorax calamite, aã.   ℥ ß.
De l'huile commune ,   ℔ ij.
Ces fucs mêlés avec de l'huile ayant été expofés pendant dix jours à la chaleur du Soleil , cuifez-les infenfiblement jufqu'à la confomption des fucs ; coulez enfuite la décoction , dans laquelle vous diffoudrez l'opium ,
vous y mêlerez le ftorax diffous avec un peu de
& térébenthine.

℞ *Succorum pomorum mandragoræ ,*
vel ejus defectu, foliorum mandragoræ ,
℥ iv.
Capit. papav. nigri, ℥iij.
Foliorum hyofcyami, ℥ij.
Violar. cicutæ , aã. ℥ j.
Opii , ftyracis calamitæ , aã.   ℥ ß.
Olei communis ,   ℔ ij.
Succos cum oleo foli expofitos , poft
decimum diem , fenfim ad fuccorum ex-
hauftum coque & cola , dein opium dif-
folve , ftyracemque terebinthina modico
folutam admifce.

REMARQUES.

On tirera les fucs par expreffion, après avoir bien pilé & laiffé macérer quel-ques heures les plantes vertes & récemment cueillies chacune en particulier, on mêlera ces fucs avec l'huile , & l'on mettra en digeftion le mélange dans une boîte llé au Soleil, pour l'y laiffer pendant dix jours ; on le fera enfuite bouil-lir dans dans un pot de terre verniffé, jufqu'à confomption des fucs , puis on coulera l'huile, & l'on y diffoudra autant qu'on pourra chaudement l'opium & le ftorax dans un peu de térébenthine ; on gardera cette huile pour le befoin.

Elle tempère & elle adoucit les inflammations, elle modère les douleurs en affoupiffant, elle eft bonne pour la brûlure, pour les hémorrhoïdes.

Les têtes de pavot étant peu fucculentes, fi vertes qu'elles foient, il eft bon de les humecter un peu après les avoir bien pilées avec du fuc de mandragore.

Vertus.

L'opium ne fe diffoudra pas tout-à-fait dans l'huile, mais on le laiffera toûjours tremper dedans, afin qu'elle s'en empreigne fuffifamment

Le ftorax eft employé ici pour corriger les autres ingrédients par fes parties fubtiles, mais il n'y eft pas beaucoup néceffaire , puifque cette compofition n'eft deftinée que pour l'extérieur.

Huile de Nard.	*Oleum Nardinum.*

℞ Du ſpica nard coupé par petits morceaux & pilé,   ℥ iij.
   Du meilleur vin,   ℥ iv.
   De l'huile commune,   ℔ j. ß.
   Laiſſez-les enſemble en macération dans un vaiſſeau couvert pendant huit jours ; cuiſez-les enſuite juſqu'à la conſomption du vin ; faites-en l'expreſſion, épurez l'huile, & la gardez pour l'uſage.

℞ *Spicæ nardi minutim inciſæ & con-*
tuſæ,   ℥ iij.
   Vini generoſi,   ℥ iv.
   Olei communis,   ℔ j. ß.
   Macerentur ſimul in vaſe cooperto per octo dies, deindè coquantur ad vini conſumptionem & exprimantur ; depuratum oleum ad uſus ſervetur.

REMARQUES.

On inciſera menu le ſpica nard, on le mettra dans une cruche, on verſera deſſus l'huile & le vin, on couvrira la cruche, & on la placera au Soleil ou dans une autre lieu chaud, pour y laiſſer la matiére en digeſtion pendant huit jours, on fera enſuite bouillir l'infuſion doucement, juſqu'à ce que le vin ſoit conſumé, on coulera l'huile avec expreſſion, & on la gardera.

Vertus.   Elle raéfie, elle digère & elle réſout les humeurs groſſiéres & pituiteuſes, on l'emploie dans la paralyſie, dans les tremblements de nerfs, dans les ſuffocations de matrice, on en introduit avec un petit coton dans les oreilles pour les bourdonnements.

Huile Muſcade.	Oleum Moſchatum, *ſeu* Muſſelinum, *ſeu* Moſchelæum.

℞ Des fleurs de lis, de la feuille Indienne, du maſtic, du coſtus & du ſpica nard, ãã. ℥ ß.
   Du bois d'aloës, de la caſſe odorante, de la myrrhe, du ſafran, du ſtorax calamite, ãã. ʒ ij.

   Du bdellium, du carpobalſame ou des cubébes & du girofle, ãã.   Ɖ iv.
   De la noix muſcade,   Ɖ ij.
   Du muſc,   Ɖ j.
   De l'huile commune,   ℔ ij.
   Du meilleur vin,   ℔ ß.
   Ces drogues légérement pulvériſées ſeront miſes en macération, puis cuites juſqu'à confomption des ſucs, & ſeront coulées & gardées pour l'uſage.

℞ *Florum liliorum, folii Indi, maſtiches, coſti, ſpicæ nardi, ãã.*   ℥ ß.
   Xylobalſami vel ligni aloes, caſſiæ ligneæ, myrrhæ, croci, ſtyracis calami-
tæ, ãã.   ʒ ij.
   Bdellii, carpobalſami vel cubebarum, caryophyllorum, ãã.   Ɖ iv.
   Nucis moſchatæ,   Ɖ ij.
   Moſchi,   Ɖ j.
   Olei communis,   ℔ ij.
   Vini generoſi,   ℔ ß.
   Omnia leviter trita macerentur & coquantur ad vini ferè conſumptionem & colentur uſui.

REMARQUES.

On concaſſera bien les ingrédients, excepté le muſc, on les mettra dans un pot de terre verniſſé, on verſera deſſus, le vin & l'huile, on couvrira le pot, & on le placera en un lieu chaud, pour y laiſſer la matiére en digeſtion pendant ſept ou huit jours, on fera enſuite bouillir l'infuſion à petit feu juſqu'à confomption du vin, on l'exprimera, on la verſera toute chaude dans une cruche, & l'on y mettra infuſer le muſc enveloppé dans un nouet, & ſuſpendu par un fil qu'on attachera au col ou à l'anſe de la cruche pour l'y laiſſer toûjours.

Vertus.   Cette huile eſt propre pour fortifier les nerfs, la matrice, l'eſtomac, pour chaſſer les vents, pour réſoudre les humeurs groſſiéres ; on en frotte les parties malades.

Il ne faut pas croire que le musc donne ici une bonne senteur ; cet aromate ne peut pas surpasser ni vaincre la mauvaise odeur d'une huile bouillie ; mais par sa partie volatile & raréfiante, il peut pénétrer & dissoudre les humeurs en augmentant le mouvement des esprits.

Huile de Sicyone, ou *de Concombre sauvage, Simple.*	*Oleum Sicyonium*, *vel* Cucumeris agrestis, Simplex.

♃ De la racine de concombre sauvage coupée & concassée, ℔ ß.
Du suc de concombre sauvage, ℔ j. ß.
De l'huile commune, ℔ iij.
Faites-les infuser, puis cuisez-les jusqu'à la consomption du suc, puis exprimez-les & gardez l'huile pour l'usage.

♃ *Radicis cucumeris agrestis incisæ & contusæ,* ℔ ß.
Succi cucumeris agrestis, ℔ j. ß.
Olei communis, ℔ iij.
Infundantur & coquantur ad succi consumptionem, tunc exprimantur, & servetur oleum.

REMARQUES.

On aura des racines de concombre sauvage bien nourries & récemment cueillies, on les coupera par petits morceaux, on les pilera bien, & on les mettra dans une cruche, on versera dessus l'huile & le suc des concombres sauvages nouvellement tiré, on bouchera le vaisseau, & on l'exposera deux ou trois jours au Soleil, ou à un autre lieu chaud, ensuite on fera bouillir l'infusion à petit feu jusqu'à diminution du suc, on coulera l'huile, & on la gardera pour le besoin.

Elle atténue, elle amollit, elle échauffe & elle résout, elle dissipe les humeurs froides du cerveau, étant introduite dans le nez avec un petit tampon de linge ; elle résout les tumeurs scrophuleuses étant appliquée dessus.

Comme le concombre sauvage est visqueux, il faut le laisser macérer quelque rems quand il a été pilé, & le faire un peu chauffer, avant que de l'exprimer, pour en tirer le suc.

Le nom de cette huile vient de ce qu'elle a été autrefois fort en usage dans une contrée du Peloponnèse, nommée *Sicyonie*.

Huile de Concombre sauvage, Composée, d'Actuarius.	Oleum Sicyonium Compositum, Actuarii.

♃ De la racine de concombre sauvage, ℔ j.
Des fleurs de romarin ; de la pyréthre, de l'euphorbe, de l'agaric, du castoréum & du nitre, aā. ℨ iij.
De l'huile commune, ℔ iv.
Du meilleur vin, ℔ ij.
Mettez le tout en infusion, & le cuisez jusqu'à la consomption du vin ; exprimez-les ensuite, & l'huile épurée sera gardée pour l'usage.

♃ *Radicis cucumeris silvestris,* ℔ j.
Florum rorismarini ; pyrethri, euphorbii, agarici, castorei, nitri, aā. ℨ iij.
Olei communis, ℔ iv.
Vini generosi, ℔ ij.
Infundantur & coquantur ad vini consumptionem, tunc exprimantur & oleum depuratum servetur ad usum.

REMARQUES.

On coupera & l'on pilera bien les racines de concombre sauvage, on les mettra dans une cruche avec les fleurs de romarin & les autres drogues grossièrement pulvérisées, on versera dessus l'huile & le vin, on bouchera la cruche, & on l'exposera sept ou huit jours au Soleil ou à une autre chaleur ; on fera bouillir ensuite l'infusion à petit feu, remuant de temps en temps la matière avec une espatule jufqu'à confomption du vin, on coulera la liqueur avec expreffion, & l'on gardera l'huile pour le befoin.

Vertus. Elle échauffe & réfout plus que la précédente, elle eft propre pour les fchirres du foie & de la rate, pour les duretés de la matrice.

Huile Réfolutive.

℞ Des racines de concombre fauvage, de bryone & d'althæa, aā. ℔ j.
De l'huile commune, ℔ iv.
Expofez-les au Soleil pendant un mois ; après cela cuifez-les & les exprimez.

Oleum Refolutivum.

℞ Radicum cucumeris afinini, bryonia, althæa, aā. ℔ j.
Olei communis, ℔ iv.
Infolentur fimul integro menfe, poftea coquantur & exprimantur.

REMARQUES.

On rapera la racine de bryone, on coupera & l'on concaffera bien les autres racines, on mettra le tout enfemble dans un pot de terre, on verfera l'huile, on couvrira le pot exactement, & on l'expofera au Soleil ou à un autre lieu chaud pendant un mois, on fera enfuite bouillir doucement la matiére jufqu'à confomption de l'humidité, on coulera l'huile par un linge, exprimant fortement le marc, & on la gardera pour s'en fervir au befoin.

Vertus. Elle eft propre pour digérer, pour ramollir & pour réfoudre ; on s'en fert pour atténuer les humeurs vifqueufes, & pour les faire diffiper, on en frotte les parties malades.

Huile Auditive Ambrée, d'Ant. Mynficht.

℞ De l'huile d'amandes amères, ℥ iv.
De nard compofé & de lis, aā. ℥ ij.
Des fucs d'origan, de marjolaine, de rue, de poireaux, de raves, d'oignons, aā. ℥ j.
Ces drogues étant mélées feront cuites jufqu'à la confomption des fucs, puis ayant coulé l'huile, ajoûtez-y
De l'efprit-de-vin dans lequel on aura fait infufer des cloportes, & du meilleur vinaigre, aā. ℥ ß.
De l'ambre gris, des fleurs de ferpolet, des baies de fabine, de la femence de cumin & du macis, aā. ℈ j.
Des cubébes, de l'ellébore blanc, du maftic, du ladanum, du ftorax calamite, aā. ℈ ß.
Du caftoréum vrai, du poivre long, du fafran & du nitre, aā. ℈ j.
Toutes ces drogues bien concaffées, feront de nouveau cuites au bain-marie, après cela mêlez avec l'huile exprimée,
De l'huile de fourmis & d'anis, aā. ℈ j.
Des trochifques de gallia-mofchata, ℈ j.
Mêlez le tout, & le gardez pour l'ufage.

Oleum Acoufticum Ambratum, Ant. Mynficht.

℞ Olei amygdalarum amararum, ℥ iv.
Nardini comp. liliorum albor. aā. ℥ ij.
Succorum origani, majoranæ, rutæ, porri, raphani, caparum, aā. ℥ j.
Mixta coquantur ad fuccorum confumptionem, poftea oleo colato adde
Spiritûs vini millepedibus priùs imprægnati, aceti vini acerrimi, aā. ℥ ß.
Ambræ grifeæ, florum ferpylli, baccarum fabinæ feminis cymini, macis, aā. ℈ j.
Cubebarum, ellebori albi, maftichis, ladani, ftyracis calamitæ, aā. ℈ ß.
Caftorei veri, piperis longi, croci, nitri, aā. ℈ j.
Omnia diligenter conquaffata, denuò in balneo mariæ coquantur, poftea oleo colato & expreffo immifce
Oleorum formicarum, anifi, aā. ℈ j.
Trochifcorum galliæ mofchatæ, ℈ j.
Mifce, & ad ufum repone.

REMARQUES.

On tirera les sucs par expression en la maniére ordinaire, on les mêlera avec les huiles dans un pot de terre verniffé, on fera bouillir le mélange jusqu'à consomption de l'humidité aqueuse, on coulera l'huile, & on la laissera refroidir; cependant on aura fait infuser pendant vingt-quatre heures deux douzaines de cloportes vivants dans une once d'esprit-de-vin, on coulera ensuite l'infusion avec expression, & l'on en mêlera demi-once avec l'huile coulée, le vinaigre & les autres drogues grossiérement pulvérisées; on laissera macérer le tout dans un vaisseau de verre ou de terre bien bouché pendant cinq ou six jours, on mettra ensuite le vaisseau au bain-marie chaud pendant une heure, puis on coulera l'infusion, exprimant fortement le marc, on mêlera dans la liqueur coulée, les huiles d'anis & de fourmis, & les trochisques de galliamoschata bien pulvérisés, on gardera cette huile dans une bouteille bien bouchée.

Elle est bonne contre la surdité, elle chasse les vents, elle dissipe le bruissement des oreilles, elle appaise les douleurs de cette partie, elle fait suppurer les abscès qui s'y forment, on en instille quelques gouttes dans l'oreille au matin & au soir. Vertus.

Huile d'Aunée.

♃ De la racine d'aunée,	℔ j.
Du vin rouge,	℔ ß.
De l'huile commune,	℔ ij.

Mêlez le tout, & cuisez-le à petit feu, exprimez la décoction, & gardez l'huile exprimée pour l'usage.

Oleum Enulatum.

♃ Radicis enulæ campanæ,	℔ j.
Vin. rubri,	℔ ß.
Olei communis,	℔ ij.

Misceantur, coquantur igne lento, exprimantur, & servetur oleum expressum ad usum.

REMARQUES.

On aura des racines d'aunée des mieux nourries, récemment cueillies, on les rapera, & on les fera bouillir à petit feu avec l'huile & le vin, jusqu'à consomption de l'humidité aqueuse, on coulera la liqueur avec forte expression & l'on gardera l'huile pour le besoin.

Elle est propre pour guérir la grattelle & les dartres, elle est résolutive, on en frotte les parties malades. Vertus.

Huiles de Poivres, de Méfué.

♃ Des myrobolans chébules, blériques, embliques & Indiques, aā.	ʒ v.
Des racines d'ache & de fenouil, aā.	ʒ iij. ß.
Du gingembre, du poivre long, noir & blanc, aā.	ʒ iij.
Des gommes sagapénum, opopanax, & ammoniac, aā.	ʒ ij. ß.
Du turbith,	ʒ ij.
Des sommités de thym verd & des feuilles de rue verdoyantes, aā.	man. ß.

Ces drogues un peu pilées seront cuites jusqu'à diminution du tiers dans ℔ xij. d'eau; ajoutez à la colature,

Oleum de Piperibus, Mesue.

♃ Myrobalanorum chebulorum, bellericorum, emblicorum, Indorum, aā.	ʒ v.
Radicum apii, fœniculi, aā.	ʒ iij. ß.
Zingiberis, piperis longi, nigri & albi, aā.	ʒ iij.
Sagapeni, opopanacis, ammoniaci, aā.	ʒ ij. ß.
Turbith,	ʒ ij.
Surculorum thymi viridis, foliorum rutæ virentium, aā.	man. ß.

Parùm trita coquantur ad tertias, in aquæ ℔ xij. colaturæ adde

De l'huile de lin,   ℔ j. ß.

Cuifez le tout jufqu'à la confomption de l'eau, & refervez l'huile pour l'ufage.

Olei lini,   ℔ j. ß.

Percoquantur ad aquæ confumptionem; poft, colatum ufui reconde.

REMARQUES.

On concaffera toutes les drogues, on les mettra dans un pot de terre verniffé, on y verfera douze livres d'eau, on couvrira le pot & l'on fera bouillir le mélange à petit feu, jufqu'à diminution de la troifiéme partie, on coulera la décoction & l'on y mêlera l'huile de lin, on fera derechef cuire la liqueur jufqu'à confomption de l'humidité aqueufe, on gardera l'huile qui reftera.

Vertus. Elle eft propre pour fortifier les nerfs, pour la paralyfie, pour les convulfions, pour la fciatique, pour les humeurs froides, pour les duretés de la rate; on en frottera les parties malades.

Méfué demande ici l'huile de ricin; mais comme elle ne fe trouve point chez les Apothicaires, on lui fubftituera celle de lin.

Il entre trop d'ingrédiens dans cette compofition pour la quantité de l'huile, & il y en a plufieurs qui me paroiffent inutiles, comme les myrobolans, le turbith.

La longue coction, qu'on fait des drogues dans l'eau, diffipe leur partie volatile, & amoindrit beaucoup leur qualité, je trouverois plus à propos qu'on les mît en digeftion dans l'huile avec un peu de vin pendant quelques femaines, puis que l'on fît bouillir l'infufion légérement, & qu'on la coulât avec expreffion, par ce moyen, l'huile s'empreindroit des fubftances volatiles & fixes des ingrédiens. Voici donc comme je voudrois réformer cette defcription.

Huile de Poivres, Réformée.

℞ Du poivre long & noir, aa.   ʒ j. ß.

Des racines de gingembre, de fenouil & d'ache, aa.   ʒ ß.

Des gommes ammoniac, opopanax & fagapénum, aa.   ʒ iij.

Des fommités de thym verd & de rue, aa.   man. ß.

De l'huile de lin,   ℔ ij.

Du vin rouge,   ℔ ß.

Pilez ces drogues, puis laiffez-les en macération dans un lieu chaud pendant un mois, dans un vaiffeau bien bouché; après cela cuifez-les à petit feu, coulez enfuite la décoction & l'exprimez, & gardez l'huile pour l'ufage.

Oleum de Piperibus, Emendatum.

℞ *Piperis longi & nigri, aa.*   ʒ j. ß.

Radicum zingiberis, fœniculi & apii, aa.   ʒ ß.

Gummi ammoniaci, opopanacis & fagapeni, aa.   ʒ iij.

Surculorum thymi viridis & rutæ, aa.   man. ß.

Olei lini,   ℔ ij.

Vini rubri,   ℔ ß.

Contundantur, mifceantur & macerentur in loco calido, per menfem, vafe obturato, deindé coquantur igne lento, colentur & exprimantur, colatum oleum fervetur ad ufum.

Huile Carminative, d'Ant. Mynficht.

℞ Des huiles diftillées de cumin,   ʒ ß.

De fenouil, d'anis & de carvi, aa.   ʒ j.

D'aneth, d'oranges, de camomille, aa.   ʒ ß.

Mêlez le tout, & le gardez pour l'ufage.

Oleum Carminativum, Ant. Mynficht.

Oleorum deftillatorum cymini,   ʒ ß.

Fœniculi, anifi, carvi, aa,   ʒ j.

Anethi, arantiorum, chamomillæ, aa.   ʒ ß.

Mifce & ad ufum repone.

R E M A R Q U E S.

On mettra toutes les huiles diſtillées ou eſſences enſemble dans une phiole & on les agitera pour les mêler exactement.

Cette huile eſt propre pour atténuer les viſcoſités, pour chaſſer les vents, pour appaiſer les tranchées & les douleurs; on s'en ſert pour les mélancoliques: La doſe en eſt depuis trois gouttes juſqu'à ſix : on peut auſſi en oindre la région de l'eſtomac, & le nombril.

Toutes ces huiles ſe diſtillent comme l'huile de cannelle, qu'on trouvera décrite dans mon *Livre de Chymie*.

On pourroit abréger la compoſition de l'huile carminative, ſans diminuer ſa vertu ; car les huiles d'aneth, d'anis & de fenouil ayant une même qualité, on pourroit n'employer qu'une des trois en quantité proportionnée, ainſi l'on peut réformer cette deſcription en la maniére ſuivante.

Huile Carminative, Corrigée.	Oleum Carminativum, Correctum.
♃ Des huiles diſtillées de ſemences de cumin, ℥ ß. D'anis, ℥ ij. ß. De carvi, ℥ j. D'oranges & de camomille, ãã. ℥ ß. Mêlez-les toutes, & gardez ce mélange pour l'uſage.	♃ Oleorum deſtillatorum ſeminis cumini, ℥ ß. Aniſi, ℥ ij. ß. Carvi, ℥ j. Arantiorum, chamomilla, ãã. ℥ ß. Miſce, & ad uſum repone.

Huile de Peuplier.	Oleum Populeum.
♃ Des yeux de peuplier, ℔ j. De l'huile commune, ℔ iij. Du vin rouge, ℔ ß. Laiſſez le tout en macération pendant huit jours, cuiſez-le enſuite & l'exprimez, & gardez l'huile exprimée pour l'uſage.	♃ Oculorum populi arboris, ℔ j. Olei communis, ℔ iij. Vini rubri, ℔ ß. Macerentur ſimul per octo dies, poſteà coquantur & exprimantur, expreſſum oleum depuratum ſervetur ad uſum.

R E M A R Q U E S.

On aura des yeux de peuplier récemment cueillis, on les pilera bien dans un mortier, on les mettra dans une cruche, on verſera deſſus l'huile & le vin, on bouchera la cruche, on l'expoſera huit jours au Soleil ou en un autre lieu chaud, puis on fera bouillir la matiére à petit feu juſqu'à conſomption du vin, on coulera l'huile avec forte expreſſion ; & l'ayant laiſſé dépurer, on la gardera pour le beſoin.

Elle adoucit en rafraîchiſſant, elle eſt bonne pour les inflammations, pour la brûlure entamée ; elle eſt réſolutive.

Le vin qu'on fait entrer dans cette compoſition lui eſt plûtôt préjudiciable qu'utile, parce qu'il détruit une partie de la vertu rafraîchiſſante des boutons de peuplier, qui fait leur plus grande vertu, il ſeroit bon de le retrancher ; l'humidité du peuplier ſuffit pour la coction de l'huile.

Huile de Marjolaine.	Oleum Majoranæ.

♃ De la marjolaine,	man. iv.	♃ *Herbarum majorana,*	man. iv.
De serpolet,	man. ij.	*Serpylli,*	man ij.
Des feuilles de myrte ou de ses baies ,	man. j.	*Foliorum myrti vel baccarum,*	man. j.
D'aurone & de menthe aquatique, aã.	man. ß.	*Abrotani , menthæ aquaticæ,* aã.	man. ß.
De l'huile commune ,	℔ iij.	*Olei communis,*	℔ iij.

Laissez-les en macération pendant huit jours dans un vaisseau bien bouché, cuisez-les ensuite, faites-en l'expression, & gardez l'huile exprimée pour l'usage.

Macerentur simul calidè in vase clauso per octo dies , deindè coquantur & exprimantur, expressum oleum servetur ad usum.

REMARQUES.

On incisera & l'on concassera les herbes , on les mettra dans une cruche, on versera l'huile , on bouchera le vaisseau , on l'exposera au Soleil ou en un autre lieu chaud pendant huit jours , on fera ensuite bouillir légérement l'infusion à petit feu , on la coulera, exprimant fortement le marc, & l'on gardera l'huile coulée , pour s'en servir au besoin.

Vertus.   Elle est résolutive , elle fortifie le cerveau , les nerfs , l'estomac, elle chasse les vents & les vers, elle est bonne pour la sciatique , elle atténue les viscosités ; on en frotte la partie malade.

Quelques Auteurs demandent qu'on réitère encore deux infusions d'herbes dans la même huile ; mais c'est donner de la peine inutilement , car dans l'infusion décrite , il y a plus de plantes qu'il n'en faut pour empreindre l'huile ; & quand on y en remettroit davantage , elles sortiroient sans y avoir rien laissé , parce que les pores de l'huile étant pleins, ils ne pourroient recevoir davantage de substance.

Huile de marjolaine simple.   On pourroit faire une huile de marjolaine simple avec la seule marjolaine infusée dans l'huile , elle auroit autant de vertu que l'autre.

On tire par la distillation une huile ou essence de marjolaine , comme l'on tire l'huile de cannelle qui est décrite dans mon Livre de Chymie.

Huile de Mucilage.	Oleum Mucaginum.

♃ De la racine de guimauve récente ,	℥ iv.	♃ *Radicis althææ recentis ,*	℥ iv.
De la semence de fœnugrec & de lin , aã.	℥ j. ß.	*Seminis fœnugræci & lini , aã.*	℥ j. ß.
De la scille récente concassée,	℥ j.	*Scillæ recentis contusæ ,*	℥ j.

Laissez-les macérer chaudement dans s. q. d'eau ; après cela cuisez-les jusqu'à ce qu'elles soient en état de rendre un mucilage grossier, & vous y ajoûterez

Macerentur calidè in s. q. aquæ , deindè coquantur donec remittant crassum & viscosam mucaginem , cui adde

Des huiles d'aneth, de camomille , & de lis blanc , aã.	℥ xvj.	*Olei anethini , chamæmelini , liliorum alborum , aã.*	℥ xvj.

Cuisez-les de nouveau jusqu'à consomption de l'humidité en remuant toûjours la matiére de crainte qu'elle ne brûle , & gardez l'huile pour l'usage.

Coquantur simul ad humiditatis aquea consumptionem , subindè azitando ne adurantur ; coletur & servetur oleum ad usum.

REMARQUES.

On coupera par petits morceaux les racines de guimauve & les oignons de scille ,

ſcille, on les concaſſera & on les mettra avec les ſemences entiéres dans un pot de terre , on verſera deſſus ſix ou ſept livres d'eau bouillante, on couvrira le pot & on laiſſera macérer le tout pendant dix ou douze heures ; on fera enſuite bouillir l'infuſion juſqu'à ce qu'elle ſoit mucilagineuſe , on la coulera avec expreſſion, on y joindra les huiles , & l'on fera bouillir le mélange juſqu'à conſomption de l'humidité, remuant ſur la fin , pour empêcher que le mucilage ne s'attache au fond du vaiſſeau , & ne brûle ; on coulera l'huile, & on la gardera pour l'uſage.

Elle amollit, elle réſout, elle avance la ſuppuration , elle diſſipe les douleurs de rhumatiſme & des jointures ; on en frotte les parties malades.   *Vertus.*

Huile Néphrétique , d'Ant. Mynſicht.	Oleum Nephriticum , Ant. Mynſicht.
♃ Des huiles, de ſuccin blanc rectifiée , de térébenthine & de geniévre, aã.　　　℥ iv. De la levûre de pain, du ſel commun & du tartre blanc, aã.　　　℥ j. Des eaux de lierre terreſtre, de perſil, d'arrête-bœuf, aã.　　　℔ iij. Mêlez le tout & le diſtillez par l'alambic : après cela ſéparez l'huile, & la reſervez pour l'uſage.	♃ Oleorum , ſuccini albi rectificati , terebinthinæ , juniperi , aã.　　　℥ iv. Fermenti panis , ſalis communis , tartari albi, aã.　　　℥ j. Aquarum hederæ terreſtris , petroſelini , ononidis , aã.　　　℔ iij. Miſce , & per alembicum diſtilla, poſteà ſepara oleum & ad uſum reſerva.

R E M A R Q U E S.

On pulvériſera ſubtilement le tartre blanc & le ſel , on les mêlera avec le levain, les huiles ; on mettra le mélange dans une grande cucurbite de verre ou de grès , on verſera deſſus les eaux diſtillées , on couvrira la cucurbite de ſa chape, on y adaptera un récipient, on lutera les jointures , & par un feu de ſable gradué, on fera diſtiller la liqueur , pouſſant le feu ſur la fin , on ſéparera l'huile qui ſurnagera l'eau dans le récipient, & on la gardera.

Elle atténue & chaſſe la pierre & le gravier du rein, elle ſoulage dans la colique néphrétique, elle pouſſe par les urines, elle fortifie la matrice , & elle aide à l'accouchement : La doſe en eſt depuis deux gouttes juſqu'à ſix.   *Vertus.*

L'eau diſtillée, qui reſte dans le récipient après qu'on en a tiré l'huile , eſt auſſi fort apéritive, on peut s'en ſervir aux mêmes uſages : La doſe en eſt depuis une once juſqu'à quatre.   *Doſe.*

Huile de Staphis-Aigre.	Oleum de Staphide Agriâ.
♃ Du ſtaphis-aigre,　　　℥ j. ß. Du ſuc de fenouil ,　　　℔ ß. De l'huile de nard ,　　　℔ j. Mêlez ces drogues, & les laiſſez en macération pendant quinze jours : après cela cuiſez-les, puis exprimez la décoction, & gardez l'huile exprimée pour l'uſage.	♃ Staphidis agriæ ,　　　℥ j. ß. Succi fœniculi ,　　　℔ ß. Olei nardini ,　　　℔ j. Miſceantur & macerentur per quindecim dies , poſteà coquantur & exprimantur. Expreſſum oleum ſervetur ad uſum.

R E M A R Q U E S.

On pulvériſera groſſiérement le ſtaphis-aigre , on le mettra dans une cruche , on verſera deſſus l'huile & le ſuc de fenouil nouvellement tiré . on bouchera la cruche, on la placera en un lieu chaud, & on l'y laiſſe à pendre quinze jours, on fera enſuite bouillir doucement l'infuſion juſqu'à conſomption du ſuc, on l'exprimera fortement, & l'on gardera l'huile coulée & dépurée pour s'en ſervir au beſoin.

Vertus.　Elle diſſipe les flatuoſités & le bruiſſement des oreilles, on en fait entrer quelques gouttes dedans avec un peu de coton.

Huile Balſamique, d'Ant. Mynſicht.

℞ Des huiles d'olives, ℔ j.
De mille-pertuis & de baies de laurier, aā. ℥ j.
De baies de geniévre & de pé-trole, aā ℥ ſs.
De bois de roſes, de ſpica, aā. ℥ ij.
De ſemences d'angélique & d'anis, aā. ℥ ij.
De la térébenthine de Cypre lavée dans l'eau de violettes, ℔ ſs.
Mêlez le tout, & avec une q. ſ. de racines d'orcanette, faites-en un baume rouge.

Oleum Balſami, Ant. Mynſicht.

℞ *Oleorum olivarum,* ℔ j.
Hyperici, baccarum lau-ri, aā. ℥ j.
Granorum juniperi, pe-trolei, aā. ℥ ſs.
Ligni rhodini, ſpicæ, aā. ℥ ij.
Seminis angelicæ & aniſi, aā. ℥ j.
Terebinthinæ Cypriæ aquâ violarum lotæ, ℔ ſs.
Miſce, & cum ſ. q. radicis anchuſæ fiat oleum ſeu balſamum rubicundum.

REMARQUES.

On mettra dans une cruche de terre toutes les huiles, la térébenthine lavée dans de l'eau de violettes, & deux onces de racines d'orcanette ſéches concaſſées, on bouchera bien le vaiſſeau, & on le placera au bain-marie chaud pour y laiſſer la matiére en digeſtion pendant douze heures; enſuite l'on fera bouillir le bain-marie, & quand l'iⁿfuſion ſera bien chaude, on l'agitera avec une eſpa-tule de bois, & on la coulera avec forte expreſſion, on gardera l'huile coulée dans une bouteille; c'eſt un baume.

Vertus.　Elle atténue, elle échauffe, elle réſout, elle ouvre & elle pénétre; on peut s'en ſervir pour diſſoudre les humeurs froides, pour la paralyſie, pour la goutte ſciatique, pour réſiſter à la gangréne, pour nettoyer les plaies.

Huile de Baume, de P. de Abano.

℞ De la térébenthine, ℔ j. ℥ iv.
Du ladanum, ℥ x.
Du ſtorax liquide, de la myrrhe, de l'aloés, du ſpica nard, du ſang de dragon, de l'encens, de la mumie, de l'opopanax, du bdellium, du carpopalſame, de la cannelle, de la ſarcocolle, du ſafran, du maſtic, de la gomme Arabique, aā. ℥ j.
Du muſc, gr. xviij.
Toutes ces drogues bien mêlées ſeront di-ſtillées par la retorte.

Oleum Balſami, Pet. de Abano.

℞ *Terebinthinæ,* ℔ j. ℥ iv.
Ladani, ℥ x.
Styraeis liquidæ, myrrhæ, aloes, ſpi-cæ nardi, ſanguinis draconis, thuris, mumiæ, opopanacis: bdellii, carpobal-ſami, cinnamomi, ſarcocollæ, croci, ma-ſtiches, gummi Arabici, aā. ℥ j.
Moſchi, gr. xviij.
Omnia mixta per retortam diſtillentur ſ. a.

REMARQUES.

On pulvériſera groſſiérement les ingrédients, on les mettra avec la térében-thine dans une grande cornue, dont la moitié demeurera vuide, on la placera dans un fourneau de ſable, on adaptera au cou de la cornue un grand récipient, on lutera exactement les jointures, & par un feu gradué, l'on fera distiller l'esprit & l'huile, on délutera le récipient & l'on versera la liqueur dans un entonnoir garni de papier gris, l'esprit passera & l huile demeurera dans le filtre, on la gardera dans une bouteille.

Elle raréfie, elle atténue, elle déterge, elle résiste à la putréfaction, elle résout,   Vertus. elle fortifie les nerfs & la matrice ; on en met dans les plaies, & l'on en frotte les membres douloureux, étant mêlée avec quelque huile appropriée, comme avec l'huile de vers.

Il est nécessaire que la cornue qu'on emploie pour cette opération soit grande, parce que la matiére étant échauffée, se raréfie beaucoup ; & si elle ne trouvoit assez d'espace, il y auroit à craindre qu'elle ne sortît en substance dans le récipient.

Huile d'Escarbots.		*Oleum Scarabæorum.*	

♃ Des escarbots, appellés *fouilles-merde*, ℔ j.		♃ *Scarabæorum stercorum*,	℔ j.
De l'huile de lin, ℔ ij.		*Olei lini*,	℔ ij.

Faites bouillir le tout ensemble à un feu lent, jusqu'à consomption de l'humidité aqueuse que rendent ces insectes ; coulez la liqueur & l'exprimez.

Bulliant simul igne lento ad humiditatis aquosæ consumptionem, tunc colentur & exprimantur.

R E M A R Q U E S.

On ramassera des escarbots qu'on trouve sur les excréments, qu'on appelle par cette raison *Fouilles-merdes*, lorsqu'ils sont dans leur vigueur ; on les mettra tout vivants dans un vaisseau de terre, qu'on couvrira & qu'on placera sur un petit feu pour y faire bouillir doucement la liqueur ; & quand on verra que l'humidité aqueuse aura été consumée, on coulera la liqueur avec expression & l'on gardera l'huile ; c'est l'huile d'escarbots.

Elle est résolutive, adoucissante & fortifiante ; on s'en sert pour résoudre   Vertus. les hémorrhoïdes & pour raffermir l'anus quand il est relaché, étant appliqué dessus.

On peut rendre cette huile plus forte & plus efficace, en réitérant d'y mettre bouillir de nouveaux escarbots.

Huile Stomachale.		*Oleum Stomachale.*	

♃ Des sommités d'absinthe,	man. j.	♃ *Summitatum absinthii*,	man. j.
Du mastic,	ʒ ij. ß.	*Mastiches*,	ʒ ij. ß.
Du girofle & du santal citrin, aā.	ʒ ij.	*Caryophyllorum, santali citrini*, aā.	ʒ ij.
Des roses rouges & du macis, aā.	ʒ j. ß.	*Rosarum rubrarum, macis*, aā.	ʒ j. ß.
De l'huile d'absinthe,	℔ j.	*Olei absinthii*,	℔ j.
Du vin d'Espagne,	℔ ß.	*Vini odoriferi*,	℔ ß.

Mêlez le tout, & le laissez en macération pendant quinze jours ; cuisez-le ensuite & l'exprimez, puis gardez l'expression pour l'usage.

Misceantur, macerentur per quindecim dies, coquantur & exprimantur, expressum oleum servetur ad usum.

R E M A R Q U E S.

On aura des sommités d'absinthe vulgaire, on les incisera & on les pilera dans un mortier ; on pulvérisera grossiérement le mastic, les girofles, le santal & le macis, on mettra la poudre dans une cruche avec les roses & l'absinthe pilées ; on versera dessus l'huile & le vin, on bouchera bien la cruche, & on la mettra au Soleil ou en un autre lieu chaud, pour y laisser la matiére en digestion pendant quinze jours, on fera ensuite bouillir l'infusion à petit feu jusqu'à consomption du vin, on coulera l'huile avec expression forte du marc, & on la gardera pour le besoin.

Vertus. Elle fortifie l'estomac, & elle empêche les tranchées ; elle résout, elle chasse les vers & les vents, elle atténue les humeurs grossiéres & visqueuses ; on en frotte les parties malades.

L'huile d'absinthe, étant déja empreinte de l'herbe, elle ne peut guère recevoir d'impression des drogues qu'on y fait infuser & bouillir.

Le vin, qu'on doit employer ici pour suivre l'intention de l'Auteur, est le vin muscat, ou un autre semblable ; mais l'odeur qu'on y demande n'y sert de guère, car elle se dissipe en bouillant ; le gros vin de teinte y seroit plus convenable que les autres à cause de son astriction.

Huile d'Excester.

℞ Des feuilles de romarin, ℥ iij.
D'aurone, de bétoine, de chamæpitys & de lavande, aa. ℥ j. ß.
De la racine d'ellébore blanc & noir, des semences de cumin & de fænugrec, de l'écorce de frêne & de limons, des fleurs de camomille, de genêt, de lis blancs & de sureau, de l'absinthe, de la petite centaurée, de l'eupatoire, du fenouil, de l'hyssope, du laurier, de la marjolaine, de la mélisse, de l'herbe aux chats, du pouillot, de la sabine, de la sauge & du thym, aa. ℥ j.
De l'euphorbe, de la moutarde, du castoréum, du pyréthre, aa. ʒ ij.
De l'huile, ℔ iv.
Du vin, ℥ ix.
Après avoir pilé les herbes, les semences, les fleurs & l'euphorbe, coupé les racines, les écorces, le castoréum, & les avoir laissées en macération avec l'huile & le vin à la chaleur du bain-marie, & les avoir fait cuire ensuite jusqu'à consomption du vin & de presque toute l'humidité, coulez l'huile & la gardez pour l'usage.

Oleum Excestrense.

℞ *Foliorum rorismarini,* ℥ iij.
Abrotani, betonicæ, chamæpityos, lavendulæ, aa. ℥ j. ß.
Radicis ellebori nigri & albi, corticis fraxini & limonum, seminis cymini & fænugraci, florum chamameli, genistæ, liliorum alborum, sambuci, herbarum absinthii, centaurii minoris, eupatorii, fæniculi, hyssopi, lauri, majoranæ, melissæ, nepetæ, pulegii, sabinæ, salviæ, thymi, aa. ℥ j.

Euphorbii, sinapeos, castorei, pyrethri, aa. ʒ ij.
Olei, ℔ iv.
Vini, ℥ ix.
Herbis, floribus, seminibus & euphorbio contusis, incisis radicibus, corticibus & castoreo, maceratisque horis duodecim affuso vino & oleo ad balnei calorem, & coctis demùm lento igne ad vini & humoris consumptionem, coletur oleum & servetur.

REMARQUES.

On coupera & l'on concassera toutes les drogues, on les mettra dans un pot de terre vernissé, on versera dessus l'huile & le vin, on couvrira le pot, & on le placera au bain-marie chaud, pour y laisser la matiére en digestion pendant douze heures, on la fera ensuite bouillir lentement jusqu'à consomption du vin & de presque toute l'humidité aqueuse des herbes, on coulera l'huile avec forte expression, & on la gardera pour le besoin.

Vertus. Elle est bonne pour ramollir en fortifiant, elle chasse les vents, elle atténue les humeurs visqueuses, elle résout les duretés du foie, de la rate & de la matrice.

J'ai tiré cette description de la Pharmacopée de Londres, elle me paroît trop compofée; à la vérité, toutes les drogues qui y entrent font bonnes, remplies de vertus, & convenables aux maladies pour lefquelles on emploie la compo- fition; mais on auroit pû l'abréger en doublant, triplant ou quadruplant la quantité de plufieurs de ces ingrédients, & retranchant les autres qui ont les mêmes qualités

Huile des Sept - Fleurs , d'Ant. Mynficht.	Oleum Septem Florum, Ant. Mynficht.

On prépare cette huile par plufieurs infufions réitérées des fleurs de violettes, de fureau, de rofes, de camomille, de lis blancs; de bouillon blanc & de mauve en arbre rouges, dans l'huile d'olives.

Or il faut infufer chacune de ces fleurs au So- leil féparément, & dans le temps qu'on peut les avoir en leur vigueur, & réitérer même ces macérations féparées plus d'une fois avec de nouvelles fleurs. Il faut exprimer très-fortement chacune de ces infufions; après quoi mêlant toutes ces infufions, vous aurez une huile bal- famique & anodyne, très - propre pour calmer les douleurs procédantes, tant de froideur que de chaleur, que vous garderez pour l'ufage.

Paratur ex oleo olivarum per multas repetitas infufiones florum violarum, fambuci, rofarum, chamomillæ, liliorum alborum, verbafci & malvæ arboris ru- brorum.

Infundantur autem flores in oleo & quilibet fuo tempore dum haberi poteft, recèns & feorfim digerantur in Sole & poft debitam macerationem, quilibet flos feorfim quoque fortiter exprimatur, & hic labor cum aliis & recentibus floribus aliquoties repetendus. Sic tandem oleum anodynum & verè balfamicum accipies, in omnibus :am frigidis quàm calidis do- loribus appropriatum, quod ufui repo- nes.

REMARQUES.

On mettra dans une cruche une livre de fleurs de violettes, on verfera deffus quatre livres d'huile d'olives, on bouchera la cruche & on la placera en un lieu chaud où le Soleil vienne, on y laiffera la matiére en dig ftion, jufqu'à ce que les fleurs de fureau foient dans leur vigueur, alors on fera bouillir légérement l'infufion, on la coulera avec expreffion, & on la reverfera toute chaude dans la même cruche où l'on aura fait entrer une livre de fleurs de fureau nouvel- lement cueillies, on bouchera le vaiffeau & on l'expofera au Soleil comme aupa- ravant pendant quinze jours, ou jufqu'à ce que les rofes foient en leur force, alors on fera bouillir, on coulera & l'on exprimera l'infufion, on la verfera derechef dans la cruche où l'on aura mis une livre de rofes pâles mondées, on bouchera la cruche & on la remettra au Soleil pour y laiffer la matiére en digeftion pen- dant quinze jours, ou jufqu'à ce que les lis blancs foient épanouis, alors on fera bouillir l'infufion, on la coulera avec expreffion, & on la verfera dans la cruche où l'on aura mis une livre de fleurs de lis blancs incifées; on bouchera le vaiffeau, & on l'expofera au Soleil pendant quinze jours; on fera bouillir l'infufion, on la coulera avec expreffion, & on la reverfera dans la cruche, où l'on aura mis une livre de fleurs de mauves en arbres rouges; on bouchera la cruche, & on la remettra au Soleil pour y laiffer la matiére en digeftion, quinze jours; on fera bouillir l'infufion, on la coulera, on l'exprimera, on la reverfera dans la cruche où l'on aura mis une livre de fleurs de bouillon-blanc, on bouchera le vaiffeau & on le placera au Soleil pour y laiffer la matiére en digeftion pendant quinze jours; enfuite on la fera bouillir, on la coulera, on l'exprimera, & l'on reverfera l'huile dans la cruche où l'on aura mis une livre de fleurs de ca- momille; on bouchera le vaiffeau & on le placera au Soleil pour y laiffer la matiére en digeftion pendant quinze jours, on fera bouillir l'infufion à petit feu, jufqu'à confomption de prefque toute l'humidité aqueufe, on la coulera & on l'exprimera, & on laiffera dépurer l'huile ; & l'ayant verfée par inclination pour en féparer les féces, on la gardera dans une bouteille bien bouchée.

Vertus. Elle eft propre pour adoucir & pour calmer les douleurs de la tête & des autres parties, elle ramollit, elle réfout, on peut en mêler dans les lavements pour les coliques depuis demi-once jufqu'à une once & demie.

Dofe. L'Auteur demande qu'on réitère l'infufion de chaque fleur plufieurs fois, mais alors on peut s'affûrer que l'huile ne fera empreinte que de la fubftance des pre-miéres fleurs qu'on y aura mifes infufer, car fes pores étant une fois occupés, elle ne pourra plus recevoir d'autre impreffion.

Huile de Vers de Terre.	*Oleum Lumbricorum.*
♃ Des vers de terre des plus gros & bien lavés, & de l'huile commune, aā. ℔ iij. Du vin blanc, ℔ ſ. Laiffez-les en macération pendant 24. heures ; après cela cuifez-les jufqu'à confomption du vin ; exprimez enfuite l'infufion, & gardez l'huile exprimée pour l'ufage.	♃ *Lumbricorum terreſtrium, craſſiorum, lotorum, olei communis, aā.* ℔ iij. *Vini albi,* ℔ ſ. *Macerentur horis 24. voſteà coquantur ad vini confumptionem & exprimantur, expreſſum oleum fervetur ad uſum.*

REMARQUES.

On choifira des vers de terre des plus gros, on les lavera dans de l'eau, & on les mettra infufer dans l'huile & le vin pendant vingt-quatre heures, enfuite l'on fera bouillir l'infufion à petit feu jufqu'à confomption du vin, & on la coulera avec expreffion pour la garder au befoin.

Vertus. Elle eft bonne pour ramollir & pour fortifier les nerfs, pour les douleurs des jointures, pour réfoudre les tumeurs, pour les diflocations, pour les foulures; on en frotte les parties malades.

Les vers de terre répandent beaucoup de leur fel volatil dans cette huile, c'eft ce qui lui donne beaucoup de vertu.

Huile de Scorpions, Simple.	*Oleum Scorpionum, Simplex.*
♃ Des fcorpions vivants, Nº. lx. De l'huile d'amandes douces, ℔ iij. Que les fcorpions foient noyés dans l'huile, & cuits enfemble dans un vaiffeau de terre verniffé, au feu d'un bain-marie bien chaud, la cuiffon de ces animaux étant faite, on exprimera l'huile, on l'épurera & on la gardera pour l'ufage.	♃ *Scorpiones vivos,* Nº. lx. *Olei amygdalarum amararum,* ℔ iij. *Suffocentur fcorpiones in oleo, fimul-que in vafe fićtili vitreato benè obturato, in ferventi balneo maris coquantur, dein-dè colentur & exprimantur, depuratum oleum ad ufus fervetur.*

REMARQUES.

On mettra foixante fcorpions vivants des plus gros dans un pot de terre verniffé, on verfera deffus trois livres d'huile d'amandes amères, on couvrira le pot exactement, on le placera dans un bain-marie, & par un feu affez fort, on fera cuire les fcorpions, on coulera l'huile avec expreffion, & on la gardera.

Vertus. On en prend intérieurement pour exciter l'urine, pour atténuer & pouffer la pierre, la gravelle, pour réſiſter au venin : La doſe en eſt depuis demi-dragme juſqu'à deux. On l'applique extérieurement ſur la région de la veſſie, ſur les reins, aux émonctoires, pour les mêmes maladies, elle raréfie les humeurs froides & viſqueuſes, & peut les réſoudre ; on en met ſur la piquûre du ſcorpion pour réſiſter à ſon venin ; mais elle n'y produit pas grand effet.

On ne prépare l'huile de ſcorpion que dans les pays où ces animaux naiſſent & habitent, comme en Italie, en Languedoc, en Provence. On pourroit les tranſporter vivants dans les autres Provinces ; mais ils perdroient en chemin beaucoup de leur vigueur, & l'huile ne ſeroit pas bonne.

La coction de l'huile de ſcorpions au bain-marie dans un pot bien couvert eſt préférable aux autres, parce qu'on conſerve, par cette méthode, le ſel volatil des ſcorpions qui fait la principale vertu de l'huile ; quelques-uns y ajoûtent du vin, mais il ne me paroît pas qu'il y ſoit néceſſaire, outre qu'en bouillant, il peut enlever une partie du ſel volatil.

Quand on a eu le malheur d'être piqué par un ſcorpion, il ne faut pas s'attendre de pouvoir guérir par l'application ſeule de l'huile de ſcorpions, il faut avoir recours à des remédes plus prompts & plus efficaces ; on prendra le ſcorpion qui a piqué, ſi on le peut attraper, on l'écraſera & on l'appliquera le plus promptement qu'il ſe pourra ſur la plaie, on fera avaler du ſel de vipère ou de corne de cerf, ou à leur défaut de la thériaque ou de l'orviétan. Le ſcorpion écraſé ouvrira les pores de la plaie & en fera ſortir le venin, en ſorte que par ce reméde ſeul on peut ſe ſauver du danger ; mais en cas que le venin eût déja pénétré juſque dans le ſang, le ſel volatil alkalin détruira l'acide qui fait ce venin, & empêchera la coagulation du ſang.

Le venin du ſcorpion & celui de la vipère ſont de même nature, mais celui du ſcorpion eſt moins ſubtil que l'autre, c'eſt pourquoi il peut être enlevé de la plaie par la ſimple application du ſcorpion écraſé, pourvû qu'elle ſoit faite auſſi-tôt après la piquûre, ce que ne pourroit pas faire ſi bien la tête de la vipère.

On pourroit tirer chymiquement une huile des ſcorpions ſeuls ſans addition par la cornue, elle ſeroit noire & puante, mais elle auroit beaucoup plus de vertu que la commune, parce qu'outre qu'elle ſeroit préparée ſans addition, elle contiendroit beaucoup plus de ſel volatil, on auroit par le même moyen un eſprit & du ſel volatil qui approcheroient beaucoup en qualités de ceux de la vipère.

Huile de Scorpions, Compoſée.

℞ Des feuilles de mille-pertuis dans leur verdure, man. iv.
Des ſommités de chamædrys, de calament & de chardon bénit, aā. man. ij.
De l'huile vieille, ℔ vj.
Mettez ces ſimples avec l'huile dans un pot de terre verniſſé bien clos, & les expoſez au Soleil pendant quinze jours.
Après cela, faites-les cuire au bain-marie bien chaud pendant quatre à cinq heures, & exprimez la décoction, puis
℞ Des fleurs de mille-pertuis nouvelles & pilées, man. vj.
Mettez-les dans le même vaiſſeau avec l'huile

Oleum Scorpionum, Compoſitum.

℞ *Foliorum hyperici virentium,* m. iv.
Summitatum chamædryos, calaminthæ & cardui benedicti, aā. man. ij.
Olei veteris, ℔ vj.
Herbæ contuſæ oleo permixtæ, vaſe fictili vitreato excipiantur, obturatoque vaſe, per dies quindecim inſolentur, deindé in balneo mariæ ferventi per quatuor aut quinque horas coquantur & exprimantur, tunc
℞ *Florum hyperici recentium contuſorum,* man. vj.
Eodem vaſe fictili excepti, oleoque ex-

exprimée, bouchez-le bien, & les laiſſez en infuſion au ſoleil pendant quinze jours ; cuiſez-les enſuite au bain-marie bien chaud, & les exprimez, ajoûtez après cela à l'expreſſion reçue dans le même vaiſſeau,

Des grains de mille-pertuis ſéparés de la fleur, & concaſſés,   man. ix.

Après avoir bouché le vaiſſeau, on réitérera l'expoſition au Soleil, la cuiſſon & l'expreſſion : ceci étant fait,

℞ Des feuilles de ſcordium récentes, m. j. ß.
    De calament, de chardon bénit, de dictame de Créte, de verveine & de ſommités de petite centaurée, aſ.   man. ß.

Des racines de zédoaire, du dictame blanc, de gentiane, de tormentille, d'ariſtoloche ronde, aã.   ʒ iij.

Pilez toutes ces drogues, & après les avoir mêlées, laiſſez-les en macération pendant trois jours au bain tiéde ; enſuite faites-les cuire pendant une heure à un bain plus fort, & les exprimez comme auparavant, puis

℞ Des ſcorpions au nombre de trois cents pendant les jours caniculaires, enfermez-les dans le même vaiſſeau, & les tenez ſur les cendres chaudes, juſqu'à ce qu'ils commencent à s'irriter par le ſentiment de la chaleur, & pour lors verſez par-deſſus l'huile tirée des expreſſions précédentes ; bouchez le vaiſſeau & le mettez au bain tiéde pendant 24. heures, puis au feu très-chaud pendant deux heures.

Coulez enſuite la décoction & l'exprimez : jettez les ſcorpions exprimés, & finalement

℞ De la cannelle choiſie,   ʒ ix.
Du ſtorax calamite & du benjoin, aã. ʒ vj.
Des baies de geniévre, du ſantal citrin, de la thériaque & du mithridat, aã.   ℥ ß.
De la rhubarbe, de l'aloés ſuccotrin & de la myrrhe, aã.   ʒ iij.
Du ſpica nard & de la nielle Romaine, aã.
       ʒ ij.
Du jonc odorant, du ſouchet, du ſafran,
       ʒ j. ß.

Pilez les choſes qu'il faudra piler, & après avoir mis le tout dans le même vaiſſeau, verſez par-deſſus l'huile exprimée des ſcorpions, & le vaiſſeau étant bouché, mettez-le au bain tiéde pendant 24. heures, & après cela à un feu plus violent pendant demi-heure.

Coulez enſuite la décoction, exprimez-la fortement, & gardez l'huile épurée dans une bouteille bien bouchée pour l'uſage.

preſſo permixti, *obturato vaſe Soli per dies quidecim exponantur, deindè in balneo ferventi coquantur & exprimantur, expreſſioni eodem vaſe excepta adde*

Granorum hyperici floribus ſpoliatorum, ſemine turgentium, contuſorum,
       man. ix.

Obturato vaſe, inſolatio, coctio & expreſſio uſitatis celebrentur, hiſce peractis.

℞ *Foliorum ſcordii recent.* man. j. ß.
    Calaminthæ, cardui benedicti, verbenæ, dictamni Cretici, comarum centaur. minor. aã.   man. ß.

Radicum zedoariæ, dictamni albi, gentianæ, tormentillæ, ariſtolochiæ rotundæ, aã.   ʒ iij.

Contundantur omnia & oleo expreſſo permixta, in eodem vaſe rectè obturato, per tres dies, in balneo tepido macerentur, per horam poſteà ferventi balneo coquantur & exprimantur ut priùs, tunc

℞ *Scorpiones trecentos diebus canicularibus captos, quos in eodem vaſe incluſos ſuper cineres calidos detine, donec præ calore ſudare & iraſci cæperint, illoque tempore, oleum ex prædictis omnibus expreſſum illis ſuperfunde, obturatumque vas, balneo tepido horis 24. committe, deindè ferventi balneo, per duas horas coque, poſteà cola & exprime, expreſſoſque ſcorpiones abjice, tandem*

℞ *Cinnamomi electi,*   ʒ ix.
Styracis calamita, benzoini, aã. ʒ vj.
Baccarum juniperi, ſantali citrini, theriacæ, mithridatii, aã.   ℥ ß.
Rhabarbari, myrrhæ, aloes ſuccotorina, aã.   ʒ iij.
Nardi Indicæ, nigellæ Romanæ, aã.
       ʒ ij.
Junci odorati, cyperi, croci, aã.
       ʒ j. ß.

Contundenda contundantur, omnibuſque in prædicto vaſe oleum ex ſcorpionibus expreſſum ſuperfundatur, obturatoque vaſe, in balneo tepido per horas 24. deindè ferventi balneo per ſemihoram detineantur.

Poſteà colentur & fortiter exprimantur. Oleum depuratum in lagenâ rectè obturatâ ad uſus ſervetur.

R E M A R Q U E S.

On aura des feuilles de millepertuis, quand elles ſont en leur vigueur, des ſommités, fommités, de chamædrys, de calament & de chardon bénit, on les inciſera & on les pilera enſemble dans un mortier, on les mettra dans un pot de terre verniſſé; on verſera deſſus l'huile d'olives, on bouchera bien le pot, & on l'expoſera pendant quinze jours au Soleil, on le mettra enſuite au bain-marie bouillant quatre ou cinq heures, puis on coulera la liqueur avec forte expreſſion.

On mettra infuſer dans l'huile coulée au Soleil pendant quinze autres jours, comme auparavant, les fleurs de mille pertuis récemment cueillies & pilées, on placera enſuite le vaiſſeau au bain-marie bouillant, & on l'y laiſſera cinq ou ſix heures, puis on coulera l'infuſion, exprimant fortement le marc.

On fera tremper comme auparavant dans l'huile coulée la ſemence de millepertuis concaſſée, on pilera l'infuſion au bain-marie, & on l'exprimera.

On inciſera & l'on pilera enſemble dans un mortier le ſcordium, le calament, le chardon bénit, la verveine, le dictame de Créte, les ſommités de petite centaurée & les racines, on les mettra dans le même pot, on le placera au bain-marie tiéde, pour y faire digérer la matiére pendant trois jours, on augmentera enſuite le feu ſous le bain, & on le fera bouillir pendant une heure, ou juſqu'à ce que l'infuſion ſoit bien chaude, on la coulera alors avec forte expreſſion.

On aura trois cents ſcorpions vivants amaſſés aux jours caniculaires, on les mettra dans le même pot, on le couvrira & on le placera ſur les cendres chaudes, on l'y laiſſera juſqu'à ce que les ſcorpions commencent à ſuer & à s'irriter, on y verſera alors l'huile, on recouvrira exactement le vaiſſeau, & on le mettra au bain marie d'eau tiéde, pour y laiſſer la matiére en digeſtion pendant vingt-quatre heures, on augmentera le feu ſous le bain pour le faire bouillir pendant deux heures, puis on coulera l'huile exprimant fortement les ſcorpions.

On mettra dans le même pot la cannelle, le ſtorax, le benjoin, le geniévre, le ſantal, la rhubarbe, la myrrhe, l'aloës, le ſpica nard, la nielle Romaine, le jonc odorant, le ſouchet concaſſés, le ſafran, la thériaque & le mithridat, on verſera deſſus l'huile exprimée, on bouchera le pot exactement, on le placera au bain-marie tiéde, pour y laiſſer la matiére en digeſtion pendant vingt-quatre heures: on augmentera enſuite le feu ſous le bain pour le faire bouillir pendant demi-heure, on coulera l'infuſion avec forte expreſſion; & l'ayant laiſſé dépurer, on la gardera dans une bouteille bien bouchée.

Cette huile eſt eſtimée contre les poiſons & les venins, on s'en ſert pour faire ſortir la petite vérole, dans les fiévres malignes, dans la peſte, dans l'épilepſie, dans la paralyſie & dans les autres maladies du cerveau; pour faire mourir les vers, on en applique ſur l'eſtomac, ſur le cœur, aux émonctoires, aux poignets, aux tempes, aux narines, aux pieds; on réitére l'onction de trois en trois heures; on en fait auſſi prendre quelques gouttes par la bouche.

Vertus.

Matthiole, qui eſt l'Auteur de cette deſcription, n'y demande que trois livres d'huile, mais j'ai ſuivi la Pharmacopée Royale, qui en demande le double avec beaucoup de raiſon, car trois livres d'huile ne ſont pas capables de recevoir l'impreſſion d'une auſſi grande quantité de drogues qu'il en entre ici.

On pourroit abréger cette compoſition, tant pour le travail que pour la diverſité des ingrédients; car premiérement, elle ſera auſſi bonne quand on multipliera moins le nombre des infuſions. En ſecond lieu, l'on fera fort bien d'en retrancher les drogues les moins néceſſaires, comme le chardon bénit, la verveine, le chamædrys, la petite centaurée, les racines de tormentille & de dictame; les pores de l'huile ne peuvent recevoir qu'une certaine quantité de ſubſtance; or quand on y emploie trop de drogues, & quand on fait trop d'infufions les unes fur les autres, on retire la plûpart des derniéres drogues au même état qu'on les y avoit mifes, & l'huile ne fe trouve empreinte que des premiéres qui ne font pas quelquefois les principales ; voici donc comme je ferois d'avis qu'on réformât cette compofition.

Huile de Scorpions Compofée, Réformée.	Oleum Scorpionum Compofitum, Emendatum.

♃ Des fommités fleuries de mille-pertuis avec leurs grains remplis de femences,   m. xij.

De l'huile commune,   ℔ vj.
Laiffez-les enfemble en macération dans un pot de terre verniffé & bien bouché pendant quinze jours, puis faites-les cuire pendant fix heures au bain-marie bouillant, coulez la décoction & l'exprimez ; après cela.

♃ Trois cents fcorpions vivants que vous enfermerez dans le même pot & que vous tiendrez fur les cendres chaudes, jufqu'à ce que la chaleur violente les irrite, & pour lors verfez fur ces animaux l'huile exprimée, & après avoir bien bouché le vaiffeau, tenez-le au bain-tiéde pendant 24. heures, puis cuifez les fcorpions avec l'huile à un feu violent pendant quatre heures, enfuite coulez & exprimez la décoction, & jettez les fcorpions exprimés. Enfin

♃ Des feuilles de fcordium,   man. j. ß.
De calament & de dictame de Créte, aã.   man. j.
De la cannelle,   ʒ ix.
Du ftorax calamite & du benjoin, aã.   ʒ vj.
Des baies de geniévre, du fantal citrin, de la vieille thériaque & du mithridat, aã.   ʒ ß.
De la myrrhe choifie, de l'aloës fuccotrin, des racines de zédoaire, de fouchet long & d'ariftoloche ronde, aã.   ʒ iij.
Du fpica nard,   ʒ ij.
Du jonc odorant & du fafran, aã.   ʒ j. ß.
Pilez les drogues qu'il faut piler, & après avoir mis tous ces ingrédients dans le même pot verniffé, verfez-y l'huile de fcorpions exprimée, & après avoir bouché le pot, laiffez-les au bain tiéde pendant huit jours, enfuite cuifez-les pendant deux heures à un bain plus chaud. Enfin coulez la décoction & l'exprimez fortement.

Mêlez dans l'huile épurée des huiles diftillées de geniévre & de calament, du baume du Pérou, aã.   ʒ j.
Du camphre diffous dans ʒ j. ß. d'eau de la Reine d'Hongrie,   ʒ ß.
Faites-en une huile que vous garderez dans une bouteille bien bouchée.

♃ *Summitatum floridarum hyperici recentium cum granis femine turgentibus contufarum,*   man. xij.
Olei communis,   ℔ vj.
Macerentur fimul calidè in vafe fictili vitreato exactè obturato per quindecim dies, poftea balneo mariæ ferventi coquantur per fex horas, colentur & exprimantur ; tum

♃ *Scorpiones trecentos viventes quos in eodem vafe inclufos fuper cineres calidos detine, donec præ calore fudare, & irafci cæperint, illoque tempore, oleum expreffum illis fuperfunde, obturatumque vas balneo tepido horis 24. committe, deindè ferventi balneo per quatuor horas coque, poftea cola & exprime, expreffofque fcorpiones abjice. Tandem,*

♃ *Foliorum fcordii,*   man. j. ß.
    Calaminthæ, dictamni Cretici, aã.   man. j.
Cinnamomi,   ʒ ix.
Styracis calamita, benzoini, aã. ʒ vj.
Baccarum juniperi, fantali citrini, theriacæ veteris, mithridatii, aã.   ʒ ß.
Myrrhæ electæ, aloes fuccotorinæ, radicum gentianæ, zedoariæ, cyperi longi, ariftolochia rotunda, aã.   ʒ iij.
Nardi Indicæ,   ʒ ij.
Junci odorati, croci, aã.   ʒ j. ß.
Contundenda contundantur, & omnibus in prædicto vafe fictili immiffis, oleum ex fcorpionibus expreffum fuperfundatur, obturatoque vafe in balneo tepido per dies octo detineantur, indè ferventi balneo per duas horas coquantur, tandem colentur & fortiter exprimantur.

In oleo depurato exactè mifceantur, oleorum juniperi & calaminthæ, balfami Peruviani, aã.   ʒ j.
Caphuræ in aqua Reginæ Hungariæ, ʒ j. ß. diffoluta,   ʒ ß.
Fiat oleum in lagena rectè obturata fervandum.

REMARQUES.

L'huile de scorpions peut faire quelque bien contre les poisons coagulants, comme ceux de la vipère, du scorpion, en ce que par ses parties volatiles elle met en mouvement les esprits, mais elle ne serviroit à rien contre les poisons corrosifs, où les esprits n'ont que trop d'agitation.

On pourroit faire sur le champ une fort bonne huile de scorpion composée en la manière suivante.

Autre Huile de Scorpions, Composée.	*Oleum aliud Scorpionum, Compositum.*
♃ De l'huile de scorpions simple, ℔ j. Des huiles distillées de calament, de marjolaine, de romarin & de baume du Pérou, aā. ℥ j. De l'huile de cannelle, ʒ j. De camphre dissous dans ℥ j. d'esprit-de-vin ʒ ij. Mêlez le tout, & vous aurez une huile composée.	♃ *Olei scorpionum simplicis,* ℔ j. *Oleorum destillatorum calaminthæ, juniperi, myrrhæ, majoranæ, rorismarini, balsami Peruviani, aā.* ℥ j. *Olei cinnamomi,* ʒ j. *Caphuræ in spiritûs vini* ℥ j. *dissolutæ* ʒ ij. *Misce, & fiat oleum.*

Huile de Scorpions Composée, de Mésué.	*Oleum Scorpionum Compositum, Mesue.*
♃ Des racines d'aristoloche ronde, de gentiane, de souchet, de l'écorce de racine de caprier, aā. ℥ j. De l'huile d'amandes amères, ℔ j. ß. Du suc de raves, ℔ ß. Concassez les racines, & les faites infuser dans l'huile & dans le suc de raves pendant vingt jours dans un pot vernissé bien couvert ; après cela faites-les cuire jusqu'à la consomption du suc, & ajoûtez-y sur la fin, Des scorpions, N°. x. ou xv. Bouchez ensuite le vaisseau & l'exposez pendant un mois à la chaleur du Soleil ; après quoi vous coulerez & exprimerez la décoction, & l'huile exprimée sera gardée pour l'usage.	♃ *Radicum aristolochiæ rotundæ, gentianæ, cyperi, corticis radicis capparum, aā.* ℥ j. *Olei amygdalarum amararum,* ℔ j. ß. *Succi raphani,* ℔ ß. *Contundantur radices & infundantur in oleo, & succo raphani, dies viginti, in vase victili vitreato operculato, deindè coquantur ad succi consumptionem, addendo sub finem* *Scorpiones,* N°. x. *vel* xv. *Obtura vas, insola iterùm mense uno, deindè cola & exprime; oleum depuratum serva ad usum.*

REMARQUES.

On pulvérisera grossiérement les racines & l'écorce de caprier, on mettra la poudre dans un pot de terre vernissé, on versera dessus l'huile d'amandes amères & le suc de raves, on couvrira bien le pot, & on l'exposera au Soleil ou dans le fumier chaud, pour y laisser la matiére en digestion vingt jours, on fera ensuite bouillir l'infusion par un petit feu, remuant la matiére de temps en temps avec une espatule de bois jusqu'à la consommation du suc ; on y jettera sur la fin dix ou quinze scorpions vivants ; sçavoir, dix s'ils sont gros, ou quinze s'ils sont petits : On recouvrira le pot, & on le remettra au Soleil ou dans le fumier chaud, pour y laisser encore la matiére en digestion pendant un mois : Enfin, on fera chauffer l'infusion au bain-marie bouillant, & on la coulera avec forte expreſſion , on laiſſera repoſer l'huile coulée , puis l'ayant ſéparée de ſes féces par inclination , on la gardera.

Vertus.   Elle réſiſte à la peſte & aux autres maladies contagieuſes , on lui attribue les mêmes vertus qu'à la précédente.

Je trouve que les ſcorpions ne bouillent point aſſez long-temps dans l'huile pour qu'elle en tire toute la vertu , je voudrois les mettre dès le commencement dans la coction.

La derniére digeſtion qu'on donne à l'infuſion après qu'elle a bouilli , me paroît troplongue , c'eſt du temps perdu , il ſuffiroit qu'elle fût de vingt-quatre heures ou de deux jours.

Moyen de rendre cette huile plus efficace.   Au reſte , cette deſcription me paroît commode pour ceux qui veulent éviter la longue préparation de celle de Matthiole , & l'on peut dire que l'huile qu'on en tirera ne ſera guère moins ſalutaire que l'autre. On pourroit , pour la rendre encore plus efficace , y ajoûter du baume du Pérou , de l'huile diſtillée de geniévre , des teintures de myrrhe & d'aloës , de chacun trois dragmes.

Huile de Grenouilles.

♃ Des grenouilles vivantes ,   N°. x. ou xij.
De l'huile de lin ,   ℔ j. ß.
Cuiſez - les dans un pot de terre bien bouché , enſuite coulez & exprimez la décoction , puis gardez la colature pour l'uſage.
On peut préparer de la même façon les huiles de crapaux & d'écreviſſes.

Oleum Ranarum.

♃ Ranas viventes ,   N°. x. vel xij.
Olei lini ,   ℔ j. ß.
Coque in vaſe fictili optimè clauſo , deindè cola & exprime , colatura ſervetur ad uſum.
Eodem modo parentur olea bufonum , cancrorum.

R E M A R Q U E S.

On aura dix ou douze grenouilles vivantes, on les coupera en morceaux , & on les mettra dans un pot de terre verniſſé , on verſera deſſus auſſi-tôt une livre & demie d'huile de lin , on couvrira le pot exactement, & on le placera au bain-marie bouillant , on l'y laiſſera ſept ou huit heures, enſuite l'on coulera l'huile exprimant fortement les grenouilles, on la laiſſera repoſer , & on la verſera par inclination pour la dépurer de ſes féces.

Vertus.   Elle adoucit, elle tempère les inflammations, elle excite le ſommeil étant appliquée aux tempes, elle appaiſe les douleurs de la goutte, on en frotte les parties douloureuſes.

On peut faire de la même maniére les huiles de crapaux, d'écreviſſes de riviére, & des autres animaux aquatiques.

Huile de Frai de Grenouilles.

♃ De l'huile commune ,   ℔ iij.
Du frai de grenouilles ,   ℔ ij.
Faites-les cuire enſemble à petit feu juſqu'à l'entiére conſomption de la partie aqueuſe.
Coulez enſuite la décoction & la gardez pour l'uſage.

Oleum de Spermate Ranarum.

♃ Olei communis ,   ℔ iij.
Spermatis ranarum ,   ℔ ij.
Coquantur ſimul , igne lento, ad conſumptionem ferè partis aquoſæ.
Deindè colentur , & ſervetur oleum.

REMARQUES.

On aura du frai de grenouilles nouvellement amassé, on le mêlera avec l'huile dans un pot de terre vernissé, on les fera bouillir ensemble à petit feu, les agitant de temps en temps avec une espatule de bois, jusqu'à ce que l'humidité aqueuse soit presque toute consumée, on coulera alors l'huile, & on la gardera séparée de ses féces.

Elle est anodyne & résolutive, elle appaise les inflammations.　　　　Vertus:

Huile de Léfards.	Oleum Lacertorum.
♃ Des léfards verds vivants, N°. xij. ou xv. ou. xx. felon leur grandeur; jettez-les & les noyez dans	♃ *Lacertos virides viventes*, n°. xij. *vel* xv. *vel* xx. *pro ratione magnitudinis; injiciantur & suffocentur in*
De l'huile de noix chaude, ℔ iij.	*Olei nucum calentis,* ℔ iij.
Du vin blanc, ℥ iij.	*Vini albi generofi,* ℥ iij.
Faites-les cuire à petit feu jufqu'à confomption de l'humidité aqueufe; coulez enfuite & exprimez la décoction, & gardez l'huile pour l'ufage.	*Coquantur igne lento ferè ad confumptionem humiditatis aquofæ, deindè colu, exprime, & oleum ferva ad ufum.*
On peut préparer de même l'huile de vipères, & des autres fortes de ferpents.	*Eodem modo parentur olea viperarum & aliarum fpecierum ferpentum.*

REMARQUES.

On mettra l'huile de noix dans un pot de terre vernissé, on la fera chauffer & l'on y plongera, l'un après l'autre, douze ou quinze ou vingt léfards verds, vigoureux, on en emploiera plus ou moins felon leur groffeur, on y ajoûtera le vin blanc, on couvrira le pot, & l'ayant placé fur un feu médiocre, l'on fera bouillir doucement la matiére, jufqu'à ce que le vin & la plus grande partie de l'humidité aqueufe des léfards foit confumée, on coulera alors l'huile avec forte expreffion, & on la gardera pour le befoin.

On s'en fert pour faire croître les cheveux, & pour les hernies, elle est résolutive & fortifiante, on en oint les parties malades,　　　　Vertus.

Si, après que cette huile est coulée & refroidie, l'on y mêloit exactement deux onces d'efprit-de-vin, on la rendroit plus efficace pour les occafions aufquelles on l'emploie.

Huile de Cafforéum Simple, de Nic. Prevoft.	Oleum de Caftoreo Simplex, Nic. Præpofiti.
♃ Du caftoréum, ℥ j.	♃ *Caftorei,* ℥ j.
De l'huile vieille, ℔ j.	*Olei veteris,* ℔ j.
Du vin, ℥ ij.	*Vini,* ℥ ij.
Faites-les bouillir dans un vaiffeau vernissé, & gardez la colature pour l'ufage.	*Bulliant in duplici vafe ad confumptionem vini, colatura fervetur.*

REMARQUES.

On pulvérifera groffiérement le caftoréum, on le mettra dans un pot de terre vernissé, on verfera deffus l'huile & le vin, on couvrira le pot, & on le placera dans le fumier chaud ou au Soleil pendant fix jours, pour y laiffer digérer la matiére , enfuite on le mettra au bain-marie bouillant fept ou huit heures ; on coulera l'huile toute chaude, on la laiffera dépurer par réfidence , on la verfera par inclination pour la féparer de fes féces , & on la gardera dans un vaiffeau bien bouché.

Vertus. Elle eft eftimée pour les maladies du cerveau qui viennent d'une pituite craffe, on s'en fert dans la paralyfie, dans les convulfions, dans la léthargie , dans les friffonnements , on en frotte les épaules & l'épine du dos, on l'emploie auffi pour les maladies de la matrice.

Il eft bon de mettre infufer le caftoréum dans l'huile & le vin , quoique l'Auteur n'en dife rien , afin que les parties huileufes & falines aient le temps de fe détacher : Je fais la coction au bain-marie plûtôt qu'à feu nud , afin d'éviter que le caftoréum ne s'attache au fond, & que fa partie volatile & effentielle ne s'évapore.

Autre maniére de préparer l'huile de caftoréum. Il fe trouve dans les bourfes du caftoréum , quand elle font nouvellement féparées de l'animal, une véficule contenant une liqueur onctueufe , très-propre pour la féparation de l'huile de caftoréum , on en mêle trois onces avec une livre d'huile d'olives , & trois onces de vin , on les fait bouillir enfemble par une douce chaleur jufqu'à confomprion du vin.

Huile de caftoréum préparée fans feu. On peut préparer une huile de caftoréum fans feu , en mêlant trois onces de teinture de caftor faite dans l'efprit-de-vin avec une livre d'huile d'olives.

Huile de caftoréum véritable tirée par la cornue chymiquement. La véritable huile de caftoréum fe fait chymiquement par la diftillation fans addition , on met du caftoréum dans une cornue, on la place dans un fourneau, on y adapte un grand récipient, on en lutte les jointures exactement, & par un feu gradué & bon fort fur la fin , on en fait fortir de l'huile fétide, mais excellente pour les maladies dont il a été parlé.

Huile de Caftoréum Compofée , de Jac. de Manle.	Oleum de Caftoreo Compofitum , Jac. de Manliis.
♃ Du fouchet , du jonc odorant, du poivre long & noir , de la fabine & du pyréthre , aā. ℥ ij. ß.	♃ *Cyperi, fchœnanthi, piperis longi & nigri, fabinæ, pyrethri , aā.* ℥ ij. ß.
Du caftoréum, du ftorax calamite, du galbanum , de l'euphorbe , de la caffe odorante , du fafran, de l'opopanax, des cubébes, du fpica nard & du coftus , aā. ℥ ij.	*Caftorei, ftyracis calamita , galbani , euphorbii , caffiæ lignea , croci , opopanacis , carpobalfami , cubebarum , fpica nardi , cofti , aā.* ℥ ij.
Du vin blanc & de l'huile d'olives , aā. ℔ ij.	*Vini albi, olei olivarum , aā.* ℔ ij.
Faites bouillir le tout jufqu'à la confomption du vin.	*Bulliant omnia fimul ad confumptionem vini..*

REMARQUES.

On pulvérifera grofliérement toutes les drogues , on les mettra enfemble dans un pot de terre verniffé, on verfera deffus l'huile & le vin , on couvrira le pot, & on le placera au Soleil ou dans le fumier , pour y laiffer la matiére en digeftion pendant quatre jours , l'agitant de temps en temps , enfuite l'on mettra le pot fur un petit feu , & l'on fera bouillir l'infufion jufqu'à confomption du vin , on la coulera , on l'exprimera fortement , & l'on gardera l'huile dans un vaiffeau bien bouché.

Vertus. Elle a les mêmes vertus que la précédente , mais on l'eftime plus efficace , on s'en fert pour la furdité, pour le bruiffement des oreilles , on y en inftille quelques gouttes.

La grande quantité du vin, qui entre dans cette compofition, fait diffiper en bouillant beaucoup des parties volatiles & effentielles dont les ingrédients font remplis ; je ferois d'avis qu'on en retranchât les trois quarts, il y en auroit encore fuffifamment.

Je trouve qu'il entre trop peu de caftoréum dans cette compofition ; car puifqu'elle prend le nom de cette drogue, elle en doit être affez empreinte pour qu'elle réponde à l'idée qu'on a de fa vertu ; il me paroît auffi qu'une fi grande diverfité de drogues y eft affez inutile, & qu'on pourroit fe contenter d'y employer les plus effentielles, en augmentant leurs dofes : Voici donc comme je voudrois réformer l'huile de caftoréum compofée.

Huile de Caftoréum, compofée, Réformée.	*Oleum Caftorei Compofitum, Emendatum.*
♃ Du caftoréum, ℥ ij.	♃ *Caftorei,* ℥ ij.
Du fpica nard, du coftus, du pyréthre, du poivre noir, de la fabine, aa. ℥ ß.	*Spicæ nardi, cofti, pyrethri, piperis nigri, fabinæ, aa.* ℥ ß.
Du ftorax calamite, du galbanum, de l'opopanax, aa. ʒ iij.	*Styracis calamitæ, galbani, opopanacis, aa.* ʒ iij.
De l'euphorbe, ʒ ij.	*Euphorbii,* ʒ ij.
De l'huile commune, ℔ ij.	*Olei communis,* ℔ ij.
Du vin blanc, ℔ ß.	*Vini albi,* ℔ ß.
Laiffez-les en digeftion pendant huit jours dans un vaiffeau verniffé. Cuifez-les enfuite au bain-marie pendant fix heures, coulez après cela & exprimez la décoction, & dans l'huile exprimée & épurée par réfidence, mêlez-y de la teinture de fafran tirée avec l'efprit-de-vin, ʒ ij.	*Digerantur fimul calidè per octo dies in vafe fictili vitreato, deindè coquantur balneo mariæ per fex horas, colentur & exprimantur. In expreffione per refidentiam depuratâ, diffolve tincturâ croci cum fpiritu vini extractâ,* ʒ ij.
Faites-en une huile f. a. que vous garderez pour l'ufage.	*Fiat oleum f. a. & fervetur ufui.*

L'efprit de vin, qui entre dans la teinture de fafran, fervira beaucoup à rendre l'huile efficace pour les maladies aufquelles on l'emploie.

Huile d'Hirondelles.	*Oleum Hirundinum.*
♃ Des hirondelles entiéres, N°. viij.	♃ *Hirundines integras,* N°. viij.
Des feuilles de rue, de grand & de petit plantain, de laurier, de pouillot, de chamomille, d'aneth, d'hyffope, de romarin, de fauge, de mille-pertuis & de balfamite, aa. man. ß.	*Foliorum rutæ, plantaginis majoris & minoris, lauri, pulegii, camomillæ, anethi, hyffopi, rorifmarini, falviæ, hyperici, balfamitæ, aa.* man. ß.
De l'huile commune, ℔ ij.	*Olei communis,* ℔ ij.
Du vin d'Efpagne, ℔ j.	*Vini Hifpanici,* ℔ j.
Faites-en une huile f. a.	*Confice oleum f. a.*

REMARQUES.

On plumera les hirondelles, on les coupera par morceaux, on les mettra dans un pot de terre verniffé avec toutes les plantes pilées ; on verfera deffus l'huile & le vin, on couvrira le pot, & l'on fera cuire le tout à petit feu remuant de temps en temps au fond du pot avec une efpatule, jufqu'à ce que l'humidité aqueufe foit tout-à-fait confumée ; on coulera alors l'infufion, exprimant fortement le marc, & l'on gardera l'huile pour le befoin.

Vertus.

Elle réfout, elle ramollit, elle fortifie les nerfs ; on peut s'en fervir dans la paralyfie, dans la goutte fciatique ; on en frotte les parties affectées.

Le plantain, qui eft aftringent, ne me paroît pas bien placé dans cette compofition ; je ferois d'avis qu'on l'en retranchât.

Moyen de rendre cette huile plus efficace.

On rendroit cette huile plus efficace pour les maladies aufquelles on l'employe, fi après qu'elle a été coulée, on y mêloit exactement une once & demie d'huile d'afpic, ou de romarin diftillée.

Huile de Renard.   Oleum Vulpinum.

♃ Un renard adulte, écorché, vuidé de fes entrailles, & coupé par morceaux.	♃ *Vulpem adultam pelle exutam, exenteratam & in partes diffectam,*
Du fel commun, ℥ iv.	*Salis communis,* ℥ iv.
Des fommités récentes de thym, d'aneth, aā. man. ij.	*Summitatum thymi, anethi recentis, aā* man. ij.
De fauge, de romarin & de chamæpitys, aā. man. j.	*Salviæ, rorifmarini & chamæpityos, aā* man j.
De l'huile commune, ℔ iv.	*Olei communis,* ℔ iv.

Faites cuire toutes ces drogues bien pilées dans un vaiffeau verniffé, bien clos, au bain-marie pendant douze heures ; après cela faites-en l'expreffion, puis gardez l'huile exprimée & bien épurée pour l'ufage.

Contufa omnia in vafe fictili exactè cooperto, balneo mariæ, coquantur per duodecim horas, deindè exprimantur, expreffum oleum depuratum fervetur ad ufum.

REMARQUES.

On aura un renard vigoureux, on le tuera, on l'écorchera, on en ôtera les entrailles, on le coupera par morceaux, on le mettra dans un pot de terre verniffé avec le fel fubtilement pulvérifé, & les fommités des plantes incifées & pilées, dans un mortier ; on verfera deffus l'huile, on couvrira le pot exactement, & on le placera au bain-marie bouillant, pour y faire cuire la matiére pendant douze heures, ou jufqu'à ce que la chair du renard foit attendrie ; on coulera alors la liqueur, exprimant fortement le marc ; on laiffera dépurer l'huile, & l'ayant féparée par inclination de fes féces, on la gardera pour le befoin.

Vertus.

Elle eft propre pour atténuer & pour réfoudre les humeurs froides, pour fortifier les nerfs & les jointures ; on s'en fert pour la fciatique, pour la paralyfie ; on en frotte les parties foibles.

Quelques defcriptions de cette compofition demandent qu'on mêle de l'eau avec l'huile & les autres drogues, pour faire cuire le tout enfemble, d'autres demandent qu'on faffe cuire le renard dans de l'eau en particulier, puifqu'on en mêle le bouillon avec les autres drogues, pour faire bouillir tout enfemble jufqu'à confomption du bouillon, mais j'eftime davantage notre defcription, qui n'emploie point d'eau, & qui fait cuire les ingrédiens enfemble dans un pot bien bouché au bain-marie ; car par ce moyen il ne fe diffipe rien des parties volatiles des mixtes, & elles fe communiquent à l'huile à mefure que le renard & les plantes s'amolliffent & fe cuifent dans leur propre fuc.

Huile de Petits-Chiens.   Oleum Catellorum.

♃ Des petits chiens nouveaux nés, N°. ij.	♃ *Catellos nuper natos,* N°. ij.
Des vers de terre, ℔ j.	*Vermium terreftrium,* ℔ j.
De l'huile commune, ℔ iv.	*Olei communis,* ℔ iv.
	Faites-

Faites-les cuire dans un vaisseau de terre vernissé bien bouché au bain-marie ; coulez ensuite & exprimez la décoction, & dans l'huile épurée mêlez-y

De la térébenthine bien claire,	℥ iij.
De l'esprit de vin,	℥ j.

Vous en ferez une huile que vous garderez pour l'usage.

Coquantur in vase fictili vitreato obturato, balneo mariæ, deindè colentur & exprimantur ; in oleo expresso depurato misce

Terebinthinæ claræ,	℥ iij.
Spiritûs vini,	℥ j.

Perficiatur oleum & servetur ad usum.

REMARQUES.

On aura deux petits chiens nouveau-nés, on les coupera par morceaux, on les mettra dans un pot de terre vernissé, avec une livre de vers de terre vivants bien lavés & dégorgés de leur terre, on versera dessus l'huile, on couvrira le pot exactement, on le placera au bain-marie, on mettra du feu dessous pour faire bouillir l'eau pendant douze heures, ou jusqu'à ce que les petits chiens & les vers soient bien cuits on coulera alors l'huile avec forte expression, on la laissera dépurer, on la séparera de ses féces, la versant par inclination dans un autre vaisseau ; on y démêlera la térébenthine & l'esprit-de-vin, & l'on gardera le mélange ; c'est l'huile de petits chiens.

Elle est fort bonne pour fortifier les nerfs, pour la sciatique, pour la paralysie, pour dissoudre & résoudre les catarrhes qui viennent de pituite froide & visqueuse ; on en frotte les épaules, l'épine du dos, & les autres parties malades.

Comme les chiens nouveau-nés sont plus gros les uns que les autres, il faut en employer ici plus ou moins, selon leur grosseur ; s'ils sont assez gros, il suffira d'en mettre deux ; mais s'ils sont petits, on en mettra quatre ou cinq.

On emploie ordinairement dans cette opération de l'eau ou de vin, pour faire cuire les ingrédients ; mais en faisant consommer ces liqueurs, on laisse dissiper des sels volatils qui sont nécessaires dans l'huile, outre que la coction se fait aussi-bien sans humidité étrangère, en la maniére qui a été dite.

Huile d'Araignées, de Mindererus.

℞ De grosses araignées & bien nourries, N°. xlv.

Des feuilles de rue nouvelles, & des fleurs de sureau aussi nouvelles, aā. man. j. ß.

Des huiles de nénuphar & de vers de terre, aā. ℔ ß.

De mille-pertuis,	℥ ij.
Du vinaigre rosat & de souci, aā.	℥ iij.

Faites cuire le tout dans un pot de terre jusqu'à la consomption du vinaigre ; coulez ensuite la décoction, & faites infuser de nouveau dans la coiature

Des araignées bien nourries,	N°. xxv.
Du camphre dissous dans l'esprit-de-vin,	℥ ß.

Laissez - les en digestion au bain-marie pendant douze heures dans un vaisseau bien bouché, & sans passer l'huile davantage, gardez-la pour l'usage.

Oleum Aranearum, Mindereri.

℞ *Araneas pingues & magnas,* N°. xlv.

Foliorum rutæ recentium, florum sambuci recent. aā. man. j. ß.

Oleorum nymphææ, lumbricorum terrestrium, aā. ℔ ß.

Hyperici,	℥ ij.
Aceti rosati & calendulæ, aā.	℥ iij.

Decoquantur omnia simul in vase duplici ad aceti consumptionem, colentur & exprimantur, in hoc colato infunde rursûs,

Araneas pingues,	N°. xxv.
Camphoræ in spiritu rosarum dissolutæ,	℥ ß.

Digerantur per horas duodecim in balneo mariæ, vase probè obturato ac sine colaturâ, posteà reponantur ad usum.

Huile de
petits
chiens.

Vertus.

REMARQUES.

On aura quarante-cinq araignées des plus grandes & des plus vigoureuses, on les mettra dans un pot de terre vernissé avec la rue pilée & les fleurs de sureau ; on versera dessus l'huile & les vinaigres, on couvrira le pot, & l'on fera bouillir le mélange par un petit feu jusqu'à consomption du vinaigre ; en coulera l'huile avec expression, on y mettra tremper dans une cruche, ou dans une bouteille de verre bien bouchée, pendant douze heures au bain-marie tiéde, vingt cinq nouvelles araignées, & demi-dragme de camphre dissous dans deux ou trois dragmes d'esprit de roses ; on gardera l'infusion, & on ne la coulera qu'à mesure qu'on voudra s'en servir.

Vertus. On l'emploie pour les fiévres malignes, pour la peste, pour la petite vérole, on en frotte les artères & les émonctoires ; l'Auteur prétend qu'elle peut suppléer au défaut de l'huile de scorpions de Mathiole.

Il me semble que le vinaigre & l'huile de nénuphar, qui sont astringents & condensants, ne sont pas bien appropriés dans cette composition, car ils peuvent fixer & empêcher l'action des sels & des soufres volatils des ingrédients : Je voudrois donc reformer la description en la manière suivante.

Huile d'Araignées, Réformée.	Oleum Aranearum, Reformatum.

♃ Des araignées grosses & bien nourries, N°. lx.			♃ *Araneas pingues & magnas,* N°. lx.		
Des feuilles de rue nouvelles & des fleurs de sureau, aã. man. j. ß.			*Foliorum rutæ recentium contusorum, florum sambuci, ãa.* man j. ß.		
De l'huile de vers, ℔ j.			*Oleorum lumbricorum,* ℔ j.		
De mille-pertuis, ℔ ß.			*Hyperici,* ℔ ß.		

Laissez-les macérer chaudement pendant 24 heures, dans un pot vernissé bien bouché ; caissez-les ensuite au bain-marie, & dissolvez une ʒ ß. de camphre dans l'huile exprimée.

Faites-en une huile que vous garderez pour l'usage.

Macerentur simul calidé per horas 24. in vase fictili vitreato bené obturato, deindé coquantur balneo mariæ & exprimantur, in expresso oleo depurato dissolve camphorâ, ʒ ß.

Fiat oleum usui servandum.

REMARQUES.

Huile d'araignées. simple. On pourroit encore préparer une huile d'araignées simple, en mettant macérer les araignées dans l'huile d'amandes amères pendant huit jours, & procédant à leur coction, comme en la description susdite.

Huile de Fourmis.	Oleum Formicarum.

♃ Des fourmis, ʒ ij.		♃ *Formicarum,* ʒ ij.	
De l'huile commune, ʒ viij.		*Olei communis,* ʒ viij.	

Mêlez les & les exposez dans un vaisseau bien bouché, au Soleil d'Été, pendant quarante jours, coulez l'huile avec expression, & gardez-la pour l'usage.

Misceantur simul, ac in vase vitreo probé obturato Soli æstivo exponantur per quadraginta dies, colatum oleum servetur ad usum.

REMARQUES.

On fera amasser des fourmis, on les mettra dans une cruche, ou dans un vaisseau de verre ; on versera dessus l'huile, on bouchera bien le vaisseau, on l'exposera au Soleil pendant quarante jours, ensuite on la mettra au bain-marie bouillant pendant deux heures, on coulera l'huile avec expression, on la laissera dépurer, on la séparera de ses féces, & on la gardera pour le besoin.

Elle ranime les esprits, elle excite la semence, elle chasse les vents, on en frotte les parties de la génération & les reins; cette huile prend sa vertu principale du sel volatil des fourmis. Vertus.

Huile de Fourmis, d'Ant. Mynsicht.	Oleum Formicarum, Ant. Mynsicht.

♃ Des fourmis vivantes & de la semence de roquette, aā. ℔ ß. ou ce que vous voudrez.

Mêlez-les & les concassez, ensorte qu'il s'en fasse une pâte. Mettez-la dans un vaisseau de verre, puis l'exposez au Soleil jusqu'à ce qu'elle devienne huileuse. Faites-en l'expression, & regardez l'huile exprimée pour l'usage.

♃ *Formicarum vivarum, seminis erucæ, aā. ℔ ß. aut quantum volueris.*

Misce, & contunde ut fiat quasi pasta: hanc vase vitreo inde, & sub dio Soli tamdiu expone, donec oleum accipias, quod per expressionem separa, & ad usum reserva.

REMARQUES.

On aura des fourmis vivantes, & de la semence de roquette, de chacune parties égales; on les pilera bien ensemble dans un mortier de marbre, jusqu'à ce qu'elles soient en pâte; on mettra la pâte dans un vase de verre plat, & on l'exposera au Soleil, jusqu'à ce qu'elle devienne huileuse, on la mettra alors à la presse dans un linge, & l'on gardera l'huile qu'on en tirera.

Elle excite l'acte vénérien, on en oint la région des reins, le périnée, & l'on en frotte la plante des pieds. Vertus.

On expose la matiére pilée au Soleil, afin que la chaleur faisant dissiper ce qu'elle contient d'aqueux, l'huile se manifeste plus aisément, & qu'elle se sépare avec plus de facilité; mais comme il reste toûjours un peu de cette humidité aqueuse dans la pâte, il s'y fait un mucilage qui feroit crever la toile, si on la pressoit trop dans le commencement; il faut donc tourner la presse peu à peu. Cette huile exprimée ne se garde pas bien long-temps, à cause du mucilage qui s'y mêle, sa bonne qualité vient des sels volatils des fourmis & de la roquette dont elle s'est empreinte.

Huile de Merveille.	Oleum Mirabile.

♃ Des huiles de térébenthine & de mille-pertuis, aā.   ℔ j.

De Pétrole,   ℔ j.

Faites-en le mélange, & y versez chaudement pendant l'espace de deux heures, de la racine d'orcanette séche & pilée,   ʒ iij.

Faites la colature, & conservez cette huile pour l'occasion.

♃ *Oleorum terebinthinæ & hyperici, aā.*   ℔ j.

Petrolei,   ℔ ß.

Misce, & in his infunde calidè per spatium horarum duarum radicis anchusæ siccæ & contusæ,   ʒ iij.

Colentur & servetur oleum.

REMARQUES.

On mettra dans un pot de terre la racine d'orcanette concassée, on versera dessus les huiles, on placera le pot sur un petit feu, & on l'y laissera pendant deux heures, ou jusqu'à ce que les huiles aient tiré une teinture rouge de la racine d'orcanette, on coulera alors la liqueur avec expression; c'est ce qu'on appelle *Huile de merveille.* Vertus.

Vertus. Elle eſt réſolutive, propre pour les piquûres, pour les coupures, pour fortifier les nerfs ; les Maréchaux s'en ſervent pour les enclouûres qui arrivent aux chevaux.

La racine d'*anchuſa*, ou orcanette ne ſert dans cette compoſition, que pour donner une couleur rouge aux huiles, ce qui me paroît bien inutile.

<table>
<tr><td>

Huile Contre la Surdité.

♃ De l'huile exprimée de la ſemence de poireaux, d'amandes amères & des baies de laurier, aā. ℥ ij.
Du ſpica nard, du caſtoréum & de la coloquinte coupés menu, aā. ʒ j.
Du ſuc de rue & du vin blanc, aā. ʒ j. ß.
Toutes ces drogues ſeront miſes en digeſtion au bain-marie tiéde dans un matras bien bouché pendant 24 heures ; & après avoir augmenté la chaleur du bain juſqu'à conſomption de l'humidité, coulez & exprimez la liqueur ; & après avoir délayé dans cette huile, ſix grains de bon muſc, gardez-la pour l'uſage.

</td><td>

Oleum Contra Surditatem.

♃ *Olei expreſſi ſeminis porrorum, amygdalarum amararum & laurini*, aā. ℥ ij.
Spicæ nardi, caſtorei & colocynthidos inciſorum, aā. ʒ j.
Succi rutæ & vini albi, aā. ʒ j. ß.
Omnia matratio obturato excepta, in balneo mariæ tepido horis 24. digerantur ; deindè auĉto calore balnei, ad humidi conſumptionem coquantur, poſteà colentur & exprimantur oleumque, poſtquàm in illo moſchi optimi grana ſex diluta fuerint, ſervetur ad uſum.

</td></tr>
</table>

R E M A R Q U E S.

On aura du ſpica nard, du caſtoréum & de la coloquinte inciſés menu ; on y mêlera les huiles de ſemences de poireaux, d'amandes amères & de laurier, le ſuc de rue & le vin blanc, on mettra le tout dans un matras bien bouché au bain-marie, on augmentera le feu juſqu'à la conſomption de l humidité, & après avoir délayé quelques grains de muſc dans cette huile, on la gardera pour l'uſage.

Vertus. Elle eſt réſolutive, adouciſſante, atténuante & très-propre à diſſiper les ſurdités qui ne viennent pas de naiſſance, on doit la mettre tiéde dans l'oreille.

Je pourrois étendre beaucoup davantage ce Chapitre en y inſérant un grand nombre d'autres huiles qu'on peut inventer ; mais il ſuffit que j'aie décrit celles qui ſont uſitées dans la Pharmacie, & que j'aie donné des modéles pour toutes les préparations qu'on voudra faire.

CHAPITRE II.

Des Baumes.

LEs Baumes & les Huiles ont tant d'affinité & de reſſemblance entr'eux, qu'on les confond ſouvent, & qu'on appelle une même liqueur, tantôt *huile*, tantôt *baume*; il y a pourtant cette différence, que les baumes ont généralement plus de conſiſtance que les huiles.

On diviſe les baumes en naturels & en artificiels ; les naturels ſont ceux qui ſortent des arbres par des inciſions qu'on leur a faites, comme le baume blanc, les térébenthines, le liquidambar, les baumes du Pérou, de Copahu. Les baumes artificiels ſont ceux qu'on prépare par la Chymie & par la Pharmacie ordinaire ; ils ſont compoſés d'huiles, d'eſſences, de gommes, de cire, de réſines, de poudres, ſuivant les différentes vertus qu'on veut leur donner : on en prépare pour les plaies, pour conſerver les corps morts, pour fortifier & réjouir le cerveau, le cœur, l'eſtomac, pour réſiſter au venin, pour les maladies de poitrine, pour parfumer.

Division des baumes.

Baume Polychreſte.

℞ Des feuilles des deux ſortes de plantain, de telephium, de grande conſoude, de bugle, de petite conſoude, de ſanicle, de langue de ſerpent, des deux véroniques, d'abſinthe vulgaire, d'herbe-robert, de mille-feuille, de piloſelle, de petite centaurée ; des ſommités de mille-pertuis, de lierre terreſtre, & de quintefeuille, aã.　　　　　　　　　man. j.

Vous pilerez toutes ces feuilles dans un mortier & vous verſerez par-deſſus

Du gros vin rouge & de l'eau-de-vie, ℔ ſ.

Laiſſez-les enſuite en macération pendant quatre jours ſur les cendres chaudes, le cinquiéme jour vous en exprimerez le ſuc tiéde, dans lequel vous mêlerez

De l'huile roſat,　　　　　　　　℔ ij.

Vous les cuirez enſuite juſqu'à la conſomption de l'humidité ; vous coulerez après cela la décoction, & vous diſſoudrez dans la colature

De la térébenthine de Veniſe,　　　℔ j.

De l'oliban mis en poudre ſubtile,　　℥ ij.

Faites-en un baume ſ. a.

Balſamum Polychreſtum.

℞ *Foliorum utriuſque plantaginis, telephii, ſymphyti majoris, bugulæ, ſymphyti minoris, ſaniculæ, ophiogloſſi, veronicæ utriuſque, abſinthii vulgaris, geranii robertiani, millefolii, piloſellæ, centaurii minoris ; ſummitatum hyperici, hederæ terreſtris, pentaphylli, aã.　m. j.*

Recentibus omnibus in mortario contuſis affunde

Vini rubri & auſteri, aquæ vitæ, aã.
　　　　　　　　　　　　　　　　℔ ſ.

Macerentur diebus quatuor ſupra cineres calidos, quinto die ſuccus ex his tepefactiis exprimatur, in quo miſce

Olei roſati,　　　　　　　　　　℔ ij.

Coque in vaſe duplici ad conſumptionem ſucci, tunc cola & in colaturam diſſolve.

Terebinthinæ Venetæ,　　　　　　℔ j.
Olibani ſubtiliſſimè pulverati,　　℥ ij.
Fiat balſamum ſ. a.

REMARQUES.

On choiſira les plantes nouvellement cueillies les plus belles qu'on pourra, on les inciſera, on les pilera bien dans un mortier, on les mettra dans un pot de terre verniſſé, on les humectera avec l'eau-de-vie & le gros vin rouge, on couvrira le pot , & on le placera en digestion quatre jours sur les cendres chaudes ; au cinquiéme jour on mettra la matiére à la presse pour en tirer le suc, on mêlera ce suc exprimé avec l'huile rosat , & l'on fera bouillir le mélange jusqu'à consomption de l'humidité aqueuse, on coulera l'huile, on y dissoudra la térébenthine & l'oliban subtilement pulvérisés, pour faire un baume qu'on gardera pour le besoin.

Le nom de *Polychreste* a été donné à ce baume, pour signifier qu'il est bon à plusieurs usages ; il est propre pour déterger , pour consolider les plaies , pour résister à la pourriture ; on en applique sur les playes.

Vertus. — Si l'on veut rendre ce baume plus astringent & propre pour arrêter le sang, on le préparera en la maniére suivante.

<table>
<tr><td>

Baume pour arréter le Sang.

♃ Du baume ci-devant décrit , ʒ iv.
De la cire blanche & de la résine , aā. ʒ ß.
Du bol d'Arménie , du sang-dragon & de la pierre hématite , aā. ʒ iij.
De l'aloës succotrin, de corail rouge & de la mumie, aā ʒ j. ß.
Du calcanthum brûlé , ʒ j.
Faites-en un onguent.

</td><td>

Balsamum Sanguinem sistens.

♃ *Balsami præscripti ,* ʒ iv.
Ceræ albæ & resinæ , aā. ʒ ß.
Boli Armenæ , sanguinis draconis , lapidis hæmatitis , aā. ʒ iij.
Aloes succotrina , coralli rubri & mumiæ , aā. ʒ j. ß.
Calcanthi usti , ʒ j.
Fiat unguentum.

</td></tr>
</table>

REMARQUES.

Si l'on veut rendre le baume polychreste agglutinant & sarcotique , on le préparera en la maniére suivante.

<table>
<tr><td>

Baume Sarcotique ,

♃ Du même baume , ʒ iv.
De la cire blanche & de la résine , aā. ʒ vj.
De la gomme ammoniac , ʒ ß.
Du galbanum & des poudres d'aristoloche ronde , du mastic, de la sarcocolle, & de la myrrhe , aā. ʒ ij.
Du safran , Э j.
Faites-en un onguent.

</td><td>

Balsamum Sarcoticum.

♃ *Balsami præscripti ;* ʒ iv.
Ceræ albæ & resinæ , aā. ʒ vj.
Gummi ammoniaci , ʒ ß.
Galbani , pulverum aristolochiæ rotundæ , mastiches , sarcocollæ & myrrhæ , aā. ʒ ij.
Croci , Э j.
Fiat unguentum.

</td></tr>
</table>

REMARQUES.

Si l'on veut rendre le baume polychreste , nerval & fortifiant, on le préparera en la maniére suivante.

<table>
<tr><td>

Baume Nerval.

♃ Du même baume polychreste ci-devant décrit, ℔ ß.
De la gomme élémi , ʒ iij.
De la gomme de lierre & de la cire blanche, aā. ʒ j.
Des poudres de sauge, de lavande & de castoréum , aā. ʒ ij.
Du bois d'aloës , des cubébes , du girofle,

</td><td>

Balsamum Nervale.

♃ *Balsami polychresti præscripti ,* ℔ ß.
Gummi elemi , ʒ iij.
Gummi hederæ, ceræ albæ , aā. ʒ j.
Pulverum salviæ, lavendulæ & castorei , aā. ʒ ij.
Ligni aloes , cubebarum , caryophyl-

</td></tr>
</table>

du macis, des baies de laurier & de geniévre, aā.	℥ j. ß.	lorum, macis, baccarum lauri & juni- peri. aā.	℥ j. ß.
Du safran,	Ɔ ij.	Croci,	Ɔ ij.
Mêlez le tout & en faites un onguent.		Misce, fiat unguentum.	

R E M A R Q U E S.

L'eau-de vie qu'on emploie dans le baume polychreste se perd entiérement dans la coction ; ainsi j'aimerois mieux la retrancher & doubler la dose du vin.

Baume Polychreste, de le Mort.		Balsamum Polychrestum, Jacobi le Mort.	
♃ De la salsepareille,	℥ v.	♃ Radicis sarsaparillæ,	℥ v.
De l'esprit-de-vin,	℔ j. ß.	Spiritûs vini,	℔ j. ß.
Laissez-les en infusion dans un vaisseau de verre, jusqu'à ce que l'esprit-de-vin ait acquis une teinture dorée ; ajoûtez ensuite à la colature		Infunde in vase vitreo, donec spiritus vini colorem aureum obtinuerit, tum colatur. adde	
De la gomme de gaïac,	℥ viij	Gummi guaiaci,	℥ viij.
Laissez-les en digestion, remuant le vaisseau jusqu'à ce que la gomme soit entiérement dissoute ; mêlez-y ensuite		Digerantur simul subindè agitando, donec solutio plenaria facta fuerit, posteà adde	
De baume du Pérou cochl. j.		Balsami Peruviani cochleare unum.	
Faites-en un baume.		Fiat balsamum.	

R E M A R Q U E S.

On mettra dans un matras la racine de salsepareille coupée par petits morceaux, & bien concassée, on versera dessus l'esprit de vin, on bouchera bien le vaisseau, & on laissera la matiére en digestion pendant quatre jours, ou jusqu'à ce que l'esprit-de-vin ait acquis une couleur jaunâtre ; on le coulera alors, & l'on fera infuser dans la colature la gomme de gaïac concassée, pour l'y faire entiérement dissoudre puis on y délaiera le baume du Pérou, on coulera la dissolution, & l'on gardera le baume dans un vaisseau bien bouché.

Vertus, Dose.

Il est sudorifique ; on s'en sert pour les maladies vénériennes pour la lépre, pour le scorbut : La dose est depuis dix gouttes jusqu'à deux dragmes.

La gomme de gaïac est proprement une résine, c'est pourquoi elle se dissout tout-à-fait dans l'esprit de-vin ; une véritable gomme ne s'y dissout qu'en partie.

Quoique ce baume ne soit destiné que pour l'intérieur, on pourroit pourtant s'en servir extérieurement pour les catarrhes, pour la paralysie, pour la sciatique.

Baume pour les Maux d'Epine, de George Bateus.		Balsamum Spinale, Georgii Batei.	
♃ De l'axonge humaine,	℥ iv.	♃ Axungiæ huminæ,	℥ iv.
De la graisse d'oie & de celle de blaireau, aā.	℥ iij.	Anseris, taxi, aā.	℥ iij.
De l'huile de laurier,	℥ ij.	Olei laurini,	℥ ij.
Des feuilles de sauge, de mariolaine, d'iéble, de sureau, de calament, d'origan, & de lavande, aā.	man. j.	Foliorum salviæ, majoranæ, ebuli, sambuci, calaminthæ, origani, lavendulæ, aā.	man j.
Faites bouillir ces drogues mêlées ensemble jusqu'à la consomption des sucs ; ajoûtez à la colature exprimée		Misce & coque ad succorum consumptionem, expressioni adde	

Du baume de fuccin ,	℥ j.	*Balfami fuccini ,*	℥ j.
Du beurre de macis ,	℥ ß.	*Butyri macis ,*	℥ ß.
De l'huile de pétrole & de celle d'afpic , aā. ℈ ij.		*Petrolei, olei fpicæ , aā.*	℈ ij.
De ce mélange faites un baume f. a.		*Mifce , fiat balfamum f. a.*	

R E M A R Q U E S.

On aura les plantes récemment cueillies au temps de leur vigueur, on les pilera & on les mettra dans une baffine avec les graiffes & l'huile de laurier, on remuera le tout enfemble avec une efpatule de bois fur un petit feu, jufqu'à ce que l'humidité aqueufe des herbes fe foit confumée ; on coulera alors la liqueur toute chaude avec expreffion, & l'on y ajoûter le baume de fuccin, le beurre ou l'huile de macis, le pétrole & l'huile d'afpic, pour faire le baume qu'on gardera dans un pot bien bouché.

Ufages. On s'en fert pour le rhachitis, on en oint & l'on en frotte l'épine du dos le matin & le foir un peu avant que de fe mettre au lit, on applique deffus de la laine graffe avec un linge en double; il eft réfolutif & nerval.

Vertus. On peut donner à l'huile de mufcade, qu'on a tirée par expreffion, le nom de *beurre*, parce qu'elle en a la confiftance, & que fa couleur en approche; mais il eft rare qu'on donne ce nom à l'huile de macis, qui eft claire, & qu'on fait diftiller, comme les huiles de cannelle, de geniévre; néanmoins comme cette circonftance eft de petite conféquence, je me fuis fervi du nom que lui a donné l'Auteur.

Baume Apopleĉtique.		Balfamum Apopleĉticum.	
♃ De l'huile de noix mufcade tirée par expreffion ,	℥ j.	♃ *Olei nucis mofchatæ expreffi ,*	℥ j.
Du ftorax ,	℈ ij.	*Styracis ,*	℈ ij.
Du baume du Perou & de l'ambre gris , aā. ℈ j. ß.		*Balfami Peruviani , ambræ grifeæ , aā.* ℈ j. ß.	
De la civette ,	℈ iv.	*Zibethi ,*	℈ iv.
Du mufc oriental ,	℈ j.	*Mofchi orientalis ,*	℈ j.
De l'huile de fuccin reĉtifiée ,	℈ ß.	*Olei fuccini reĉtificati ,*	℈ ß.
De l'huile de cannelle diftillée ,	℈ j.	*Olei cinnamomi ftillatitii ,*	℈ j.
Des huiles diftillées de lavande , de marjolaine , de rue & de giroffles , aā.	gutt. xv.	*Oleorum ftillatitiorum lavendulæ , majoranæ , rutæ , caryophyllorum , aā.*	gutt. xv.
De citron , d'oranges & du bois de rofes , aā.	℈ ß.	*Citri , arantiorum , ligni rhodii , aā.*	℈ ß.
De jais ,	gutt. vj.	*Gagatis ,*	gutt. vj.
Faites-en un baume f. a.		*Fiat ex arte balfamum.*	

R E M A R Q U E S,

On pulvérifera fubtilement le ftorax, le mufc & l'ambre gris dans un mortier, dont le fond aura été oint de quelques gouttes d'une des effences ; on fera fondre l'huile de mufcade dans une écuelle de terre verniffée fur un très-petit feu, on retirera l'écuelle de deffus le feu, & l'huile étant à demi-refroidie, on y mêlera exactement le baume du Pérou, la civette, les huiles & les poudres, pour du tout faire un baume qu'on gardera dans une boëte bien bouchée.

Vertus. On en fait fentir dans l'apoplexie, & dans les autres maladies du cerveau ; on
en

en frotte les tempes, les futures de la tête, & l'on en fait entrer dans les oreilles ; il réſiſte au mauvais air par ſon odeur forte ; on en met un peu dans de petites boëtes qu'on fait porter dans la poche, afin qu'on puiſſe le ſentir ſouvent ; on peut auſſi en faire prendre par la bouche pour les mêmes maladies, pour exciter la ſemence : La doſe en eſt en depuis ſix grains juſqu'à un ſcrupule. **Doſe**

On trouvera dans mon *Cours de Chymie* les deſcriptions de l'huile de muſcade, de l'huile de ſuccin ; (celle de jais ſe fait de même que l'huile de ſuccin), de l'huile de girofles, de l'huile de cannelle ; celles de lavande, de marjolaine, de rue, de citron, d'orange, & de bois de Roſe, ſe font de même.

On prépare des baumes apoplectiques chacun à ſa mode, & comme l'on regarde ordinairement dans cette compoſition plus à l'agrément de l'odeur qu'à la vertu du baume, on s'applique particuliérement à les rendre très-odorants : cependant il eſt facile de joindre la qualité à la bonne odeur, car ce qui eſt agréable au nez étant compoſé de parties volatiles, ſubtiles & pénétrantes, elles touchent non-ſeulement le nerf olfactoire, mais elles ſe répandent par tout le cerveau, & elles peuvent en raréfier la pituite & les autres humeurs groſſiéres, augmentant le mouvement des eſprits animaux : Voici une compoſition de baume apoplectique, qui aura la vertu & la bonne odeur.

Baume Apoplectique, Réformé.	Balſamum Apoplecticum, Reformatum.
♃ De l'huile de noix muſcade tirée par expreſſion, ʒ j. ſſ.	*Olei nucis moſchatæ expreſſi,* ʒ j. ſſ.
Du ſtorax calamite, ʒ iij.	*Styracis calamitæ,* ʒ iij.
Du baume du Pérou, ʒ ij.	*Balſami Peruviani,* ʒ ij.
De benjoin, de l'ambre gris, de la civette, aā. ʒ ſſ.	*Benzoini, ambræ cineritiæ, zibethi,* aā. ʒ ſſ.
Du muſc, Э ſſ.	*Moſchi,* Э j.
Des huiles diſtillées de girofles, de bois de roſes, aā. ʒ j. ſſ.	*Oleorum ſtillatitiorum caryophyllorum, ligni rhodii,* aā. ʒ j. ſſ.
De cannelle, de citron & d'orange, aā. Э ij.	*Cinnamomi, citri, arantiorum,* aā. Э ij.
Mêlez le tout, & faites-en un baume ſ. a.	*Miſce, fiat balſamum ſ. a.*

Quand on préparera ce baume pour les femmes qui ſont ſujettes aux vapeurs, on retranchera le muſc, l'ambre & la civette.

Baume Apoplectique, d'Ettmuller.	Balſamum Apoplecticum, Ettmuleri.
♃ Des huiles de girofles, ʒ iij.	♃ *Oleorum caryophyllorum,* ʒ iij.
De noix muſcades, de bois de roſes & de cannelle, aā. ʒ ij.	*Nucis moſchatæ, ligni rhodii, cinnamomi,* aā. ʒ ij.
Du baume du Pérou, du muſc & d'ambre gris, aā. ʒ j.	*Balſami Peruviani, moſchi, ambari griſei,* aā. ʒ j.
Du bitume de Judée, autant qu'il en faut.	*Aſphalti q. ſ.*
Faites du tout un baume ſ. a.	*Fiat balſamum ſ. a.*

REMARQUES.

On liquéfiera enſemble ſur un peu de feu, l'huile de muſcade, le baume du

Pérou, & environ deux dragmes de bitume de Judée pulvérifé ; on y mêlera étant retiré de deffus le feu, les huiles effentielles de girofles, de bois de Rhodes & de cannelle, & enfin l'ambre gris & le mufc. Après les avoir réduits en poudre fubtile, on gardera ce baume dans un pot bien bouché.

Vertus. Ses vertus approchent de celles du précédent baume apopleétique, mais fon odeur eft plus douce, & elle ne pénétre pas tant dans le cerveau.

On a inventé un grand nombre d'autres baumes apopleétiques, qui différent par les différentes effences, & par plufieurs autres drogues aromatiques qu'on y fait entrer ; mais il feroit trop long de les rapporter ici, chacun en peut ordonner ou compofer fuivant les modéles qui ont été donnés, & fuivant l'intention qu'on auroit de les faire plus ou moins forts & pénétrans.

Les baumes apopleétiques fervent préfentement plus à fe préferver du mauvais air & des mauvaifes odeurs qu'à l'apoplexie.

Baume Aromatique, de Mynficht.	Balfamum Aromaticum, Mynficht.

♃ Des huiles d'abfinthe vulgaire, de nard compofée, de menthe crêpée & de maftic, aã. ʒ j. De noix mufcade tirée par expreffion, ʒ iij. Des huiles diftillées de girofles & de calamus odorant, aã. ʒ ß. De romarin, de lavande, d'orange, de benjoin, de cumin, aã. Э ß.	♃ Oleorum abfinthii vulgaris, nardini compofiti, menthæ crifpæ, maftichis, aã. ʒ j. Nucis mofchatæ expreffi, ʒ iij. Oleorum ftillatitiorum caryophyllorum, calami aromatici, aã. ʒ ß. Rorifmarini, lavendulæ, arantiorum, benzoini, cymini, aã. Э ß.
Après avoir exaétement mêlé toutes ces huiles, ajoûtez-y De la poudre des efpéces diapipereon & de la gomme-tacamahaca, aã. ʒ j. De trochifques de gallia mofchata, gr. vj. Mêlez de nouveau tous ces ingrédients, puis avec une quantité fuffifante de tête-morte d'huile de noix mufcade tirée par expreffion, faites-en un baume f. a.	Diligenter & fideliter mixtis adde Pulveris diatrion piperum, gummi tacamahacæ, aã. ʒ j. Trochifcorum galliæ mofchatæ, gr. vj. Denuò mifce, & cum f. q. capitis mortui olei nucis mofchatæ expreffi fiat balfamum.

R E M A R Q U E S.

On mêlera enfemble toutes les huiles claires, on y fera fondre par un feu très-lent, les huiles de mufcade & de benjoin, on retirera le vaiffeau de deffus le feu, & quand la matiére fera à demi-refroidie, l'on y mêlera les poudres, pour du tout faire un baume. Si on le trouve trop liquide, on y ajoûtera la quantité qu'on voudra du marc des mufcades preffées quand on en aura tiré l'huile ; on gardera ce baume dans un pot bien bouché.

Vertus. Il eft propre pour réchauffer & fortifier l'eftomac, pour aider à la coétion, pour chaffer les vents & les vers du bas-ventre, on en frotte les parties, & l'on met deffus un linge doublé en quatre.

Je ne ferois nullement d'avis de mêler dans ce baume du marc de mufcade exprimé, cette matiére terreftre le gâteroit & y mettroit des grumeaux incommodes dans l'ufage.

Baume d'Arcéus.	*Balfamum Arcæi.*

℞ Du fuif de bouc, ℔ ij.
De la gomme élémi & de la térébenthine de Venife, aā. ℔ j. ß.
De l'axonge de porc, ℔ j.
Faites-en un baume f. a.

℞ *Sevi hircini,* ℔ ij.
Gummi elemi, terebinthinæ Venetæ, aā. ℔ j. ß.
Axungiæ porci, ℔ j.
Fiat ex arte balfamum.

R E M A R Q U E S.

On mettra fondre ou liquéfier toutes les drogues enfemble dans une baffine fur un feu affez médiocre, & l'on paffera la matiére fondue par un linge pour en féparer les impuretés qui fe trouvent dans la gomme élémi ; on laiffera refroidir la colature ; c'eft le baume d'Arcéus, on le gardera dans un pot pour le befoin.

Il eft bon pour confolider les plaies, pour les picquûres, pour les diflocations, pour les contufions, pour fortifier les nerfs.

Ce baume eft fort en ufage, il a une confiftance un peu trop dure ; je voudrois le rendre plus mollet, en y ajoûtant fix ou fept onces d'huile de millepertuis. Il devroit être mis au rang des onguents, puifqu'il en a la confiftance.

Baume, ou *Huile bénite, d'Apparit.*	Balfamum, *feu* Oleum Benedictum, Apparitii.

℞ De la térébenthine de Venife, ℥ viij.
De l'huile vieille, ℥ iv.
De l'encens pulvérifé & des fleurs de mille-pertuis, aā. ℥ j.
Du froment mondé, ℥ j. ß.
Des racines de chardon-bénit & de valériane, aā. ℥ j.
Après avoir pilé les racines & les fleurs, ver-fez par-deffus autant de vin qu'il en faudra pour les infufer pendant deux jours ; jettez-y enfuite le froment concaffé & l'huile, cuifez-les jufqu'à la diminution du vin ; faites en après cela l'ex-preffion, puis ajoûtez-y l'encens & la térében-thine.

℞ *Terebinthinæ Venetæ,* ℥ viij.
Olei veteris, ℥ iv.
Thuris pulverati, florum hyperici, aā. ℥ j.
Tritici puri, ℥ j. ß.
Radicum cardui benedicti & valerianæ, aā. ℥ j.
Radicibus & floribus contufis affunde tantum vini albi quod iifdem mergendis fufficiat, poft macerationem in ollà per biduum, injice cum tritico comminuto oleum, & fimul coque, donec vinum eva-nefcat, hinc exprime & adde thus & te-rebinthinam.

R E M A R Q U E S.

On mettra infufer pendant deux jours les racines & les fleurs concaffées dans environ feize onces de vin en un pot couvert, on y mêlera enfuite l'huile & le froment concaffé, on fera bouillir le mélange jufqu'à diminution du vin, on cou-lera la liqueur toute chaude avec forte expreffion, on y diffoudra la térébenthine & l'encens en poudre, pour faire un baume qu'on gardera au befoin.

Il eft propre pour réfoudre les tumeurs froides, pour fortifier les nerfs & les mufcles, pour nettoyer les plaies, pour réfifter à la gangrène, pour confolider.

Baume d'Abfinthe, ou *Stomachique, d'Ant.* Mynficht.	Balfamum Abfinthiacum, *feu* Sto-machicum, Ant. Mynficht.

℞ De l'huile de noix mufcade tirée par ex-preffion, ℥ ij.

℞ *Olei nucis mofchatæ expreffi,* ℥ ij.

D’abſinthe vulgaire & de nard   *Abſinthii vulgaris, nar-*
compoſée , aā.   ℥ j.   *dini compoſiti, aā.*   ℥ j.
         De maſtic ,   ℥ ß.   *Maſtichis ,*   ℥ ß.
Des huiles diſtillées d’abſinthe, de girofle, de   *Oleorum ſtillatitiorum abſinthii, ca-*
macer , aā.   ʒ j.   *ryophyllorum, maceris, aā.*   ʒ j.
         De menthe crépée & de   *Menthæ criſpæ,*
thym, aā.   ʒ ß.   *thymi , aā.*   ʒ ß.
Mélez le tout, & faites-en un baume.   *Miſce, & fit balſamum.*

R E M A R Q U E S.

On liquéfiera ſur un petit feu l’huile de muſcade avec celles d’abſinthe , de nard & ..e maſtic, on laiſſera refroidir la matiére, puis on y mêlera exactement les hui..s diſtillées pour faire un baume qu’on gardera au beſoin.

Vertus.   Il fortifie l’eſtomac, il aide à la coction, il chaſſe les vents, on en frotte la région de l’eſtomac & du bas-ventre.

On doit autant qu’on peut, modérer la chaleur dans le mélange de ces huiles , de peur de laiſſer diſſiper une partie de leur volatil, qui eſt le plus eſſentiel & le meilleur du reméde.

Baume d’Angélique , de Sennert.   ### Balſami Angelicæ, Sennerti.

♃ De l’extrait d’angélique ,   ℥ j.   ♃ *Extracti Angelicæ,*   ℥ j.
De la manne choiſie ,   ʒ ij.   *Mannæ ſelectæ ,*   ʒ ij.
Mêlez-les ſur un petit feu , puis ajoûtez-y   *Miſce igne lento, & adde*
De l’huile diſtillée d’angélique ,   ʒ j. ß.   *Olei ſtillatitii angelicæ ,* ʒ j. ß.
Faites-en un baume.   *Fiat balſamum.*

On mettra dans une écuelle de terre verniſſée , l’extrait d’angélique & la manne, on y ajoûtera environ une once d’eau d’angélique diſtillée, ou à ſon défaut, d’eau commune ; on placera l’écuelle ſur un petit feu pour liquéfier la manne & l’extrait enſemble, & pour les réduire en conſiſtance d’électuaire liqui-de, on retirera alors la matiére de deſſus le feu, & quand elle ſera tout-à-fait refroidie, on y mêlera l’huile d’angélique pour faire un baume qu’on gardera dans un pot bien bouché.

Vertus.   Il eſt propre pour réſiſter au venin, on peut s’en ſervir dans la peſte & dans
Doſe.   les fiévres malignes, il fortifie l’eſtomac : La doſe en eſt depuis demi-ſcrupule juſqu’à une d..agme.

Cette compoſition tient plus de l’électuaire que du baume, j’eſtime qu’on feroit mieux d’y employer la racine d’angélique en poudre, que ſon extrait, parce que, quand on a préparé cet extrait, on n’a pû empêcher qu’il ne s’échappât la plus grande partie du volatil de la plante qui fait ſa qualité la plus eſſentielle, au lieu que tous les principes ſont attachés dans la racine. La manne, qui eſt purgative , ne me ſemble guère appropriée dans un reméde aléxitère ; je voudrois réformer ce baume en la maniére ſuivante.

Baume d’Angélique , Réformé.   ### Balſamum Angelicæ, Refor-
                                                            matum.

♃ De l’huile de noix muſcade ,   ℥ ij.   ♃ *Olei nucis moſchatæ ,*   ℥ ij.
De l’huile d’Angélique ,   ℥ ß.   *Olei angelicæ ,*   ℥ ß.
De la racine d’angélique bien pulvériſée, ʒ ij.   *Radicis angelicæ tenuiſſimè pulvera-*
                                                   tæ,   ʒ ij.

Faites-en un baume dont la dofe fera depuis Ɔ ſſ. jufqu'à ʒ j.

Fiat balſamum ; doſis erit à Ɔ j. *uſquead* ʒ j.

Baume Cordial , de Sennert.

℞ Des huiles de citron, de girofle, de cannelle, de romarin ; de la confection alkermes, aā.   Ɔ j.
De l'extrait de ſafran ,   gr. xiv.
Du muſc & de l'ambre gris , aā.   Ɔ ſſ.
De l'huile de noix muſcade tirée par expreſſion , ce qu'il en faut.
Faites-en un baume ſ. a.

Balſamum Cordiale, Sennerti.

℞ *Oleorum citri , caryophyllorum, cinnamomi , roriſmarini ; confectionis alkermes , aā.*   Ɔ j.
Extracti croci ,   gr. xiv.
Moſchi , ambræ griſæ , aā.   Ɔ ſſ.
Olei nucis moſchatæ expreſſi q. ſ.

Fiat balſamum ſ. a.

REMARQUES.

On pulvériſera le muſc & l'ambre dans un mortier dont on aura oint le fond avec une goutte des huiles , on mêlera la poudre avec la confection alkermes, l'extrait de ſafran , les huiles diſtillées , & deux onces d'huile de muſcade qu'on aura liquéfiée ſur un très-petit feu ; on agitera bien le tout enſemble , & l'on gardera ce baume dans un pot bien bouché.

Il eſt propre pour réjouir le cœur , pour fortifier le cerveau , il réſiſte à la malignité des humeurs , il excite la digeſtion , il chaſſe les vents : La doſe en eſt depuis ſix grains juſqu'à quinze.   Vertus. Doſe.

On trouvera dans mon *Livre de Chymie* , les deſcriptions des huiles.

On ne peut tirer l'extrait de ſafran , qu'on ne laiſſe échapper ce que cette petite fleur contient de plus volatil & de plus eſſenriel , c'eſt pourquoi je trouverois bien plus à propos qu'on ſe ſervît ici , & par-tout ailleurs , du ſafran en ſubſtance ſimplement pulvériſé , que de l'extrait ; ce mixte a des principes aſſez exaltés , ſans qu'il ait beſoin de préparation ; les extraits ne doivent avoir été inventés que pour les matiéres dures , groſſiéres & terreſtres, que les diſſolvants du corps ont peine à pénétrer.

Baume du Chevalier de Saint-Victor.

℞ Des fleurs de mille-pertuis mondées & féchées ,   ʒ j.
Mettez-les en infuſion pendant 24. heures , dans ℔ j. ſſ. d'eſprit-de-vin rectifié, tirez-en une teinture rouge , coulez-la avec expreſſion , & dans votre colature remettez en infuſion & faites digérer enſemble pendant ſix jours dans un matras bien bouché ,
Du ſtorax calamite ,   ʒ ij.
Du meilleur baume du Pérou ,   ʒ j.
De l'oliban , de l'aloës ſuccotrin , de la myrrhe choiſie & de la racine d'angélique, aā. ʒ ſſ.
De l'ambre gris & du muſc oriental , aā.   gr vj.
Faites-en un baume que vous féparerez de ſes féces par inclination & par la colature.

Balſamum Equitis Sancti Victoris.

℞ *Florum hyperici mundatorum & ſiccatorum ,*   ʒ j.
Infundantur per 24. horas in ſpiritûs vini rectificati ℔ j. ſſ. *& extrahatur tinctura rubra , coletur cum expreſſione , & in colaturâ rurſùs infundantur & digerantur ſimul per ſex dies in matratio exacté obturato ,*
Storacis calamitæ ,   ʒ ij.
Balſami Peruviani optimi ,   ʒ j.
Olibani , aloes ſuccotrinæ , myrrhæ electæ , radicis angelicæ , aā.   ʒ ſſ.
Ambari griſei , moſchi orientalis , aā.   gr. vj.
Fiat balſamum quod ſeparetur à facibus per inclinationem & colaturam.

R E M A R Q U E s.

On fera fécher entre deux papiers les fleurs de mille-pertuis mondées ou féparées de leurs calyces, on les mettra dans un matras, on verfera deffus l'efprit-de-vin rectifié, on bouchera bien le matras, & on le placera en digeftion dans un lieu un peu chaud, on l'y laiffera pendant vingt quatre heures, l'agitant de temps en temps, il s'y fera une teinture rouge, on la coulera avec expreffion par un linge ; on la mettra dans le matras, & on y ajoûtera le baume du Pérou & les autres drogues pulvérifées groffiérement, on rebouchera le vaiffeau exactement, & on le mettra en digeftion dans du fumier ou dans un autre lieu chaud, l'agitant de temps en temps, & l'y laiffant pendant fix jours ; on laiffera enfuite repofer la liqueur, on la verfera par inclination, on la paffera par un linge, & on la gardera dans une bouteille bien bouchée ; c'eft le baume du Chevalier de Saint-Victor.

Il eft eftimé un bon reméde pour la colique venteufe, pour la goutte fciatique, pour les foibleffes d'eftomac caufées par des phlegmes, ou par une pituite trop épaiffe, pour exciter de la vigueur à ceux qui n'en ont point affez : La dofe en eft depuis quatre gouttes jufqu'à douze, dans une liqueur appropriée. On fe fert auffi de ce baume pour le mal des dents ; on en met entre les gencives douloureufes avec un petit coton ; on l'emploie encore extérieurement pour les meurtriffures, & pour les bleffures. On prétend qu'il empêche que les grains de la petite vérole ne marquent, étant appliqué deffus ; on en met dans les plaies attaquées de gangrène.

Quelques-uns ont donné à ce baume le nom de *baume du Commandeur de Permes.*

'Baume du Chevalier de Saint-Victor.
Vertus.
Dofe.

Baume du Commandeur de Permes,

### Baume de Soliman.	### Balfamum Solimani·

♃ Des œufs frais,	Nº. xij.	♃ *Ova recentia,*	Nº. xij.
De la térébenthine, claire,	ʒ vj.	*Terebinthinæ claræ,*	ʒ vj.
De la poix navale & de la colophone, aā. ʒ iv.		*Picis navalis & colophoniæ,* aā. ʒ iv,	
De la myrrhe,	ʒ ij.	*Myrrhæ,*	ʒ ij.
De la réfine du pin, de l'oliban, de la farcocolle & du vitriol Romain, aā. ʒ j. ß.		*Refinæ pini, olibani, farcocollæ, vitrioli Romani,* aā. ʒ j. ß.	
De l'aloës, du nitre, du fang-dragon, aā. ʒ ß.		*Aloes, nitri, fanguinis draconis,* aā. ʒ ß.	
Du fafran oriental,	Ə iv.	*Croci orientalis,*	Ə iv.
De l'efprit-de-vin,	℔ iv. ß.	*Spiritûs vini,*	℔ iv. ß.
Mêlez & diftillez toutes ces drogues f. a. & vous aurez le baume défiré.		*Mifceantur, & diftillentur f. a. & erit balfamum optatum.*	

R E M A R Q U E s.

On pulvérifera enfemble groffiérement la myrrhe, la farcocolle, l'oliban, l'aloës, & le fang-dragon ; d'une autre part, le falpêtre & le vitriol Romain ; on mêlera les poudres avec le fafran, & on les mettra enfemble dans une cornue de verre ou de grès lutée qui puiffe contenir environ huit livres on verfera fur ces drogues les blancs d'œufs & la térébenthine qu'on aura bien mêlés enfemble, puis on y mêlera la poix navale, la colophone & la réfine concaffées ; on verfera enfin fur le mélange l'efprit-de-vin, on brouillera bien le tout & ayant bouché la cornue, on le laiffera en digeftion pendant deux jours, à froid, on débouchera la cornue, on la placera dans un fourneau, & ayant adapté un récipient & luté les jointures, on fera distiller par un feu médiocre au commencement, & assez fort sur la fin, tout ce qui pourra sortir du mélange ; ce sera le baume de Soliman, on le gardera dans des bouteilles bien bouchées.

Baume de Soliman.

Il est vulnéraire, fortifiant, résolutif, il résiste à la gangrène, il déterge & consolide les plaies, étant appliqué extérieurement. On peut aussi l'employer intérieurement ; il excite les mois aux Femmes, & l'urine, il est bon pour la néphrétique. La dose en est depuis un scrupule jusqu'à une dragme.

Vertus.

Dose.

Le vitriol & le nitre, ne rendant que leur phlegme dans cette préparation, ne peuvent servir qu'à affoiblir les esprits qui en sortent ; ainsi je les crois du moins inutiles.

Baume Bézoardique.	*Balsamum Bezoardicum.*
♃ De l'huile de noix muscade, ℥ j.	♃ *Olei nucis moschatæ,* ℥ j.
Des huiles distillées d'écorce de citron, d'écorce d'orange, de lavande, de rue & d'angélique, aã. ℈ j.	*Oleorum stillatitiorum corticis citri, corticis arantiorum, lavendulæ, rutæ, angelicæ, aã.* ℈ j.
De l'huile de succin rectifiée, gutt. x.	*Olei succini rectificati,* gutt. x.
Du camphre, gr. viij.	*Camphoræ,* gr. viij.
Mêlez le tout, & faites-en un baume f. a.	*Misce, fiat balsamum f. a.*

R E M A R Q U E S.

On mettra fondre à un feu très-doux, l'huile de muscade ; on y mêlera les huiles distillées dans lesquelles on aura dissous le camphre, & l'on en fera un baume qu'on gardera dans un pot de terre ou de faïance bien bouché.

Il résiste au mauvais air, il est propre contre la peste & les autres maladies contagieuses, il abat les vapeurs hystériques, il fortifie le cerveau ; l'on en met un petit morceau dans le nez.

Vertus, Dose.

Le nom de ce baume vient de ce qu'il a la vertu du bézoard pour résister au venin ; on pourroit en faire prendre par la bouche depuis quatre grains jusqu'à quinze.

Le camphre se dissout en un moment dans un mortier, avec les huiles.

Baume Bézoardique ou *Cordial,* *d'Angelus-Sala.*	*Balsamum Bezoardicum, aut* Cordiale, Angeli-Salæ.
♃ De l'huile de semence de citron extraite par expression, & de la cire jaune, aã. ℥ j.	♃ *Olei seminis citri per expressionem extracti, ceræ flavæ, aã.* ℥ j.
Du suc de citron réduit en consistance de miel par l'évaporation, ʒ j.	*Succi citri per evaporationem ad consistentiam mellis redacti,* ʒ j.
Des huiles distillées d'écorce de citron, d'angélique & d'absinthe, aã. ʒ ß.	*Oleorum stillatitiorum corticis citri, angelicæ, absinthii, aã.* ʒ ß.
De thym, de romarin & de girofles, aã. ℈ j.	*Thymi, rorismarini, caryophyllorum, aã.* ℈ j.
Du camphre, gr. xv.	*Caphuræ,* gr. xv.
De ce mélange faites un baume f. a.	*Misce, fiat balsamum f. a.*

R E M A R Q U E S.

On metra fondre sur un peu de feu la cire jaune avec l'huile de semence de citron, puis étant hors du feu, l'on y mêlera les essences ou huiles distillées, dans lesquelles on aura auparavant diffous le camphre, le tout étant prefque refroidi l'on y incorporera le jus de citron épaiffi ; agitant beaucoup le baume avec un biftortier, & on le gardera.

Vertus.

Il a les mêmes qualités que le précédent, on s'en frotte le nez, les tempes, les mains, les poignets, quand on eft dans un air corrompu & contagieux ; il fortifie le cœur.

Je voudrois retrancher de cette compofition le fuc de citron épaiffi ; car outre qu'il eft difficile à incorporer avec toutes les fubftances graffes qui font le corps du baume, il eft caufe qu'il fe moifit & qu'il perd une bonne partie de fa bonne odeur fi on le garde long-temps ; au contraire, fi l'on fait le baume fans y faire entrer de ce fuc, il fe gardera tant qu'on voudra dans fa bonne odeur.

Baume Hypnotique, d'Ant. Mynficht.	Balfamum Hypnoticum, Ant. Mynficht.
♃ De l'huile de noix mufcade tirée par expreffion, ʒ v. De la moëlle de cerf, ʒ iij. Des huiles de rofes vulgaires, de violettes, de nymphæa, aã. ʒ ij. De femences de jufquiame & de pavot blanc, tirées par expreffion, de briques & de benjoin, & de l'onguent populéum, aã. ʒ j. De l'extrait d'opium & du fafran oriental, aã. ʒ j. ß. De l'ambre gris, du mufc & de l'effence de rofes, aã. Ɔ j. Faites de tout cela un baume f. a.	*Olei nucis mofchatæ expreffi,* ʒ v. *Medullæ cervi,* ʒ iij. *Oleorum rofarum vulgarium, violarum, nymphæa, aã.* ʒ ij. *Seminis hyofcyami & papaveris albi expreffi, de lateribus, benzoini, unguenti populei, aã.* ʒ j. *Extracti opii, croci orientalis, aã.* ʒ j. ß. *Ambra grifea, mofchi, effentia rofarum, aã.* Ɔ j. *Mifce, fiat balfamum f. a.*

REMARQUES.

On mettra fondre enfemble par un feu très-lent, les huiles, la moëlle de cerf, le populéum ; on amollira avec un peu d'efprit-de-vin l'extrait d'opium au bain-marie, & on le mêlera dans la matiére la remuant fortement, puis étant refroidie, l'on agitera le fafran, l'ambre & le mufc fubtilement pulvérifés dans un mortier huilé au fond avec l'effence de rofes ; on aura un baume qu'on gardera dans un pot bien bouché.

Vertus.

Il excite le fommeil, il appaife la douleur de tête ; on en frotte les narines, les tempes, & les poignets.

L'huile de briques donne une odeur fort défagréable à ce baume, & elle n'y fert de rien ; je ferois donc d'avis qu'on la retranchât de la defcription.

Baume Vulgaire.	Balfamum Vulgare.
♃ De la térébenthine de Venife, ℔ j. De la gomme élemi, ʒ iv. De la réfine de pin, ʒ ij. De l'ariftoloche longue, ʒ j. ß. Du fang-dragon, ʒ ij. Faites-en un baume f. a.	*Terebinthinæ Venetæ,* ℔ j. *Gummi elemi,* ʒ iv. *Refinæ pini,* ʒ ij. *Ariftolochiæ longæ,* ʒ j. ß. *Sanguinis draconis,* ʒ ij. *Fiat balfamum f. a.*

REMARQUES.

REMARQUES.

On pulvérifera fubtilement chacun féparément le fang-dragon & l'ariftoloche, on fera fondre la gomme élémi & la réfine avec la térébenthine fur un peu de feu, on paffe à la matiére fondue par un linge pour en féparer les ordures, & l'on y mêlera les poudres, on gardera ce baume pour s'en fervir au befoin.

Il eft propre pour les plaies & les ulcères vieux & nouveaux, il déterge & fait revenir les chairs, il fortifie les nerfs, il eft bon pour les diflocations.   **Vertus.**

Baume verd de Mets, ou *de Mademoiselle Feuillet.*	Balfamum Viride Metenfium, *feu* Dominæ Feuillet.

♃ Des huiles de femence de lin, tirée par expreffion, d'olives, aã. ℔ j.	♃ *Oleorum feminis lini expreſſi, olivarum*, aã. ℔ j.
De laurier, ℥ j.	*Laurini*, ℥ j.
De la térébenthine de Venife, ℥ ij.	*Terebinthinæ Venetæ*, ℥ ij.
Fondez ces huiles à petit feu, & quand elles feront refroidies, ajoûtez-y	*Simul igne lentiſſimo liqua, refrigeratifque permifce*
De l'huile diftillée de baies de geniévre, ℥ ß.	*Olei ſtillatitii baccarum juniperi*, ℥ ß.
Du verd de gris, ℥ iij.	*Viridis æris*, ℥ iij.
De l'aloës fuccotrin, ℥ ij.	*Aloes fuccotorinæ*, ℥ ij.
Du vitriol blanc, ℥ j. ß.	*Vitrioli albi*, ℥ j. ß.
De l'huile de girofles, ℥ j.	*Olei caryophyllorum*, ℥ j.
Faites-en un baume f. a.	*Fiat balfamum f. a.*

REMARQUES.

On pulvérifera bien fubtilement chacun féparément, le vitriol blanc, l'aloës & le verd de gris, on mêlera enfemble fur un petit feu, la térébenthine & les huiles de lin, d'olives & de laurier : quand le mélange fera à demi refroidi, on y incorporera les poudres exactement, agitant la matiére quelque temps avec un biftorrier, puis on y ajoûtera les huiles diftillées de geniévre & de girofles, pour faire du tout un baume qu'on gardera dans un vaiffeau bien bouché.

Il eft propre pour mondifier les plaies & les ulcères, pour les incarner & cicatrifer, pour les morfures des bêtes venimeufes ; on en fait chauffer, & l'on en applique dans la plaie avec la frange d'une plume ou avec des plumaceaux de charpie, on met par-deffus un emplâtre ftyptique, dont on trouvera la defcription au Chapitre des Emplâtres, fous le nom d'*Emplâtre ftyptique de Crollius.*   **Vertus.**

Ce baume a été inventé en premier lieu, par Monfieur du Clos, Médecin de Mets : Madame Feuillet l'a mis en ufage à Paris, & l'a fait appeller de fon nom.

Baume de Guidon.	Balfamum Guidonis.

♃ Du fuc de caftoréum & du ftorax calamite nouveau, aã. ℥ v.	♃ *Succi caftorei, ſtyracis calamitæ recentis*, aã. ℥ v.
De l'aloës hépatique, du bdellium, du carpobalfame, du fafran, de la gomme Arabique, du maftic, de la mumie, de la myrrhe choifie, du fang-dragon, du fpica nard, de l'encens, aã. ℥ ij. ß.	*Aloes hepaticæ, bdellii, carpobalfami, croci, gummi Arabici, maftiches, mumiæ, myrrhæ electæ, fanguinis draconis, fpicæ nardi, thuris*, aã. ℥ ij. ß.

De l'huile jaune de térébenthine, ℥ iv. ʒ vj.
Toutes ces drogues pilées & mêlées avec l'huile de térébenthine, seront distillées par la retorte, y ajoûtant ensuite ℥ viij. de vin blanc.

La liqueur huileuse séparée de l'aqueuse, sera gardée dans une phiole bien bouchée, quand on y aura dissous ʒ ij. d'opobalsame.
Préparez-en votre baume.

Olei flavi terebinthinæ, ℥ iv. ʒ vj.
Contrita omnia ac prædicto terebinthinæ oleo mista, destillentur per retortam addendo iis quæ destillantur vini optimi ℥ viij.
Liquor oleagineus prolectius separatus ab aquoso, excipiatur vase vitreo, dissolvendo in ipso opobalsami ʒ ij.
Fiat balsamum.

R E M A R Q U E S.

On pulvérisera grossiérement les gommes & le carpobalsame, ou à son défaut, les cubébes ; on incisera menu le spica nard, on les mettra avec le safran dans une cornue de verre ou de grès, on versera dessus l'huile jaune de térébenthine & le suc de castoréum, c'est-à-dire, une liqueur onctueuse contenue à part dans les bourses du castor ; mais comme l'on ne trouve pas toûjours de cette liqueur, on peut lui substituer le castoréum en poudre : il ne faut pas que la cornue soit plus qu'à moitié pleine, on la placera dans un fourneau sur le sable, on y adaptera un grand récipient, on lutera exactement les jointures, on fera dessous un petit feu pendant deux ou trois heures pour échauffer doucement le vaisseau, & pour faire distiller la liqueur la plus volatile, ensuite l'on augmentera le feu peu à peu, pour faire sortir les esprits & l'huile. on le continuera fort jusqu'à ce qu'il ne distille plus rien, on délutera alors les jointures, & ayant séparé les vaisseaux, on versera dans le récipient sur la liqueur distillée, le vin ; on brouillera le tout & on le versera dans un entonnoir garni de papier gris, l'esprit passera & l'huile restera dedans, on la mettra dans une bouteille, & on y mêlera exactement l'opobalsamum, ou à son défaut, le baume du Pérou, on gardera cette huile pour le besoin ; c'est le baume de Guidon.

Il est bon pour les ulcères de la matrice & de la vessie, on en peut faire prendre quelques gouttes par la bouche, & s'en servir en injection dans l'utérus, étant mêlé en une liqueur appropriée. On en fait sentir aussi pour abattre les vapeurs.

On trouvera dans mon *Livre de Chymie* la description de l'huile jaune de térébenthine.

On doit laisser beaucoup de vuide dans la cornue, parce que la matiére étant échauffée se gonfle beaucoup, & qu'elle passeroit en substance dans le récipient ; il faut aussi que le récipient soit grand, afin que les vapeurs aient de l'espace suffisamment pour circuler, car autrement elles creveroient tout.

Le vin est mis dans le récipient après la distillation, pour en détacher plus facilement l'huile, & afin que l'esprit dont on n'a que faire s'en sépare mieux.

Baume Vulnéraire, de Falloque.

Balsamum Vulnerarium,
Fallopii.

♃ De la térébenthine bien claire, ℔ j.
De l'huile de lin, ℔ ß.
De la résine de pin, ʒ iij.
De l'encens, de la myrrhe, de l'aloës, du mastic, de la sarcocolle, du macis, du safran, & du bois d'aloës, aã. ℥ ß.
Mettez toutes ces drogues dans une retorte,

♃ *Terebinthinæ claræ,* ℔ j.
Olei lini, ℔ ß.
Resina pini, ʒ iij.
Thuris, myrrhæ, aloes, mastiches, sarcocolla, macis, croci, ligni aloes, aã.
℥ ß.
Indantur omnia retortæ, & moderato

& vous en tirerez premiérement une eau claire à un feu modéré ; après cela, pouffant le feu, vous aurez une huile rouge, & vous garderez l'une & l'autre féparément.

calore primùm educes aquam claram, dein illo aucto, habebis oleum rubicundum, utrumque feorfim fervabis.

REMARQUES.

On pulvérifera groffiérement les gommes, la réfine, le macis & le bois d'aloës, on les mettra dans une cornue, on verfera deffus la térébenthine & l'huile, il ne faut pas que la cornue foit plus qu'à moitié remplie, on la placera dans un fourneau fur le fable, on y adaptera un grand récipient, on lutera exactement les jointures, & par un feu modéré l'on fera diftiller en premier lieu l'efprit, enfuite l'on augmentera le feu par dégré, & l'on fera diftiller toute l'huile ; on laiffera refroidir les vaiffeaux, on verfera ce que contiendra le récipient dans un entonnoir garni de papier gris, l'efprit paffera & l'huile reftera dans le filtre, on la gardera dans une bouteille ; c'eft le baume vulnéraire.

Il eft propre pour nettoyer & confolider les plaies & les vieux ulcères, on en applique dedans avec des plumaceaux ; il réfifte à la pouriture. **Vertus.**

L'efprit eft apéritif & propre pour la gravelle : La dofe en eft depuis demi-dragme jufqu'à une dragme. **Dofe de l'efprit.**

Ce baume produit de bons effets, mais il feroit du moins auffi falutaire fi l'on fe contentoit de pulvérifer les drogues féches qui y entrent, & de les mêler avec la térébenthine, la réfine & l'huile de lin, pour en faire une forme d'onguent fans diftillation.

Baume Vulnéraire, de Mindererus.	Balfamum Vulnerarium, Mindereri.

♃ De la térébenthine de Venife,	℥ j. ß.
De l'huile de mille-pertuis,	℥ j.
De la gomme élemi,	ʒ vj.
De l'huile de cire diftillée,	℈ ij.
Mêlez le tout, & en faites un baume.	

♃ *Terebinthinæ Venetæ,*	℥ j. ß.
Olei hypericonis,	℥ j.
Gummi elemi,	ʒ vj.
Olei ceræ diftillati,	℈ ij.
Mifce, fiat balfamum.	

REMARQUES.

On mettra fondre à petit feu la gomme élémi avec l'huile de mille-pertuis & la térébenthine, on paffera la matiére fondue par un linge, & l'on y mêlera l'huile de cire pour faire un baume qu'on gardera au befoin.

Il eft fort propre pour les plaies récentes, on en met dedans avec des plumaceaux : on peut auffi s'en fervir dans l'apoplexie, pour fortifier les nerfs, pour réfoudre les catarrhes. Il en faut frotter les parties malades. **Vertus.**

On trouvera la defcription de l'huile de cire dans mon *Traité de Chymie.*

Baume Samaritain.	Balfamum Samaritanum.

♃ De l'huile commune, & du vin, āā. parties égales.

Cuifez-les enfemble à petit feu dans un vaiffeau verniffé, jufqu'à la confomption du vin, & gardez le baume.

Olei communis, vini generofi anā partes æquales.

Coquantur fimul igne lento, in vafe fictili vitreato ad vini confumptionem & fervetur balfamum.

REMARQUES.

On mettra parties égales d'huile commune & de vin rouge dans un pot de terre verniſſé, on le couvrira & on le placera ſur un feu médiocre pour faire bouillir la liqueur juſqu'à ce que le vin ſoit conſumé, on gardera cette huile pour s'en ſervir ; c'eſt le baume Samaritain.

Vertus.   Il nettoie & conſolide les plaies, il fortifie les nerfs, il réſout les catarrhes.

On appelle cette huile *Baume de Samarie*, à cauſe du Samaritain de l'Evangile, qui s'en ſervit pour guérir un malade tout couvert de plaies.

Baume de Chriſt, de Paracelſe.		Balſamum Chriſti, Paracelſi.	
♃ Du vin de teinte,	℔ iij.	*Vini nigri,*	℔ iij.
Des fleurs de mille-pertuis,	℔ ß.	*Florum hyperici,*	℔ ß.
De la liqueur de mumie,	ʒ iv.	*Liquoris mumiæ,*	ʒ iv.
De l'huile d'olive,	ʒ j.	*Olei olivarum,*	ʒ j.
Faites macérer le tout enſemble pendant un mois, puis le diſtillez.		*Macerentur omnia ſimul per menſem, & diſtillentur.*	

REMARQUES.

Liqueur de mumie.   Pour faire la liqueur de mumie, on pulvériſera dix ou douze onces de bonne mumie, on mettra la poudre en pâte dans une terrine avec une quantité ſuffiſante de vin rouge ; on expoſera la pâte à la cave, l'y laiſſant quelques jours, juſqu'à ce qu'on y voie une liqueur trouble & chargée qui ſe ſera ſéparée de la pâte : on ramaſſera cette liqueur, on humectera de rechef la pâte avec du vin rouge, on la laiſſera encore liquéfier, on continuera de même juſqu'à ce que la liqueur qui ſe ſépara ne ſoit plus chargée de la ſubſtance de la mumie, on gardera la liqueur trouble & aſſez épaiſſe ; c'eſt la liqueur de mumie.

On mettra dans une cucurbite de verre ou de grès les fleurs de mille-pertuis, la liqueur de mumie, l'huile d'olive & le vin noir appellé *Vin de teinte*, on brouillera bien le tout enſemble, on bouchera exactement le vaiſſeau, & on le placera en digeſtion dans un lieu chaud, où on le laiſſera un mois : on débouchera enſuite la cucurbite, on y adaptera un chapiteau & un récipient, & on la placera en diſtillation au feu de ſable ; la liqueur diſtillée ſera le Baume de Chriſt.

Vertus.   Il eſt vulnéraire, & très-bon pour les plaies des articles.

Je trouve qu'on fait entrer trop peu d'huile dans ce baume ; je ſerois d'avis qu'au lieu d'une once, on y en mît une livre & demie, & qu'à la place de l'huile d'olives, on employât celle de mille-pertuis, & qu'on retranchât par conſéquent la moitié des fleurs de mille-pertuis. Voici donc comme je voudrois faire la réformation de ce baume.

Baume de Chriſt, de Paracelſe, Reformé.		Balſamum Chriſti, Paracelſi, Reformatum.	
♃ Du vin noir,	℔ iij.	♃ *Vini nigri,*	℔ iij.
De l'huile de mille-pertuis,	℔ j. ß.	*Olei hyperici,*	℔ j. ß.
De la liqueur de mumie & des fleurs,	ʒ iv.	*Liquoris mumiæ, & florum hyperici,*	ʒ iv.
Mêlez tous ces ingrédients enſemble pendant un mois, & les diſtillez.		*Macerentur omnia ſimul per menſem, & diſtillentur.*	

Baume de Joseph Balsame, Chevalier
de Sainte-Croix.

♃ Des racines de deux sortes d'angélique,
de bistorte, de tormentille, d'impératoire, de
gentiane, de calamus odorant, de meu Athamantique, de carline, de rhapontic, de polypode, de grande consoude, d'aristoloche ronde
& d'ache, aā. ℥ iv.

Des feuilles & des fleurs de romarin, de sabine, de rue, de lavande, d'hyssope, d'absinthe Romaine, & Pontique, d'aurone, de menthe des jardins, de serpolet, de verveine, de
menthe sauvage, de fenouil, de persil, de piloselle, de tamarisc, de capillaires, de scolopendre,
d'adiante, de polytric, de mélisse, de marjolaine, de mille-feuille, de marrube, de polypode; des fleurs de genest, de jonc odorant,
de mille-pertuis, d'origan, de matricaire, de
mélilot, de camomille, de roses rouges, m j.

Des baies de laurier & de geniévre: des semences d'anis, de daucus de Créte, de coriandre, de fenouil & de coloquinte, aā. ℥ iv.

De l'opium, de la noix Indienne & muscade, de la cannelle & du girofle, aā. ℥ ij.

De l'extrait de mumie & de tabac, aā. ℥ iij.

Des gommes ammoniac, d'encens, aā. ℔ ß.
Elémi, galbanum, tacamaha-
ca, mastic, aā. ℥ iv.
De la myrrhe, ℥ iij.
De bdellium, sagapénum, sar-
cocolle, opopanax, aā. ℥ ij.
D'assa-fœtida, ℥ j.
De la poix navale, ℔ ß.
De la résine de pin, ℥ iv.
De la térébenthine, ℥ ij.
De la graisse de blaireau, ℥ viij.
D'homme, de vipère, de biche,
& de chien, aā. ℔ ß.
De bouc, ℥ iij.
De taupe, ℥ ij.
Des huiles d'olives, ℔ xij.
De noix, ℔ viij.
De térébenthine, ℔ iv.
De cire, ℔ j.
De lavande, ℔ ß.
D'absinthe, de mille-pertuis, de
mille-feuille, des philosophes & de rue, aā.
℥ iv.
De romarin, ℥ ij.
De sauge, de geniévre, de mar-
jolaine, de menthe, de langues de vipères, de
thym, de gaiac, de succin, de roses, de bal-
samine, ℥ j.
Faites-en un baume s. a.

Balsamum Josephi Balsame, Equitis
Sanctæ Crucis.

♃ *Radicum angelicæ utriusque, bi-*
stortæ, tormentillæ, imperatoriæ, gen-
tianæ, calami aromatici, mei Athaman-
tici, carlinæ, rhapontici, polypodii, con-
solidæ majoris, aristolochiæ rotundæ, apii,
aā. ℥ iv.
Foliorum cum floribus rorismarini,
sabinæ, rutæ, lavendulæ, hyssopi, ab-
sinthii Romani & Pontici, abrotani, men-
thæ, serpylli, verbenæ, menthastri, fœ-
niculi, petroselini, pilosellæ, tamarisci,
capilli Veneris, scolopendrii, adianti, po-
lytrichi, melissæ, majoranæ, millefolii,
marrubii, polypodii; florum genistæ,
schœnanthi, hyperici, origani, matri-
cariæ, meliloti, chamomillæ, rosarum
rub. aā. man. j.
Baccarum lauri, juniperi, seminis
anisi, dauci Cretici, coriandri, fœnicu-
li, carvi, colocynthidos, aā. ℥ iv.
Opii, nucis Indiæ & moschatæ, cin-
namomi, caryophyllorum, aā. ℥ ij.
Extracti de mumiá & de tabaco, aā.
℥ iij.
Gummi ammoniaci, thuris, aā. ℔ ß.
Elemi, galbani, tacamahacæ,
mastiches, aā. ℥ iv.
Myrrhæ, ℥ iij.
Bdellii, serapini, sarcocollæ,
opopanacis, aā. ℥ ij.
Assæ fætidæ, ℥ j.
Picis navalis, ℔ ß.
Resinæ pini, ℥ iv.
Terebinthinæ, ℥ ij.
Pinguedinis taxi, ℥ viij.
Hominis, viperarum, cer-
væ, canis, aā. ℔ ß.
Hirci, aā. ℥ iij.
Talpæ, ℥ ij.
Oleorum olivarum, ℔ xij.
Nucis juglandis, ℔ viij.
Terebinthinæ, ℔ iv.
Ceræ, ℔ j.
Lavendulæ, ℔ ß.
Absinthii, hyperici, millefo-
lii, philosophorum, rutæ, aā. ℥ iv.
Rorismarini, ℥ ij.
Salviæ, juniperi, majoranæ,
menthæ, linguæ viperinæ, thymi, ligni
sancti, succini, rosati, balsaminæ, aā.
℥ j.
Fiat ex arte balsamum.

Dddiij

Ŕ E M A R Q U E S.

On amaſſera les racines les plus récentes & les mieux nourries qu'il ſe pourra, on les concaſſera bien, on cueillera les feuilles & les fleurs en leur vigueur, on les inciſera & on les écraſera dans un mortier, on concaſſera les baies, les ſemences, les noix d'Inde & de muſcade, la cannelle & le girofle, on coupera l'opium par petits morceaux, on mêlera le tout dans un grand pot avec les graiſſes, les huiles d'olives & de noix, & les extraits, on couvrira bien le pot, & l'ayant placé en un lieu chaud, on laiſſera la matiére en digeſtion pendant huit jours, puis on la fera bouillir à petit feu, l'agitant inceſſamment avec une eſpatule de bois juſqu'à conſomption de preſque toute l'humidité aqueuſe, on la coulera alors avec forte expreſſion, & l'ayant laiſſée repoſer, on la ſéparera nette de ſes féces, on y mettra fondre ſur un petit feu la poix noire, la réſine, l'encens & la gomme élémi, on coulera la matiére fondue pour en ſéparer quelques ordures : Cependant on fera diſſoudre dans du vin, le galbanum, la gomme ammoniac, le ſagapénum, l'opopanax, l'aſſa fœtida & le bdellium, on coulera la diſſolution, & l'on en mettra évaporer l'humidité par un petit feu juſqu'à conſiſtance d'emplâtre, puis on y mêlera la térébenthine, & l'on diſſoudra ce mélange dans le baume.

On pulvériſera ſubtilement les autres gommes, & on les y mêlera auſſi, remuant le tout avec un biſtortier. Enfin la matiére étant preſque refroidie, on y ajoûtera toutes les autres huiles pour faire un baume qu'on gardera dans un pot bien bouché.

Vertus.   Il eſt nerval, fortifiant, pénétrant, réſolutif, propre pour les catarrhes, pour les rhumatiſmes, pour les humeurs froides, pour la paralyſie, pour les convulſions, pour la goutte ſciatique, pour les diſlocations ; pour la migraine, appliqué ſur la tête ; pour la colique venteuſe, appliqué ſur le ventre.

J'ai tiré cette grande deſcription de la Pharmacopée de Touloufe, elle eſt compoſée de cent quatre ſortes de drogues : il y a apparence que ſi l'Auteur en avoit connu davantage, il les y auroit miſes ; on pourroit bien la réformer & en retrancher beaucoup d'ingrédients inutiles, mais l'onguent martiatum vaut autant, & l'on peut bien le ſubſtituer à cette longue préparation.

Huile de langues de vipères.   L'huile de langues de vipères ne ſe trouve décrite en aucun endroit que je ſçache, quand on voudra la faire, il faut tirer avec des ciſeaux quatre douzaines de langues de têtes de vipères qui viennent d'être coupées & encore vivantes, les jetter à meſure dans ſix onces d'huile d'amandes amères un peu chaude, puis les laiſſer en digeſtion dans une bouteille bien bouchée au Soleil pendant quarante jours, enſuite couler l'huile avec expreſſion & la garder. Elle eſt fort réſolutive ; un ſel volatil contenu dans ces langues, & qui ſe diſſout dans cette huile, fait ſa vertu : ſi au lieu de ſe contenter des langues de vipères, on mettoit infuſer leurs têtes écraſées dans l'huile d'amandes amères en une quantité proportionnée, elle auroit plus de vertu.

Vertus.
Huile de têtes de vipères.

Extraits de mumie & de tabac.   Les extraits de mumie & de tabac doivent être tirés par l'eſprit de vin, mais on feroit mieux d'employer ces drogues en ſubſtances qu'en extraits, à cauſe de la diſſipation qui ſe fait de leurs parties volatiles dans les évaporations.

On trouvera dans mon *Livre de Chymie* les maniéres de préparer les huiles de térébenthine, de cire, de briques, de gaïac, de ſuccin.

Baume Blanc de Léonard Fioraventi, Médecin & Chevalier de Bologne.

Balfamum Album, Leonardi Fioraventi Doctoris, & Equitis Bolonienfis.

℞ De la gomme Arabique, ℥ iv.
Du galbanum, de l'oliban, de la myrrhe, de la gomme de lierre & du bois d'aloës, aã. ℥ iij.
Du petit galanga, du girofle, de la petite confoude, de la cannelle, de la noix mufcade, de la zédoaire, du gingembre, du dictame blanc, aã. ℥ j.
Du mufc & de l'ambre gris, aã. ʒ ij.
Tous ces ingrédients pilés & mêlés, feront mis dans une cornue de verre affez ample : on répandra deffus
De la térébenthine claire, ℔ j.
De l'huile de laurier, ℥ iv.
De l'eau-de-vie rectifiée ou de l'efprit-de-vin, ℔ vj.
Ayant brouillé le tout enfemble dans un vaiffeau bien bouché, mettez-le en digeftion dans un lieu chaud pendant neuf jours, enfuite l'ayant mis à un feu gradué de cendres ou de fable, faites-le diftiller f. a. & gardez cette liqueur au befoin.

Gummi Arabici, ℥ iv.
Galbani, olibani, myrrhæ, gummi hederæ, ligni aloes, aã. ℥ iij.
Galangæ minoris, caryophyllorum, confolidæ minoris, cinnamomi, nucis mofchatæ, ʒedoariæ, ʒingiberis, dictamni albi, aã. ℥ j.
Mofchi, ambari grifei, aã. ʒ ij.
Omnia contundantur, mifceantur, ponantur in retortam vitream fatis capacem, & fuperaffundatur
Terebinthinæ claræ, ℔ j.
Olei laurini, ℥ iv.
Aquæ vitæ rectificatæ, aut fpiritûs vini, ℔ vj.
Obturato vafe agitentur omnia fimul, loco tepido digerantur per novem dies, deindè igne cinerum aut arenæ graduato deftillentur f. a. & fervetur liquor deftillatus.

R E M A R Q U E S.

On pulvérifera groffiérement enfemble le bois d'aloës, le galanga, les girofles, la cannelle, la mufcade, la zédoaire, le gingembre & le dictame ; d'une autre part toutes les gommes ; d'une autre part le mufc & l'ambre ; on écrafera la petite confoude, on mêlera bien le tout enfemble, on mettra le mélange dans une grande cornue de verre ou de grès.

On mettra fondre ou liquéfier enfemble la térébenthine & l'huile de laurier, on les verfera fur la matiére dans la cornue, & l'on y ajoûtera en même temps l'eau-de-vie rectifiée : on bouchera exactement le vaiffeau, on l'agitera pour bien mêler toutes les drogues, puis on le mettra en digeftion dans le fumier ou dans quelqu'autre lieu chaud, pour l'y laiffer pendant neuf jours : on le débouchera enfuite ; on le placera dans un fourneau au bain de cendres ou de fable, on adaptera un récipient, on lutera exactement les jointures, & par un petit feu l'on échauftera doucement la cornue ; on augmentera le feu peu à peu, il diftillera une liqueur blanche : on continuera le feu du fecond au troifiéme dégré, jufqu'à ce qu'on voie que les gouttes commencent à fortir noirâtres, & qu'il paroiffe des vapeurs : on changera alors le récipient, & l'on augmentera le feu jufqu'au quatriéme dégré ; on le continuera en cet état, jufqu'à ce qu'il ne forte plus de vapeurs, puis on laiffera refroidir les vaiffeaux.

La première liqueur diftillée eft le baume blanc.

C'eft proprement un mélange d'une eau blanchâtre & d'une huile brune qui y furnage ; fon odeur eft défagréable tirant fur celle de la térébenthine, d'un goût douceâtre.

Il eft d'un grand ufage dans la Chirurgie ; c'eft un excellent reméde pour déterger & mondifier les plaies & les ulcères les plus malins, pour y ranimer les efprits & réfifter à la grangrène appliqué avec des plumaceaux, pour réfoudre les tumeurs, pour fortifier les nerfs.

, On peut divifer par le moyen d'un filtre, la liqueur diftillée du baume blanc en deux portions ; ce qui paffera par le filtre fera l'eau blanche, l'huile reftera dans le filtre. On gardera les deux fubftances chacune en leur particulier.

Eau de Baume. L'eau blanche eft appellée *Eau de Baume* ; ce qui fait fa blancheur eft une légère proportion d'huile raréfiée, ou à demi diffoute par des fels volatils.

Vertus. Elle eft propre pour provoquer l'urine, pour la carnofité, pour la fciatique, pour la toux invétérée.

On l'eftime bonne pour éclaircir & conferver la vue, pour polir & embellir la peau ; elle eft vulnéraire & propre pour les bleffures, étant appliquée deffus ;

Dofe. La dofe fi l'on en prend par la bouche, eft depuis une dragme jufqu'à deux.

L'huile féparée d'avec l'eau blanche, & demeurée dans le filtre, eft appellée **Huile de Baume.** *Huile de Baume :* on l'eftime particuliérement pour les plaies de la tête, quand les os & les membranes ont été offenfés, & pour réfoudre les tumeurs, étant **Vertus.** appliquée deffus. On dit qu'elle eft bonne pour la pleuréfie & pour la toux, étant prife par la bouche depuis une dragme jufqu'à deux, dans une liqueur appropriée.

La feconde liqueur diftillée qu'on trouve dans le récipient, après la fin de l'opération, eft de couleur noirâtre, d'une odeur puante, d'un goût un peu âcre. C'eft un mélange de l'efprit & de l'huile les plus fixes des ingrediens ; on appelle **Mere de** ce mélange, *Mere de Baume.*
Baume. Elle eft eftimée bonne pour la galle, pour la teigne, pour la lépre & pour les ulcères, appliquée extérieurement.

On peut divifer cette derniére liqueur en deux portions par le filtre, comme la précédente ; l'efprit qui paffera fera de couleur brune, & l'huile qui reftera fur le filtre fera noire.

On trouvera dans la cornue une matiére noire très-raréfiée, très-légère, & comme feuilletée.

Baume Contre la Convulfion, d'Ant. Mynficht.	Balfamum Spafmaticum, Ant. Mynficht.
♃ De la graiffe d'anguille, ℥ j. De l'huile de galbanum diftillée avec l'efprit de térébenthine, ℥ ß. De vers de terre & de lis blancs, aã. ℥ iij. De fuccin blanc rectifiée, de romarin & d'angélique, aã. ℨ j. ß. De geniévre, de camomille, d'origan, de laurier, aã. ℨ j. De girofle, de lavande, de fauge & de rue, aã. Э j. Mêlez le tout, & avec une q. f. d'huile de noix mufcade, tirée par expreffion & de cire blanche, faites-en un baume.	♃ *Axungiæ anguillæ,* ℥ j. *Olei galbani cum fpiritu terebinthinæ diftillati,* ℥ ß. *Lumbricorum terreftrium, liliorum alborum, aã.* ℥ iij. *Succini albi rectificati, rorifmarini, angelicæ, aã.* ℨ j. ß. *Juniperi, chamomillæ, origani, lauri, aã.* ℨ j. *Caryophyllorum, lavendulæ, falviæ, rutæ, aã.* Э j. *Mifce, & cum olei nucis mofchatæ expreffi & cera albæ, aã. q. f. fiat balfamum.*

R E M A R Q U E S.

On fera fondre enfemble à petit feu dans une écuelle de terre verniffée, de l'huile de mufcade & de la cire blanche, de chacune trois dragmes, avec la graiffe d'anguille & les huiles de vers, de lis, de camomille & de laurier, on
laiffera

laissera refroidir la matière, & l'on y mêlera les autres huiles tirées par distillation ; on aura un baume qu'on gardera pour le besoin.

Il fortifie les nerfs, il modère les mouvements convulsifs, il raréfie & résout
les humeurs froides, il appaise les tranchées des femmes nouvellement accouchées, on en frotte les parties malades.

On trouvera dans l'opération suivante la maniére de faire distiller le galbanum avec l'esprit ou l'huile æthérée de térébenthine. Ce reméde excellent s'emploie particuliérement aux parties inférieures.

Il ne faut point mêler chaudement les huiles odorantes, de peur que leurs
parties les plus volatiles ne se dissipent.

<table>
<tr><td>

Baume Utérin de Galbanum,
de Sennert.

</td><td>

Balsamum Galbanetum Uterinum,
Sennerti.

</td></tr>
</table>

♃ Du galbanum,	℔ ß.	♃ *Galbani,*	℔ ß.
De l'huile de térébenthine bien clarifiée, ℔ iij.		*Olei terebinthinæ claræ,*	℔ iij.

Laissez-les en digestion dans une cucurbite de verre à feu lent pendant 14. jours ; après cela distillez-les, & y ajoûtez

Digerantur in cucurbitâ vitreâ lento calore per 14. dies, posteà destillentur, & adde

De l'huile de lavande,	℥ j.	*Olei lavendulæ,*	℥ j.

Distillez-les une seconde fois, & faites-en un baume ; & si vous le faites circuler avec de l'esprit-de-vin, il sera encore plus excellent.

Iterùm destillentur, & fiat balsamum quod cum spiritu vini circulaveris, penetrantissimum efficietur.

R E M A R Q U E S.

On choisira du galbanum le plus net, on le coupera par petits morceaux, on
le mettra dans une cucurbite de verre ou de grès, on versera dessus l'huile claire
ou æthérée de térébenthine, on couvrira la cucurbite de son chapiteau, & on
laissera la matiére en digestion pendant quatorze jours ; on adaptera alors un
récipient au bec du chapiteau, on lutera les jointures exactement & par un feu
de sable gradué, l'on fera distiller la liqueur poussant le feu fortement sur la fin ;
on laissera ensuite refroidir les vaisseaux, & on les délutera, on mêlera dans
la liqueur distillée l'huile de lavande, & l'on fera distiller de rechef le mélange
au feu de sable dans des vaisseaux semblables, on gardera l'huile distillée : c'est
le baume de galbanum ; si l'on y mêle de l'esprit-de-vin, & qu'on fasse circuler
le mélange, il en sera plus pénétrant.

Il est bon pour les ulcères & pour les duretés de la matrice, il fortifie ce viscère, il abat les vapeurs, on en introduit dans la matrice, & l'on en frotte le
bas-ventre, on en met aussi un peu aux narines.

La derniére distillation me paroît inutile, à moins que ce ne soit pour rectifier le baume, en le rendant plus clair.

<table>
<tr><td>

Autre Baume Utérin,

</td><td>

Balsamum Uterinum Aliud.

</td></tr>
</table>

♃ Du suif de bouc,	℥ ij.	*Sevi hircini,*	℥ ij.
Des huiles distillées de succin, de jais, de rue & de sabine, aa.	℥ ij.	*Oleorum stillatitiorum succini, gagatis, rutæ, sabinæ, aa.*	℥ ij.
Du galbanum pur, de l'assa-fœtida, & de la graisse contenue dans la vessie du castor, aa.	℥ j. ß.	*Galbani puri, assæ fœtidæ, pinguedinis in cystide castorei contentæ, aa.*	℥ j. ß.

Faites-en un baume s. a.

Fiat balsamum s. a.

Tome II.   E e e

REMARQUES.

On battra les gommes dans un mortier de bronze chaud, avec un peu de suif de bouc, jusqu'à ce qu'elles soient en pâte, puis on y mêlera peu à peu les autres drogues, on agitera long-temps le tout ensemble pour faire un baume qu'on gardera au besoin.

Vertus. Il calme les douleurs de la matrice, il appaise les vapeurs, il provoque les mois, on en applique sur le nombril, & l'on en frotte les narines.

Si l'on n'a point de la liqueur huileuse qui se trouve dans les bourses du castor, on lui substituera le castoréum en poudre subtile.

Baume de Houllier.

℞ Des sucs de chamæpitys, & de primevère ; des gommes élémi, opopanax ; du benjoin, de l'encens, du mastic, aa. ℥ ij.

Du bois d'aloës, des racines d'iris, d'aristoloche ronde, de dictame blanc, & de grande consoude, aa. ℥ j.

Des noyaux de pin, des baies de laurier, des cubébes, de la noix muscade, de la zédoaire, du galanga, de la cannelle & du girofle, aa. ʒ vj.

De la myrrhe, de l'aloës, du ladanum, de la sarcocolle, du castoréum, aa. ℥ j.

De la térébenthine, ℔ ij. ℥ iij. ß.

Incorporez ces ingrédients, distillez-les ensuite dans l'alambic, vous en tirerez d'abord une eau, puis une huile, & enfin une liqueur épaisse comme le miel : C'est de cette huile dont l'Auteur compose son baume.

Balsamum Hollerii.

℞ *Succorum chamæpityos & herbæ paralyseos, gummi elemi, opopanacis, benzoini, thuris, mastiches, aa.* ℥ ij.

Ligni aloes, radicum ireos, aristolochiæ rotundæ, dictamni, consolidæ majoris, aa. ℥ j.

Nucleorum pini, baccarum lauri, cubebarum, nucis moschatæ, zedoariæ, galangæ, cinnamomi, caryophyllorum, aa. ʒ vj.

Myrrhæ, aloes, ladani, sarcocollæ, castorei, aa. ℥ j.

Terebinthinæ, ℔ ij. ℥ iij. ß.

Omnia incorporentur & destillentur in alembico, exsilabit primùm aqua, deindè veluti oleosum quid, postremò quasi mel.

REMARQUES.

On concassera bien les drogues solides, on les mettra dans une cucurbite de verre ou de grès ; on versera dessus les sucs & la térébenthine, on brouillera bien le tout avec un bâton, on couvrira la cucurbite de son chapiteau, on adaptera un récipient, on lutera les jointures, & l'on fera distiller la matiére au feu de sable gradué, il sortira premiérement une eau, puis une liqueur huileuse, & enfin une huile épaisse comme du miel, on séparera la liqueur aqueuse par le papier gris, & l'on gardera l'huile ; c'est le baume de Houllier.

Vertus. Il est propre pour fortifier les nerfs, pour résoudre les humeurs froides, pour dissiper les catarrhes, on en frotte les parties malades.

Cette opération se feroit mieux dans une cornue que dans un alambic, parce qu'on en retireroit plus d'huile épaisse, qui est la principale.

Baume Paralytique, d'Ant. Mynsicht.

℞ Des huiles de galbanum distillée avec l'esprit de térébenthine, de succin rectifiée, aa. ℥ j.

De romarin, d'angélique, aa. ʒ j.

Balsamum Paralyticum, Ant. Mynsicht.

℞ *Oleorum galbani cum spiritu terebinthinæ destillati, succini rectificati, aa.* ℥ j.

Rorismarini, angelicæ, aa. ʒ j.

De camomille Romaine, de girofles & de fauge, aā. ʒ ß.

D'origan de Créte & de lavande, aā. Ꝺ j.

Mêlez le tout, & avec une q. f. d'huile de noix, faites-en un baume d'une confiftance raifonnable, ou un liniment mou, auquel vous ajoûterez, au moins pour les plus riches,

Des trochifques de gallia mofchata, Ꝺ j.

Chamomillæ Romanæ, caryophyllorum, falviæ, aā. ʒ ß.

Origani Cretici, lavendulæ, aā. Ꝺ j.

Mifce, & cum olei nucis mofchatæ expreſſi f. q. fiat juſtæ confiſtentiæ balfamum feu linimentum molle cui pro ditioribus faltem adde

Trochifcorum galliæ mofchatæ, Ꝺ j.

REMARQUES.

On fera fondre dans une écuelle de terre verniſſée à petit feu, une once d'huile de mufcade tirée par expreſſion avec les huiles de fuccin & de galbanum, on retirera l'écuelle de deſſus le feu, & quand la matiére fera refroidie, l'on y mêlera exactement les autres huiles, pour faire un baume ou un liniment, on pourra le rendre plus odorant en y mêlant un fcrupule de trochifques de gallia mofchata en poudre fubtile.

Il fortifie les nerfs & le cerveau, il réfout les humeurs groſſiéres & pituiteuſes, on l'emploie dans la paralyfie, on en frotte la nuque & l'épine du dos. **Vertus:**

L'huile de galbanum diſtillée avec l'efprit de térébenthine eſt la même chofe que le baume de galbanum de Sennert, qui a été décrit ci-devant.

On trouvera dans mon *Traité de Chymie* les defcriptions des huiles de fuccin, & de girofles; les autres huiles fe tirent comme celle de cannelle qui eſt auſſi décrite dans le même Livre.

Baume des Médecins de Florence.

Balfamum Medicorum Florent.

℞ De la térébenthine, ℔ j.
Des tuiles nouvelles & bien cuites, ʒ viij.
De l'huile vieille, ℔ ß.
De l'huile de laurier, ʒ iv.
De la cannelle & du fpica nard, aā. ʒ ij.

Après avoir pilé les drogues qui en ont befoin, diſtillez le tout par la retorte.

℞ *Terebinthinæ,* ℔ j.
Tegularum benè coctarum, ʒ viij.
Olei veteris, ℔ ß.
Olei laurini, ʒ iv.
Cinnamomi, fpicæ nardi, aā. ʒ ij.

Tritis terendis, omnia per retortam deſtilla.

REMARQUES.

On aura des tuiles récemment cuites, on les concaſſera, on pulvérifera groſſiérement la cannelle & le fpica nard, on mêlera le tout avec la térébenthine & les huiles, on mettra le mélange dans une cornue aſſez grande pour que la moitié demeure vuide, on placera la cornue dans un fourneau, & y ayant adapté un récipient & luté les jointures exactement, on fera diſtiller toute l'humidité par un feu gradué, & très-fort fur la fin, on gardera l'huile diſtillée: c'eſt le baume de Florence.

Il excite l'urine, il pouſſe la pierre, il tue les vers, il fortifie les nerfs, on s'en fert dans la paralyfie, pour les douleurs des jointures, on en frotte les parties malades; on peut auſſi en faire prendre par la bouche pour la gravelle depuis deux gouttes jufqu'à huit. **Vertus.**

Dofe.

Les tuiles ne fervent pas de grand'chofe dans cette diſtillation, fi ce n'eſt pour retenir les parties les plus fixes des ingrédients, pendant que les plus claires fortiront.

Baume propre à faciliter la sortie des Dents aux Enfants.   Balsamum Puerorum Dentientium.

♃ Du beurre de Mai non salé, ℥ iij.
Des graisses de poules & de canard, aā. ℥ ij.

Des fleurs de pavot champêtre, ʒ j.
Cuisez-les dans le suc d'écrevisses vivantes pilées, tiré avec l'eau de bluet & le mucilage de racine de guimauve, aā. ℥ ij. jusqu'à consomption des sucs : après avoir exprimé la décoction, ajoûtez-y

Du sucre candi blanc, ℥ iv.
Des trochisques de gallia moschata, Ɔ j.
Un jaune d'œuf.
Mêlez le tout, & faites-en un baume s. a.

♃ Butyri Maialis non saliti, ℥ iij.
Pinguedinis gallinarum & anatis, aā. ℥ ij.
Florum papaveris erratici, ʒ j.
Coquantur in succi è cancris vivis contusis cum aquâ cyani extracti, & mucilaginis radicis althææ aā. ℥ ij. ad consumptionem succorum, posteà expressis adde
Sacchari candi albi, ℥ iv.
Trochiscorum galliæ moschatæ, Ɔ j.
Vitellum unius ovi.
Misce, & fiat balsamum s. a.

R E M A R Q U E S.

Pour tirer le suc des écrevisses de riviére, on en écrasera cinq ou six dans un mortier de marbre ; on les humectera avec l'eau distillée de la fleur de bluet, puis on les mettra à la presse.

On mêlera ensemble dans un pot de terre vernissé, le beurre frais, les graisses de canard & de poule, la fleur de coquelicot, le mucilage de guimauve & le suc d'écrevisses ; on couvrira le pot, on le placera sur un petit feu, & l'on fera bouillir doucement la matiére jusqu'à consomption de l'humidité aqueuse ; on coulera la liqueur, & l'on y mêlera le sucre candi pulvérisé subtilement, puis le jaune d'un œuf, & enfin les trochisques de gallia moschata aussi réduits en poudre subtile, on aura un baume qu'on gardera pour le besoin.

Vertus.   On s'en sert pour ramollir & attendrir les gencives des petits enfants, afin que leurs dents percent plus facilement, on en frotte souvent les gencives.

Baume d'Espagne.   Balsamum Hispanicum.

♃ Du froment entier, de la racine de valériane, & du chardon-bénit, aā. ℥ j.
Du vin blanc, ℔ j.
Mettez ces drogues dans un vaisseau de terre vernissé bien bouché, & dont l'entrée soit étroite : laissez-les-y en macération sur les cendres chaudes pendant 24 heures ; puis ajoûtez-y
De l'huile de mille-pertuis, ℔ ß.
Cuisez-les ensuite jusqu'à la consomption du vin, après quoi vous coulerez & exprimerez la décoction, & vous dissoudrez dans la colature
De la térébenthine de Venise, ℥ viij.
De l'encens bien pulvérisé, ℥ ij.
Faites-en un baume.

♃ Frumenti integri, radicis valerianæ, cardui benedicti, aā. ℥ j.
Vini albi, ℔ j.
Omnia in vase fictili vitreato angusti orificii collocentur, obturatoque vase super cineres calidos horis 24. macerentur, additâque deindè
Olei hyperici, ℔ ß.
Coquantur ad vini consumptionem, deindè colentur & exprimantur, in expressione dissolve
Terebinthinæ Venetæ, ℥ viij.
Thuris subtiliter pulverati, ℥ ij.
Fiat balsamum.

R E M A R Q U E S.

On concassera les racines, on les mettra avec le froment dans un pot de terre vernissé ; on versera dessus le vin blanc ; on couvrira le pot, & on le placera sur les cendres chaudes, pour y laisser la matiére en digestion pendant vingt quatre heures ; ensuite l'on y mêlera l'huile de mille-pertuis, & l'on fera bouillir le mélange à petit feu jusqu'à consomption du vin ; on coulera la liqueur avec expression, & l'on y mêlera la térébenthine & l'encens pulvérisé, pour faire un baume qu'on gardera au besoin.

Il est fort bon pour consolider & guérir toutes sortes de plaies, on en applique dedans, ou bien l'on y en seringue, si la plaie est profonde, après l'avoir lavée avec du vin chaud ; on joint, autant qu'on peut, les bords de la plaie, on l'oint du même baume tout autour, & l'on met par-dessus plusieurs compresses, pour tenir le tout en bon état. *Vertus.*

Baume de Balsamine.

℞ Des feuilles, des fleurs & des fruits de balsamine, aa. ℥ iv.

Des racines de grande consoude, de langue de serpent, d'aristoloche ronde, & de grande valériane, aa. ℥ ij.

Du gui d'orme, du suc d'écrevisses de riviére, des feuilles de pervenche & de sanicle, des sommités fleuries de mille-pertuis & de caille-lait, aa. ℥ j.

De l'huile d'olives, ℔ iv.

Pilez les drogues qui en ont besoin, & exposez le tout ensuite au Soleil d'Eté pendant douze jours dans un vaisseau de verre bien bouché : cuisez le après cela jusqu'à consomption d'humidité, puis coulez & exprimez la décoction ; & dans l'huile épurée mêlez

De l'huile de vernis distillée, ℔ ß.

Faites-en un baume.

Balsamum Balsaminæ.

℞ *Florum, foliorum & fructuum balsaminæ,* ℥ iv.

Radicum consolidæ majoris, oohyoglossi, aristolochiæ rotundæ, valerianæ majoris, aa. ℥ ij.

Visci in folliculis ulmi reperti, succi cancrorum fluviatilium, foliorum pervincæ & sanicula, summitatum floridarum hyperici, gallii lutei, aa. ℥ j. ß.

Olei olivarum, ℔ iv.

Con undenda contundantur, omniaque vase vitreo cooperto excepta, S. li æstivo per duodecim dies exponantur, deindé decoquantur ad humiditatis consumptionem, colentur & exprimantur : oleo depurato per isceatur

Olei vernicis stillatitii, ℔ ß.

Fiat balsamum.

REMARQUES.

On écrasera bien les feuilles, les fleurs & les fruits de la balsamine, les racines, le gui d'orme, les feuilles de pervenche & de sanicle, les sommités fleuries de mille-pertuis & de caille-lait ; on mêlera le tout dans un pot de terre vernissé ; on versera dessus l'huile & le suc d'écrevisses qu'on aura tiré, en battant dans un mortier de marbre les écrevisses, les arrosant de vin, puis les mettant à la presse : on couvrira le pot, & on le placera au Soleil, pour y laisser la matiére en digestion pendant douze jours ; ensuite on la fera bouillir à petit feu jusqu'à consomption du vin ; on la coulera & on l'exprimera ; on laissera reposer l'huile, & après l'avoir séparée par inclination de ses féces, on y mêlera l'huile de vernis qu'on aura tirée par la cornue ; on gardera cette huile ou baume pour le besoin.

Il est fort estimé pour fortifier les nerfs, pour les plaies, pour la brûlure, pour les hémorrhoïdes, pour les crevasses des mammelles. *Vertus.*

Baume Styptique, d'Ant. Mynsicht.

℞ De l'emplâtre styptique d'A. Mynsicht, ℥ iv.

Balsamum Stypticum, Ant. Mynsicht.

℞ *Emplastri styptici, A. Mynsicht,* ℥ iv.

De l'huile d'œufs, ce qu'il en faudra.

Olei vitellorum ovorum q. ſ.

Faites-en un baume auquel vous ajoûterez

Fiat balſamum cui adde

Des huiles de noix muſcade, de girofles & de ſauge, aã.   Ɔ j.

Oleorum nucis moſchata, caryophyllo-rum, ſalvia, aã.   Ɔ j.

Mêlez le tout enſemble, & le gardez pour l'uſage.

Miſce, & ad uſum repone.

REMARQUES.

On fera fondre doucement dans un plat de terre quatre onces de l'emplâtre ſtyptique d'A. Mynſicht; on y mêlera environ autant d'huile d'œuf, ou ce qu'il en faudra pour lui donner une conſiſtance d'onguent; puis quand il ſera refroidi, l'on y ajoûtera les huiles de muſcade fondue, de girofles & de ſauge; on fera du tout un baume qu'on gardera pour le beſoin.

Vertus.   Il fortifie l'eſtomac & le bas-ventre, il aide à la coction des aliments, il appaiſe le vomiſſement, il arrête les hémorrhagies, on en frotte l'eſtomac, le bas-ventre & les autres parties affectées.

⸸ Baume de Heurnius. — Balſamum Heurnii.

℞ De la térébenthine & de blancs d'œufs durcis, aã.   ℔ j.

℞ Olei terebinthina, albuminum ovo-rum indurator. aã.   ℔ j.

De la gomme élémi,   ℥ ij.

Gummi elemi,   ℥ ij.

De la réſine,   ℥ vj.

Reſina,   ℥ vj.

Faites-en une diſtillation au feu de ſable par la retorte, ſ. a.

Fiat deſtillatio per arenam, ex retor-tã ſ. a.

REMARQUES.

On fera durcir des œufs en les mettant bouillir dans de l'eau, & l'on en ſépa-rera une livre des blancs, on les coupera par petits morceaux, on les mettra dans une cornue de verre ou de grès, avec la réſine & la gomme élémi rompues ou écraſées par morceaux, on verſera ſur la matiére l'huile de térébenthine, on pla-cera la cornue dans un fourneau ſur le ſable, on y adaptera un récipient, on lutera les jointures, & par un feu gradué & fort ſur la fin, on fera diſtiller toute l'humidité, on gardera l'huile diſtillée; ; c'eſt le Baume de Heurnius.

Vertus.   Il eſt propre pour fortifier les nerfs, pour adoucir & pour conſolider les plaies.

Baume Contre la Piquûre des Nerfs, de la Framboiſiére, — Balſamum ad Nervorum Puncturas, de la Framboiſiere.

℞ De la petite centaurée pilée,   ℥ ij. ß.

℞ Centaurii minoris contuſi,   ℥ ij. ß.

Du marrube pilé,   ℥ ß.

Marrubii contriti,   ℥ ß.

Faites-les infuſer pendant quelque temps dans ℥ ij. de ſuc de plantain, & ℥ iv. d'huile commune.

Infundantur aliquandiù in ſucci plan-taginis ℥ ij. & in olei communis ℥ iv.

Après cela qu'ils bouillent légérement, faites-en l'expreſſion, puis ajoûtez à la colature,

Deindè parùm bulliant & exprimantur: colatura adde

De la térébenthine de Veniſe,   ℥ j. ß.

Terebinthina Veneta,   ℥ j. ß.

Du vitriol & de l'huile de mille-pertuis, aã,   ℥ j.

Vitrioli, olei hyperici, aã.   ℥ j.

Des huiles de vers de terre & de ſpica, des gommes galbanum & ammoniac diſſoutes & pu-rifiées dans le vinaigre, de la myrrhe & du verd-

Oleorum lumbricorum, & de ſpicâ; gummi galbani & ammoniaci in aceto diſſolutorum & purificatorum, myrrha,

de-gris, aā.   ʒ ß.   *ruginis, aā.   ʒ ß.
Faites-en un baume f. a.   Fiat balfamum f. a.

REMARQUES.

On aura des fommités de petite centaurée & de marrube, on les pilera bien dans un mortier, & on les mettra dans un pot de terre verniffé ; on verfera deffus le fuc de plantain & l’huile commune, on bouchera le pot, & on laiffera la matiére en digeftion pendant quelques jours ; on le fera enfuite bouillir doucement jufqu’à confomption du fuc, & on la coulera avec expreffion, on diffoudra dans l’huile coulée, le galbanum & l’ammoniac, les huiles, le vitriol, la myrrhe & le verd-de gris fubtilement pulvérifés ; on fera du tout un baume qu’on gardera pour le befoin.

Il eft propre pour les piquûres des nefs, pour netroyer les vieux ulcères, & pour les cicatrifer.   **Vertus.**

Baume Anodyn.	Balfamum Dolorem Levans.

℞ Des feuilles d’ortie brûlante, de plantain, de mercuriale & de marjolaine, aā. man. j.
De l’huile de noix tirée par expreffion, ℔ iij. ʒ iv.
Du meilleur vin blanc, ʒ viij.
Laiffez toutes ces drogues en macération avec le vin & l’huile dans un vaiffeau verniffé fur les cendres chaudes pendant 24. heures ; après cela cuifez-les à petit feu jufqu’à la confomption du vin : coulez & exprimez la décoction, puis gardez le baume épuré pout l’ufage.

℞ *Foliorum urticæ urentis, plantaginis, mercurialis, majoranæ, aā.* man. j.
Olei nucis juglandis expreffi, ℔ iij. ʒ iv.
Vini albi generofi, ʒ viij.
Herbæ contufa, vafe fictili vitreato excepta cum oleo & vino, cooperto vafe, fuper cineres calidos horis 24. macerentur, poftea igne lento coquantur ad vini confumptionem, deindè colentur & exprimantur, defæcatum balfamum ad ufus fervetur.

REMARQUES.

On pilera bien les herbes dans un mortier de marbre, on les mettra dans un pot de terre verniffé, on verfera deffus le vin & l’huile de noix, on couvrira le pot, on le placera en digeftion fur les cendres chaudes, & on l’y laiffera pendant vingt-quatre heures ; on fera enfuite bouillir la matiére fur un petit feu jufqu’à confomption de l’humidité aqueufe, on coulera l’huile ou le baume avec expreffion, & l’ayant laiffé dépurer de fes féces, on le gardera.

Il eft propre pour adoucir les humeurs, pour appaifer les douleurs, foit aux articles, foit dans les plaies ; il feroit mieux appellé *huile* que *baume.*   **Vertus.**

Baume Vénérien d’Ant. Mynficht.	Balfamum Venereum, Ant. Mynficht.

℞ De la racine de pyréthre ; de l’euphorbe, aā. ʒ j.
Des cantharides, ʒ ß.
Cuifez-les dans ℔ ij. le vin d’Efpagne, jufqu’à diminution de moitié, puis ajoûtez à la colature
De l’huile d’olives, ʒ iv.
Cuifez le tout de nouveau jufqu’à confomption d’humidité, & enfin ajoûtez à cette huile,

℞ *Radicis pyrethri, euphorbii, aā.* ʒ j.
Cantharidum, ʒ ß.
Coque in vini Malvatici, ℔ ij. ad confumptionem medietatis & colaturæ adde
Olei olivarum, ʒ iv.
Denuò coque donec abfumatur humiditas, poftea huic oleo adde

De l'huile de noix mufcade tirée par expreffion, ʒ ij. ß.

Olei nucis mofchatæ expreffi, ʒ ij. ß.

De fourmis, d'A. Mynficht, ʒ ß.

Formicarum, A. Mynficht, ʒ ß.

De caftoréum, ʒ j. ß.

Caftorei, ʒ j. ß.

D'herbe mufquée, de girofles, de macer & de fpica, aã. ʒ j.

Mofchatellini, caryophyl-
lorum, maceris, fpicæ, aã. ʒ j.

De la civette & du mufc, aã. Э j.

Zibetæ, mofchi, aã. Э j.

Mêlez le tout avec une f. q. de cire blanche, & faites-en un baume.

Mifce, & cum f. q. ceræ albæ fiat balfamum.

R E M A R Q U E S.

On concaffera la pyréthre, l'euphorbe & les cantharides chacun féparément, on les mettra enfemble dans un pot de terre verniffé, on verfera deffus la mal-
voifie, ou à fon défaut, du vin d'Efpagne; on couvrira le pot, & l'ayant placé fur un feu médiocre, on fera bouillir la matiére jufqu'à confomption de la moitié du vin, on coulera la décoction avec expreffion, & l'on y mêlera l'huile d'olives; on fera bouillir le mélange, jufqu'à ce que le refte de l'humidité aqueufe fe foit diffipé; on coulera l'huile, & l'on y fera fondre fur un petit feu une once de cire blanche & l'huile de mufcade, puis, à mefure que la matiére fe refroidira, l'on y mêlera les autres huiles, la civette & le mufc pulvérifé, pour faire un baume qu'on gardera dans un pot bien bouché.

Vertus. Il eft propre pour exciter l'acte vénérien, on en frotte autour des parties de la génération, & le pouce du pied droit.

Baume de Jacques de Pinto. Balfamum Jacobo de Pinto.

℞ De l'oliban, de la myrrhe, du maftic, de l'aloës, de la farcocolle, du ftorax calamite & du benjoin, aã. ʒ j.

Olibani, myrrhæ, maftiches, aloes, farcococolla, ftyracis calamitæ, benzoini aã. ʒ j.

De l'huile de mille-pertuis, ℔ iij.

Olei hyperici, ℔ iij.

De la cire jaune, ℔ ß.

Ceræ citrinæ, ℔ ß.

De la colophone & de la térébenthine de Venife, aã. ʒ ij.

Colophoniæ, terebinthinæ Venetæ, aã. ʒ ij.

De l'axonge humaine & de l'huile de pétrole, aã. ʒ j. ß.

Axungiæ humanæ, olei petræ, aã. ʒ j. ß.

Des huiles de fpica, ʒ j.

Oleorum fpicæ, ʒ j.

De baies de geniévre, ʒ ij.

Baccarum juniperi, ʒ ij.

De fauge, Э j.

Salviæ, Э j.

Mêlez le tout, & faites-en un baume f. a.

Mifce, fiat balfamum.

R E M A R Q U E S.

On pulvérifera fubtilement les gommes, on fera fondre dans l'huile de mille-
pertuis fur un peu de feu la cire, la colophone, la térébenthine, & l'axonge humaine, & quand la matiére fera à demi-refroidie, on y mêlera la poudre & les huiles d'afpic, de pétrole, de baies de geniévre & de fauge pour faire un baume qu'on gardera dans un pot bien bouché.

Vertus. Il eft propre pour les hémorrhoïdes externes & internes, pour la fiftule de l'anus, pour les ulcères, il déterge, il réfifte à la gangréne, il adoucit l'âcreté des humeurs.

Baume

Baume de Soufre Simple, ou *Térébenthiné.*	Balfamum Sulphuris Simplex, *feu* Terebinthinatum.

♃ Des fleurs de foufre,	℥ iij.	♃ *Florum fulphuris,*	℥ iij.
De l'huile diftillée de térébenthine,	℥ viij.	*Olei ftillatitii terebinthinæ,*	℥ viij.

Laiffez-les en digeftion dans un vaiffeau de verre fur le fable, jufqu'à ce que l'huile de térébenthine devienne rouge. Verfez-la enfuite par inclination, & la gardez pour l'ufage.

Digerantur in vafe vitreo fuper arenam, donec oleum terebinthinæ evadat rubicundum, hinc decanta & ufui ferva.

R E M A R Q U E S.

On mettra les fleurs de foufre dans un matras, on verfera deffus l'huile æthérée ou l'efprit de térébenthine, on agitera la matiére, on bouchera le matras, & on le placera en digeftion fur un petit feu de fable pendant cinq ou fix heures, ou jufqu'à ce que l'huile foit devenue bien rouge ; on verfera alors la teinture par inclination & on la gardera, c'eft le baume de foufre.

Il eft propre pour déterger les ulcères du poumon & de la poitrine, il aide à la refpiration, on en fait prendre aux afthmatiques ; La dofe en eft depuis une goutte jufqu'à fix.

Vertus.
Dofe.

On trouvera, dans le *Traité de Chymie* que j'ai fait imprimer, la defcription des fleurs de foufre, & celle de l'efprit de térébenthine.

Le foufre eft compofé d'une partie véritablement fulfureufe ou graffe & d'une partie faline. La partie fulfureufe eft diffoute par l'efprit de térébenthine qui eft une huile æthérée, & la partie faline demeure indiffoluble au fond du matras.

La couleur rouge du baume de foufre vient de l'exacte diffolution de la partie graffe du foufre, car toutes les fois que le foufre a été bien raréfié, il acquiert une couleur rouge.

L'efprit de térébenthine eft d'autant plus convenable pour fervir de diffolvant au foufre, qu'il eft propre de fa nature pour déterger les ulcères, à quoi ce reméde eft employé ; toutes les huiles font capables de tirer la teinture du foufre, & d'en faire un baume, on peut les approprier fuivant les différences des tempéraments & des maladies pour lefquelles on fe fert de ce reméde.

Baume de Soufre, de Ruland.	Balfamum Sulphuris, Rulandi.

♃ Des fleurs de foufre,	℥ j.	♃ *Florum fulphuris,*	℥ j.
De l'huile de noix,	℔ ß.	*Olei nucum juglandium,*	℔ ß.
Du meilleur vin blanc,	℥ ij.	*Vini albi generofi,*	℥ ij.

Laiffez-les en macération pendant huit jours fur un petit feu, en les agitant de temps en temps : après cela cuifez-les lentement jufqu'à confomption du vin ; coulez la décoction, & gardez la colature pour un baume.

Macerentur per octiduum igne lento, aliquoties agitentur, poftea lenté coquantur ad vini confumptionem, colentur : colaturam pro balfamo ufui ferva.

R E M A R Q U E S.

On mettra les fleurs de foufre dans un pot de grès ; on verfera deffus l'huile de noix & le vin blanc, on couvrira bien le pot, & on le placera au bain-marie un peu chaud, pour y laiffer la matiére en digeftion pendant huit jours, l'agitant de temps en temps, enfuite l'on mettra le pot fur le fable, & par un feu modéré l'on fera bouillir l'infufion jufqu'à confomption du vin, puis on coulera la liqueur, c'eft le baume de foufre, on le laiffera repofer pour en féparer les féces qu'on rejettera.

Vertus.   Il eft propre pour difcuter, pour digérer & pour réfoudre les humeurs crues, on en met dans les plaies pour les nettoyer, & l'on en oint les parties où il eft tombé de la pituite vifqueufe, il n'eft employé que pour l'extérieur.

On pourroit de beaucoup abréger cette opération, car la digeftion de huit jours eft inutile, puifque la partie huileufe de la fleur de foufre qu'on veut diffoudre, peut facilement être raréfiée & diffoute en cinq ou fix heures ; il fuffit donc de faire infufer la fleur de foufre dans l'huile & le vin deux ou trois heures à petit feu, puis de faire bouillir le mélange doucement jufqu'à confomption du vin ; quelques-uns ajoûtent dans l'infufion deux fcrupules de fel de tartre pour aider l'huile à diffoudre le foufre, & pour rendre le baume plus rouge ; mais fans s'embarraffer de tant de circonftances, il fuffiroit de préparer ce baume de foufre avec de l'huile de noix, comme j'ai décrit le précédent avec l'huile de térébenthine, il feroit pour le moins auffi-bon, car le vin n'y fert de rien, au contraire il y eft nuifible, à caufe que l'huile de noix ne peut pas bien diffoudre la fubftance graffe du foufre qu'il ne foit évaporé ; on peut donc réformer ce baume de foufre en la maniére fuivante.

<table>
<tr><td>

Baume de Soufre, de Ruland,
Réformé.

</td><td>

Balfamum Sulphuris Rulandi,
Reformatum.

</td></tr>
<tr><td>

℞ Des fleurs de foufre,   ʒ j. ß.
De l'huile de noix,   ℔ ß.
Mettez-les enfemble en digeftion dans un matras, jufqu'à ce que l'huile paroiffe rouge : après cela verfez-la par inclination, & la gardez pour l'ufage.

</td><td>

℞ *Florum fulphuris,*   ʒ j. ß.
Olei nucum juglandium,   ℔ ß.
Digerantur fimul in matratio, donec oleum rubicundum appareat, hinc decanta & ufui ferva.

</td></tr>
</table>

On peut faire de la même maniére un baume de foufre avec l'huile épaiffe de térébenthine, ou avec l'huile de lin, ou avec l'huile commune.

<table>
<tr><td>

Baume de Soufre Anifé.

</td><td>

Balfamum Sulphuris Anifatum,

</td></tr>
<tr><td>

℞ Des fleurs de foufre,   ʒ j. ß.
De l'huile de femences d'anis,   ℔ ß.
Mettez-les dans un matras, bouchez-le exactement, & laiffez-les en digeftion fur un feu modéré, jufqu'à ce que les fleurs foient prefqu'entiérement diffoutes dans l'huile ; après quoi verfez le baume par inclination, & le gardez pour l'ufage.

</td><td>

℞ *Florum falphuris,*   ʒ j. ß.
Olei feminis anifi,   ℔ ß.
Excipiantur matratio, illudque diligenter obturatum digeftioni moderati caloris committatur ufque ad integram ferè florum fulphuris in oleo diffolutionem, refrigeratifque omnibus, balfamum per inclinationem à fæcibus feparetur & fervetur ad ufum.

</td></tr>
</table>

REMARQUES.

On mettra la fleur de foufre dans un matras, on verfera deffus l'huile d'anis, on bouchera le vaiffeau & on le placera fur le fable chaud, pour y laiffer la matiére en digeftion, jufqu'à ce que la fleur de foufre foit prefque toute diffoute, & que l'huile ait acquis une couleur rouge, ce qui arrive en neuf ou dix heures, on laiffera alors repofer le baume, & on le verfera par inclination, pour le féparer de fes féces qu'on rejettera comme inutiles.

Il eſt bon pour les ulcères de la poitrine & du poumon, pour l'aſthme, pour les indigeſtions & la colique d'eſtomac, pour la colique venteuſe : La doſe en eſt depuis trois gouttes juſqu'à douze.

Vertus.
Doſe.

Il ſe fait en cette opération comme dans les baumes de ſoufre précédents, une diſſolution de la partie graſſe ou véritablement ſulfureuſe du ſoufre dans l'huile d'anis, & comme cette huile eſt odorante & agréable au goût, elle corrige un peu la mauvaiſe odeur & le mauvais goût du ſoufre, enſorte que ce baume de ſoufre eſt le moins dégoûtant de tous.

On rejette comme inutile ce qui reſte dans le matras, c'eſt la partie ſaline du ſoufre.

Baume
de ſoufre
ſucciné.
Vertus.
Doſe.

On peut de la même maniére préparer un baume de ſoufre ſucciné, en employant l'huile de ſuccin rectifiée en place de celle d'anis, & ce baume ſera bon pour les maladies de la matrice, & pour abattre les vapeurs : La doſe ſera depuis deux gouttes juſqu'à ſix.

Baume
de ſoufre
benjoiné.
Vertus.
Doſe.

On peut encore faire un baume de ſoufre benjoiné, en employant l'huile de benjoin à la place de celle d'anis : on l'appelle en Latin *Balſamum ſulphuris benzoinatum*. Sa conſiſtance eſt épaiſſe.

Il eſt fort eſtimé pour l'aſthme, & pour les catarrhes : La doſe en eſt depuis ſix grains juſqu'à douze.

Baume de Soufre, Compoſé.	Balſamum Sulphuris, Compoſitum.
♃ Des fleurs de ſoufre, ℥ iij. De la myrrhe, ʒ vj. De l'aloës ſuccotrin, ʒ ſſ. Du ſafran, ʒ ſſ. Pulvériſez ces drogues, & les laiſſez en digeſtion avec l'eſprit de térébenthine, qui ſurnagera de deux doigts. Verſez le baume par inclination, & le gardez pour l'uſage.	♃ *Florum ſulphuris*, ℥ iij. *Myrrhæ*, ʒ vj. *Aloes ſuccotorinæ*, ʒ ſſ. *Croci*, ʒ ſſ. *Pulveriſa ac digere cum ſpiritu terebinthinæ ad eminentiam duorum digitorum affuſo, decanta & uſui ſerva.*

REMARQUES.

On pulvériſera la myrrhe & l'aloës, on la mêlera avec la fleur de ſoufre & le ſafran dans un matras, on verſera deſſus de l'eſprit de térébenthine pour ſurpaſſer la matiére de deux doigts ou environ, on bouchera le matras & on le placera en digeſtion ſur un petit feu de ſable, on l'y laiſſera dix ou douze heures, juſqu'à ce que l'eſprit de térébenthine ſe ſoit chargé d'une teinture rouge brune, on laiſſera alors repoſer la liqueur à froid & on la verſera par inclination ; c'eſt le baume de ſoufre compoſé.

Vertus.
Doſe.

Il eſt employé pour les ulcères du poumon & de la poitrine, il déterge plus que les précédents : La doſe en eſt depuis deux gouttes juſqu'à ſix. On peut auſſi s'en ſervir extérieurement pour nettoyer les plaies, pour raréfier les humeurs froides, pour réſiſter à la gangréne.

Baume de Soufre d'Antimoine, de l'Auteur.	Balſamum Sulphuris Antimonii, Auctoris.
♃ Du ſoufre doré d'antimoine, ℥ ij. De l'eſprit de térébenthine, ℥ iv. Mettez-les digérer enſemble dans un matras,	♃ *Sulphuris aurati antimonii*, ℥ ij. *Spiritûs terebinthinæ*, ℥ iv. *Digere ſimul in matratio igne arenæ*,

juſqu'à ce que l'eſprit de térébenthine devienne rouge , enſuite retirez la liqueur de deſſus le feu & la gardez pour l'uſage.

donec ſpiritus terebinthinæ evadat rubicundus, hinc decanta & ſerva ad uſum.

R E M A R Q U E S.

On mettra dans un matras le ſoufre doré d'antimoine , on verſera deſſus l'eſprit de térébenthine , on bouchera bien le vaiſſeau & on le placera ſur le ſable , on l'y laiſſera en digeſtion pendant vingt-quatre heures , l'agitant de temps en temps juſqu'à ce que la liqueur ait acquis une couleur rouge brune ; on le retirera alors de deſſus le feu , & la matière étant repoſée on verſera par inclination la liqueur claire, qui ſera le baume de ſoufre.

Baume
de ſoufre
ſtibial.
Vertus.
Doſe.

J'ai parlé de cette opération dans mon *Traité de l'Antimoine*, ſous le nom de *Baume de ſoufre ſtibial.*

Il eſt déterſif vulnéraire , propre pour les vieux ulcères ſales, étant appliqué deſſus : on peut auſſi en donner par la bouche, pour l'aſthme, pour les ulcères du poumon & de la poitrine : La doſe en eſt depuis deux juſqu'à ſix gouttes.

Si l'eſprit de térébenthine ne tiroit pas aiſément la teinture rouge , dont il a été parlé, il faudroit augmenter un peu le feu ſous le matras, juſqu'à faire jetter de petits bouillons à la matière pendant une heure. Si l'on peut profiter encore de ce qui ſera reſté dans le matras, après qu'on en aura ſéparé par inclination le baume, on y verſera derechef de l'eſprit de térébenthine, & on le mettra en digeſtion comme auparavant, on aura encore du baume de ſoufre ſtibial ; mais il ſera un peu moins rouge , & par conſéquent moins chargé que l'autre.

Il arrive dans cette opération ce qui eſt arrivé dans celle du baume de ſoufre commun , l'eſprit de térébenthine qui eſt une huile æthérée a pénétré le ſoufre & s'eſt chargé de la ſubſtance ſulfurée , ou la plus onctueuſe du ſoufre qui l'a rendue rouge.

Baume de Saturne.

℞ Du ſel de Saturne pulvériſé , ℔ ſſ.

Laiſſez-les en digeſtion dans un matras avec l'huile de térébenthine qui ſurnagera de quatre doigts pendant 24 heures , & quand l'eſprit deviendra rouge, verſez-le par inclination, & remettez de nouvel eſprit ſur la réſidence ; laiſſez-le en digeſtion , puis verſez-le par inclination comme la première fois. Mêlez enſuite ces teintures, puis tirez par la diſtillation la moitié de l'eſprit de térébenthine, & vous garderez pour l'uſage le baume qui ſera reſté dans la cornue.

Balſamum Saturni.

℞ *Salis ſaturni pulverati,* ℔ ſſ.

Digeratur in matratio cum ſpiritu terebinthinæ ad eminentiam quatuor digitorum affuſo per 24. horas , aut donec ſpiritus evadat rubicundus, tunc decanta & novum ſpiritum terebinthinæ affunde ſuper reſidentiam, digere & decanta ut anteà, deindè miſce tincturas quarum deſtillatione medium partem ſpiritûs terebinthinæ extrahe, & ſervetur balſamum.

R E M A R Q U E S.

On mettra dans un matras le ſel de Saturne pulvériſé , on verſera deſſus de l'eſprit de térébenthine à la hauteur de quatre doigts, on bouchera le matras , on le placera en digeſtion ſur le ſable chaud pendant vingt-quatre heures , ou juſqu'à ce que l'eſprit de térébenthine ait pris une couleur rouge, on ſéparera la liqueur par inclination, & l'on mettra ſur la réſidence de nouvel eſprit de térébenthine ; on fera la digeſtion & la ſéparation comme auparavant ; on mêlera les teintures , on les mettra dans une cornue de verre ou de grès , & par un feu de fable modéré l'on en fera diftiller environ la moitié de l'efprit de térébenthine , on gardera ce qui fera demeuré dans la cornue ; c'eft le baume de Saturne.

Il eft propre pour nettoyer & cicatrifer les ulcères & les chancres ; il réfifte à la gangréne. Vertus.

Le fel de Saturne fe diffout dans l'efprit fulfureux de térébenthine , parce qu'il vient du plomb qui eft fulfureux , la couleur rouge procéde de ce que le foufre a été extrêmement exalté. Si l'on s'obftinoit à mettre toûjours de nouvel efprit de térébenthine fur la réfidence , elle fe diffoudroit entiérement , mais l'opération feroit longue.

On fait diftiller la moitié de l'efprit de térébenthine , afin que la teinture reftante foit plus forte & plus épaiffe ; cet efprit peut fervir derechef en une opération pareille , car il fera auffi en état qu'auparavant , de diffoudre du fel de Saturne.

Si l'on veut diffoudre dans ce baume deux dragmes de camphre , on aura le baume de Saturne camphré fort propre contre la gangréne. Baume de Saturne camphré.

Baume de Lucatel.   Balfamum Lucatelli.

℞ De l'huile d'olives & de la térébenthine de Venife lavée & blanchie dans l'eau de rofes , aã. ℔ j. ß.
    De la cire jaune , ℔ j.
    Du fantal rouge bien pulvérifé , ʒ ß.
    Du vin de Canarie, ce qu'il en faudra.
    Cuifez - les au bain-marie jufqu'à la confomption du vin , puis gardez le baume pour l'ufage.

℞ *Olei olivarum , terebinthinæ Venetæ in aquâ rofarum ad albedinem lota ,* aã. ℔ j. ß.
    Ceræ citrinæ , ℔ j.
    Santali rubri fubtiliter pulverati ʒ ß.
    Vini Canarini q. f.
    Coquantur in balneo mariæ ad vini confumptionem , dein ufui fervetur.

R E M A R Q U E S.

On mettra dans un pot de terre verniffé l'huile d'olives , & huit ou neuf onces de vin de Canarie , on placera le pot au bain-marie bouillant , & on l'y laiffera jufqu'à ce que le vin foit confommé ; on coulera l'huile , & l'on y fera fondre la cire & la térébenthine , on retirera la matiére de deffus le feu , & quand elle fera prefque refroidie , l'on y mêlera exactement le fantal rouge réduit en poudre fubtile pour faire un baume qu'on gardera au befoin.

Il eft propre pour déterger & pour confolider les plaies récentes ; il fortifie les nerfs. Vertus.

Baume ou *Huile Tranquille , de l'Abbé Rouffeau.*   Balfamum *aut* Oleum Tranquillum, Abbatis Rouffeau.

℞ Des feuilles de folanum en grappe , de folanum furieux ou maniaque (c'eft la belladona) de folanum des boutiques (c'eft la morelle) de jufquiame , de tabac , des têtes de pavots blancs, aã. man. ij.
Des feuilles de romarin , de fauge , de rue , d'abfinthe , d'hyffope , de tanaifie & de perficaire , des fommités de lavande & de thym , des fleurs de fureau & de mille-pertuis , aã. man. ß.
Toutes ces drogues mêlées & pilées feront

℞ *Foliorum folani racemofi , folani furiofi aut maniaci , folani officinarum , hyofcyami , nicotianæ , capitum papaveris albi ,* aã. man. ij.

Foliorum rorifmarini , falviæ , rutæ , abfinthii , hyffopi , tanaceti , perficariæ , fummitatum lavendulæ , thymi , florum fambuci , hyperici , aã. man. ß.
Omnia mixta & contufa infundantur

infusées & mises en macération chaudement pendant 12 heures dans

De l'huile d'olives ,   ℔ viij.

Ensuite faites cuire le tout à petit feu jusqu'à consomption de l'humidité aqueuse ; puis coulez avec expression, & gardez cette huile au besoin.

& macerentur calidè per 12. horas in

Olei olivarum ,   ℔ viij.

Deindè coquantur igne lento usque ad consumptionem humiditatis aquosâ, tunc colentur cum expressione,& servetur oleum.

R E M A R Q U E S.

On ramassera toutes les plantes cueillies dans leur force, on les coupera & on les battra ensemble dans un mortier, on les mettra dans une bassine , on versera dessus huit livres d'huile d'olives chaude ; on remuera le mélange avec une espatule de bois, on le couvrira & on le laissera en digestion pendant douze heures , puis on le fera bouillir à petit feu l'agitant toûjours jusqu'à consomption de l'humidité aqueuse , ou jusqu'à ce que les herbes commencent à devenir rissolées & cessent de bouillir. On jettera alors le tout dans un linge , & l'on coulera la liqueur avec expression , & on la gardera : ce sera le baume tranquille.

Baume tranquille.   L'Auteur ne marque point la quantité d'huile d'olives qu'il prétend qu'on emploie ici ; mais je crois y en avoir marqué une assez juste proportion pour la quantité des plantes, le but qu'on doit avoir en faisant cette préparation, est que l'huile soit autant empreinte de la substance des plantes, qu'elle le peut être. Elle n'en peut recevoir qu'une certaine quantité qui remplisse ses pores : on s'obstineroit inutilement à lui en donner davantage.

Je ne laisse la matiére que pendant douze heures en infusion , parce qu'il y auroit à craindre , si je l'y laissois bien long-temps, qu'une trop longue digestion n'altérât en quelque maniére la vertu des plantes narcotiques qui entrent dans cette composition , & qui font sa principale qualité.

Addition des crapaux.   L'Auteur dit que, quand on veut faire ce baume encore meilleur, on y ajoûtera autant de crapaux vifs qu'il y a de livres d'huile, lesquels il faut faire bouillir tant qu'ils demeurent presque brûlés ou rôtis au fond de la bassine , afin que leur suc & leur graisse se mêlant dans le baume , augmentent beaucoup l'excellence du reméde.

Les qualités qu'on attribue à ce baume sont de guérir l'esquinancie, par la seule onction , avant que l'abscès soit formé. On en frotte toute la gorge avec la main, le plus chaudement qu'on peut le souffrir, pendant demi-quart d'heure, puis on y applique des linges chauds. On réitère cette friction de demi-heure en demi-heure, si le malade ne dort point.

Si l'abscès est formé, l'on change de méthode, on mêle le baume avec autant d'esprit volatil de sel ammoniac, en les agitant ensemble , il s'en fait une espéce de savon mou, ou un onguent dont on se sert à froid pour en frotter la gorge.

On fait de même du baume seul à chaud sur la poitrine, pour les fluxions & inflammations de cette partie : si le mal est trop pressant, on en fait avaler depuis demi-cuillerée jusqu'à une cuillerée : on en donne aussi en la même dose pour les coliques & inflammations des entrailles, & l'on en fait prendre en lavement deux ou trois cuillerées dans une décoction de son & de graine de lin. On lui attribue aussi d'être fort bonne pour les brûlures & les plaies récentes, pour les régles de femmes arrêtées, pour faciliter l'accouchement, & pour dissiper l'inflammation de la matrice, en faisant l'onction par le bas. Ce sont là en abrégé les remarques de l'Auteur ſur les vertus de ce reméde qu'il dit avoir éprouvées une infinité de fois.

Il déclare qu'il n'eſt pas bon pour la goutte.

Ce baume eſt compoſé de plantes, les unes narcotiques ou ſtupéfiantes, comme ſont les eſpéces de ſolanum, la juſquiame, le pavot; les autres ſpiritueuſes, aromatiques & atténuantes, excepté pourtant le perſicaria & le mille-pertuis, que l'Auteur dit y avoir fait entrer, *à cauſe de leur vertu conſtellée.* Il me ſemble que ſans s'arrêter à la conſtellation, qui eſt aſſez imaginaire à l'égard de ces plantes, on peut dire qu'elles ne peuvent être qu'utiles dans cette compoſition, puiſqu'elles ſont toutes deux vulnéraires. Les plantes aromatiques ſervent de correctifs aux narcotiques; les crapaux mêmes, ſi on les y ajoûte, ſont capables par le ſel volatil qu'ils contiennent, de raréfier un peu, & par conſéquent de corriger leur ſubſtance condenſante; mais quelque correctif qu'on donne à ce baume, le narcotique y domine, & c'eſt lui qui en fait la vertu principale.

Solanum racemoſum, eſt décrit dans mon Traité univerſel des Drogues ſimples ſous le nom de *Phytolacca.*

Solanum furioſum eſt la plante appellée *Belladona* : on peut emplover à ſon défaut celle qu'on nomme *Stramonium.* On trouvera les deſcriptions de toutes ces plantes dans le même Livre.

Quant aux effets du baume en général, il n'y a pas à douter qu'il ne ſoit fort adouciſſant, & capable de calmer puiſſamment les douleurs, comme ſont tous les narcotiques; mais on doit s'en ſervir avec précaution; car ils ne font ſouvent que ſuſpendre le mouvement de l'humeur; & après un certain temps, les humeurs reprennent leur fermentation & leur âcreté plus vivement qu'auparavant. Mon avis ſeroit donc, qu'avant que de s'en ſervir pour l'eſquinancie & pour les inflammations de poitrine & des entrailles, on eût fait les ſaignées & les autres remédes néceſſaires.

Les vertus de ce baume pour la brûlure nouvellement faite, ſont encore équivoques; il doit à la vérité arriver qu'en l'appliquant deſſus il appaiſe la douleur parce qu'il arrêtera l'action des parties de feu qui ſont entrées dans la chair, mais ce ne ſera pas pour un long eſpace de temps, les corpuſcules ignées reprendront leur mouvement & leur vigueur d'autant plus fortement, que par le ſéjour qu'ils y auront fait, ils ſe feront inſinués plus profondément dans la partie.

Pour ce qui eſt d'exciter les régles des Femmes & de faciliter l'accouchement, j'avoue que je ne comprends pas comment ce baume pourroit y être utile; au contraire, je crois qu'il devroit être nuiſible en cette occaſion, & qu'il feroit un effet contraire.

Au reſte, quoique j'aie pris la liberté de dire mon ſentiment ſur les qualités de ce baume, ce n'eſt point par envie de critiquer; j'eſtime ce reméde pour tempérer les ardeurs & les inflammations, pour procurer de l'adouciſſement & du repos au malade, car il aſſoupit l'humeur trop agitée, & pour réſoudre; mais je voudrois qu'on ne l'employât qu'après avoir fait les remédes généraux, & qu'on n'outrât point la matiére à l'occaſion de ſes vertus.

Baume Anodyn, ou *Appaiſe-Douleur, de Bateus.*		Balſamum Anodynum, *vel* Podagricum, Georgii Batei.	
♃ Du ſavon rapé,	ʒ j.	♃ *Saponis,*	ʒ j.

Du camphre,	℥ vj.	*Camphoræ*,	℥ vj.
De l'opium,	℥ ß.	*Opii*,	℥ ß.
Du safran,	℥ ß.	*Croci*,	℥ ß.
De l'esprit-de-vin rectifié,	℥ xviij.	*Spiritûs vini rectificati*,	℥ xviij.
Mettez le tout en digestion chaudement pendant dix jours, & faites ensuite la colature.		*Digerantur simul calidè per dies decem, & fiat colatura.*	

R E M A R Q U E S.

On rapera le savon, on coupera l'opium par petits morceaux, on concassera le camphre, on mettra toutes les drogues dans un matras avec l'esprit de vin, on bouchera ce vaisseau exactement, & on le placera en digestion sur du sable chaud, ou à quelqu'autre chaleur douce ; on l'y laissera pendant dix jours, l'agitant de temps en temps pour exciter la dissolution des matiéres ; on passera ensuite la liqueur par une étamine, & on la gardera ; c'est le baume anodyn.

Baume anodyn.

Vertus.

Il appaise les douleurs les plus violentes, étant appliqué dessus la partie avec un petit linge qui en sera imbu, & on le renouvelle de quatre en quatre heures jusqu'à ce que la douleur ait cessée.

On s'en sert pour les rhumatismes, pour la goutte, on en donne aussi par la bouche depuis trente jusqu'à cinquante gouttes, dans du vin.

Dose.

Baume tranquille.

Ce baume peut être appellé *Baume tranquille*, à aussi juste titre que plusieurs autres à qui l'on a donné ce nom, car il assoupit & suspend les douleurs. Sa principale qualité vient de l'opium.

Baume ou *Onguent de Sympathie,*
de Bateus.

Balsamum *aut* Unguentum Sympatheticum, Georgii Batei.

Onguent sympathique.

℞ De l'usnée de crâne humain, de l'axonge d'homme, aā.	℥ ij.	℞ *Usneæ cranii humani, axungiæ humanæ, aā.*	℥ ij.
Du bol d'Arménie & de l'huile rosat, aā. ℥ j.		*Boli Armenæ, olei rosati, aā.* ℥ j.	
Du sang humain & de la mumie, aā.	℥ ß.	*Sanguinis humani, mumiæ, aā.*	℥ ß.
De l'huile de lin,	℥ ij.	*Olei lini,*	℥ ij.
Faites du tout un baume s. a.		*Fiat balsamum s. a.*	

R E M A R Q U E S.

On fera sécher au Soleil du sang tiré d'un jeune homme sain, & qui se sera fait saigner plûtôt par précaution, que par maladie ; on le pulvérisera subtilement avec l'usnée, le bol & la mumie : on mêlera cette poudre avec la graisse & les huiles, un peu chauffées : pour en faire un baume ou un onguent qu'on gardera.

Vertus.

Georges Bateus prétend qu'en frottant tous les jours un fer dont on a été blessé, ou au moins tous les deux ou trois jours, quand la plaie n'est pas considérable, on en peut espérer une prompte guérison. On doit néanmoins observer, dit-il, que ce fer soit conservé enveloppé dans un linge propre, en un lieu tempéré, autrement le malade en seroit incommodé & souffriroit beaucoup.

J'ai rapporté le sentiment de l'Auteur de ce baume, quoique je ne croie pas qu'on y doive ajoûter beaucoup de foi, ces prétendues sympathies tiennent de l'imaginaire, & elles ne sont point prouvées par l'expérience.

On peut se servir de ce baume pour résoudre, pour déterger les plaies & les cicatriser ; mais j'entends qu'il sera appliqué sur le mal, car autrement il ne produira rien.

Baume

Baume Contre la Goutte, de Phil. Muller.

2/ Du maſtic, de l'oliban, de la myrrhe, du bdellium, de la gomme ammoniac, de l'opopanax, de la mumie, aā. ℥ ij.
Du tartre, ʒ j. ß.
Du vitriol, ℔ j.
Du miel, ℔ ij.
De l'eau-de-vie, ℔ iv.
Mettez en poudre les drogues qui doivent être pulvériſées, faites-en le mélange, & les cuiſez pendant huit jours ; enſuite diſtillez-les ſ. a.

Balſamum Antipodagricum, Phil. Mulleri.

2/ *Maſtiches, olibani, myrrhæ, bdellii, gummi ammoniaci, opopanacis, mumiæ, aā.* ℥ ij.
Tartari, ʒ j. ß.
Vitrioli, ℔ j.
Mellis, ℔ ij.
Aquæ vitæ, ℔ iv.
Pulvera da pulverentur, omnia miſceantur, digerantur per octo dies, deindè deſtillentur ſ. a.

REMARQUES.

On pulvériſera groſſiérement enſemble toutes les gommes ; d'une autre part, le tartre ; d'une autre part, le vitriol ; on mêlera les poudres avec le miel, & l'eau de vie dans une grande cucurbite de verre ou de grès, on bouchera le vaiſſeau, & on le placera en digeſtion dans un lieu chaud pour l'y laiſſer huit jours ; on le débouchera alors, on y adaptera un chapiteau & un récipient, on lutera les jointures, & par un feu gradué, l'on fera diſtiller la liqueur : mais il faut prendre garde à ne donner pas trop de chaleur vers la fin, parce que le miel ſe raréfiant beaucoup paſſeroit en ſubſtance dans le chapiteau & dans le récipient, ce qui feroit qu'on ſeroit obligé de remettre la liqueur en diſtillation ; on gardera la liqueur diſtillée pour s'en ſervir ; c'eſt le baume antipodagrique.

Il eſt bon pour les douleurs de la goutte & du rhumatiſme ; on trempera dedans un morceau de drap, & on l'appliquera ſur la partie douloureuſe.

Le tartre & le vitriol ſont bien inutiles dans cette compoſition, car ils n'y donnent que leur phlegme.

On peut retirer de dedans la cucurbite, une maſſe noire qui y ſera reſtée, la mettre dans une grande cornue, y adapter un récipient, & par un feu gradué, mais fort ſur la fin, en faire diſtiller tout ce qui en pourra ſortir, on aura un autre baume fœtide, noir, huileux, fort réſolutif & deſſiccatif.

Baume de Mumie, de Laz. Riviére.

2/ De la mumie pulvériſée, ℥ iij.
Du ſafran de Mars, de la térébenthine de Veniſe, du miel blanc, aā. ℥ iv.
De la myrrhe, ℥ j. ß.
Des extraits de mille-pertuis, de grande conſoude, aā. ℥ j.
De petite centaurée & d'ariſtoloche ronde, aā. ℥ ß.
Mettez le tout dans un matras, & verſez deſſus ℔ v, d'eſprit-de-vin, laiſſez-le en digeſtion pendant un mois, enſuite ſéparez par inclination la teinture de ſes féces, & la mettez diſtiller au bain-marie ſ. a. l'extrait qui reſtera dans la cucurbite, avec une conſiſtance de miel,

Balſamum Mumiæ, Lazari Riverii.

2/ *Mumiæ pulveratæ,* ℥ iij.
Croci martis, terebinthinæ Venetæ, mellis albi, aā. ℥ iv.
Myrrhæ, ℥ j. ß.
Extractorum hyperici, conſolidæ majoris aā. ℥ j.
Centaurii minoris, ariſtolochiæ rotundæ, aā. ℥ ß.
Indantur omnia matratio, & ſuperaffundantur ſpiritûs vini ℔ vj. *ſtent in digeſtione per menſem, tunc ſeparetur inclinatione tinctura à fæcibus, & balneo mariæ deſtillentur ſ. a. remanebit in cucurbitâ extractum conſiſtentiæ mellis,*

c'eſt ce qu'on appelle *Baume de mumie*, qu'il faut garder pour l'uſage.

quod erit balſamum muniæ, ſervetur ad uſum.

REMARQUES.

On pulvériſera la mumie, on la mettra avec les extraits & les autres drogues dans un matras, on verſera deſſus l'eſprit-de-vin, on boucheɪa exactement le matras, on le placera dans le fumier ou dans un autre lieu chaud, on l'y laiſſera un mois, ayant ſoin de l'agiter de temps en temps pour faciliter la diſſolution des ſubſtances: on verſera enſuite par inclination toute la liqueur dans un autre vaiſſeau pour la ſéparer d'avec le marc qui reſtera au fond du matras; on mettra cette liqueur dans une cucurbite de verre ou de terre, on la placera au bain-marie, on y adaptera un chapiteau & un récipient, on lutera les jointures, & l'on fera diſtiller l'humidité juſqu'à ce qu'il ne reſte dans le fond du vaiſſeau qu'un extrait en conſiſtance de miel; ce ſera le baume de mumie qu'on gardera.

Baume de mumie.

Il eſt déterſif, vulnéraire, ſarcotique, propre pour toutes ſortes de plaies.

Vertus.

L'eau diſtillée eſt vulnéraire, réſolutive, fortifiante, apéritive, propre pour réſiſter à la gangréne; on en peut prendre depuis demi-dragme juſqu'à deux dragmes

Doſe.

Le ſafran de Mars n'eſt pas d'une grande utilité dans la compoſition de ce baume; il me paroît que les liqueurs qui y entrent, ne ſont guère de nature à s'en empreindre, il reſte au fond du matras tout entier; mais quand les ſubſtances liquides en auroient diſſout quelque portion la plus atténuée, la diſtillation ne l'auroit point élevée.

Baume Admirable, de du Renou.

℞ Des ſommités de toute-ſaine, de mille-pertuis, & des deux ſortes de piment, des feuilles de lierre terreſtre, aã.   man. ij.

Des feuilles des deux ſortes de ſauges & de chamæpitys, aã.   man. ß.

Laiſſez-les en macération pendant trois jours dans un vaiſſeau verniſſé, avec ℔ ij. ß. de vieille huile, & ℔ ij. du meilleur vin blanc,

Faites-les bouillir enſuite à petit feu juſqu'à la conſomption du vin, puis mêlez dans la colature

De la térébenthine,   ℔ j.
De l'encens,   ℥ iv.
De la myrrhe,   ℥ iij.
Du maſtic & du ſang-dragon, aã.   ℥ ij.

Du ſtorax calamite,   ℥ j.

Faites-les un peu frémir ſur le feu, après cela expoſez-les au Soleil pendant ſept jours, puis gardez le baume pour l'uſage dans un vaiſſeau de terre ou de verre.

Balſamum Mirabile, Renodei.

℞ *Foliorum & florum vel granorum androſæmi, foliorum & florum vel ſummitatum hyperici, ſummitatum botryos utriuſque, foliorum hederæ terreſtris,* aã.   man ij.

Salviæ utriuſque, chamæpityos, aã.   man. ß.

In vaſe fictili macerentur per tres dies in olei veteris ℔ ij. ß. *& vini albi generoſi* ℔ ij.

Bulliant igne lento ad vini conſumptionem, colaturæ permiſce

Terebinthinæ,   ℔ j.
Thuris,   ℥ iv.
Myrrhæ,   ℥ iij.
Maſtiches, ſanguinis draconis, aã.   ℥ ij.

Styracis calamitæ,   ℥ j.

Fervefiant parùm ac lento igne, deindè reponantur in Sole per dies ſeptem, tandemque ſerventur ad uſum in vaſe fictili aut vitreo.

REMARQUES.

On aura les plantes récemment cueillies en leur plus grande vigueur, on les incifera, on les pilera bien dans un mortier, & on les mettra dans un pot de terre verniffé, on verfera deffus le vin & l'huile, on bouchera le pot & on le placera en digeftion au Soleil ou au fumier de cheval, l'y laiffant pendant deux jours, on fera enfuite bouillir l'infufion à petit feu jufqu'à confomption du vin, & l'on coulera l'huile avec expreffion, on mêlera la colature fur un peu de feu, la térébentine, puis les gommes en poudre fubtile. On gardera ce baume dans un vaiffeau de verre ou de terre.

Il eft propre pour nettoyer & confolider les plaies & les ulcères, il forti- Vertus. fie les nerfs, il raréfie, il réfout les humeurs vifqueufes & groffiéres.

Baume de Civette, d'*Ant. Mynficht.*	Balfamum Zibethæ, Ant. Mynficht.

℞ De l'huile de noix mufcade tirée par ex-
preffion,   ℥ j.
   De la civette,   ℥ ß.
   Des huiles diftillées de favon & carminative,
d'A. Mynficht, & de celle de cire rectifiée, aã.
                 ℥ j.
   Des huiles de girofles & de macis, aã. ℥ ß.

   De l'ambre gris & du mufc, aã.   Э ß.
Mêlez, le tout & en faites un baume.

℞ *Olei nucis mofchatæ expreffi,*   ℥ j.
   Zibethæ,   ℥ ß.
   Oleorum, ftillatitii faponis rectificati,
carminativi A. Mynficht, ceræ rectifi-
cati, aã.   ℥ j.
   Oleorum caryophyllorum, macis, aã.
                 ℥ ß.
   Ambræ, mofchi, aã.   Э ß.
   Mifce fiat balfamum.

REMARQUES.

On liquéfiera par une foible chaleur, l'huile de mufcade; on y mêlera exac-tement la civette, les autres huiles, & enfin le mufc & l'ambre qu'on aura pulvérifés avec une goutte ou deux d'une des huiles, on fera du tout un baume qu'on gardera dans un vaiffeau bien bouché.

On en frotte la nombril pour la colique; on prétend qu'étant appliqué vers Vertus. la matrice, il abat les fuffocations ou les vapeurs.

Les huiles de mufcade, de cire & de girofles font décrites dans mon *Livre de Chymie.* L'huile de macis fe fait comme celles de girofles, l'huile de favon comme l'huile de cire.

On prétend que la civette, le mufc & l'ambre gris étant appliqués au nom-bril & vers la matrice, attirent par leur bonne odeur la matrice en bas, & la remettent en fon état naturel, lorfqu'elle a été fecouée dans le temps des va-peurs & des fuffocations, de la même manière que ces mêmes odeurs la font remuer & foulever, lorfqu'elles font reçues par le nez; mais il n'y a guère d'ap-parence que ces ingrédients gardent leur bonne odeur, étant mêlés avec les hui-les de cire & de favon; au contraire ils deviennent fœtides. S'ils font donc quel-qu'effet étant appliqués aux environs de la matrice, c'eft qu'ils atténuent & réfol-vent par leurs parties fubtiles les humeurs groffiéres, qui bouchant les petits vaiffeaux de ce vifcère, font la première caufe de fa maladie.

G g g ij

Baume d'Italie.

℞ De l'huile d'olives,　　　　　　　℔ ß.
　　　De laurier,　　　　　　　　　　℥ v.
　　　De térébenthine,　　　　　　　℥ ij.
　　　De geniévre, de spica, de pé-
trole, & de mille-pertuis, aā.　　　℥ ß.
De la cire jaune,　　　　　　　　　℥ ij.
Mêlez le tout, & faites-en un baume f. a.

Balfamūm Italicum.

℞ *Olei olivarum,*　　　　　　　　℔ ß.
　　　Laurini,　　　　　　　　　　℥ v.
　　　Terebinthinæ,　　　　　　　℥ ij.
　　　Juniperi, fpicæ, petræ, hy-
perici, aā.　　　　　　　　　　　℥ ß.
Ceræ citrinæ,　　　　　　　　　　℥ ij.
Mifce, fiat balfamum f. a.

REMARQUES.

Après avoir coupé la cire jaune par petits morceaux, on la fera fondre à petit feu dans les huiles d'olives & de mille-pertuis ; puis la baffine étant retirée
de deffus le feu, l'on y mêlera les autres huiles, & l'on fera un baume qu'on
gardera dans un pot bien bonché.

Vertus.　　Il eft vulnéraire & propre pour fortifier les nerfs.

On ne mêle point les huiles qui ont de l'odeur fur le feu, de peur de faire
diffiper les parties les plus volatiles, qui font le meilleur de leur vertu.

Baume Céphalique d'Italie.

℞ De l'huile de mufcade,　　　　　℥ j.
Du vrai baume & de l'ambre gris, aā.　℥ ij.
Du mufc,　　　　　　　　　　　　℈ j.
Des huiles de girofles & de fauge, aā. gut. xxij.

　　　De maftic,　　　　gutt. xx.
　　　De fuccin,　　　　gutt. vj.
De la gomme tacamahaca purifiée q. f.
Faites-en un baume f. a.

Balfamum Cephalicum Italicum.

℞ *Olei nucis mofchatæ,*　　　　　℥ j.
Balfami veri, ambari grifei, aā. ℥ ij.
Mofchi,　　　　　　　　　　　℈ j.
Oleorum caryophyllorum, falviæ, aā.
　　　　　　　　　　　　　gutt. xxij.

　　　Maftiches,　　　gutt. xx.
　　　Succini,　　　　gutt. vj.
Gummi tacamahacæ purificatæ q. f.
Fiat balfamum f. a.

REMARQUES.

On aura une dragme de gomme tacamahaca bien pure, ou fi elle ne l'eft
pas affez naturellement, on la pulvérifera groffiérement & l'on en féparera les
corps étrangers, on la mettra fondre ou liquéfier fur un petit feu avec l'huile
de mufcade, on y ajoûtera, étant hors du feu, le baume blanc naturel & véritable, les huiles, & enfin l'ambre gris & le mufc qui auront été pulvérifés
fubtilement. On mêlera le tout exactement pour faire un baume qu'on gardera
au befoin.

Vertus.　　Il eft propre pour fortifier le cerveau, on en oint les tempes & les narines.

Baume Céphalique d'Angélus-Sala.

℞ De la cire rouge,　　　　　　　℥ j.
Des huiles d'amandes douces tirée fans feu,
de mufcades, aā.　　　　　　　　℥ ß.
　　　De fuccin,　　　　gutt. xxj.
　　　De marjolaine, de thym, de clous
de girofle & de macis, aā.　　gutt. xv.
Du camphre, du mufc, de l'ambre gris, aā.
　　　　　　　　　　　　　　℈ j.

Balfamum Cephalicum, Angeli Salæ.

℞ *Ceræ rubræ,*　　　　　　　　℥ j.
*Oleorum, amygdalarum dulcium fine
igne extracti, nucis mofchatæ, aā.* ℥ ß.
　　　Succini,　　　　gutt. xxj.
　　　*Marjoranæ, thymi, caryo-
phyllorum, macis, aā.*　gutt. xv.
Caphuræ, mofchi, ambaririfei, aā.
　　　　　　　　　　　　　　℈ j.

Mêlez ces drogues, & faites-en un baume   *Misce, fiat balsamum s. a.*
s. a.

R E M A R Q U E S.

On mettra fondre ensemble sur un peu de feu la cire rouge, l'huile de muscades dans l'huile d'amandes douces; puis les ayant retirées de dessus le feu, l'on y mêlera le camphre rompu par petits morceaux, il s'y liquéfiera aisément, on y ajoûtera les huiles essentielles, & enfin l'ambre & le musc après les avoir réduits en poudre subtile; on aura un baume odorant qu'il faudra garder dans un vase bien bouché.

L'Auteur l'estime beaucoup contre les maladies de la tête, comme la migraine, les étourdissements, l'apoplexie, l'épilepsie, pour fortifier la mémoire, on en frotte la tête, les tempes, les narines, on en peut faire prendre par la bouche : La dose en est depuis un scrupule jusqu'à une dragme & demie.   *Vertus.*   *Dose.*

Ce baume & le précédent sont mis an rang de ceux qu'on appelle *Baumes Apoplectiques*, & qu'on porte dans de petites boëtes percées de plusieurs petits trous, pour servir de cassolettes, quand on est sujet aux vapeurs, & qu'on tâche de se préserver du mauvais air.   *Baumes apoplectiques.*

On s'attache à rendre ces sortes de baumes le plus agréables qu'on peut à l'odorat, quoique subtils & pénétrants. Il se rencontre dans ceux-ci deux drogues qui ne sont pas agréables à l'odeur, l'huile de succin & le camphre ; mais comme ils sont de nature fort æthérée, ils relévent les autres, & produisent un bon effet, contre les vapeurs principalement.

Baume Hystérique, de Lud. Penicher.	Balsamum Hystericum, Lud. Penicher.
♃ De l'assa-fœtida, du galbanum, de l'opopanax, du sagapénum, & de la gomme ammoniac, aā. ℥ j.	♃ *Assæ fœtidæ, galbani, opopanacis, sagapeni, gummi ammoniaci, aā.* ℥ j.
Du castoréum, ℥ ß.	*Castorei,* ℥ ß.
Des huiles distillées de rue, de succin, de geniévre, aā. Ð j.	*Oleorum stillatitiorum rutæ, succini, juniperi, aā.* Ð j.
Mêlez ces drogues, & faites-en un baume s. a.	*Misce, fiat balsamum s. a.*

R E M A R Q U E S.

On choisira les gommes les plus pures, on les fera liquéfier en les mettant dans un mortier chaud, puis on y mêlera le castoréum pulvérisé & les huiles, continuant à battre bien le tout dans le même mortier, jusqu'à ce qu'il s'y soit fait une liaison exacte. On gardera ce baume pour le besoin.

Il est propre pour les vapeurs & pour toutes les autres maladies hystériques, on le fait sentir, & l'on en applique sur le nombril ; on en peut aussi faire prendre par la bouche depuis demi-scrupule jusqu'à une demi-dragme, pour exciter les mois aux femmes, & pour hâter la sortie de l'arriére-faix.   *Vertus.*   *Dose.*

Si l'on ajoûtoit une dragme de camphre dans cette composition, on augmenteroit sa qualité hystérique.

Les femmes sujettes aux vapeurs peuvent en être soulagées en portant toûjours de ce baume dans une petite boëte d'ivoire ou de métal percée de plusieurs petits trous ; ce qui fera l'effet d'une cassolette qu'elles sentiront facilement.

Baume Magiſtral, de George Bateus.	*Balſamum Magiſtrale, Georgii Batei.*
♃ Des huiles d'olives, ℔ j. ß.	♃ *Oleorum olivarum,* ℔ j. ß.
De mille-pertuis, ℥ j. ß.	*Hyperici,* ℥ j. ß.
De pétrole, d'aſpic, de laurier, de baies de geniévre, aã. ℥ j.	*Petræ, ſpica, laurini, baccarum juniperi, aã.* ℥ j.
De girofle, ʒ j.	*Caryophyllorum,* ʒ j.
De cannelle, ʒ ß.	*Cinnamomi,* ʒ ß.
De la térébenthine de Veniſe, ℥ viij.	*Terebinthinæ Venetæ,* ℥ viij.
De la cire, ℥ iv. ß.	*Ceræ,* ℥ iv ß.
Du ſtorax liquide, ℥ iv.	*Styracis liquida,* ℥ iv.
De la gomme de caragne, & du ſantal rouge, aã. ℥ j.	*Gummi caranna, ſantali rubri, aã.* ℥ j.
Du benjoin & du ſang-dragon, aã. ℥ ß.	*Benzoïni, ſanguinis draconis, aã.* ℥ ß.
Mêlez ces drogues, & en faites un baume ſ. a.	*Miſce, fiat balſamum ſ. a.*

R E M A R Q U E S.

On mettra enſemble dans un pot de terre les huiles d'olives, de mille-pertuis, de pétrole, d'aſpic & de laurier, la térébenthine, la cire, le ſtorax liquide & la gomme de caragne; on couvrira le pot, & on le placera ſur un feu un peu médiocre, on l'y laiſſera pendant une heure, remuant ſouvent la matiére avec une eſpatule afin que tout ſe liquéfie; cependant on pulvériſera ſubtilement chacun ſéparément le ſantal rouge, le benjoin, & ſang-dragon.

On paſſera par un linge la matiére qui ſera fondue dans le pot étant encore chaude & on l'agitera avec l'eſpatule pendant qu'elle refroidira; quand elle ſera preſque froide, l'on y mêlera les poudres, & enfin les huiles diſtillées de baies de geniévre, de girofles & de cannelle : on gardera ce baume dans un pot bien bouché.

Vertus.   On l'eſtime un reméde très-efficace pour les plaies internes ou externes récentes, pour les contuſions, pour adoucir les douleurs de la tête, des muſcles & des nerfs, pour chaſſer les vents, & le ſable du rein & de la veſſie, pour arrêter l'hémorrhagie du nez, pour aider à la digeſtion, pour les vers : on en

Doſe.   prend par la bouche depuis une dragme juſqu'à trois dans un peu de vin chaud, & l'on en applique ſur les parties malades.

Baume Paralytique, de George Bateus.	*Balſamum Paralyticum, Georgii Batei.*
♃ De la térébenthine de Veniſe, ℔ iv.	♃ *Terebinthinæ Venetæ,* ℔ iv.
De la gomme élemi & du labdanum, aã. ℥ iij.	*Gummi elemi, labdani, aã.* ℥ iij.
Du ſtorax liquide, ℥ ij.	*Styracis liquida,* ℥ ij.
De la cannelle, ℥ j. ß.	*Cinnamomi,* ℥ j. ß.
Des fleurs de romarin, & de ſauge, aã. ℥ x.	*Florum rorimarini, ſalviæ, aã.* ℥ x.
De l'oliban, de l'aloës, du caſtoréum, de la myrrhe, du bois d'aloës, & des fleurs de mille-pertuis, aã. ℥ j.	*Olibani, aloes, caſtorei, myrrhæ, xyloaloes, florum hyperici, aã.* ℥ j.
Du calamus aromatique, du girofle, & du galanga, aã. ʒ vj.	*Calami aromatici, caryophyllorum, galanga, aã.* ʒ vj.
Toutes ces drogues étant bien préparées, faites-en un mélange avec la térébenthine, y ajoûtant de l'eſprit-de-vin ℔ iv. faites digérer le tout un peu tiéde pendant ſix jours, enſuite mettez-	*Omnia ritè præparata miſce cum terebinthina addendo ſpiritûs vini ℔ iv. digere tepidè per ſex dies, deindè deſtilla per retortam capacem primò lentiſſimo*

le distiller dans une grande cornue, premiérement à un petit feu de cendres pendant 48. heures, ensuite augmentez un peu le feu, & le pouffez enfin jusqu'au plus fort.

Il faut recevoir la première eau qui coule de soi, comme de l'eau ordinaire; la seconde eau qui coule comme une huile claire, mais jaunâtre, de très-légère substance. La première s'appelle *la mere du baume*; la seconde, *le baume paralytique*; & la troisième, *huile de baume*.

igne cinerum, per horas 48. ut saltem tepescat retorta; deindè fortiori aliquantum, tandem fortissimò.

Excipiatur prima aqua per se quamdiu effluit instar aquæ; secunda per se instar olei flaviusculi tenuis substantiæ; tertia est crassa. Vocetur prima, mater balsami; secunda, balsamum paralyticum; tertia, oleum balsami.

REMARQUES.

On pulvérisera grossiérement ensemble la cannelle, le bois d'aloës, le calamus aromaticus, le galanga & les girofles; d'une autre part la myrrhe, le labdanum, l'oliban, l'aloës & le castorume; on mêlera avec ces poudres les fleurs de mille-pertuis, de romarin & de sauge; on mettra liquéfier ensemble par un très-petit feu la térébenthine, la gomme élémi, le baume du Pérou, & le storax liquide; on y mêlera les poudres & les fleurs, & l'on mettra le mélange dans une fort grande cornue de grès, on versera dessus l'esprit-de-vin, agitant la cornue, afin que toutes les drogues s'unissent ensemble; on bouchera le vaisseau, & on laissera la matiére en digestion en un lieu chaud pendant six jours, on la placera ensuite dans un fourneau au bain de cendres, & y ayant adapté un récipient & luté exactement les jointures, on donnera dessous un feu du premier dégré, qui n'échauffera que peu la cornue, & qui fera par conséquent distiller la liqueur très-doucement; on continuera ce dégré de feu pendant quarante-huit heures, & l'on retirera cette première liqueur qu'on trouvera claire comme de l'eau dans le récipient pour la garder dans une bouteille bien bouchée; on réadaptera le récipient comme devant, & ayant augmenté le feu jusqu'au second dégré ou un peu plus fort, on fera distiller une liqueur claire, mais jaunâtre & huileuse; quand il ne viendra plus rien par ce dégré de feu, on tirera du récipient ce seconde liqueur pour la garder dans une bouteille à part; on réadaptera le récipient & l'on augmentera le feu peu à peu jusqu'au quatriéme dégré, il sortira une huile visqueuse & épaisse de couleur brune, noirâtre, on continuera le feu jusqu'à ce qu'il ne distille plus rien; on gardera cette troisiéme & derniére liqueur à part.

La première liqueur distillée est appellée *mere de Baume*, la seconde, *Baume paralytique*. & la troisiéme *Huile de Baume*. Ces liqueurs sont bonnes pour fortifier les nerfs, pour guérir la paralysie naissante & les convulsions, étant prises intérieurement & appliquées extérieurement.

Cette composition de baume a beaucoup de rapport avec celle du baume blanc de Fioraventi, & je crois que ces deux baumes possédent des qualités fort approchantes, je préférerois pourtant ce dernier à l'autre pour la paralysie & pour les autres maladies des nerfs, à cause de la nature des drogues balsamiques & fortifiantes qui y entrent.

Baume ou *Beurre de Succin*, *de George Bateus.*	Balsamum *vel* Butyrum Succini, Georgii Batei.

℞ Du succin blanc mis en poudre très-subtile, ℥ ij.

De l'huile de térébenthine, ℥ ß.

℞ *Succini albi subtiliter pulverati*, ℥ ij.

Olei terebinthinæ, ℥ ß.

On les laissera fort long-temps exposés au Soleil, & jusqu'à ce que le succin soit parfaitement dissout.

Tamdiù insolentur donec perfectè solvatur succinum.

REMARQUES.

On pulvérisera subtilement le succin, on le mettra dans un matras, on versera dessus l'huile de térébenthine, on exposera le matras au Soleil, on l'agitera de temps en temps, & on l'y laissera jusqu'à ce que le succin soit parfaitement dissout, la dissolution sera le baume de succin.

Baume de succin.

Vertus. Dose.

Il est propre pour fortifier le cerveau & les nerfs, pour les convulsions, pour l'épilepsie, pour les maladies hystériques, pour exciter l'urine : La dose en est depuis une goutte jusqu'à six.

Comme le succin est gras & huileux, il peut se dissoudre dans les huiles, mais ce n'est pas en peu de temps, le blanc qui est le plus pur, a plus de facilité à se dissoudre que le jaune ; on demande qu'on expose le matras au Soleil pour exciter la dissolution de la matiére : mais au défaut de cette chaleur on peut se servir d'une digestion faite par un feu ordinaire.

A l'occasion du succin dont il est fait ici mention, l'on peut voir dans mon Traité Universel des Drogues à la diction Karabé (qu'on appelle en François *Ambre jaune* ou *succin*) les sentimens partagés des Anciens & des Modernes sur la nature & l'origine de ce mixte, qui selon les derniers, est un bitume, & selon les autres, une matiére qui durcit comme de la pierre : mais j'estime l'opinion des Anciens préférable à celle des Modernes.

Baume Hémisien.

Balsamum Loïmicum Hemisianum.

℞ Des huiles de camphre, de succin & de citron, aã. parties égales,

Laissez-les ensemble dans un matras bien bouché dans un bain fort doux, jusqu'à ce qu'elles soient bien mêlées, & que l'huile acquierre une teinture d'or.

℞ *Oleorum caphuræ, succini, citri, aã. partes æquales,*

Stent simul mixta in matratio obturato in lenissimo balnei calore donec perfectissimè inter se unita sint & oleum aurei coloris evadat.

REMARQUES.

On mêlera ensemble dans un matras parties égales d'huiles de camphre, de succin & de citron ; on bouchera le matras, & on le placera en digestion au bain-marie tiede ; on agitera la liqueur de temps-en-temps, & quand les huiles seront bien liées & unies ensemble, & qu'elles auront acquis une couleur dorée, on les versera dans une phiole, laquelle on bouchera, & l'on gardera ce baume pour l'usage.

Vertus.

Dose.

Il est propre contre la peste, contre le scorbut, & contre toutes les autres maladies contagieuses ; il abat les vapeurs, il excite les mois aux femmes : La dose est depuis deux gouttes jusqu'à six.

Les huiles de succin & de camphre sont décrites dans mon *Traité de Chymie.* L'huile d'écorce de citron se prépare comme l'huile de cannelle, dont on trouve la description dans le même Livre.

Ceux qui n'auront point d'huile de camphre, pourront mettre en sa place du camphre en substance, il se dissoudra aisément dans les huiles, & la liaison sera même plus exacte.

Baume

Baume de Palme.	Balſamum Palmeum.

℞ De l'huile de palmier nouvelle,   ℔ ß.
     De laurier,   ℥ ij.
     De noix muſcade & de genié-
vre, de l'onguent martiatum, du baume du Pérou & de copahu, aā.   ℥ ß.
Mêlez le tout, & faites-en un baume ſ. a.

℞ Olei palmei recentis,   ℔ ß.
     Laurini,   ℥ ij.
     Nucis moſchatæ, juniperi,
unguenti martiati, balſami Peruviani &
copahu, aā.   ℥ ß.
Miſce, fiat balſamum, ſ. a.

REMARQUES.

On mettra tous les ingrédients enſemble dans un plat de terre, & on les liquéfiera par une douce chaleur au bain-marie, pour faire un baume qu'on gardera dans un pot bien bouché.

Il eſt nerval, fortifiant, réſolutif, propre pour la paralyſie, pour ramollir les   *Vertus.*
duretés des jointures, pour la goutte ſciatique, pour diſſoudre les humeurs
froides; on en frotte les parties malades.

Baume Néphrétique, de Fuller.	Balſamum Nephriticum, Fulleri.

℞ Des huiles d'amandes douces noûvellement
faites,   ℥ iv.
     De ſemences de pavot blanc &
de lin nouvellement faites, aā.   ℥ ij.
     De noix muſcade tirée par ex-
preſſion,   ℥ ß.
     De pétrole,   ʒ v.
Du baume de copahu,   ʒ vj.
Du baume du Pérou,   ʒ ij.
Des huiles de geniévre,   ℈ iv.
     D'anis,   ʒ j.
     De vitriol rectifiée,   ʒ j.
     De camphre,   ℈ ij.
Mêlez le tout, & faites le baume ſ. a.

℞ Olei amygdalarum dulcium recenter
expreſſi,   ℥ iv.
     Semin. papav. albi & lini re-
center expreſſi, aā.   ℥ ij.
     Nuciſtæ per expreſſ. ℥ ß.
     Petræ,   ʒ v.
Balſami copahu,   ʒ vj.
Balſami Peruviani,   ʒ ij.
Oleorum juniperi,   ℈ iv.
     Aniſi,   ʒ j.
     Vitrioli rectific.   ʒ j.
     Caphuræ,   ℈ ij.
Miſce, fiat balſamum ſ. a.

REMARQUES.

On agitera toutes ces drogues dans un vaiſſeau de verre qui ſoit aſſez grand,
juſqu'à ce qu'elles ſe ſoient ſuffiſamment échauffées, & qu'elles aient acquis
une couleur noire; quand la chaleur ſera paſſée, on les mettra digérer au bain-
marie pendant deux jours, en remuant ſouvent la matiére; enſuite on la laiſſera repoſer pour s'en ſervir au beſoin.

Mais pour mêler plus promptement ces ingrédients, on fera chauffer les
huiles au bain-marie, & cette matiére étant un peu chaude, on verſera deſſus
de l'huile de vitriol, juſqu'à ce que toutes les huiles ſoient bien mêlées &
unies enſemble.

Cet excellent baume eſt très-efficace pour les douleurs de reins, il en vuide   *Vertus.*
le gravier, il fait ſortir le calcul, il provoque l'urine, il eſt ſouverain contre
les maladies de poitrine, il fait cracher, il appaiſe la toux.

La doſe en eſt depuis dix gouttes juſqu'à cinquante, données avec le ſyrop   *Doſe.*
d'althæa, ou quelqu'autre décoction pectorale.

<table>
<tr><td>

Baume Admirable , de Fuller.

℞ De l'encens ,　　　　　　　ʒ ij.
Du maſtic, des girofles, du galanga, du ma-
cis , des cubébes , aā.　　　　　ʒ ß.
Du bois d'aloës ,　　　　　　　ʒ j.
Mêlez les poudres avec ℔ ß. de miel & de
la térébenthine de Veniſe , ℔ j.

Ajoûtez à ces drogues ce qu'il faudra d'eſprit-
de-vin , c'eſt-à-dire , autant qu'il en faut pour
en tirer la teinture ; diſtillez votre matiére au
bain-marie , & quand vous verrez toute votre
eau claire & limpide , vous mettrez par-deſſus
un autre récipient, vous en tirerez pour la ſe-
conde fois un baume rouge excellent que vous
rectifierez enſuite.

</td><td>

Balſamum Mirabile , Fulleri.

℞ *Thuris ,*　　　　　　　ʒ ij.
*Maſtiches , caryophyllorum , galanga ,
macis , cubebarum , aā.*　　　ʒ ß.
Ligni aloes ,　　　　　　ʒ j.
*Pulveriſata miſce cum mellis ℔ ß. te-
rebinthinæ Venetæ ℔ j.*

*His adde ſpiritûs vini q. ſ. ſcilicet uti
ſolet ad tinctura extractionem ; diſtilla in
balneo mariæ , & quando acceperis om-
nem aquam limpidam , ſuppone aliud re-
cipiens ; ſecundò enim prodibit balſamum
mirabile rubrum quod rectifica.*

</td></tr>
</table>

R E M A R Q U E S.

　　On pulvériſera ſubtilement toutes les drogues , enſuite on les mêlera avec
le miel & la térébenthine ; quand le mélange ſera fait , on les mettra dans une
cucurbite , & l'on verſera deſſus de l'eſprit de-vin à la hauteur de deux ou trois
doigts ; on diſtillera le tout au bain marie , juſqu'à ce que la liqueur paroiſſe
rouge , alors il faudra changer de récipient , & continuer le feu pour tirer le
baume qu'il faudra rectifier.

Vertus.　　Il eſt bon pour guérir toutes ſortes de plaies , pour les vieux ulcères , pour les
chancres , pour les fiſtules , pour le mal des yeux.

Doſe.　　La doſe en eſt intérieurement depuis cinq gouttes juſqu'à dix.

C H A P I T R E   I I I.

Des Onguents , des Liniments , & des Cérats.

Onguent.　　LE nom *d'onguent* dérive du verbe Latin *ungere*, & comme l'on oint avec les
huiles de même qu'avec les onguents, les Anciens appelloient *onguents*, les
huiles aromatiques dont on ſe frottoit les jointures, & ceux qui les vendoient
étoient nommés *Unguentarii*: mais nous entendons préſentement par onguents ,
des compoſitions de graiſſes , d'huiles, de cires, de poudres, auſquelles on
donne ordinairement des conſiſtances approchantes de celles des graiſſes.

Liniment.　　*Liniment* vient du verbe Latin *Linire*, qui ſignifie *oindre doucement*, on l'appelle en Latin *Linimentum , ſeu litus* ; c'eſt un mélange d'onguents, ou de cire & d'huile d'une conſiſtance plus épaiſſe que l'huile , mais moins épaiſſe
que l'onguent ; il eſt ordinairement employé à ramollir & adoucir ; on en frotte les parties délicates, comme la poitrine.

Cérat.　　Les cérats prennent leurs noms de la cire qui y entre appellée en Latin *Cera* ; on leur donnoit autrefois une conſiſtance plus ſolide qu'à l'onguent & moins
dure qu'à l'emplâtre , mais préſentement on n'obſerve point de régle à cet
egard ; car on les fait quelquefois mous comme des onguents , d'autres fois plus

liquides, & d'autres fois plus durs; on y mêle les mêmes drogues qu'aux onguents, & l'on donne quelquefois le nom de *Cérat* à des compositions où il n'entre point de cire.

Au reste on reconnoît si peu de différence entre les onguents, les liniments & les cérats, qu'on les met tous sous un même Chapitre; ce qui n'est pas sans raison, puisque chacun sçait que pour donner consistance à ces trois composés, on emprunte en partie la matiére de l'onguent, qui sert ici de milieu, & que les huiles sont les bases ordinaires des uns & des autres.

<table>
<tr><td>

Onguent Rosat.

♃ De l'axonge de porc nouvelle bien nette & bien lavée; des roses pales nouvelles pilées, aā. ℔ vj.

Laissez-les infuser ensemble pendant sept jours: après cela cuisez-les à petit feu, puis coulez la décoction.

Réitérez la même infusion d'une pareille quantité de roses pendant sept autres jours, cuisez de nouveau cette infusion comme auparavant, puis coulez & exprimez encore la décoction, & gardez l'onguent bien purifié pour l'usage.

On peut préparer de même l'onguent violat & l'onguent de têtes de pavots.

</td><td>

Unguentum Rosatum.

♃ *Axungiæ porci recentis purgatæ & sæpiùs lota, rosarum pallidarum recentium contusarum, aā.* ℔ vj.

Infundantur simul dies septem, tunc coque igne lento & cola: rursùs tantumdem rosarum pallidarum recentium contusarum per totidem dies marcescere et mittæ; coque ut priùs & cola cum expressione; unguentum fæcibus purgatum servetur ad usum.

Eodem modo parentur unguentum violatum, unguentum ex capitibus papaveris.

</td></tr>
</table>

REMARQUES.

On aura de la graisse de porc récente, on la nettoiera de ses peaux & on la lavera plusieurs fois dans de l'eau, on en mettra six livres dans un pot de terre, on y mettra un égal poids de roses pâles récemment cueillies séparées de leur fécule & de leur calyce, & concassées dans un mortier de marbre, on couvrira le pot & on le mettra en digestion au Soleil pendant sept jours, remuant de temps en temps la matiére avec une espatule de bois, ensuite l'on fera cuire l'infusion à petit feu pendant une heure ou deux, on la coulera exprimant fortement le marc, on mettra dans l'onguent coulé autant de nouvelles roses pâles qu'auparavant, on laissera encore digérer la matiére pendant sept jours, on la fera bouillir à petit feu & on la coulera avec expression, on aura l'onguent rosat achevé, dont on séparera les féces & on le gardera pour le besoin; si on veut lui donner une couleur rouge, il faut y faire tremper chaudement pendant quatre ou cinq heures, trois onces de racines d'orcanette. *Moyen de rendre l'onguent rosat rouge.*

Il est estimé propre pour résoudre & pour adoucir, on s'en sert pour les hémorrhoïdes, pour les inflammations, pour les douleurs des jointures. *Vertus.*

Cet onguent se trouve différemment décrit dans les Pharmacopées: les Anciens demandoient qu'on y ajoûtât de l'huile d'amandes douces, pour le rendre plus adoucissant; mais cette huile lui donnoit une consistance trop molle.

On demande dans la plûpart des Dispensaires des roses rouges pour la composition de cet onguent; mais les Apothicaires désirant rendre leur onguent odorant, y emploient les roses pâles, qui ont une odeur beaucoup plus forte & plus agréable, elles sont mêmes plus résolutives & plus propres aux effets qu'on demande de l'onguent rosat, que les roses rouges.

H h h ij

Ceux qui croient que les roses communiquent leur couleur à l'onguent se trompent, car on a beau rejetter les infusions de roses rouges ou pâles dans la même graisse, elle ne devient qu'un peu moins blanche.

Onguent Populéum, de Nic. de Salerne.	Unguentum Populeum, Nic. Salernitani.
♃ Des boutons de peuplier, ℔ j. ß.	♃ *Gemmarum seu oculorum populi nigra contusorum,* ℔ j. ß.
De l'axonge de porc nouvelle, ℔ iv.	*Axungiæ porci recentis,* ℔ iv.
Mêlez-les & les laissez en macération jusqu'au mois de Mai, puis ajoûtez-y	*Misceantur & macerentur ad Maium usque mensem, deindè adde*
Des feuilles concassées de pavot noir, de mandragore, de jusquiame, de morelle, de vermiculaire, de joubarbe, de laitue, de grande bardane, de violettes, d'ombilic de Vénus, & des sommités de ronces, aā. ℥ iv.	*Foliorum contusorum papaveris nigri, mandragoræ, hyoscyami, solani, vermicularis, semperviri majoris, lactucæ, bardanæ majoris, violarum, umbilici Veneris, imarum rubi tenerrimarum, aā.* ℥ iv.
Cuisez le tout ensuite à petit feu, puis coulez & exprimez la décoction, & gardez l'onguent pour l'usage.	*Omnia simul coquantur igne lento, colentur & exprimantur, servetur unguentum ad usum.*

R E M A R Q U E S.

Il faut faire cueillir les boutons de peuplier, quand ils commencent à s'ouvrir & à montrer les pointes de leurs feuilles, on les écrasera bien dans un mortier, on les mettra dans un pot de terre, on versera dessus la graisse de porc fondue, on couvrira le pot & l'on gardera le peuplier ainsi confit dans la graisse, jusqu'à ce que les autres plantes qui entrent dans l'onguen soient venues en leur vigueur, ce qui sera au mois de Mai ou de Juin ; on amassera donc alors ces plantes récemment cueillies, on les pilera bien dans un mortier de marbre & on les fera cuire avec les yeux de peuplier confits à petit feu, jusqu'à consomption de l'humidité aqueuse, on coulera alors l'onguent qui sera verd, on le laissera reposer & on le séparera de ses féces.

Vertus.   Il adoucit, il tempère les inflammations, il appaise les douleurs de tête étant appliqué sur le front, il excite le dormir, on s'en sert heureusement pour les hémorrhoïes, pour les brûlures, pour dissiper le lait des mammelles, on en frotte les parties malades.

Comme les yeux de peuplier doivent être ramassés au commencement du Printemps, on est obligé de les confire dans la graisse afin qu'ils puissent se conserver en leur vertu, jusqu'à ce que les autres plantes qui entrent dans l'onguent soient parvenues en leur vigueur.

Les feuilles de pavot, de mandragore, de jusquiame, de solanum & de laitue, sont des narcotiques qui donnent à cet onguent une vertu somnifère & propre à calmer le trop grand mouvement des esprits : c'est principalement par cette raison, qu'il appaise les douleurs de tête, & qu'il adoucit en beaucoup d'occasions.

L'onguent populéum n'est pas un bon reméde pour la brûlure séche, quand elle vient d'être faite ; il rafraîchit à la vérité, mais il renferme les corpuscules ignées qui sont entrées dans la partie brûlée, & il empêche qu'elles ne s'exaltent ; il vaut beaucoup mieux appliquer sur la brûlure de l'esprit de-vin, ou de l'oignon & du sel pilés ensemble, parce que ces substances spiritueuses ou falines ouvrent les pores & donnent paſſage aux parties du feu pour ſortir, on peut même en cette occaſion approcher du feu le plus près qu'on peut, l'endroit de la chair qui vient d'être brûlé, par la même raiſon ; mais quand la brûlure eſt faite depuis quelques jours & entamée, ſoit par de la graiſſe on par de l'huile, ou par quelqu'autre liqueur chaude, il faut avoir recours aux adouciſſants & le populéum y peut ſervir, on le mêle quelquefois avec de l'huile d'œuf.

L'onguent populéum étant mêlé en parties égales avec de l'onguent roſat, de l'onguent d'althæa & du miel en parties égales eſt appellé par M. Soleyſel, en ſon parfait Maréchal, *Onguent de Montpellier* ; il l'eſtime propre à fortifier les parties affoiblies des chevaux.

Onguent de Montpellier.

Vertus.

Onguent Blanc, ou *de Céruſe*, *de Rhaſis*.	*Onguentum Album ſeu de Ceruſa Rhaſis.*

♃ De l'huile roſat,	℔ ij.	♃ *Olei roſati,*	℔ ij.
De la cire blanche,	℔ ſſ.	*Ceræ albæ,*	℔ ſſ.
De la céruſe de Veniſe,	ʒ viij.	*Ceruſa Veneta,*	ʒ viij.
Du camphre,	ʒ j.	*Camphoræ,*	ʒ j.
Mêlez le tout, & faites-en un onguent ſ. a.		*Miſce, fiat unguentum ſ. a.*	

REMARQUES.

On rompra la cire blanche en petits morceaux, on la fera fondre par un feu lent dans l'huile de roſes, puis on mêlera avec un biſtortier, la céruſe qu'on aura auparavant réduite en poudre ſubtile, & enfin le camphre diſſout dans un peu d'huile de roſes, on agitera l'onguent juſqu'à ce que les ingrédients ſoient bien unis, puis on le gardera pour le beſoin.

Il eſt propre pour deſſécher & guérir les brûlures, la grattelle, les démangeaiſons du cuir, les plaies légères comme les écorchures.

Vertus.

On trouve cet onguent différemment décrit dans les Pharmacopées, Rhaſis qui en a été l'Inventeur y mêle ſix blancs d'œufs pour le rendre plus rafraîchiſſant ; mais ils le font corrompre lorſqu'on l'a gardé quelque-temps, il vaut mieux en mêler ſur le champ quand on veut s'en ſervir : il demande auſſi quatre onces davantage de céruſe & le double de ce que je remarque de camphre ; mais quand on compoſe l'onguent de cette manière, il eſt trop dur, trop ſec, & il ſent trop fort. Pour pulvériſer commodément & ſubtilement la céruſe, il ne faut que la frotter ſur un tamis découvert.

Les Apothicaires emploient ici ordinairement l'huile commune à la place de l'huile de roſes, afin que leur onguent ſoit plus blanc, ce qui n'eſt pas une faute de grande conſéquence, mais on ne doit pas avoir tant d'égard à la couleur qu'à la vertu.

On retranche ſouvent de la compoſition de cet onguent, le camphre, à cauſe de ſon odeur déſagréable.

Onguent Nutritum, ou *de Litharge*, ou *Triapharmacum.*	*Unguentum Nutritum ſeu de Lithargyro, vel Triapharmacum.*

♃ De la litharge d'or bien pulvériſée,	℔ ſſ.	♃ *Lithargyri auri ſubtiliter pulverati*	℔ ſſ.
Du meilleur vinaigre,	ʒ viij.	*Aceti acerrimi,*	ʒ viij.

De l'huile commune, ℔ j. ß.	Olei communis, ℔ j. ß.

Agitez la litharge dans un mortier de fonte, versant dessus alternativement de l'huile & du vinaigre, jusqu'à ce qu'ils soient bien unis, & que l'onguent prenne une consistance raisonnable.

Agitetur lithargyrum in mortario aeneo, vicissim affuso modò oleo, modò aceto, donec omnia benè unita, unguenti debitam acquirant crassitiem.

R E M A R Q U E S.

On agitera long-temps la litharge pulvérisée avec le vinaigre & l'huile qu'on mettra peu à peu dans le mortier, tantôt de l'un, tantôt de l'autre pour nourrir, unir & lier les ingrédients ensemble, & pour faire une espéce d'onguent qu'on gardera dans un pot pour le besoin.

Vertus.　　Il est propre pour dessécher la galle, les dartres & les autres démangeaisons de la peau, il ôte l'inflammation & l'âcreté des plaies, & il les cicatrise étant appliqué dessus.

Le nom de *nutritum* a été donné à cet onguent, parce qu'il se fait en nourrissant l'huile, le vinaigre & la litharge peu à peu ensemble, & leur donnant un corps qu'ils n'avoient point étant séparés.

Le nom de *triapharmacum* vient de ce qu'il est composé de trois sortes de drogues.

On peut à la place de la litharge employer la céruse ou le minium, & à la place du vinaigre, les sucs de solanum, de plantain, de sempervivum.

Beurre de Saturne.　　On fait un fort bon *nutritum* en agitant & nourrissant ensemble peu à peu dans un mortier à froid, égales parties de vinaigre de Saturne & d'huile de roses, c'est ce qu'on appelle *beurre de Saturne.*

Onguent Pompholyx, de Nic. Alex.	Unguentum Pompholygos, Nicol. Alexandrini.

♃ De l'huile rosat, ℥ xx.	♃ Olei rosati, ℥ xx.
Du suc de grains de morelle, ℥ viij.	Succi granorum solani, ℥ viij.

Cuisez-les ensemble à petit feu jusqu'à la consomption du suc, après cela coulez-les, & faites fondre dans la colature

Coquantur simul igne lento ad succi consumptionem, tunc cola, & in oleo colato liqua

De la cire blanche, ℥ v.	Cera alba, ℥ v.
De la céruse lavée, ℥ iv.	Cerusæ lotæ, ℥ iv.
Du plomb brûlé pulvérisé, & de la tutie préparée, ãã. ℥ ij.	Plumbi usti pulverati, pompholygos vel tutiæ præparatæ, ãã. ℥ ij.
De l'encens subtilement pulvérisé, ℥ j.	Thuris subtilissimè pulverati, ℥ j.
Faites-en un onguent s. a.	Fiat unguentum ex arte.

R E M A R Q U E S.

On fera bouillir à petit feu dans une bassine, le suc de graines de morelle avec l'huile de roses jusqu'à consomption du suc, on coulera l'huile pour la séparer de ses féces & l'on y mettra fondre la cire blanche, puis ayant retiré la bassine du feu, l'on y mêlera les poudres pour faire du tout un onguent qu'on gardera dans un pot pour l'usage.

Vertus.　　Il est propre pour ôter l'inflammation des ulcères des jambes, & pour les dessécher.

On préfère dans cet onguent la cire blanche à la cire jaune, à cause qu'elle est plus rafraîchissante; mais cette différence est de petite conséquence.

Onguent Dessiccatif Rouge.

℞ De l'huile commune,   ℔ j.
De la cire blanche,   ℥ iij.
Faites-les fondre ensemble sur un petit feu, & quand cette décoction sera à demi refroidie, mêlez-y les poudres suivantes :
De la pierre calaminaire, & du bol d'Arménie, aā.   ℥ ij.
De la litharge d'or, & de la céruse de Venise, aā.   ℥ j. ß.
Du camphre,   ʒ ß.
Faites-en un onguent s. a.

Unguentum Dessiccativum rubrum.

℞ Olei communis,   ℔ j.
Ceræ albæ,   ℥ iij.
Simul liqua igne lento, semique refrigeratis sequentia pulverata permisce
Lapidis calaminaris, boli Armenæ, aā.   ℥ ij.
Lithargyri auri, cerusæ Venetæ, aā.   ℥ j. ß.
Camphoræ,   ʒ ß.
Fiat ex arte unguentum.

REMARQUES.

On pulvérisera bien subtilement la pierre calaminaire, le bol, la litharge & la céruse, on fera fondre sur un petit feu la cire blanche, rompue par petits morceaux, dans l'huile, & quand la matiére sera à demi-refroidie, l'on y mêlera les poudres, & enfin le camphre qu'on aura auparavant dissous dans environ une dragme d'huile ; on aura l'onguent dessiccatif, qu'on gardera dans un pot.

Il desséche en rafraîchissant, il fortifie & il fait revenir les chairs, on s'en sert pour les plaies enflammées.   *Vertus.*

On ne doit mêler le camphre que quand l'onguent est refroidi, parce qu'étant fort volatil, peu de chaleur en feroit dissiper une grande partie.

Onguent Rouge, de Jac. Lemort.

℞ De l'axonge de porc & de l'huile de mille-pertuis, aā.   ℥ iv.
De la cire,   ℥ ij.
De la craie,   ℥ j.
Du minium,   ℥ ß.
Du camphre,   ℈ ij.
Mêlez le tout, & en faites un onguent.

Unguentum Rubrum, Jacobi Lemort.

℞ Axungiæ porcinæ, olei hyperici, aā.   ℥ iv.
Ceræ,   ℥ ij.
Cretæ,   ℥ j.
Minii,   ℥ ß.
Camphoræ,   ℈ ij.
Misce, fiat unguentum.

REMARQUES.

On pulvérisera subtilement le minium & la craie, on mettra fondre la cire dans l'huile de mille-pertuis & dans la graisse de porc mêlées ensemble, on y incorporera hors du feu les poudres & le camphre qu'on aura dissous dans un peu d'huile de mille-pertuis, pour faire du tout un onguent qu'on gardera au besoin.

Il est propre pour ôter l'inflammation des plaies & pour les dessécher.   *Vertus.*

Onguent de Minium, ou Onguent Rouge Camphré.

℞ Du minium,   ℥ iij.
De la litharge,   ℥ ij.
De la céruse,   ℥ j. ß.
De la tutie préparée,   ʒ iij.

Unguentum de Minio, seu Unguentum Rubrum Caphuratum.

℞ Minii,   ℥ iij.
Lithargyri,   ℥ ij.
Cerusæ,   ℥ j. ß.
Tutiæ præparatæ,   ʒ iij.

Du camphre ,	ʒ ij.	Caphuræ ,	ʒ ij.
De la cire blanche ,	℥ ij.	Ceræ albæ.	℥ ij.
De l'huile rosat ,	℔ j. ß.	Olei rosati ,	℔ j. ß.
Faites-en un onguent s. a.		Fiat unguentum ut artis est.	

R E M A R Q U E S.

On pulvérisera subtilement le minium, la litharge & la céruse, on les mêlera avec la tutie préparée, on dissoudra le camphre dans environ une once d'huile rosat : on fera fondre à petit feu dans le reste de l'huile la cire rompue par petits morceaux, on y incorporera hors du feu les poudres ; puis quand l'onguent sera tout-à-fait refroidi, l'on mêlera la dissolution du camphre, & on le gardera pour le besoin.

Vertus. Il dessèche, il cicatrise les ulcères en ôtant l'inflammation, il agit à peu près comme l'onguent pompholyx.

Ces quatre derniers onguents sont composés de matières alkalines propres à absorber les humeurs acides ou salines qui causent les inflammations dans les plaies, & qui les entretiennent ; c'est par cette raison qu'ils dessèchent.

Onguent Basilicum , ou Suppuratif.		Unguentum Basilicum *seu* Suppurativum.	
♃ De la cire jaune , du suif de mouton , de la résine , de la poix navale , de térébenthine de Venise, aā. ℔ ß.		♃ *Ceræ flavæ , sevi arietini , resinæ, piçis navalis , terebinthinæ Venetæ ,* aā. ℔ ß.	
De l'huile commune , ℔ ij. ß.		*Olei communis ,* ℔ ij. ß.	
Faites fondre le tout dans l'huile, coulez la décoction , & gardez l'onguent pour l'usage.		*Liquefiant omnia in oleo, colentur & servetur unguentum ad usum.*	

R E M A R Q U E S.

On coupera par morceaux la cire & le suif, on concassera la résine & la poix noire, on mettra fondre le tout dans l'huile sur un feu médiocre, on coulera la matière fondue, & l'on y mêlera la térébenthine pour faire un onguent qu'on gardera.

Vertus. Il digère les humeurs & il avance la suppuration, étant appliqué sur les tumeurs & dans les plaies.

Basilicum est un mot Grec qui signifie Royal ; ce nom a été donné à l'onguent pour exprimer ses grandes vertus.

Tetrapharmacum. Basilicum minus. Mésué décrit un onguent basilicon qu'il compose avec de la cire, de la résine, de la poix noire, de chacun une demi-livre, & de l'huile commune deux livres ; il appelle cet onguent *tetrapharmacum*, à cause qu'il est composé de quatre sortes de drogues, ou *basilicum minus*, pour le différencier du *basilicum majus*, qui est une composition d'onguent peu en usage. L'onguent basilicon dont j'ai rapporté la description, est plus usité que celui de Mésué, mais il ne peut pas être nommé *tetrapharmacum*, car il contient plus de quatre sortes de drogues.

Unguentum basilicum majus. Si l'on ajoûte à la description de cet onguent de la myrrhe & de l'oliban réduits en poudre subtile, on aura ce qu'on appelle *unguentum basilicum majus* ; il sera plus détersif & vulnéraire que les autres.

Onguent

Onguent de Bacon.   Unguentum Baconis.

2 De l'huile d'olive, ℔ ij.
De la cire neuve, de la réfine, de la poix noire, de la térébenthine, aã. ℔ j.
De graiffe de chapon, de blaireau, de cheval, de mulet, & de la moelle de cerf, aã. ℥ v.
Des huiles de térébenthine, de caftoréum, de vers de terre, de camomille, de mille-pertuis, de lin & de renard, aã. ℥ iv.
De pétrole, ℥ ij.
Mêlez le tout enfemble, pour en faire un onguent f. a.

2 Olei olivarum, ℔ ij.
Ceræ novæ, refinæ, picis nigræ, terebinthinæ, aã. ℔ j.
Axungiæ caponis, melis, equi, muli, medullæ cervi, aã. ℥ v.
Oleorum terebinthinæ, caftorei, lumbricorum, chamomillæ, hyperici, lini & vulpis, aã. ℥ iv.
Petrolei, ℥ ij.
Mifce, fiat unguentum f. a.

REMARQUES.

On coupera la cire par petits morceaux, on concaffera la réfine & la poix noire, on les mettra dans une baffine avec toutes les autres drogues, on mettra la baffine fur un peu de feu pour faire fondre doucement le tout; on le coulera par un linge, & on le remuera avec une efpatule de bois jufqu'à ce qu'il foit froid.

Cet onguent eft réfolutif, nerval, adouciffant & fortifiant; on s'en frotte les parties malades. Les Maréchaux s'en fervent auffi pour les détorfes & pour les foulures des chevaux.   *Vertus.*

Onguent des Apôtres, ou de douze Drogues.   Unguentum Apoftolorum, feu Dodecapharmacum.

2 De la cire jaune, ℥ iv.
De la réfine, de la térébenthine & de la gomme ammoniac, aã. ℥ j. ʒ vj.
De la litharge d'or, ℥ j. ʒ j.
De l'oliban, du bdellium & de l'ariftoloche ronde, aã. ʒ vj.
De la myrrhe, & du galbanum, aã. ℥ ß.
De l'opopanax & du verdet, aã. ʒ ij.
De l'huile commune, ℔ ij.
Faites-en un onguent f. a.

2 Ceræ flavæ, ℥ iv.
Refinæ, terebinthinæ, gummi ammoniaci, aã. ℥ j. ʒ vj.
Lithargyri auri, ℥ j. ʒ j.
Olibani, bdellii, ariftolochiæ rotundæ, aã. ʒ vj.
Myrrhæ, galbani, aã. ℥ ß.
Opopanacis, viridis æris, aã. ʒ ij.
Olei communis, ℔ ij.
Fiat ex arte unguentum.

REMARQUES.

On pulvérifera enfemble, dans un mortier huilé au fond, la gomme ammoniac le bdellium, l'oliban, & la myrrhe; d'autre part, on mettra en poudre, chacun féparément, le verd-de-gris, l'ariftoloche & la litharge; on purifiera par le vinaigre en la maniére accoûtumée le galbanum & l'opopanax; on mettra cuire la litharge avec l'huile, y ajoûtant une livre d'eau ou davantage, s'il en faut, & remuant toûjours avec une efpatule de bois; quand la litharge fera cuite, on y fera fondre la cire, la refine, rompues par petits morceaux, les gommes purifiées & la térébenthine; on retirera la baffine de deffus le feu, l'on y mêlera le verd-de-gris, puis l'ariftoloche, & enfin les gommes pulvérifées; on fera un onguent qu'on gardera dans un pot bien bouché.

Il eft propre pour mondifier les plaies & les ulcères, & pour les cicatrifer.   *Vertus.*

On prétend que le nom d'*Apostolorum* vient de ce que le nombre des droᵐ gues qui composent cet onguent est pareil à celui des Apôtres , mais il en faudroit donc exclurre l'huile , car si on la compte , il y aura treize sortes de drogues : je vois plus d'apparence qu'on ait voulu exprimer par ce beau nom une composition qui posséde des grandes vertus.

Unguentum crafeos.

Au reste , Mesué décrit cet onguent sous le nom de *unguentum crafeos* ; il en fait deux différents , l'un est surnommé *magnum* , & l'autre *parvum*.

Onguent pour les chevaux.

Quand les Maréchaux veulent faire venir à suppuration quelque glande , ou autre tumeur survenue à un cheval , ils se servent du mélange suivant.

Prenez quatre onces d'onguent basilic ordinaire , & une once d'emplâtre divin ; faites-les fondre ensemble , & à mesure que le mélange se refroidira , mêlez-y trois onces de thériaque vieille pour faire un onguent.

Vertus.

Cet onguent a sa vertu & son utilité aussi-bien pour les hommes que pour les chevaux , il produit un très-bon effet étant appliqué sur les tumeurs dures , malignes , douloureuses , enflammées , qu'on appelle *charbons*. Il les amollit , & il les conduit peu à peu à la suppuration , en résistant à leur malignité.

Onguent Mondicatif d'Ache.

℞ Des feuilles d'ache ,   man. j. ß.
De lierre terrestre , de grande absinthe , de petite centaurée , de chamædrys , de sauge , de mille-pertuis , de plantain , de mille-feuille , de pervenche , de grande & moyenne consoude , de bétoine , de chévre-feuille , de verveine , de véronique , de caille-lait , de centinode , de langue de serpent , & de pimprenelle , aã.   man. j.
De l'huile commune ,   ℔ iv.
De la cire jaune , du suif de mouton , de la résine , & de la térébenthine , aã.   ℔ j.
Laissez en macération les herbes pilées dans l'huile , le suif , la cire , la résine & la térébenthine , & cuisez-les ensuite à petit feu , remuant souvent le vaisseau jusqu'à ce que l'humidité des plantes soit consumée.

Coulez ensuite & exprimez fortement la décoction , puis mêlez dans la colature bien purifiée
Des poudres de myrrhe & d'aloës , aã. ℥ ij.

De la racine d'iris de Florence & d'aristoloche ronde , aã.   ℥ j.
Faites-en un onguent s. a.

Unguentum Mundificativum de Apio.

℞ *Foliorum apii* ,   man. j. ß.
Hederæ terrestris , abfinthii majoris , centaurii minoris , chamædryos , salviæ , hyperici , plantaginis , millefolii , vinca pervinca , consolidæ majoris & mediæ , betonicæ , caprifolii , verbenæ , veronicæ , gallii lutei , centinodiæ , ophioglossi , pimpinella , aã.   man j.

Olei communis ,   ℔ iv.
Ceræ citrinæ , sevi arietini , resinæ , terebinthinæ , aã.   ℔ j.
Herba contusa in oleo , sevo , cerá , resiná & terebinthiná macerentur & igne lento coquantur , sæpiùs omnia movendo donec totus plantarum humor ferè consumptus fuerit , posteá colentur & fortiter exprimantur.

Expressioni facibus omnibus liberata & semi refrigeratæ permisceantur
Pulveris myrrhæ electa , aloes succotorinæ , aã.   ℥ ij.
Radicis ireos Florentiæ & aristolochiæ rotunda , aã.   ℥ j.
Fiat unguentum.

On cueillera toutes les plantes en leur vigueur , on les incisera & on les pilera bien ; on fera fondre ensemble dans une bassine le suif de mouton , la cire , la résine & la térébenthine avec l'huile ; on y mêlera les herbes pilées , on laissera macérer la matiére pendant deux jours , puis on la fera cuire à petit feu , la remuant avec une espatule de bois , jusqu'à ce que l'humidité des plantes soit presque consumée ; on la coulera alors , exprimant fortement le marc , & l'ayant laiſſé repoſer quelque temps, on la verſera par inclination pour en ſéparer les féces, puis on y mêlera les poudres : on gardera cet onguent pour s'en ſervir au beſoin.

Il eſt propre pour nettoyer & pour cicatriſer les plaies & les ulcères ; on en met dans la morſure du chien enragé. **Vertus.**

Je trouve qu'il entre trop peu d'ache dans cette compoſition, & qu'on pourroit l'abréger en retranchant pluſieurs plantes des moins utiles, & augmentant à proportion les autres en la maniére ſuivante.

Onguent Mondificatif d'Ache, Réformé.	*Unguentum Mundificativum de Apio, Emendatum.*
♃ Des feuilles d'ache, man. iij. D'abſinthe vulgaire, de lierre terreſtre, de ſauge, de mille-pertuis, de pervenche, de grande conſoude, de bétoine, de véronique, de verveine, de mille-feuille, de pimprenelle, aā. man. j. ß. De l'huile commune, ℔ iv. De la cire jaune, du ſuif de mouton, de la réſine, & de la térébenthine, aā. ℔ j. Laiſſez les herbes en macération avec l'huile, la cire, le ſuif, la réſine, & la térébenthine pendant deux jours ; cuiſez-le enſuite à petit feu, remuant ſouvent le vaiſſeau juſqu'à ce que toute l'humidité des plantes ſoit conſumée. Coulez enſuite & exprimez la décoction, & dans cette expreſſion à demi-refroidie mêlez Des poudres de myrrhe choiſies, & d'aloës ſuccotrin, aā. ʒ ij. Des racines d'iris de Florence & d'ariſtoloche ronde, aā. ʒ j. Faites-en un onguent.	♃ *Foliorum apii,* man. iij. *Hederæ terreſtris, abſinthii vulgaris, ſalviæ, hyperici, vincæ-pervincæ, conſolida majoris, betonicæ, veronicæ, verbena, millefolii, pimpinella, aā.* man. j. ß. *Olei communis,* ℔ iv. *Cera citrina, ſevi arietini, reſina, terebinthina, aā.* ℔ j. *Herbæ contuſæ, in oleo, ſevo, cerá, reſiná & terebinthiná macerentur per biduum : deindè coquantur igne lento ſæpiùs movendo, donec totus plantarum humor ferè conſumptus fuerit Poſteà colentur & exprimantur : in expreſſione ſemi-refrigeratá permiſceantur Pulveris myrrhæ electæ, aloes ſuccotorinæ, aā.* ʒ ij. *Radicis ireos Florentiæ & ariſtochiæ, aā.* ʒ j. *Fiat unguentum.*

REMARQUES.

Je laiſſe macérer les herbes pilées pendant deux jours avec les autres matiéres, afin qu'elles aient plus de temps pour communiquer leurs qualités ; & l'on remarquera auſſi que l'onguent ſera plus verd que ſi l'on s'étoit contenté de faire bouillir la matiere, ſans la laiſſer digérer.

Onguent Mondificatif de Réſine.	*Unguentum Mundificativum de Reſiná.*
♃ De l'huile commune, ℔ j. De la réſine, de la térébenthine & du miel commun, aā. ℔ ß. De la cire jaune, ʒ iij. De la myrrhe choiſie, de la ſarcocolle, des farines de lin & de fœnu-grec, de l'encens & du maſtich, aā. ʒ j. Faites-en un onguent ſ. a.	♃ *Olei communis,* ℔ j. *Reſina, terebinthina, mellis communis, aā.* ℔ ß. *Cera flava,* ʒ iij. *Myrrha electa, ſarcocolla, farinarum lini, fænugraci, thuris & maſtiches, aā.* ʒ j. *Fiat ex arte unguentum.*

R E M A R Q U E S.

On pulvérifera enfemble dans un mortier huilé au fond la myrrhe, l'encens, le maftich, la farcocolle : d'une autre part, on mettra en poudre enfemble les femences de lin & de fœnu - grec ; on mettra fondre dans l'huile la réfine, la cire & la térébenthine, & quand la matiére fera à demi-refroidie, l'on y mêlera le miel, les farines, & enfin les gommes pulvérifées : on fera du tout un onguent, qu'on gardera pour le befoin.

Vertus. Il a des qualités femblables à celles du mondificatif d'ache.

Comme on ne peut pas faire en toutes faifons le mondificatif d'ache, à caufe des plantes qui y entrent, lefquelles doivent être employées vertes & récemment cueillies, on a inventé cet onguent mondificatif pour fuppléer à fon défaut ; on lui a donné le nom de la *réfine* pour le diftinguer d'avec l'autre.

Cet onguent ne peut pas être gardé bien long-temps fans qu'il fe moififfe, à caufe du miel qui y entre ; mais on en doit faire peu à la fois, ou bien attendre qu'on veuille s'en fervir pour y mêler du miel.

Onguent Mondicatif du Docteur.	Unguentum Mundificativum Doctoris.
♃ De l'axonge de porc & de la térébenthine, aā. ℥ viij. Du beurre frais, de l'huile de mille-pertuis, de l'onguent populéum, aā. ℥ iv. De l'huile de laurier, & du verd-de-gris, aā. ℥ iiij. Du vitriol blanc, ℥ iv. Du borax & du réalgal ou arfénic rouge, aā. ℥ ij. Faites-en un onguent f. a.	♃ *Axungia porci, terebinthinæ, aā.* ℥ viij. *Butyri recentis, olei hyperici, unguenti populei, aā.* ℥ iv. *Olei laurini, viridis æris, aā.* ℥ iiij. *Virrioli albi,* ℥ iv. *Boracis, realgal aut arfenici rubri, aā.* ℥ ij. *Fiat unguentum f. a.*

R E M A R Q U E S.

Pulvérifez & mêlez enfemble le verd-de-gris, le vitriol blanc, le borax & le réalgal ; faites fondre enfemble par un petit feu, dans une baffine, la graiffe de porc, le beurre frais & le populéum ; ajoûtez-y hors de deffus le feu la térébenthine & les huiles ; puis le mélange étant prefqu'entiérement refroidi, l'on y mêlera exactement les poudres, agitant le tout quelque temps avec un biftortier ; on gardera cet onguent pour le befoin.

Vertus. Il déterge puiffamment & il deffèche les plaies, il confomme les chairs baveufes, il réfifte à la gangréne : on en peut appliquer avec des plumaceaux fur les vieux ulcères, fur les tumeurs fcrophuleufes ouvertes.

Les Maréchaux s'en fervent avec fuccès pour une maladie des chevaux qu'on appelle *Javar encorné.* M. Soleyfel parle de cet onguent dans fon Livre du *Onguent du Docteur.* Parfait Maréchal, pag. 116. fous le nom de *Mondificatif* ou *Onguent du Docteur.*

Onguent Egyptiac, ou de Miel.	Unguentum Ægyptiacum, *feu* Melleum.
♃ Du meilleur miel, ℥ xxviij.	♃ *Mellis optimi,* ℥ xxviij.

Du vinaigre très-fort,	℥ xiv.	*Aceti acerrimi,*	℥ xiv.
Du verd-de-gris,	℥ x.	*Æruginis æris,*	℥ x.
Cuisez-les à petit feu, jusqu'à consistance d'onguent.		*Coquantur igne lento ad justam crassitudinem.*	

R E M A R Q U E S.

On pulvérisera le verd-de-gris, & on le fera cuire avec le miel & le vinaigre jusqu'à consistance d'onguent.

Il est propre pour déterger & pour consumer les chairs baveuses & la pourriture ; il résiste à la gangréne. *Vertus.*

Cette composition est mal nommé *Onguent*, puisqu'il n'y entre rien d'huileux ni de gras ; elle est appellée *Ægyptiacum*, parce qu'elle a été inventée en Egypte, & *melleum*, à cause du miel qui y entre ; on la nomme encore *Unguentum magnum*, à cause de ses grandes propriétés. *Unguentum magnum.*

Le verd-de-gris donne d'abord à la matière une teinture verte, mais en bouillant les acides s'en séparent, & reprenant la couleur du cuivre, l'onguent devient rouge.

Quelques-uns y ajoûtent de l'alun brûlé pour le rendre plus âcre, ou de l'encens pour lui donner plus de vertu vulnéraire ; mais on peut toujours y mêler ces drogues sur le champ, quand il en sera besoin.

Onguent d'*Althæa*. — Unguentum de Althæâ.

♃ Des racines d'althæa nouvelles, & coupées bien menu, ℔ ß.

Des semences entiéres de lin & de fœnu-grec, & de la scille coupée bien menu, aã. ℥ iv.

De l'eau de fontaine, ℔ viij.

Laissez-les ensemble en macération sur un petit feu pendant 24. heures, en les remuant avec une espatule de bois. Cuisez-les ensuite jusqu'à ce qu'elles aient acquis la consistance d'un mucilage épais. Coulez-les ensuite, & les exprimez fortement. Faites cuire après cela l'expression mucilagineuse sur un petit feu, jusqu'à la consomption de l'humidité aqueuse. Coulez-les de nouveau, & faites fondre dans la colature

De cire jaune, & de résine, aã. ℔ j.

Coulez-les encore, & dans la colature à demi-refroidie mêlez

De la térébenthine de Venise, du galbanum pur, & de la gomme de lierre pulvérisée, aã ℥ ij.

Faites-en un onguent s. a.

♃ *Radicum althææ recentium minutim incisarum,* ℔ ß.

Seminum integrorum lini & fœnugraci, scillæ minutim incisæ, aã. ℥ iv.

Aquæ fontanæ, ℔ viij.

Super ignem exiguum horis 24. simul macerentur spatulâ ligneâ sæpè agitando, postea lento igne coquantur, donec mucilaginis densioris consistentiam acquisiverint ; deindè colentur & fortiter exprimantur ; expressa mucilago cum olei communis ℔ iv. lento igne coquatur ad humiditatis aquosæ consumptionem. Colentur iterùm & in colato oleo liquefiant

Ceræ flavæ, resinæ, aã. ℔ j.

Colentur rursùs, semique refrigeratis permisceantur

Terebinthinæ Venetæ, galbani puri, gummi hederæ pulverati, aã. ℥ ij.

Fiat unguentum s. a.

R E M A R Q U E S.

On choisira des plus grosses racines d'althæa & des mieux nourries, on les nettoiera, on les coupera par petits morceaux, on les mettra dans un pot de terre vernissé avec les semences entiéres & l'oignon de scille incisé menu, on versera dessus huit livres d'eau de fontaine bouillante ; on couvrira le pot & on le placera sur les cendres chaudes pour y laisser la matière en digestion vingt-quatre heures ; on la fera bouillir ensuite, l'agitant de temps en temps avec une efpatule, jufqu'à ce que la liqueur fe foit épaiffie en mucilage, on la coulera alors avec expreffion, on fera cuire ce mucilage avec l'huile jufqu'à confomption de l'humidité aqueufe, on coulera l'huile, & l'on y fera fondre la cire, la réfine, le galbanum purifié par le vinaigre & la térébenthine; puis quand la matiére fera prefque refroidie, l'on y mêlera la gomme de lierre pulvérifée, pour faire un onguent qu'on gardera au befoin.

Vertus.   Il eft propre pour ramollir, pour humecter & pour réfoudre; il appaife les douleurs de côté, il amollit toutes les duretés, il fortifie les nerfs, il diffipe les rhumatifmes, on en frotte les parties malades.

Je voudrois mettre dans cette compofition la gomme ammoniac à la place de celle de lierre, parce que je la crois plus ramolliffante & plus convenable à la vertu de l'onguent.

L'onguent d'althæa refout & diffipe les duretés, parce qu'il ramollit par fa fubftance mucilagineufe les humeurs groffiéres, les rendant en état d'être entraînées peu à peu par le cours des humeurs qui circulent.

Plufieurs defcriptions retranchent les gommes de la compofition de cet onguent, & elles le privent par là de ce qu'il doit avoir de plus effentiel : d'autres en font de deux fortes; l'un fans gommes, qu'elles appellent *Simple*, & l'autre avec les gommes, qu'elles appellent *Compofé*; mais il me femble plus à propos de n'en préparer que d'une forte, & qu'il foit bon autant qu'il peut l'être.

<table>
<tr><td>Onguent Doré.</td><td></td><td>Unguentum Aureum.</td><td></td></tr>
<tr><td>℞ De l'huile commune,</td><td>℔ ij. ß.</td><td>℞ *Olei communis*,</td><td>℔ ij. ß.</td></tr>
<tr><td>De la cire jaune,</td><td>℔ ß.</td><td>*Ceræ flavæ*,</td><td>℔ ß.</td></tr>
<tr><td>De la térébenthine claire,</td><td>℥ ij.</td><td>*Terebinthinæ claræ*,</td><td>℥ ij.</td></tr>
<tr><td>De la réfine & de la colophone, aā.</td><td>℥. j ß.</td><td>*Refinæ, colophoniæ*, aā.</td><td>℥ j. ß.</td></tr>
<tr><td>De l'encens & du maftic, aā.</td><td>℥ j.</td><td>*Thuris, maftiches*, aā.</td><td>℥ j.</td></tr>
<tr><td>Du fafran,</td><td>℥ j.</td><td>*Croci*,</td><td>℥ j.</td></tr>
<tr><td>Mêlez le tout, & faites un onguent f. a.</td><td></td><td>*Mifce, fiat unguentum ex arte.*</td><td></td></tr>
</table>

R E M A R Q U E S.

On mettra fondre dans l'huile la cire, la réfine & la colophone; on coulera le mélange par un linge pour en féparer les ordures, on y mêlera la térébenthine, & enfin l'encens, le maftic & le fafran, qu'on aura pulvérifés fubtilement chacun à part, pour faire du tout un onguent qu'on gardera au befoin.

Vertus.   Il eft propre pour incarner & pour cicatrifer les plaies, il en adoucit l'âcreté. On peut auffi s'en fervir pour les douleurs des jointures.

Cet onguent a pris fon nom de fa couleur, qui approche de celle de l'or.

La réfine & la colophone font fi femblables en tout, qu'on peut fort bien, au défaut de la colophone, employer de la réfine, c'eft-à-dire en doubler la dofe.

<table>
<tr><td>Onguent *Martiatum.*</td><td></td><td>Unguentum Martiatum.</td><td></td></tr>
<tr><td>℞ Des racines de guimauve & d'aunée, des femences de fœnu-grec & de cumin, aā.</td><td>℥ ij.</td><td>℞ *Radicum althææ, enulæ campanæ, feminis fœnugræci & cumini*, aā.</td><td>℥ ij.</td></tr>
<tr><td>De fpica nard,</td><td>℥ j.</td><td>*Nardi Indicæ*,</td><td>℥ j.</td></tr>
<tr><td>Des feuilles de romarin, de laurier, de rue, de marjolaine, d'iéble, de fabine, de menthe de jardin & aquatique, de menthaftre, de ba-</td><td></td><td>*Foliorum rorifmarini, lauri, rutæ, majoranæ, ebuli, fabinæ, menthæ hortenfis & aquaticæ, menthaftri, bafilici;*</td><td></td></tr>
</table>

stic, de sauge, de primevère, de pouillot de montagne, de calament, d'armoise, de grande absinthe, d'origan, de bétoine, de branche ur-sine, de coquelourde, de costus de jardin, de sureau, de mille - feuille, de chamædrys, de mille-pertuis, de petite centaurée, de crapau-dine, de chardon-bénit, d'aurone mâle & fe-melle, de chévre-feuille, de chamæpitys, des fleurs de stœchas Arabique, de camomille, & d'œil de bœuf, aã.   man. j.

Laissez en macération tous ces simples, pilés dans un vaisseau de terre vernissé sur les cen-dres chaudes pendant 24. heures, avec ℔ viij. d'huile commune. Après cela cuisez-les à petit feu en les remuant toûjours, jusqu'à ce que l'humidité des plantes soit à peu près consumée. Coulez ensuite la décoction & l'exprimez forte-ment; & dans l'expression bien nette faites fon-dre

De la cire jaune,   ℔ ij. ß.
Du beurre de Mai, de l'axonge d'ours & de poule, de la moëlle de cerf & de la térébenthi-ne de Venise, aã.   ℥ iv.
Quand la matiére sera à demi-refroidie, mê-lez-y
Du storax liquide,   ℥ ij.
Des poudres de myrrhe, d'oliban & de ma-stic, aã.   ℥ j.
Faites-en un onguent, que vous garderez pour l'usage.

salviæ, primulæ veris, polii montani, calaminthæ, artemisiæ, absinthii majoris, origani, betonicæ, brancæ ursinæ, herbæ venti, costi hortensis, sambuci, millefolii, chamædryos, hyperici, centaurii mino-ris, tetrahit, cardui benedicti, abrotani maris & fæminæ, caprifolii, ivæ moscha-tæ, florum stœchados Arabicæ, chamæ-meli & buphthalmi, aã.   man. j.

Contusa omnia in vase fictili vitreato cooperto macerentur super cineres calidos horis 24. cum olei communis ℔ viij. dein-dè lento igne coquantur sæpè movendo, do-nec plantarum humiditas aquosa ferè con-sumpta fuerit, posteà colentur & fortiter exprimantur : in expresso oleo defæcato liquefiant

Ceræ flavæ,   ℔ ij. ß.
Butyri Maïalis, axungiæ ursi & galli-næ, medullæ cervi, terebinthinæ Vene-tæ, aã.   ℥ iv.
Semi refrigeratis permisce

Styracis liquidæ,   ℥ ij.
Pulverum myrrhæ, olibani, mastiches, aã.   ℥ j.
Fiat unguentum ad usum servandum.

R E M A R Q U E S.

On incisera & l'on écrasera bien toutes les plantes, on les mettra dans un grand pot de terre vernissé, ou versera dessus l'huile commune; on mêlera le tout, on bouchera bien le pot, & on le mettra en digestion sur les cendres chaudes pendant vingt-quatre heures, ensuite l'on fera bouillir doucement la matiére, l'agi-tant souvent avec une espatule de bois, jusqu'à consomption de presque toute l'hu-midité aqueuse. On coulera l'huile avec forte expression, & on la laissera repo-ser; on la versera par inclination pour en séparer les féces; on mettra fondre dans cette huile à petit feu la cire coupée par petits morceaux, le beurre fait au mois de Mai, les graisses, la moëlle de cerf & & la térébenthine; on reti-rera l'onguent de dessus le feu, & quand il sera à demi-refroidi, l'on y mêlera le storax liquide & les poudres; on remuera bien le mélange, & on le gardera dans un pot couvert.

Vertus.

Il est propre pour fortifier les nerfs & les jointures, il raréfie & résout les humeurs froides, il appaise la douleur sciatique : on en frotte les parties malades.

Cet onguent a pris son nom d'un Médecin appellé *Martianus*, qui l'a inven-té. Quelques-uns l'appellent *Unguentum adjutorium*, à cause des bons effets qu'il produit. On a ramassé pour sa composition toutes les plantes qu'on a crû propres pour fortifier & résoudre; mais comme il y en entre plusieurs d'une même vertu, on pourroit l'abréger de beaucoup en retranchant plusieurs de ces plantes, & en augmentant à proportion la quantité de celles qui restent.

Je trouverois aussi à propos qu'on mît infuser & cuire avec les plantes pilées la cire, le beurre & les graisses, après les avoir fait fondre dans l'huile, afin qu'elles se chargeassent, aussi-bien que l'huile, de la qualité des plantes.

Comme la graisse d'ours n'est pas bien commune, on pourroit, en cas qu'on n'en eut point, lui substituer l'huile de l'aurier. Voici donc comme je voudrois reformer cet onguent.

Onguent Martiatum, Réformé.

℞ De la racine d'aunée & de la semence de fænugrec, aa. ℥ iij.

Du nard Indique, ℥ j. ß.

Des feuilles de romarin, de rue, de marjolaine, d'ièble, de sabine, de menthe, de sauge, de basilic, de grande absinthe, de costus de jardin, d'origan, d'aurone mâle, de laurier, de pouillot de montagne, d'herbe au chat aa. man. ij.

Des fleurs de stœchas Arabique, de sureau & de camomille, aa. man. ij.

Tous ces simples pilés resteront en macération pendant huit jours dans un pot de terre vernissé avec ℔ viij. d'huile commune, ℔ ij. ß. de cire jaune, ℥ iv. de beurre de Mai, & autant d'axonge de poule.

On les cuira ensuite au bain-marie pendant douze heures, remuant souvent la matiére avec une espatule. L'on coulera ensuite la décoction & on l'exprimera fortement, puis on fera fondre dans l'expression bien purifiée,

De la moëlle de cerf, de l'huile de laurier & de la térébenthine de Venise, aa. ℥ iv.

Et quand la matiére sera à demi-refroidie, on y mêlera

Du storax liquide, ℥ ij.

Des poudres de myrrhe, d'oliban & de mastic, aa. ℥ j.

Faites-en un onguent s. a.

Unguentum Martiatum, Emendatum.

℞ Radicis enulæ campanæ, seminis fænugræci, aa. ℥ iij.

Nardi Indicæ, ℥ j. ß.

Foliorum rorismarini, rutæ, majoranæ, ebuli, sabinæ, menthæ, salviæ, basilici, absinthii majoris, costi hortensis, origani, abrotani maris, lauri, polii montani, nepetæ, aa. man. ij. ß.

Florum stœchados Arabicæ, sambuci chamæmeli, aa. man. ij.

Contusa omnia macerentur per octo dies in vase fictili obturato cum olei communis ℔ viij. ceræ flavæ ℔ ij. ß. butyri Maialis & axungiæ gallinæ, aa. ℥ iv.

Deindè coquantur balneo mariæ per duodecim horas sæpè spatulâ movendo, tandem colentur & fortiter exprimantur. In expressione defæcatâ liquefiant,

Medulla cervi, olei laurini & terebinthinæ Venetæ, aa. ℥ iv.

Semi-refrigeratis permisce

Styracis liquidæ, ℥ ij.

Pulverum myrrhæ, olibani & mastiches, aa. ℥ j.

Fiat unguentum s. a.

REMARQUES.

On mettra fondre la cire, le beurre & la graisse de poule dans l'huile, avant que de les mêler avec les herbes.

Si le storax liquide n'est pas bien pur, on le fera fondre dans une petite partie de l'onguent, & on le coulera avant que de le mêler.

Onguent Napolitain Simple.

℞ De l'argent-vif, ℥ vj. ß.

De la térébenthine de Venise, ℥ iv.

De l'axonge de porc, ℔ iv.

Faites-en un onguent s. a.

Unguentum Neapolitanum Simplex.

℞ Argenti vivi, ℥ vj. ß.

Terebintinæ Venetæ, ℥ iv.

Axungiæ suillæ, ℔ iv.

Fiat ex arte unguentum.

REMARQUES.

REMARQUES.

On agitera fortement le vif-argent avec la térébenthine dans un grand mortier de bronze pendant cinq ou six heures, afin qu'il s'éteigne entiérement, on y mêlera ensuite peu à peu la graisse de pourceau, pour faire un onguent qu'on gardera, & dont on se servira au besoin.

Il est propre pour la galle, pour la grattelle, pour les dartres & pour les autres démangeaisons du cuir, il tue les poux, les puces, les punaises, & les morpions ; on en frotte les parties du corps, excepté la poitrine, à laquelle il pourroit apporter quelqu'altération, à cause du vif-argent qui y entre. On en oint les colomnes des lits, pour faire mourir les punaises.   *Vertus.*

Le nom de cet onguent vient de ce qu'étant plus chargé de mercure, comme il sera décrit en l'opération suivante, on l'emploie pour guérir la grosse vérole, qu'on appelle *maladie de Naples* ; parce qu'on a prétendu que les Napolitains avoient été les premiers entachés de ce vilain mal, & qu'ils l'avoient communiqué aux autres Nations.

Cette préparation d'onguent est trop foible pour exciter la salivation, elle n'y est pas destinée ; il est pourtant à propos d'examiner les tempéraments de ceux sur lesquels on l'emploie : car si ce sont des personnes délicates & aisées à émouvoir, elle pourroit leur exciter quelque léger flux de bouche ; il fut encore prendre garde que le Malade ait été purgé & saigné avant qu'on le graisse de cet onguent, car si l'on n'a point eu cette précaution, il est à craindre que l'humeur qu'on empêche de sortir ne reflue dans les vaisseaux, & ne cause une maladie considérable.

Il entre sur chaque once de cet onguent, une dragme de vif-argent.

L'onguent *Napolitain* a plus de force que les pommades, où l'on fait entrer les précipités ou le sublimé de mercure, parce que le vif-argent qu'on y emploie, n'étant empreint d'aucun acide, est plus en état d'adoucir les sels ou les humeurs âcres qui causent les grattelles ou les dartres, que les préparations de mercure, dont les pores sont déja en partie remplis d'acides, mais comme cet onguent est désagréable à l'odeur & à la couleur, on aime souvent mieux guérir lentement par les pommades que de guérir plus promptement par l'onguent. Voici la description d'une pommade blanche sans odeur, qui produit un bon effet.

Pommade pour la Galle.	*Pomatum pro Scabie.*
♃ De l'axonge de porc lavée plusieurs fois, ℥ iv.	♃ *Axungiæ suillæ multoties lotæ,* ℥ iv.
Du mercure précipité, ℥ ß.	*Mercurii præcipitati albi,* ℥ ß.
Mêlez-les, & faites-en un onguent s. a.	*Misce, fiat unguentum.*

REMARQUES.

Si l'on veut que la pommade soit odorante, on pourra se servir de pommade de jasmin, à la place de la graisse lavée.

Onguent Napolitain Quadruple,	*Unguentum Neapolitanum Qua-*
de Mercure.	*druplicatum Mercurio.*

♃ De l'axonge de porc,	℔ ij.	♃ *Axungiæ suillæ,*	℔ ij.
De l'argent-vif,	℔ j. ℥ iv.	*Argenti vivi,*	℔ j. ℥ iv.
De la térébenthine bien claire,	℥ iv.	*Terebinthinæ claræ,*	℥ iv.
Des huiles de laurier,	℥ ij.	*Oleorum laurini,*	℥ ij.
De spica ; du storax liquide, āa.	℥ j.	*De spicâ ; styracis liquidæ,*	℥ j.

Faites-en un onguent s. a.   *Fiat ex arte unguentum.*

R E M A R Q U E S.

On agitera fortement dans un grand mortier de bronze le vif-argent avec
la térébenthine, le storax liquide & les huiles pendant dix ou douze heures,
ou jusqu'à ce que le mercure soit bien éteint, on y mêlera alors peu à peu la
graisse, & l'on fera un onguent qu'on gardera au besoin.

Vertus.   Il propre pour exciter le flux de bouche & pour guérir la grosse vérole, on
en frotte par dégrés les pieds, les jambes, les cuisses, le bas-ventre, l'épine
du dos, le cou, les bras, les mains.

La térébenthine & le storax liquide étant de substance visqueuse, ils sont fort
propres à éteindre le mercure crud, parce qu'ils en étendent & en divisent facilement les parties.

Les huiles de laurier, de spica, & le storax servent dans cette composition à
exciter par leurs parties subtiles, la volatilité du mercure, & à le rendre plus
disposé à s'élever au cerveau, afin qu'il produise le flux de bouche. On veut
aussi que ces ingrédients soient propres à corriger le mercure, de peur qu'il n'at-
taque les nerfs ; mais ce prétendu correctif est bien inutile.

On peut rendre cet onguent moins fort, en y ajoûtant plus de graisse qu'il
n'en entre dans la description.

En frottant les malades avec cet onguent, on fait pénétrer le mercure dans
les chairs, où s'étant lié avec l'humeur saline vérolique, il est sublimé & poussé par
la chaleur à la tête, où il excite la salivation, comme je l'ai expliqué plus au
long dans mon *Livre de Chymie.* Il fait disparoître les nodus, les pustules & les
ulcères vénériens, parce qu'en détruisant l'acide qui les fomentoit, il rend la
matière si raréfiée, qu'elle se dissipe par la salivation, ou par les selles, ou par
les urines, ou par la transpiration.

Onguent d'Aunée.	*Unguentum Enulatum.*

♃ De la racine d'aunée,	℔ ß.	♃ *Radicis enulæ campanæ,*	℔ ß.
De l'argent-vif, de la térébenthine bien clai-		*Argenti vivi, terebinthinæ claræ, olei*	
re & de l'huile d'absinthe, āā.	℥ iij.	*absinthii, aā.*	℥ iij.
De l'axonge de porc,	℔ ij.	*Axungiæ suillæ,*	℔ ij.
Faites-en un onguent s. a.		*Fiat unguentum s. a.*	

R E M A R Q U E S.

On fera sécher au Soleil des racines d'aunée, & on les pulvérisera subtilement. On éteindra dans un mortier de bronze le vif-argent avec la térébenthine
en les agitant cinq ou six heures ensemble, puis on y mêlera peu à peu l'huile,

la graisse & la poudre, pour faire un onguent qu'on gardera au besoin.

Il est propre pour la galle, pour les dartres, & pour les autres démangeaisons Vertus.
du cuir.

Chaque once de cet onguent contient environ demi-dragme de mercure.

Ceux qui ont inventé l'onguent d'aunée, demandent qu'on le fasse avec la Dose du
pulpe des racines d'aunée cuite dans le vinaigre : mais cette méthode n'est pas mercure
bonne ; car outre que les racines ont laissé dans la décoction la meilleure par- sur chaque
tie de leur qualité, la pulpe s'accommodant fort mal avec l'huile & la graisse, once de
il s'en fait un onguent grumeleux & mal lié, qui ne se garde guère sans se l'onguent.
moisir ; au lieu qu'en réduisant la racine en poudre, comme il est dit dans
cette description, toute la vertu demeure, les ingrédients se lient aisément, Pourquoi
& l'onguent peut être gardé plusieurs années, sans qu'il se moisisse. l'on ajoûte

L'huile d'absinthe est ajoûtée pour liquéfier un peu l'onguent, car la pou- l'huile d'ab-
dre de la racine d'aunée le rendroit trop dur & trop sec. sinthe.

On peut faire l'onguent d'aunée sans mercure, il sera bon pour la grattelle, Onguent
mais il n'agira pas si sûrement que l'autre. d'aunée
sans mer-
cure.

<table>
<tr><td>

Onguent Contre la Teigne,
ou *Achores.*

℞ Du beurre salé,   ℥ iv.
De l'huile de bois de geniévre tirée par la re-
torte, & de la térébenthine de Venise, aā. ℥ ij.
Du soufre vif, de la suie, de la fiente de pi-
geon, du verd-de-gris, aā.   ℥ ß.
Du sel ammoniac,   ʒ ij.
Faites-en un onguent s. a.

</td><td>

Unguentum ad Tineam, *seu* ad
Achores.

℞ *Butyri salsi,*   ℥ iv.
Olei ligni juniperi per retortam ex-
tracti, terebinthinæ Venetæ, aā.   ℥ ij.
Sulphuris vivi, fuliginis, stercoris co-
lumbini, viridis æris, aā.   ℥ ß.
Salis armoniaci,   ʒ ij.
Fiat unguentum s. a.

</td></tr>
</table>

R E M A R Q U E S.

Vertus.

On pulvérisera subtilement le sel ammoniac, le verd-de-gris, la fiente de pigeon séche, la suie & le soufre vif ; on mêlera ces poudres avec le beurre &
les huiles pour faire un onguent qu'on gardera au besoin.

Il est propre pour dessécher & guérir la teigne, on en met un emplâtre sur
la tête.

Je voudrois ajoûter dans cette composition, demi-once de précipité blanc
de mercure.

<table>
<tr><td>

Onguent Contre la Grattelle, de
du Renou.

℞ De l'axonge de porc lavée plusieurs fois
avec l'eau de scabieuse,   ℔ ß.
De la racine de patience cuite dans le vinai-
gre jusqu'à mollesse, & passée par le tamis, &
du soufre lavé dans le suc de limons, aā. ℥ j. ß.

De l'onguent populéum nourri avec le suc
d'aunée,   ℥ ß.
Après avoir pilé toutes ces drogues dans un
mortier, faites-en un onguent que vous garde-
ez pour l'usage.

</td><td>

Unguentum ad Pruritum Scabio-
sum, Renodæi.

℞ *Axungiæ suillæ succo scabiosæ sæ-*
piùs lotæ,   ℔ ß.
Radicis oxylapathi coctæ in aceto ad
putrilaginem usque & per setaceum tra-
jectæ, sulphuris in succo limonum loti,
aā.   ℥ j. ß.
Unguenti populei succo enulæ campanæ
nutriti,   ℥ ß.
Omnibus in mortario subactis, fiat
unguentum usui.

</td></tr>
</table>

K κ κ ij

REMARQUES.

On lavera huit ou dix fois la graiſſe de porc dans du ſuc de ſcabieuſe nouvellement tiré. On fera bouillir des racines de patience dans du vinaigre juſqu'à ce qu'elles ſoient molles, on les pilera dans un mortier & l'on en paſſera par un tamis une once & demie de pulpe ; on pulvériſera ſubtilement une once & demie de ſoufre, on lavera la poudre dans du ſuc de limons, puis on la fera ſécher & on la pulvériſera derechef. On agitera enſemble dans un mortier, parties égales de populéum & de ſuc d'aunée, juſqu'à ce qu'ils ſoient bien unis en nutritum, on en mêlera demi-once avec la graiſſe lavée, la pulpe de racine de patience & la poudre pour faire un onguent qu'on gardera au beſoin.

Vertus. Il adoucit les démangeaiſons & la grattelle.

Il me paroît aſſez inutile de laver la graiſſe avec le ſuc de ſcabieuſe, car quoique le nom de l'herbe ſemble dénoter qu'elle eſt propre pour la galle, elle n'a guère de vertu contre cette maladie.

Cet onguent ne peut pas être gardé long-temps ſans ſe moiſir, à cauſe de la pulpe de racine de patience & du ſuc d'aunée qui y ſont mêlés, il faut en faire peu & le réitérer ſouvent.

La lotion du ſoufre dans le ſuc de limons eſt encore une circonſtance bien peu néceſſaire, le ſoufre contient aſſez d'acide en ſoi, ſans qu'on lui en donne de nouveau.

Onguent Médicamenteux, d'Ant. Mynſicht.	Unguentum Medicamentoſum, Anc. Mynſicht.

♃ De la graiſſe de lard vieux,	℔ j.	♃ *Pinguedinis lardi veteris,*	℔ j.
De la térébenthine de Veniſe,	℔ ß.	*Terebinthinæ Venetæ,*	℔ ß.
De la pierre médicamenteuſe & de l'huile de tartre, aā.	℥ j. ß.	*Lapidis medicamentoſi, olei tartari,* aā.	℥ j. ß.
Du ſoufre vif & du citrin, de la céruſe lavée, de la litharge, du minium & de la tutie préparée, aā.	℥ j.	*Sulphuris vivi & citrini; ceruſæ lotæ, lithargyri, minii, tutiæ præparatæ,* aā.	℥ j.
Des deux ſortes d'ellebore & du poivre long, aā.	℥ ß.	*Ellebori utriuſque, piperis longi,* aā.	℥ ß.
Mêlez ces drogues, puis verſez deſſus		*Mixtis affunde*	
Des ſucs épurés de racines de patience & de ſcrophulaire, de ceux de fumeterre & de ſcabieuſe, de l'écorce intérieure verte de ſureau, & de celui de limons, aā.	℥ iv.	*Succorum depuratorum radicum lapathi acuti & ſcrophulariæ, herbarum fumariæ, ſcabioſæ, corticis interioris viridis ſambuci, limonum,* aā.	℥ iv.
Cuiſez le tout juſqu'à la conſomption des ſucs, puis ajoûtez-y		*Coque ad ſuccorum conſumptionem, poſteà adde*	
Du ſtorax liquide & du cinnabre, aā.	℥ j. ß.	*Styracis liquidæ, cinnabaris,* aā. ℥ j. ß.	
Des huiles de laurier, de geniévre & d'œufs, aā.	℥ j.	*Oleorum lauri, juniperi & ovorum,* aā.	℥ j.
Du mercure ſublimé,	℥ ß.	*Mercurii ſublimati,*	℥ ß.
Mêlez le tout, & faites-en un onguent ſ. a.		*Miſce, fiat unguentum pro uſu.*	

REMARQUES.

On fera rôtir ou fondre du vieux lard pour en avoir une livre de graiſſe, on la mettra dans un pot de terre verniſſé & l'on y mêlera la térébenthine, l'huile de tartre & les autres drogues ſubtilement pulvériſées, on verſera deſſus les sucs, on mettra le pot sur le feu ; & l'on fera bouillir doucement la matiére jusqu'à consomption des sucs; on y ajoûtera, quand elle sera à demie refroidie, le storax liquide, les huiles & enfin le cinnabre & le sublimé qu'on aura auparavant broyés sur le porphyre, on fera un onguent qu'on gardera au besoin.

Il est propre pour la teigne, pour la gale, pour la grattelle, pour la lépre, pour les dartres; il en faut frotter les parties malades, après avoir fait les évacuations nécessaires, comme la saignée & la purgation.

On pourroit abréger la diversité des drogues qui entrent dans cet onguent sans diminuer sa vertu : par exemple, la céruse, le minium & la litharge étant trois préparations de plomb qui ont une même vertu, on pourroit se contenter d'une des trois & en mettre trois onces, le soufre vif & le soufre commun ayant une qualité semblable pour gale, on feroit aussi-bien de n'en employer que d'une sorte en poids double ; l'ellébore blanc ayant la vertu du noir & étant plus fort & plus propre pour la gale & pour la teigne ; je voudrois qu'on le mît seul en poids double ; le sublimé corrosif étant bien âcre pour cet onguent, & n'y produisant point d'autre effet spécifique que le cinnabre, je serois d'avis qu'on le retranchât & qu'on augmentât de son poids celui du cinnabre ; les sucs ordonnés les plus convenables pour la vertu de cet onguent, sont ceux de limons & de racines de patience ; je voudrois employer ces deux-là seuls en parties égales au poids de tous.

Je trouve aussi à réformer dans la préparation de l'onguent ; car je ne voudrois faire bouillir ni la térébenthine, ni le soufre, ni l'ellébore, ni le poivre long, la principale qualité de ces drogues consistant dans leurs principes volatils, il s'en échappe trop dans la décoction : Voici donc comme je trouverois à propos de réformer cet onguent.

Onguent Médicamenteux, Réformé.	Unguentum Medicamentosum, Reformatum.
♃ De la vieille graisse & des sucs de limons & de patience, aā.　℔ j.	♃ *Pinguedinis veteris, succorum limonum & radicum lapathi acuti, aā.* ℔ j.
De l'huile de tartre & de la pierre médicamenteuse, aā.　ℨ j. ß.	*Olei tartari & lapidis medicamentosi,* aā.　ℨ j. ß.
De la litharge d'or préparée,　ℨ iij.	*Lithargyri auri præparati,*　ℨ iij.
De la tutie préparée,　ℨ j.	*Tutiæ præparatæ,*　ℨ j.
Cuisez-les ensemble en les remuant toûjours avec une espatule de bois jusqu'à consomption des sucs, ajoûtez-y ensuite	*Coquantur simul assiduè movendo spatulâ ligneâ, ad succorum consumptionem, posteà adde*
De la térébenthine bien claire,　℔ ß.	*Terebinthinæ claræ,*　℔ ß.
Du storax liquide,　ℨ j. ß.	*Styracis liquidæ,*　ℨ j. ß.
Des huiles de laurier, de geniévre & d'œufs, aā.　ℨ j.	*Oleorum lauri, juniperi & ovorum,* aā.　ℨ j.
Des poudres de soufre vif & de cinnabre, aā.　ℨ ij. ß.	*Pulverum sulphuris & cinnabaris,* aā.　ℨ ij. ß.
De la racine d'ellébore blanc,　ℨ j.	*Radicis ellebori albi,*　ℨ j.
Du poivre long,　ℨ ß.	*Piperis longi,*　ℨ ß.
Faites-en un onguent s. a.	*Fiat unguentum.*

Onguent de Nicotiane.	Unguentum Nicotianum.
♃ Des feuilles de nicotiane pilées & de l'axonge de porc nouvelle, aā.　℔ ij.	♃ *Foliorum nicotianæ contusorum axungiæ porci recentis,* aā.　℔ ij.

Du suc de nicotiane exprimé, ℔ ß.	*Succi nicotianæ expressi,* ℔ ß.
Laissez-les ensemble en macération pendant trois jours ; après cela cuisez-les jusqu'à consomption d'humidité, puis ajoûtez à la colature	*Macerentur simul per tres dies, deindè coquantur ad consumptionem humoris, colato expresso adde*
De l'aristoloche ronde pulvérisée, ʒ ij.	*Aristolochia rotundæ pulverata,* ʒ ij.
Faites-en un onguent s. a.	*Fiat unguentum s. a.*

R E M A R Q U E S.

On aura des feuilles de nicotiane nouvellement cueillies en leur vigueur, on les incisera & on les pilera bien dans un mortier, on les mêlera avec la graisse dans un pot de terre vernissé, on couvrira le pot & on laissera la matiére en digestion pendant trois jours ; ensuite l'on tirera par expression demi-livre de suc d'autre nicotiane après l'avoir bien pilée, on versera ce suc dans le pot avec les autres drogues & l'on fera bouillir le mélange doucement jusqu'à consomption de l'humidité aqueuse, l'agitant fort souvent avec une espatule de bois, puis on la coulera avec forte expression. Quand la colature sera presque réfroidie, l'on y mêlera l'aristoloche subtilement pulvérisée, & l'on fera un onguent selon l'art.

Vertus.   Il nettoie les ulcères sans douleurs, il digère les tumeurs, il guérit les dartres, la grattelle & les autres démangeaisons du cuir.

Onguent Ophthalmique, ou *de Tutie.*	Unguentum Ophthalmicum, *seu* de Tutiâ.

℞ Du beurre nouveau lavé plusieurs fois dans l'eau d'euphraise, ʒ iv.	℞ *Butyri recentis multoties aquâ euphrasiæ abluti,* ʒ iv.
De la tutie préparée, ʒ ß.	*Tutiæ præparatæ,* ʒ ß.
Mêlez-les & faites-en un onguent s. a.	*Misce, fiat unguentum s. a.*

R E M A R Q U E S.

On aura du beurre frais, on le lavera dans de l'eau d'euphraise cinq ou six fois, ou jusqu'à ce qu'il ait perdu son odeur, on l'égoutera pour en séparer l'eau autant qu'il se pourra, puis on y mêlera exactement la tutie préparée, on gardera cet onguent pour s'en servir au besoin.

Vertus.   Il est propre pour les démangeaisons des yeux, il en nettoie les pustules & la chassie, il en appaise les douleurs, il en arrête les fluxions, on en met un petit morceau dans le coin de l'œil malade en se couchant, & l'on en frotte doucement la paupiére.

On lave le beurre pour le rendre autant net & autant doux qu'il doit être, pour servir à une partie aussi délicate qu'est l'œil ; la tutie qu'on y met empêche qu'il ne se rancisse aussi facilement qu'il feroit, parce que c'est un alkali qui en absorbe & qui en adoucit l'acide ; mais on ne doit préparer que peu de cet onguent à la fois.

Quelques dispensaires ajoûtent en cet description demi-scrupule de verd-de-gris, ce qui doit être bon pour déterger l s petits ulcères qui se forment souvent aux bords des yeux ; mais comme toutes les maladies des yeux ne demandent pas un si fort détersif, je suis d'avis qu'on réserve à mêler de cette drogue dans l'onguent, quand la nécessité le requerra.

On peut aussi doubler la dose de la tutie, lorsqu'on voudra l'onguent plus dessiccatif.

Onguent pour les Yeux.	Unguentum Oxydercicum.

♃ Du beurre nouveau ,	℥ ij.	♃ *Butyri recentis puri ,*	℥ ij.
Du miel rosat ,	℥ j.	*Mellis rosati ,*	℥ j.
De la pierre calaminaire préparée ,	ʒ vj.	*Lapidis calaminaris præparati ,*	ʒ vj.
De la tutie préparée ,	ʒ j. ß.	*Tutiæ præparatæ ,*	ʒ j. ß.
Du vitriol blanc ,	℈ j.	*Vitrioli albi ,*	℈ j.
Mêlez ces ingrédients , & faites-en un onguent s. a.		*Misce , fiat unguentum s. a.*	

R E M A R Q U E S.

On lavera le beurre frais plusieurs fois avec l'eau de plantain , & après l'avoir bien égoutté , l'on y mêlera le miel rosat & les poudres de tutie , de pierre de calaminaire & de vitriol pour en faire un onguent.

Il est propre pour nettoyer les yeux , & pour dessécher les petits ulcères qui s'y forment ; il fortifie la vue.   Vertus.

Le mot Ὀξυδερκικόν signifie , *propre pour les yeux.*

Cet onguent ne peut pas être gardé long-temps sans qu'il se rancisse , à cause du miel qui y entre. Il ne faut en faire qu'un peu à la fois.

Pommade Officinale.	Unguentum Pomatum Officinale.

♃ De la racine d'iris de Florence ,	℥ iij.	♃ *Radicum ireos Florentiæ ,*	℥ iij.
Du santal citrin & du benjoin , aā.	℥ j.	*Santali citrini , benzoini , aā.*	℥ j.
Du storax ,	ʒ iiij.	*Styracis ,*	ʒ iiij.
Du bois de roses & des fleurs de lavande , aā. ʒ j.		*Ligni rhodii , florum lavendulæ , aā.* ʒ j.	
De l'acorus vrai & du girofle , aā. ʒ ß.		*Acori veri , caryophyllorum , aā.* ʒ ß.	

Enfermez toutes ces drogues grossiérement pilées dans un sachet de toile ; après cela

Crassiusculè omnia trita sacculo linteo includantur , deindè

♃ De l'axonge de porc bien lavée ,	℔ iiij.	♃ *Axung. porci purgatæ & lotæ,* ℔ iiij.	
Du suif de bouc nouveau ,	℔ j.	*Sevi hædini recentis ,*	℔ j.

Des pommes de renette nouvelles mondées de leur peau & de leurs pepins , & coupées par morceaux ,   N°. xij.

Poma renetia cortice & parte interiori mundata & in partes secta ,   N°. xij.

De l'eau de roses ,	℔ ß.	*Aquarum rosarum ,*	℔ ß.
De fleurs d'oranges ,	℥ iv.	*Florum arantiorum ,*	℥ iv.

Cuisez toutes ces drogues dans un vaisseau de terre vernissé , dont l'entrée soit étroite & bien bouchée , au bain-marie , jusqu'à consomption de l'humidité ; coulez ensuite la décoction & l'exprimez moyennement & l'expression étant refroidie gardez la pommade pour l'usage.

Omnia vase fictili vitreato angusti orificii cooperto excepta ferventi balneo ferè ad humiditatis aqueæ consumptionem coquantur , deindè colentur & mediocriter exprimantur , refrigeratum pomatum facibus omnibus purgatum servetur ad usum.

R E M A R Q U E S.

On pulvérisera grossiérement les drogues , & on les enclorra dans un sachet de toile déliée assez grand , afin qu'étant au large leur vertu se communique plus facilement aux graisses : on mettra le sachet dans une cruche de terre avec douze pommes de reinette mondées de leurs écorces & de leurs cœurs , & coupées par morceaux , & les graisses de porc & de chevreau séparées de leurs membranes & bien lavées ; on mêlera tout ensemble , & on versera dessus les eaux de fleurs d'oranges & de roses , & couvrira la cruche & on la placera au bain-marie bouillant pour l'y laisser pendant dix ou douze heures , ou jusqu'à consomption de presque toute l'humidité aqueuse , on coulera la pommade avec expression , on la purifiera de ses féces & on la gardera au besoin

Vertus. On s'en sert pour les élevures du nez & de la bouche, pour les fentes, les crevasses des lévres, des mammelles, des mains, des pieds, pour ramollir la peau.

Pommade de jasmin. La Pommade tire son nom & une partie de sa vertu des pommes; mais on prépare beaucoup d'autres espéces de pommades, où il n'entre point de pommes.

La pommade de jasmin n'est qu'une graisse de porc bien lavée, à laquelle l'on a empreint l'odeur des fleurs de jasmin par plusieurs stratifications; elle sert plus pour le parfum que pour les remédes; on peut l'employer pour ramollir, pour adoucir & pour résoudre.

La pommade rouge dont on se sert pour l'aridité des lévres, se compose en la maniére suivante.

Pommade rouge pour les lévres. Prenez trois onces de graisse qui se trouve proche des roignons du veau, séparez-en les peaux, faites la fondre, coulez-la, & l'ayant lavée par plusieurs eaux & égouttée, liquifiez-la par un très-petit feu avec autant de cire blanche, deux onces d'huile des grandes semences froides tirée sans feu par expression, & demi-once de racine de nature de baleine; ajoûtez-y un petit morceau d'orcanette écrasée, laissant environ demi-heure la matiére fondue sur un petit feu afin qu'elle se rougisse, vous la coulerez ensuite par un linge sur une assiette de faïance bien propre, & l'ayant laissée refroidir sans la remuer, vous la couperez par tablettes. On en oint les lévres pour les amollir & les adoucir. Si l'on veut cette composition plus ou moins ferme, on n'a qu'à ajoûter ou diminuer de l'huile des quatre grandes semences froides.

Pommade de raisins faite sans feu. On fait une autre pommade pour les lévres, sans feu, avec de la cire jaune rapée, qu'on bat long-temps dans un mortier de marbre avec des raisins mûrs récents, pelés & mondés de leurs pepins, & ce qu'il faut d'huile d'amandes douces tirée sans feu; elle humecte beaucoup les lévres & les adoucit.

On ne pourroit pas rapporter ici toutes les espéces de pommades qu'on prépare, car chacun les invente à sa mode, il suffit d'en avoir donné quelques modéles.

Onguent d'Agrippa, ou de Bryone.	*Unguentum Agrippæ, seu Diabryonias.*
♃ Des racines nouvelles de bryone, ℔ ß.	♃ *Radicum recentium bryoniæ,* ℔ ß.
Du concombre sauvage, ℥ iij.	*Cucumeris asinini,* ℥ iij.
De la scille, ℥ j. ß.	*Scillæ,* ℥ j. ß.
De la racine d'iris, ℥ vj.	*Radicis ireos,* ℥ vj.
De d'yéble, de fougère & d'arum, aã. ℥ ß.	*Ebuli, filicis, ari, aã.* ℥ ß.
De l'huile d'olives, ℔ j.	*Olei olivarum,* ℔ j. ß.
De la cire jaune, ℥ iv. ß.	*Ceræ citrinæ,* ℥ iv. ß.
Toutes les racines mondées, coupées & pilées, resteront en macération dans l'huile pendant 24. heures: après cela cuisez-les à petit feu, coulez-les & les exprimez, puis ajoûtez la cire à la colature, & faites-en un onguent s. a.	*Radices omnes mundatæ, incisæ & contusæ macerentur horis 24. in oleo, deinde coquantur igne lento & exprimantur: oleo colato adde ceram, & fiat secundùm artem unguentum.*

R E M A R Q U E S.

On rapera les racines de bryone & d'iris, on coupera & l'on concassera les
autres

autres racines, on les mettra dans une cruche, on versera dessus l'huile d'olives, on bouchera le vaisseau, on le placera dans le fumier ou au bain-marie chaud pour y laisser la matiére en digestion pendant vingt-quatre heures ; ensuite l'on fera bouillir lentement la matiére, on coulera l'huile avec expression, on la purifiera de ses féces, & l'on y fera fondre la cire qu'on aura coupée par petits morceaux, pour faire un onguent qu'on gardera.

Il est propre pour résoudre les tumeurs, on en frotte le ventre pour l'hydropisie & la région de la rate, pour les obstructions de ce viscère. On en applique sur l'estomac & sur le nombril, pour lâcher le ventre.   *Vertus;*

Le nom d'*Agrippa*, qu'on a donné à cet onguent, vient de ce qu'on a cru que le Roi Agrippa en avoit été l'Inventeur, & celui de *Diabryonias*, à cause de la racine de bryone qui y entre en bonne quantité.

Plusieurs emploient dans cette description le fruit du *tribulus aquaticus*, à la place de la racine d'arum.

Toutes les racines, qui entrent dans la composition de l'onguent Agrippa, étant pénétrantes, purgatives & apéritives, quelque partie de leur vertu peut passer par les pores, & exciter une raréfaction dans les humeurs qui produise un effet de purgatif; mais ce n'est que pour les personnes aisées à émouvoir.

Onguent Styptique.	*Unguentum Stypticum.*
♃ De l'huile commune, ℔ ij.	♃ *Olei communis,* ℔ ij.
Des myrtilles séches concassées, ℥ ix.	*Myrtillorum siccorum contuforum,* ℥ ix.
Des sucs de myrtille & de sorbes avant leur maturité, aa. ℔ ß.	*Succorum myrtillorum & sorborum immatur. aa.* ℔ ß.
De l'alun de roche, ℥ iij.	*Aluminis rupei,* ℥ iij.
Mêlez le tout & le cuisez jusqu'à la consomption des sucs ; coulez ensuite la décoction, puis faites fondre à petit feu dans l'huile purifiée de toutes ses féces	*Misceantur omnia & coquantur ad succorum consumptionem, deindè colentur & in oleo facibus liberato liquentur igne lento,*
De la cire jaune, ℥ v.	*Cera albæ,* ℥ v.
Quand la matiére sera à demi-refroidie, mêlez-y les ingrédients suivants pulvérisés,	*Semi refrigeratis sequentia pulverata permisceantur,*
De noix de cyprès, de myrtilles, de balaustes, des grains de raisins, des écorces de grenades & de gland, de l'os de cuisse de bœuf calciné, des grains de sumach, du mastic, de l'acacia, de l'alun brûlé, de l'écorce moyenne de châtaigne, aa. ʒ vj.	*Nucum cupreffi, myrtillorum, balaustiorum, acinorum uvæ, corticum granatorum & glandium, offis è crure bovis calcinati, granorum sumach, mastiches, acaciæ, aluminis usti, corticis mediani castanearum, aa.* ʒ vj.
Faites-en un onguent s. a.	*Fiat unguentum s. a.*

REMARQUES.

On concassera les myrtilles séches, on pulvérisera l'alun, on les mettra ensemble dans un pot de terre vernissé, on versera dessus les sucs & l'huile, on mêlera bien le tout, on couvrira le pot, & l'on fera cuire la matiére à petit feu jusqu'à consomption des sucs, on coulera l'huile avec expression, on la laissera reposer & on la versera par inclination pour la dépurer de ses féces, on y mettra fondre la cire après l'avoir coupée par petits morceaux ; & quand l'onguent sera à demi-refroidi, l'on y mêlera exactement les poudres, on gardera cet onguent pour le besoin.

Il est propre pour empêcher les descentes & l'avortement, il arrête le vomissement, il fortifie & remet les parties après l'accouchement.   *Vertus.*

Calcination de l'os de la cuisse du bœuf.

Comme il est bien difficile de tirer du suc des myrtilles, on pourra en écraser & en faire une forte décoction.

Pour calciner l'os de la cuisse du bœuf, il ne faut que le mettre au feu & le retirer quand il ne brûlera plus, & qu'il sera devenu blanc & léger.

Calcination de l'alun.

Pour calciner ou brûler l'alun, on le mettra sur une pelle à feu, laquelle on tiendra sur des charbons ardents, jusqu'à ce que toute l'humidité aqueuse de ce sel minéral soit consumée.

Les Onguents styptiques peuvent être profitables pour les hernies, mais il faut joindre à ce remède le bandage; c'est le plus assûré.

Autre Onguent Styptique, d'Ant. Mynsicht.	Unguentum Stypticum aliud, Ant. Mynsicht.
♃ Des huiles de myrtilles, ℥ viij. De coings & de nénuphar, ãã. ℥ iv. De mille-pertuis & de roses, ãã. ℥ ij. Des sucs de plantain, de bourse-à-berger & de mille-feuille, ãã. ℔ ß. Mêlez ces drogues & les cuisez jusqu'à consomption de l'humidité, après cela ajoutez-y Du sang-dragon & du safran de Mars astringent, ãã. ʒ j. Du bol rouge préparé, de la terre douce de vitriol, du corail rouge préparé, ãã. ʒ ß. Des racines de tormentille & de bistorte, ãã. ʒ ij. Du duvet jaune de roses, des semences de plantain & de berbéris, ãã. ʒ j. Un peu de vinaigre; de la cire ce qu'il en faudra. Mêlez le tout, & faites-en un onguent.	♃ *Olei myrtillorum,* ℥ viij. *Cydoniorum, nenuph*̃*ris, ãã.* ℥ iv. *Hyperici, rosarum, ãã.* ℥ ij. *Succi plantaginis, bursa pastoris, millefolii, ãã.* ℔ ß. *Misce & coque ad succorum consumptionem, posteà adde* *Sanguinis draconis, croci martis astringentis, ãã.* ʒ j. *Boli rubri praparati, terra vitrioli dulcis, corallorum rubrorum praparatorum, ãã.* ʒ ß. *Radicum tormentilla & bistorta, ãã.* ʒ ij. *Anthera rosarum, seminis plantaginis & berberis, ãã.* ʒ j. *Aceti parùm; cera q. s.* *Misce, fiat unguentum s. a.*

R E M A R Q U E S.

On tirera par expression les sucs des plantes en la manière ordinaire, & on les mêlera avec les huiles & un peu de vinaigre; & on fera bouillir le mélange sur un petit feu, dans un pot de terre vernissé jusqu'à consomption des sucs, on coulera l'huile, on y mettra fondre cinq onces de cire, on retirera la bassine de dessus le feu, & quand la matière sera à demi-refroidie, on y mêlera les autres drogues qu'on aura pulvérisées subtilement, & l'on aura un onguent qu'on gardera pour le besoin.

Vertus.

Il est propre pour arrêter les fluxions & les hémorrhagies, on l'emploie dans le flux des menstrues, on en frotte les reins & le bas ventre.

Anthera rosarum.

Anthera rosarum est une matière jaune en forme de duvet qui se trouve entre les fleurs de roses & leur calyce.

Onguent de la Comtesse, de Guillaume Varignana.	Unguentum Comitissæ, Gulielmi Varignanæ.
♃ De l'écorce moyenne de châtaigne, de gland de chêne & de féves, de baies de myr-	♃ *Corticis mediani castanearum, glandium quercûs, fabarum, bacca-*

tilles, de la queue de cheval, des galles, des pepins de raifins, des forbes féchées avant leur maturité, des néfles non mûres & pareillement féchées, des feuilles de prunier fauvage, dont on fait l'acacia vulgaire, du pavot cornu, ou à fon défaut, de la racine de grande chélidoine, aā. ℥ j. ß.

Cuifez tous ces fimples pilés dans ℔v iij. d'eau de plantain, ou f. q. jufqu'à confomption de moitié.

On lavera les drogues fuivantes neuf fois dans la colature, en verfant de nouvelle colature à chaque fois ; fçavoir,

Des huiles de myrte & de maftic, aā. ℔ j. ß.

De la cire blanche, ℥ viij. ß.

Ces drogues étant fondues & lavées vous y mêlerez les drogues fuivantes en poudre.

Des trochifques de karabé, ℥ ij.

De l'écorce moyenne de châtaigne, de glands, de chêne & de galle, aā. ℥ j.

Des myrtilles, des pepins de raifins, des forbes féchées avant leur maturité, & de l'os de la cuiffe de bœuf calciné, aā. ℥ ß.

Faites-en un onguent & le gardez.

---

rum myrtillorum, caudæ equina, gallarum, acinorum uvæ, forborum immaturorum & ficcorum, mefpillorum pariter immaturorum & ficcorum, foliorum pruni filveftris undè fit acacia noftras, glaucii, vel ejus defeétu, radicis chelidonii majoris, aā. ℥ j. ß.

Contufa coquantur in aquæ plantaginis ℔ viij. vel q. f. ad medias.

In colaturâ fequentia novies laventur, recentem colaturam fingulis vicibus affundendo ; fcilicet

Oleorum myrtini & mafliches, aā. ℔ j. ß.

Ceræ albæ, ℥ viij. ß.

His liquatis & lotis, infperge fequentia pulverata,

Trochifcorum de karabe, ℥ ij.

Corticis mediani caftanearum, glandium quercûs, gallarum, aā. ℥ j.

Myrtillorum, acinorum uvæ, forlorum immaturorum ficcorum, offis cruris bovis calcinati, aā. ℥ ß.

Technicé paretur unguentum ufui reponendum.

REMARQUES.

On fera une forte décoétion des premiers ingrédients en eau de plantain, & on la coulera avec expreffion ; on mettra fondre la cire blanche dans les huiles de myrte & de maftic, on lavera le mélange avec la décoétion neuf fois, puis on y mêlera les poudres ; on aura un onguent qu'on gardera au befoin.

Il empêche l'avortement & les hernies, il fortifie les reins relâchés, il arrête les flux de ventre & d'hémorrhoïdes. *Vertus.*

Le nom de cet onguent vient de ce que l'Auteur s'en fervit heureufement en faveur d'une Comteffe de Vadre, en la préfervant d'avortement ; il diffère peu d'avec l'onguent ftyptique précédent ; & quand l'on aura l'un des deux, il eft inutile de préparer l'autre.

Je trouverois plus à propos de mettre cuire la décoétion avec les huiles, que d'en faire de fimples lotions qui laiffent peu de leur impreffion.

Onguent Contre les Hernies, d'Ant. Mynficht.

℞ Des jaunes d'œufs durcis, N°. xxxv.

Du beurre de Mai qui ne foit point falé, ℔ß.
Mêlez-les, & les cuifez enfemble à un feu de charbon modéré, les remuant toûjours, jufqu'à ce que la matiére ne femble être qu'une huile pure. Alors vous en ferez une forte expreffion dans la preffe ; puis vous mêlerez dans l'expreffion

De l'huile balfamique d'A. Mynficht, ℔ ß.

Unguentum Herniofum, Ant. Mynficht.

℞ Vitellos ovorum ad duritiem coétorum, N°. xxxv.

Butyri Maialis fine fale ℔ ß.

Mifce, & in igne carbonum lento, femper agitando & defpumando, coquantur, & quando olei puri inftar apparebit materia, prælo fortiter exprimatur & fæces rejiciantur, poft'à in expreffo oleo adhuc calido mifceantur

Olei balfamici A. Mynficht, ℔ ß.

De l'emplâtre *oxycroceum*,	ℨ v.	*Emplaſtri oxycrocei*,	ℨ v.
De l'huile de pétrole,	ℨ iv.	*Petrolei*,	ℨ iv.
Faites de tout cela un onguent.		*Fiat unguentum*,	

REMARQUES.

On aura trente-cinq œufs frais qu'on mettra bouillir dans de l'eau jufqu'à ce qu'ils foient durcis, on en prendra les jaunes qu'on émiera dans une baffine, on y mêlera le beurre, on pofera la baffine fur un petit feu; on agitera inceffamment la matiére avec un biftortier pendant qu'elle cuira; & quand elle fera en forme d'huile, on la coulera, exprimant fortement le marc chaudement, on mettra fondre dans l'huile coulée l'emplâtre *oxycroceum* & les huiles pour faire un onguent qu'on gardera.

Vertus.   Il eſt propre pour les hernies, on en frotte la tumeur; mais il eſt à propos d'appliquer un bandage ou fufpenfoire pour tenir les parties en état.

Onguent Aſtringent, de Fernel.		Unguentum Aſtringens, Fernelii.	

♃ De l'huile rofat lavée plufieurs fois dans l'eau alumineufe,	℔ j. ß.	♃ *Olei rofati in aquâ aluminofâ fapiùs abluti*,	℔ j. ß.
De la cire blanche,	ℨ iv.	*Ceræ albæ*,	ℨ iv.
De l'acacia, des baies de myrte, des balauftes, des écorces de glands, & de grenades; des galles non-mûres, des noix de cyprès, du fumac, & du maftic, aã.	ℨ j.	*Acaciæ, baccarum myrti, balauſtiorum, corticis glandium, granatorum; gallarum immaturarum, nucum cupreſſi, rhois culinariæ, maſtiches, aã.*	ℨ j.
Faites un onguent f. a.		*Fiat unguentum f. a.*	

REMARQUES.

On pulvérifera enfemble toutes les drogues qui doivent être pulvérifées, on lavera plufieurs fois l'huile rofat avec l'eau alumineufe, on y mettra fondre la cire blanche; & quand la matiére fera à demi-refroidie, on y mêlera les poudres, pour faire du tout un onguent qu'on gardera au befoin.

Vertus.   Il eſt propre pour les hernies, pour arrêter le fang, pour fortifier, pour deffécher les plaies.

Onguent Réfomptif, de Nic. Prevôt.		Unguentum Refumptivum, Nic. Præpofiti.	

♃ Du beurre nouveau,	℔ j.	♃ *Butyri recentis*,	℔ j.
De la cire jaune,	℔ ß.	*Ceræ flavæ*,	℔ ß.
De l'axonge de porc,	ℨ iij.	*Axungiæ porci infulfæ*,	ℨ iij.
De poule, d'oie & de canard; des huiles d'amandes douces, de violettes, de camomille & d'aneth, aã.	ℨ ij.	*Gallinæ, anatis, anferis; oleorum amygdalarum dulcium, violati, chamæmeli, anethini, aã.*	ℨ ij.
Des mucilages de racine de guimauve, de fænugrec & de lin, tirés avec l'eau de rofes, aã.	ℨ j.	*Mucaginum radicis bifmalvæ, fænugræci & lini, aquâ rofarum extractarum, aã.*	ℨ j.
De la laine graffe,	ℨ ß.	*Oefypi humidæ*,	ℨ ß.
Faites-en un onguent f. a.		*Fiat unguentum f. a.*	

REMARQUES.

On fera bouillir les mucilages avec le beurre, les graiffes & les huiles jufqu'à confomption de l'humidité aqueufe, on coulera la liqueur, & l'on y fera fondre la cire & l'œfype pour faire un onguent qu'on gardera au befoin.

Il ramollit, il réfour, on s'en fert pour l'afthme, pour la pleuréfie, pour la fiévre hectique ; on en frotte les parties affectées. *Vertus.*

Les graiffes d'oies, de canards & de poules, font toutes réfolutives & convenables dans la compofition de cet onguent ; mais comme elles ont des qualités femblables les unes aux autres, on pourroit fort bien fe contenter d'une feule, pourvû qu'on en mît à la quantité des trois.

Onguent Aregon, de Nic. Salern.		Unguentum Aregon, Nic. Salernitani.	
♃ Des deux fortes d'herbes aux puces, de lauréole, aã.	℥ iv. ß.	♃ *Utriufque coniza feu pulicaria, laureola, aã.*	℥ iv. ß.
Des feuilles de concombre fauvage & d'herbe au chat, aã.	℥ iij.	*Foliorum cucumeris agreftis, nepeta, aã.*	℥ iij.
Des racines de concombre fauvage & d'arum ; du romarin, de la marjolaine, du ferpolet & de la rue, aã.	℥ ij. ʒ ij.	*Radicis cucumeris agreflis, ari ; rorifmarini, majorana, ferpylli, ruta, aã.*	℥ ij. ʒ ij.
Des feuilles de laurier, de fabine, & de fauge, de la racine de bryone, aã.	℥ j. ß.	*Foliorum lauri, fabina, falvia, radicum bryonia, aã.*	℥ j. ß.
Des racines de pyréthre & de gingembre ; du poivre & de l'euphorbe, aã.	℥ ß.	*Pyrethri, zingiberis ; piperis & euphorbii, aã.*	℥ ß.
Du maftic & de l'encens, aã.	ʒ iij.	*Maftiches, thuris, aã.*	ʒ iij.
Du beurre,	℥ ij.	*Butyri,*	℥ ij.
De la graiffe d'ours & de l'huile de laurier, aã.	℥ j. ß.	*Adipis urfini, olei laurini, aã.* ℥ j. ß.	
De l'huile mufcade,	ʒ x.	*Mufcelini feu mofchati,*	ʒ x.
De pétrole.	℥ ß.	*Petrolei,*	℥ ß.
De la cire jaune,	℥ vij. ß.	*Cera flava,*	℥ vij. ß.
De l'huile commune,	℔ ij. ß.	*Olei communis,*	℔ ij. ß.
Du meilleur vin,	℔ j.	*Vini optimi,*	℔ j.
Faites-en un onguent f. a.		*Fiat unguentum f. a.*	

REMARQUES.

On incifera & l'on concaffera bien les racines & les herbes, on les mettra dans un pot de terre vernifé, on verfera deffus l'huile & le vin, on couvrira le pot, & on laiffera la matiére en digeftion fept ou huit jours ; enfuite on la fera bouillir doucement jufqu'à confomption de l'humidité aqueufe, on la coulera avec expreffion, & dans la colature on fera fondre la cire coupée par petits morceaux, le beurre, la graiffe d'ours, les huiles de laurier, de *mufcelinum* & de pétrole, on retirera la baffine de deffus le feu, & quand la matiére fera à demi refroidie, l'on y mêlera exactement le poivre, l'euphorbe, le maftic & l'encens fubtilement pulvérifés, pour faire un onguent qu'on gardera au befoin.

Il digère, il atténue, il raréfie, on s'en fert pour les fluxions qui viennent d'humeurs pituiteufes, & groffiéres, pour la paralyfie, pour les foibleffes des nerfs, on en frotte l'épine du dos, on l'employe auffi pour la colique venteufe, on en oint le bas - ventre, il purge les vents & les humeurs par les felles, il excite l'accouchement. *Vertus.*

Cet onguent a pris fon nom de fon effet, car αρηγων fignifie *donnant fecours.*

Le Grand Onguent de Arthanitâ , ou *de Pain de Pourceau Purgatif , de Méfué.*

℞ Du fuc de l'herbe nommée *pain de pourceau ,*   ℔ iij.
De l'huile d'iris ,   ℔ ij.
Du fuc de concombre fauvage & du beurre , aã.   ℔ j.
Du polypode ,   ℔ ß.
De la pulpe de coloquinte ,   ℥ iv.
De l'euphorbe ,   ℥ ß.

Faites fécher ces trois derniéres drogues & laiffez - les enfuite macérer pendant huit jours avec les fucs , l'huile & le beurre dans un vaiffeau de verre , dont l'entrée foit étroite ; cuifezles après cela , eu remuant toûjours jufqu'à la confomption prefque entière des fucs , coulez & exprimez la décoction , & enfin mêlez-y

De la cire jaune ,   ℥ v.
Du fiel de taureau , du fagapénum , de la fcammonée , de l'aloës , de la femence de thymélée , de la coloquinte & du turbith , aã. ʒ vj. ℈ ij.
Du fel gemme ,   ℥ ß.
De la myrrhe , de l'euphorbe , du poivre long , du gingembre & de la camomille , aã. ʒ ij. ℈ ij.

Faites-en un onguent f. a.

Unguentum de Arthanitâ majus , *feu* de Cyclamine Catharticum , Mefue.

℞ *Succi arthanitæ , id eft, cyclaminis ,*   ℔ iij.
Olei irini ,   ℔ ij.
Succi cucumeris afinini , butyri vaccini , aã.   ℔ j.
Polypodii ,   ℔ ß.
Pulpæ colocynthidos ,   ℥ iv.
Euphorbii ,   ℥ ß.
Sicca hæc tria tere & macera per dies octo , cum fuccis , oleo & butyro in vafe vitreo anguftiori obturato , poftea bulliant fimul agitando ad fuccorum ferè confumptionem , colentur & exprimantur , in colaturâ mifce

Ceræ flavæ ,   ℥ v.
Fellis taurini , fagapeni , fcammonii , aloes , mezereon vel feminis thymeleæ , colocynthidis , turbith , aã.   ʒ vj. ℈ ij.
Salis gemmei ,   ℥ ß.
Myrrhæ , euphorbii , piperis longi , zingiberis , chamæmeli , aã.   ʒ ij. ℈ ij.

Fiat unguentum f. a.

REMARQUES.

On concaffera bien la racine de polypode , on mondera la coloquinte de fes pepins , & on l'incifera menu , on pulvérifera grolliérement l'euphorbe , on mettra le tout dans un pot de terre verniffé , on verfera deffus , les fucs nouvellement tirés par expreffion , l'huile d'iris & le beurre fondu , on brouillera le tout enfemble , & ayant couvert le pot , on laiffera la matiére en macération pendant huit jours à la chaleur du fumier ou du bain-marie ; enfuite on la fera bouillir doucement , la remuant fouvent avec une efpatule de bois , jufqu'à confomption de prefque toute l'humidité aqueufe , puis on la coulera avec expreffion , & dans la colature on mêlera le fiel de taureau , on fera fondre la cire , & l'on retirera la baffine de deffus le feu ; cependant on aura pulvérifé enfemble le fagapénum , l'aloës , la fcammonée , la myrrhe & l'euphorbe ; d'une autre part , la femence de thymélée , la coloquinte mondée de fa femence & coupée par petits morceaux , le turbith , le poivre long , le gingembre & la fleur de camomille ; d'une autre part , le fel gemme. On mêlera toutes ces poudres avec la matiére à demi-refroidie dans la baffine , pour faire un onguent qu'on gardera au befoin.

Vertus.   Il excite le vomiffement , fi on en frotte la région de l'eftomac ; & il purge par bas , fi l'on en frotte le bas-ventre. Il eft bon pour l'hydropifie , il tue les vers , il eft commode pour ceux qui ne peuvent pas prendre des remédes par la bouche.

Il entre plufieurs ingrédients inutiles dans cette defcription , comme le polypode , le gingembre , la camomille , le fiel de taureau , la myrrhe , le fagapénum , le poivre long.

Le Petit Onguent de Arthanitâ, de *Méfué*.	Unguentum de Arthanitá Minus, Mefue.

℞ De l'huile d'iris,   ℔ ij.
De la cire jaune,   ℔ ß.
Des fucs de pain de pourceau, de racine de
fougère & d'éble, aä.   ℥ iv.
Du fuc de fommités de tamarifc,   ℥ ij.
De la laine graffe,   ʒ v.
De l'écorce de racine de caprier,   ℥ j. ß.
Du fpica nard,   ℥ ß.
Des gommes ammoniac & bdellium, aä.
                                                      ʒ j. ß.

Faites-en un onguent f. a.

℞ Olei irini,   ℔ ij.
Ceræ flavæ,   ℔ ß.
Succorum cyclaminis, radicis filicis,
ebuli,   ℥ iv.
Succi fummitatum tamarifci,   ℥ ij.
Oefypi,   ʒ v.
Corticis radicis capparis,   ℥ j. ß.
Spicæ nardi,   ℥ ß.
Gummi ammoniaci, bdellii, aä. ʒ j. ß.

Fiat unguentum f. a.

REMARQUES.

On fera bouillir enfemble les fucs & l'huile jufqu'à confomption de l'humidité aqueufe, on coulera la liqueur & l'on y mettra fondre l'œfype & la cire coupée par petits morceaux, puis on retirera la baffine de deffus le feu, cependant on aura pulverifé fubtilement enfemble l'écorce de racine de caprier & le fpica nard; d'une autre part, la gomme ammoniac & le bdellium : on mêlera ces poudres exactement avec la matiére à demi refroidi dans la baffine, pour fai e un onguent qu'on gardera au befoin.

Il en propre pour ramollir les duretés de la rate, les skirres & les tumeurs ſcrophuleufes: mais il n'eſt point en uſage, & on ne le trouve guère dans les boutiques des Apothicaires.   *Vertus.*

Onguent Splénétique.	Unguentum Spleneticum, *vel* Splanchnicum.

℞ Du fuc de grande nicotiane & de la gomme élémi, aä.   ℥ ij.
De l'huile de mille pertuis,   ℔ ß.
De la réfine, de la gomme ammoniac cuites
& diffoutes dans le vinaigre de capres, & de la
cire jaune,   ℥ ß.
Ces chofes étant fondues tirez-les du feu, puis
jettez-y
De la poudre d'ariftoloche ronde, & de celle
de pain de pourceau, aä.   ʒ ij.
Faites-en un onguent que vous garderez pour
l'ufage.

℞ Succi nicotianæ majoris, gummi elemi, aä.   ℥ ij.
Olei hyperici,   ℔ ß.
Refinæ, gummi ammoniaci aceto capparùm foluti & coûii, ceræ flavæ, aä.
                                                      ℥ ß.

Liquatis, extra ignem injice

Pulveris ariftolochiæ longæ & rotundæ, cyclaminis, aä.   ʒ ij.
Fiat unguentum ufui reponendum.

REMARQUES.

On mettra fondre enfemble dans l'huile de mille-pertuis la réfine, la cire & la gomme élémi, on y mêlera le fuc de la grande nicotiane qu'on aura tiré par expreffion, on mettra le mélange fur le feu pour en faire confumer l'humidité aqueufe, on le coulera, on fera fondre dans la colature la gomme ammoniac diffoute & cuite dans le vinaigre de caprier, quand la matiére fera à demi refroidie, l'on y mêlera exactement les racines féches & réduites en poudre pour en faire un onguent.

Il ramollit & réfout les duretés de la rate. On en applique fur la région de la rate.

Comme en faifant diffoudre la gomme ammoniac on perd beaucoup de fes parties volatiles, il feroit plus à propos qu'on fe contentât de la mettre en poudre.

Onguent Splénétique, d'Ant.	**Unguentum Spleneticum, Ant.**
Mynficht.	**Mynficht.**

♃ Du fuc de fcolopendre,	℥ iv.	♃ Succi fcolopendrii,	℥ iv.
Des huiles de capres,	℥ iij.	Oleorum de capparibus,	℥ iij.
De femence de roquette, de nielle & de chanvre exprimé, aã.	℥ j.	Seminis erucæ, nigellæ & cannabis expreffi, aã.	℥ j.
D'amandes de …..,	℥ ß.	Amygdalarum dulcium,	℥ ß.
Mêlez-les & les cuifez à petit feu jufqu'à confomption du fuc; après cela ajoutez,		Mifceantur & coquantur igne lento ad fucci confumptionem, poftea adde	
De la cire blanche,	℥ ij.	Ceræ albæ,	℥ ij.
Des huiles diftillées de genévre,	℥ ß.	Olei ftillatitii juniperi,	℥ ß.
De maftic, de cumin & de myrrhe, aã.	℥ j.	Maftichis, cumini, myrrhæ, aã.	℥ j.
De gomme ammoniac, de camomille & d'abfinthe, aã.	℥ ß.	Gummi ammoniaci, chamomillæ, abfinthii, aã.	℥ ß.
De l'extrait de fafran,	℈ ij.	Extraſti croci,	℈ ij.
Faites-en un onguent f. a.		Fiat unguentum f. a.	

R E M A R Q U E S.

On mettra bouillir à petit feu les premiéres huiles avec le fuc de fcolopendre jufqu'à confomption du fuc, on paffera la liqueur par un linge, & l'on y fera fondre la cire blanche rompue en petits morceaux, puis la matiére étant prefque refroidie on y mêlera avec un biftortier les huiles diftillées & l'extrait de fafran, pour faire un onguent qu'on gardera au befoin.

Vertus.   Il ramollit les duretés de la rate, il en diffipe les gonflements, & la fait abaiffer : On en frotte la région de ce vifcère.

Le fuc de fcolopendre n'apporte pas une grande vertu à cet onguent, & il le prive de beaucoup des parties les plus effentielles des huiles; car elles fe diffipent en bouillant.

On ne peut tirer l'extrait de fafran, qu'on ne détruife ce que cette petite fleur a de plus volatil & de meilleur, ainfi il eft bien plus à propos de l'employer en fubftance fimplement pulvérifé, fes principes font naturellement affez raréfiés, fans qu'il foit befoin de préparation pour les ouvrir davantage.

Onguent Citreum, de Nic. Mirepfus	**Unguentum Citreum, Nic. Mi-**
d'Alexandrie.	**repfi Alexandrini.**

♃ De la cérufe de Venife,	℔ ß.	♃ Cerufæ Venetæ,	℔ ß.
Des fécules de petite ferpentaire,	℥ j.	Cerfæ, feu fæcularum dracuntii minoris,	℥ j.
Du corail blanc,	℥ ß.	Coralli albi,	℥ ß.
Du nitre, de l'encens blanc, des coquilles de tuyau marin, de dental & d'ombilic de mer, du cryftal, de l'amydon, de l'adraganth blanc, de l'amianthe, ou à fon défaut, de l'alun de plume, aã.		Nitri, thuris albi, concharum antali, dentali, & umbilici marini; cryftalli, amyli, tragacanthi albi, amianthi, vel ejus defeſtu aluminis plumei, aã.	℥ iiij.
Du borax & du marbre blanc, aã.	℥ ij.	Boracis, marmoris albi, aã.	℥ ij.
Mêlez toutes ces drogues pulvérifées; puis		Horum fiat pulvis. Tum	
♃ De l'axonge de porc,	℔ j. ß.	♃ Axungiæ porci,	℔ j. ß.
			Du

Du suif de chevreau, ℥ j. ß.	*Sevi caprini*, ℥ j. ß.
De la graisse de coq, ℥ j.	*Adipis gallinacei*, ℥ j.

Faites fondre les graisses dans un vaisseau de terre verniffé, & enfuite laiffez-y macérer & cuire légérement deux citrons coupés par petits morceaux ; coulez après cela les graiffes, & mêlez-y la poudre, pour en faire un onguent f. a.

Adipes in vitreato vafe liquentur, in iis macerentur & leviter coquantur citrea mala duo minutim concifa, deinde adipes colentur, & in his pulvis mifceatur, fiat unguentum f. a.

REMARQUES.

On pulvérifera fubtilement la cérufe, en la frottant fur un tamis renverfé, on broiera fur un porphyre le corail blanc, les coquilles d'antale, de dental, d'ombilic marin, le marbre blanc & le cryftal après qu'il aura été rougi au feu & éteint dans du vinaigre, jufqu'à ce que le tout foit réduit en poudre impalpable. On pulvérifera la gomme adraganth dans un mortier chaud : on mettra en poudre l'encens féparément ; d'une autre part, on pulvérifera enfemble l'amydon, le nitre & le borax.

On choifira des racines du petit *dracontium* ou ferpentaire de Diofcoride, des mieux nourries, nouvellement tirées de la terre, ou à leur défaut des racines d'arum, on les rapera & l'on en tirera le fuc par expreffion, on le laiffera raffeoir pour en avoir les féces ou fécules qui fe précipiteront au fond du vaiffeau, on verfera par inclination le fuc, & l'on fera fécher ces fécules au Soleil pour les réduire en poudre, & les mêler avec les autres poudres & l'amiante préparée.

Gerfæ, feu Fecula dracontii minoris.

On mondera deux citrons de leurs écorces, on les coupera par petits morceaux, on les mettra macérer pendant vingt-quatre heures avec les graiffes qu'on aura fait fondre enfemble dans un pot de terre verniffé ; puis on les fera bouillir doucement jufqu'à confomption de prefque toute l'humidité aqueufe, on coulera l'infufion avec forte expreffion ; & quand elle fera à demi refroidie, l'on y mêlera exactement les poudres pour faire du tout un onguent qu'on gardera au befoin.

Il eft déterfif, propre pour effacer les taches de la peau, comme les lentilles, les rougeurs, les cicatrices, les dartres : Cet onguent a pris fon nom des citrons qui entrent dans fa compofition.

Vertus.

Comme l'onguent citréum fe rancit en vieilliffant, on peut garder la poudre à part pour le compofer, quand on en aura befoin.

Cette defcription eft trop compofée ; on pourroit l'abréger, fans diminuer la qualité de l'onguent, en la manière fuivante.

Onguent Citréum, Réformé.	Unguentum Citreum, Reformatum.

♃ Du magiftère de Saturne, ℥ iij.	♃ *Magifterii Saturni*, ℥ iij.
Des coquilles de tuyau marin & de dental préparées, aā ℥ vj.	*Antali & dentali præparat.* aā. ℥ vj.
Du cryftal préparé, du nitre & du borax, aā. ℥ ß.	*Cryftalli præparati, nitri, boracis,* aā. ℥ ß.
Réduifez-les en poudre, puis	*Fiat pulvis. Tum*
♃ Des citrons coupés par morceaux, n°. ij.	♃ *Citrea mala minutim concifa,* n°. ij.
De l'axonge de porc lavée, ℔ j. ß.	*Axungia porci lota,* ℔ j. ß.
Laiffez-les en macération pendant 24. heures : Cuifez-les enfuite à petit feu ; coulez-les & les exprimez, puis mêlez la poudre dans la colature	*Macerentur fimul per 24. horas, poftea lento igne coquantur, colentur, & exprimantur, in colatura femi refrige-*

se refroidie, & faites-en un onguent f. a. | *ratâ, mifceatur pulvis, & fiat unguentum f. a.*

Autre Onguent Citréum.	Unguentum aliud Citreum.

℞ De la graiffe tirée des inteftins des oies, & lavée, ℔ ij.
 Des citrons coupés par morceaux, N°. ij.
 De la chair de veau, ℔ ß.
 Des racines de lis, N°. iv.
 De la femence de pavot blanc concaffée, des quatre grandes femences froides mondées & concaffées, aā ʒ iij.
 Du borax & de l'alun, aā. ʒ ß.
 Mêlez ces drogues, & les faites cuire dans un pot de terre verniffé au bain-marie, pendant dix ou douze heures ; après cela coulez & exprimez la décoction, puis ajoûtez-y
 Du fperme de baleine, ʒ ij.
 Faites-en un onguent f. a.

℞ *Adipis ex inteftinis anferinis extracti & loti,* ℔ ij.
 Citrea mala minutim concifa, N°. ij.
 Carnis vituli, ℔ ß.
 Radicis liliorum, N°. iv.
 Seminis papaveris albi contufi, quatuor feminum frigidorum majorum mundatorum & contuforum, aā. ʒ iij.
 Boracis & aluminis, aā. ʒ ß.
 Mifceantur & coquantur in ollâ vitreatâ benè obturatâ balneo mariæ per decem aut duodecim horas, deindé cola & exprime, in colaturâ adde
 Spermatis ceti, ʒ ij.
 Fiat unguentum f. a.

REMARQUES.

On aura de la graiffe qui fe trouve attachée aux inteftins des oies, on la lavera plufieurs fois dans l'eau de fontaine, & on la mettra dans un pot de terre verniffé, on y mêlera les citrons mondés de leurs écorces, des oignons de lis lavés, nettoyés & incifés menu, le maigre de veau coupé par petits morceaux, les femences pilées dans un mortier de marbre, le borax & l'alun en poudre, on couvrira le pot & on le placera au bain-marie qu'on fera bouillir pendant dix heures, on coulera la matiére avec expreffion, on la laiffera dépurer de fa craffe & de fon humidité aqueufe qui fe précipiteront au fond, on l'en féparera, & l'on mettra fondre dans l'onguent par une très-douce chaleur, la nature de baleine : on gardera cet onguent pour le befoin.

Vertus.   Il eft propre pour emporter les taches du vifage, pour adoucir & remplir les cavités après la petite vérole, pour diffiper les cicatrices ; on en oint fouvent le vifage, les mains, les bras, la gorge.

Je me fuis fervi de cet onguent en plufieurs occafions, où il m'a bien réuffi ; c'eft pourquoi je le donne au Public.

Onguent de Storax.	Unguentum de Styrace.

℞ Du ftorax liquide, de la gomme élémi, & de la cire jaune, aā. ʒ viij. ß.
 De la colophone, ʒ ij.
 De l'huile de noix, ℔ ij. ß.
 Faites-en un onguent f. a.

℞ *Styracis liquidæ, gummi elemi, ceræ flavæ, aā.* ʒ viij. ß.
 Colophoniæ, ʒ ij.
 Olei nucum, ℔ ij. ß.
 Fiat unguentum f. a.

REMARQUES.

On mettra fondre enfemble tous les ingrédients dans une baffine fur un feu affez médiocre, on paffera la matiére par un linge pour la purger des ordures qu'elle pourroit contenir, & on la laiffera refroidir, l'agitant de temps en temps pour empêcher qu'il ne s'y faſſe des grumeaux ; c'eſt l'onguent de ſto-rax.

Il eſt propre pour déterger & mondifier les ulcères ſcorbutiques, il fortifie les nerfs & il réſout les tumeurs froides. *Vertus.*

On peut augmenter ou diminuer la quantité de l'huile de noix, ſuivant qu'on voudra rendre l'onguent plus ou moins liquide.

Onguent répercuſſif de Bol, de Guidon.	*Unguentum de Bolo reprimens, Guidonis.*
♃ Du bol d'Arménie, du vinaigre ou du ſuc de morelle, ou de plantain, ou de quel-qu'autre plante de même vertu, aā. ℥ ix. De l'huile roſat, ℔ j. ß. Agitez-les doucement dans un mortier juſqu'à conſiſtance de liniment.	♃ *Boli Armenæ ; aceti, vel ſucci ſo-lani, vel plantaginis, vel alterius ejuſ-dem facultatis, aā.* ℥ *ix.* *Olei roſati,* ℔ *j. ß.* *Senſim agitentur in mortario donec li-nimenti craſſitudinem acquirant.*

REMARQUES.

On pulvériſera ſubtilement le bol, on le mêlera peu à peu dans un grand mortier avec l'huile roſat & le vinaigre, agitant le mélange pour en faire un onguent nutritum.

Il fortifie, il arrête le ſang étant appliqué ſur les plaies.

On peut au lieu du vinaigre employer le ſuc de plantain ou de ſolanum, ou de quelqu'autre plante de même vertu. *Vertus.*

Cet onguent ſe durcit en peu de temps, deſorte qu'on eſt obligé d'y ajoûter l'huile roſat pour le ramollir.

Onguent Défenſif.	*Unguentum Defenſivum.*
♃ De l'huile roſat, ℔ j. De la cire jaune & du bol d'Arménie, aā. ℥ iij. Du ſang-dragon, ℥ j. Du vinaigre fait avec d'excellent vin, ℥ j. ß. Faites-en un onguent ſ. a.	♃ *Olei roſati,* ℔ *j.* *Ceræ flavæ, boli Armenæ, aā.* ℥ *iij.* *Sanguinis draconis,* ℥ *j.* *Aceti vini acerrimi,* ℥ *j. ß.* *Fiat unguentum ſ. a.*

REMARQUES.

On coupera la cire en petits morceaux, on la fera fondre dans l'huile de ro-ſes, puis la baſſine étant hors du feu & la matiére à demi-refroidie, on y mê-lera avec un biſtortier le bol & le ſang-dragon qu'on aura auparavant réduits en poudre ſubtile, on y incorporera enſuite le vinaigre peu à peu, l'agitant avec l'onguent dans un mortier.

Cet onguent arrête les fluxions & il les empêche de tomber ſur les parties malades, il fortifie & il deſſéche, il a plus de vertu que le précédent, & il eſt de meilleure conſiſtance. *Vertus.*

Onguent d'Eſcarbots.	*Unguentum Scarabeorum.*
♃ Des eſcarbots ou fouille-merdes bien écra-ſées, ℥ viij. De l'huile de laurier, ℔ j. ß. Mêlez le tout, & le laiſſez en digeſtion	♃ *Scarabeorum ſtercorum contuſo-rum,* ℥ *viij.* *Olei laurini,* ℔ *j. ß.* *Miſceantur, & digerantur in vaſe fi[c]ti-*

pendant un mois dans un pot de terre bien bouché ; ensuite mettez chauffer cette matiére à petit feu ; faites - en la colature & l'expression, pour la réduire en onguent.

li obturato per menfem , tunc calefiant igne moderato , colentur & exprimantur , fiat unguentum.

REMARQUES.

On amaſſera des eſcarbots, qu'on appelle *Fouilles-merdes*, quand ils ſont dans leur vigueur, on les écraſera dans un mortier, & on les mêlera avec l'huile de laurier, on mettra le mélange dans un pot qu'on bouchera exactement, & on le laiſſera en digeſtion pendant un mois ; on le fera enſuite chauffer par une chaleur douce comme par le bain-marie, puis on le coulera avec expreſſion, on le mettra raſſeoir & l'on en ſéparera les féces qui ſeront tombées au fond ; on gardera cet onguent pour s'en ſervir au beſoin.

Vertus.   Il eſt nerval & réſolutif, propre pour les rhumatiſmes. Les Maréchaux s'en ſervent auſſi pour les ſurots qui naiſſent ſur les jambes des chevaux, il tire & fait ſortir l'humeur corrompue qui eſt deſſous.

On ne doit point faire bouillir cette compoſition d'onguent, de peur que le feu n'emporte une partie du ſel volatil de l'eſcarbot, & des parties ſpiritueuſes de l'huile de laurier ; car c'eſt principalemeut dans ces parties volatiles, que conſiſte la vertu de ce reméde.

Onguent Contre les Vers.

℞ Des huiles d'abſinthe, d'amandes amères & de rue, aā.   ℥ ij.
Des ſuc de feuilles de pécher & de matricaire, aā.   ℥ j.
Des fiel de taureau, de l'aloës ſuccotrin, de de la farine de lupins, de la petite centaurée, de la coralline, de la ſemence contre les vers, de la corne de cerf, de l'aurone ſéche, & des roſes rouges, aā.   ℥ j.
De la cire,   ℥ j.
Faites-en un onguent ſ. a.

Unguentum Contra Vermes.

℞ *Oleorum abſinthii, amygdalarum amararum , rutæ* aā.   ℥ ij.
Succi foliorum perſicorum & matricariæ, aā.   ℥ j.
Fellis taurini, aloes ſuccotorinæ, farinæ lupinorum , centaurii minoris, corallinæ , ſeminis contra vermes , cornu cervi, abrotani ſucci, roſarum rubrarum, aā.   ℥ j.
Ceræ,   ℥ j.
Fiat unguentum ſ. a.

REMARQUES.

On mettra bouillir les ſucs avec les huiles juſqu'à conſomption de l'humidité aqueuſe, on coulera l'huile, on y mêlera le fiel de taureau & l'on y fondra la cire, puis quand la matiére ſera à demi-refroidie, on y mêlera les autres ingrédients réduits en poudre ſubtile, on aura un onguent qu'on gardera au beſoin.

Vertus.   Il eſt propre pour faire mourir les vers, on en frotte l'ombilic chaudement.

Cet onguent eſt trop compoſé, il y entre pluſieurs drogues inutiles, comme les roſes, la farine de lupins, l'huile d'amandes douces ; je voudrois le réformer en maniére ſuivante.

Onguent Contre les Vers, *Réformé.*

℞ De l'huile d'abſinthe,   ℔ ß.
Des ſucs de feuilles de pécher & de tanaiſie, aā.   ℥ j.

Unguentum Contra Vermes, Emendatum.

℞ *Olei abſinthii,*   ℔ ß.
Succorum foliorum perſicorum, tanaceti, aā.   ℥ j.

De la cire,	℥ j. ß.	*Cera,*	℥ j. ß.
De l'aloës,	ʒ ij. ß.	*Aloes,*	℥ ij. ß.
De la petite centaurée, de la coralline, de la semence contre les vers, aa.	℥ j. ß.	*Centaurii minoris, corallinæ, seminis contra vermes, aa.*	℥ j. ß.
Faites-en un onguent s. a.		*Fiat unguentum s. a.*	

REMARQUES.

Si l'on ajoûte dans cette composition une dragme de mercure sublimé doux, il en sera plus efficace.

Onguent Contre les Vers, d'Ant. .		*Unguentum Contra Vermes,*	
Mynsicht.		Ant. Mynsicht.	
♃ De l'aloës hépatique,	℥ iij.	♃ *Aloes hepaticæ,*	℥ iij.
De l'extrait de gentiane,	℥ j. ß.	*Extracti gentianæ,*	℥ j. ß.
Dissolvez-les dans q. s. d'esprit-de-vin, puis ajoûtez-y		*Solvantur simul in s. q. spiritûs vini, & solutis adde*	
Des huiles d'amandes amères, d'absinthe & de camomille, aa.	℔ ß.	*Oleorum amygdalarum amararum, absinthii, chamomillæ, aa.*	℔ ß.
Du fiel de taureau,	℥ iv.	*Fellis taurini,*	℥ iv.
Du vinaigre,	℥ j. ß.	*Aceti vini,*	℥ j. ß.
Mêlez ces ingrédients, & les cuisez jusqu'à consomption de l'esprit-de-vin, du vinaigre & du fiel; ajoutez y sur la fin		*Misce, & coque ad spiritûs vini, aceti & fellis consumptionem, & circa finem adde*	
De la myrrhe,	℥ j.	*Myrrhæ,*	℥ j.
Des trochisques alhandal, & de l'huile de sabine, aa.	℥ iij.	*Trochiscorum alhandal, olei sabinæ, aa.*	℥ iij.
De la cire jaune, ce qu'il en faudra.		*Cera flava q. s.*	
Faites-en un onguent s. a.		*Fiat unguentum s. a.*	

REMARQUES.

On pulvérisera l'aloës, on le mettra dans un matras avec l'extrait de gentiane, on versera dessus de l'esprit-de-vin à la hauteur de quatre doigts, on bouchera le vaisseau, on laissera la matiére en digestion au Soleil ou à la chaleur du fumier pendant vingt-quatre heures, remuant le matras de temps en temps, puis on la versera dans un pot de terre vernissé, on y mêlera les huiles, le vinaigre & le fiel de taureau, on couvrira le pot, & l'on fera bouillir le mélange à petit feu jusqu'à consomption de l'esprit-de-vin, du vinaigre & du fiel; on versera par inclination la matiére restante, on y fera fondre quatre onces de cire jaune, & quand elle sera à demi-refroidie, l'on y mêlera la myrrhe, les trochisques alhandal, qu'on aura réduits en poudre subtile, & enfin l'huile de sabine pour faire un onguent, qu'on gardera au besoin.

Il est propre pour faire mourir les vers, pour chasser les vents, on en frotte le bas ventre, il a plus de force que le précédent.   **Vertus.**

En préparant l'extrait de gentiane, on laisse échapper la plus grande partie du volatil, en quoi consiste la principale vertu de la plante; c'est pourquoi il vaudroit mieux employer la racine de gentiane simplement pulvérisée, qu'en extrait.

L'esprit-de-vin dont on se sert ici pour dissoudre l'aloës & l'extrait de gentiane, emporte avec lui pendant la coction qu'on en a faite avec l'huile, beaucoup du volatil de l'aloës ; je trouverois plus à propos qu'on employât à la place de ce diffolvant, du fuc d'abfinthe, ou qu'on mêlât l'aloës en poudre dans cette compofition.

L'huile d'abfinthe me paroît la meilleur des trois pour les vers, & je ferois d'avis qu'on l'employât feule dans ce reméde. Voici donc comment je voudrois réformer l'onguent.

<table>
<tr><td>

Onguent contre les Vers, Réformé.

2/ De l'huile d'abfinthe,   ℔ j. ß.
Du fiel de taureau,   ℥ iv.
Du vinaigre,   ℥ j. ß.
Mêlez-les, & les faites cuire jufqu'à confomption d'humidité. Ajoûtez-y pour lors
De la cire,   ℥ iv.
Des poudres d'aloës & de racine de gentiane, aã.   ℥ j. ß.
De la myrrhe,   ℥ j.
Des trochifques alhandal, & de l'huile de fabine, aã.   ʒ iij.
Faites-en un onguent f. a.

</td><td>

Unguentum Contra Vermes, Reformatum.

Olei abfinthii,   ℔ j. ß.
Fellis taurini,   ℥ iv.
Aceti,   ℥ j. ß.
Mifce, & coque ad confumptionem humiditatis aquofæ. Tunc adde
Ceræ,   ℥ iv.
Pulveris aloes, radicis gentianæ, aã.   ℥ j. ß.
Myrrhæ,   ℥ j.
Trochifcorum alhandal, olei fabinæ, aã.   ʒ iij.
Fiat unguentum f. a.

</td></tr>
</table>

<table>
<tr><td>

Onguent de Raves contre les Engelures.

2/ De l'huile de raves,   ℥ iv.
De la réfine de pin, de la cire jaune, de la térébenthine, de la graiffe de bélier, aã. ℥ j.
Ces drogues étant fondues enfemble, faites-en un onguent f. a.

</td><td>

Unguentum de Rapis pro Pernionibus.

2/ *Olei raparum,*   ℥ iv.
Refinæ pini, ceræ flavæ, terebinthinæ, pinguedinis arietis, aã.   ℥ j.
His liquatis fimul fiat unguentum f. a.

</td></tr>
</table>

R E M A R Q U E S,

On mettra fondre enfemble fur un feu médiocre la cire, la réfine, la térébenthine & la graiffe dans l'huile tirée par expreffion, de femence de raves ou de navets ; on agitera la matiére jufqu'à ce qu'elle foit refroidie, afin qu'il ne s'y faffe point de grumeaux ; c'eft l'onguent de raves : il fera en confiftance plus folide que les onguents ordinaires ; mais fi on le défire plus mou, on n'a qu'à y employer davantage d'huile de raves.

Vertus.   Il eft propre pour les engelures qui viennent en Hyver aux pieds & aux mains.

L'huile de femence de jufquiame eft meilleure pour les engelures, que celle de raves.

<table>
<tr><td>

Onguent Nervin, de Jacq.
Lemort.

2/ De l'onguent d'althæa,   ℥ iij.
De la graiffe de canard, d'oie, de chien & de chat, des huiles d'aneth, de camomille, de de laurier, de vers de terre, de renard, aã. ℥ j.
Des huiles d'euphorbe, de pétrole, de fpica, de térébenthine, aã.   ʒ ß.

</td><td>

Unguentum Nervinum, Jacobi
Lemort.

2/ *Unguenti althææ,*   ℥ iij.
Pinguedinis anatis, anferis, canis, felis, olei anethini, chamæmeli, laurini, lumbricorum, vulpini, aã.   ℥ j.
Oleorum euphorbii, petræ, fpicæ, terebinthinæ, aã.   ʒ ß.

</td></tr>
</table>

De la cire, q. f.
Faites-en un onguent mou.

Cera q. f.
Fiat unguentum molle.

REMARQUES.

On mettra fondre une once & demie de cire coupée par petits morceaux dans les huiles d'aneth, de camomille, de vers, de renard & d'euphorbe, puis on y mêlera hors du feu l'onguent d'althæa, les graisses de canard, d'oie, de chien & de chat, l'huile de laurier, le pétrole, & les huiles d'aspic & de térébenthine, pour faire un onguent qu'on gardera au besoin.

Il est propre pour fortifier les nerfs, pour les convulsions, pour la paralysie; on en frotte l'épine du dos, les épaules & les parties malades. *Vertus.*

On pourroit abréger la composition de cet onguent, en retranchant la graisse de canard, les huiles d'aneth, de renard & de térébenthine, & employant le double de la graisse d'oie, des huiles de camomille, de vers & d'aspic; car comme ces graisses & ces huiles sont d'une même vertu, il est inutile de mettre ici les unes & autres. Voici donc comme on pourroit réformer cette composition.

Onguent Nervin, Réformé.		Unguentum Nervinum, Emendatum.	
♃ De l'onguent d'althæa,	℥ iij.	*Unguenti althææ,*	℥ iij.
De la cire,	℥ j. ß.	*Ceræ,*	℥ j. ß.
De la graisse d'oie,	℥ ij.	*Pinguedinis anseris,*	℥ ij.
De chien & de chat, aā.	℥ j.	*Canis, felis, aā.*	℥ j.
De l'huile de camomille & de vers de terre, aā.	℥ ij.	*Olei chamomiliæ & lumbricorum, aā.*	℥ ij.
De laurier & de spica, aā.	℥ j.	*Laurini, spicæ, aā.*	℥ j.
D'euphorbe & de pétrole, aā.	℥ ß.	*Euphorbii & petrolei, aā.*	℥ ß.
Faites-en un onguent f. a.		*Fiat unguentum f. a.*	

Onguent de Beurre Nerval, de Sam. du Clos.		Unguentum Butyraceum Nervale, Sam. Clossæi.	
♃ Des herbes vertes d'absinthe, de marjolaine, de cresson d'eau d'hyssope, de mélisse, de calament, d'origan, de basilic, de mille-pertuis, de rue, de souci, de sabine, de tanaisie, d'armoise & d'aurone; des fleurs de camomille, de mélilot, de mille-pertuis, de bétoine, d'aigremoine & de petite centaurée, aā. man. j.		♃ *Herbarum viridium absinthii, majoranæ, sisymbrii, hyssopi, melissæ, calaminthæ, origani, basilici, hyperici, rutæ, calendulæ, sa'inæ, tanaceti, artemisiæ, abrotani, florum chamæmeli, meliloti, hyperici, betonicæ, agrimonii, centaurii minoris, aā. man. j.*	
Pilez-les, & les cuisez avec		*Contundantur & coquantur cum*	
Du beurre de Mai,	℔ vij.	*Butyri Maïalis,*	℔ vij.
De l'esprit-de-vin,	℔ vj.	*Spiritûs vini,*	℔ vj.
Du suc de nicotiane,	℔ ij.	*Succi nicotianæ depurati,*	℔ ij.
Mêlez dans la colature		*In colaturâ misceantur*	
De la térébenthine,	℔ j.	*Terebinthinæ,*	℔ j.
De la cire,	℔ ß.	*Ceræ,*	℔ ß.
Faites-en un onguent f. a.		*Fiat unguentum f. a.*	

REMARQUES.

On coupera & l'on concassera bien dans un mortier les herbes & les fleurs ; on les mettra dans un grand pot de terre ; on fera fondre le beurre & on le versera sur les herbes pilées, on y ajoûtera l'esprit-de-vin & le suc de nicotiane, on brouillera bien le tout ensemble, on couvrira le pot & on laissera la matiére en digestion pendant deux jours, ensuite on la mettra bouillir sur un petit feu la remuant de temps en temps avec une espatule de bois jusqu'à la consomption de l'esprit-de-vin & de presque toute l'humidité aqueuse, on la coulera alors avec expression, & l'on y fera fondre la cire coupée par petits morceaux & la térébenthine, pour faire un onguent qu'on gardera au besoin.

Vertus.   Il fortifie les nerfs, il discute & résout les humeurs froides ; on en frotte l'épine du dos, les épaules & les autres parties malades.

L'esprit-de-vin est prodigué en cette opération, car on y en ordonne une quantité excessive ; cependant il est plûtôt préjudiciable qu'utile dans la décoction ; car comme il se dissipe entiérement en bouillant, il emporte avec lui presque toute la partie volatile & essentielle des plantes, il seroit donc fort à propos de faire infuser & bouillir les herbes pilées avec le beurre & le suc de nicotiane sans esprit-de-vin, & de mêler dans l'onguent, quand il seroit achevé & refroidi, une livre de cet esprit ; car alors il demeureroit dans la composition, & il en augmenteroit la vertu.

On a aussi trop multiplié les espéces de plantes dans cette description, on pourroit en retrancher plusieurs, comme les fleurs d'aigremoine & de centaurée, le millepertuis, puisqu'il y a des fleurs de la même plante, l'armoise, le souci, la mélisse, l'origan. Je demeure d'accord que ces plantes possédent de grandes vertus ; mais si l'on veut faire entrer dans un onguent toutes les plantes fortifiantes ou qui produisent de l'effet, la description en sera longue ; il faut s'attacher aux plus essentielles. Voici donc comme je voudrois réformer cet onguent.

Onguent de Beurre, Réformé.

℞ Des herbes vertes d'absinthe, de marjolaine, d'hyssope, de calament, de basilic, de rue, de sabine, d'aurone, de tanaisie, des fleurs de camomille, de mélilot, de mille-pertuis, aā. man. j. ß.

Pilez-les, & les mêlez avec
Du beurre de Mai,   ℔ vij.
Du suc de nicotiane,   ℔ ij.
Mettez-les ensemble en digestion pendant deux jours ; cuisez-les ensuite à petit feu jusqu'à consomption d'humidité ; après cela coulez & exprimez la décoction, & l'ayant laissée rasseoir, mêlez-y
De la térébenthine bien claire, & de l'esprit-de-vin, aā.   ℔ j.
Faites-en un onguent f. a.

Unguentum Butyraceum, Emendatum.

℞ *Herbarum viridium absinthii, majoranæ, hyssopi, calaminthæ, ocimi, rutæ, sabinæ, abrotani, tanaceti, florum chamæmeli, meliloti, hyperici, aā. m. j. ß.*

Contundantur & misceantur cum
Butyri Maialis,   ℔ vij.
Succi nicotianæ,   ℔ ij.
Digerantur simul per biduum, deinde coquantur igne lento usque ad consumptionem humiditatis aquosæ. Tunc colentur & exprimantur, in colaturâ per residentiam depuratâ misceantur
Terebinthinæ claræ & spiritûs vini, aā.   ℔ j.
Fiat ex arte unguentum.

REMARQUES.

REMARQUES.

Je retranche la cire dans cette derniére defcription, parce qu'il eft bon que cet onguent foit mollet, le beure lui donne affez de confiftance, & la cire le durciroit trop.

Il ne faut mêler l'efprit de vin, que quand l'onguent eft entiérement refroidi, car la chaleur en feroit diffiper le plus volatil & le meilleur. Quelques-uns appellent ces fortes d'onguents, *Beurre de Mai.*

Onguent d'Albâtre.

℞ De l'albâtre très-pur bien pulvérifé, ℥ j. ß.
De l'huile rofat, ℥ ix.
Des fucs de fleurs de camomille, de rofes rouges & de racines d'althæa, tirés par humectation d'eau chaude, aã. ℥ j.
Des feuilles de rue & de bétoine, aã. ʒ vj.
Laiffez-les infufer pendant la nuit, & cuifez-les enfuite jufqu'à confomption des fucs fur un petit feu, puis faites fondre dans la colature
De la cire blanche, ℥ ij. ß.
Faites-en un onguent f. a.

Unguentum Alabaftrinum.

℞ *Alabaftri puriffimi tenuiffimè lævigati,* ℥ j. ß.
Olei rofati, ℥ ix.
Succorum per aquæ calidæ humectationem exprefforum florum chamæmeli, rofarum rubrarum, radicis althææ, aã. ℥ j.
Foliorum rutæ & betonicæ, aã. ʒ vj.
Infundantur per noctem & coquantur igne lento ad fuccorum confumptionem, in colaturâ liquentur cera alba, ℥ ij. ß.
Fiat unguentum f. a.

REMARQUES.

On broiera fur le porphyre l'albâtre jufqu'à ce qu'il foit réduit en poudre impalpable; on pilera féparément des fleurs de camomille, des rofes rouges, des racines d'althæa, des feuilles de rue & de bétoine récemment cueillies jufqu'à ce qu'elles foient en pâte, on les humectera avec un peu d'eau chaude, on les laiffera en digeftion quelques heures, puis on les exprimera pour en avoir les fucs qu'on péfera & qu'on mêlera avec l'huile rofat & l'albâtre broyé dans les proportions prefcrites, on les laiffera enfemble en digeftion pendant une nuit dans un pot de terre verniffé couvert, puis on fera bouillir la matiére doucement jufqu'à confomption des fucs, on coulera la liqueur, & l'on y fera fondre la cire coupée par petits morceaux, puis on laiffera refoidir l'onguent, en l'agitant avec un biftortier, pour empêcher qu'il ne fe faffe de grumeaux.

Il eft propre pour ramollir & pour adoucir les duretés, pour fortifier le cerveau & l'eftomac.

L'albâtre ne communique point fa vertu en bouillant avec les fucs & l'huile, on le tire comme on l'a employé, quelque fubtilement qu'on l'ait pulvérifé; il voudroit beaucoup mieux le mêler dans l'onguent, quand il feroit à demi refroidi.

Onguent Anodyn.

℞ De l'huile de lis blanc, ℔ ß.
D'aneth & de camomille, aã. ℥ ij.
D'amandes douces, ℥ j.
De la graiffe de canard & de poule, aã, ℥ ij.
De la cire blanche, ℥ iij.

Unguentum Anodynum.

℞ *Olei liliorum alborum,* ℔ ß.
Anethi, chamomillæ, aã. ℥ ij.
Amygdalarum dulcium, ℥ j.
Pinguedinis anatis & gallinæ, aã. ℥ ij.
Cera alba, ℥ iij.

Mêlez le tout, & faites-en un onguent f. a.   *Mifce, fiat unguentum f. a.*

REMARQUES.

On mêlera les huiles & les graiffes enfemble, on y fera fondre fur un petit feu la cire blanche rompue par petits morceaux, on agitera l'onguent à mefure qu'il fe refroidira, & on le gardera.

Vertus.   Il eft propre pour ramollir, pour réfoudre, pour adoucir l'acreté des humeurs, pour les hémorrhoïdes, pour la brûlure entamée.

Onguent Anodyn de Nuremberg, contre les Hémorrhoïdes.	Unguentum Anodynum ad Hæmorrhoïdes, Noribergenfium.

♃ Des huiles rofat & violat, aā.	℥ iij.	♃ *Oleorum rofati & violati,* aā.	℥ iij.
De la cire,	℥ j. ß.	*Ceræ,*	℥ j. ß.
De l'amydon, de la cérufe & de la litharge préparée, du plomb brûlé & de la gomme adraganth, aā.	℥ iij.	*Amyli, cerufæ, lithargyri præparati, plumbi ufti, tragacanthi,* aā.	℥ iij.
Du camphre & de l'opium, aā.	Ɔ ij.	*Caphuræ, opii,* aā.	Ɔ ij.
Des blancs d'œufs,	Nᵒ. ij.	*Albumina ovorum,*	Nᵒ. ij.
Faites-en un onguent f. a.		*Fiat unguentum f. a.*	

REMARQUES.

On pulvérifera enfemble la cérufe, la litharge, le plomb brûlé & l'amydon ; d'une autre part, la gomme adraganth dans un mortier chaud ; on écrafera l'opium dans un mortier, & on le pulvérifera en le broyant avec un peu de l'autre poudre, on fera fondre la cire coupée par petits morceaux dans les huiles ; on mêlera les poudres hors du feu ; & quant l'onguent fera refroidi, l'on y incorporera les blancs d'œufs & le camphre diffout dans un peu d'huile rofat, pour faire du tout un onguent, qu'on gardera au befoin.

Vertus.   Il eft propre pour adoucir, pour deffécher, il appaife les douleurs, il tempère les inflammations, on en applique fur les hémorrhoïdes.

On pourroit fe contenter dans la compofition de cet onguent d'une des préparations du plomb, fans y en faire entrer trois ; car la litharge, la cérufe & le plomb brûlé ont une vertu femblable.

Onguent pour la Brûlure.	Unguentum ad Ambufta.

♃ De l'huile de navette,	℔ ij.	♃ *Olei napi,*	℔ ij.
De l'axonge de brebis, & de la cire jaune, aā.	℔ ß.	*Axungia ovillæ, ceræ flavæ,* aā. ℔ ß.	
Du minium & de la cérufe, aā.	℥ iij.	*Minii, cerufæ,* aā.	℥ iij.
Faites-en un onguent f. a.		*Fiat unguentum f. a.*	

REMARQUES.

On pulvérifera fubtilement la cérufe & le minium, on mettra fondre à petit feu la cire coupée par petits morceaux & la graiffe de brebis dans l'huile de navette, puis on y mêlera hors du feu les poudres ; on gardera cet onguent pour s'en fervir au befoin.

Vertus.   Il eft propre pour adoucir & pour deffécher la brûlure entamée & les autres plaies.

Quand la brûlure n'eft point entamée, il y faut appliquer auffi-tôt qu'elle a été faite, un linge trempé dans l'efprit de vin, ou bien un oignon & du fel pilés enfemble ; ces ingrédients font capables de faire ouvrir les pores, & faire fortir les parties du feu qui n'ont pas encore pénétré fort avant dans les chairs ; mais fi la brûlure n'eft pas nouvellement faite & qu'elle foit entamée, cet onguent y eft convenable, parce qu'il en adoucit l'âcreté & la deffèche.

On pourroit en place du minium, employer le double de cérufe.

<table>
<tr><td>

Onguent pour la Brûlure, d'Ant. Mynficht.

♃ Des blancs d'œufs, ℥ ij.
De l'huile d'olives, ℥ j.
Mêlez-les exactement, & faites - en un onguent f. a.

</td><td>

Unguentum ad Ambufta, Ant. Mynficht.

♃ *Albuminum ovorum,* ℥ ij.
Olei olivarum, ℥ j.
Exacté mifceantur, & fiat f. a. unguentum.

</td></tr>
</table>

R E M A R Q U E S.

On mettra en un plat de terre des blancs d'œufs frais avec de bonne huile d'olive en la proportion ordonnée, on les agitera enfemble avec une efpatule de bois jufqu'à ce qu'ils fe foient bien mêlés, & qu'il s'en foit fait un onguent ou un nutritum.

Il eft fort propre pour adoucir & pour calmer les âcretés de la brûlure. L'Auteur demande qu'on en oigne plufieurs fois le jour la partie brûlée vec une plume de poule noire, fans appliquer par-deffus aucuns linges, jufqu'à ce que la croute qui s'y fera, tombe d'elle-même.

La plume noire, plûtôt que d'une autre couleur, eft un myftère de petite conféquence, & auquel on ne doit guère s'arrêter ; mais pour l'application de l'onguent fans linge, elle doit être obfervée pour éviter la douleur de la plaie, & pour qu'elle defféche plus vîte ; car les linges cavent fouvent & enlévent avec eux ce qui étoit-defféché.

Cet onguent eft bon pour la brûlure entamée, il adoucit, il rafraîchit, il defféche ; mais je ne confeillerois pas de s'en fervir dans une brûlure féche, il boucheroit les pores, & il empêcheroit les parties du feu de fortir.

Il doit être nouvellement fait quand on l'applique, & comme la préparation en eft prompte & aifée, il ne faut le compofer que fur le champ, lorfqu'on en a befoin, auffi-bien ne fe garderoit-il pas.

<table>
<tr><td>

Autre Onguent pour la Brûlure.

♃ De la fiente de cheval nouvelle, ℥ iv.
De l'axonge de porc, ℔ j.
Mêlez-les & les fricaffez dans une poële ; coulez-les enfuite & les exprimez fortement ; après quoi vous en ferez un onguent f. a.

</td><td>

Unguentum aliud ad Ambufta.

♃ *Stercoris equini recentis,* ℥ iv.
Axungiæ porci, ℔ j.
Mifceantur, frigantur in fartagine, dein colentur cum expreffione forti, & fiat unguentum.

</td></tr>
</table>

R E M A R Q U E S.

On aura des étrons de cheval récemment faits, on les émiera & on les mêlera avec la graiffe de porc ou avec du vieux oing dans une poële, on fricaffera le mélange fur un feu modéré pendant environ un quart d'heure, remuant toûjours la matiére avec une efpatule, puis on la coulera toute chaude l'exprimant fortement, on laiffera refroidir la colature, ce fera l'onguent.

Vertus. Il eft très-bon pour la brûlure entamée ou non entamée, il adoucit beaucoup, on en applique deffus avec un papier brouillard.

Le fel volatil contenu dans l'excrément du cheval, fe mêlant dans la graiffe pendant qu'on fricaffe la matiére, lui donne la vertu d'ouvrir les pores & de faire fortir des corpufcules ignées de la partie brûlée pendant qu'elle adoucit.

Le papier brouillard eft préférable au linge en cette occafion, parce qu'il fe léve plus facilement, & qu'il ne creufe point la plaie, comme fait fouvent le linge.

J'ai trouvé par expérience cet onguent le meilleur de ceux qu'on emploie pour la brûlure.

<table>
<tr><td>

Onguent de Laurier.

℞ Des feuilles de laurier pilées,   ℔ ß.
Des baies de la même plante auffi pilées, ℥ iij.
Des feuilles de choux,   ℥ ij.
De l'huile de laurier,   ℔ ij. ß.
Du fuif de bœuf,   ℔ ß.
Cuifez-les enfemble, coulez-les, & faites-en un onguent f. a.

</td><td>

Unguentum Laurinum.

℞ *Foliorum lauri contuforum,*   ℔ ß.
Baccarum ejufdem contufarum, ℥ iij.
Foliorum braffica,   ℥ ij.
Olei laurini,   ℔ ij. ß.
Sevi bovini,   ℔ ß.
Coquantur fimul & colentur ut fiat unguentum f. a.

</td></tr>
</table>

REMARQUES.

On concaffera bien dans un mortier les baies de laurier, les feuilles de laurier & de choux, on les mêlera avec l'huile de laurier & le fuif de bœuf fondu dans un pot, on le couvrira & on laiffera la matiére en digeftion deux ou trois jours, enfuite on la fera chauffer au bain marie bouillant, neuf ou dix heures, on la coulera avec forte expreffion, on la laiffera repofer & refroidir, puis on la féparera d'avec les féces, on gardera cet onguent dans un pot bien bouché.

Vertus. Il fortifie les nerfs, il réfout les humeurs froides. On en frotte les parties attaquées.

On peut bien fe paffer de cet onguent, car l'huile de laurier a pour le moins autant de vertu.

<table>
<tr><td>

Onguent de Chaux.

℞ De la chaux lavée au moins fept fois, & féchée, & de la cire, aā.   ℥ iij.
De l'huile rofat,   ℔ j.
Mêlez-les, & en faites un onguent f. a.

</td><td>

Unguentum de Calce.

℞ *Calcis fepties ad minimum abluta & ficcata, cera, aā.*   ℥ iij.
Olei rofati,   ℔ j.
Mifce, fiat unguentum f. a.

</td></tr>
</table>

REMARQUES.

On éteindra de la chaux dans de l'eau chaude, on jettera l'eau, & l'on en verfera d'autre fur la chaux éteinte, on réïtérera à laver la matiére au moins fept fois, on fera fécher cette chaux lavée & l'on en péfera trois once, qu'on mêlera exactement avec la cire & l'huile rofat qu'on aura mis fondre enfemble, pour faire un onguent qu'on gardera au befoin.

Il adoucit & deſſéche, on l'emploie pour la brûlure, pour cicatriſer les vieux ulcères, étant nettoyés de leur pourriture & preſque remplis de chair ; ſi on le réduit en conſiſtance d'emplâtre ; il peut ſervir au lieu de litharge, de céruſe, ou de mine de plomb.

Onguent de Chaux vive, d'Ant. Mynſicht.	*Unguentum de Calce vivâ, Ant. Mynſicht.*

♃ De la chaux vive,	℥ iv.	♃ *Calcis vivæ,*	℥ iv.
De l'orpiment,	℥ j. ß.	*Auripigmenti,*	℥ j. ß.
De la racine d'iris de Florence, du ſoufre ci-trin & du nitre, aã.	℥ ß.	*Radicis ireos Florentiæ, ſulphuris ci-trini ; nitri, aã.*	℥ ß.
De forte leſſive de tiges de féves,	℔ ij.	*Lixivii ſtipitum fabarum fortis,*	℔ ij.

Mêlez ces drogues & les cuiſez juſqu'à une conſiſtance raiſonnable, dans un pot de terre verniſſé neuf, ce que vous connoîtrez en y trempant une plume, car pour lors s'il eſt aſſez fort, les franges s'en ſépareront fort aiſément. Ajoûtez-y enſuite

Miſce, & coque in ollâ vitreatâ ad juſtam conſiſtentiam, quod cognoſces ſi penna oblinita facilè plumas dimittat, tunc adde

De l'huile de ſpica,	℥ ß.	*Olei ſpicæ,*	℥ ß.

Faites-en un onguent, ou plûtôt un dépila-toire.

Fiat unguentum, ſeu pulmentum.

REMARQUES.

On fera brûler beaucoup de tiges de féves ſéches, pour en avoir une bonne quantité de cendres, on verſera deſſus ce qu'il faudra d'eau commune pour faire une forte leſſive, on la filtrera, on en prendra deux livres, dans leſquelles on mettra macérer quelques heures dans un pot de terre verniſſé, la chaux vive entiére, car en la pilant on laiſſe diſſiper beaucoup de ſes parties de feu qui ſont néceſſaires pour rendre cette compoſition dépilatoire ; enſuite l'on y ajoû-tera les autres drogues ſubtilement pulvériſées, on fera cuire la matiére par un feu médiocre juſqu'à conſiſtance de pâte liquide ou d'onguent, & l'on y ajoûtera l'huile d'aſpic ou quelqu'autre huile odorante.

C'eſt un dépilatoire, il enléve le poil de quelque partie que ce ſoit ſur la-quelle on l'applique : on reconnoît s'il eſt bon en y trempant une plume ; car s'il eſt aſſez fort, il en attendrit tellement les franges, qu'on les ſépare facile-ment.

Quand le dépilatoire a fait ſon effet ſur la peau, & qu'il eſt ôté, on la graiſſe avec un peu d'onguent roſat ou de pommade, pour adoucir l'âcreté qui peut y être reſtée.

Ce dépilatoire agiroit avec plus de force, ſi l'on ſe contentoit pour ſa com-poſition de la chaux, de l'orpiment & de la leſſive : tous les autres ingrédients ne font que l'affoiblir.

Onguent de Bdellium.	*Unguentum ex Bdellio.*

♃ Du bdellium,	℥ vj.	♃ *Bdellii,*	℥ vj.
De l'euphorbe & du ſagapénum, aã.	℥ ß.	*Euphorbii, ſagapeni, aã.*	℥ ß.
Du caſtoréum,	℥ iij.	*Caſtorei,*	℥ iij.
De la cire,	℥ j. ℥ vij.	*Ceræ,*	℥ j. ℥ vij.
De l'huile de ſureau,	℥ x.	*Olei ſambucini,*	℥ x.
Faites-en un onguent ſ. a.		*Fiat unguentum ſ. a.*	

REMARQUES.

On pulvérifera enfemble les gommes & le caftoréum, après les avoir deffé-chés par une douce chaleur, on fera fondre la cire dans l'huile de fureau, & l'on y incorporera les poudres pour faire un onguent qu'on gardera au be-foin.

Vertus.   Il eft propre pour amollir & réfoudre les duretés de la matrice, & pour for-tifier les nerfs.

Onguent de Linaire, pour les Hémor-rhoïdes.	Unguentum de Linariâ ad Hæ-morrhoïdes.
♃ De la linaire nouvelle avec fes fleurs, ℔ j.	♃ *Herbæ linariæ cum floribus recent.* ℔ *j.*
De l'axonge de porc mondée & lavée, ℔ j. ß. Laiffez-les en macération dans un lieu tem-péré pendant quelques jours ; cuifez-les enfuite jufqu'à confomption d'humidité, coulez-les, puis faites-en un onguent f. a.	*Axungiæ porci mundatæ & lotæ, ℔ j. ß. Macerentur per dies aliquot loco tepi-do, deindè coquantur ad humiditatis con-fumptionem, colentur & fiat f. a. unguen-tum.*

REMARQUES.

On féparera la graiffe de porc de fes membranes, on la lavera bien & on la mettra dans un pot de terre verniffé, on y mêlera une livre de linaire fleurie récemment cueillie & pilée dans un mortier de marbre, ou couvrira le pot & on le placera dans le fumier au Soleil pour y laiffer la matiére en digeftion trois ou quatre jours, enfuite on la fera bouillir doucement, l'agitant avec une ef-patule de bois jufqu'à confomption de l'humidité aqueufe, on la coulera avec expreffion, & l'on gardera l'onguent pour s'en fervir au befoin.

Vertus.   Il eft bon pour ramollir & pour adoucir, on s'en fert pour les hémorrhoï-des.

On peut réïtérer l'infufion de la linaire dans la même graiffe une ou deux fois, pour rendre l'onguent plus empreint de la vertu de l'herbe.

Onguent pour les Carnofités de l'urétre.	Unguentum ad Carnofitates in meatu urinario natas.
♃ Du mercure précipité rouge, ℥ j. De l'alun brûlé, ℥ ß. De l'onguent blanc de Rhafis, ℥ iij. Mêlez le tout, & faites-en un onguent dont vous mettrez quelque peu à l'extrémité d'une bougie, que vous pousserez dans le canal de l'u-rétre.	♃ *Mercurii præcipitati rubri,* ℥ *j. Aluminis ufti,* ℥ *ß. Unguenti albi Rhafis,* ℥ *iij. Mifce, fiat unguentum cujus immitta-tur parùm fupra candelam ceream in ca-nalem introducendam.*

REMARQUES.

On pulvérifera bien fubtilement le précipité rouge & l'alun brûlé, on les mê-lera exactement dans l'onguent de cérufe, & l'on gardera cet onguent.

Vertus.   Il eft propre pour confumer les carnofités ou verrues qui viennent dans la ver-ge après les chaudepiffes, on en met un peu au bout d'une bougie qu'on intro-duit dans la partie.

Quelques-uns ajoûtent dans cet onguent de la fabine en poudre, de l'efprit de vitriol, du beurre d'antimoine,

Quand l'onguent a fait son effet & que la bougie est retirée du canal de l'urétre, il en faut introduire une autre enduite d'onguent rosat, ou de l'onguent suivant.

Onguent dont il faut se servir quand la carnosité a été consumée.

℞ De l'huile d'amandes douces tirée sans feu, ℨ ij.
De la térébenthine claire, de la céruse pulvérisée, aā. ℨ ß.
Mêlez-les avec un peu de cire blanche, & faites-en un onguent s. a.

Unguentum post ablatam carnositatem applicandum.

℞ *Olei amygdalarum dulcium sine igne extracti,* ℨ ij.
Terebinthinæ claræ, cerusæ pulverata, aā. ℨ ß.
Cum modico ceræ albæ misceantur, & fiat unguentum.

REMARQUES.

On pulvérisera subtilement la céruse, on mettra fondre deux dragmes de cire blanche dans un plat de terre ou d'étain avec la térébenthine & l'huile d'amandes douces tirée sans feu, on retirera le plat de dessus le feu, & l'on y mêlera exactement la céruse en poudre, pour en faire un onguent qu'on gardera au besoin.

Il adoucit & desséche les eschares qu'a fait l'onguent précédent.

Vertus.

Onguent de Macédoine.

℞ De la cire, de la colophone & de la poix, de la graisse ou de la moëlle de veau & de l'ensens, aā. ℨ ij.
Mêlez le tout, & faites-en un onguent s. a.

Unguentum Macedonicum.

℞ *Cera, colophonia, picis, pinguedinis, vel medulla vitulina, thuris,* aā. ℨ ij.
Misce, fiat unguentum s. a.

REMARQUES.

On liquéfiera ensemble sur un peu de feu la cire, la colophone, la poix, la graisse ou la moëlle de veau & l'encens, on coulera la matiére & on la laissera refroidir.

Cet onguent est propre pour ramollir, déterger & cicatriser les plaies.

Vertus.

Cette composition devroit être mise plûtôt au rang des emplâtres que des onguents, car elle en a la solidité; mais on l'a toûjours appellée onguent. Elle a tiré son nom de Macédoine, où elle a été inventée.

Onguent d'Ache.

℞ Du suc d'ache, ℔ j.
Du miel, ℨ ix.
De la farine de froment, ℨ iij.
Cuisez-les ensemble jusqu'à une consistance raisonnable.

Unguentum ex Apio.

℞ *Succi apii,* ℔ j.
Mellis, ℨ ix.
Farinæ tritici, ℨ iij.
Coquantur simul ad justam spissitudinem.

REMARQUES.

On tirera par expression le suc des feuilles d'ache pilées, on y démêlera & l'on y fera cuire la farine & le miel, remuant toûjours avec un bistortier jusqu'à consistance d'onguent.

Vertus. Il est propre pour ramollir & pour résoudre les tumeurs.

Cette composition est plûtôt un cataplasme qu'un onguent; il n'en faut faire que dans le temps du besoin, car elle se garde peu.

Onguent Carminatif, d'Ant. Mynsicht.	*Unguentum Carminativum*, Ant. Mynsicht.
♃ Des fleurs de sureau, ℔ ij.	*Florum sambuci,* ℔ ij.
Du beurre de Mai non salé, ℔ j.	*Butyri Maialis non saliti,* ℔ j.
Du suc de camomille exprimé avec du vin, ℔ ß.	*Succi chamomillæ cum vino expressi,* ℔ ß.
Faites-les bouillir au bain-marie jusqu'à consomption d'humidité: ajoûtez à la colature	*Ebulliant in balneo mariæ ad consumptionem humiditatis, & colaturæ adde*
De l'huile de carvi, ʒ vj.	*Olei carvi,* ʒ vj.
De cumin, ʒ ij.	*Cumini,* ʒ ij.
De fenouil, ʒ j.	*Fœniculi,* ʒ j.
Mêlez le tout, & faites-en un onguent s. a.	*Misce, fiat unguentum s. a.*

R E M A R Q U E S.

On aura des fleurs de sureau nouvellement cueillies, on les pilera dans un mortier de marbre, on les mêlera avec le beurre frais fait au mois de Mai, on versera dessus le suc de camomille qu'on aura tiré des fleurs de camomille, pilées & humectées avec le vin; on fera bouillir doucement le tout dans un pot de terre vernissé jusqu'à consomption de l'humidité aqueuse, on coulera la matiére avec expression, & l'on y mêlera les huiles ou essences carminatives de fenouil, de carvi & de cumin, pour faire un onguent qu'on gardera au besoin.

Vertus. Il est propre pour dissiper les vents & les humidités de l'estomac, on en frotte les parties malades, & l'on en peut mettre dans les lavements.

Onguent Clysmatique.	*Unguentum Clysmaticum.*
♃ Des mauves, des guimauves, de la branche-ursine, de pariétaire, de la mercuriale, aa. man. iv.	♃ *Herbarum malvæ, bismalvæ, brancæ ursinæ, parietariæ, mercurialis, aa. man. iv.*
Des racines d'althæa & de lis blancs, aa. ℥ iv.	*Radicum althææ, liliorum alborum, aa. ℥ iv.*
Des fleurs de camomille & de mélilot, aa. man. iij.	*Florum chamomillæ & meliloti, aa. man. iij.*
Du beurre nouveau, ℔ v.	*Butyri recentis,* ℔ v.
Remuez-les bien ensemble & les laissez en digestion pendant tout un mois; cuisez-les ensuite & les exprimez.	*Pistentur simul & sic stent per mensem; posteà coquantur & exprimantur.*

R E M A R Q U E S.

On pilera bien dans un mortier de marbre, les racines, les herbes & les fleurs, on les mettra dans un grand pot de terre vernissé, on versera dessus le beurre qu'on aura fait fondre, on brouillera bien la matiére avec une espatule de bois, on couvrira le pot, & on la laissera digérer pendant un mois, puis on la fera cuire à petit feu jusqu'à consomption de l'humidité aqueuse, on la coulera avec expression, & l'on gardera l'onguent.

Vertus. Il amollit le ventre, il adoucit les humeurs âcres, il évacue doucement, on en met dans les lavements, ou bien on en fait fondre & on le donne seul en clystère pour la dysenterie.

Onguent

Onguent pour empêcher l'Avortement.	Unguentum ad retentionem Fœtûs.

♃ De la pierre hématite , ♂ ß.	♃ *Lapidis hæmatitis ,* ♂ ß.
De la racine de biftorte & de l'écorce de châ-taignes , aā. ♂ ij.	*Radicis biftortæ , corticis caftanearum ,* aā. ♂ ij.
Des rofes rouges , ♂ j. ß.	*Rofarum rubrarum ,* ♂ j. ß.
Des balauftes , du fang-dragon , de l'alun , de l'acacia & de l'hypociftis , aā. ♂ j.	*Balauftiorum , fanguinis draconis , alu-minis , acaciæ , hypociftidos , aā.* ♂ j.
De la cire , ♂ ij.	*Ceræ ,* ♂ ij.
Des huiles de myrte & de rofes ; du vinaigre de vin & du fuc de coings , aā. ♂ iv.	*Olei myrtini , rofati ; aceti vini , fucci cydoniorum , aā.* ♂ iv.
Faites-en un onguent f. a.	*Fiat unguentum f. a.*

REMARQUES.

On pulvérifera enfemble la racine de biftorte , l'écorce de châtaigne , les ro-fes rouges , les balauftes , l'acacia & l'hypociftis : d'une autre part , le fang-dra-gon : d'une autre part , l'alun : on broiera fur le porphyre la pierre hématite juf-qu'à ce qu'elle foit en poudre impalpable , on mêlera dans un pot de terre ver-niffé le vin , le vinaigre , le fuc de coings & les huiles : on fera bouillir le mé-lange à petit feu jufqu'à confomption de l'humidité aqueufe , on fera fondre dans l'huile qui fera reftée , la cire coupée par petits morceaux , puis quand la matiére fera à demi refroidie , l'on y mêlera les poudres pour en faire un on-guent qu'on gardera au befoin.

Il fortifie , il refferre , on s'en fert pour empêcher l'avortement , on en frotte le bas ventre & les reins des femmes groffes.   **Vertus.**

Onguent de Sumach.	Unguentum Sumach.

♃ Du fumach , ♂ iij.	♃ *Sumach ,* ♂ iij.
Des galles vertes , des baies de myrte , des balauftes , de l'écorce de grenades , de celles de gland , des noix de cyprès , aā. ♂ ß.	*Gallarum immaturarum , baccarum myrti , balauftiorum , malicorii , corti-cum glandium , nucum cupreffi , aā.* ♂ ß.
De l'acacia & du maftich , aā. ♂ iij.	*Acaciæ , maftiches , aā.* ♂ iij.
De la cire blanche , ♂ v.	*Ceræ albæ ,* ♂ v.
De l'huile rofat , ♂ xxij.	*Olei rofati ,* ♂ xxij.
Pilez fubtilement les drogues qui en ont be-foin , puis laiffez le tout en macération pendant quatre jours dans une f. q. de fucs de néfles & de forbes vertes ; laiffez-les enfuite fécher à un feu modéré , & enfin cuifez cette matiére en on-guent avec l'huile & la cire.	*Pulverandorum fiat pulvis tenuiffimus , quatuor dies maceretur in fucci mefpilo-rum & forborum immaturorum , aā. q. f. dein ficcetur ad ignem lentum , & cum oleo & cerâ præfcriptis coque in unguen-tum.*

REMARQUES.

On pulvérifera fubtilement toutes les drogues enfemble , on mettra infufer quelques heures la poudre dans des fucs de néfles & de forbes vertes qu'on aura tirés par expreffion , enfuite on la fera fécher par une lente chaleur : on coupera la cire par petits morceaux , on la liquéfiera dans l'huile fur un peu de feu , puis la matiére étant à demi refroidie , l'on y mêlera la poudre pour faire du tout un onguent qu'on gardera au befoin.

Il refferre , il arrête les hémorrhagies , il fortifie.   **Vertus.**

Onguent Cordial , de Cl. Louis Ab Hornig , *tiré de Schroder.*

2/ De l'onguent rosat ,	℥ iij.
De l'huile de muscade exprimée ,	℥ j.
De l'écorce de citron distillée ,	Э ß.
De l'huile de roses ,	gut. vj.
De cannelle ,	gut. v.
Du baume apoplectique ,	Э j.
Mêlez le tout , & faites-en un onguent.	

Unguentum Cordiale , Cl. Ludovici ab Hornig , ex Schrodero.

2/ *Unguenti rosati ,*	℥ iij.
Olei nucistæ expressi ,	℥ j.
Corticis citri stillatitii ,	Э ß.
Olei rosarum ,	gutt. vj.
Cinnamomi ,	gutt. v.
Balsami apoplectici ,	Э j.
Misce , fiat unguentum.	

REMARQUES.

On fera fondre par un très-petit feu l'huile de muscade avec l'onguent rosat & le baume apoplectique , puis la matiére étant hors du feu & à demi refroidie , l'on y mêlera les huiles distillées de roses , d'écorce de citron & de cannelle pour faire un onguent , ou plûtôt un baume qu'on gardera dans un pot bien bouché.

Vertus.   Il fortifie , il résiste au mauvais air , on en frotte les régions du cœur & l'estomac.

Onguent de Gomme Elémi ,

2/ Du suc de mouton ,	℥ ij.
De la gomme & de la térébenthine bien claire , aā.	℥ j. ß.
De la graisse de porc ,	℥ j.
Mêlez le tout , & faites-en un onguent.	

Unguentum Gummi Elemi.

2/ *Sevi vervecini ,*	℥ ij.
Gummi elemi , terebinthinæ claræ , aā.	℥ j. ß.
Pinguedinis porci ,	℥ j.
Misce , fiat unguentum.	

REMARQUES.

On mettra fondre toutes les drogues ensemble sur un petit feu , on les coulera & on laissera refroidir la matiére , c'est l'onguent de gomme élémi , on le gardera pour le besoin.

Vertus.   Il est propre pour résoudre & pour fortifier les nerfs.

Onguent de Suif de Bouc , d'Ant. Mynsicht.

2/ Du suif de bouc ,	℥ j.
Des huiles d'œufs , d'amandes douces , de jusquiame tirée par expression , de pavot , aā.	℥ ß.
Des graisses d'oie , de poule & de canard , aā.	℥ iiij.
De la tutie préparée ,	℥ ij. ß.
De la litharge d'argent préparée , de la céruse lavée & du minium , aā.	℥ j. ß.
De l'alun brûlé , du sucre candi blanc & de l'oliban , aā.	℥ j.
Du safran ,	Э j.
Du camphre & de l'opium , aā.	Э ß.
Mêlez le tout , & faites-en un onguent avec une s. q. de cire.	

Unguentum de Sevo Hircino , Ant. Mynsicht.

2/ *Sevi hircini ,*	℥ j.
Olcorum vitellorum ovorum , amygdalarum dulcium , hyoscyami expressi , de papavere , aā	℥ ß.
Adipis anseris , gallinæ , anatis , aā.	℥ iiij.
Tutiæ præparata ,	℥ ij. ß.
Lithargyri argenti præparati , cerusæ lota , minii aā.	℥ j. ß.
Aluminis usti , sacchari candi albi , olibani , aā.	℥ j.
Croci ,	Э j.
Camphoræ , opii , aā.	Э ß.
Misce , & cum ceræ albæ q. s. fiat unguentum.	

On liquéfiera sur un petit feu demi-once de cire blanche, le suif de bouc & les graisses d'oie, de poule & de canard dans les huiles, puis on y mêlera hors du feu, la tutie, la litharge, la céruse, le minium, ensuite l'alun brûlé, l'opium, le sucre candi, l'oliban, le safran qu'on aura réduits en poudre très-subtile, & quand la matiére sera tout-à fait refroidie, on y ajoûtera le camphre dissout dans un peu d'huile d'amandes douces, on aura un onguent qu'on gardera au besoin.

Vertus.

Il est propre pour les crevasses des mains, des pieds, du sein, pour les engelures; il adoucit, il appaise les douleurs, & il dessèche.

Il entre dans cette composition plusieurs drogues de qualités si semblables, qu'on pourroit fort bien n'en mettre que d'une espéce pour toutes les autres; par exemple, la litharge, la céruse, le minium sont trois préparations de plomb qui ont une même vertu, on pourroit se contenter de la céruse au poids des trois; les graisses d'oie, de canard & de poule sont toutes trois fort adoucissantes, mais une des trois suffiroit, sans qu'il fût besoin de tant diversifier.

Il entre trop de poudres dans cet onguent à proportion des autres ingrédients, je serois d'avis d'augmenter la quantité du suif de bouc, & de l'huile d'amandes douces.

L'alun brûlé, qui est escharotique, ne convient guère dans un onguent adoucissant, il vaut mieux se servir de l'alun naturel. Voici donc comme je voudrois réformer la composition.

Onguent de Suif de Bouc, Réformé.

♃ Du suif de bouc,	℥ iv.
De la graisse d'oie,	℥ j. ß.
Des huiles d'amandes douces,	℥ j.
De semence de pavot, de jusquiame & d'œufs, tirées par expression, aā.	℥ ß.
De la céruse lavée,	ʒ iv. ß.
De la tutie préparée,	ʒ iij.
De l'alun de roche, du sucre candi, & de l'oliban, aā	ʒ j.
Du safran,	Э j.
Du camphre & de l'opium, aā.	Э ß.

Mélez le tout, & faites-en un onguent s. a.

Unguentum de Sevo Hircino, Emendatum.

♃ *Sevi hircini*,	℥ iv.
Adipis anseris,	℥ j. ß.
Oleorum amygdalarum dulcium,	℥ j.
Seminis papaveris, hyoscyami & vitellorum ovorum per expressionem extractorum, aā.	℥ ß.
Cerusæ lotæ,	ʒ iv. ß.
Tutiæ præparatæ,	ʒ iij.
Aluminis rupei, facchari candi, olibani, aā.	ʒ j.
Croci,	Э j.
Camphoræ, opii, aā.	Э ß.

Misce, fiat unguentum s. a.

Onguent de Mastic.

♃ Des huiles de mastic, d'absinthe & de nard, aā.	℥ ij.
De la cire,	℥ j.
Du mastic, de la menthe, des roses rouges, du corail rouge préparé, du girofle, de la cannelle, du bois d'aloës & du jonc odorant, aā.	ʒ ij.

Faites-en un onguent s. a.

Unguentum Mastichinum.

♃ *Olei mastichini, absinthii, nardini, aā.*	℥ ij.
Cera,	℥ j.
Mastiches, menthæ, rosarum rubrarum, coralli rubri præparati, caryophyllorum, cinnamomi ligni, aloes, schænanthi, aā.	ʒ ij.

Fiat unguentum s. a.

REMARQUES.

On mettra fondre la cire coupée par petits morceaux dans les huiles, on y mêlera les autres ingrédients fubtilement pulvérifés , pour faire un onguent qu'on gardera au befoin.

Vertus. Il eft propre pour fortifier, pour refferrer, pour réfifter à la gangréne.

Il e..tre trop de poudres dans cet onguent à proportion des autres ingrédients , je ferois d'avis d'augmenter l'huile de maftic de quatre onces , & la cire d'une once.

Onguent de Patience.	Unguentum ex Oxylapatho.
♃ De la racine de patience qu'on fera cuire dans du vinaigre , jufqu'à ce qu'elle foit amollie , & qu'on paffera par le tamis , & du foufre, aā. ℥ ß.	♃ *Radicis oxylapathi in aceto ad putrilaginem coĉta & per fetaceum trajeĉtæ , fulphuris , aā.* ℥ ß.
De l'axonge de porc, ℔ ß.	*Axungiæ fuillæ ,* ℔ ß.
De l'onguent Populéum , ℥ ß.	*Unguenti populei ,* ℥ ß.
De toutes ces drogues pilées dans un mortier , faites-en un onguent f. a.	*Omnibus in mortario fubaĉtis fiat unguentum f. a.*

REMARQUES.

On fera bouillir des racines de patience dans du vinaigre , jufqu'à ce qu'elles foient molles, on les écrafera & on les paffera par un tamis renverfé pour en avoir demi-once de pulpe qu'on mêlera dans un mortier avec la graiffe de porc , le populéum & le foufre fubtilement pulvérifé, pour faire un onguent.

Vertus. Il eft propre pour la grattelle , pour les dartres & pour les autres démangeaifons du cuir.

On ne doit préparer cet onguent qu'à mefure qu'on en aura befoin , parce qu'étant gardé il fe moifiroit à caufe de la pulpe qui y entre ; fi l'on veut qu'il fe garde, il faut y employer la racine de patience féchée & pulvérifée, il n'en aura pas moins de vertu.

Onguent Pectoral.	Unguentum Pectorale.
♃ Du beurre nouveau, ℔ ß.	♃ *Eutyri recentis ,* ℔ ß.
De l'huile d'amandes douces , ℥ iv.	*Olei Amygdalarum dulcium ,* ℥ iv.
De chamomille & de violettes ; de la cire blanche , aā. ℥ iij.	*Oleor. chamomillæ , violarum ; ceræ alba , aā.* ℥ iij.
Des graiffes de canard & de poule , aā. ℥ ij.	*Adipis anatis & gallinæ , aā.* ℥ ij.
De la racine d'iris, ℥ j.	*Radicis ireos ,* ℥ j.
Faites-en un onguent f. a.	*Fiat unguentum f. a.*

REMARQUES.

On fera fondre la cire blanche avec le beurre, les graiffes & les huiles, quand la matiére fera prefque refroidie l'on y mêlera l'iris réduit en poudre fubtile.

Vertus. Il eft réfolutif, propre pour appaifer les douleurs de la poitrine, pour mûrir le rhume & pour faciliter le crachat, on en frotte la région de la poitrine.

Onguent de Réglisse.

℞ De la réglisse nouvelle & bien succulente, ℥ ij.

Du beurre nouveau lavé plusieurs fois avec l'eau de roses, ℔ ß.

Pilez la réglisse, & la faites cuire avec le beurre dans une poële ; faites-en l'expression en-suite, puis ajoûtant de nouvelle réglisse pilée à sa colature, cuisez - là de nouveau comme la première fois ; réitérez cette préparation pour la troisiéme fois, & enfin, jettez dans le beurre exprimé,

De la céruse lavée, ℥ j. ß.
De la tutie préparée, ʒ j.
Du camphre, ℈ j.
Du blanc d'œuf, ʒ vj.
Mêlez le tout, & faites-en un onguent f. a.

Unguentum de Glycyrrhizâ.

℞ *Glycyrrhizæ recentis & succulen-tæ,* ℥ ij.

Butyri recentis aquâ rosarum sæpiùs abluti, ℔ ß.

Pistetur glycyrrhiza, & cum butyro fri-gatur in sartagine, coletur & exprima-tur, idque tertiò repetatur additâ novâ glycyrrhizâ; tum adde butyro

Ceruzæ lotæ, ℥ j. ß.
Tutiæ præparatæ, ʒ j.
Camphoræ, ℈ j.
Albuminis ovi, ʒ vj.
Misce, fiat unguentum f. a.

REMARQUES.

On aura des racines de réglisse récentes, on les concassera bien, on lavera du beurre frais plusieurs fois avec de l'eau de roses, on le mettra dans une poële sur le feu, on y mêlera la réglisse, on fera bouillir légérement le mélange, on le coulera avec expression, on mettra dans la matiére coulée encore autant de réglisse, on procédera comme auparavant, on réïtérera la même chose une troi-siéme fois, & l'on mêlera dans la colature, la tutie préparée & la céruse lavée subtilement pulvérisée ; quand le mélange sera refroidi, l'on y ajoûtera le cam-phre dissous dans un peu d'huile d'amandes douces & de blanc d'œuf, on agi-tera bien le tout avec un bistortier, pour faire un onguent, qu'on gardera au besoin.

Il est propre pour nettoyer la sanie des yeux, pour adoucir les humeurs âcres qui y tombent, pour dessécher les pustules faites par un sang âcre & bi-lieux, on en met un petit morceau dans l'œil, & l'on en frotte les bords. — *Vertus.*

Le blanc d'œuf empêche qu'on ne puisse garder cet onguent long-temps. Je serois d'avis qu'on attendit à en mettre quand on seroit prêt de s'en servir.

Onguent Digestif Magistral.

℞ De l'huile rosat & de la térébenthine, aã. ℔ j.
De la cire blanche, ℔ ß.
Lavez-les avec l'eau de plantain, & faites-en un onguent.

Unguentum Digestivum Magi-strale.

℞ *Olei rosati, terebinthinæ, aã.* ℔ j.
Ceræ albæ, ℔ ß.
Laventur cum aquâ plantaginis, & fiat unguentum.

REMARQUES.

On fera fondre la cire blanche dans l'huile rosat, puis on y ajoûtera la té-rébenthine ; quand l'onguent sera refroidi, on le lavera avec de l'eau de plan-tain.

Il est digestif & vulnéraire, il prépare la matiére des plaies pour la suppura-tion ; on en applique avec des plumaceaux. — *Vertus.*

Il se garde plus long-temps que celui que les Chirurgiens préparent avec le jaune d'œuf, l'huile de roses & la térébenthine.

Onguent Potable.	Unguentum Potabile.

℞ Du beurre nouveau,   ℔ j. ß.
De la garance, du castoréam, du blanc de baleine & de la tormentille, aā.   ℥ j. ß.
Faites-les bouillir ensemble dans une s. q. de vin muscat, jusqu'à consomption du vin, & faites-en un onguent s. a.

℞ *Butyri recentis*,   ℔ j. ß.
Rubia tinctorum, *castorei*, *spermatis ceti*, *tormentilla*, aā.   ℥ j. ß.
Bulliant simul in vini odorati s. q. ad vini consumptionem, & *fiat unguentum s. a.*

REMARQUES.

On concassera les racines & le castoréum, on les mettra avec le beurre dans un pot de terre vernissé, on versera dessus une livre de vin muscat, on couvrira le pot & l'ayant placé sur un feu modéré, l'on fera bouillir la matiére jusqu'à consomption du vin, on la coulera avec forte expression, on jettera dans la colature encore chaude, le blanc de baleine, afin qu'elle s'y fonde, puis on laissera refroidir l'onguent ; c'est l'onguent potable.

Vertus.
Dose.
On l'estime pour l'épilepsie, pour les ulcères des viscères, & particuliérement de la matrice : La dose en est depuis deux dragmes jusqu'à une once.

Comme les onguents semblent n'être destinés que pour l'extérieur, il est rare qu'on en fasse pour prendre intérieurement. Il n'y a pourtant rien qui y répugne, & puisqu'on fait prendre souvent la térébenthine par la bouche, on donnera bien un onguent, qui est beaucoup moins dégoûtant.

Il n'est pas d'une grande utilité de préférer ici le vin odorant au vin commun, parce que l'odeur s'en dissipe en bouillant.

Onguent de Résine.	Unguentum Resinum.

℞ De la résine de pin, de la térébenthine, de la cire jaune, & de l'huile, aā. parties égales.
Fondez-les ensemble, & faites-en un onguent

℞ *Resinæ pini*, *terebinthinæ*, *ceræ citrinæ*, *olei*, *ana*, *partes æquales.*

Liquentur, & *fiat unguentum.*

REMARQUES.

On coupera la cire & la résine en petits morceaux, on les liquéfiera dans une bassine avec la térébenthine & l'huile sur un petit feu, on coulera la matiére fondue, & on la laissera refroidir ; c'est l'onguent de résine.

Vertus.
Il est digestif & propre pour préparer & attirer la matiére des abscès ; il a à peu près la même vertu que l'onguent basilicon, mais il n'est guère en usage.

Onguent Verd de la Reine.	Unguentum Viride Reginæ.

℞ Des feuilles de laurier, de romarin, de mariolaine, des deux sortes de sauge, de plantain, d'absinthe, d'herbe à Robert, d'ache, de buglose, de piloselle, de millefeuille, d'hyssope, de menthe Romaine, de baume vulgaire, de verveine, de sanicle, de pimprenelle, d'ortie à fleurs blanches, de morgeline à fleurs blanches

℞ *Foliorum lauri*, *rorismarini*, *majoranæ*, *salviæ utriusque*, *plantaginis*, *absinthii*, *herbæ Roberti*, *apii*, *buglossi*, *pilosellæ*, *millefolii*, *hyssopi*, *menthæ Romanæ*, *balsami vulgaris*, *verbenæ*, *sanicula*, *pimpinellæ*, *urtica albis floribus*, *morsûs gallinæ albis* & *rubris floribus*,

& rouges, des fleurs de lavande, aã. man. j.
Des feuilles d'armoise, de pervenche, de grande ortie, de confoude moyenne & de rue, aã. man. ß.

Coupez toutes ces herbes que vous aurez cueillies au mois de Mai; pilez-les, & faites-les infuſer dans ℔ v. de beurre de Mai non ſalé.

Faites-les bouillir enſuite pendant deux heures, en les remuant avec l'eſpatule, ajoûtez à l'expreſſion

De la cire blanche & de l'huile d'oliv. aã. ʒ iv.
De l'encens pulvériſé, ʒ iij.
Mêlez le tout, & faites-en un onguent.

florum lavendulæ, aã. man. j.
Foliorum artemiſiæ, pervincæ, urticæ majoris, confolidæ mediæ, rutæ, aã. m. ß.

Herbæ menſe Maio collectæ incidantur, piſtentur & infundantur in butyri Maialis inſulſi, ℔ v.

Bulliant omnia ſimul per duas horas continuò ſpatulá agitando, deindè expreſſioni adde

Cera alba, olei olivarum, aã. ʒ iv.
Thuris pulverati, ʒ iij.
Miſce, fiat unguentum.

REMARQUES.

On cueillera toutes les plantes dans le mois de Mai, ou quand elles feront en leur vigueur, on les coupera, on les pilera dans un mortier & on les mettra dans un grand pot de terre, on y mêlera le beurre frais fondu, on couvrira le pot & on le mettra au Soleil ou dans le fumier pendant trois jours, on fera enſuite bouillir la matiére à petit feu pendant deux heures, la remuant inceſſamment avec une eſpatule de bois, on la coulera avec forte expreſſion, on laiſſera un peu raſſeoir la colature pour la ſéparer de ſes féces, on la verſera par inclination, on y mêlera l'huile d'olives, puis on y mettra fondre la cire, & quand l'onguent ſera à demi-refroidi, on y ajoûtera l'encens ſubtilement pulvériſé.

Cet onguent eſt propre pour la paralyſie, pour la goutte ſciatique, pour les convulſions, & pour toutes les maladies qui viennent de cauſe froide.

Si l'on employoit l'huile d'olives dans l'infuſion, elle s'empreindroit de la ſubſtance des plantes; & l'onguent en auroit un peu plus de vertu; mais je trouve fort inutile d'ordonner dans une ſi grande quantité d'onguent, quatre onces d'huile d'olives, & autant de cire, il vaudroit autant n'y en mettre ni de l'un ni de l'autre.

On trouve dans les Diſpenſaires, des deſcriptions de cet onguent différentes en pluſieurs circonſtances, j'ai choiſi celle-ci comme la meilleure, mais on peut fort bien s'en paſſer, quand on a l'onguent *martiatum*; car il a des qualités ſemblables, & même en un dégré plus élevé.

Vertus.

Onguent Verd de Galien.

Unguentum Iſis ſive Viride, Galeni.

♃ De la réſine de pin, ℔ j.
De la cire & de l'huile commune, aã. ℔ ß.
Du verd-de-gris, ʒ j. ß.
Mêlez le tout, & faites-en un onguent ſ. a.

♃ *Reſinæ pini,* ℔ j.
Cera, olei communis, aã. ℔ ß.
Æruginis æris, ʒ j. ß.
Miſce, fiat unguentum ſ. a.

REMARQUES.

On mettra fondre dans l'huile la réſine & la cire, puis on y mêlera exactement avec le biſtortier le verd-de-gris qu'on aura réduit en poudre ſubtile, on fera du tout un onguent dur & emplaſtique qu'on gardera pour le beſoin.

Il nettoie les plaies & les ulcères, & il les guérit; on en fait un emplâtre qu'on applique deſſus.

Vertus.

Le verd-de-gris, qui n'est autre chose que du cuivre empreint des sels du vin, fait la vertu détersive de cette composition.

Onguent de Cynoglosse.	Unguentum de Cynoglosso.
♃ Des racines de cynoglosse rouges, ℔ ß.	♃ *Radicum cynoglossi rubrarum*, ℔ ß.
Du beurre nouveau, ℔ j. ß.	*Butyri recentis*, ℔ j. ß.
Du vin rouge, ℥ iv.	*Vini rubri*, ℥ iv.
Cuisez-les jusqu'à consomption du vin, & les coulez.	*Coquantur ad vini consumptionem & colentur.*

REMARQUES.

On aura des racines de cynoglosse ou langue de chien rouges, quand elles seront en leur plus grande vigueur, on les coupera par petits morceaux, on les écrasera & on les fera cuire avec le beurre & le vin à petit feu jusqu'à consomption du vin, on coulera la matiére avec forte expression, & l'ayant laissé reposer on en séparera les féces; & l'on gardera l'onguent pour le besoin.

Vertus. Il est propre pour les contusions, pour les dislocations, pour dissoudre le sang caillé; on s'en sert extérieurement & intérieurement; on peut en donner par la bouche depuis une dragme jusqu'à six.

Onguent de Solanum, ou *Morelle.*	Unguentum è Solano.
♃ De l'huile rosat, ℔ j.	♃ *Olei rosati*, ℔ j.
Du suc de morelle & de la litharge lavée, aa. ℥ ij. ß.	*Succi è solano, lithargyri loti*, aa. ℥ ij. ß.
De la céruse lavée, ℥ iv.	*Cerusæ lotæ*, ℥ iv.
De la cire blanche, ℥ iij. ß.	*Ceræ albæ*, ℥ iij. ß.
De l'encens pulvérisé, ℥ v.	*Thuris pulverati*, ℥ v.
Faites-en un onguent s. a.	*Fiat unguentum s. a.*

REMARQUES.

On mettra bouillir ensemble l'huile de roses, & le suc de morelle qu'on aura tiré par expression jusqu'à consomption du suc, on coulera l'huile & l'on y liquéfiera sur un peu de feu la cire blanche coupée par petits morceaux, puis on y mêlera hors du feu avec un bistortier la litharge, la céruse, & enfin l'encens subtilement pulvérisé, pour faire un onguent qu'on gardera au besoin.

Vertus. Il est propre pour dessécher les plaies en les consolidant, il ressemble fort en composition & en vertu à l'onguent pompholyx : Ainsi, quand on a un de ces onguents, il est inutile d'avoir l'autre.

Onguent pour exciter les Menstrues.	Unguentum ad Menstrua provocanda.
♃ De la vieille graisse d'oie, & de la cire jaune, aa. ℥ j. ß.	♃ *Axungiæ anseris antiquæ, ceræ flavæ*, aa. ℥ j. ß.
Du marbre, de la térébenthine, des huiles de pouillot, de sabine & de cannelle, aa. ℥ j.	*Marmoris, terebinthinæ, olei pulegii, sabinæ, cinnamomi*, aa. ℥ j.
Des huiles de violier jaune & d'iris, aa. ℥ ß.	*Oleor. cheirini, irini*, aa. ℥ ß.
De l'huile de spica odorante; des poudres de sabine, de pouillot & de rue, aa. ℥ ij.	*Olei spicæ odoratæ; pulveris sabinæ, pulegii, rutæ*, aa. ℥ ij.

Des

Des femences d'ache, de jonc odorant, de fpica Celtique, des grains de geniévre & d'afarum, aã.   ʒ j.
Faites-en un onguent f. a.

Seminis apii, fchœnanthi, fpicæ Celticæ, granorum juniperi, afari, aã. ʒ j.

Fiat unguentum f. a.

REMARQUES.

On broiera le marbre en poudre impalpable, on pulvérifera enfemble fubtilement les autres ingrédients, on mettra fondre fur un petit feu, la cire avec la graiffe d'un vieux oie, la térébenthine, & les huiles d'iris & de violier; enfuite la matiére étant prefque refroidie, on y mêlera les huiles odorantes & les poudres, agitant bien le mélange avec un biftortier, on gardera cet onguent dans un pot bien bouché.

Il eft propre pour amollir & diffoudre les duretés de la matrice, pour lever les obftructions & pour exciter les mois aux femmes; on en frotte l'ombilic & la région de la matrice.   Vertus.

Comme l'huile de cannelle eft fort chère pour être employée dans un onguent, on pourroit lui fubftituer celle de mufcade.

Je crois le marbre bien inutile ici; car c'eft une matiére privée de principes actifs, & qui n'eft pas capable de pénétrer pour produire aucun effet.

Onguent pour faciliter l'Accouchement.

Unguentum ad facilitandum
Partum.

℞ De l'axonge de poule, de canard, d'oie & de pourceau, aã.   ʒ ij.
Du beurre nouveau & de l'huile d'iris, aã.   ʒ j.
Des trochifques de myrrhe,   ʒ ß.
Des deux ariftoloches, de la cannelle, du ftorax & de la myrrhe, aã.   ʒ j.
Mêlez le tout, & faites-en un onguent.

℞ *Axungiæ gallinæ, anatis, anferis, porci, aã.*   ʒ ij.
Butyri recentis, olei irini, aã.   ʒ j.
Trochifcorum de myrrhá,   ʒ ß.
Ariftolochiæ utriufque, cinnamomi, ftyracis, myrrhæ, aã.   ʒ j.
Mifce, fiat unguentum.

REMARQUES.

On liquéfiera enfemble par un petit feu, les graiffes, le beurre & l'huile, puis on y mêlera les autres drogues réduites en poudre fubtile, agitant l'onguent avec un biftortier jufqu'à ce qu'il foit refroidi.

Il eft propre pour faciliter l'accouchement & pour faire fortir l'arriére-faix, on en frotte le bas du ventre en la région hypogaftique, & l'on en met dans le vagin, quand la femme eft en travail.   Vertus.

Les graiffes de poules, de canard & d'oie, ont une même vertu pour cet onguent, on pourroit abréger la compofition en n'y mettant que celle d'oie au poids des trois; le beurre & la graiffe de porc faifant ici un même effet, on pourroit mettre du beurre au poids des deux; il eft inutile d'ordonner des trochifques de myrrhe & de la myrrhe, je voudrois employer de la myrrhe feule, qui produira un meilleur effet que les trochifques. Voici donc comme je ferois d'avis qu'on abrégeât cette compofition.

Onguent pour faciliter l'Accouchement, Réformé.		*Unguentum ad facilitandum Partum, Emendatum.*	
♃ De l'axonge d'oie,	℔ ß.	♃ *Axungiæ anseris,*	℔ ß.
Du beurre nouveau,	℥ iij.	*Butyri recentis,*	℥ iij.
De l'huile d'iris,	℥ j.	*Olei irini,*	℥ j.
De la myrrhe,	ʒ iij.	*Myrrhæ,*	ʒ iij.
De la racine d'aristoloche ronde,	ʒ ij.	*Radicis aristolochiæ rotundæ,*	ʒ ij.
De la cannelle & du storax, aā.	ʒ j.	*Cinnamomi, styracis, aā.*	ʒ j.
Mêlez le tout, & faites-en un onguent.		*Misce, fiat unguentum.*	

Onguent Somnifère.		*Unguentum Narcoticum.*	
♃ Des huiles exprimée de noix muscade, ℥ j.		♃ *Oleorum expressorum nucis moschatæ,* ℥ j.	
De noyaux de pêches;		*Nucleorum persicorum; sacchari Saturni, aā.* ℥ ß.	
& du sucre de Saturne,	℥ ß.		
De l'opium,	ʒ ij.	*Opii,*	ʒ ij.
Du camphre & du musc, aā.	Ɉ ij.	*Camphoræ, moschi, aā.*	Ɉ ij.
Mêlez le tout, & faites-en un onguent s. a.		*Misce, fiat unguentum s. a.*	

R E M A R Q U E S.

On coupera l'opium par petits morceaux, on le fera dessécher par une douce chaleur, puis on le mettra en poudre dans un mortier avec le musc, on y mêlera le sucre de Saturne, on dissoudra le camphre dans l'huile de noyaux de ches, on liquéfiera sur un feu très-foible, l'huile de muscade, on y mêlera les poudres & la dissolution du camphre, pour faire un onguent qu'on gardera au besoin dans un pot bien bouché.

Vertus. On s'en sert pour exciter le sommeil ; on s'en frotte les tempes, il calme les douleurs.

Le musc & le camphre qui entrent dans cet onguent sont plus capables d'empêcher le sommeil que de l'exciter, à cause de leur odeur, il se peut même faire que le musc provoque des vapeurs aux femmes qui se serviroient de ce reméde ; je serois donc d'avis qu'on retranchât ces deux ingrédients.

On peut dire aussi que l'huile de muscade est un peu trop odorante pour être employée en si grande quantité dans un onguent somnifère. Si on lui substituoit l'onguent populéum, le reméde en agiroit mieux.

Onguent de Sucs, d'Arantius.		*Unguentum ex Succis, Arantii.*	
♃ De l'huile rosat,	℔ j. ß.	♃ *Olei rosati,*	℔ j. ß.
Des sucs de plantain, de morelle, de petite centaurée & de patience, aā.	℥ iij.	*Succorum plantaginis, solani, centaurii minoris, lapathi, aā.*	℥ iij.
Faites-les bouillir ensemble jusqu'à consomption des sucs, ensuite ajoûtez-y		*Bulliant omnia simul ad succorum consumptionem, deindè adde*	
De la cire blanche,	℥ iv.	*Ceræ albæ,*	℥ iv.
De l'onguent populéum & du cérat rafraîchissant de Galien, aā.	℥ ij.	*Unguenti populei, cerati refrigerantis Galeni, aā.*	℥ ij.
De la litharge,	℥ iij.	*Lithargyri,*	℥ iij.
Du plomb brûlé,	ʒ vj.	*Plumbi usti,*	ʒ vj.

De la tutie préparée,	℥ ß.	*Tutia præparata,*	℥ ß.
De l'orge brûlée & pulvérisée,	℥ iij.	*Hordei combusti & pulverati,*	℥ iij.
Du bol d'Arménie & du camphre, aā.	℥ ij.	*Boli Armena, caphura, aā.*	℥ ij.
Faites-en un onguent s. a.		*Fiat unguentum s. a.*	

R E M A R Q U E S.

On tirera facilement les sucs de plantain, de patience & de morelle par expression, après avoir pilé les plantes ; mais comme la petite centaurée est une herbe peu succulente, il est nécessaire de l'humecter avec un peu d'eau après l'avoir pilée, puis on la laissera quelque temps en digestion avant que de la mettre à la presse.

On pulvérisera subtilement la litharge, l'orge rôtie & le bol, on mêlera les poudres avec la tutie préparée.

On mêlera les sucs avec l'huile de roses dans un pot de terre, on fera bouillir le mélange jusqu'à consomption des sucs, on coulera la liqueur restante & l'on y fera fondre la cire blanche, le populéum & le cérat de Galien, on retirera la matiére de dessus le feu & l'on y mêlera les poudres, puis quand elle sera refroidie, on dissoudra le camphre dans environ demi-once d'huile de roses, & on l'y incorporera ; on gardera cet onguent pour le besoin.

Il est propre pour dessécher & pour incarner les plaies & les ulcères où il y a inflammation ; il differe peu en vertus de l'onguent pompholyx.

Vertus.

Autre Onguent de Sucs.		Aliud Unguentum è Succis.	
♃ Du suc d'iéble,	℥ viij.	♃ *Succorum ebuli,*	℥ viij.
D'absinthe & d'iris, aā.	℥ v.	*Absinthii, ireos, aā* ℥ v.	
De persil & d'ache,	aā ℥ iv.	*Petroselini, apii, aā.* ℥ iv.	
De l'huile de lis,	℥ x.	*Olei lilicrum,*	℥ x.
De l'huile commune, de celles d'absinthe & de chamomille, aā.	℔ ß.	*Olei communis, absinthii, chamæmeli, aā.*	℔ ß.
Des graisses de canard & de poule, aā.	℥ ij.	*Pinguedinis anatis & gallinæ, aā* ℥ ij.	
Cuisez-les ensemble à petit feu jusqu'à la consomption des sucs ; coulez-les ensuite, & faites fondre dans la colature		*Coquantur simul igne lento donec succi absumantur, deindè cola, & in colaturâ liquentur*	
De la cire blanche,	℥ ij.	*Ceræ albæ,*	℥ ij.
Faites-en un onguent s a.		*Fiat unguentum s. a.*	

R E M A R Q U E S.

On cueillera les plantes en leur vigueur, on en tirera les sucs par expression, on mêlera ces sucs avec les huiles & les graisses dans un pot de terre, & on les fera bouillir ensemble jusqu'à la consomption des sucs, on coulera la liqueur & l'on y fera fondre la cire blanche, on agitera l'onguent jusqu'à ce qu'il soit refroidi, & on le gardera au besoin.

Il ramollit, il résout, il est propre pour les duretés de la rate & du foie, pour les catarrhes, pour la paralysie, pour la sciatique, on en frotte les parties attaquées.

Vertus.

Onguent Admirable, de Nicodéme.		Unguentum Mirabile, Nicodemi.	
♃ De la myrrhe, de l'aloës, & de la sarcocolle, aā.	℥ ij.	♃ *Myrrhæ, aloes, sarcocollæ, aā.* ℥ ij.	
Du miel écumé,	℔ j.	*Mellis despumati,*	℔ j.

Du vin blanc, q. f.
Cuifez-les à petit feu, en confiftance d'on-
guent.

Vini albi q. f.
Coque igne lento ad fpiffitudinem.

REMARQUES.

On pulvérifera la myrrhe, l'aloës & la farcocolle, on les incorporera dans une baffine avec le miel écumé, on y ajoûtera fept ou huit onces de vin blanc, on fera bouillir le mélange à petit feu, l'agitant toûjours avec une efpatule de bois jufqu'à ce qu'elle foit épaiffie en confiftance d'onguent, on la gardera au befoin, c'eft ce qu'on appelle *Onguent admirable*; quelques-uns y ajoûtent une once de colcothar.

Vertus. Il déterge, il mondifie les plaies & les vieux ulcères, il agglutine, il cicatrife, il réfifte à la pourriture, on en met dans les plaies avec de la charpie.

Cette compofition n'eft pas bien nommée onguent, puifqu'il n'y entre point d'huile ni de graiffe.

Onguent d'Amiante.   Unguentum de Amianto.

℞ De l'amiante,   ℥ iv.
Du plomb brûlé,   ℔ j.
De la tutie préparée,   ℥ j.
Calcinez-les, mettez-les en poudre, puis laiffez-les en macération dans une q. f. de vinaigre diftillé pendant un mois, agitant cette matiére une fois chaque jour, après faites-la bouillir pendant un quart-d'heure, & laiffez-la en repos jufqu'à ce que le vinaigre paroiffe bien clarifié.
℞ Après cela de ce vinaigre bien clarifié, & de l'huile rofat, aā. ce qu'il en fera néceffaire.
Battez-les enfuite dans un mortier, pour leur donner la confiftance de liniment.

℞ *Amianti,*   ℥ iv.
Plumbi ufti,   ℔ j.
Tutiæ præparatæ,   ℥ j.
Calcinentur; deindè pulverifentur & macerentur cum aceti deftillati f. q. ac quotidie per menfem materia femel agitetur: poft menfem ebullienda eft unius horæ quadrante, ac tum quifcere finatur, donec clarefcat acetum. Tum

℞ *Aceti hujus clari, olei rofati, aā. q. f.*

Terantur optimè in mortario marmoreo, donec fiat linimentum.

REMARQUES.

On calcinera enfemble à grand feu, dans un creufet pendant cinq ou fix heures, le plomb brûlé, l'amiante & la tutie préparée, on laiffera refroidir le mélange, on le pulvérifera & on le mettra dans un matras, on verfera deffus du vinaigre diftillé jufqu'à la hauteur de quatre doigts, on bouchera le matras & on laiffera la matiére en digeftion pendant un mois, l'agitant tous les jours une fois pour en faciliter la diffolution; après le mois paffé on placera le matras fur le fable & par un feu gradué, l'on fera bouillir la matiére pendant un quart-d'heure, puis on la laiffera refroidir & repofer; on filtrera la liqueur par un papier gris, & l'on en fera un nutritum dans un mortier de marbre avec ce qu'il faudra d'huile de rofes, les mêlant peu à peu, & les agitant avec un pilon de bois jufqu'à ce qu'ils aient pris la confiftance d'un onguent.

Vertus. Il eft propre pour deffécher les dartres, les éréfipéles & les autres démangeaifons du cuir; on en frotte les parties malades.

Quoique cette compofition tire fon nom de la pierre amiante, il n'y en entre point, car le vinaigre n'en peut rien diffoudre.

Le beurre de Saturne a autant de vertu que cet onguent.

Onguent de Plomb.	Unguentum de Plumbo.

℞ Du plomb brûlé & de la litharge , aā. ℨ j.
De la cérufe & de l'antimoine , aā.   ℥ ß.
De la cire jaune ,   ℥ ij.
De l'huile rofat ,   ℥ ix.
Mêlez le tout , & faites-en un onguent f. a.

℞ *Plumbi ufti , lithargyri , aā.*   ℨ j.
Cerufæ , antimonii , aā.   ℥ ß.
Ceræ flava ,   ℥ ij.
Olei rofati ,   ℥ ix.
Mifce , fiat unguentum f. a.

REMARQUES.

On pulvérifera fubtilement enfemble la litharge , l'antimoine & la cérufe ; on les mêlera avec le plomb brûlé : on liquéfiera la cire dans l'huile , puis l'on y mêlera les poudres pour faire un onguent qu'on gardera au befoin.

Il eft déterfif, defficcatif, & propre pour les ulcères.   **Vertus.**

Onguent Brun , de Nicolas.	Unguentum Fufcum , Nicolai.

℞ De l'huile ,   ℔ j. ß.
De la cire neuve ,   ℥ iv.
De la poix Grecque & noire , du fagapénum , aā.
                                                                        ℨ ij
Du maftic , du galbanum , de l'encens & de la térébenthine , aā.   ℥ j.
Faites-en un onguent f. a.

℞ *Olei ,*   ℔ j. ß.
Ceræ nova ,   ℥ iv.
Picis Græca, nigra , fagapeni, aā. ℨ ij.
Maftiches, galbani, thuris, terebin-thina , aā.   ℥ j.
Fiat unguentum f. a.

REMARQUES.

On pulvérifera fubtilement enfemble le maftic & l'encens dans un mortier mouillé au fond de quelques gouttes d'eau, pour empêcher que ces gommes réfineufes ne s'y attachent. On fera difloudre dans du vinaigre le fagapénnm , le galbanum, on coulera la diffolution , & l'on fera confumer l'humidité juf-qu'en confiftance folide, on liquéfiera dans l'huile fur un peu de feu la cire , les poix & la térébenthine : on coulera la matiére , & l'on y mêlera les gom-mes, puis les poudres , & l'on aura un onguent de couleur brune.

Il mondifie & il purge les plaies & les vieux ulcères, il excite la fuppuration   **Vertus.**
des tumeurs, étant appliqué deffus.

Onguent de Térébenthine.	Unguentum Terebinthinæ.

℞ De la térébenthine bien claire ,   ℔ j.
Du maftic, de la myrrhe & de l'oliban , aā.
                                                                      ℥ ß.
Des jaunes d'œufs ,   N°. iij.
Faites-en un onguent f. a.

℞ *Terebinthina claræ ,*   ℔ j.
Maftiches . myrrhæ , olibani , aā. ℥ ß.
Vitellos ovorum ,   N°. iij.
Fiat unguentum f. a.

REMARQUES.

On pulvérifera fubtilement la myrrhe, l'oliban & le maftic, on les mê-lera avec la térébenthine, puis on y ajoûtera les blancs d'œufs ; on y agitera bien le mélange avec un biftortier, & l'on gardera cet onguent ; c'eft un di-geftif.

Vertus. Il digère & il difpofe les matiéres pour la fuppuration ; on en applique dans les plaies nouvellement faites fur des plumaceaux, l'on en entoure les tentes.

Onguent de Petit-Chien.

♃ Un petit chien nouveau-né.
Des vers de terre lavés dans le vin,   ℔ ß.

Des racines d'althæa, de lis blancs, d'iris & d'acorus, aã.   ℨ j.
Du chamæpitys, de la fauge, de la marjolaine & du ferpolet, aã.   man. j.
Des fleurs de romarin & de mille-pertuis, aã.   man. ß.
De jonc odorant,   ℨ ij.
Coupez les drogues qui en ont befoin en menues parties, puis laiffez-les en macération pendant 24 heures dans
De vin d'Efpagne,   ℔ j.
Des huiles de lis blancs, de mille-pertuis & d'amandes douces, aã.   ℥ iv.
Faites-les bouillir jufqu'à confomption d'humidité, puis diffolvez dans l'huile exprimée,
De la moëlle de cerf & du fuif de bouc, aã.   ℥ ij.
Faites-en un onguent f. a.

Unguentum de Catello.

♃ *Catellum unum nuper enixum,*
Lumbricorum terreftrium vino lotorum,   ℔ ß.
Radicis althææ, liliorum alborum, ireos, acori, aã.   ℨ j.
Herbarum chamæpityos, falviæ, majoranæ, ferpylli, aã.   man. j.
Florum anthos, hyperici, aã. man. ß.
Schœnanthi,   ℨ ij.
Incidenda incidantur minutiffimè & macerentur per 24 horas in
Vini Hifpanici,   ℔ j.
Olei liliorum alborum, hyperici, amygdalarum dulcium, aã.   ℥ iv.
Bulliant ad humidi confumptionem, & in fortiter expreffo & colato oleo folve
Medulla cervi, fevi hircini, aã. ℥ ij.
Fiat unguentum f. a.

R E M A R Q U E S.

On aura un petit chien nouveau-né, on le coupera par morceaux, on le mettra dans un pot de terre verniffé, avec les vers de terre qu'on aura auparavant lavés dans du vin, les racines coupées par petits morceaux, les herbes & les fleurs incifées & écrafées dans un mortier, on verfera deffus le vin d'Efpagne & les huiles, on couvrira le pot & on laiffera macérer la matiére pendant vingt-quatre heures, on la fera enfuite bouillir fur un petit feu jufqu'à confomption du vin, on la coulera avec forte expreffion, & on liquéfiera dans la colature, par une douce chaleur, la moëlle de cerf & le fuif de bouc, pour faire un onguent liquide qu'on gardera au befoin.

Vertus. Il eft propre pour réfoudre, pour fortifier les nerfs, pour la paralyfie, pour les convulfions, pour les catarrhes, pour la goutte fciatique ; on en frotte les parties malades chaudement.

Je trouve qu'il entre trop peu d'huile, de moëlle & de graiffe dans cet onguent, pour la quantité des drogues de la décoction ; j'en voudrois doubler les dofes.

Cet onguent eft mou, & approchant de la confiftance du liniment.

Onguent de Jupiter.

♃ De la regliffe,   ℔ j. ß.
Des feuilles de violier, de pavot blanc & de cigue, aã.   man. iij.
De jufquiame, de verveine, de pariétaire, de fureau & de geranium, aã. m. ij.

Unguentum Jovis.

♃ *Liquiritiæ recentis,*   ℔ j. ß.
Foliorum violarum, papaveris albi, cicutæ, aã.   man. iij.
Hyofcyami, verbenæ, parietariæ, fambuci, geranii, aã. man. ij

De la grande joubarbe, man. j. ß.
Cueillez toutes ces plantes nouvelles, coupez-les, & après les avoir bien pilées, incorporez-les du mieux que vous pourrez avec ce qu'il faudra de nouveau beurre, & laissez-les pendant quinze jours : après cela cuisez-les, & les exprimez pour en faire un onguent.

Sempervivi major. m. j. ß.
Omnia sumantur recentia, concidantur & cum s. q. butyri recentis probè simul contusa impastentur , atque sic diebus quindecim simul unita maneant, posteà coquantur & exprimantur.

REMARQUES.

On concassera exactement la réglisse & on la séparera par filaments, on incisera & on pilera les herbes dans un mortier de marbre ou de pierre : on mêlera le tout avec sept ou huit livres de beurre frais, ou autant qu'il en faudra pour faire une pâte: on mettra la matiére en digestion dans un pot couvert pendant quinze jours, après lesquels on la fera cuire à petit feu, jusqu'à consomption de presque toute l'humidité des herbes, puis on la coulera, on l'exprimera fortement, & on laissera rasseoir l'onguent pour le dépurer de ses féces, qui se précipiteront au fond , on gardera cet onguent pour le besoin.

Il est propre pour les inflammations, pour résoudre les tumeurs qui viennent **Vertus.** d'un sang trop subtil, & pour les ardeurs de Vénus ; on en frotte les parties malades, on peut en appliquer sur les cancers du sein.

On a donné le nom de *Jupiter* à cet onguent, ou pour exprimer son excellence, ou parce qu'il y entre de la joubarbe, que quelques-uns appellent *Jovis barba.*

Onguent de Gaïac, de Mercatus.	Unguentum ex Gaiaco, Mercati.
♃ De la rapure de gaïac, ℔ ß.	♃ *Ramenti gaiaci,* ℔ ß.
Du concombre sauvage, de la fumeterre & du bouillon blanc aã. man. iij.	*Cucumeris agrestis, fumariæ, verbasci, aã.* man. iij.
De la vieille huile & du vin blanc, aã. ℔ j.	*Olei veteris & vini albi, aã.* ℔ j.
Toutes ces drogues mêlées & infusées pendant trois jours seront cuites ensemble jusqu'à consomption du vin ; ajoûtez-y dans l'expression ,	*Omnibus commixtis & infusis per triduum , simul coquantur usque ad vini consumptionem , in expressione adde*
Du diachylon commun, ℥ iij.	*Diachylonis communis,* ℥ iij.
Des onguents arégon , d'Agrippa & d'althæa, aã. ℥ ß.	*Unguenti aregonis , Agrippæ, althææ, aã.* ℥ ß.
Faites-en un onguent s. a.	*Fiat unguentum s. a.*

REMARQUES.

On aura des concombres sauvages, ou à leur défaut les feuilles de la plante, de la fumeterre, & du bouillon-blanc, on les pilera bien ensemble dans un mortier, on les mettra dans un pot de terre vernissé, on y mêlera le gaïac rapé, on versera le vin & l'huile, on couvrira le pot, on le placera sur les cendres chaudes, & on laissera digérer la matiére pendant trois jours : on laissera ensuite le pot sur le feu, & l'on fera bouillir l'infusion doucement, la remuant avec une espatule de bois jusqu'à la consomption du vin ; on la coulera avec forte expression, on mettra reposer la colature, on la séparera d'avec ses féces, puis on y fera fondre le diachylon commun, & les onguents, pour faire un onguent qu'on gardera au besoin.

Vertus. Il eſt propre pour ramollir les tumeurs, les nodoſités vénériennes, pour réſoudre les humeurs froides, pour adoucir les douleurs : on en frotte la partie malade.

Onguent de Courges, d'Oviédo.	*Unguentum Cucurbitæ, Oviedi.*
♃ Des ſucs de courges, de pourpier & de morelle, aã. ℔ ſs.	♃ *Succorum cucurbitæ, portulacæ, plantaginis, ſolani, aã.* ℔ ſs.
Des huiles d'amandes douces & violat, aã. ℥ viij.	*Olei amygdalarum dulcium, violati, aã.* ℥ viij.
De la cire blanche, ℥ iv.	*Ceræ albæ,* ℥ iv.
Faites-en un onguent ſ. a.	*Fiat unguentum ſ. a.*

R E M A R Q U E S.

On tirera les ſucs par expreſſion en la maniére ordinaire, on les mêlera avec les huiles dans un pot de terre verniſſé, on fera bouillir le mélange à petit feu juſqu'à conſomption de l'humidité aqueuſe, on coulera l'huile, & l'on y mettra fondre la cire après l'avoir rompue par petits morceaux, on agitera avec un biſtortier l'onguent, à meſure qu'il refroidira, pour empêcher qu'il ne s'y faſſe des grumeaux, & on le gardera pour s'en ſervir au beſoin.

Vertus. Il eſt rafraîchiſſant & humectant, propre pour tempérer la chaleur des reins & pour d'autres maladies ſemblables : on en frotte les parties malades.

Onguent pour les Cheveux, de Bateus.	*Unguentum Crinificum, Batei.*
♃ De la graiſſe d'ours, ℥ iv.	♃ *Axungia urſina,* ℥ iv.
Du labdanum, ℥ j. ſs.	*Labdani,* ℥ j. ſs.
Du miel crud, ℥ j.	*Mellis crudi,* ℥ j.
De l'aurone ſéche & du baume du Pérou, aã. ℨ vj.	*Abrotani ſicci, balſami Peruviani, aã.* ℨ vj.
De la racine de roſeau ſéche, ℨ iij.	*Radicis arundinis ſicc.* ℨ iij.
De l'huile de noix muſcade, ℨ ij.	*Olei nucis moſchatæ,* ℨ ij.
Faites-en un onguent ſ. a.	*Fiat unguentum ſ. a.*

R E M A R Q U E S.

On pulvériſera enſemble la racine de roſeau & l'aurone ſéche ; d'une autre part, le labdanum : on liquéfiera enſemble la graiſſe d'ours, le baume du Pérou & l'huile de muſcade par une lente chaleur, puis on y mêlera exactement les poudres, & enfin le miel, pour faire un onguent.

Vertus. Il eſt propre pour faire croître les cheveux, étant appliqué ſur la tête, ou bien on en peut oindre les dents du peigne avec lequel on ſe peigne.

Onguent Dépilatoire, de Bateus.	*Unguentum Depilatorium, Batei.*
♃ De la chaux vive, ℥ iv.	♃ *Calcis vivæ,* ℥ iv.
De l'orpiment, ℥ j. ſs.	*Auripigmenti,* ℥ j. ſs.
De la racine d'iris de Florence, ℥ j.	*Radicis iridis Florentiæ,* ℥ j.
Du ſel de nitre & du ſoufre, aã. ℥ ſs.	*Salis nitri, ſulphuris, aã.* ℥ ſs.
De la leſſive très-forte, ℔ ij.	*Lixivii fortiſſimi,* ℔ ij.
Cuiſez-les en conſiſtance d'onguent, puis ajoûtez-y	*Coque ad conſiſtentiam debitam, adde*

De

De l'huile de girofles,	gutt. xx.	Olei caryophyllorum,	gutt. xx.
Mêlez le tout, & faites-en un dépilatoire.		Misce, fiat unguentum, seu pulmentum.	

REMARQUES.

On pulvérisera l'orpiment, le salpêtre & le soufre ensemble ; d'une autre part, l'iris de Florence ; on les mettra dans un poëlon avec la chaux vive ; on versera dessus la lessive qui aura été faite avec beaucoup de cendres ; on fera bouillir la matiére doucement, la remuant avec une espatule de bois, jusqu'à ce qu'elle ait acquis une consistance d'onguent ou de cataplasme : alors on la retirera de dessus le feu, on la laissera refroidir & l'on y mêlera l'huile de girofles : on aura un onguent pesant vingt-une onces, de couleur verdâtre.

Il est dépilatoire, ou propre pour enlever le poil, étant appliqué sur la chair. *Vertus.*

L'iris & l'huile de girofles ne peuvent servir dans la composition de cet onguent que pour corriger la mauvaise odeur des autres ingrédients ; car le soufre, l'orpiment & la chaux, rendent ensemble une odeur puante.

Mais ce correctif n'empêche pas que l'onguent n'ait toûjours une odeur fort désagréable. Il ne peut pas être gardé bien long-temps en une consistance raisonnable, il se durcit trop, ou bien il se corrompt ; il est plus avantageux qu'il se durcisse que de se corrompre, car alors on en est quitte pour le liquéfier avec de l'eau chaude : mais s'il se corrompt, il acquiert une odeur encore plus mauvaise que celle qu'il avoit auparavant.

Onguent pour la Grattelle & pour les Dartres.		Unguentum ad Impetiginem & Serpiginem.	
♃ Du sel de Saturne,	℥ ß.	♃ *Salis Saturni,*	℥ ß.
Du mercure doux,	ʒ ij.	*Mercurii dulcis,*	ʒ j.
De l'onguent rosat,	℥ iij.	*Unguenti rosati,*	℥ iij.
Mêlez-les, & faites-en un onguent.		*Misce, fiat unguentum.*	

REMARQUES.

On pulvérisera subtilement le sel de Saturne & le sublimé doux, on les mêlera dans l'onguent rosat exactement, & l'on gardera cet onguent pour le besoin.

Il est propre pour guérir la grattelle, les dartres & les autres démangeaisons du cuir : on en frotte les parties malades. Mais il est fort à propos d'avoir auparavant purgé & saigné, de peur d'enfermer les humeurs. *Vertus.*

On peut rendre cet onguent plus efficace & plus prompt dans son effet, en y ajoûtant encore une dragme de sublimé doux, ou de précipité blanc.

Onguent de Nerprun & d'Aune, de Mindererus.		Unguentum ex Rhamno & Frangulâ, Mindereri.
♃ Des racines nouvelles de scrophulaire, ℥ ij.		♃ *Radicum recentium scrophulariæ,* ℥ ij.
D'aunée, de patience & de grande chélidoine ; des écorces moyennes d'aune noir & de nerprun nouveau, aā. ℥ j.		*Enulæ campanæ, lapathi acuti. chelidoniæ majoris, corticum median. frangulæ & rhamni recentis, aā.* ℥ j.

Tome II.   Qqq

Du beurre nouveau,	℥ xvj.	*Butyri recentis,*	℥ xv j.
Pilez-les enfemble fortement avec		*Piſtentur ſimul fortiter cum*	
Du vinaigre de rue,	℥ iv.	*Aceti rutacei,*	℥ iv.
Scilliuc.	ℨ vj.	*Scillitici,*	ℨ vj.

Cuifez-les enfuite jufqu'à confomption du vinaigre, coulez la décoction & l'exprimez : puis mêlez dans la colature,

Coque ad confumptionem aceti, cola & exprime, in colaturâ miſce

De la térébenthine bien claire,	ℨ vj.	*Terebinthinæ claræ,*	ℨ vj.
Du ftorax liquide,	ℨ iij.	*Styracis liquidæ,*	ℨ iij.
Des jaunes d'œufs,	N°. iv.	*Vitellos ovorum,*	N°. iv.
Du fel de nitre,	ℨ j. ß.	*Salis nitri,*	ℨ j. ß.
Du foufre vif,	ʒ j.	*Sulphuris vivi,*	ʒ j.
Faites-en un onguent f. a.		*Fiat unguentum ſ. a.*	

REMARQUES.

On amaffera les racines & les fecondes écorces récemment féparées, lorf-qu'elles font en leur plus grande vigueur, on les coupera par morceaux, on les concaffera bien dans un mortier, & on les mêlera avec le beurre frais, on mettra le tout enfemble pour en faire une pâte qu'on mettra dans un pot de terre, on verfera deffus les vinaigres, on couvrira le pot ; on laiffera la matiére en digeftion pendant vingt-quatre heures, puis on la fera bouillir à petit feu juf-qu'à confomption du vinaigre, on coulera la matiére avec forte expreffion ; & après l'avoir laiffée repofer quelque temps on la féparera de fes féces, & l'on y mêlera hors du feu la térébenthine, le ftorax liquide, le foufre vif, le falpêtre en poudre fubtile, & enfin les jaunes d'œufs : on gardera cet onguent pour s'en fervir au befoin.

Vertus. Il eft propre pour deffécher & guérir les dartres, la grattelle & les autres démangeaifons de la peau : on en frotte les parties malades.

Liniment Hémorrhoïdal.   Linimentum Hæmorrhoïdale.

♃ De la pulpe de cloportes, de l'onguent populéum, de l'huile d'œufs, aā.	℥ j.	♃ *Pulpæ millepedarum, unguenti populei, olei ovorum, aā.*	℥ j.
De l'extrait d'opium,	ʒ ß.	*Extracti opii,*	ʒ ß.
Mêlez-les & faites-en un liniment f. a.		*Miſce, fiat ex arte linimentum.*	

REMARQUES.

On aura des cloportes vivants, on les pilera bien dans un mortier de marbre ou de pierre, & on les paffera par un tamis renverfé pour en avoir la pulpe, on les mêlera avec l'extrait d'opium, puis on les incorporera avec l'onguent populéum, l'huile d'œufs, en les agitaut long-temps enfemble dans un mortier pour faire un liniment.

Vertus. Il eft propre pour appaifer la douleur des hémorrhoïdes, étant appliqué deffus.

Ce liniment eft toûjours mal lié, quelque long-temps qu'on l'agite, parce que l'onguent ni l'huile ne s'uniffent pas avec les pulpes ; il n'en faut faire que peu à la fois, parce qu'il ne fe garde pas : l'opium qui y entre, fixe & arrête la fermentation de l'humeur qui caufe la douleur, mais ce n'eft que pour quel ques heures, & fouvent elle recommence avec plus de force qu'auparavant, c'eft pourquoi je voudrois retrancher l'opium de la compofition, & n'employer que des remédes fimplement adouciffants, comme font les autres drogues.

Autre Liniment pour le même mal.

℞ Des fleurs de foufre, ℥ ij.
De l'huile d'œufs, ℥ ß.
De l'huile rofat, ℥ j.
Mêlez ces drogues, & vous aurez un très-bon liniment pour les hémorrhoïdes.

Linimentum aliud ad idem.

℞ *Florum fulphuris,* ℥ ij.
Olei ovorum, ℥ ß.
Olei rofati, ℥ j.
Mifce, fiat linimentum hæmorrhoïdibus admovendum.

Autre Liniment.

℞ Du fel de Saturne, ℥ ß.
Des huiles rofat & de camomille, du fuc d'ombilic de Vénus, aã. ℥ ij.
Faites-en un liniment en forme de *nutritum*, f. a.

Aliud Linimentum.

℞ *Salis Saturni,* ℥ ß.
Oleorum chamomillæ & rofati, fucci umbilici Veneris, aã. ℥ ij.
Fiat ex arte linimentum ad formam nutriti.

Autre Liniment.

℞ De l'huile le lin, de la pulpe d'oignon cuit fous les cendres, aã. ℥ ij.
De la cire blanche, ℥ ß.
Mêlez-les, & faites-en un liniment f. a.

Linimentum Aliud.

℞ *Olei lini, pulpæ cepæ fub cineribus coctæ, aã.* ℥ ij.
Ceræ albæ, ℥ ß.
Mifce, & fiat ex arte linimentum.

Tous ces différents liniments font très-propres pour appaifer les douleurs des hémorrhoïdes. Vertus.

Liniment pour l'Herpès.

℞ De l'axonge de porc & du beurre nouveau, aã. ℥ iv.
Du fuc de patience, ℥ ij.
De l'huile de jufquiame tirée par expreffion, du mercure précipité rouge, & du vitriol verd, aã. ℥ j.
De l'alun brûlé, ℥ ß.
Du verd-de-gris & du borax, aã. ℥ ij.
Faites-en un liniment f. a.

Linimentum ad Herpetes.

℞ *Axungiæ porci, butyri recentis, aã.* ℥ iv.
Succi lapathi acuti, ℥ ij.
Olei hyofcyami expreffi, mercurii præcipitati rubri, vitrioli viridis, aã. ℥ j.
Aluminis ufti, ℥ ß.
Viridis æris, boracis, aã. ℥ ij.
Fiat ex arte linimentum.

REMARQUES.

On mettra bouillir la graiffe & le beurre avec le fuc de patience jufqu'à confomption du fuc, on coulera la matiére, l'on y mêlera l'huile de femence de jufquiame tirée par expreffion; & quand le mélange fera prefque froid, on y incorporera les autres ingrédients fubtilement pulvérifés, pour faire un liniment qu'on gardera.

Il eft propre pour guérir la grattelle, les dartres, les autres démangeaifons de la peau, & même la teigne. Vertus.

Liniment pour empêcher les Marques de la Petite-Vérole.

℞ De la cérufe lavée dans de l'eau de rofes, & de la litharge d'or préparée, aã. ℥ j.

Linimentum ad Variolarum cicatrices prohibendas.

℞ *Cerufæ in aquâ rofarum lotæ, lithargyri auri præparati, aã.* ℥ j.

De l'huile des quatre grandes femences froides mondées , d'amandes douces & d'œufs , aã.
ʒ ß.
Des eaux de morelle & de plantain , aã. ce
qu'il faudra.
Faites-en un liniment en forme de *nutritum*.

Olei feminum quatuor frigidorum
majorum mundatorum , amygdalarum dul-
cium , ovorum , aã.   ʒ ß.
Aquarum folani & plantaginis , aã. q. f.

Fiat ex arte linimentum ad formam
nutriti.

REMARQUES.

On mettra dans un mortier de bronze la litharge & la cérufe préparées , on
y mêlera peu à peu les huiles , & environ fix dragmes des eaux de plantain &
de folanum , nourriffant & agitant la matiére , pour en faire un nutritum dont
on fe fervira au befoin.

Vertus.   Il eft propre pour effacer les cicatrices & remplir les cavités que la petite vérole laiffe fur la peau : on en frotte le vifage , le cou & les mains , lorfque les
grains fe féchent.

Liniment pour arrêter le Vomiffement.   Linimentum ad arcendum Vomitum.

℞ De l'huile de noix mufcade, tirée par expref-
fion, & de l'eau de la Reine d'Hongrie, aã. ʒ ß.
Du maftic en poudre ,   ʒ ij.
De l'huile diftillée d'abfinthe ,   ʒ j.
Mêlez le tout, & faites en un liniment f. a.

℞ *Olei nucis mofchatæ expreffi , aquæ*
Reginæ Hungariæ , aã.   ʒ ß.
Maftiches pulverati ,   ʒ ij.
Olei ftillatitii abfinthii ,   ʒ j.
Mifce , fiat ex arte linimentum.

REMARQUES.

On fera fondre l'huile de mufcade fur un petit feu , & quand elle fera à demi refroidie , l'on y mêlera l'huile ou effence d'abfinthe , le maftic en larmes
réduit en poudre très-fubtile , & l'eau de la Reine d'Hongrie , pour faire un
liniment qu'on gardera dans un pot bien bouché.

Vertus.   Il eft propre pour arrêter le vomiffement & pour fortifier l'eftomac, on en
applique fur la région de ce vifcère.
Comme tous les ingrédients qui compofent ce liniment font odorants & remplis de parties fubtiles , il ne faut leur donner que le moins de chaleur qu'il fera
poffible pour les mélanger.
On trouvera dans mon *Livre de Chymie* les defcriptions des huiles de mufcade
& d'abfinthe.

Liniment Somnifère.   Linimentum Somniferum.

℞ Des onguents rofat & populéum , aã. ʒ j.
De l'huile de femence de jufquiame tirée par
expreffion ,   ʒ ij.
De l'extrait liquide d'opium ,   ʒ j.
Mêles-les, & faites-en un liniment.

℞ *Unguenti rofati & populei , aã. ʒ j.*
Olei feminis hyofcyami expreffi , ʒ ij.
Extracti opii liquidioris ,   ʒ j.
Mifce , fiat linimentum.

REMARQUES.

On agitera enfemble dans un mortier tous les ingrédien   jufqu'àce qu'ils
foient liés , & l'on gardera le liniment.

Il eſt propre pour calmer les douleurs de tête & pour exciter le ſommeil, on en applique ſur le front & aux tempes. *Vertus.*

Liniment pour la Sciatique, de M. Charas. — Linimentum Iſchiadicum, M. Charas.

℞ Des petits chiens nouveau-nés, & des taupes en vie, aā. N°. iij.
Des vers de terre, ℔ j.
Des feuilles de laurier, de romarin, de menthe, de marjolaine, de lavande, de ſerpolet & de mille-pertuis, aā. man. j.
Faites cuire ces drogues dans de l'huile commune & du vin rouge, aā. ℔ iij. & les tenez ſur le feu juſqu'à diminution du vin : coulez-les enſuite & les exprimez fortement ; puis ajoûtant à l'expreſſion de la cire jaune & de l'axonge d'oie, aā. ℥ x. votre liniment ſera fait.

℞ Canes noviſſimè natos, talpas viventes, aā. N°. iij.
Lumbricorum terreſtrium, ℔ j.
Foliorum lauri, roriſmarini, menthæ, majoranæ, lavendulæ, ſerpylli & hyperici, aā. man. j.
Coquantur in olei communis & vini rubri, aā. ℔ iij. ad vini conſumptionem ; poſteà colentur & fortiter exprimantur, addantur expreſſioni ceræ citrinæ & axungiæ anſeris, aā. ℥ x. & factum erit linimentum.

REMARQUES.

On prendra trois petits chiens nouveau-nés, & autant de taupes vivantes, qu'on coupera par petits morceaux, on y ajoûtera une livre de vers de terre ; on mettra le tout dans un vaiſſeau aſſez ample avec les feuilles de laurier, de romarin, de menthe, & autres, inciſées & pilées dans un mortier de marbre ou de pierre ; on verſera deſſus l'huile commune & le vin, on fera bouillir la matiére à petit feu, la remuant de temps en temps avec une eſpatule juſqu'à conſomption de toute l'humidité, puis on la coulera, on l'exprimera fortement, & l'on fera fondre dans la colature la cire & la graiſſe d'oie, pour faire un liniment qu'on gardera au beſoin.

Il eſt fort expérimenté pour appaiſer les douleurs de la ſciatique, & de toutes ſortes de rhumatiſmes. Il faut s'en oindre devant le feu, afin que le liniment pénétre davantage. On en doit réitérer l'onction, ſuivant que la néceſſité le requerra. *Vertus.*

Cérat Blanc rafraîchiſſant, de Galien. — Ceratum Album refrigerans, Galeni.

℞ De l'huile roſat, ℔ ß.
De la cire blanche, ℥ j. ß.
Fondez-les enſemble dans un vaiſſeau de terre verniſſé, agitez-les avec un pilon de bois, puis lavez l'onguent avec l'eau froide ſouvent renouvellée, & gardez le cérat pour l'uſage.

℞ Olei roſati, ℔ ß.
Ceræ albæ, ℥ j. ß.
Liquantur ſimul in vaſe fictili vitreato, piſtillo ligneo agitentur & aquâ frigidiſſimâ ſæpiùs renovatâ laventur, ſervetur que ceratum ad uſus.

REMARQUES.

On rompra de la cire blanche par petits morceaux, on la mettra dans un plat de terre verniſſé ou dans un baſſin d'étain avec l'huile roſat, on placera le vaiſſeau ſur un très-petit feu, & dès que la cire ſera fondue on la retirera, on agitera la matiére avec un biſtortier bien net, juſqu'à ce qu'elle ſoit figée ; alors on y mettra un peu d'eau fraîche, on continuera à remuer pour faire incorpo-

Vertus.

ter cette eau dans le cérat, puis on y en versera beaucoup, & on le lavera cinq ou six fois, changeant d'eau fraîche à chaque fois, jusqu'à ce qu'il soit bien blanc ; on le gardera pour le besoin.

Il est propre pour calmer les ardeurs, pour guérir les inflammations, pour adoucir l'âcreté des hémorrhoïdes, des aines, du sein, des dartres, pour les démangeaisons : on en frotte les parties malades.

Galien est l'Auteur de ce cérat, qu'on appelle aussi *onguent*, il demande quatre onces de cire blanche sur chaque livre d'huile rosat ; mais comme cette composition doit être principalement adoucissante, il vaut mieux y mettre moins de cire, afin qu'ayant un peu moins de solidité ou de consistance que les cérats ordinaires, elle s'étende & pénétre aisément aux endroits où on l'applique : on a donc trouvé qu'il suffisoit d'y employer une partie de cire sur quatre parties d'huile, comme il est ordonné dans plusieurs Pharmacopées.

Il faut attendre que le cérat soit refroidi en onguent avant que d'y verser de l'eau fraîche ; car si l'on en mêloit pendant qu'il est encore chaud, il se grumeleroit en refroidissant tout d'un coup.

Galien demande qu'après avoir bien lavé ce cérat avec de l'eau fraîche, on le lave avec un peu de vinaigre ; mais alors il est un peu piquant, & il cause souvent des douleurs, quand on l'applique sur des chairs excoriées.

Si au lieu de l'huile rosat on emploie l'huile d'amandes douces, ou l'huile de semences de pavot, ou celle des quatre grandes semences froides tirées sans feu, le cérat en sera beaucoup plus blanc, plus adoucissant & exempt d'odeur.

Il ne faut faire du cérat qu'en petite quantité, afin d'en réitérer souvent la composition, car en vieillissant il perd sa vertu.

Cérat Santalin.		*Ceratum Santalinum.*	
♃ De l'huile rosat,	℔ j.	♃ *Olei rosati,*	℔ j.
De la cire blanche,	℥ iv.	*Ceræ albæ,*	℥ iv.
Fondez-les ensemble dans un vaisseau de terre vernissé, & quand la matiére sera à demi-refroidie, mêlez-y les poudres suivantes,		*Liquentur simul in vase fictili vitreato, semique refrigeratis sequentia pulverata permisceantur,*	
Des roses rouges,	℥ j. ß.	*Rosarum rubrarum,*	℥ j. ß.
Du santal rouge,	℈ x.	*Santali rubri,*	℈ x.
Blanc & citrin, aā.	℈ vj.	*Albi, & citrini, aā.*	℈ vj.
Du bol d'Arménie,	℈ vij.	*Boli Armenæ,*	℈ vij.
Du spode,	℥ ß.	*Spodii,*	℥ ß.
Du camphre,	℈ ij.	*Caphuræ,*	℈ ij.
Faites-en un cérat s. a.		*Fiat ceratum s. a.*	

REMARQUES.

On pulvérisera ensemble les santaux & les roses rouges séches ; d'une autre part, le bol & le spode ; on fera fondre la cire rompue par petits morceaux dans l'huile par un petit feu en un plat de terre vernissé, quand la matiére sera à demi-refroidie, l'on y mêlera exactement les poudres avec un bistortier, & sur la fin le camphre qu'on aura dissous dans un peu d'huile rosat, pour faire un cérat qu'on gardera au besoin.

Vertus.

On s'en sert pour les duretés & les chaleurs de foie, des reins, de l'estomac, on le mêle avec de l'huile rosat ou avec de l'onguent populéum pour le rendre plus liquide, on y mêle aussi quelquefois un peu d'opium, & l'on en frotte les tempes & le front pour calmer les douleurs de tête & pour faire dormir.

Quoiqu'on attribue une vertu rafraîchissante à ce cérat, il n'y a guère d'apparence qu'il rafraîchisse ; car il est composé d'ingrédients la plupart remplis de parties subtiles & plus propres à exciter le mouvement des humeurs qu'à le ralentir, aussi ne met-on guère en usage le cérat santalin pour les maladies qui proviennent de chaleur , il est plus propre pour fortifier les parties affoiblies, mais on se passeroit fort bien de cette composition.

Au lieu du santal blanc, on devroit doubler la dose du santal citrin , qui a plus de vertu.

Cérat Stomachique , de Mésué.		Ceratum Stomachicum , Mesue.	
♃ De l'huile rosat ,	℔ j. ß.	♃ *Olei rosati ,*	℔ j. ß.
De la cire jaune ,	℥ iv.	*Cera flava ,*	℥ iv.
Des roses rouges & du mastic , aã.	℥ ij. ß.	*Rosarum rubrarum , mastiches ,* aã.	
			℥ ij. ß.
Des feuilles de grande absinthe séche, ℥ j. ℨ vj.		*Foliorum absinthii major. sicc.* ℥ j. ℨ vij.	
Du nard Indique ,	ℨ j. ℨ ij.	*Nardi Indicæ ,*	ℨ j. ℨ ij.
Faites-en un cérat s. a.		*Fiat ex arte ceratum.*	

REMARQUES.

On pulvérisera ensemble les roses , les feuilles d'absinthe séches & le spica nard ; d'une autre part, on mettra en poudre le mastic, on coupera la cire par petits morceaux, on la mettra liquéfier dans l'huile ; puis quand la matiére sera à demi-refroidie, l'on y mêlera les poudres, pour faire un onguent qu'on gardera au besoin.

Il est propre pour fortifier l'estomac étant appliqué dessus , il chasse les vents & il aide à la digestion.

Vertus.

Cérat Polychreste.		Ceratum Polychrestum.	
♃ De l'huile d'olives ,	℔ j.	♃ *Olei olivarum ,*	℔ j.
De la litharge bien pulvérisée ,	℥ iv. ß.	*Lithargyri subtilissimè pulver.* ℥ iv. ß.	
De la cire neuve ,	℥ j. ß.	*Cera nova ,*	℥ j. ß.
De la térébenthine bien claire, & de l'encens, aã.	℥ j.	*Terebinthinæ clara , thuris ,* aã.	℥ j.
Des gommes ammoniac & bdellium , aã. ℥ vj.		*Gummi ammoniaci , bdellii ,* aã. ℥ vj.	
Des gommes galbanum & opopanax, aã. ℥ ß.		*Galbani , opopanacis ,* aã. ℥ ß.	
De la myrrhe, de la pierre calaminaire , de l'aristoloche ronde & longue , aã. ℥ ij.		*Myrrhæ , lapidis calaminaris , aristolochiæ longæ & rotundæ,* aã. ℥ ij.	
Mêlez le tout , & faites un cérat s. a.		*Misce , fiat ceratum , s. a.*	

REMARQUES.

On pulvérisera subtilement ensemble les aristoloches ; d'une autre part, la myrrhe , le bdellium, l'encens, le galbanum & l'opopanax qu'on aura desséchés par une lente chaleur ; d'une autre part, la litharge & la pierre calaminaire ; on mettra cuire ces deux derniéres drogues dans l'huile avec ce qu'il faudra d'eau , agitant incessamment la matiére avec ne espatule de bois , jusqu'à ce qu'elle ait acquis une consistance d'onguent, on y mêlera alors les gommes pulvérisées & la cire qui s'y fondront en peu de temps, on retirera la bassine de dessus le feu & le cérat étant à demi-refroidi, l'on y mêlera exactement la térébenthine & la poudre des aristoloches ; on le gardera pour le besoin.

Vertus. Il est propre pour amollir, pour digérer, pour faire suppurer les plaies, pour les cicatriser.

Ce cérat est appellé *Polychreste*, parce qu'il peut servir à plusieurs usages.

Il vaut beaucoup mieux employer les gommes pulvérisées que dissoutes, parce que dans la dissolution leurs parties volatiles se dissipent.

On peut mêler les gommes pulvérisées dans l'onguent, dès qu'il a cessé de bouillir, pendant qu'il est bien chaud, ou bien quand il est presque froid ; mais si on les mêle lorsqu'il n'est qu'à demi-refroidi, elles se grumèlent aisément.

Cérat d'Œsype, de Galien.		Ceratum Œsypatum, Galeni.	
℞ De l'œsype, ou laine grasse,	ʒ x.	℞ Œsypi,	ʒ x.
Des huiles de camomille & d'iris, aā.	℔ ß.	Oleorum chamæmeli & irini, aā.	℔ ß.
De la cire jaune,	ʒ iij.	Ceræ flavæ,	ʒ iij.
Du mastic, de la gomme ammoniac, & de la térébenthine, aā.	ʒ j.	Mastiches, gummi ammoniaci, terebinthina, aā.	ʒ j.
De la résine, du storax calamite, aā.	ʒ ß.	Resinæ, styracis calamites, aā.	ʒ ß.
Du spica nard,	ʒ ij. ß.	Spicæ nardi,	ʒ ij. ß.
Du safran,	ʒ j. ß.	Croci,	ʒ j. ß.
Faites-en un cérat s. a.		Fiat ceratum s. a.	

R E M A R Q U E S.

On pulvérisera subtilement ensemble le storax, le mastic & la gomme ammoniac ; d'une autre part, le spica nard & le safran, on coupera la cire par petits morceaux, & on la mettra fondre dans les huiles avec la résine & la térébenthine, puis on y mêlera l'œsype avec un bistortier, on laissera la bassine quelque temps sur un petit feu pour en dessécher l'humidité superflue, puis on la retirera ; & lorsque la matiére sera presque refroidie, l'on y incorporera exactement les poudres, pour faire un cérat qu'on gardera au besoin.

Vertus. Il amollit, il digère, il fortifie les nerfs, il résout, on s'en sert pour les plaies où il est besoin de mondifier & de déterger.

Cérat ou *Emplâtre d'Ammoniac, de Forestus.*		Ceratum, *seu* Emplastrum de Ammoniaco, Foresti.	
℞ Des mucilages de semences de lin & de fœnugrec, aā.	ʒ j. ß.	℞ Mucaginum seminis lini & fænugræci, aā.	ʒ j. ß.
De l'huile d'iris,	ʒ vj.	Olei irini,	ʒ vj.
De l'onguent d'althæa,	ʒ ij.	Unguenti de althâ,	ʒ ij.
Des graisses de canard, d'oie & de poule, aā.	ʒ j. ß.	Pinguedinis anatis, anseris, gallinæ, aā.	ʒ j. ß.
Cuisez-les jusqu'à consomption d'humidité, puis ajoutez-y		Coquantur ad humiditatis exhalationem, tunc adde	
De la cire jaune,	ʒ ij.	Ceræ flavæ,	ʒ ij.
De la térébenthine,	ʒ j.	Terebinthinæ,	ʒ j.
De la résine de pin,	ʒ vj.	Resinæ pini,	ʒ vj.
De la gomme ammoniac, du son, aā.	ʒ ß.	Gummi ammoniaci, furfuris macri, aā.	ʒ ß.
De l'emplâtre de méliot, & des racines de bryone & d'iris, aā.	ʒ ij.	Emplastri de meliloto, radicum bryoniæ & ireos, aā.	ʒ ij.
Du galbanum pur & du bdellium, aā.	ʒ j.	Galbani puri, bdellii, aā.	ʒ j.
Faites-en un cérat s. a.		Fiat ceratum s. a.	

REMARQUES.

REMARQUES.

On pulvérifera enfemble le galbanum, le bdellium & la gomme ammoniac; d'une autre part, les racines qu'on aura fait fécher & le fon; on mettra bouillir les mucilages avec les huiles, les graiffes & l'onguent d'althæa, jufqu'à confomption de l'humidité aqueufe, on coulera la liqueur & l'on y fera fondre la cire, la réfine, l'emplâtre de mélilot & la térébenthine, on y mêlera auffi fur le feu les gommes en poudre, on retirera enfuite la baffine, & quand la matiére fera à demi-refroidie, l'on y mêlera les autres poudres, pour faire un cérat qu'on gardera au befoin.

Il amollit, il digère, il excite la fuppuration, il déterge les ulcères & les plaies, & il les confolide. Vertus.

Je ne vois pas que le fon puiffe produire un grand effet dans cet emplâtre, je voudrois le retrancher de la defcription, & doubler le poids de la gomme ammoniac de laquelle le cérat prend le nom.

Cérat de Galbanum, ou Matrical.		*Ceratum de Galbano, feu Matricale.*	
♃ Du galbanum bien purifié,	ʒ j. ß.	♃ *Galbani purificati,*	ʒ j. ß.
De l'affa-fœtida,	ʒ ß.	*Affa fœtida,*	ʒ ß.
De la myrrhe,	ʒ ij.	*Myrrhæ,*	ʒ ij.
Du bdellium,	ʒ j.	*Bdellii,*	ʒ j.
Des feuilles féches de matricaire & d'armoife, aã.	ʒ ß.	*Foliorum ficcatorum matricariæ & artemifiæ, aã.*	ʒ ß.
De la femence de daucus,	℈ j.	*Seminis dauci,*	℈ j.
De la cire,	ʒ ij.	*Cera,*	ʒ ij.
De l'huile commune, autant qu'il en faut.		*Olei communis q. f.*	
Faites-en un cérat f. a.		*Fiat ceratum f. a.*	

REMARQUES.

On pulvérifera enfemble l'affa-fœtida, la myrrhe, le bdellium; d'une autre part, les feuilles & la femence; on diffoudra du galbanum dans du vinaigre fur le feu, on coulera la diffolution avec expreffion, & on la fera évaporer jufqu'à confiftance d'emplâtre; on mettra fondre la cire dans quatre onces d'huile d'olives, on y mêlera le galbanum purifié, puis les poudres, pour faire un cérat qu'on gardera au befoin.

Il diffipe les flatuofités & les humeurs froides de la matrice & il la fortifie; on l'applique fur le bas-ventre. Vertus.

On trouve ce cérat diverfement décrit dans les Difpenfaires; la plûpart n'y mettent point d'huile, & d'autres n'y demandent ni huile ni cire.

Cérat Blanc cuit.		*Ceratum Album coctum.*	
♃ De l'huile,	℔ ij.	♃ *Olei,*	℔ ij.
De la cérufe,	℔ j. ß.	*Cerufa,*	℔ j. ß.
De la cire blanche,	ʒ iij.	*Ceræ albæ,*	ʒ iij.
Cuifez-les f. a. pour les réduire en forme de cérat.		*Coquantur f. a. ut ad formam cerati reducantur.*	

On pulvérifera fubtilement la cérufe en la frottant fur un tamis renverfé , on la mêlera avec l'huile dans la baffine, on y ajoûtera trois ou quatre livres d'eau , on fera bouillir la matiére doucement en la remuant inceffamment avec une efpatule de bois , jufqu'à ce qu'elle foit en confiftance d'onguent folide , & que l'eau foit confumée, on y fera fondre la cire blanche rompue par petits morceaux , & l'on aura un cérat blanc qu'on gardera au befoin.

Vertus. Il defféche en rafraîchiffant , il ne diffère de l'emplâtre de cérufe qu'en confiftance.

Cérat de Bétoine.	Ceratum ex Betonicâ.

♃ De la térébenthine , de la réfine de pin , & de la cire jaune , aā.	℥ ij.	♃ *Terebinthinæ , refina pini , ceræ flavæ , aā.*	℥ ij.
Des feuilles de bétoine féches ,	℥ ß.	*Foliorum betonicæ ficc.*	℥ ß.
Du maftic & de l'encens, aā.	ʒ ij.	*Maftiches , thuris, aā.*	ʒ ij.
De la mumie ,	ʒ j. ß.	*Mumiæ ,*	ʒ j. ß.
De l'huile de mille-pertuis , q. f.		*Olei hyperici q. f.*	
Mêlez le tout , & faites-en un cérat.		*Mifce , fiat ceratum.*	

On pulvérifera féparément & fubtilement la bétoine & l'encens , la mumie & la maftic , on fera fondre la cire , la réfine & la térébenthine dans quatre onces d'huile de mille-pertuis , puis la matiére étant plus qu'à demi-refroidie , l'on y mêlera les poudres , & l'on fera un cérat.

Vertus. Il eft employé pour les plaies de la tête , il déterge & confolide.

Parce qu'on a reconnu que l'odeur de la bétoine fortifioit le cerveau, on s'eft imaginé qu'en mêlant de cette herbe dans un cérat, on le rendroit plus propre à guérir les plaies de la tête; mais la bétoine étant abforbée par la cire , la réfine & les gommes qui entrent dans le cérat elle a perdu fa volatilité , & elle ne peut plus agir comme elle faifoit , il ne lui refte donc que fa vertu vulnéraire , qui eft égalemeent bonne pour toutes les plaies , en quelque parties du corps qu'elles foient.

Cérat de Soufre.	Ceratum Diafulphuris.

♃ Du baume de foufre fait avec l'huile de noix ,	℔ j.	♃ *Balfami fulphuris in oleo nucum juglandium facti ,*	℔ j.
De la cire jaune ,	℥ iv.	*Ceræ citrinæ ,*	℥ iv.
De la colophone & de la myrrhe choifie , aā.	℥ iij.	*Colophoniæ , myrrhæ electæ , aā.*	℥ iij.
Faites-en un cérat f. a.		*Fiat ceratum f. a.*	

On rompra par petits morceaux la cire & la colophone , on les liquéfiera par un petit feu , avec le baume de foufre compofé en huile de noix , on retirera la matiére de deffus le feu , & quand elle fera à demi-refroidie , l'on y mêlera la myrrhe fubtilement pulvérifée , & l'on fera un cérat qu'on gardera au befoin.

Il eft propre à ramollir & à réfoudre les tumeurs fcrophuleufes & les autres hu-

meurs froides ; on l'emploie pour les tumeurs des testicules , pour mondifier &
consolider les vieux ulcères , pour résister à la gangrène.

Quelques-uns doublent ici le poids de la myrrhe , d'autres le triplent , d'autres
le quadruplent.

<table>
<tr><td>

Cérat Capital.

♃ De la cire jaune ,   ℥ j.
De la térébenthine bien claire ,   ʒ vj.
Du meilleur ladanum ,   ℥ ß.
Du sandarach , de l'encens , du mastic , du
bois d'aloës , du santal rouge , & des roses rou-
ges , aā.   ʒ j.
De l'huile commune , q. f.
Faites-en un cérat f. a.

</td><td>

Ceratum Capitale.

♃ *Cera flava,*   ℥ j.
Terebinthinæ claræ ,   ʒ vj.
Ladani optimi ,   ℥ ß.
*Sandaracha , thuris , mastiches , ligni
aloes , santali rubri , rosarum rubrarum ,*
aā.   ʒ j.
Olei communis q. f.
Fiat ceratum f. a.

</td></tr>
</table>

R E M A R Q U E S.

On pulvérisera ensemble le vernix ou sandarach , le ladanum , l'encens & le mastic ; d'une autre part, les bois d'aloës & le santal rouge; on fera fondre la cire & la
térébenthine avec deux onces d'huile , on retirera la matière de dessus le feu ; &
quand elle sera plus qu'à demi-refroidie , l'on y mêlera exactement les poudres
pour faire un cérat qu'on gardera au besoin.

Il est propre pour arrêter les fluxions du cerveau , & pour le fortifier ; on en ap-   Vertus.
plique sur la tête.

Les descriptions de ce cérat ne demandent point ordinairement d'huile , mais il
est à propos d'y en faire entrer , tant pour la liaison des ingredients , que pour donner à la composition une consistance de cérat ; car autrement ce seroit un emplâtre
des plus durs.

<table>
<tr><td>

Cérat de Ctésiphon.

♃ De la cire jaune , de la térébenthine , de
l'huile vieille , & du sel de nitre , aā. parties
égales.
Mêlez-les , & en faites un cérat f. a.

</td><td>

Ceratum Cerine Ctesiphontis.

♃ *Ceræ citrinæ , terebinthinæ , olei an-
tiqui , salis nitri , aā. partes æquales.*
Misce , fiat ceratum f. a.

</td></tr>
</table>

R E M A R Q U E S.

On fera fondre dans l'huile la cire & la térébenthine , puis la matière étant à
demirefroidie , l'on y mêlera le salpêtre qu'on aura auparavant bien séché & réduit
en poudre subtile , pour faire un cérat qu'on gardera au besoin.

Il est détersif & dessiccatif.   Vertus.

Il entre trop de nitre dans ce cérat , il est à craindre qu'il ne picotte , quand
on l'applique sur les plaies.

Je trouve aussi que la composition a trop de solidité , je voudrois y mettre
une proportion plus grande d'huile , & la réformer en la manière suivante.

Rrrij

Cérat de Ctésiphon, Réformé.	Ceratum Cerine Ctesiphontis, Reformatum.

♃ De la cire jaune & de la térébenthine, aã. ℥ iv.	♃ *Ceræ citrinæ, terebinthinæ,* aã. ℥ iv.		
De l'huile commune, ℔ ß.	*Olei communis,* ℔ ß.		
Du sel de nitre pulvérisé, ℥ ij.	*Salis nitri tenuissimè pulverati,* ℥ ij.		
Mêlez le tout, & faites-en un cérat s. a.	*Misce, fiat ceratum s. a.*		

Dans le temps que ce cérat a été inventé, on se servoit d'un nitre différent du salpêtre, & beaucoup plus doux; c'est apparemment pourquoi l'Auteur en a fait entrer une si grande quantité dans ce cérat; mais comme nous n'avons plus de ce nitre des Anciens, il faut lui substituer le nôtre en une quantité proportionnée à sa force.

Cérat Astringent.	Ceratum Astringens.

♃ De la litharge & de la pierre d'aimant, aã. ℥ ij. ß.	♃ *Lithargyri, lapidis magnetis,* aã. ℥ ij. ß.
De l'encens & de la myrrhe, aã. ℥ ij.	*Thuris, myrrhæ,* aã. ℥ ij.
Des gommes opopanax, bdellium; & de la mumie, aã. ℥ j. ß.	*Opopanacis, bdellii, mumiæ,* aã. ℥ j. ß.
De l'huile rosat, ℥ ij. ß.	*Oleorum rosati,* ℥ ij. ß.
De myrte, ℥ j. ß.	*Myrtini,* ℥ j. ß.
De la cire & de la térébenthine, aã. ℥ ij.	*Ceræ, terebinthinæ,* aã. ℥ ij.
De la poix navale, ℥ j.	*Picis navalis,* ℥ j.
Mêlez le tout, & faites-en un cérat s. a.	*Misce, fiat ceratum s. a.*

R E M A R Q U E S.

On pulvérisera ensemble l'encens, la myrrhe, la mumie, l'opopanax & le bdellium; d'une autre part, la litharge & la pierre d'aimant; on mettra fondre dans les huiles, la cire, la térébenthine & la poix noire; on coulera la matiére fondue, & quand elle sera plus qu'à demi-refroidie, l'on y mêlera les poudres pour faire un cérat qu'on gardera au besoin.

Vertus. Il déterge les plaies, & il les cicatrise.

Le Grand Cérat, ou *le Grand Cataplasme de Vigo, contre la commotion du Cerveau.*	Ceratum, *seu* Cataplasma majoris compositionis ad commotionem Cerebri, Vigonis.

♃ De la farine de féves, ℥ iv.	♃ *Farinæ fabarum,* ℥ iv.
Du son, ℥ iij.	*Furfuris,* ℥ iij.
Des feuilles d'absinthe, man. j.	*Foliorum absinthii,* man. j.
Des fleurs de camomille & de mélilot, aã. man. ß.	*Florum chamæmeli & meliloti,* aã. m. ß.
D'aneth, de bétoine, de chévre-feuille, aã. pug. ij.	*Anethi, betonicæ, matrisilvæ,* aã. pug. ij.
De jonc odorant, & de stœchas, aã. pug. j.	*Schænanthi, stæchados,* aã. pug. j.
De l'écorce de grenade, des feuilles de grenadier, de myrtilles & de roses rouges, aã. ℥ ß.	*Corticis granatorum, foliorum mali granati, myrtillorum, rosarum rubrarum,* aã. ℥ ß.
Des semences d'anis & de coriandre, aã. ℥ iij.	*Seminis anisi & coriandri,* aã. ℥ iij.

Toutes ces drogues bien pilées feront mifes en infufion dans un f. q. de vin cuit, & un peu de vin mufcat ; on les fera bouillir enfuite dans ces liqueurs jufqu'à confiftance folide, & fur la fin de la cuiffon, on y ajoûtera

Des huiles d'aneth, de camomille, de myrte & de rofes, aã. ℥ x.

De la cire blanche, ℥ j.

Laiffez-les bouillir enfuite pour la feconde fois un feul petit bouillon, puis remuez la matiére jufqu'à ce qu'elle foit devenue fimplement tiéde ; alors vous y ajoûterez

Du calamus odorant bien pulvérifé, ʒ v.

Du fafran, ℈ ij. gr. viij.

Faites-en un cataplafme en forme de cérat.

Omnia probè trita excipiantur fapæ f. q. & vini odoriferi tantillo, bulliant ufque ad fpiffitudinem folidam, fub finem verò coɛturæ adde

Olei anethi, chamæmelini, myrtini, rofati, aã. ℥ x.

Ceræ albæ, ℥ j.

Bulliant iterùm unicâ ebullitione agitando poftea cum baculo, donec tepidum evaferit, tunc adde

Calami aromatici optimè pulverati, ʒ v.

Croci, ℈ ij. gr. viij.

Fiat cataplafma cerati formâ.

R E M A R Q U E S.

On pulvérifera enfemble les féves, le fon, l'écorce de grenade, les femences, les feuilles & les fleurs, ou mettra la poudre dans une baffine, on la mêlera avec environ deux livres de fapa liquide, ou ce qu'il en faudra pour l'incorporer, on fera bouillir le mélange à petit feu, l'agitant inceffamment avec un biftortier jufqu'à ce qu'il ait pris une confiftance folide, on y ajoûtera fur la fin deux ou trois onces de vin d'Efpagne ou du vin mufcat, enfuite l'on y mêlera exaɛtement la cire qu'on aura fait fondre dans les huiles, on agitera la matiére quelque temps fur le feu, afin que les drogues s'uniffent bien enfemble, puis on la laiffera refroidir en la remuant toûjours, jufqu'à ce qu'elle ne foit plus que tiéde ; on y mêlera alors le calamus aromaticus & le fafran réduits en poudre fubtile, on aura un cérat ou un cataplafme.

Il eft propre pour ramollir les tumeurs de la tête, pour diffiper la pituite, pour fortifier le cerveau ; on en applique fur la tête. Vertus.

Le Petit Cérat, ou *le Petit Cataplafme de Vigo, pour la commotion du Cerveau.*

℞ Du fon, ℥ iv.
De la farine de lentille, ℥ ij.
Du calamus odorant, ℥ j. ß.
Des feuilles de grenadier féches, des myrtilles & des rofes, aã. ℥ j.
Des fleurs de mélilot & de camomille, aã. man. ß.
Des noix de Cyprès, N°. vj.

Toutes ces drogues étant bien pilées & criblées, feront mifes fur le feu avec du vin cuit & du vin noir, & réduites en forme de cataplafme d'une confiftance folide, & pour lors vous y ajoûterez

De l'huile de camomille & rofat, aã. ℥ iij.
De la cire blanche, ℥ ij. ß.
Du maftic & de l'encens, aã. ʒ iij.
De la myrrhe, ℥ ij.
Les huiles étant fondues avec la cire, mêlez

Ceratum, *feu* Cataplafma Minoris compofitionis ad commotionem Cerebri, Vigonis.

℞ *Furfuris,* ℥ iv.
Farinæ lentium, ℥ ij.
Calami aromatici, ℥ j. ß.
Foliorum granatorum ficcatorum, myrtillorum, rofarum, aã. ℥ j.
Florum meliloti & chamæmeli, aã. m. ß.

Nuces cupreffi, N°. vj.

Omnibus priùs optimè pulveratis ac cribratis, fiat ad ignem cum vini nigri & fapæ f. q. cataplafma folidum, tunc adde

Olei chamæmeli & rofati, aã. ℥ iij.
Ceræ albæ, ℥ ij. ß.
Maftiches, thuris, aã. ʒ iij.
Myrrhæ, ℥ ij.
Oleis cum cerâ liquefaɛtis, mifceantur

le tout enſemble, & faites-en un cataplaſme en forme de cérat.

omnia ad invicem, fiatque ex arte cataplaſma cerati formâ.

REMARQUES.

On pulvériſera ſubtilement les drogues enſemble, on les démêlera dans du ſapa & du vin noir de chacun environ une livre, on fera cuire le mélange ſur un petit feu, l'agitant continuellement avec un biſtortier, juſqu'à ce qu'il ſoit en une conſiſtance de cataplaſme épais, on y mêlera alors la cire qu'on aura liquéfiée dans les huiles ; cependant on pulvériſera enſemble le maſtic, l'encens & la myrrhe, & l'on mêlera la poudre dans la compoſition, pour faire un cérat ou cataplaſme, qu'on gardera au beſoin.

Vertus.   On l'emploie aux mêmes uſages que le précédent.

Ces deux derniers cérats ne peuvent pas être gardés long-temps ſans s'aigrir : ainſi l'on n'en doit préparer que dans le temps qu'on en aura beſoin.

Je ne ſerois pas d'avis qu'on fît bouillir les ingrédients aromatiques, comme le *calamus aromaticus*, les roſes, les fleurs de camomille & de mélilot, de peur d'en faire diſſiper la partie volatile & eſſentielle, mais je ne voudrois pas les mêler plûtôt qu'après la cuite.

Cérat Barbarum, de Galien.

Ceratum Barbarum, Galeni.

℞ De la térébenthine, de la cire, de la poix, de la ſauſſe colophone, du bitume de Judée, aā. ℔ ß.

℞ *Terebinthinæ, ceræ, picis, reſinæ phryctæ, bituminis Judaïci,* aā. ℔ ß.

De l'huile,	℥ iv.
De la litharge,	ʒ v.
De la céruſe & du verdet, aā.	ʒ ij. ß.
De l'opopanax,	ʒ j. ß.
Faites-en un cérat ſ. a.	

Olei,	℥ iv.
Lithargyri,	ʒ v.
Ceruſæ, æruginis, aā.	ʒ ij. ß.
Opopanacis,	ʒ j. ß.
Fiat ceratum ſ. a.	

REMARQUES.

On mettra fondre les poix & la cire avec l'huile ; on pulvériſera ſubtilement le bitume de Judée, la litharge, la céruſe, la verdet & l'opopanax, & on les mêlera dans la matiére fondue à meſure qu'elle ſe refroidira, pour faire un cérat qu'on gardera au beſoin.

Vertus.   Il eſt propre pour les plaies récentes, pour les ſchirres, pour la goutte ; il déterge, il cicatriſe, il amollit, il réſout.

Il entre trop peu d'huile dans cette compoſition pour un cérat, elle a la conſiſtance d'un emplâtre ; on pourroit au moins tripler la quantité d'huile.

On peut faire fondre le bitume de Judée avec les réſines, au lieu de le mettre en poudre.

Par *reſina phrycta*, en Grec φρυκτός, on doit entendre la fauſſe colophone qui reſte après qu'on a tiré l'huile de térében thinè, ou la poix noire.

Cérat de Poivre, de Galien.

Ceratum Diapipereos, Galeni.

℞ De l'huile commune,	℔ ij.
De la litharge d'argent & de la céruſe, aā. ℔ j.
De la cire,	℔ ß.
De la térébenthine,	℥ iij.

℞ *Olei communis,*	℔ ij.
Lithargyri argenti, ceruſæ, aā. ℔ j.
Cera,	℔ ß.
Terebinthinæ,	℥ iij.

De l'encens,	℥ j. ß.	*Thuris,*	℥ j. ß.
De l'alun,	ʒ vj.	*Aluminis,*	ʒ vj.
Du poivre noir,	ʒ iij.	*Piperis nigri,*	ʒ iij.
Faites-en un cérat f. a.		*Fiat ceratum f. a.*	

REMARQUES.

On pulvérisera subtilement la litharge & la céruse, on les mêlera dans une bassine avec l'huile, & trois ou quatre livres d'eau commune, on fera bouillir le mélange sur le feu, le remuant incessamment avec une espatule de bois, jusqu'à ce qu'il soit cuit en consistance d'onguent épais, & que l'eau soit consumée; on y fera fondre alors la cire coupée par petits morceaux & la térébenthine, puis quand le cérat sera à demi-refroidi, l'on mêlera le poivre, l'alun & l'encens réduits en poudre subtile; on gardera ce cérat pour s'en servir au besoin.

Il est propre pour déterger & dessécher les ulcères.   Vertus,

Il entre trop de litharge & trop de céruse dans cette composition à proportion de l'huile, quand on retrancheroit la moitié de l'un & de l'autre, il en resteroit encore suffisamment pour faire une consistance de cérat.

Cérat de Minium.		Ceratum de Minio.	
♃ Du minium,	℔ j.	♃ *Minii,*	℔ j.
De l'huile d'olives,	℔ ij.	*Olei olivarum,*	℔ ij.
Cuisez-les en consistance de cérat.		*Coquantur ad cerati consistentiam.*	

REMARQUES.

On pulvérisera subtilement le minium, on le mêlera avec l'huile dans une bassine, on y ajoûtera trois ou quatre livres d'eau commune, on fera bouillir la matiére sur le feu en l'agitant incessamment avec une espatule de bois, jusqu'à ce qu'elle ait acquis une consistance de cérat ou d'emplâtre, & que l'eau soit consumée; on retirera alors la bassine de dessus le feu, & l'on gardera ce cérat pour s'en servir au besoin.

Il cicatrise les plaies, il fait revenir les chairs.   Vertus.

Cette composition est improprement appellée *Cérat*, puisqu'il n'y entre point de cire; on peut à son défaut employer le diapalme dissout, car il a les mêmes qualités.

Cérat de Pyrite, de Galien.		Ceratum Diapyritis, Galeni.	
♃ De l'huile vieille,	℔ iij. ℥ iv.	♃ *Olei veteris,*	℔ iij. ℥ iv.
De la cire jaune,	℥ iij. ß.	*Cera citrina,*	℥ iij. ß.
De la térébenthine & de la pyrite préparée, aã.	℥ iij. ʒ j.	*Terebinthinæ, pyritis præparati, aã.*	℥ iij. ʒ j.
Du bitume de Judée & de la litharge, aã.	℥ ij. ß.	*Bituminis Judaïci, lithargyri, aã.*	℥ ij. ß.
De l'alun,	ʒ xv.	*Aluminis,*	ʒ xv.
De la résine & de la gomme ammoniac, aã.	℥ j. ß.	*Resinæ, gummi ammoniaci, aã.*	℥ j. ß.
Du galbanum & de l'aloës, aã.	℥ j.	*Galbani, aloes, aã.*	℥ j.
Du verdet & de l'encens, aã.	ʒ v.	*Æruginis æris, thuris, aã.*	ʒ v.
Faites-en un cérat f. a.		*Fiat ceratum f. a.*	

REMARQUES.

On pulvérifera fubtilement enfemble l'encens, l'aloës, le bitume, la gomme ammoniac ; d'un autre part, l'alun : on mêlera ces poudres avec la pyrite ou pierre à feu calcinée éteinte dans du vinaigre, & broyée impalpablement fur le porphyre, on purifiera le galbanum en le diffolvant dans du vinaigre, le coulant avec expreffion & faifant évaporer l'humidité ; on mettra en poudre la litharge, on la fera cuire avec l'huile dans une baffine avec trois ou quatre livres d'eau, jufqu'à ce qu'elle foit tout-à-fait fondue, on liquéfiera alors la cire, la térébenthine & le galbanum purifié, puis la matiére étant à demi-refroidie, l'on y mêlera les poudres pour faire un cérat, qu'on gardera au befoin.

Vertus.   Il eft propre pour les ulcères malins, pour les fiftules ; il déterge, il cicatrife, il amollit, il réfout.

Les cailloux donnent bien peu de vertu à ce cérat, quoiqu'il en tire fon nom.

La proportion de l'huile n'eft pas bien obfervée dans cette compofition, il y en entre trop pour la quantité des autres drogues, ce qui rend le cérat trop liquide ; je ferois d'avis qu'on en retranchât jufqu'à feize onces.

Cérat de Di&ame, ou Sacré, de Galien.		*Ceratum Diadi&amnum, feu Sacrum, Galeni.*	
♃ De l'huile vieille,	℔ ij. ß.	♃ *Olei veteris,*	℔ ij. ß.
De la litharge,	℔ j.	*Lithargyri,*	℔ j.
De la colophone,	℔ ß.	*Colophoniæ,*	℔ ß.
De la cire jaune,	℥ iv.	*Ceræ citrinæ,*	℥ iv.
De l'airain brûlé,	℥ ij. ß.	*Æris ufti,*	℥ ij. ß.
De la gomme ammoniac,	℥ ij.	*Gummi ammoniaci,*	℥ ij.
Du galbanum & de l'encens, aā.	℥ j. ß.	*Galbani, thuris, aā.*	℥ j. ß.
De l'ariftoloche ronde & du di&ame de Créte, aā.	℥ x.	*Ariftolochiæ rotundæ, di&amni Cretici, aā.*	℥ x.
Du verdet & de l'aloës, aā.	℥ j.	*Æruginis, aloes, aā.*	℥ j.
De la racine de gentiane,	ℨ vj.	*Radicis gentianæ,*	ℨ vj.
Faites-en un cérat f. a.		*Fiat ceratum f. a.*	

REMARQUES.

On pulvérifera enfemble l'aloës, l'encens & la gomme ammoniac ; d'une autre part, les racines & le di&ame ; d'une autre part, le verd de gris ; on broiera le cuivre brûlé fur le porphyre, on réduira auffi en poudre fubtile la litharge, on la fera cuire avec l'huile & trois ou quatre livres d'eau dans une baffine, agitant toûjours la matiére avec une efpatule de bois, jufqu'à ce qu'elle ait acquis une confiftance de cérat, & que l'eau foit confumée ; on y mettra fondre alors la cire, la colophone, le galbanum qu'on aura auparavant purifié par le vinaigre, & quand la matiére fera à demi-refroidie, l'on y incorporera les poudres, pour faire un cérat qu'on gardera au befoin.

Vertus.   Il eft propre pour déterger & pour cicatrifer les plaies, il amollit, il réfout.

Il entre trop de litharge dans cette compofition pour lui donner la confiftance d'un cérat, il y en auroit affez pour celle d'un emplâtre, je voudrois en retrancher trois onces.

Cérat

Cérat de Mucilages.

♃ De la cire, ℔ ij.
Des mucilages de femences d'althæa, de lin
& de fœnugrec , aã. ℔ ß.
De la térébenthine, de la poix navale & de
la litharge , aã. ʒ iv.
De la moëlle de bœuf, de l'huile de lis & des
féces d'huile de lin , aã. ʒ iij.
Du ftorax calamite , du bdellium, des gom-
mes ammoniac , & opopanax, aã. ʒ ij.
℞ Faites-en un cérat f. a.

Ceratum de Mucaginibus.

♃ Cera , ℔ ij.
Mucaginis radicis althæa , feminis li-
ni & fænugræci , aã. ℔ ß.
Terebinthinæ , picis navalis, lithargy-
ri , aã. ʒ iv.
Medullæ bovis , olei de lilio , fæcis olei
aã. ʒ iij.
Styracis calamitæ , bdellii , gummi am-
moniaci , opopanacis , aã. ʒ ij.
Fiat ceratum f. a.

REMARQUES.

On mettra infufer pendant un jour, dans quatre ou cinq livres d'eau chaude , deux onces de racines d'althæa coupées par petits morceaux , une once &
demie de graine de lin , & autant de fénugrec : enfuite l'on fera bouillir l'infufion , pour avoir une livre & demie de mucilage qu'on coulera avec forte expreffion ; on pulvérifera fubtilement la litharge , on la fera cuire avec les huiles, la moëlle de bœuf & les mucilages, jufqu'à ce que l'humidité aqueufe
foit confumée ; on mettra fondre alors la cire coupée par petits morceaux , la
térébenthine & la poix noire , on tirera la baffine de deffus le feu , & quand
la matiére fera plus qu'à demi refroidie , l'on y mêlera exactement le ftorax , le
bdellium, la gomme ammoniac & l'opopanax réduits en poudre fubtile , on
aura le cérat de mucilages qu'on gardera.

Il amollit, il réfout les tumeurs ou bien il excite la fuppuration.

Cette compofition a toute la confiftance d'un emplâtre ; fi l'on veut qu'elle
prenne celle d'un cérat , il faut doubler la quantité des huiles de lis & de lin.

Vertus.

Cérat de Nuremberg , pour les Hernies.

♃ De la cire , ʒ ix.
De la réfine & de l'huile rofat, aã. ʒ iij.
De l'huile de myrte & de maftic , aã. ʒ j.
De la pierre hematite, du bol d'Arménie & du
fang-dragon , aã. ʒ vj.
Du maftic, de la mumie, de l'encens, du fuccin , de la gomme Arabique & adraganth , du
meilleur aloés , des balauftes & des rofes , aã.
ʒ ß.

Faites-en un cérat f. a.

Ceratum pro Herniofis , Noriber-gensium.

♃ Cera , ʒ ix.
Refinæ , olei rofati, aã. ʒ iij.
Olei myrtini, maftichini , aã. ʒ j.
Lapidis hæmatitis, boli Armenæ , fan-
guinis draconis , aã. ʒ vj.
Maftiches , mumiæ , thuris , fuccini,
gummi Arabici , tragacanthi, aloes op-
timæ , balauftiorum , rofarum, aã. ʒ ß.

Fiat ceratum f. a.

REMARQUES.

On broiera fur un porphyre la pierre hématite , le bol & le fuccin , pour
les réduire en poudre impalpable ; on mettra enfemble en poudre les gommes
Arabique & adraganth dans un mortier chauffé ; d'une autre part , on pulvérifera enfemble dans un mortier huilé au fond le fang-dragon , la mumie , l'encens , l'aloës & le maftic ; d'une autre part , les rofes & les balauftes, on fera
fondre la cire & la réfine dans les huiles ; & quand la matiére fera à demi-re-

froidie, on y mêlera les poudres, pour faire un cérat qu'on gardera au be‑
foin.

Vertus.　Il eft propre pour raffermir le péritoine, & pour empêcher les hernies.

Ce cérat a une confiftance fort approchante de celle d'un emplâtre ; on pour‑
roit y ajoûter deux ou trois onces d'huile de rofes, pour le rendre plus mollet.

Cérat de Litharge de Galien.		*Ceratum de Lithargyro, Galeni.*	
♃ De l'huile vieille,	℔ ij. ß.	♃ *Olei veteris,*	℔ ij. ß.
De la litharge,	℔ j.	*Lithargyri acerrimi,*	℔ j.
Du fort vinaigre,	℔ ß.	*Aceti acerrimi,*	℔ ß.
Cuifez-les enfemble f. a.		*Coquantur fimul ut artis eft.*	

REMARQUES.

On pulvérifera fubtilement la litharge, on la mêlera avec l'huile & le vi‑
naigre dans une baffine, on fera bouillir doucement le mélange, l'agitant in‑
ceffamment avec une efpatule de bois jufqu'à ce qu'il foit en confiftance de
cérat.

Vertus.　Il déterge & il deffèche les ulcères.

Si le vinaigre ne fuffit pas pour cuire la litharge, on pourra y ajoûter de
l'eau & faire bouillir la matiére, jufqu'à ce qu'elle ait acquis une confiftance
de cérat.

Cette compofition eft improprement appellée cérat, puifqu'il n'y entre point
de cire ; elle ne diffère d'avec l'emplâtre *triapharmacum* de Méfué, qu'en confi‑
ftance.

Cérat Défenfif.		*Ceratum Defenfivum.*	
♃ De l'huile rofat, du vinaigre rofat & de la cire blanche, aã.	℔ ß.	♃ *Olei rofati, aceti rofati, cera alba, aã.*	℔ ß.
Du bol d'Arménie & de la terre figillée, aã.	℥ ij.	*Boli Armenæ, terræ figillatæ, aã.*	℥ ij.
Du fang-dragon,	℥ j.	*Sanguinis draconis,*	℥ j.
Des balauftes,	℥ ß.	*Balauftiorum,*	℥ ß.
Faites-en un cérat f. a.		*Fiat ceratum, f. a.*	

REMARQUES.

On fera bouillir enfemble l'huile & le vinaigre rofat jufqu'à confomption du
vinaigre, on mettra fondre alors dans l'huile fur un peu de feu, la cire blan‑
che, après l'avoir rompue en petits morceaux ; & quand la matiére fera à de‑
mi-refroidie, l'on y mêlera les autres drogues après les avoir réduites en pou‑
dre fubtile, on aura un cérat qu'on gardera pour le befoin.

Vertus.　Il eft aftringent, propre pour arrêter le fang, pour empêcher les humeurs de
couler fur quelque partie.

Cérat, emplâtre, ou *Cataplafme de Croute de Pain, de Montagnana.*		*Ceratum, feu* Emplaftrum, *feu* Cataplafma de Cruftâ Panis, Montagnanæ.	
♃ De la croute de pain brûlée & macérée dans le vinaigre,	℥ ij.	♃ *Cruftæ panis ufta & in aceto macerata,*	℥ ij.

Des huiles de maſtic & de coings, aā. ℥ j.

De la poudre de maſtic, de menthe, de ſpode préparée, de corail rouge préparé, & de ſantal blanc & rouge, aā. ʒ j.

De la farine d'orge, ce qu'il en faudra.

Faites-en un cérat, ou un cataplaſme ſ. a.

Oleorum maſtichini & cydoniorum, aā. ℥ j.

Pulveris maſtiches, menthæ, ſpodii præparati, coralli rubri præparati, ſantali albi & rubri, a . ʒ j.

Farinæ hordei q. ſ.

Fiat ceratum aut cataplaſma ſ. a.

R E M A R Q U E S.

On fera bien rôtir de la croute de pain, on la mettra tremper quelques heures dans du vinaigre, on pulvériſera enſemble les ſantaux & la menthe; d'un autre part, le maſtic : on mêlera ces poudres avec le corail & l'ivoi e calci é préparés ; on fera cuire environ deux onces de farine d'orge dans l'eau, juſqu'a ce qu'ell ſoit en conſiſtance de cataplaſme bien épais, l'on y mêlera la croute de pain ramollie dans le vinaigre & écraſée, puis les huiles ; & quand la matiére ſera à demi refroidie, l'on y incorporera les poudres pour faire un cataplaſme.

Il eſt aſtringent, & propre pour empêcher la gangréne. **Vertus.**

Cette compoſition eſt mal appelée cérat, puiſqu'il n'y entre point de cire ; c'eſt proprement un cataplaſme qu'il ne faut compoſer que dans le temps qu'on en aura beſoin ; car il ſe gâte & ſe corrompt facilement. Quelques deſcriptions y ajoûtent de la cire & de la réſine, & le mettent au rang des emplâtres ; mais il eſt difficile de lui donner une conſiſtance convenable.

Cérat de Cinq Drogues, de Méſué.

℞ De la cire jaune & de l'huile d'iris, aā.
ʒ iij.

De la térébenthine, ʒ j.
De la gomme de lierre, ʒ ß.
Du ſtorax liquide, ʒ ij.
Faites-en un cérat.

Ceratum Diapente, Meſue.

℞ Ceræ flavæ, olei irini, aā. ℥ iij.

Terebinthinæ, ʒ j.
Gummi hederæ, ʒ ß.
Styracis liquida, ʒ ij.
Fiat ceratum.

R E M A R Q U E S.

On pulvériſera ſubtilement la gomme de lierre, on fera fondre dans l'huile ſur un peu de feu la cire coupée par petits morceaux, le ſtorax liquide & la térébenthine, puis la matiére étant preſque refroidie, l'on y mêlera la gomme de lierre, pour faire un cérat, qu'on gardera au beſoin.

Il eſt propre pour ramollir & pour réſiſter à la gangréne. **Vertus.**

Le mot de *diapente*, ſignifie compoſé de cinq drogues.

Cérat d'Alexandre, de Méſué.

℞ De la gomme ammoniac & du ſtorax calamite, aā. ℥ j. ß.

De l'encens & des ſommités d'abſinthe, aā.
ʒ x.

Du ſpica nard, ʒ iij.
De la cire, ℥ iv.
De l'huile de camomille, ce qu'il en faudra.
Faites-en un cérat ſ. a.

Ceratum Alexandri, Meſue.

℞ Gummi ammoniaci, ſtyracis calamitæ, aā. ℥ j. ß.

Thuris, comarum abſinthii, aā. ʒ x.

Spicæ nardi, ʒ iij.
Ceræ, ℥ iv.
Olei chamomillæ q. ſ.
Fiat ceratum ſ. a.

Sssij

REMARQUES.

On pulvérifera enfemble la gomme ammoniac, le ftorax & l'encens ; d'une autre part, on mettra en poudre les fommités d'abfinthe, le fpica nard ; on coupera la cire par petits morceaux, on la mettra fondre fur un peu de feu dans huit onces d'huile de camomille, & quand la matiére fera à demi-refroidie, l'on y mêlera les poudres pour faire un cérat qu'on gardera au befoin.

Vertus.   Il eft propre pour fortifier l'eftomac, pour aider à la digeftion, pour chaffer les vents.

On peut augmenter ou diminuer la quantité de l'huile, fuivant qu'on voudra rendre ce cérat plus ou moins dur.

Cérat d'Euphorbe, de Galien.		Ceratum ex Euphorbio, Galeni.	
♃ De l'euphorbe,	ʒ j.	♃ Euphorbii,	ʒ j.
De la cire,	ʒ iij.	Cera,	ʒ iij.
De l'huile d'olives,	℔ j.	Olei olivarum,	℔ j.
Faites-en un cérat f. a.		Fiat ceratum f. a.	

REMARQUES.

On pulvérifera fubtilement l'euphorbe, y mêlant un peu de vinaigre pour empêcher qu'elle ne s'exalte trop ; on fera fondre dans l'huile la cire coupée par petits morceaux ; & quand la matiére fera à demi-refroidie, l'on y mêlera l'euphorbe pour faire un cérat qu'on gardera au befoin.

Vertus.   On l'eftime pour la migraine, pour diffiper les humidités vifqueufes, & pour fortifier les nerfs ; on en frotte le front & les articles.

Cérat d'Andromaque.		Ceratum Andromachi.	
♃ Du maftic,	ʒ j. ß.	♃ Maftiches,	ʒ j. ß.
De la cannelle,	ʒ vj.	Cinnamomi,	ʒ vj.
Du ftorax,	ʒ ß.	Styracis,	ʒ ß.
Du fpica nard & de la feuille Indienne, aã.	ʒ iij. ß.	Spicæ nardi, malabathri, aã. ʒ iij. ß.	
De l'euphorbe,	ʒ iij.	Euphorbii,	ʒ iij.
De l'huile de béhen,	ʒ viij.	Olei balanini, id eft, behen,	ʒ viij.
De l'huile de baume & de la cire blanche, aã.	ʒ xv.	Olei balfami, ceræ albæ, aã.	ʒ xv.
Faites-en un cérat f. a.		Fiat ceratum f. a.	

REMARQUES.

On pulvérifera le maftic dans un mortier, dont le fond aura été un peu humecté d'eau, on mettra en poudre enfemble le ftorax & l'euphorbe dans un mortier oint de quelques gouttes d'huile ; on pulvérifera enfemble le malabathrum ou feuille Indienne, la cannelle, le fpica nard, on liquéfiera la cire blanche dans les huiles ; & quand la matiére fera à demi-refroidie, l'on y mêlera les poudres pour faire un cérat.

Vertus.   Il eft propre pour fortifier l'eftomac & les nerfs.

La proportion de la cire n'eft pas bien obfervée dans ce cérat, il en entre trop peu pour la quantité des huiles, on pourroit en doubler la dofe fans craindre de rendre la compofition trop folide.

La cire jaune feroit préferable ici à la cire blanche, parce qu'elle contient plus de parties volatiles.

Cérat ou *Emplâtre de Vipères.*

Ceratum, seu Emplastrum de Viperâ.

♃ De la graisse de vipères,	℥ iij.
De l'onguent populéum,	℔ j. ß.
De la litharge,	℥ iv.
De la poix Grecque,	℥ vj.
De la cire blanche,	℥ iv.

Faites cuire ces drogues ensemble, & sur la fin de la cuite, ajoûtez-y

De l'épine de vipères pulvérisée,	℥ iij.
Du minium mis en poudre,	℥ j.

Faites-en un cérat s. a.

♃ *Pinguedinis viperæ,*	℥ iij.
Unguenti populei,	℔ j. ß.
Lithargyri,	℥ iv.
Picis Græcæ,	℥ vj.
Ceræ albæ,	℥ iv.

Coquantur in unguentum & sub finem adde

Spinæ viperinæ subtiliter pulveratæ,	℥ iij.
Minii subtiliter pulverati,	℥ j.

Fiat ceratum s. a.

REMARQUES.

On aura de la graisse de vipères, de l'onguent populéum & de la litharge, qu'on mêlera ensemble avec un peu d'eau, pour les faire bouillir jusqu'à ce que la litharge se soit fondue ; quand l'humidité aura été entiérement consumée, on y ajoûtera de la poix Grecque & de la cire blanche, & l'on y mêlera sur la fin l'épine de vipères & le minium subtilement pulvérisés, pour faire un cérat qu'on gardera au besoin.

Il est résolutif, détersif & propre à mûrir les tumeurs dures, comme les anthrax, & les bubons vénériens. **Vertus.**

Cérat Diabotanum avec Mercure.

Ceratum Diabotanum cum Mercurio.

♃ Des emplâtres diabotanum, de ciguë & de nicotiane, aā.	℔ j.
De la cire jaune,	℔ ß.
Du storax liquide, de la térébenthine claire, des huiles de laurier & de palme, aā.	℥ iv.
De l'argent vif,	℔ ß.

Mêlez le tout, & faites-en un cérat s. a.

♃ *Emplastri diabotani, de cicutâ & nicotianæ, aā.*	℔ j.
Ceræ flavæ,	℔ ß.
Styracis liquidæ, terebinthinæ claræ, oleorum lauri & palmæ, aā.	℥ iv.
Hydrargyri,	℔ ß.

Misce, fiat ceratum s. a.

REMARQUES.

On fera éteindre exactement le vif-argent en l'agitant fortement pendant sept ou huit heures dans un mortier avec la térébenthine & l'huile de laurier ; d'une autre part, on mettra fondre ou liquéfier ensemble sur un petit feu, les emplâtres, la cire, le storax liquide, bien net & l'huile de palme, on versera la matiére fondue dans le mortier sur le mercure éteint, & l'on mêlera bien le tout ensemble pour en faire un cérat qu'on gardera au besoin.

Il est fort résolutif, propre pour les loupes, pour les tumeurs formées d'humeurs grossiéres, pour les nodus vénériens, pour les glandes scrophuleuses, étant appliqué dessus en emplâtre. **Vertus.**

Ce cérat a une vertu approchante de celle de l'emplâtre de Vigo avec le mercure, il est plus mollet & plus facile à étendre ; il prend son nom de l'emplâtre *diabotanum,* qui y entre.

S s s iij

CHAPITRE IV.

Des Emplâtres.

LEs anciens Grecs appelloient les emplâtres *Emplafta*, du verbe Grec Ἐμ-πλάττειν, qui fignifie former en maffe, enduire & boucher, mais les Grecs Modernes ont prononcé *emplaftra*, & les Latins les ont fuivis. On a pourtant tiré l'adjectif du nom *emplafta*, car on prononce *emplafticum* & non *emplaftricum*.

L'emplâtre eft la compofition la plus folide de toutes celles qu'on applique extérieurement ; il a été inventé en cette confiftance, afin qu'en demeurant long-temps appliqué fur les parties du corps, les remédes dont il eft compofé euffent affez de temps pour produire leur effet.

Les drogues, qui fervent à donner corps & confiftance aux emplâtres, font ordinairement la cire, la réfine, les poix, les gommes, les graiffes, la litharge & les autres préparations de plomb.

Le plomb étant fulphureux fe diffout en cuifant avec les graiffes & les huiles qui font des foufres, & il leur donne une confiftance dure.

Emplâtre Diachalciteos, ou *de Palmier*, ou *de Litharge*.

℞ De la décoction des branches les plus tendres du palmier ou du chêne, de la litharge d'or préparée & de l'huile commune, aā.　　℔ iiij.
De l'axonge de porc,　　℔ ij.
Du chalcitis ou du vitriol calciné à rougeur & diffout dans une portion de la décoction, ℥ iv.

Cuifez-les, & faites-en un emplâtre f. a.

Emplaftrum Diachalciteos, *feu* Palmeum, *feu* de Lithargyro.

℞ *Decocti tenuiorum ramorum palmæ vel quercûs, lithargyri auri præparati, olei communis*, aā.　　℔ iiij.
Axungiæ fuillæ,　　ij.
Chalcitidis, vel vitrioli ad rubedinem calcinati & in portione decocti diluti, ℥ iv.

Coque, & fiat emplaftrum f. a.

REMARQUES.

On fera une forte décoction des branches les plus tendres du palmier, ou à leur défaut de celles du chêne, on coulera la décoction, on mettra dans une baffine la litharge préparée ; on la délaiera avec l'huile, on y mêlera environ la moitié de la décoction de palmier, on fera bouillir la matiére, l'agitant inceffamment avec une efpatule de bois, de peur que la litharge ne s'attache au fond ; après environ une heure de coction, on ajoûtera la graiffe de porc & le refte de la décoction, à la réferve d'environ fix onces, dans lefquelles on diffoudra le vitriol rouge fubtilement pulvérifé, on continuera de faire bouillir la matiére ; & quand elle aura une confiftance de cérat, on y mêlera le vitriol diffout, on pourfuivra la cuite jufqu'à confiftance d'emplâtre, on retirera enfuite la baffine de deffus le feu, on agitera l'emplâtre jufqu'à ce qu'il foit prefque froid, puis l'on en formera des magdaléons, les roulant avec les mains mouillées d'eau ou de décoction de palmier.

Il est propre pour déterger & dessécher les plaies & les ulcères.

Cet emplâtre prend une couleur rouge du colcothar ; on pourroit le faire blanc en substituant au colcothar le double de son poids de vitriol verd.

Il faut que dans la cuite de l'emplâtre, la litharge, qui est un plomb raréfié, se lie & se fonde dans l'huile & la graisse, pour leur donner une consistance solide ; c'est pourquoi il est nécessaire que la matière bouille assez fortement.

Quand la décoction est consumée, la matière cesse de bouillir, on en met d'autre pour achever la cuite, mais on doit auparavant retirer la bassine de dessus le feu & la laisser un peu refroidir, ou bien verser la décoction doucement ; car l'humidité aqueuse qui est contrainte par la chaleur de s'élever, étant embarrassée par les parties rameuses de l'huile, elle fait bouillonner & rejaillir la matière de côté & d'autre avec un pétillement violent ; pour éviter cet embarras, il faut ajoûter la décoction avant que l'autre soit consumée.

Si la quantité de la décoction prescrite ne suffisoit pas pour achever la cuite de l'emplâtre, il faudroit en employer davantage ; mais il ne faut point qu'il y en reste, car cette humidité aqueuse empêcheroit que l'emplâtre ne fût bien lié, & par conséquent, qu'il ne fût emplastique, c'est-à-dire, qu'il ne s'étendît bien sur le cuir ou sur la toile. Si donc l'emplâtre bouilloit encore, quoiqu'il fût solide & cuit, ce seroit une marque qu'il y auroit encore de la décoction, il faudroit la laisser consumer ; on doit même après la consomption de l'humidité aqueuse, tenir encore l'emplâtre sur un petit feu environ demi-heure, continuant à l'agiter fortement avec l'espatule de bois, afin de le dessécher assez & de le rendre plus emplastique.

Il est bon de se servir pour cette opération d'une bassine assez grande ; car la matière se raréfie beaucoup en bouillant, & principalement sur la fin de la cuite, parce qu'alors étant plus épaisse, l'humidité aqueuse a moins d'issue pour s'évaporer & elle souléve la matière avec effort.

Quoiqu'on fasse entrer le vitriol dans toutes les descriptions de l'emplâtre diapalme, les Apothicaires le retranchent ordinairement, & ils font distinction entre le diapalme & le diachalciteos.

On a surnommé cet emplâtre *Palmeum* ou *Diapalma*, à cause du palmier qui y entre ; mais les anciennes Pharmacopées ne demandent autre chose que de remuer l'emplâtre pendant qu'il est sur le feu, avec une espatule faite de bois de palmier verd, ou à son défaut de chêne ou de roseau, ou de prunier sauvage ou de néflier, dont on ratisseroit souvent le bout, afin que la substance du bois se communiquât plus facilement à l'emplâtre.

La décoction des branches les plus tendres de l'arbre que nous employons ici, donne beaucoup plus de vertu au diapalme que ne feroit une espatule : Ainsi quand il n'y auroit que cette raison, notre méthode doit être préférée ; mais de plus, ceux qui travaillent sçavent qu'on ne peut pas bien faire cet emplâtre en suivant exactement les descriptions des Anciens, qui ne demandent autre humidité aqueuse dans la cuite de la litharge avec l'huile & la graisse, que celle qui peut sortir de l'espatule de palmier, car l'emplâtre noirciroit & il n'acquereroit jamais une bonne consistance, mais on y ajoûte ordinairement de l'eau pour la faire bouillir à gros bouillons : Or la décoction de palmier sera plus convenable que l'eau pure, si l'on veut suivre l'intention de l'Auteur, qui a dessein de communiquer à l'emplâtre la qualité de cet arbre.

Emplâtre Diapalme, ordinaire.   Emplaftrum Palmeum, *feu* Diapalma, vulgare.

♃ De la décoction des branches les plus tendres du palmier ou du chêne, de l'huile commune, de l'axonge de porc, & de la litharge d'or préparée, aã.   ℔ vj.
Cuifez-les, & faites-en un emplâtre f. a.

♃ *Decocti tenuiorum ramorum palmæ vel quercûs, olei communis, axungiæ fuillæ, lithargyri auri præparati, aã.*   ℔ vj.
Coquantur f. a. & fiat emplaftrum.

R E M A R Q U E S.

On délaiera dans une grande baffine la litharge préparée avec l'huile & la graiffe : on y ajoûtera environ la moitié de la décoction coulée, on fera bouillir le mélange à grands bouillons, l'agitant inceffamment avec une efpatule de bois ; quand on s'appercevra que la décoction fera prefque confommée, on y en mêlera d'autre pour faire bouillir l'emplâtre jufqu'à ce qu'il foit cuit ; ce qu'on reconnoîtra, fi l'on en met refroidir un petit morceau ; on retirera alors la baffine de deffus le feu, & l'emplâtre étant à demi-refroidi, on le formera en magdaléons.

Vertus.

Il deffléche moins vîte que le précédent, il amollit, il réfout, il déterge, il cicatrife ; c'eft l'emplâtre le plus ufité pour les plaies & pour les ulcères, on l'amollit en y mêlant le quart de fon poids d'huile de rofes, afin d'en faire plus facilement des emplâtres ; c'eft ce qu'on appelle *cérat de diapalme* ou *diapalme diffout.*

Cérat de diapalme, ou diapalme diffout.

Au commencement de la cuite la matiére paroît jaune ; mais à mefure que la litharge qui lui donne cette couleur fe diffout en bouillant, elle blanchit. Comme on eft bien aife que le diapalme foit blanc, il faut prendre garde qu'il ne manque de décoction dans la baffine, car pour peu que l'emplâtre demeurât fur un grand feu fans humidité aqueufe, il bruniroit, quelques-uns y mêlent de l'eau falée pour le blanchir davantage ; quand l'humidité aqueufe eft confumée, & que l'emplâtre eft cuit, il faut le laiffer encore pendant demi-heure fur un petit feu, l'agitant toûjours avec l'efpatule, il s'en élevera quantité de petites bulles en l'air, & fe deffléchant un peu, il en fera plus emplaftique.

Quoique l'emplâtre tire fon nom du palmier, fa vertu principale vient de la litharge ; les Anciens fe contentoient de remuer l'emplâtre avec une efpatule de bois de palmier ; mais la décoction des branches les plus tendres de l'arbre, lui communiquent beaucoup plus de vertu, comme il a été dit au Chapitre précédent, auffi-bien a-t-on befoin d'une liqueur aqueufe pour cuire l'emplâtre comme il faut.

Si par curiofité l'on péfe la maffe de l'emplâtre après l'avoir laiffé refroidir, on trouvera dix-huit livres, ce qui eft le même poids des drogues qu'on y a employées. Il ne s'en eft donc diffipé que l'humidité aqueufe.

Emplâtre des Trois-Drogues, de Méfué.   Emplaftrum Triapharmacum, Mefue.

♃ De la litharge d'or bien pulvérifée, & du vinaigre de vin rouge très-fort, aã.   ℔ j.
De l'huile commune vieille,   ℔ ij.
Cuifez-les en emplâtre.

♃ *Lithargyri auri fubtiliffimè triti, aceti vini rubri acerrimi, aã.*   ℔ j.
Olei communis antiqui,   ℔ ij.
Coque in emplaftrum.

REMARQUES.

REMARQUES.

On pulvérisera fubtilement la litharge, on la délaiera avec l'huile & le vinaigre dans une baffine, on fera bouillir la matiére, la remuant inceffamment
au fond avec une efpatule de bois, jufqu'à ce que l'emplâtre foit cuit en confiftance raifonnable : fi la livre de vinaigre ne fuffifoit pas pour achever la cuite,
on en ajoûtera d'autre.

Cet emplâtre déterge, arrête le fang & confolide les plaies. Le mot de *tria-*
pharmacum, fignifie un reméde compofé de trois fortes de drogues, auffi n'en
entre t il que trois dans cette compofition.

Le vinaigre pénétre la litharge & la raréfie plûtôt que ne feroit l'eau.

Si l'emplâtre eft prefque cuit après la confomption du vinaigre, l'on en peut
achever la cuite, quoiqu'il ne bouille plus, en le remuant toûjours avec l'efpatule fur un petit feu pendant environ une heure, mais s'il n'eft encore qu'en
confiftance d'onguent, on fera mieux d'y ajoûter de nouveau vinaigre pour le
faire bouillir jufqu'à ce que la litharge foit bien diffoute, & que l'emplâtre foit
dur.

Emplâtre Diachylon, blanc, ou *Simple*.	Emplaftrum Diachylon album, *feu* Simplex.

♃ De l'huile commune,	℔ iij.	♃ *Olei communis*,	℔ iij.
De la litharge d'or préparée,	℔ j. ß.	*Lithargyri auri præparati*,	℔ j. ß.
Des mucilages de racines de guimauve, de		*Mucilaginum radicis althææ, fænu-*	
fœnugrec & de lin, aã.	℔ j.	*græci & lini*, aã.	℔ j.
Cuifez-les en confiftance d'emplâtre.		*Coquantur fimul ad emplaftri duritiem.*	

REMARQUES.

On coupera par petits morceaux trois onces de racines de guimauve récentes,
on les mettra dans un pot de terre verniffé avec deux onces de graine de lin &
autant de fœnugrec, on verfera deffus fix ou fept livres d'eau chaude, on laiffera la matiére en digeftion jufqu'au lendemain, puis on la fera bouillir doucement jufqu'à ce que la liqueur foit devenue épaiffe & mucilagineufe, on la coulera avec expreffion, on la mêlera avec l'huile & la litharge dans une baffine,
on fera bouillir la matiére par un feu affez vigoureux, l'agitant toûjours avec
une efpatule de bois, jufqu'à ce qu'elle ait acquis une dureté d'emplâtre, &
que toute l'humidité aqueufe foit confumée, ce qu'on connoîtra quand l'emplâtre ne bouillira plus, il faut alors retirer la baffine de deffus le feu & continuer à le rémuer jufqu'à ce qu'il foit à demi-froid, puis on le roulera en ma-
gdaleons avec les mains mouillées d'eau, il s'applatira un peu en refroidiffant,
à caufe du mucilage qui y eft refté.

Il eft propre pour ramollir, pour digérer, pour mûrir, pour réfoudre.

Diachylon eft Grec & compofé de deux mots réunis, διά, *de*, & χυλῶν, géni-
tif pluriel de χυλός, *fuc*, *mucilage*, parce que les mucilages font la bafe de fa
compofition.

Si après la compofition des mucilages, l'emplâtre n'étoit pas tout-à-fait cuit,
il faut mettre la baffine fur un petit feu, & agiter toûjours fortement la matiére, il achevera de fe cuire quoiqu'il ne bouille plus, & il confervera la couleur blanche ; mais fi on le laiffe fur un grand feu quand il n'y aura plus d'humidité aqueufe, il noircira en peu de temps ; plufieurs le font noircir exprès,
croyant qu'il en a plus de vertu.

Tome II.　　　　　　　　　　　　　　　　　T t t

Si au lieu de la litharge d'or, on emploie la litharge d'argent, & qu'on continue un grand feu sous la matiére à la fin de la cuite ; après la consomption de l'humidité aqueuse, l'emplâtre prendra une couleur rouge : on le prépare de cette maniére en plusieurs endroits ; mais la meilleure de toutes ces préparations doit être celle qui fait le diachylon blanc, parce que les mucilages y font moins altérés.

<table>
<tr><td>

*Emplâtre Diachylon avec l'Iris,
de Mésué.*

</td><td>

Emplastrum Diachylon Ireatum,
Mesue.

</td></tr>
<tr><td>

℞ De l'emplâtre diachylon blanc,   ℔ j.

De l'iris de Florence subtilement pulvérisée,   ℥ j.

Mêlez-les, & faites-en un emplâtre.

</td><td>

℞ *Massæ emplastri diachylonis albi,*   ℔ j.

Ireos Florentiæ tenuissimè pulveratæ,   ℥ j.

Misce, fiat emplastrum.

</td></tr>
</table>

REMARQUES.

On fera ramollir sur un peu de feu le diachylon blanc, puis l'on y mêlera exactement la poudre d'iris de Florence, & on le formera en magdaléons.

Vertus.   Cet emplâtre digère, incise & mûrit avec plus de force que le diachylon simple.

<table>
<tr><td>

*Emplâtre Diachylon Anodyn, d'Ant.
Mynsicht.*

</td><td>

Emplastrum Diachylon Anodynum,
Ant. Mynsicht.

</td></tr>
<tr><td>

℞ De l'huile anodyne des sept fleurs, d'Ant. Mynsicht,   ℔ ij.
De la litharge préparée,   ℔ j.
Des mucilages de semences de jusquiame, de psyllium, de coings, de lin, de l'écorce moyenne de tilleul, & de racine de guimauve, tirés avec l'eau de morelle, aā.   ℥ iv.
Cuisez-les ensemble, en consistance d'emplâtre.

</td><td>

℞ *Olei anodyni è septem floribus parati Ant. Mynsicht,*   ℔ ij.
Lithargyri præparati,   ℔ j.
Mucilaginum seminis hyoscyami, psyllii, cydoniorum, lini, mediani corticis tiliæ, radicis althææ cum aquâ solani extractarum, aā   ℥ iv.
Coquantur simul ad emplastri consistentiam.

</td></tr>
</table>

REMARQUES.

On mettra dans un pot de terre vernissé la semence de jusquiame, de la seconde écorce de tilleul & de la racine d'althæa coupées par petits morceaux & concassées, de chacune six dragmes, des semences de coings, de psyllium & de lin entiéres, de chacunes demi-once ; on mêlera le tout & l'on versera dessus six livres d'eau de solanum toute bouillante, on mettra infuser la matiére en un lieu chaud pendant un jour, ensuite on la fera bouillir à diminution d'environ les deux tiers, ou jusqu'à ce que la liqueur soit bien mucilagineuse, on la coulera alors avec expression ; en la mêlera dans une bassine avec l'huile & la litharge préparée, on les mettra bouillir ensemble, les remuant incessamment & fortement, jusqu'à ce que la litharge étant dissoute & l'humidité évaporée, ils aient pris une consistance d'emplâtre, on retirera alors la bassine de dessus le feu, continuant d'agiter l'emplâtre jusqu'à ce qu'il soit à demi-refroidi, puis on le roulera en magdaléons selon l'art.

Vertus.   Il amollit, il résout, il appaise les douleurs, il mûrit les tumeurs.

Il y a les mêmes circonstances à observer dans la cuite de cet emplâtre, que dans celle du diachylon simple.

Le Grand Emplâtre Diachylon.	Emplastrum Diachylon Magnum.

℞ Des racines de guimauve nouvelles coupées par petits morceaux, ℥ iv.
Des figues & des raisins secs mondés, des semences entières de lin & de fœnugrec, aā. ℥ ij. ß.
Infusez-les chaudement pendant 24. heures dans ℔ vj. d'eau commune, & cuisez-les ensuite en consistance de mucilage, puis coulez & exprimez la décoction, & gardez le mucilage; & en même-temps,
℞ Des sucs de scille & d'iris vulgaire, aā. ℥ iv.
Réduisez dans ces sucs sur un petit feu, en consistance de mucilage
De la colle de poisson hachée menu, ℥ j.
Gardez ce mucilage séparement; cependant
℞ De la litharge d'or préparée, ℔ ij.
Des huiles de chamomille, d'iris vulgaire & d'aneth, aā. ℔ j. ℥ iv.
Mêlez-les avec le premier mucilage dans lequel vous les ferez cuire, en les remuant avec soin avec un espatule de bois, puis ayant ajoûté sur la fin de la coction le mucilage de celle de poisson, réduisez le tout en consistance d'emplâtre; après quoi vous y mêlerez:
De la térébenthine de Venise, aā. ℔ ß.
De la résine de pin, de la cire jaune, & de la laine grasse la plus humide, aā. ℥ iv.
Faites-en un emplâtre s. a.

℞ *Radicum althææ recentium minutim incisarum,* ℥ iv.
Ficuum, passularum pinguium mundatarum, seminum integrorum lini & fœnugræci, aā. ℥ ij. ß.
Infundantur calidè horis 24. in aquæ communis ℔ vj. *deindè lento igne, ad debitam mucaginis spissitudinem coquantur, postea colentur & exprimantur & servetur mucilago; eodemque tempore,*
℞ *Succorum scillæ & ireos nostratis, aā.* ℥ iv.
In quibus super ignem exiguum in mucilaginem redige
Ichthyocollæ minutim incisæ, ℥ j.
Servetur seorsim mucilago, tunc
℞ *Lithargyri auri præparati,* ℔ ij.
Oleorum chamomillæ, ireos nostratis, anethi, aā. ℔ j. ℥ iv.
Cum primá mucilagine permixta simul coquantur assiduè movenda spatulá ligneá, additâque sub finem coctionis ichtyocollæ mucagine, redigantur ad debitam emplastri consistenciam, cui permisce

Terebinthinæ Venetæ, ℔ ß.
Resinæ pini, ceræ flavæ, æsypi humidæ, aā. ℥ iv.
Fiat emplastrum s. a.

REMARQUES.

On aura des racines de guimauve nouvellement tirées de la terre, on les nettoiera, on les coupera par petits morceaux, on les mettra dans un pot de terre vernissé avec les figues aussi coupées, les raisins ouverts & mondés de leurs pepins & les semences entières, on versera dessus six livres d'eau bouillante, on laissera la matière en digestion pendant vingt-quatre heures, puis on la fera bouillir à petit feu jusqu'à diminution de la moitié, ou jusqu'à ce que la liqueur soit en mucilage, on la coulera alors & on l'exprimera fortement; cependant on rapera un ou plusieurs oignons de scille & des racines d'iris-nostras chacun séparément, on les laissera en macération dans des terrines pendant sept ou huit heures, puis on en tirera les sucs par expression; d'une autre part, on mettra dans un pot de terre vernissé, une once d'ichthyocole coupée par petits morceaux, on versera dessus des sucs de scille & d'iris récemment tirés, comme il a été dit, de chacun quatre onces; on couvrira le pot, on le placera sur les cendres chaudes pour y laisser la matière en digestion, jusqu'à ce que tout se soit réduit en une colle ou mucilage épais; on mêlera dans une bassine assez grande la litharge, les huiles & les premiers mucilages, on les fera bouillir ensemble assez fortement, les remuant incessamment avec une espatule de bois; & quand la litharge ne paroîtra plus, que les mucilages feront confumés, & que l'emplâtre fera prefque cuit, on y mêlera hors du feu le mucilage de colle de poiffon, on continuera à le faire bouillir jufqu'à ce que l'humidité aqueufe foit confumée, & que la matiére ait acquis une confiftance dure : on y ajoûtera alors hors de deffus le feu l'œfype, il fe fera encore une ébullition à caufe de l'humidité aqueufe de cette drogue ; mais elle ne durera guère : quand elle fera finie, l'on y mettra fondre la réfine & la cire rompue par petits morceaux, puis la térébenthine , & l'on aura l'emplâtre *diachylon magnum* qu'on formera en magdaléons.

Vertus.   Il amollit, il digère, il mûrit, il réfout.

Si l'emplâtre eft entiérement privé d'humidité aqueufe quand on y mêle le mucilage d'ichthyocolle & l'œfype, la matiére fe gonfle avec tant de force, qu'elle pafferoit par-deffus la baffine , fi l'on n'avoit eu foin de la retirer de deffus le feu, parce que l'humidité de ces fubftances mucilagineufes fe trouvant engagée dans la matiére épaiffe de l'emp.âtre, elle la pouffe pour avoir une iffue libre.

Cet emplâtre *diachylon* eft furnommé *Grand*, pour le différencier des précédens qu'on appelle *Simples*.

Emplâtre Diachylon Gommé.

Emplaftrum Diachylon Gummatum.

♃ De la maffe du grand diachylon ci-devant décrit , ℔ iv.	♃ *Maffæ emplaftri diachylonis magni fuperiùs præfcripti*, ℔ iv.
Des gommes ammoniac, galbanum, bdellium & fagapenum, aâ. ℥ j.	*Gummi ammoniaci , galbani , bdellii , & fagapeni , aâ.* ℥ j.
Mêlez-les ; & faites-en un emplâtre f. a.	*Mifce , fiat emplaftrum f. a.*

R E M A R Q U E S.

La commune méthode eft de faire diffoudre les gommes dans du vin ou dans du vinaigre fur un feu médiocre, de couler la diffolution & de la faire épaiffir fur le même feu jufqu'à confiftance d'emplâtre ; mais comme par cette maniére d'opérer on laiffe diffiper le plus volatil & le plus effentiel des gommes, je confeille de s'efforcer autant qu'on pourra , de mettre les gommes en poudre ; à quoi on peut réuffir, fi après les avoir choifies belles, on les met un peu fécher au Soleil ou à un petit feu , avant que de les mettre dans le mortier.

La préparation de cet emplâtre eft aifée de quelque maniére qu'on accommode les gommes, il n'y a qu'à faire fondre l'emplâtre *diachylon magnum* fur un feu médiocre, puis y mêler les gommes; fi elles ont été diffoutes , on les mettra fondre avec l'emplâtre ; mais fi elles font en poudres, on ne les mêlera que quand il fera plus qu'à demi-refroidi, afin d'éviter les grumeaux qui s'y pourroient former; on pourroit encore fuivre une méthode oppofée pour mêler les gommes pulvérifées, c'eft de les jetter peu à peu dans l'emplâtre pendant qu'il eft fort chaud, car elles s'y fondent & s'y lient parfaitement en peu de temps, à la vérité il s'en échappe quelques parties volatiles.

Vertus.   L'emplâtre diachylon gommé eft le plus puiffant de tous pour digérer, cuire , mûrir & réfoudre.

Emplâtre de Galbanum Safrané.

Emplaftrum de Galbano Crocatum.

℞ Des emplâtres diachylon fimple & de mélilot, aā. ℥ iij.
   De la cire jaune, ℥ ij.
   De la térébenthine de Venife, ℥ j.
   Du galbanum diffout dans le vinaigre, paffé & fuffifamment épaiffi, du fafran fubtilement pulvérifé, aā. ℨ vj.
   Faites-en un emplâtre f. a.

℞ *Emplaftri diachylonis fimplicis & de meliloto*, aā ℥ iij.
   Ceræ flavæ, ℥ ij.
   Terebinthinæ Venetæ, ℥ j.
   Galbani in aceto diffoluti, trajecti & fufficienter fpiffati, croci fubtiliffimè pulverati, aā. ℨ vj.
   Fiat ex arte emplaftrum.

R E M A R Q U E S.

On liquéfiera enfemble fur un petit feu la cire coupée par petits morceaux, les emplâtres, le galbanum purifié & la térébenthine, agitant inceffamment la matiére avec une efpatule de bois, puis quand le mélange fera prefque refroidi, l'on mêlera exactement le fafran pulvérifé fubtilement, & l'on aura un emplâtre qu'on formera en rouleaux ou magdaléons.

Il eft propre pour ramollir & pour réfoudre les duretés de la matrice, du foie & des autres vifcères.   **Vetrus.**

Il me paroît qu'on fait entrer une trop grande quantité de fafran dans cet emplâtre, ce qui le rend trop fec, je voudrois en retrancher la moitié.

Emplâtre de Mucilages, de Ben. Textor.

Emplaftrum de Mucaginibus, Bened. Textoris.

℞ Des mucilages de racines de guimauve, de femence de lin, de fœnugrec & de figues, aā. ℥ iv.
   De la térébenthine, ℥ iij.
   Des huiles de camomille & de lis, de la réfine de pin, de la moëlle de cuiffe de veau, & de bœuf, & du beurrre nouveau, aā. ℥ ij.
   De la cire jaune ℥ xx. ou ce qu'il en faudra.
   Faites-en un emplâtre f. a.

℞ *Mucaginum radicis althææ, feminis lini & fœnugræi, ficuum*, aā. ℥ iv.
   Terebinthinæ, ℥ iij.
   Oleorum chamæmeli & liliorum, refinæ pini, medullæ cruris vituli aut bovis, butyri recentis, aā. ℥ ij.
   Ceræ citrinæ ℥ xx. aut q. f.
   Fiat emplaftrum f. a.

R E M A R Q U E S.

On coupera par petits morceaux des racines de Guimauve récentes & des figues féches, de chacunes fix dragmes, on les mettra dans un pot de terre verniffé avec des femences de lin & de fœnugrec entiéres de chacun demi-once, on verfera deffus trois livres d'eau, on laiffera la matiére en infufion chaudement pendant vingt-quatre heures, puis on la fera bouillir doucement jufqu'à diminution des deux tiers, ou jufqu'à ce que la liqueur foit en mucilage, on la coulera alors avec expreffion & l'on fera bouillir ce mucilage avec les huiles, la cire, la réfine rompues par petits morceaux, la moëlle de la jambe d'un veau ou d'un bœuf, le beurre & la térébenthine qu'on aura auparavant fait fondre tous enfemble; quand le mucilage fera confumé, l'on paffera la matiére toute chaude par un linge pour en féparer quelques impuretés qui peuvent s'y rencontrer, & on la remuera jufqu'à ce qu'elle foit prefque refroidie, afin que l'emplâtre foit bien lié , puis on en formera des magdaléons avec les mains oinᵗᵉtes de quelques gouttes d'huile de lis.

Vertus. L'emplâtre de mucilage eft propre pour ramollir , pour réfoudre les tumeurs dures, & pour aider à la fuppuration.

Les autres Pharmacopées demandent qu'on faffe confumer les mucilages avec les huiles, le beurre & la moëlle avant que d'y mêler la cire, la réfine & la térébenthine ; mais ces premiers ingrédients étant en petite quantité, ils ne peuvent auffi recevoir qu'une médiocre impreffion des mucilages, & le refte fe cuit & fe durcit au fond de la baffine en grumeaux qu'il faut féparer ; il eft donc bien plus à propos de faire confumer ces mucilages avec toutes les drogues enfemble, afin qu'en s'y étendant ils lui communiquent leur qualité émolliente qui eft néceffaire & effentielle dans cet emplâtre.

Si l'on ne fait entrer que vingt onces de cire dans cette compofition, elle n'aura que la confiftance d'un cérat, il en faut du moins trois livres, fi l'on veut qu'elle ait la folidité d'un emplâtre, encore fera-ce un emplâtre mollet, & cette grande quantité de cire éteindra & diminuera beaucoup la vertu des mucilages ; je voudrois donc pour remédier à ces inconvénients, qu'on retranchât les huiles de la defcription, par ce moyen les vingt onces de cire fuffiroient, & il y auroit affez de la térébenthine, du beurre & de la moëlle pour les ramollir en emplâtre : Voici donc comme je ferois d'avis qu'on réformât la compofition.

Emplâtre de Mucilages , Réformé.	Emplaſtrum de Mucaginibus, Reformatum.
♃ Des mucilages de racine de guimauve, de femences de lin, de fœnugrec & de figues, aā. ℥ iv.	♃ *Mucaginum radicis althææ, feminis fænugræci & ficuum, aā.* ℥ iv.
De la térébenthine, ℥ iij.	*Terebinthinæ,* ℥ iij.
De la réfine de pin, de la moëlle de cuiffe de veau ou de bœuf, & du beurre nouveau, aā. ℥ ij.	*Refinæ pini, medullæ cruris vituli aut bovis, butyri recentis, aā.* ℥ ij.
De la cire jaune, ℥ xx.	*Ceræ citrinæ,* ℥ xx.
Cuifez-les enfemble jufqu'à la confomption des mucilages ; coulez enfuite la décoction, & faites l'emplâtre.	*Coquantur fimul ad confumptionem mucilaginum, deindè colentur & fiat emplaſtrum.*

Emplâtre de Mucilages gommé, du même Textor.	Emplaſtrum de Mucaginibus Gummatum, ejufdem Textoris.
♃ De l'emplâtre de mucilages ci-devant décrit, ℔ ij. ß.	♃ *Prædictæ maffæ emplaftri de mucaginibus,* ℔ ij. ß.
De la gomme ammoniac, ℥ j.	*Gummi ammoniaci,* ℥ j.
Des gommes galbanum, opopanax, fagapénum, aā. ℥ ß.	*Galbani, opopanacis, fagapeni, aā.* ℥ ß.
Du fafran bien pulvérifé, ℥ ij.	*Croci fubtiliter pulverati,* ℥ ij.
Mêlez le tout, & faites-en un emplâtre f. a.	*Mifce, fiat emplaftrum f. a.*

R E M A R Q U E S.

Il vaut mieux pulvérifer les gommes que de les diffoudre à caufe de la diffipation qui se fait des parties volatiles pendant la dissolution & l'évaporation du vinaigre, mais on n'est pas assuré de réussir à les mettre en poudre, parce qu'elles sont mollasses & visqueuses, principalement quand elles ne sont pas des plus pures, en cas donc qu'on ne puisse pas les pulvériser, on les fera dissoudre dans du vinaigre, on coulera la dissolution, & l'on mettra consumer l'humidité sur un feu médiocre, jusqu'à ce qu'elle soit réduite en consistance solide, on mêlera ces gommes ou pulvérisées, ou purifiées, comme il a été dit dans l'emplâtre de mucilage qu'on aura liquéfié sur un peu de feu; & quand le mélange sera à demi-refroidi, l'on y ajoûtera le safran subtilement pulvérisé, on aura l'emplâtres de mucilage gommé qu'il faudra rouler en magdaléons pour le garder.

Il est propre pour ramollir, pour digérer, pour résoudre, pour aider à la suppuration.   *Vertus.*

On se passera fort bien de cet emplâtre, ayant celui de diachylon composé.

Emplâtre de Mélilot.	Emplastrum de Meliloto.
♃ Des fleurs de mélilot séches, ℥ iij.	♃ *Florum meliloti siccatorum,* ℥ iij.
De la racine d'iris, de la semence de fœnugrec, des feuilles d'absinthe séches, de la gomme ammoniac & de la myrrhe, aā. ℥ j.	*Radicis iridis, seminis fœnugræci, foliorum absinthii siccatorum, gummi ammoniaci, myrrhæ, aā.* ℥ j.
Des racines de souchet, de guimauve, de nard Celtique, des baies de laurier, des fleurs de camomille & du safran, aā. ℥ ß.	*Radicum cyperi, althææ, nardi Celticæ, baccarum lauri, florum chamomillæ, croci, aā.* ℥ ß.
De la cire jaune, ℔ j.	*Ceræ citrinæ,* ℔ j.
De la résine, de la poix blanche & du suif de bouc, aā. ℥ iv.	*Resinæ, picis albæ, sevi hircini, aā.* ℥ iv.
De la térébenthine de Venise, & de l'huile d'absinthe, aā. ℥ iij.	*Terebinthinæ Venetæ, olei absinthii, aā.* ℥ iij.
Faites-en un emplâtre s. a.	*Fiat ex arte emplastrum.*

REMARQUES.

On pulvérisera subtilement ensemble les fleurs, les herbes, les racines, les semences, les baies; d'une autre part, le safran après l'avoir fait sécher entre deux papiers; d'une autre part, la gomme, ammoniac & la myrrhe; on mêlera les poudres ensemble, on mettra fondre dans une bassine sur un peu de feu, la cire, la résine, la poix, le suif de bouc avec la térébenthine & l'huile d'absinthe, on passera la matiére fondue par un linge, pour en séparer quelques impuretés qui se trouvent ordinairement dans les poix; & quand elle sera à demi refroidie, l'on y mêlera exactement les poudres pour faire un emplâtre qu'on roulera en magdaléons.

Il est propre pour ramollir, pour résoudre, pour dissiper les vents.   *Vertus.*

Il entre trop de poudre dans la composition de cet emplâtre, à proportion de ce qui y est mis pour les incorporer; je serois d'avis qu'on réformât l'emplâtre en la maniére suivante.

Emplâtre de Mélilot, Réformé.	Emplastrum de Meliloto, Reformatum.
♃ Des fleurs de mélilot desséchées, ℥ iij.	♃ *Florum meliloti siccatorum,* ℥ iij.
De la racine d'iris, de la semence de fœnugrec, des feuilles d'absinthe desséchées, de la	*Radicis iridis, seminis fœnugræci, foliorum absinthii siccatorum, gummi am-*

gomme ammoniac & de la myrrhe, aā.   ℥ j.
Des racines de fouchet, d'althæa, de nard Celtique, des baies de laurier, des fleurs de camomille & du fafran, aā.   ℥ ß.
De la cire jaune, de la réfine, de la poix blanche, du fuif de bouc, aā.   ℔ j.
De la térébenthine claire,   ℥ ix.
Faites un emplâtre.

moniaci, myrrhæ, aā.   ℥ j.
Radicum cyperi, althææ, nardi Celticæ, baccarum lauri florum chamomillæ, croci,   ℥ ß.
Cera citrinæ, refinæ, picis albæ, fevi hircini, aā.   ℔ j.
Terebinthinæ claræ,   ℥ ix.
Fiat emplaftrum f. a.

Sparadrap pour les Cautères, vulgairement Toile Gautier.

℞ De l'emplâtre de diapalme & diachylon gommé, aā.   ℔ j.
De cérufe,   ℔ ß.
De la racine d'iris bien pulvérifée,   ℥ j. ß.

Mêlez le tout, & l'emplâtre étant encore chaud, trempez-y de la vieille toile, & cette toile étant bien imbibée de côté & d'autre, fera retirée, étendue, & gardée pour l'ufage.

Sparadrapum, feu Emplaftrum ad Fonticulos, vulgò Tela Gualteri.

℞ Emplaftri diapalmæ, diachylonis cum gummi, aā.   ℔ j.
Cerufæ,   ℔ ß.
Radicis ireos fubtiliffimè pulveratæ,   ℥ j. ß.

Mifce omnia, & calido adhuc emplaftro immergatu tela jam vetuftate attrita, & utrinque imbuta retrahatur, extendatur, perpoliatur & reponatur ufui.

R E M A R Q U E S.

On fera fondre enfmble les emplâtres par un feu dans une baffine ; & quand ils feront à demi-refroidis, on y mêlera exactement la poudre d'iris ; on peut garder cet emplâtre en rouleau pour étendre fur de la toile lorfqu'on voudra s'en fervir pour les cautères ; mais fi l'on en veut faire le fparadrap qu'on appelle *toile à Gautier*, il faut faire fondre cet emplâtre, y jetter dedans des morceaux de toile un peu élimée ou ufée, afin qu'ils s'en imbibent des deux côtés, puis les retirer, les prenant par deux coins avec les doigts mouillés d'eau fraîche, & les tremper dans un feau d'eau fans les plier ; quand ils feront refroidis, on les étendra fur un marbre & on les polira avec un biftortier.

Il ne faut pas que l'emplâtre foit chaud, quand on en retire la toile, parce qu'il n'y en demeureroit pas affez d'attaché ; il ne faut pas auffi qu'il foit trop froid, parce que la toile s'en chargeroit trop ; il doit être modérément chaud.

On coupe le fparadrap par petits quarrés pour appliquer fur les cautères, ils fervent des deux côtés l'un après l'autre. Ce fparadrap excite la fuppuration de l'humeur qui doit fortir par le cautère, & il n'adhère point trop à la chair.

Emplâtre Blanc, ou de Cérufe.

℞ De la cérufe de Venife, & de l'huile rofat, aā.   ℔ iv.
De l'eau de fontaine, ℔ ij. ou ce qu'il en faudra.
Faites cuire ces drogues en confiftance d'emplâtre, enfuite ajoûtez-y
De la cire blanche,   ℥ viij.
Et en faites un emplâtre f. a.

Emplaftrum Album, feu de Cerufâ.

℞ Cerufæ Venetæ, olei rofati, aā.   ℔ iv.
Aquæ fontanæ, ℔ ij. aut q. f.
Coquantur ad emplaftri confiftentiam : deindè adde
Cera albæ,   ℥ viij.
Fiat ex arte emplaftrum.

R E M A R Q U E S.

REMARQUES.

On pulvérifera fubtilement la cérufe en la frottant fur un tamis renverfé, on la mêlera avec l'huile & l'eau dans une baffine qu'on placera fur le feu, pour faire bouillir la matiére, l'agitant inceffamment avec une efpatule de bois jufqu'à ce qu'elle ait acquis une confiftance d'emplâtre & que l'eau foit confommée, on y mettra fondre alors par une lente chaleur la cire blanche rompue en petits morceaux; & quand l'emplâtre fera prefque refroidi, on le formera en magdaléons avec les mains mouillées d'eau fraîche.

Il eft deftiné pour deffécher les plaies enflammées, comme pour la brûlure; on s'en fert auffi pour cicatrifer.　　　　　　　　　　　　　　　　Vertus.

La cérufe eft ce qui donne corps à cet emplâtre; car en fe fondant & s'uniffant avec l'huile dans la coction, elle lui communique fa dureté, de même que fait la litharge dans les autres emplâtres; mais elle fe corporifie avec moins de facilité que la litharge, c'eft pourquoi l'on emploie une plus grande quantité, à proportion de l'huile.

Si l'on veut que l'emplâtre de cérufe foit bien blanc, il faut le faire bouillir affez fortement tant qu'il y aura de l'eau; mais dès que l'eau fera confumée, ce qu'on reconnoîtra quand le bouillon ceffera, on retirera promptement la baffine de deffus le feu; & fi la coction n'étoit pas encore achevée, on y mettra de nouvelle eau pour le faire bouillir comme auparavant; ou bien fi la matiére approchoit de la dureté ou confiftance requife, on fe contentera de l'agiter fur un petit feu jufqu'à ce qu'elle foit bien emplaftique.

Emplâtre de Cérufe brûlée.	*Emplaftrum de Cerufâ uftâ.*
℞ De la cérufe bien pulvérifée, & de l'huile commune, de chacune parties égales.	℞ *Cerufâ pulverata & olei communis ana partes æquales.*
Faites-les bouillir à feu violent, en y ajoûtant de temps en temps un peu de vinaigre, jufqu'à ce qu'elles aient acquis la confiftance d'emplâtre & une couleur bien noire.	*Coquantur fimul igne forti, addendo per vices aceti paululùm, ufquedum confiftentiam emplaftri & nigricantem colorem acquifierint.*

REMARQUES.

On pulvérifera fubtilement deux ou trois livres de cérufe, on les mêlera avec un poids égal d'huile d'olive dans une baffine de cuivre affez grande, qu'on pofera fur un feu de charbon, petit au commencement, & l'on agitera toûjours la matiére afin qu'elle fe lie; on augmentera le feu, & quand elle fera bien chaude, on y verfera deux ou trois onces de vinaigre; il fe fera un pétillement & un bouillonnement confidérable; quand le vinaigre fera confumé, la matiére s'abaiffera, jettant beaucoup de fumée puante; on l'agitera en cet état quelque temps fur le feu, puis on y mettra de nouveau vinaigre comme auparavant. On continuera ainfi à le faire cuire par un feu vigoureux, y ajoûtant de temps en temps un peu de vinaigre, jufqu'à ce qu'elle ait acquis une confiftance d'emplâtre & une couleur noire, puis on la laiffera refroidir à demi, & on la roulera en magdaléons avec les mains mouillées d'eau; c'eft l'emplâtre de cérufe brûlée que plufieurs appellent *emplaftrum nigrum*; mais je décrirai un autre emplâtre noir dans la fuite.　　　　　　　　　　　　　　　*Emplaftrum nigrum.*

Tome II.　　　　　　　　　　　　　　　　　　　V v v

Vertus. Il eſt déterſif, fort deſſiccatif, propre pour les plaies & les vieux ulcères, particuliérement pour ceux des jambes.

On peut, au lieu de la cérule, employer le minium, ou une autre préparation de plomb ; à la vérité le nom de *cérule* ne conviendra plus alors à l'emplâtre ; mais il n'en aura ni plus ni moins de vertu, pourvû qu'on obſerve dans la cuite les mêmes circonſtances que j'ai décrites.

Le pétillement & le bouillonnement ſubit & violent qui ſe fait dès qu'on a verſé le vinaigre dans la matiére chaude, vient de ce que cette liqueur qui tombe d'abord au fond, étant pouſſée fortement par le feu, & ne trouvant pas aſſez d'iſſue libre pour ſortir, pouſſe l'huile, & la fait raréfier.

Ce qui rend cet emplâtre noir, eſt que l'action violente du feu revivifie la préparation du plomb, & fait reprendre à ce métal ſa couleur naturelle en même temps qu'elle le fait diſſoudre & mélanger intimement dans l'huile.

<table>
<tr><td>Emplâtre de Minium , Simple.</td><td>Emplaſtrum de Minio, Simplex.</td></tr>
</table>

♃ Du minium,	℔ j. ſ.
De l'huile roſat,	℔ iij.
De l'eau commune, ce qu'il en faudra.	
Cuiſez-les, & faites-en un emplâtre ſ. a.	

♃ *Minii,*	℔ j. ß.
Olei roſarum,	℔ iij.
Aquæ communis , q ſ.	
Coque , & fiat emplaſtrum ſ. a.	

REMARQUES.

On pulvériſera ſubtilement le minium, on le mêlera dans une baſſine avec l'huile & environ deux livres d'eau commune, on fera bouillir fortement la matiére ſur le feu, en l'agitant inceſſamment avec une eſpatule de bois, juſqu'à ce qu'elle ſoit en conſiſtance d'emplâtre ; s'il n'y avoit pas aſſez d'eau pour achever la cuite, on en ajoûteroit encore.

Vertus. L'emplâtre de minium eſt deſſiccatif, & propre pour cicatriſer les plaies.

Quelques-uns mêlent huit onces de cire jaune dans cet emplâtre, & alors on s'en ſert pour chaſſer le lait des mammelles ; on en applique ſur le ſein.

<table>
<tr><td>Emplâtre de Minium de Vigo.</td><td>Emplaſtrum de Minio, Vigonis.</td></tr>
</table>

♃ De la térébenthine,	℥ x.
De l'axonge de porc,	℥ vij.
Du ſuif de mouton & de vache, & de l'huile roſat, aā.	℔ ß.
De l'huile de myrte, de l'onguent populéum, de la cérule, aā.	℥ iv.
De la litharge d'or & d'argent, aā.	℥ iij. ß.
Du minium,	℥ iij.
De l'axonge de poule,	℥ ij.
De la cire blanche,	℥ viij.
Faites-en un emplâtre ſ. a.	

♃ *Terebinthinæ,*	℥ x.
Axungiæ porci,	℥ vij.
Sevi vervecini & vaccini , olei roſati, aā.	℔ ß.
Olei myrtini , unguenti populei, ceruſæ, aā.	℥ iv.
Lithargyri auri & argenti, aā.	℥ iij ß.
Minii,	℥ iij.
Axungiæ gallinæ,	℥ ij.
Ceræ albæ,	℥ viij.
Fiat ex arte emplaſtrum.	

REMARQUES.

On pulvériſera ſubtilement enſemble les litharges, le minium & la cérule, on les mêlera dans une baſſine avec les huiles, les graiſſes & l'onguent populéum ; on y ajoûtera deux livres d'eau commune, & l'on fera bouillir le mélange, le remuant toûjours avec une eſpatule de bois ; juſqu'à ce qu'il ait acquis une confiftance d'emplâtre, & que l'eau foit entiérement confommée ; ce qu'on connoîtra quand il ne bouillira plus ; on fera fondre alors dedans huit onces de cire blanche, rompue par petits morceaux, la térébenthine, pour faire du tout un emplâtre, qu'on gardera au befoin.

Il deffeche, il cicatrife, & il réfout.

Vertus

L'Auteur a mal dofé les ingrédients de cette compofition, ou bien les Copiftes ont embrouillé la matiére, car au lieu de demi-livre d'huile de rofes qui entre ici, l'on trouve plufieurs Difpenfaires qui en demandent une livre & demie. Cette diverfité embarraffe les Apothicaires qui ont pour but de fuivre exactement l'intention d'un Auteur : de plus, la quantité des préparations de plomb n'étant point proportionnée à celle des huiles & des graiffes, ils ne peuvent donner à leur emplâtre une confiftance requife.

Je trouve qu'il entre trop peu de minium dans cet emplâtre ; on doit en doubler la dofe, afin de donner une meilleure confiftance à la préparation, car fans cette addition il fera un peu mollet ; de plus, comme le minium lui donne le nom, il doit y entrer en affez grande quantité ; la litharge ni la cérufe n'y font pas plus néceffaires que le minium : ainfi l'on pourroit fe contenter de cette feule préparation de plomb en une dofe proportionnée.

La térébenthine entre dans cet emplâtre en trop grande quantité, elle l'amollit trop ; il feroit à propos de lui fubftituer la réfine ; voici donc comme je voudrois réformer la compofition.

Emplâtre de Minium, Réformé.		_Emplaftrum de Minio, Reformatum._	
♃ Du minium,	℔ j. ß.	♃ _Minii,_	℔ j. ß.
De l'axonge de porc, du fuif de mouton & de vache, & de l'huile rofat, aā,	℔ ß.	_Axungiæ porci, fevi vervecini & vaccini, olei rofati, aā._	℔ ß.
De l'huile de myrte, de l'onguent populéum, aā.	℥ iv.	_Olei myrtini, unguenti populei, aā._	℥ iv.
De l'axonge de poule,	℥ ij.	_Axungiæ gallinæ,_	℥ ij.
Mêlez-les, & avec une q. f. ou ℔ iij. d'eau commune, cuifez-les en confiftance d'emplâtre, après quoi vous y ajoûterez		_Mifceantur, & cum aquæ communis q. f. vel ℔ iij. coquantur ad confiftentiam emplaftri, tunc adde_	
De la réfine,	℥ x.	_Refinæ,_	℥ x.
De la cire blanche,	℥ viij.	_Ceræ albæ,_	℥ viij.

Emplâtre de Minium d'Ant. Mynficht.		_Emplaftrum de Minio, Ant. Mynficht._	
♃ De l'huile d'olives,	℥ xij.	♃ _Olei olivarum,_	℥ xij.
Du minium,	℥ iv.	_Minii,_	℥ iv.
De la cérufe,	℥ ij.	_Cerufæ,_	℥ ij.
Du fuif de bouc,	℥ j. ß.	_Sevi hircini,_	℥ j. ß.
Du fantal rouge,	℥ vj.	_Santali rubri,_	℥ vj.
De la cire jaune & de l'alun brûlé, aā.	℥ iij.	_Ceræ citrinæ, aluminis ufti, aā._	℥ iij.
Des rofes rouges,	℥ j.	_Rofarum rubrarum,_	℥ j.
Mêlez le tout, & faites-en un emplâtre f. a.		_Mifce, fiat emplaftrum f. a._	

REMARQUES.

Après avoir pulvérifé fubtilement le minium & la cérufe, on les mettra cuire dans une baſſine par un feu aſſez fort avec l'huile , le ſuif de bouc , & environ deux livres d'eau , les agitant inceſſamment juſqu'à ce que la matiére ait acquis une conſiſtance d'emplâtre , on y fera fondre alors la cire ; & quand l'emplâtre ſera à demi refroidi , l'on y mêlera le ſantal , l'alun brûlé & les roſes , qu'on aura pulvériſés ſubtilement , pour faire du tout un emplâtre qu'on formera en magdaléons.

Vertus.   Il déterge , il deſſéche , il cicatriſe , il réſiſte à la pourriture.

On pourroit ſe paſſer de céruſe dans cette compoſition , en mettant en ſa p'ace du minium , car la céruſe & le minium ſont deux préparations de plomb qui produiſent des effets ſemblables , étant cuits , dans les emplâtres.

La cire entre ici en fort petite quantité ; il vaudroit mieux qu'on n'y en eût point mis ; car que peuvent faire trois dragmes de cire ſur deux livres d'emplâtre ?

Emplâtre de Bétoine.	Emplaſtrum de Betonicâ.
♃ Des feuilles vertes de bétoine , de laurier , de plantain , d'ache & de verveine , bien pilées , aã. man. iij.	♃ *Foliorum virentium betonicæ , lauri , plantaginis , apii & verbenæ rectè contuſorum* aã. man. iij.
De la réſine , de la poix blanche , de la térébenthine de Veniſe , & de la cire jaune , aã. ℔ ij.	*Reſinæ , picis albæ , terebinthinæ Venetæ , cera flavæ ,* aã. ℔ ij.
Cuiſez - les enſemble à petit feu , en les remuant ſouvent juſqu'à ce que l'humidité des herbes ſoit preſqu'entiérement conſumée ; coulez enſuite & exprimez la décoction fortement ; puis dans cette expreſſion bien pulvériſée & refroidie mêl z	*Coquantur ſimul igne lento ſæpiùs movendo donec herbarum humor ferè conſumptus fuerit ; poſteà colentur & fortiter exprimantur ; in expreſſione ab omni fæce liberatâ & ſemirefrigeratâ permiſceantur*
Du maſtic & de l'oliban pulvériſés , aã. ℥ ij.	*Maſtiches & olibani ſubtiliter pulveratorum ,* aã. ℥ ij.
Faites-en un emplâtre ſ. a.	*Fiat emplaſtrum ſ. a.*

R E M A R Q U E S.

On cueillera les plantes dans leur plus grande force & vigueur , on les nettoiera , on les coupera , & on les pilera bien dans un mortier : cependant on liquéfiera enſemble dans une baſſine ſur le feu la réſine , la poix blanche , la cire & la térébenthine ; on y mêlera les herbes pilées ; on fera bouillir le mélange doucement pendant une heure , le remuant ſouvent avec une eſpatule de bois ; on retirera la baſſine de deſſus le feu , & on laiſſera la matiére en digeſtion à froid pendant trois ou quatre jours ; enſuite l'on recommencera à la faire cuire , & l'on continuera juſqu'à conſomption de preſque toute l'humidité aqueuſe ; on la coulera par un linge , & on la mettra toute chaude à la preſſe , pour l'exprimer fortement ; on ſéparera les féces qui ſe trouveront au fond de l'emplâtre refroidi , on le mettra ſur un peu de feu pour le liquéfier , & l'on y mêlera exactement avec un biſtortier les poudres de maſtic & l'oliban , pour faire un emplâtre qu'on gardera au beſoin.

Vertus.   On l'emploie pour les plaies de la tête ; il déterge & cicatriſe ; on peut s'en ſervir auſſi pour les autres plaies.

Empla-
ſtrum de ja-
nuâ.   On a appellé autrefois cet emplâtre *emplaſtrum de januâ* , mais ce nom n'eſt plus en uſage.

On ne demande ordinairement que les ſucs des plantes pour cette compoſition ; mais en employant les plantes mêmes pilées , l'emplâtre en retire plus de verdeur & plus de vertu.

On se sert de l'emplâtre de bétoine pour les plaies de la tête, à cause que la bétoine est céphalique ; mais cette qualité ne consiste qu'en des esprits volatils, lesquels se dissipent dans l'ébullition, ou qui perdent leur volatilité dans la glutinosité de l'emplâtre : ainsi je ne vois pas que l'emplâtre de bétoine doive être plus propre pour les plaies de la tête que pour celles des autres parties du corps.

<table>
<tr><td>

Emplâtre de la Grace de Dieu.

♃ De la résine, ℔ j.
De la térébenthine, ℔ ß.
De la cire, ℥ iv.
De la bétoine, de la pimprenelle, & de la verveine nouvelle, aā. man. j.
Du vin blanc, ℔ j.
Cuisez-les ensemble jusqu'à consomption d'humidité : coulez-les & les exprimez fortement, puis dans la matiére coulée & purifiée mêlez y

Du mastic bien pulverisé, ℥ j.

Faites-en un emplâtre s. a.

</td><td>

Emplastrum de Gratiâ Dei.

♃ *Resinæ,* ℔ j.
Terebinthinæ, ℔ ß.
Cera, ℥ iv.
Herbarum betonicæ, pimpinellæ & verbenæ recentium, aā. man. j.
Vini albi, ℔ j.
Coquantur simul ad consumptionem humiditatis, colentur & sortiter exprimantur, in colatâ materiâ à fæcibus purgatâ misce
Mastiches in pulverem tenuissimum redacti, ℥ j.
Fiat emplastrum s. a.

</td></tr>
</table>

REMARQUES.

On aura les herbes nouvellement cueillies dans leur vigueur, on les coupera & on les pilera bien dans un mortier de marbre ; cependant on mettra fondre ensemble sur un feu médiocre la cire, la résine & la térébenthine ; on y mêlera les herbes pilées & le vin blanc, on fera bouillir le mélange jusqu'à consomption de l'humidité ; on coulera la matiére toute chaude, & on l'exprimera fortement, on la laissera refroidir sans la remuer ; on séparera les féces, s'il y en a, on la fera refondre sur un petit feu ; & quand elle sera à demi-refroidie, l'on y mêlera exactement le mastic subtilement pulvérisé, pour faire un emplâtre qu'on roulera en magdaléons pour s'en servir au besoin.

Il déterge & il agglutine en fortifiant ; on l'emploie aux plaies de la tête. Vertus.
Le nom de cet emplâtre lui a été donné pour exprimer ses grandes vertus ; on l'a décrit différemment dans les Dispensaires ; quelques-uns en retranchent les herbes, d'autres en font une décoction dans le vin blanc, avec laquelle ils lavent & manient l'emplâtre : la meilleure méthode est celle que j'ai rapportée, parce qu'on l'empreint des substances des herbes.

Cet emplâtre a beaucoup de rapport avec celui de bétoine ; c'est pourquoi l'on pourroit fort bien se passer de l'un, ayant l'autre.

<table>
<tr><td>

Emplâtre Céphalique, ou Coronal.

♃ Des gommes de lierre, de tacamahaca, de storax, de benjoin, de mastich, d'oliban, de labdanum, aā. ℥ ij.
De la cannelle, de la térébenthine de Venise, aā. ℥ j.
Des girofles & de la noix muscade, aā. ℥ ß.

</td><td>

Emplastrum Cephalicum, aut pro Commissurâ, aut Stephaniæum.

♃ *Gummi hederæ, tacamahacæ, styracis, benzoini, mastiches, olibani, labdani, aā.* ℥ ij.
Cinnamomi, terebinthinæ Venetæ, aā. ℥ j.
Caryophyllorum & nucis moschatæ, aā. ℥ ß.

</td></tr>
</table>

Avec ce qu'il faudra de ſtorax liquide , faites-en un emplâtre.

Cum ſ. q. ſtyracis liquidæ fiat emplaſtrum.

REMARQUES.

On pulvériſera enſemble les gommes & le labdanum ; d'une autre part, la cannelle , les girofles & la muſcade ; on mettra toutes ces poudres enſemble dans un mortier de bronze, on les incorporera avec la térébenthine & ce qu'il faudra de ſtorax liquide bien net , pour donner au mélange une conſiſtance d'emplâtre ; on le battra long-temps afin de bien lier & incorporer les ingrédients.

Vertus. Cet emplâtre eſt fort eſtimé pour fortifier le cerveau , pour raréfier & pour diſſiper la pituite trop épaiſſe ; on s'en ſert dans l'épilepſie , dans la léthargie ; on l'applique ſur la ſuture coronale.

Les emplâtres bouchent les pores, & empêchent ſouvent une partie de la tranſpiration qui ſe feroit, mais ils ne laiſſent pas de produire un bon effet, en ce qu'ils ramolliſſent & diſpoſent les humeurs à être enlevées peu à peu par la circulation , ce qui ne ſe pouvoit pas faire aiſément lorſque l'humeur étoit trop condenſée & trop groſſiére.

Cet emplâtre céphalique eſt compoſé d'ingrédients propres à faire une raréfaction dans les humeurs pituiteuſes & trop viſqueuſes du cerveau ; & s'il ne les fait pas tranſpirer, il les liquéfie & les fait couler par les conduits ordinaires du nez & de la bouche, ou bien il les fait diſſiper par la circulation.

Στεφαναῖον ,eſt un mot Grec qui ſignifie coronal , ou pour les ſutures.

Emplâtre Épileptique , d'Ant. Mynſicht.

Emplaſtrum Epilepticum , Ant. Mynſicht.

℞ Des huiles de caſtoréum, de rue & d'iris , aā. ʒ j.
Des racines de pyréthre & de pivoine, & de la ſemence de la même plante, aā. ʒ j.
Du gui de chêne, de la ſcille préparée, de l'ongle d'élan & du crâne humain , aā. Ə ij.
De l'encens choiſi, du maſtich, du labdanum, des gommes galbanum & opopanax, aā. ʒ ſſ.
Des fleurs de lavande, de ſtœchas Arabique & du ſpica nard , aā. man. j.
Des huiles diſtillées de romarin & d'hyſſope ; de celle de noix muſcade tirée par expreſſion, aā. Ə j.
De la réſine & de la cire , aā. ce qu'il en faudra.
Faites-en un emplâtre ſ. a.

℞ *Oleorum de caſtoreo , rutacei , irini , aā.* ʒ!j.
Radicis pyrethri , pæoniæ , ſeminis pæoniæ , aā. ʒ j.
Viſci quercini , ſcillæ præparatæ , ungulæ alcis , cranii humani , aā. Ə ij.
Thuris electi, maſtiches , labdani , galbani , opopanacis , aā. ʒ ſſ.
Florum lavendulæ , ſtœchados Arabicæ ſpicæ Indicæ , aā. man. j.
Oleorum ſtillatitiorum roriſmarini & hyſſopi , nucis moſchatæ expreſſi , aā. Ə j.
Reſinæ , cera, aā. q. ſ.
Fiat emplaſtrum ſ. a.

REMARQUES.

On pulvériſera enſemble ſubtilement les racines, les bois, les ſemences, les fleurs, la ſcille trochiſquée , le crâne humain, & l'ongle d'élan rapé , le labdanum & les gommes : on liquéfiera de la cire & de la poix réſine , de chacun huit onces, avec les huiles de rue, d'iris & de caſtoréum ; on agitera la matiére avec un biſtortier ; & quand elle ſera à demi refroidie, l'on mêlera les poudres, & enfin l'huile de muſcade fondue & les huiles diſtillées, pour faire un emplâtre qu'on formera en magdaléons.

Il eſt propre poɯr fortifier le cerveau , pour préſerver de l'épilepſie ; on l'ap- Vertus.
plique ſur la ſuture coronale.

<table>
<tr><td>

Emplâtre Divin.

♃ De la litharge d'or préparée ,   ℔ j. ß.
De l'huile commune ,   ℔ iij.
De l'eau de fontaine ,   ℔ ij.
Cuiſez-les enſemble en conſiſtance d'emplâtre ,
puis mêlez-y
De la pierre d'aimant préparée ,   ℔ ß.
Des gommes ammoniac, galbanum , opopa-
nax , bdelliam , aā.   ʒ iij.
De la myrrhe, de l'oliban , du maſtic, du verd-
de-gris , de l'ariſtoloche ronde , aā.   ʒ j. ß.
De la cire jaune ,   ʒ viij.
De la térébenthine ,   ʒ iv.
Faites-en un emplâtre ſ. a.

</td><td>

Emplaſtrum Divinum.

♃ *Lithargyri auri præparati ,*   ℔ j. ß.
Olei communis ,   ℔ iij.
Aquæ fontanæ ,   ℔ ij.
*Coque ſimul ad emplaſtri ſpiſſitudinem,
deindè permiſce*
Lapidis magnetis præparati ,   ℔ ß.
*Gummi ammoniaci , galbani , opopana-
cis , bdellii , aā.*   ʒ iij.
*Myrrhæ , olibani , maſtiches , viridis
æris , ariſtolochiæ rotundæ , aā.*   ʒ j. ß.
Ceræ flavæ ,   ʒ viij.
Terebinthinæ ,   ʒ iv.
Fiat ex arte emplaſtrum.

</td></tr>
</table>

REMARQUES.

On choiſira les gommes les plus nettes qu'il ſe pourra, on les mettra ſécher
par une douce chaleur entre deux papiers, puis on les pulvériſera enſemble, on
mettra en poudre ſubtile le verd-de-gris & l'ariſtoloche chacun ſéparément ;
on broiera ſur le porphyre la pierre d'aimant pour la rendre impalpable ; on
mêlera dans une baſſine la litharge préparée, l'huile & l'eau ; on fera bouillir le mélange ſur un bon feu, l'agitant inceſſamment avec une eſpatule de
bois, juſqu'à ce qu'il ait acquis une conſiſtance d'emplâtre · on y jettera alors
peu à peu les gommes en poudre, la cire coupée par petits morceaux & la térébenthine ; elles ſe fondront en peu de temps ; on retirera la baſſine de deſſus
le feu, continuant toûjours à remuer la matiére ; & quand elle ſera à demi-
refroidie, l'on y mêlera le verd-de-gris & l'ariſtoloche pulvériſés, pour faire
un emplâtre qu'on roulera en magdaléons pour les garder au beſoin.

Il déterge, il mondifie, il cicatriſe, il amollit, il réſout, il fortifie ; l'on s'en Vertus.
ſert pour toutes ſortes de plaies & d'ulcères, pour réſoudre les tumeurs, pour
les contuſions ; le ſurnom de *divinum* lui a été donné à cauſe de ſes grandes
vertus.

La litharge, en bouillant avec l'huile & l'eau, ſe diſſout, & elle donne à l'huile une conſiſtance d'emplâtre ; l'eau n'y eſt miſe que pour faire cuire la matiére : s'il n'y en avoit point aſſez pour achever la cuite, on en ajoûteroit d'autre ;
mais ſi l'emplâtre eſt preſque cuit après la conſomption de l'eau, il faut ſe contenter d'en continuer l'agitation quelque temps ſur un feu médiocre ; quoiqu'il
ne bouille plus, il ſe durcira.

La méthode ordinaire eſt de purifier par le vinaigre la gomme ammoniac,
le galbanum, l'opopanax & le bdellium ; mais comme on ne peut point faire
cette purification, qu'on ne laiſſe diſſiper beaucoup de parties volatiles de ces
gommes, il vaut beaucoup mieux les réduire en poudre avec les autres ; il eſt
vrai que le galbanum & l'opopanax ſont d'une ſubſtance viſqueuſe & difficile
à mettre en poudre ; mais quand on les aura fait ſécher, & qu'on les aura mêlés avec les autres gommes, elles s'y réduiront facilement.

On peut incorporer les gommes pulvériſées dans l'emplâtre, pendant qu'il eſt fort chaud, ou lorfqu'il eft plus qu'à moitié refroidi, mais il y a danger qu'elles ne fe grumellent, fi on les y met pendant une chaleur moyenne, & elles ne fe lient jamais fi parfaitement au refte de la matiére. D'un autre côté on peut dire qu'en mêlant les gommes dans la matiére fort chaude, on fait diffiper une partie de leur volatil; mais comme elles fe fondent en un moment, fe liant intimement au corps de l'emplâtre, leur fubftance volatile s'y agglutine pour la plus grande partie, elle s'y fixe enforte qu'il ne fe fait guère de diffipation : au refte, ceux qui auront du fcrupule à cet égard, pourront choifir l'autre méthode.

Quand on ne mêle le verd-de-gris dans l'emplâtre qu'à la fin, comme il eft ici décrit, il lui donne une couleur verdâtre, mais fi l'on l'y mêle immédiatement après la cuite de la litharge, il lui donne une couleur rougeâtre, parce que les acides tartareux qui font dans fes pores fe détachant par la chaleur, laiffent reprendre au cuivre fa couleur rouge naturelle ; mais l'emplâtre n'en eft pas fi déterfif, il vaut mieux ne l'y mettre que fur la fin.

La pierre d'aimant a été employée ici à deffein d'attirer & de faire fortir le fer qui peut être entré dans les plaies des bleffés, mais elle n'eft plus capable de produire cet effet, car outre qu'étant pulvérifée elle n'agit plus fur le fer, elle fe trouve encore embarraffée dans des matiéres épaiffes & glutineufes qui la retiennent, & qui changeant la difpofition de fes pores, la rendent inutile à cet égard : il ne faut donc point s'attendre à cette qualité de l'aimant : fi l'on peut lui attribuer quelque vertu, c'eft celle de deffécher, mais je trouve qu'elle entre dans cette compofition en trop grande quantité : j'en voudrois retrancher la moitié, & mettre à fa place trois onces de pierre calaminaire.

<table>
<tr><td>

Emplâtre nommé Main de Dieu.

</td><td>

Emplaftrum Manus Dei.

</td></tr>
<tr><td>

♃ De la litharge d'or préparée,   ℔ ij.
De l'huile commune,   ℔ iv.
De l'eau commune,   ℔ iij.
Cuifez-les en confiftance d'emplâtre, puis mêlez-y
De la cire jaune,   ℔ j.
De la térébenthine de Venife,   ℔ ß.
Des gommes ammoniac, galbanum, opopanax, fagapénum, de la myrrhe, de l'oliban, du maftic, aā.   ℥ iv.
De l'huile de laurier,   ℥ iij.
Des pierres d'aimant & calaminaire, de l'ariftoloche ronde & longue, aā.   ℥ ij.
Faites-en un emplâtre f. a.

</td><td>

♃ Lithargyri auri præparati,   ℔ ij.
Olei communis,   ℔ iv.
Aquæ communis,   ℔ iij.
Coquantur ad emplaftri fpiffitudinem, tunc mifceantur
Ceræ citrina,   ℔ j.
Terebinthina Veneta,   ℔ ß.
Gummi ammoniaci, galbani, opopanacis, fagapeni, myrrhæ, olibani, maftiches, aā.   ℥ iv.
Olei laurini,   ℥ iij.
Lapidis magnetis & calaminaris, ariftolochiæ longæ & rotundæ, aā.   ℥ ij.
Fiat emplaftrum f. a.

</td></tr>
</table>

REMARQUES.

On pulvérifera enfemble toutes les gommes après les avoir fait fécher doucement au feu ou au Soleil ; ou broiera fur le porphyre les pierres, jufqu'à ce qu'elles foient en poudre impalpable, on mettra en poudre fubtile les racines d'ariftoloche, après les avoir fait fécher entre deux papiers ; on fera cuire la litharge avec l'huile & l'eau commune, comme il a été dit en l'emplâtre précédent, puis on jettera peu à peu les gommes pulvérifées, la cire coupée par petits morceaux, la térébenthine, l'huile de laurier : on retirera la baffine de de deffus le feu ; & lorfque l'emplâtre fera à demi refroidi, l'on y mêlera les

pierres

pierres broyées, & les aristoloches pulvérisées, pour faire un emplâtre qu'on roulera en magdaléons, & on le gardera au besoin.

Il a les mêmes vertus que le précédent, excepté qu'il est moins détersif. Vertus.

La petite différence, qui se trouve entre les emplâtres *divinum & manus Dei*, ne mériteroit pas qu'on en fît deux descriptions séparées ; aussi la plûpart des Apothicaires confondent-ils l'un avec l'autre ; mais comme les Dames, qui préparent l'emplâtre *manus Dei* pour en faire des charités aux Pauvres, croient qu'il est fort différent du *divinum*, il est bon d'en rendre la description publique.

Il y a ici les mêmes observations à faire sur la cuite de l'emplâtre & sur le mélange des gommes, que j'ai faites en la description de l'emplâtre divin ; son nom vient aussi de ses grandes vertus.

<table>
<tr><td>

Emplâtre de Paracelse.

♃ De la litharge d'or préparée,　℔ j.
De l'huile commune, & de l'eau de fontaine, aã.　℔ ij.
Cuisez-les en consistance d'emplâtre, puis ajoutez-y
De la cire jaune,　℔ ß.
De la térébenthine de Venise,　ʒ iv.
Des gommes élémi & ammoniac, aã.　ʒ ij.
De l'huile de laurier,　ʒ j. ß.
Des gommes bdellium, opopanax, galbanum, du mastich, de la myrrhe, de l'encens, de l'aloës, de la racine d'aristoloche ronde, de la pierre calaminaire, aã.　ʒ j.
Faites-en un emplâtre f. a.

</td><td>

Emplastrum Paracelsi.

♃ *Lithargyri auri præparati,*　℔ j.
Olei communis, aquæ fontanæ, aã. ℔ ij.

Coquantur ad emplastri spissitudinem ; deinde adde.
Ceræ flavæ,　℔ ß.
Terebinthinæ Venetæ,　ʒ iv.
Gummi elemi & ammoniaci, aã. ʒ ij.
Olei laurini,　ʒ j. ß.
Bdellii, opopanacis, galbani, mastiches, myrrhæ, thuris, aloes, radicis aristolochiæ rotundæ, lapidis calaminaris, aã.　ʒ j.
Fiat ex arte emplastrum.

</td></tr>
</table>

R E M A R Q U E S.

On pulvérisera ensemble la gomme ammoniac, le bdellium, l'opopanax, le galbanum, le mastich, la myrrhe, l'encens & l'aloës ; on broiera bien subtilement sur le porphyre la pierre calaminaire, & l'on réduira en poudre subtile l'aristoloche ; on mêlera ensemble dans une bassine la litharge préparée, l'huile & l'eau ; on placera la bassine sur un feu assez fort pour faire bouillir le mélange à grands bouillons, on l'agitera incessamment avec une espatule de bois ; & quand il sera cuit en consistance d'emplâtre, on y jettera peu à peu les gommes & la cire coupée par petits morceaux, & l'on retirera aussi-tôt la bassine de dessus le feu, car il y aura assez de chaleur pour les liquéfier ; cependant on fera fondre ensemble dans une écuelle de terre la gomme élémi coupée par petits morceaux, l'huile de laurier & la térébenthine ; on passera la matiére fondue par un linge pour en séparer les impuretés, & on les mêlera dans l'emplâtre, quand il sera à demi-refroidi, puis la pierre calaminaire & l'aristoloche pulvérisées, pour faire du tout un emplâtre qu'on formera en magdaléons pour le garder.

Il est propre pour déterger & pour cicatriser les plaies, pour résoudre, pour fortifier les nerfs, & pour les contusions. Vertus.

On peut attendre à mélanger les gommes pulvérisées, que l'emplâtre soit presque froid, mais elles ne s'y lient pas si bien.

Ces trois derniers emplâtres different si peu dans leurs compositions & dans leurs vertus , qu'on peut fort bien sans scrupule substituer l'un pour l'autre.

Emplâtre pour les Fractures & Luxations des os.	*Emplastrum Catagmaticum , seu pro Fracturis & Luxatione ossium.*
℞ Des racines & des feuilles de frêne & de grande consoude, de l'écorce moyenne d'orme, des baies & des feuilles de myrte, & des feuilles de saule, aā. man. ij.	℞ *Radicum & foliorum fraxini & consolidæ majoris , corticis mediani ulmi , baccarum & foliorum myrti , foliorum salicis , aā.* *man. ij.*
Des roses, ℥ j.	*Rosarum ,* ℥ j.
Tous ces simples pilés, cuiront à petit feu jusqu'à diminution de moitié, dans ℔ v. d'eau de de forge & autant de vin austère que l'on ajoûtera sur la fin.	*Contusa omnia coquantur igne lento ad dimidia partis consumptionem in aqua extinctionis fabrorum & vini austeri sub finem additi , aā.* ℔ v.
Coulez ensuite & exprimez la décoction, puis mêlez-la avec	*Deindè colentur & exprimantur , colatura misceatur cum*
Du mucilage de racines d'althæa, des huiles de roses & de myrte, & du suif de bouc, aā. ℔ ij.	*Mucaginis radicis althææ , olei rosati & myrtini , sevi hircini , aā.* ℔ ij.
De la litharge d'or préparée, ℔ iij.	*Lithargyri auri præparati ,* ℔ iij.
Cuisez le tout ensemble pour la seconde fois en consistance d'emplâtre, puis mêlez-y	*Coquantur omnia simul assiduè movendo spatulâ ligneâ ad emplastri spissitudinem tunc in illis permisceantur*
De la cire jaune, ℔ j ß.	*Ceræ citrinæ ,* ℔ j ß.
De la térébenthine , ℥ viij.	*Terebinthinæ ,* ℥ viij.
Du bol d'Arménie, de la terre sigillée & du sang-dragon, aā. ℔ ß.	*Boli Armenæ , terræ sigillatæ , sanguinis draconis , aā.* ℔ ß.
Des myrtilles & des roses rouges, aā. ℥ iv.	*Myrtillorum, rosarum rubrarum , aā.* ℥ iv.
De l'oliban, de la myrrhe, & du mastic , aā. ℥ iij.	*Olibani, myrrhæ , mastiches , aā.* ℥ iij.
Faites-en un emplâtre s. a.	*Fiat ex arte emplastrum.*

REMARQUES.

On fera tremper & bouillir dans une quantité suffisante d'eau cinq ou six onces de racines d'althæa coupées par petits morceaux, pour en faire deux livres de mucilage qu'on coulera avec expression. On aura des feuilles & des racines de frêne, de grande consoude, de la seconde écorce d'orme, des feuilles & des baies de myrte & des feuilles de saule; on les coupera, & on les concassera bien ; on y joindra les roses rouges séches, on mettra bouillir le tout premiérement avec l'eau de forge de maréchal, & l'on n'y mêlera le vin que sur la fin de la coction, afin d'en conserver une partie de l'esprit. Quand la décoction sera diminuée de la moitié, ou environ, on la coulera, & on l'exprimera fortement; on mêlera dans une bassine assez grande la litharge préparée avec les huiles, le mucilage & la décoction, on posera la bassine sur un bon feu de charbon, & l'on fera bouillir le mélange, le remuant incessamment au fond avec une espatule de bois, pour empêcher que la litharge ne s'y attache. Après environ une heure de coction, on y ajoûtera le suif de bouc, & l'on continuera à le faire bouillir jusqu'à consistance d'emplâtre, & que l'humidité aqueuse soit consumée ; on fera alors fondre dedans la cire coupée par petits morceaux & la térébenthine ; cependant on aura pulverisé subtilement ensemble le bol & la terre sigillée ; d'une autre part, les roses & les myrtilles ; d'une autre part les gommes.

Quand l'emplâtre sera à demi-refroidi, l'on y mêlera les poudres de bol & de terre sigilée, puis celles des roses & des myrtilles, & enfin celles des gommes, on aura un emplâtre qu'il faudra laisser quinze jours en masse, afin que la fermentation ait le temps de s'y faire, puis on le roulera en magdaléons.

Son nom marque ses vertus; on l'emploie pour les contusions, pour les dislocations, pour les foiblesses des jointures, pour arrêter les fluxions, pour résoudre, pour fortifier les nerfs, pour les gouttes. Vertus.

Cette description contient quelque chose d'extraordinaire, comme l'écorce d'orme & les roses dans la décoction, les myrtilles, les roses & le sang-dragon dans la poudre; ces ingrédiens sont très-convenables à l'effet de cet emplâtre, & ils ne peuvent qu'augmenter sa vertu; aussi ai-je remarqué en beaucoup d'occasions qu'il agissoit mieux que celui qui est fait suivant les descriptions ordinaires.

Cet emplâtre ressemble en couleur, en odeur & en qualité à celui dont on use en Normandie sous le nom d'emplâtre de *Bailleul*; de sorte que si ce n'est pas tout-à-fait le même, on peut fort bien le substituer à sa place. Emplâtre de Bailleul.

Emplâtre Défensif.	Emplastrum Defensivum.
♃ Des racines de grande consoude & d'althœa, & du gui de chêne, aa. ℥ ij.	♃ *Radicum symphyti majoris & althææ, visci quercini, aa.* ℥ ij.
Du plantain, du chamœpitys & de mille-pertuis, aa. man. j.	*Plantaginis, chamæpityos, hyperici, aa.* man. j.
Faites-en une décoction dans parties égales de vin noir & d'eau de forge, jusqu'à diminution de moitié, puis mêlez dans la colature,	*Fiat decoctio in æquis partibus vini nigri & aquæ extinctionis fabrorum ad medias, colaturæ adde*
Du mucilage de semence de coings tiré dans le bouillon de tripes, des huiles de mastic de roses & de myrrhe, & de la litharge d'or préparée, aa. ℥ iv.	*Mucaginis seminis cydoniorum in decocto omasorum extracti, olei mastichini, rosacei, & myrrhini, lithargyri auri præparati, aa.* ℥ iv.
Cuisez-les en consistance d'emplâtre, puis mêlez-y	*Coquantur ad consistentiam emplastri, posteà misce*
De la poix navalle, ℥ x.	*Picis navalis,* ℥ x.
De la cire jaune, ℥ iv.	*Ceræ citrinæ,* ℥ iv.
De la térébenthine, ℥ iij.	*Terebinthinæ,* ℥ iij.
De la colophone, ʒ vj.	*Colophoniæ,* ʒ vj.
Du sang-dragon, ℥ ij.	*Sanguinis draconis,* ℥ ij.
De l'encens, du bol d'Arménie & de la folle farine, aa. ℥ j. ß.	*Thuris, boli Armenæ, farinæ volatilis, aa.* ℥ j. ß.
De la mumie, des grains de toute-saine, du mastic & du succin, aa. ʒ vj.	*Mumiæ, granorum androsæmi, mastiches, succini, aa.* ʒ vj.
De l'acacia, des balaustes, des roses rouges & des myrtilles, aa. ℥ ß.	*Acaciæ, balaustiorum, rosarum rubrarum, myrtillorum, aa.* ℥ ß.
Faites en un emplâtre s. a.	*Fiat emplastrum, s. a.*

REMARQUES.

On coupera & on concassera les racines, le gui de chêne & les herbes; on les mettra bouillir dans de l'eau de forge de Maréchal, & du vin de teinte, parties égales, pour faire une forte décoction; on coulera la liqueur avec expression; on mettra infuser chaudement dans six ou sept onces de bouillon de tripes, demi-once de graine de coings; on fera bouillir l'infusion, & on la coulera pour avoir quatre onces de mucilage; on mêlera dans une petite bassine la

litharge avec l'huile , la décoction & le mucilage de coings ; on fera bouillir la
matiére par un feu affez fort , remuant inceffamment avec une efpatule de bois ,
jufqu'à ce qu'elle ait acquis une confiftance d'emplâtre ; on y fera fondre alors la
poix noire , la cire , la colophone rompues par petits morceaux , & la térébenthine ; cependant on aura fait pulvérifer enfemble le fang-dragon , l'encens , la
mumie & le maftic ; d'une autre part , le fuccin , la graine d'androfæmum ,
les balauftes , les rofes , les myrtilles & l'acacia ; on mêlera les poudres avec la
farine bien fine , & on les incorporera dans l'emplâtre quand il fera à demi-refroidi , puis la poudre des gommes pour faire un emplâtre , qu'on formera en
magdaléons.

Vertus.   Il eft propre pour les mêmes ufages que le précédent , & pour arrêter le fang ,
étant appliqué fur les plaies.

<table>
<tr><td>

Emplâtre Oxycroceum.

♃ De la cire jaune , de la poix de Bourgogne
& de la colophone , aā.   ℔ j.
   De la térébenthine ,   ℥ iv.
   Des gommes ammoniac & galbanum diffou-
tes dans le vinaigre , paffées & épaiffies, du fa-
fran, de la myrrhe, de l'encens & du maftic ,
aā.   ℥ iij.
   Faites-en un emplâtre f. a.

</td><td>

Emplaftrum Oxycroceum.

♃ *Cera citrinæ , picis Burgundiacæ ,
colophoniæ , aā.*   ℔ j.
   Terebinthinæ ,   ℥ iv.
   *Gummi ammoniaci & galbani aceto
diffolutorum , trajectorum , & fpiffato-
rum , croci , myrrhæ , thuris , maftiches ,
aā*   ℥ iij.
   Fiat ex arte emplaftrum.

</td></tr>
</table>

R É M A R Q U E S.

On pulvérifera bien fubtilement le fafran en particulier après l'avoir fait fécher par une douce chaleur entre deux papiers, on mettra en poudre enfemble la myrrhe & l'encens dans un mortier huilé au fond; d'une autre part, le
maftic ; on fera diffoudre dans un feu modéré, le galbanum & la gomme ammoniac dans une quantité fuffifante de vinaigre, on coulera la diffolution avec expreffion , & on la fera confumer jufqu'à confiftance d'emplâtre , ou y mêlera
enfemble la térébenthine, on liquéfiera enfemble la cire , la poix de Bourgogne & la colophone , on y mêlera les gommes purifiées & la térébenthine , puis
quand la matiére fera prefque refroidie on y incorporera le fafran & les gommes pulvérifées pour faire une maffe d'emplâtre qu'on roulera en magdaléons.

Il ramollit , il réfout , il fortifie les nerfs & les mufcles , il appaife les douleurs , il eft propre pour les fractures , pour les diflocations , pour les duretés de
la matrice, on l'applique fur les parties malades.

*D'où vient
le nom de
l'emplâtre.*   Le nom de cet emplâtre vient du fafran & du vinaigre qui fert à faire diffoudre les gommes.

La plus grande partie des defcriptions de cet emplâtre demandent de la poix
noire ; mais comme elle noircit & qu'elle empêche qu'on n'y apperçoive la couleur du fafran , j'ai fuivi les Pharmacopées qui préfèrent la poix de Bourgogne ,
car il eft fort indifférent pour les vertus de la compofition , laquelle des poix l'on
emploie.

On pourroit pulvérifer la gomme ammoniac avec les autres gommes , & même le galbanum s'il étoit en larmes ou affez fec pour être pulvérifé , au lieu de
les diffoudre pour les mêler dans l'emplâtre, on n'auroit pas à la vérité d'égard au
nom , puifqu'on retrancheroit le vinaigre qui en fait la moitié ; mais la compo-

fition n'en auroit que plus de vertu ; car outre que dans la diſſolution des gommes & dans l'évaporation , on laiſſe échapper beaucoup de leurs parties les plus
volatiles & les plus eſſentielles, comme j'ai dit ailleurs ; ce diſſolvant acide fixe
ce qui en reſte , & laiſſe une impreſſion aſtringente qui n'eſt guére convenable à
la qualité de l'emplâtre.

Emplâtre dit *Céroéne.*

℞ De la cire jaune & de la poix de Bourgo-
gne , aā.　　　　　　　　　　　　℥ viij.
De la colophone & de la térébenthine, aā.
　　　　　　　　　　　　　　　℥ iv.
Du ſafran ,　　　　　　　　　　　℥ iij.
Des gommes ammoniac & ſagapénum, aā.
　　　　　　　　　　　　　　　℥ j. ß.
De l'aloës hépatique, de l'encens & de la
myrrhe , aā.　　　　　　　　　　　℥ j.
Des gommes opopanax , galbanum , bdel-
lium , du ſtorax calamite, du maſtic, de l'alun
& du fœnugrec, aā.　　　　　　　℥ iij.
De la litharge d'or préparée,　　℥ j. ß.
Faites-en un emplatre ſ. a.

Emplaſtrum Ceroneum.

℞ *Ceræ citrinæ , picis Burgundiæ,*
aā.　　　　　　　　　　　　　℥ viij.
Colophoniæ, terebinthinæ, aā.　℥ iv.
Croci ,　　　　　　　　　　　℥ iij.
Gummi ammoniaci , ſagapeni , aā.
　　　　　　　　　　　　　　℥ j. ß.
Alces hepaticæ, thuris , myrrhæ , aā.
　　　　　　　　　　　　　　℥ j.
*Opopanacis , galbani , bdellii , ſtyracis
calamitæ , maſtiches , aluminis , fænu-
græci , aā.*　　　　　　　　　℥ iij.
Lithargyri auri præparati ,　℥ j. ß.
Fiat emplaſtrum ſ. a.

R E M A R Q U E S.

On pulvériſera en particulier le ſafran , après l'avoir fait ſécher par une lente
chaleur entre deux papiers, on mettra en poudre toutes les gommes enſemble ,
après avoir fait ſécher doucement celles qui ſont trop humides, on réduira auſſi
en poudre l'alun & le fœnugrec chacun en leur particulier, on mettra fondre enſemble la cire , la colophone , la poix noire & la térébenthine , on coulera le
mélange par un linge; & quand il ſera à demi-refroidi l'on y mêlera exactement la litharge préparée , l'alun , le ſafran , le fœnugrec & enfin les gommes
pulvériſées pour faire une maſſe d'emplâtre qu'on roulera en magdaléons.

Il a les mêmes vertus que le précédent , & l'on peut fort bien ſubſtituer l'un
à l'autre. Vertus.

Cet emplâtre a pris ſon nom de la cire & du ſafran qui y entrent ; c'eſt auſſi
d'où vient le mot de *ciroéne* , nom que le vulgaire donne aux emplâtres qui fortifient.

Les deſcriptions de cet emplâtre ſe trouvent mal doſées dans les Pharmaco- Ciroéne.
pées, car on y fait entrer ordinairement trop peu de cire , de poix noire , de colophone & de térébenthine pour la quantité des poudres, celle-ci paroîtra beaucoup plus raiſonnable.

L'emplâtre de ciroéne eſt fort en uſage dans quelques Villes de France ; mais
comme on le demande à bon marché, les Colporteurs le contrefont en teignant Faux ci-
roéne.
le diapalme en jaune avec du *terra merita* en poudre ſubtile qu'ils mêlent dedans.

Emplâtre de Cire & de Cumin.

℞ De la cire jaune ,　　　　　℔ ij.
De la réſine & de l'huile roſat , aā.　℥ v.
De la térébenthine de Veniſe, de la poudre

Emplaſtrum Ceræ cum Cumino.

℞ *Ceræ flavæ ,*　　　　　　℔ ij.
Reſinæ & olei roſati , aā.　　℥ v.
Terebinthinæ Venetæ , pulveris cumini

de cumin, & du bol d'Arménie, aā. ℥ iij.	boli Armenæ, aā. ℥ iij.
Des fleurs de camomille, de mélilot & de ro-ses rouges, des myrtilles & du sang-dragon, aā. ℥ j.	Florum chamomillæ, meliloti & ro-sarum rubrarum, myrtillorum, sanguinis draconis, aā. ℥ j.
Faites-en un emplâtre f. a.	Fiat emplastrum f. a.

R E M A R Q U E S.

On pulvérisera ensemble le cumin, les fleurs & les myrtilles ; d'un autre part, le sang-dragon ; d'une autre part, le bol ; on fera fondre ensemble la cire, la résine coupées par petits morceaux, & la térébenthine avec l'huile rosat, & lorsque la matiére sera à demi-refroidie, l'on y mêlera les poudres pour faire un emplâtre qu'on formera en magdaléons.

Vertus. Il est propre pour les fractures, pour les dislocations, il fortifie, il résout & il dissipe les vents.

Emplâtre de Charpie.	Emplastrum de Linamento.
♃ De la charpie coupée bien menu, ℥ viij.	♃ Linamenti veteris minutim incisi, ℥ viij.
De l'huile commune & de l'eau de fontaine, aā. ℔ iij.	Olei communis & aquæ fontanæ, aā. ℔ iij.
Cuisez-les ensemble sur un feu modéré jusqu'à consomption d'un tiers ; coulez-les ensuite & les exprimez fortement, puis coulez l'expression avec ℔ ij. de céruse de Venise bien pulvérisée, en consistance d'emplâtre. Fondez-y après cela	Coquantur simul igne moderato ad tertiæ partis consumptionem, deindé colentur & fortiter exprimantur ; expressæ cum cerusâ Venetâ pulveratæ ℔ ij. in emplastri spissitatem ex arte coquantur, post in illis liquefiat
De la cire jaune, ℔ j.	Ceræ citrinæ, ℔ j.
Et quand la matiére sera à demi-refroidie, vous y mêlerez les poudres suivantes ; sçavoir :	Semique refrigeratis permisceantur pulveres sequentes,
De la myrrhe, du mastic & de l'oliban, aā. ℥ iij.	Mastiches, myrrhæ, olibani, aā. ℥ iij.
De l'aloës choisi, ℥ ij.	Aloes electæ, ℥ ij.
Faites-en un emplâtre f. a.	Fiat emplastrum f. a.

R E M A R Q U E S.

On fera de la charpie avec du vieux linge bien net, on la coupera le plus menu qu'on pourra avec des ciseaux, on la mettra dans un pot de terre vernissé, on versera dessus l'huile & l'eau, on couvrira le pot, & on le placera sur un feu modéré pour faire bouillir la matiére jusqu'à consomption du tiers ; ensuite on la coulera avec forte expression, on mettra la colature dans une bassine, on y démêlera la céruse pulvérisée, & l'on fera cuire le mélange, en le remuant toûjours avec une espatule de bois, jusquà ce qu'il ait acquis une consistance d'emplâtre ; s'il n'y avoit point assez d'eau pour achever la cuire, on y en ajoûteroit davantage, on mettra fondre dans l'emplâtre, la cire coupée par petits morceaux ; & quand il sera plus qu'à demi-refroidi, l'on y mêlera les gommes qu'on aura réduites en poudre très-fine, on roulera cet emplâtre en magdaléons, & on le gardera.

Vertus. Il est propre pour mondifier & pour cicatriser les plaies & les ulcères.

Cet emplâtre est décrit diversement dans les Dispensaires, toutes les descriptions sont bonnes ; mais celle-ci m'a paru la meilleure, je l'ai tirée de la Pharmacopée Royale ; la charpie en substance sert pour les plaies, on en forme des tentes & des plumaceaux propres à foutenir & à introduire les onguents, pour abforber une partie des humidités, & pour les tenir ouvertes ; mais la décoction qu'on fait de ce linge raréfié ne peut être utile pour aucun de ces effets ; ainfi, quoique la compofition prenne fon nom de la charpie, elle n'en tire aucune qualité.

Les Maréchaux fe fervent de l'emplâtre de charpie fous le nom d'*Onguent de M. Curty*, & ils l'emploient pour les enclouüres, pour les plaies & pour les meurtriffures des chevaux.

Emplâtre de Soufre.	Emplaftrum de Sulphure.
♃ De la cire jaune, de la réfine & de la poix navale, aã. ℔ j.	♃ *Ceræ flavæ, refinæ, picis navalis,* aã ℔ j.
Du foufre fubtilement pulvérifé & de l'huile de camomille, aã ℥ iv.	*Sulphuris tenuiffimè triti, olei chamæmeli,* aã. ℥ iv.
De la térébenthine, des racines d'iris & de cumin, aã. ℥ j. ß.	*Terebinthinæ, radicis ireos, cumini,* aã. ℥ j. ß.
Faites-en un emplâtre f. a.	*Fiat emplaftrum f. a.*

R E M A R Q U E S.

On pulvérifera fubtilement le foufre en particulier ; d'une autre part, on mettra en poudre enfemble le cumin & la racine d'iris : on fera fondre enfemble fur un petit feu la racine, la réfine & la poix noire rompues par petits morceaux, avec la térébenthine & l'huile de camomille, on paffera la matiére fondue par un linge pour en féparer les impuretés, puis on y mêlera le foufre & les autres poudres, on formera cet emplâtre en magdaléons.

Il réfout les tumeurs, il chaffe les vents.

Ceux qui voudront que l'emplâtre retienne la couleur du foufre, emploieront dans la compofition la poix de Bourgogne à la place de la poix noire, & le reméde n'en aura pas moins de vertu.

Vertus.

Emplâtre de Soufre, de Ruland.	Emplaftrum Diafulphuris, Rulandi.
♃ Du baume de foufre de Ruland, ℥ iij.	♃ *Balfami fulphuris Rulandi,* ℥ iij.
De la cire, ℥ ß.	*Ceræ,* ℥ ß.
De la colophone, ℥ iij.	*Colophoniæ,* ℥ iij.
De la myrrhe, autant que tout le refte.	*Myrrhæ ad pondus omnium.*
Faites-en un emplâtre f. a.	*Fiat emplaftrum f. a.*

R E M A R Q U E S.

On mettra fondre la cire & la colophone avec le baume de foufre de Rulandus fur un petit feu, puis on y mêlera trois onces fept dragmes de myrrhe fubtilement pulvérifée, on laiffera le mélange fur le feu le remuant toûjours jufqu'à ce qu'il ait acquis une confiftance d'emplâtre.

Vertus.

Il eft propre pour déterger & mondifier les plaies, il réfout & il réfifte à la pourriture.

Cet emplâtre ne peut pas acquérir une fort bonne confiftance, parce qu'il n'y entre pas affez de cire.

Emplâtre de Ciguë.   Emplaſtrum de Cicutâ.

♃ De l'huile de ciguë , & du fuc de la même plante , aã.   ℔ ij.
 De la litharge d'or préparée , ℔ j.
 Cuifez - les en confiftance d'emplâtre , puis ajoûtez-y
 De la gomme ammoniac diſſoute , paſſée & épaiſſie dans l'eau de ciguë , ℔ j.
 De la térébenthine bien claire , ℥ iv.
 Faites-en un emplâtre ſ. a.

♃ Olei cicutæ , ſucci cicutæ , aã. ℔ ij.
 Lithargyri auri præparati , ℔ j.
 Coquantur ad emplaſtri ſpiſſitudinem , deindè adde
 Gummi ammoniaci ſucco cicutæ ſoluti , trajeȼti & ſpiſſati , ℔ j.
 Terebinthinæ claræ , ℥ iv.
 Fiat emplaſtrum ſ. a.

R E M A R Q U E S.

On concaſſera bien environ ſeize onces de gomme ammoniac, on la mettra dans un plat de terre, on verſera deſſus environ deux livres de ſuc de ciguë nouvellement tiré par expreſſion ; on mettra la matiére en digeſtion ſur les cendres chaudes pendant cinq ou ſix heures, enſuite on la fera bouillir ſur le feu doucement environ un quart d'heure, ou juſqu'à ce que la gomme ſoit diſſoute, on la paſſera alors par une étamine & on l'exprimera fortement pour en ſéparer les impuretés ; mais s'il y reſte de la gomme qui n'ait point été diſſoute, on la fera bouillir de rechef avec du nouveau ſuc de ciguë, & l'on paſſera la diſſolution comme auparavant, on la mêlera avec la premiére & l'on en mettra évaporer l'humidité par une lente chaleur, juſqu'à ce qu'elle ait pris une confiſtance d'emplâtre, puis on y mêlera la térébenthine ; d'un autre part, on fera bouillir la litharge, l'huile & le ſuc de ciguë enfemble par un feu aſſez fort dans une baſſine, les remuant inceſſamment avec une eſpatule de bois juſqu'à ce qu'ils aient acquis une confiſtance d'emplâtre, & que l'humidité aqueuſe du ſuc ait été conſumée, on retirera alors la baſſine de deſſus le feu, & l'on y démêlera la gomme ammoniac diſſoute & la térébenthine pour faire une maſſe d'emplâtre qu'on roulera en magdaléons pour le garder.

Vertus. Il eſt fort réſolutif, on s'en ſert pour les tumeurs ſchirreuſes du foie & de la rate, pour les loupes, pour les ſcrophules.

Autre Emplâtre de Ciguë.   Emplaſtrum de Cicutâ aliud.

♃ De la gomme ammoniac diſſoute dans le ſuc de ciguë, cuite & paſſée par le tamis , ℔ ij.
 De la cire jaune , ℥ viij.
 Mélez-les enſemble, & faites-en un emplâtre ſ. a.

♃ Gummi ammoniaci in ſucco cicutæ diſſoluti , trajeȼti & coȼti , ℔ ij.
 Ceræ flavæ , ℥ viij.
 Miſce , fiat emplaſtrum ſ. a.

R E M A R Q U E S.

On concaſſera deux livres & demie ou trois livres de gomme ammoniac, on la mettra dans une terrine, on verſera deſſus quatre livres ou environ de ſuc de ciguë nouvellement tiré par expreſſion ; on mettra la matiére en digeſtion pendant quelques heures, puis on procédera à la colature, à la diſſolution & à l'évaporation ou coȼtion, de la même maniére qu'en l'opération précédente.

On mettra fondre avec la gomme ammoniac purifiée dans le ſuc de ciguë & épaiſſie, la cire coupée par petits morçeaux ſur un peu de feu, remuant le mélange

ange avec une efpatule, & l'on aura l'emplâtre de ciguë qu'on gardera au befoin.

Il a les mêmes vertus que le précédent.

Il vaut mieux garder cet emplâtre en maffe dans une terrine, que de le former en rouleaux, parce qu'il s'applatit beaucoup : il eft plus verd que l'autre, on l'eftime auffi davantage, à caufe qu'il y entre plus de gomme ammoniac.

<table>
<tr><td>

Emplâtre de Nicotiane,

℞ De la nicotiane nouvelle concaffée,   ℔ iv.
De la réfine, de la poix blanche, & du fuif de mouton, aã.   ℔ j. ß.
De la cire jaune,   ℔ j.
Cuifez-les enfemble en remuant fouvent avec une efpatule de bois, prefque jufqu'à confomption d'humidité, coulez enfuite & exprimez fortement la décoction, puis mêlez dans l'expreffion, de la gomme ammoniac diffoute, paffée & épaiffie dans le fuc de nicotiane, & de la térébenthine claire, aã.   ʒ viij.
Faites-en un emplâtre f. a.

</td><td>

Emplaftrum de Nicotianâ.

℞ Nicotianæ recentis contufæ ℔ iv.
Refinæ, picis albæ, fevi arietini, aã.
                  ℔ j. ß.
Ceræ citrinæ,   ℔ j.
Coquantur fimul fæpiùs movendo fpatulâ ligneâ ferè ad humoris confumptionem, pofteà colentur & fortiter exprimantur, expreffioni permifceantur gummi ammoniaci fucco nicotianæ foluti, trajecti & fpiffati, terebinthinæ claræ, aã.
                  ʒ viij.
Fiat emplaftrum f. a.

</td></tr>
</table>

REMARQUES.

On fera fondre enfemble dans une baffine, la cire, la poix de Bourgogne, la réfine & le fuif; on y mêlera la nicotiane bien pilée, on fera bouillir doucement le mélange environ demi heure, puis on le laiffera en digeftion à froid pendant trois ou quatre jours; on fera cependant diffoudre & purifier la gomme ammoniac bien concaffée dans feize ou dix-fept onces de fuc de nicotiane, comme il a été dit en la defcription de l'emplâtre de ciguë, & quand elle fera épaiffie en confiftance, on y mêlera la térébenthine. Après les quatre jours de digeftion, on fera bouillir la matiére, jufqu'à ce que prefque tout le fuc foit confumé; on la coulera toute chaude, & on l'exprimera fortement, puis on y mêlera la gomme & la térébenthine, pour faire une maffe qu'on roulera en magdaléons.

Il a les mêmes vertus que l'emplâtre de ciguë, il eft propre pour amollir & réfoudre les tumeurs fkirrheufes du foie, de la rate & des autres parties, & pour les loupes.

<table>
<tr><td>

Emplâtre contre la Hernie, vulgairement Rupture.

℞ De la peau de bélier avec fa laine nouvellement écorchée, & coupée par morceaux.
Cuifez-la fur un feu modéré dans une quantité fuffifante d'eau jufqu'à ce que la peau foit tout-à-fait diffoute. Coulez enfuite la décoction & exprimez la laine fortement, puis cuifez dans l'expreffion
Des baies de gui de chêne, ou de quelqu'autre arbre aftringent,   ℔ ß.
Des vers de terre lavés dans le vin,   ʒ iv.

Après cela coulez & exprimez la décoction,
Tome II.

</td><td>

Emplaftrum ad Herniam, vulgò contra Rupturam.

℞ Pellem unam arietinam recentem cum fuâ lanâ in partes diffectam,
Coque igne moderato in aquæ f. q. donec pellis omninò in aquâ diffoluta fuerit, coletur decoctum, lanaque fortiter exprimatur, in expreffione coquantur

Granorum alborum vifci quercini vel alterius arboris aftringentis,   ℔ ß.
Lumbricorum terreftrium vino lotorum,   ʒ iv.
Deinde colentur & exprimantur, ex-

Y y y

</td></tr>
</table>

puis cuisez l'expression en consistance d'emplâtre, avec de la litharge d'or préparée, & des huiles de coings & de myrtilles, aā.　　℔ j.

Faites cuire le tout s. a. faites - y fondre ensuite

De la cire jaune,　　℔ j.

De la poix navale, de la résine & de la térébenthine, aā.　　℔ ß.

Ajoûtez y alors

Des gommes ammoniac, galbanum, de la myrrhe, de l'encens, du mastic, du sang humain ou de porc desséché, aā.　　℥ iv.

Des racines d'aristoloche ronde & longue, de la grande consoude & de la petite, des galles, du plâtre, du bol d'Arménie, & de la mumie, aā.　　℥ iij.

Faites-en un emplâtre s. a.

pressio verò cum lithargyri auri præparati & oleorum cydoniorum & myrtillorum, aā.　　℔ j.

Coquantur in emplastrum secundum artem, deindè in illis liquefiant

Cera citrina,　　℔ j.

Picis navalis, resina, terebinthina, aā.　　℔ ß.

Tunc addantur,

Gummi ammoniaci, galbani, myrrhæ, thuris, mastiches, sanguinis humani, vel porcini exsiccati, aā.　　℥ iv.

Radicum aristolochiæ longæ & rotundæ, symphyti majoris & minoris, gallarum, gypsi, boli Armenæ & mumiæ, aā.　　℥ iij.

Fiat ex arte emplastrum.

R E M A R Q U E S.

On pulvérisera ensemble les gommes & la mumie, après avoir fait sécher le galbanum ; d'une autre part, on mettra en poudre ensemble les racines & les galles ; d'une autre part, le sang humain, ou celui de cochon, le bol & le plâtre, on mêlera les poudres ensemble.

On fera tuer & écorcher un bélier, on coupera la peau avec toute la laine, on la fera bouillir par un feu modéré dans une bonne quantité d'eau, jusqu'à ce qu'elle y soit dissoute, on coulera la décoction, & l'on exprimera fortement la laine ; on mettra cuire dans cette décoction les baies de gui de chêne écrasées, & les vers de terre, jusqu'à ce qu'ils y soient presque dissouts, on coulera & l'on exprimera la décoction, on la mettra dans une bassine avec la litharge & les huiles, on les fera bouillir ensemble par un petit feu, les remuant incessamment avec une espatule de bois, jusqu'à ce qu'elles aient acquis une consistance d'emplâtre, & que l'humidité soit consumée ; on y fera fondre alors les poix, la cire & la térébenthine ; puis quand la matiére sera plus qu'à demi-refroidie, l'on y mêlera exactement les poudres, pour faire du tout un emplâtre qu'on formera en magdaléons, dont on se servira au besoin.

Vertus.　Il est propre pour les hernies, il résout les duretés, & il affermit la membrane après que l'intestin est repoussé ; il est bon aussi pour les fractures & les dislocations.

Cet emplâtre est décrit diversement dans les Dispensaires pour les doses des ingrédiens qui y entrent ; je rapporte ici la description la plus réguliére, que j'ai tirée de la Pharmacopée Royale.

Emplâtre Royal contre la Hernie.　　Emplastrum Regium ad Herniam.

℞ De la poix navale,　　℔ j.

De la cire jaune & de la térébenthine bien claire, aā.　　℥ iv.

De la racine de grande consoude séche, & du mastic, aā.　　℥ ij.

Du labdanum,　　℥ j. ß.

De l'hypocistis & de la terre sigillée, aā. ℥ ß.

Des noix de Cyprès,　　Nº. xij.

℞ *Picis navalis,*　　℔ j.

Ceræ flavæ, terebinthinæ claræ, aā.　　℥ iv.

Radicis consolidæ majoris siccæ, mastiches, aā.　　℥ ij.

Labdani,　　℥ j. ß.

Hypocistidos, terra sigillata, aā. ℥ ß.

Nuces Cupressi,　　Nº. xij.

Faites-en un emplâtre f. a.   *Fiat emplaftrum f. a.*

R E M A R Q U E S.

On pulvérifera fubtilement enfemble les noix de cyprès & la racine de confonde féche ; d'une autre part, on mettra en poudre l'hypociftis, le labdanum & la terre figillée ; d'une autre part, le maftic ; on mêlera toutes ces poudres enfemble, on fera fondre enfemble la cire, la poix noire & la térébenthine, on les paffera par un linge, pour en féparer les impuretés ; puis la matiére étant à demi-refroidie, l'on y mêlera les poudres pour faire un emplâtre qu'on formera en magdaléons, pour être gardé au befoin.

Il eft propre pour les defcentes, il raffermit la péritoine après que l'inteftin a été replacé, on l'appliquera à l'endroit de la relaxation, le tenant en état par le moyen d'un bandage, & le renouvellant de dix jours en dix jours.

Cette emplâtre vient du Prieur de Cabriéres qui l'avoit tenu fecret, jufqu'à ce que par la bonté & la libéralité du Roi, il a été rendu public avec d'autres remédes dont le Prieur fe fervoit. Il n'eft point fi compofé ni fi embarraffant dans fa préparation que le précédent ; mais il a du moins autant de bonnes qualités pour arrêter les defcentes.

Vertus.

Emplâtre de Peau d'Anguilles, contre la Hernie.	Emplaftrum de Pelle Anguillæ ad Herniam.

℞ Des peaux d'anguilles non-falées & lavées dans l'eau de chaux, ce qu'il en faudra.

Cuifez-les dans la leffive jufqu'à ce qu'elles s'épaiffiffent en maniére de colle.

℞ De cette colle paffée par le tamis, ℥ iv.

De la gomme ammoniac diffoute dans le vinaigre & cuite, ℥ iij.

De la pierre hématite, du plomb brûlé & du fucre de Saturne, aã. ℨ iij.

De l'huile de myrte, ℥ ß.

Mêlez toutes ces drogues dans un pot de terre, & les y cuifez en confiftance d'emplâtre.

℞ *Pelles anguillarum non falitas, fed in aquâ calcis lotas*, q. f.

Coque in lixivio donec craffefcant & fiant inftar glutinis.

℞ *Hujus glutinis trajecti,* ℥ iv.

Gummi ammoniaci in aceto foluti & cocti, ℥ iij.

Lapidis hæmatitis, plumbi ufti, facchari Saturni, aã. ℨ iij.

Olei myrtini, ℥ ß.

Mifce omnia in fictili fuper cineres calidos ut coeant in maffam emplaftri.

R E M A R Q U E S.

On aura des peaux d'anguilles nouvellement féparées, on les lavera avec l'eau de chaux, on les coupera par petits morceaux, & on les fera bouillir dans une leffive faite de cendres ordinaires filtrées, jufqu'à ce qu'elles foient fondues & réduites en mucilage ou colle, on paffera la matiére par un tamis renverfé, & l'on en péfera quatre onces qu'on mêlera dans un plat de terre verniffé avec la gomme ammoniac diffoute dans du vinaigre, coulée & évaporée, la pierre hématite broyée fur le porphyre en poudre impalpable ; le plomb brûlé, le fel de Saturne & l'huile de myrte, on mettra le plat fur un très-petit feu, & l'on fera épaiffir la matiére en confiftance d'emplâtre, on le gardera dans un pot.

Il eft excellent pour les hernies.

Vertus.

Quelques-uns emploient ici à la place de l'huile de myrte, l'huile de myrrhe tirée par la cornue.

Il vaut mieux garder cet emplâtre dans un pot que de le former en magdaléons, parce qu'il s'applatit beaucoup.

Emplâtre Noir.　　　　Emplaſtrum Nigrum.

℞ De l'huile commune & du vinaigre, aã. ℔ ij. — ℞ Olei communis, aceti, aã. ℔ ij.

De la litharge d'or préparée, ℔ j. — Lithargyri auri præparati, ℔ j.

Cuiſez-les en conſiſtance d'emplâtre, puis ajoûtez-y — Coquantur ad conſiſtentiam emplaſtri, deindè addantur

De la cire jaune & de la poix navale, aã. ℔ j. — Ceræ flav. & picis navalis, aã. ℔ j.

De la térébenthine bien claire, ℔ ſ. — Terebinthinæ claræ, ℔ ſ.

De la pierre d'aimant préparée, du plomb brûlé & de la myrrhe choiſie, aã. ℥ j. — Lapidis magnetis præparati, plumbi uſti, myrrhæ electæ, aã. ℥ j.

Faites-en un emplâtre ſ. a. — Fiat ex arte emplaſtrum.

REMARQUES.

On fera bouillir enſemble par un feu aſſez fort, la litharge, l'huile & le vinaigre, les agitant inceſſamment avec une eſpatule de bois, juſqu'à ce que la matiére ait acquis une conſiſtance d'emplâtre, on y mettra fondre alors la cire, la poix navale & la térébenthine, continuant toûjours à remuer ; puis quand l'emplâtre ſera à demi-refroidi, l'on y mêlera la pierre d'aimant, le plomb brûlé, & enfin la myrrhe qu'on aura bien pulvériſée, pour faire un emplâtre qu'on roulera en magdaléons & on le gardera.

Vertus. Il eſt propre pour guérir les plaies & les ulcères ; il mondifie & il cicatriſe.

Emplâtre de Grenouilles, connu ſous le nom de Vigo, avec Mercure.　　Emplaſtrum de Ranis, vulgò de Vigo cum Mercurio.

℞ Des grenouilles vivantes, N°. xij. — ℞ Ranas viventes, N°. xij.

Des vers de terre, ℥ iv. — Lumbricorum terreſtrium purgatorum, ℥ iv.

Des racines d'iéble & d'aunée, aã. ℥ iij. — Radicum ebuli & enulæ campanæ, aã. ℥ iij.

Des feuilles de matricaire, des fleurs de jonc odorant & de ſtœchas Arabique, aã. man. j. — Foliorum matricariæ, florum ſchœnanthi, ſtachadis Arabicæ, aã. man. j.

Du vin auſtère, ℔ iv. — Vini auſteri, ℔ iv.

Cuiſez le tout à petit feu juſqu'à conſomption du tiers ; coulez la décoction & l'exprimez, après quoi — Coquantur ex arte igne lento ad terti. partis conſumptionem, colentur & exprimantur, deindè

℞ De la litharge d'or préparée, ℔ ij. — ℞ Lithargyri auri præparati, ℔ ij.

De la graiſſe de porc & de veau, aã. ℥ ix. — Pinguedinis porci & vituli, aã. ℥ ix.

Des huiles de camomille, d'aneth, de lis, de laurier & de ſpica, aã. ℔ ſ. — Olecrum chamomillæ, anethi, liliorum, laurini & de ſpica, aã. ℔ ſ.

Mêlez-les, & faites cuire dans la décoction précédente juſqu'à conſiſtance d'emplâtre, & faites-y fondre enſuite — Miſceantur, & cum decoctio præſcripto coquantur ſ. a. ad emplaſtri ſoliditatem, deindè liquefiat

De la cire jaune, ℔ j. — Ceræ citrinæ, ℔ j.

Puis la matiére étant à demi-refroidie, mêlez-y — Semique refrigeratis permiſceantur

De la poudre d'oliban, ℥ iij. — Pulveris olibani, ℥ iij.

De l'euphorbe, ℥ j. ſ. — Euphorbii, ℥ j. ſ.

Du ſafran, ℥ ſ. — Croci, ℥ ſ.

De l'argent vif, ℔ j. — Mercurii vivi, ℔ j.

De la graiſſe de vipère, de la térébenthine & du ſtorax liquide, aã. ℥ iv. — Axungiæ viperinæ, terebinthinæ & ſtyracis liquidæ, aã. ℥ v.

Faites en un emp'âtre f. a.   *Fiat ex arte emplaſtrum.*

REMARQUES.

On aura les grenouilles & les vers de terre vivants, on lavera bien ces derniers, les racines feront nouvellement cueillies, nettoyées & coupées par morceaux, on mettra bouillir le tout enſemble dans le vin pendant un quart d'heure, puis on y ajoûtera le jonc odorant, le ſtœchas & la matricaire, on continuera la coction à petit feu, juſqu'à conſomption du tiers de l'humidité, on coulera enſuite la liqueur, exprimant fortement le marc, on la mettra dans une baſſine avec la litharge préparée, les graiſſes & les huiles, on fera bouillir le mélange en remuant inceſſamment au fond de la baſſine avec une grande eſpatule de bois, juſqu'à ce qu'il ait acquis une conſiſtance d'emplâtre, on y mettra fondre alors la cire coupée par petits morceaux.

On éteindra cependant dans un grand mortier de bronze, le vif argent avec la térébenthine, le ſtorax liquide & la graiſſe de vipères, en les agitant enſemble fortement & long-temps, puis quand l'emplâtre ſera à demi-refroidi, on le verſera dans le mortier, pour le mêler exactement pendant qu'il ſera encore un peu mou, avec le mercure éteint. On y incorporera auſſi l'oliban, l'euphorbe & le ſafran, qu'on aura réduits en poudre ſubtile, on formera cet emplâtre en magdaléons avec les mains un peu ointes d'huile, pour le garder au beſoin.

Il eſt fort réſolutif, on l'emploie pour amollir & diſſiper les humeurs froides, pour les loupes, pour les nodoſités, pour les tumeurs vénériennes, pour appaiſer les douleurs ; on en met des emplâtres partout le corps, quand on veut exciter le flux de bouche.

Vertus.

Il entre environ une once & demie de mercure ſur chaque livre de cet emplâtre, ce qui fait une dragme ſur chaque once : on peut le doubler, le tripler, le quadrupler quand on veut, mais la quantité ordonnée doit ſuffire.

Ce qu'il entre de mercure ſur chaque livre d'emplâtre de Vigo.

On peut garder une partie de l'empâtre ſans mercure, on l'appelle *emplaſtrum de vigo ſimplex* ; il eſt réſolutif. Il a retenu le nom de ſon Auteur Jean de Vigo.

Emplaſtrum de Vigo ſimplex.

Toutes les deſcriptions, qu'on en trouve dans les Pharmacopées, ne conviennent pas dans la proportion de la litharge qui y doit entrer, car la plûpart en demandent trop peu, ce qui fait qu'en les ſuivant on ne peut jamais donner une conſiſtance aſſez ſolide à la compoſition. On travaillera en aſſûrance de réuſſir en tout, pourvû qu'on ſuive exactement notre deſcription ; car la juſteſſe des doſes y eſt fort bien obſervée.

Emplâtre Diabotanum, de M. Blondel, Médec. de Paris.	Emplaſtrum Diabotanum, Blondel Med. Pariſ.

℞ Des racines & des feuilles nouvelles de bardane, de pétaſites, de ciguë, de chamæpitys, de leviſtic, de grande valériane, d'angélique, d'aunée, de raifort ſauvage, de concombre ſauvage, des deux ſortes de ſcrophulaire, de la petite joubarbe, de la gratiole, des deux ſortes de chélidoine, aā   ℥ j. ß.

Toutes ces plantes bien nettoyées, coupées & pilées dans un mortier de pierre, reſteront en

℞ Radicum & foliorum recentium bardanæ, petaſitidis, cicutæ, chamæpityos, leviſtici, valerianæ majoris, angelicæ, enulæ campanæ, raphani ruſticani, cucumeris agreſtis, ſcrophulariæ utriuſque, illecebræ, gratiolæ, chelidonii utriuſque, aā.   ℥ j. ß.

Purgata, comminuta & diligenter contuſa in pilâ lapideâ, maccrentur per dies

macération pendant quatre jours dans les sucs de grande chélidoine, d'ormin & de ciguë, aã. ℔ iij.

Cuisez-les ensuite jusqu'à la consomption du tiers, puis coulez, exprimez fortement la décoction, & cuisez-là ensuite avec

De l'huile d'euphorbe & de vers de terre ; de la litharge préparée, aã. ℔ ij.

Du suc de petite joubarbe, ℔ ß.

Remuez la matiére sans cesse avec une espatule de bois jusqu'à ce qu'elle ait acquis la consistance d'emplâtre. Mêlez-y ensuite, ou faites-y fondre

De la cire jaune & de la poix de Bourgogne, aã. ℥ ix.

Du storax liquide bien purifié, de la térébenthine bien claire, & de la gomme tacamahaca, aã. ℥ ij.

Des gommes ammoniac & galbanum, de l'oliban, du mastic, du bdellium, de l'opopanax, du sagapénum, de l'huile de briques, des baies de laurier & du soufre vif, ℥ j. ß.

Du bitume de Judée, ℥ iv.

Des feuilles de pistaches nouvelles, & sechées à l'ombre, ℥ j.

Du camphre dissout dans l'huile de girofles, ℥ ß.

De la fiente de pigeon, des racines d'iris de Florence, de sceau Notre-Dame, de pain de pourceau, de renoncule tubereuse, d'asarum, de couronne Impériale, de serpentaire, d'ellébore blanc, d'aristoloche ronde & longue, de clématite ; des semences de pivoine mâle, d'angélique ou de staphisaigre, de cresson & de cumin, aã. ʒ j. ß.

Faites-en un emplâtre s. a.

quatuor in succorum chelidonii majoris, hormini, cicutæ, aã. ℔ iij.

Deindè coquantur ad consumptionem tertiæ partis, colentur & fortiter exprimantur ; expressio verò coquatur cum

Olei euphorbii & de lumbricis ; lithargyri auri præparati, aã. ℔ ij.

Succi illecebra, ℔ ß.

Exactè coquantur assiduè movendo spatulâ ligneâ ad emplastri consistentiam ; in illis deindè liquefiant & misceantur

Ceræ flavæ, picis Burgundiæ, aã. ℥ ix.

Styracis liquidæ repurgatæ, terebinthinâ clarâ, gummi tacamahaca, aã. ℥ ij.

Ammoniaci, galbani, olibani, mastiches, bdellii, opopanacis, sagapeni, olei de lateribus, baccarum lauri, sulphuris vivi, aã. ℥ j. ß.

Bituminis Judaïci, ℥ iv.

Foliorum pistacii virentium & in umbrâ siccat. ℥ j.

Caphuræ in olei caryophyllorum s. q. solutæ, ℥ ß.

Fimi columbini, radicum ireos Florentiæ, sigilli Beatæ Mariæ, cyclaminis, ranunculi tuberosi, asari, coronæ Imperialis, serpentariæ, ellebori albi, aristolochia longæ, rotundæ & clematitis, seminis pæoniæ maris, angelicæ vel si desit, staphydis agriæ, nasturtii, cumini, aã. ʒ j. ß.

Fiat emplastrum s. a.

R E M A R Q U E S.

On amassera les racines & les feuilles lorsqu'elles sont en leur vigueur, on les incisera, on les concassera bien toutes ensemble dans un mortier de pierre ou de marbre, on les mettra dans un pot de terre, on versera dessus les sucs de ciguë, d'horminum & de chélidoine, qu'on aura tirés par expression, on couvrira le pot & on laissera digérer la matiére pendant quatre jours ; ensuite on la fera bouillir jusqu'à diminution d'environ le tiers de la liqueur, puis on la coulera avec forte expression, on mêlera cette décoction coulée avec le suc d'*illecebra* ou *vermiculaire*, les huiles & la litharge, on mettra bouillir le mélange dans une bassine par un feu modéré, l'agitant incessamment avec une espatule de bois, jusqu'à ce qu'il ait acquis une consistance d'emplâtre : cependant on pulvérisera les gommes & le bitume Judaïque ; d'une autre part, le soufre vif ; d'une autre part, les racines séches, les semences, les baies de laurier & les feuilles de pistaches séches ; on mêlera dans l'emplâtre tout chaud, en le retirant de dessus le feu, les gommes pulvérisées, elles se lieront en fort peu de temps, on y mettra fondre aussi la cire, la poix de Bourgogne coupée par petits morceaux, la térébenthine, l'huile de briques & le storax liquide. Quand la composition sera à demi-refroidie, l'on y mêlera les autres poudres, puis quand elle sera presque froide, le camphre qu'on aura dissout avec environ le double de son poids d'essence ou huile de girofles, pour faire un emplâtre qu'on laissera digérer à froid dix ou douze jours dans la bassine couverte, puis on le roulera en magdaléons avec les mains ointes d'huile de vers.

Il digère, il amollit, il résout, on s'en sert pour les loupes, pour les glandes, pour les tumeurs remplies d'humeur pituiteuse & grossiére, pour les skirrhes. Vertus.

Cet emplâtre est un amas de bonnes drogues, mais plusieurs d'entr'elles sont un peu trop entassées les unes sur les autres. Par exemple, les sucs de ciguë, de chelidoine & d'horminum qui sont déja chargés de leur propre substance, ne sont guère en état de s'empreindre de celles des racines & des feuilles qu'on fait bouillir dedans; & si ces sucs s'empreignent de la substance des plantes, le marc des plantes s'empreint de la substance des sucs; ainsi il faudroit faire la décoction des plantes à part, & employer les sucs simplement exprimés.

L'Auteur demande qu'on dissolve les gommes dans du vinaigre scillitic, qu'on les purifie en les passant par une étamine, & qu'on les fasse épaissir sur le feu avant que de les mêler dans l'emplâtre: mais il vaut mieux les réduire en poudre comme j'ai marqué; car par cette méthode on évitera la dissipation de leurs parties volatiles qui se fait en bouillant; il est vrai qu'en mêlant les gommes pulvérisées dans l'emplâtre pendant qu'il est fort chaud, il peut aussi s'en dissiper, mais il s'en faut bien que ce ne soit en si grande quantité, car l'emplâtre n'est plus alors sur le feu & sa matiére embarasse & fixe beaucoup du volatil des gommes; si pourtant on veut éviter cette petite dissipation, on n'a qu'à attendre que l'emplâtre soit presque refroidi, pour y mêler les gommes pulvérisées; mais elles ne se fondront ni ne s'uniront pas si exactement au corps de l'emplâtre, comme quand on les mêle dans la matiére toute chaude.

Le camphre est une drogue si volatile, qu'il s'éleveroit entiérement en l'air, si l'emplâtre dans lequel on le mêle étoit encore chaud.

Cet emplâtre est appellé *Diabotanum*, à cause de la quantité des plantes qui y entrent, car ce nom signifie composition de plantes, de βοτάνη, *erba*. D'où vient le nom de *Diabotanum*.

<table>
<tr><td>Emplâtre ou Cataplasme de Baies de laurier, de Mesué.</td><td>Emplastrum, seu Cataplasma de Baccis Lauri, Mesue.</td></tr>
</table>

℞ Des baies de laurier,　　　　　　　℥ ij.
Du mastic, de l'encens & de la myrrhe, aa.　℥ j.
Des racines de souchet, de costus, aa. ℥. ß.
Du miel écumé, q. s.
Faites-en un emplâtre s. a.

℞ *Baccarum lauri*,　　　　　　　℥ ij.
Mastiches, *thuris*, *myrrhæ*, aa.　℥ j.
Radicis cyperi & costi, aa.　℥ ß.
Mellis despumati, q. s.
Fiat emplastrum s. a.

REMARQUES.

On pulvérisera ensemble les baies & les racines; d'une autre part, on mettra en poudre ensemble la myrrhe & l'encens dans un mortier huilé au fond; d'une autre part, on pulvérisera le mastic à part dans un mortier humecté au fond de deux gouttes d'eau, on mêlera toutes ces poudres & on les incorporera avec une livre & demie de miel écumé cuit en consistance d'opiat, pour faire un emplâtre, ou plûtôt un cataplasme ou un électuaire.

Il est propre pour la colique venteuse, pour l'hydropisie, pour les douleurs Vertus.

de la matrice & des inteftins; on l'applique chaudement fur le bas-ventre.

Méfué prétend que cet emplâtre fera encore plus efficace pour l'hydropifie, fi l'on triple le poids du foucher dans la compofition, & fi l'on y ajoûte autant que le tout péfera, de fiente de chévre ou de vache féchée.

Plufieurs gardent la poudre de cet emplâtre pour le faire fur le champ, au befoin.

<table>
<tr><td>

Emplâtre de nature de Baleine, d'Ant.
Mynficht.

2Ζ De la cire blanche,   ℥ iv.
De la nature de baleine,   ℥ ij.
Du galbanum diffout dans le vinaigre cuit, &
paffé,   ℥ j.
Mélez le tout, & faites-en un emplâtre f. a.

</td><td>

Emplaftrum de Spermate Ceti,
Ant. Mynficht.

2Ζ *Ceræ albæ,*   ℥ iv.
Spermatis ceti,   ℥ ij.
Galbani in aceto diffoluti, trajecti &
cocti,   ℥ j.
Mifce, fiat emplaftrum f. a.

</td></tr>
</table>

R E M A R Q U E S.

On liquéfiera fur un petit feu dans une écuelle de terre verniffée, la cire blanche rompue par petits morceaux avec le galbanum purifié, puis on y ajoûtera la nature de baleine; on mêlera bien le tout, & l'on gardera cet emplâtre.

Vertus.   Il appaife la furie du lait des femmes nouvellement accouchées, il empêche qu'il ne fe grumelle dans les mammelles, & il diffout le lait grumelé que les femmes appellent vulgairement *le poil*; il amollit auffi, & il réfout les tumeurs fcrophuleufes.

Cet emplâtre eft rendu mollet par la quantité de la nature de baleine qui y entre, on peut le garder dans un pot s'il eft trop mou, pour être roulé en magdaléons.

<table>
<tr><td>

Emplâtre de Frai de Grenouilles.

2Ζ Du frai de grenouilles, de l'huile de frai de grenouille, & de la cérufe bien pulvérifée,
āā.   ℔ ij.
Du vitriol blanc & de l'alun crud,   ℥ j. ß.

Cuifez-les enfemble en confiftance d'emplâtre, puis ajoûtez-y
De la cire blanche,   ℥ iij.
Du maftic & de l'encens, āā.   ℥ ß.
Du camphre,   ℨ iij.
Faites-en un emplâtre f. a.

</td><td>

Emplaftrum de Spermate Ranarum.

2Ζ *Spermatis ranarum, olei de fpermate ranarum, cerufæ tenuiffimé pulve-rata, āā.*   ℔ ij.
Vitrioli albi, aluminis crudi, āā.
                                           ℥ j. ß.

Coquantur fimul ad emplaftri fpiffitudi-nem, poftea adde
Ceræ albæ,   ℥ iij.
Maftiches, thuris, āā.   ℥ ß.
Caphuræ,   ℨ iij.
Fiat emplaftrum f. a.

</td></tr>
</table>

R E M A R Q U E S.

On aura du frai de grenouilles nouvellement ramaffé, on le mêlera dans une baffine avec l'huile de frai de grenouilles, la cérufe, le vitriol blanc & l'alun pulvérifés; on fera cuire le mélange par un feu modéré jufqu'à confiftance d'emplâtre, on y mettra alors fondre la cire blanche; & quand il fera prefque refroidi, l'on y incorporera le maftic, l'encens fubtilement pulvérifés, & enfin le camphre diffout dans environ demi once d'huile de frai de grenouilles; on roulera cet emplâtre en magdaléons pour le garder.

II

Il eſt propre pour les plaies où il y a inflammation; il déterge il adoucit **Vertus.**
l'âcreté de l'humeur & il deſſéche; on s'en ſert pour les plaies des yeux.

On ne mêle ordinairement le vitriol & l'alun que ſur la fin de la cuite de
l'emplâtre; mais comme il ne peut ſortir de ces ſels minéraux que du phlegme
par cette coction, il importe peu ſi on les emploie plûtôt ou plus tard.

Emplâtre Stictique, de Crollius.	Emplaſtrum Stícticum, Crollii.
♃ Du minium, de la litharge d'or & d'argent, & de la pierre calaminaire, aã. ℔ ſſ.	♃ *Minii, lithargyri auri & argenti, lapidis calaminaris, aã.* ℔ ß.
Des huiles de lin & d'olives, aã. ℔ j. ſſ.	*Oleorum lini, olivarum, aã.* ℔ j. ß.
De l'huile de laurier, ℔ j.	*Olei laurini,* ℔ j.
De la décoction d'ariſtoloche ronde & longue, ℔ iij.	*Decocti ariſtolochiæ longæ & rotundæ,* ℔ iij.
Cuiſez-le tout enſemble juſqu'à conſiſtance d'emplâtre, puis ajoûtez-y	*Coquantur ſimul ex arte ad emplaſtri ſoliditatem, deindè adde*
De la cire jaune & de la colophone, aã. ℔ j.	*Ceræ flavæ, colophoniæ, aã.* ℔ j.
De la térébenthine & du vernix, aã. ℔ ſſ.	*Terebinthinæ, gummi vernicis, aã.* ℔ ß.
Des gommes opopanax, ſagapénum, galbanum, ammoniac, bdellium, aã. ℥ iij.	*Opopanacis, ſagapeni, galbani, ammoniaci, bdellii, aã.* ℥ iij.
De l'oliban, de la myrrhe, de l'aloës; du ſuccin; des racines d'ariſtoloche ronde & longue, aã. ℥ j. ſſ.	*Olibani, myrrhæ, aloes, ſuccini, radicis ariſtolochiæ longæ & rotundæ, aã.* ℥ j. ß.
De la mumie, de la pierre d'aimant, de la pierre hématite, du corail rouge & blanc, de la nacre de perles, du ſang-dragon, de la terre ſigillée, du vitriol blanc & du camphre, aã. ℥ j.	*Mumiæ, lapidis magnetis, hæmatitis, coralli rubri & albi, matris perlarum, ſanguinis draconis, terræ ſigillatæ, vitrioli albi, camphoræ, aã.* ℥ j.
Des fleurs d'antimoine & du ſafran de Mars aſtringent, aã. ℥ ß.	*Florum antimonii, croci martis adſtringentis, aã.* ℥ ß.
Faites-en un emplâtre ſ. a.	*Fiat emplaſtrum ſ. a.*

R E M A R Q U E S.

On broiera enſemble ſur le porphyre le ſuccin, la pierre hématite, l'aimant,
les coraux, le ſafran de Mars, la nacre de perles, juſqu'à ce qu'ils ſoient im‑
palpables: On pulvériſera dans le grand mortier de bronze les ariſtoloches, &
on les paſſera par un tamis fin; d'une autre part, on mettra en poudre enſem‑
ble les gommes & la mumie, après avoir fait ſécher doucement celles qui ſe‑
ront trop humides; d'une autre part, on broiera dans un mortier la terre ſigil‑
lée avec le vitriol en poudre ſubtile qu'on mêlera avec les fleurs d'antimoine &
les pierres broyées; d'une autre part, on pulvériſera enſemble les litharges, la
pierre calaminaire & le minium; on mettra cette derniére poudre dans une
baſſine, on y mêlera les huiles & la décoction qu'on aura faites avec trois on‑
ces d'ariſtoloche ronde & longue, on placera la baſſine ſur un feu aſſez fort
pour faire bouillir la matiére à gros bouillons l'agitant inceſſamment avec une
eſpatule de bois; & quand elle ſera cuite en conſiſtance d'emplâtre, on y jet‑
tera peu à peu, en retirant la baſſine de deſſus le feu, les gommes pulvériſées,
la cire & la colophone rompues par petits morceaux, le tout ſe liquéfiera en
peu de temps; quand la matiére ſera à demi-refroidie, l'on y mêlera la térében‑
thine & les poudres; puis quand la matiére ſera preſque froide, on y ajoûtera
le camphre diſſout dans un peu d'huile, on formera cet emplâtre en magda‑
léons pour le garder.

Tome II. Z z z

Vertus. Il eſt propre pour les coups d'épée, pour les piquûres, pour les morſures, & pour toutes les autres plaies & ulcères, il digère, il mûrit, il mondifie, il cicatriſe, il réſout, il fortifie les nerfs, il réſiſte à la malignité.

Les lithargeſ & le minium ſont tirés d'une même matiére qui eſt le plomb, & ils produiſent ici un même effet ; c'eſt pourquoi l'on pourroit ſans ſcrupule abréger la deſcription, en n'y employant qu'une des eſpéces au poids des trois.

Ces préparations de plomb & la pierre calaminaire ſe diſſolvent en bouillant dans les huiles, & elles leur donnent une ſolidité d'emplâtre. La décoction d'ariſtoloche ſert à la cuite des ingrédients, & elle communique à l'emplâtre ſa qualité vulnéraire. Si la matiére n'étoit pas encore en conſiſtance ſolide lorſque la décoction ſera conſumée, l'on en peut ajoûter d'avantage ; mais il ne faut point qu'il en reſte dans l'emplâtre, car elle empêcheroit qu'il ne fût emplaſtique ; il faut le laiſſer ſur le feu tant qu'il bouillira, encore qu'il fût ſuffiſamment cuit, afin que tout ce qu'il y aura d'humidité aqueuſe ſe diſſipe, & l'on connoîtra qu'il n'y en aura plus lorſqu'il ceſſera de bouillir.

Quand les gommes ne ſeroient pas en poudre bien ſubtile, elles ne laiſſeroient pas de ſe diſſoudre facilement dans l'emplâtre, pourvû qu'on les y jette pendant qu'il eſt bien chaud ; mais ſi l'on ne veut pas les mêler dans ce temps-là, il eſt néceſſaire de les pulvériſer ſubtilement, & on ne les incorporera que quand l'emplâtre ſera plus qu'à demi froid.

Comme la pierre d'aimant, la pierre hématite & le ſafran de Mars aſtringent ont une vertu ſemblable, on pourroit, pour abréger la compoſition, n'employer qu'une de ces trois drogues en une quantité proportionnée, j'en dis de même des coraux & de la nacre de perles. Voici donc comme je voudrois abréger ou réformer l'emplâtre de Crollius.

<table>
<tr><td>

Emplâtre Stictique, de Crollius,
Réformé.

</td><td>

Emplaſtrum Sticticum Crollii,
Emendatum.

</td></tr>
<tr><td>

♃ De la litharge préparée,   ℔ j. ß.
De la pierre calaminaire,   ℔ ß.
Des huiles de lin & d'olives, aā. ℔ j. ß.
De l'huile de laurier, ℔ j.
De la décoction de racine d'ariſtoloche, ce qu'il en faudra.
Cuiſez-les ſ. a. en conſiſtance d'emplâtre, puis ajoûtez-y
De la cire jaune & de la colophone, aā. ℔ j.
De la térébenthine & du vernix, aā. ℔ ß.
De la nacre de perles, de l'opopanax, du ſagapenum, du galbanum, du bdellium & de la gomme ammoniac, aā. ℈ iij.
De la pierre hématite, ℈ ij. ß.
De l'oliban, de la myrrhe, de l'aloës, du ſuccin, de l'ariſtoloche ronde & longue, aā. ℈ j. ß.
De la mumie, du ſang - dragon, de la terre ſigillée, du vitriol blanc & du camphre, aā. ℈ j.
Des fleurs d'antimoine, ℈ ß.
Faites-en un emplâtre ſ. a.

</td><td>

♃ Lithargyri præparati, ℔ j. ß.
Lapidis calaminaris, ℔ ß.
Oleorum lini, olivarum, aā. ℔ j. ß.
Laurini, ℔ j.
Decocti radicis ariſtochiæ q. ſ.

Coquantur ex arte ad emplaſtri ſpiſſitatem, deindè adde
Ceræ flavæ, colophoniæ, aā. ℔ j.
Terebinthinæ, vernicis, aā. ℔ ß.
Matris perlarum, opopanacis, ſagapeni, galbani, bdellii, ammoniaci, aā. ℈ iij.
Lapidis hæmatitis, ℈ ij. ß.
Olibani, myrrhæ, aloes, ſuccini, ariſtolochiæ longæ & rotundæ, aā. ℈ j. ß.
Mumiæ, ſanguinis draconis, terra ſigillatæ, vitrioli albi, camphoræ, aā. ℈ j.
Florum antimonii, ℈ ß.
Fiat emplaſtrum ſ. a.

</td></tr>
</table>

Comme le camphre eſt fort volatil, il ne faut le mêler, que quand l'emplâtre eſt preſque froid.

Emplâtre Opodeldoch, ou *Opodeltoch*, de *Paracelse*.	Emplaftrum Opodeldoch, *feu* Opodeltoch, Paracelfi.

♃ De l'huile commune,	℔ j. ß.	♃ Olei communis,	℔ j. ß.
De la litharge préparée,	℥ ix.	Lithargyri præparati,	℥ ix.
De la pierre calaminaire préparée,	℥ ij.	Lapidis calaminaris præparati,	℥ ij.
Cuiſez-les en conſiſtance d'emplâtre, puis ajoûtez-y		Coquantur ad emplaſtri duritiem, hinc adde.	
De la cire jaune,	℔ j.	Ceræ flavæ,	℔ j.
De l'huile de laurier,	℥ iv.	Olei laurini,	℥ iv.
Des gommes galbanum & opopanax, aã.	℥ iij.	Gummi galbani, opopanacis, aã.	℥ iij.
De la myrrhe, de l'encens & du maſtic, aã.	℥ ij.	Myrrhæ, thuris, maſtiches, aã.	℥ ij.
Des gommes ammoniac & bdellium, aã.	℥ j.	Ammoniaci, bdellii, aã.	℥ j.
De la racine d'ariſtoloche ronde,	℥ ij.	Radicis ariſtolochiæ rotundæ,	℥ ij.
Du ſafran de Mars aſtringent, de la mumie, de l'aimant préparé, du magiſtère de corail blanc & rouge, de la térébenthine de Veniſe, aã. ℥ ß.		Croci martis aſtringentis, mumiæ tranſmarinæ, magnetis præparati, magiſterii corallotum alborum & rubrorum, terebinthinæ Venetæ. aã. ℥ ß.	
De l'huile de ſuccin & du camphre, aã.	℥ j.	Olei ſuccini craſſioris, camphoræ, aã.	℥ j.
Du ſafran oriental,	℥ ß.	Croci orientalis,	℥ ß.
Faites-en un emplâtre ſ. a.		Fiat emplaſtrum ſ. a.	

REMARQUES.

On mêlera dans une baſſine la litharge & la pierre calaminaire préparées, avec l'huile, on ajoûtera trois ou quatre livres d'eau commune, on poſera la baſſine ſur le feu, & l'on fera bouillir le mélange, le remuant inceſſamment avec une eſpatule de bois, juſqu'à ce qu'il ait pris une conſiſtance d'emplâtre & que l'eau ſoit conſumée; cependant on pulvériſera enſemble les gommes & la mumie après avoir fait ſécher doucement celles qui ſe trouveront humides; d'une autre part, l'ariſtoloche; d'une autre part, le ſafran. On broiera impalpablement ſur le porphyre la pierre d'aimant & le ſafran de Mars aſtringent, on mêlera cette poudre avec celles d'ariſtoloche, de ſafran & le magiſtère de corail, on jettera peu à peu les gommes pulvériſées dans l'emplâtre tout chaud en le retirant du feu, elles ſe fondront à l'inſtant, on y mettra auſſi la cire coupée par petits morceaux, puis l'huile de laurier de la térébenthine, les autres poudres; & quand il ſera preſque froid, on y mêlera le camphre diſſous dans l'huile de ſuccin, pour faire un emplâtre qu'on roulera en magdaléons.

Il a les mêmes vertus que le précédent.   Vertus.

Ces deux derniéres préparations ont tant de rapport entr'elles, qu'on peut fort bien en employer une pour l'autre.

On trouvera dans mon *Livre de Chymie* les préparations du ſafran de Mars aſtringent, des magiſtères de corail & de l'huile de ſuccin; mais je préférerois ici le corail préparé à ſon magiſtère, parce qu'il eſt plus alkalin, & par conſéquent plus propre à conſumer les humidités des plaies.

Les deſcriptions de cet emplâtre ſe trouvent dans les Pharmacopées.

Emplâtre de Villemagne pour la piquûre du pied de Cheval.

℞ De la cire jaune, de la gomme élémi, de la réfine & de la térébenthine, aā. ℔ ß.
De l'huile de pétrole, ℥ j. ß.
Des racines d'ariftoloche longue & ronde, & de la grande confoude, du fang-dragon & du cinnabre, aā. ʒ ɪv.
Faites du tout un emplâtre f. a.

Emplaftrum de Villâmagnâ ad equini pedis punctionem.

℞ Ceræ flavæ, gummi elemi, refinæ terebinthinæ, aā. ℔ ß.
Petrolæi, ℥ j. ß.
Radicis ariftolochiæ longæ & rotundæ, confolidæ majoris, fanguinis draconis, cinnabaris aā. ʒ ɪv.
Fiat ex arte emplaftrum.

R E M A R Q U E S.

On pulvérifera fubtilement enfemble les racines ; d'une autre part, le fang dragon ; on broiera le cinnabre impalpablement fur le porphyre, on mettra fondre enfemble la cire, la gomme élémi, la réfine & la térébenthine avec l'huile de pétrole, on coulera la matiére fondue par un linge pour en féparer les impuretés, & quand elle fera à demi-refroidie, l'on y mêlera les poudres des racines, du fang-dragon, & enfin le cinnabre broyé, on formera cet emplâtre en magdaléons.

Vertus. Il eft excellent pour guérir l'enclouûre des pieds des chevaux, on en fait entrer dans la plaie après l'avoir fondu, & l'on en applique un emplâtre deffus ; il eft fort bon auffi pour les plaies & les ulcères vénériens, il déterge, il mondifie & il cicatrife.

Cet emplâtre a retenu le nom de fon Auteur qui s'appelle de Villemagne.

Les Maréchaux fe fervent encore pour les enclouûres des chevaux d'un autre emplâtre qui a beaucoup de rapport à celui-ci ; ils l'appellent *Onguent de Maître Sieur.* En voici la defcription.

Onguent de Maitre Sieur.

Emplâtre ou *Onguent de Maître Sieur.*

℞ De la cire rouge, ℔ j. ß.
De la térébenthine, ℔ ß.
De la réfine de pin & de la gomme élémi, aā. ℥ ij.
De l'ariftoloche ronde, ℥ ɪv.
Du fang dragon, ℥ ij.
Faites-en un emplâtre f. a.

Emplaftrum feu Unguentum Magiftri Domini.

℞ Ceræ rubræ, ℔ j. ß.
Terebinthinæ, ℔ ß.
Refinæ pini, gummi elemi, aā. ℥ ij.
Ariftolochiæ longæ, ℥ ɪv.
Sanguinis draconis, ℥ ij.
Fiat emplaftrum f. a.

Emplâtre de Marcaffite.

℞ De la pierre marcaffite préparée, ℥ ij. ß.
Du labdanum, ℥ j.
De la maffe d'emplâtre de cigue, ℔ j. ß.
De l'huile de folanum, ce qu'il en faudra.
Faites-en un emplâtre f. a.

Emplaftum Marcaffitæ.

℞ Lapidis marcaffitæ præparatæ, ℥ ij. ß.
Labdani, ℥ j.
Maff. emplaftri de cicutâ, ℔ j. ß.
Olei folani q. f.
Fiat emplaftrum f. a.

R E M A R Q U E S.

On broiera fur le porphyre la marcaffite jufqu'à ce qu'elle foit en poudre impalpable, on pulvérifera fubtilement le labdanum, on fera fondre l'emplâtre

de ciguë avec environ une once d'huile de solanum à petit feu, puis l'on y mêlera exactement les poudres.

Cet emplâtre est fort résolutif ; on s'en sert pour les loupes, pour
les humeurs scrophuleuses, pour les skirrhes : Quelques-uns pour préparer la pierre marcassite la rougissent au feu, l'éteignent dans l'huile de lin,
puis la broient dessus le marbre ; d'autres, sans la calciner, la réduisent en poudre, la mêlent dans une terrine avec deux fois autant d'huile de lin, puis ils y
mettent le feu ; toute l'huile se consume, & il reste au fond une poudre brune
qu'ils appellent *Marcassite préparée* ; mais deux maniéres de la préparer qui lui
font plus de tort que de bien, car elles dissipent ce qu'elle peut avoir de volatil,
qui bien souvent est la partie la plus résolutive. La meilleure préparation est celle
de broyer la pierre sans autre façon sur le porphyre, jusqu'à ce qu'elle soit en
poudre impalpable, comme il a été dit.

Au défaut de l'emplâtre de ciguë, l'on peut substituer celui de nicotiane.

Vertus.

Diverses
prépara-
tions de la
pierre mar-
cassite.

Emplâtre pour la douleur des Dents.	Emplastrum ad Dolores Dentium.

℞ Des gommes tacamahaca, élémi, & du ma-
stic, aā.   ℥ ij.
De l'opium,   ʒ ij.
Mêlez-les, & faites-en un emplâtre s. a.

℞ gummi tacamahaca, elemi, masti-
ches, aā.   ℥ ij.
Opii,   ʒ ij.
Misce, fiat emplastrum s. a.

REMARQUES.

On choisira le mastic en larmes & les autres gommes bien nettes, on pulvérisera le mastic & la gomme tacamahaca, on les mettra avec l'opium & la gomme élémi dans un mortier chaud & avec un pilon qu'on aura aussi chauffé, on
battra le tout ensemble assez fortement & assez long-temps pour bien mélanger
les ingrédiens, & pour faire une masse fort solide qu'on pourra sur le champ
former en petits migdaléons, ou bien en faire de petits emplâtres ronds sur
du taffetas noir avec une espatule chaude.

Cet emplâtre appaise la douleur des dents, il arrête les fluxions ; on s'en
sert pour les migraines & pour les autres douleurs de tête, on en applique aux
tempes sur l'artère.

L'emplatre ordinaire qu'on applique à la tempe, se fait avec trois ou quatre
larmes de mastic qu'on met l'une proche de l'autre sur un morceau de taffetas
noir, & l'on applique dessus une espatule de fer chaude, le mastic se fond &
s'attache au taffetas, on coupe ensuite l'emplâtre en rond avec des ciseaux :
quelques-uns y emploient moitié mastic & moitié tacamahaca : d'autres y ajoûtent un grain d'opium qu'ils mettent au milieu des larmes de mastic. Tous ces
emplâtres sont de petits anodyns qui peuvent un peu adoucir & arrêter la douleur, en modérant l'agitation trop violente du sang & de la sérosité qui tombent sur le nerf de la dent, ceux qui contiennent de l'opium produisent plus
d'effet que les autres.

On fait plusieurs de ces petits emplâtres à la fois, & on les garde dans une
boëte afin d'en avoir de prêts au besoin ; il faut les manier doucement, car ils
sont fort cassants, on doit les faire chauffer dans le temps qu'on veut les appliquer, afin qu'ils puissent s'attacher aux tempes.

Vertus.

Emplâtres
ordinaires
pour le
mal de
dents.

Autre Emplâtre pour la douleur des Dents.

℞ Des noix de cyprès, du maſtic, des roſes rouges, de la terre ſigillée, de la ſemence de creſſon torréfiée, aā.　　　℥ iij.

Laiſſez-les en macération pendant 24. heures dans le vinaige roſat, ſéchez-les enſuite, & faites-en une poudre avec

De l'opium pulvériſé,　　　℥ j.

Vous mêlerez le tout après cela avec

De la cire jaune,　　　℥ iv. ß.
De la térébenthine,　　　℥ ß.
De la colophone & de la poix navale, aā. ℥ ij.
Des huiles de pavot blanc & de juſquiame, aā.
　　　℥ j.

Faites-en un emplâtre ſ. a.

Emplaſtrum aliud pro Dentium Dolore.

℞ Nucum cupreſſi, roſarum rubrarum, maſtiches, terræ ſigillatæ, ſeminis naſturtii torrefacti, aā.　　　℥ iij.

Macerentur per 24. horas in aceto roſaceo, poſteà ſiccentur & fiat omnium pulvis cum

Opii pulveriſati,　　　℥ j.

Qui excipiatur & miſceatur cum

Ceræ flavæ,　　　℥ iv. ß.
Terebinthinæ,　　　℥ ß.
Colophoniæ, picis navalis, aā.　℥ ij.
Oleorum papaveris albi & hyoſcyami, aā.　　　℥ j.

Fiat emplaſtrum ſ. a.

REMARQUES.

On mettra infuſer pendant vingt-quatre heures les premiéres drogues dans du vinaigre roſat, puis les ayant ſéparées du vinaigre, on les mettra ſécher au Soleil, ou à quelqu'autre chaleur ſemblable, on les pulvériſera avec l'opium qu'on aura auſſi fait ſécher; on mettra fondre enſemble dans un plat de terre verniſſé ſur un petit feu la cire coupée par petits morceaux, la colophone, la poix navale, avec les huiles de pavot & de juſquiame, on y mêlera hors du feu les poudres pour faire un emplâtre qu'on gardera au beſoin.

Vertus. Il eſt propre pour la douleur des dents étant appliqué ſur les tempes.

J'ai tiré cette deſcription de la Pharmacopée de M. Pénicher; je n'approuve point de mettre infuſer les drogues vingt-quatre heures dans le vinaigre roſat, avant que de les employer, cette liqueur en tire ce qu'elles ont de plus eſſentiel & de meilleur; il ſeroit bien plus à propos de ſe contenter, pour toute préparation, de pulvériſer enſemble les roſes, les noix de cyprès & la ſemence de creſſon ſans l'avoir torréfiée, d'une autre part, le maſtic, & d'une autre part, la terre ſigillée, pour mêler enſuite ces poudres avec le reſte des drogues.

Cet emplâtre agit comme le précédent, en arrêtant & en adouciſſant la fluxion qui eſt déterminée à tomber ſur les dents; mais comme ces ſortes de remédes ne donnent lieu à aucune évacuation, ils n'empêchent point que le mal qui n'a été qu'aſſoupi ne revienne, & même ſouvent avec plus de force qu'auparavant. Les meilleurs emplâtres dont on puiſſe ſe ſervir contre les fluxions qui tombent ſur les dents, ſont les véſicatoires, dont je parlerai dans la ſuite.

Emplâtre de l'Abbé de Grace.

℞ De l'huile roſat,　　　℥ xvj.
Du ſuc de roſes pales épuré & de la litharge d'or préparée, aā.　　　℥ viij.
De la céruſe de Veniſe préparée,　℥ ij.

Cuiſez-les ſ. a. en conſiſtance d'emplâtre, puis ajoûtez-y

De la cire jaune,　　　℥ iv.

Faites-en un emplâtre ſ. a.

Emplaſtrum Abbatis de Grace.

℞ Olei roſati,　　　℥ xvj.
Succi roſarum pallidarum depurati, lithargyri auri præparati, aā.　　　℥ viij.
Ceruſæ Venetæ præparat.,　　℥ ij.

Coquantur ex arte in emplaſtri conſiſtentiam, deindè addantur

Cer. flav.,　　　℥ iv.

Fiat emplaſtrum ſ. a.

R E M A R Q U E S.

On fera cuire enfemble dans une baffine la litharge, la cérufe, l'huile rofat & le fuc de rofes, les agitant inceffamment avec une efpatule de bois jufqu'à confiftance d'emplâtre, on y mettra fondre enfuite la cire coupée par
petits morceaux ; & lorfqu'il fera prefque refroidi, on le roulera en magdaléons.

Il eft propre pour deffécher les plaies & les ulcères, on en fait auffi du fpa-   **Vertus.**
radrap pour les cautères.

Emplâtre d'André de la Croix.	Emplaftrum Andreæ à Cruce.
♃ De la réfine, ℔ j.	♃ *Refinæ,* ℔ j.
De la gomme élémi, ℥ iv.	*Gummi elemi,* ℥ iv.
De la térébenthine de Venife & de l'huile de laurier, aā. ℥ ij.	*Terebinthinæ Venetæ, olei laurini,* aā. ℥ ij.
Faites-en un emplâtre f. a.	*Fiat ex arte emplaftrum.*

R E M A R Q U E S.

On fera fondre enfemble toutes les drogues, on les paffera par un linge pour
en féparer les faletés, on aura un emplâtre qu'on gardera au befoin.

On s'en fert pour les plaies de la poitrine & des autres parties, il mon-   **Vertus.**
difie, il agglutine, il confolide, il eft propre pour les contufions, pour les fractures & pour les diflocations.

Cet emplâtre doit être gardé dans un pot, car fi on le forme en magdaléons
il s'applatit entiérement ; il a retenu le nom d'André de la Croix qui l'a inventé.

Emplâtre de Gomme Élémi.	Emplaftrum Gummi Elemi.
♃ De la gomme élémi coupée par morceaux, ℥ iv.	*Gummi elemi in frufta diffecti,* ℥ iv.
De la cire jaune, ℥ ij.	*Ceræ flavæ,* ℥ ij.
De la térébenthine, ℥ j. ß.	*Terebinthinæ,* ℥ j. ß.
De la colophone, de l'ariftoloche ronde & longue, aā. ℥ j.	*Colophoniæ, ariftolochiæ longæ & rotundæ,* aā. ℥ j.
Faites-en un emplâtre f. a.	*Fiat emplaftrum f. a.*

R E M A R Q U E S.

On pulvérifera fubtilement les racines d'ariftoloche, on fera fondre enfemble la cire, la gomme élémi, la colophone & la térébenthine, on paffera la
matiére fondue par un linge pour en féparer les faletés, & l'on y mêlera exactement la poudre, pour en faire un emplâtre qu'on roulera en magdaléons pour
le garder.

Il eft propre pour nettoyer & pour cicatrifer les plaies & les ulcères, pour ré-   **Vertus.**
foudre & pour fortifier.

| *Emplâtre Véficatoire.* | Emplaftrum Veficatorium *feu* Epif-pafticum. |

♃ Des cantharides ;   ℥ ij.
De la poix blanche, de la cire jaune & de la térébenthine, aā.   ℥ j.
Mêlez le tout & faites-en un emplâtre f. a.

♃ *Cantharidum*,   ℥ ij.
Picis albæ, ceræ citrinæ & terebinthi-na, aā.   ℥ j.
Mifce, fiat emplaftrum, f. a.

REMARQUES.

On fera fondre enfemble la poix de Bourgogne, la cire & la térébenthine, puis on y mêlera les cantharides qu'on aura pulvérifées, pour faire un emplâtre.

Vertus. Il excite des veffies remplies de férofités fur la peau en tous les endroits où on l'applique, & par-là il détourne les humeurs qui tombent fur quelques parties, comme fur les yeux, fur les denrs ; il eft propre auffi pour réveiller & ranimer les efprits dans la léthargie, dans l'apoplexie, dans la paralyfie ; on l'applique tantôt derriére les oreilles, tantôt entre les épaules, tantôt à la nuque en guife de cautère, tantôt au gras des jambes ; il opère en cinq ou fix heures. Quand les veffies ne percent pas d'elles-mêmes, on les perce avec des cifeaux, il en fort beaucoup de férofité âcre, on peut remettre les emplâtres fur les plaies, pour faire couler plus long-temps la férofité, ou bien on applique en leur place de la poirée graiffée de beurre frais, pour adoucir & pour guérir le mal peu à peu.

Les cantharides contiennent un fel brûlant & un peu corrofif, qui produit tout l'effet des véficatoires.

Plufieurs defcriptions ajoûtent dans l'emplâtre véficatoire de l'euphorbe, de la graine de moutarde, du poivre, de la pyrethre, & d'autres ingrédients âcres ; mais ces additions font plûtôt nuifibles qu'utiles : les meilleurs véficatoires font ceux dans lefquels on a fait entrer le plus de cantharides : c'eft pourquoi les Apothicaires ne doivent guère s'embaraffer de la préparation de cet emplâtre, il ne faut que mêler fur le champ des mouches cantharides pulvérifées avec ce qu'il faudra de levain & de vinaigre, ou de térébenthine, pour pouvoir étendre la matiére fur de la peau, quand on fera prêt de l'appliquer ; on en verra plus d'effet que de tous les emplâtres véficatoires décrits dans les Difpenfaires.

Je fais fouvent appliquer des véficatoires à la nuque ou au haut du col derriére la tête, principalement aux enfants attaqués de fluxions, je continue ce reméde quinze ou vingt jours de fuite, & quelquefois plus long-temps, afin de détourner affez l'humeur. Mais j'ai vû arriver deux ou trois fois que ces véficatoires avoient produit une âcreté d'urine confidérable, à quoi je remédiai en retirant les emplâtres de deffus la nuque. J'ai remarqué que le même accident étoit arrivé à plufieurs hommes & femmes à qui j'en avois fait appliquer entre les épaules & aux jambes ; cette âcreté d'urine provient des cantharides, car nous voyons que quand quelqu'un a par malheur avalé une petite quantité de ces mouches, il fent peu de temps après des ardeurs & des irritations fort preffantes dans la veffie & dans les conduits & vaiffeaux qui en font proches ; il faut donc que la membrane interne de ce vifcère foit tapiffée d'une efpéce de glu particuliérement propre à accrocher les cantharides ; les autres vifcères n'ont point cette même difpofition, puifque les cantharides n'y font point tant d'impreffion :

ſion : mais ce qui eſt étonnant & difficile à comprendre, eſt qu'il faut néceſ-
ſairement que les ſels volatils & piquants qui ſortent des véſicatoires pendant
qu'ils ſont appliqués ſur la peau, pénétrent le corps juſques dans les entrailles,
puiſqu'ils vont s'attacher dans la veſſie & y imprimer leur qualité. A la vérité,
l'âcreté, que ces mouches peuvent communiquer par cette voie, n'eſt pas à com-
parer en force à celle qu'elles produiſent quand on les a priſes intérieurement,
car alors elles cauſent ſouvent des ulcères mortels dans la veſſie, au lieu qu'en
levant les véſicatoires, & en faiſant boire aux malades quelques bouteilles d'émul-
ſion, on les guérit facilement ; mais on peut dire que ces accidents ne diffèrent
que du plus au moins, & qu'ils proviennent d'une même cauſe.

Emplâtre d'Abſinthe.	Emplaſtrum de Abſinthio.
♃ Des feuilles d'abſinthe vulgaire, ℥ ß. De menthe & de marjolaine, aā. ℥ iij. Des roſes rouges, du gingembre, de la noix muſcade, du girofle, de la cannelle, de l'en-cens, de l'aloës & du benjoin, aā. ℥ ij. Des quatre grandes ſemences chaudes, aā. ℥ j. De l'huile d'abſinthe, ℥ v. De la cire jaune, ℔ ß. Faites-en un emplâtre ſ. a.	♃ Foliorum abſinthii vulgaris, ℥ ß. Menthæ, majoranæ, aā. ℥ iij. Roſarum rubrarum, zingiberis, nucis moſchatæ, caryophyllorum, cinnamomi, thuris, aloes, benzoini, aā. ℥ ij. Seminum quatuor calidorum majorum, aā. ℥ j. Olei de abſinthio, ℥ v. Ceræ flavæ, ℔ ß. Fiat emplaſtrum ſ. a.

R E M A R Q U E S.

On cueillera les plantes en leur vigueur, on les mettra ſécher entre deux papiers, puis on les pulvériſera avec les roſes, le gingembre, la muſcade, les girofles, la cannelle, & les quatre grandes ſemences chaudes : d'une autre part,
on pulvériſera enſemble l'aloës, l'encens, & le benjoin. On ſera fondre la
cire dans l'huile par un petit feu, puis on y mêlera les poudres pour faire un
emplâtre.

Vertus.

Il eſt propre pour les foibleſſes & crudités d'eſtomac, pour chaſſer les vents,
pour fortifier la matrice.

Emplâtre de Savon.	Emplaſtrum de Sapone.
♃ De la maſſe d'emplâtre de céruſe, ℔ j. ß. Du ſavon, ℥ v. Mêlez-les, & faites-en un emplâtre ſ. a.	♃ Maſſæ emplaſtri de ceruſâ, ℔ j. ß. Saponis, ℥ v. Miſce, fiat emplaſtrum.

R E M A R Q U E S.

On ſera fondre enſemble dans un plat de terre ſur un petit feu l'emplâtre de
céruſe & le ſavon coupé par petits morceaux ; & quand la matiére ſera preſque refroidie, on la roulera en magdaléons ; c'eſt l'emplâtre de ſavon.

Il eſt propre pour réſoudre les tumeurs, pour fortifier la matrice, appliqué
ſur le nombril, pour exciter les mois ; on s'en ſert auſſi pour les engelures.

Le ſavon contient beaucoup de ſel alkali qui eſt fort propre pour fondre les
humeurs groſſiéres qui ſe rencontrent ſouvent dans la matrice, c'eſt par-là qu'il

peut exciter les mois, & fortifier cette partie en la déchargeant de ce qui l'embarraſſoit.

<table>
<tr><td>Emplâtre pour la Matrice.</td><td>Emplaſtrum pro Matrice.</td></tr>
</table>

♃ De la gomme galbanum, ʒ iv. Tacahamaca, & de la cire jaune, aã. ʒ iij.	♃ Gummi galbani, ʒ iv. Tacamahaca, cera citrina, aã. ʒ iij.
De la térébenthine & de la myrrhe choiſie, aã. ʒ ij.	Terebinthina, myrrha electa, aã. ʒ ij.
De l'aſſa fœtida, ʒ j.	Aſſæ fœtida, ʒ j.
De la graiſſe tirée de la veſicule du caſtor, ʒ ß.	Pinguedinis in ciſtide caſtorei contenta, ʒ ß.
Des huiles diſtillées de rue & de ſuccin, aã. ℈ j.	Oleorum ſtillatitiorum ruta & ſuccini aã. ℈ j.
Faites-en un emplâtre ſ. a.	Fiat emplaſtrum ſ. a.

REMARQUES.

On fera diſſoudre dans du vinaigre ſur un peu de feu le galbanum & l'aſſa-fœtida, on coulera avec forte expreſſion les gommes diſſoutes, & l'on en fera conſumer l'humidité pour les réduire en conſiſtance d'emplâtre. On pulvériſera ſubtilement la myrrhe & le tacamahaca, on liquéfiera enſemble par un petit feu la cire, les gommes purifiées & la térébenthine, & lorſque la matiére ſera preſque refroidie, l'on y incorporera les poudres, la liqueur onctueuſe qui ſe trouve dans les teſticules du caſtor, ou à ſon défaut du teſticule de caſtor mênême, réduit en poudre ſubtile, & enfin les huiles diſtillées, pour faire un emplâtre qu'on gardera au beſoin.

Vertus.   Il eſt propre pour ramollir les duretés de la matrice, pour empêcher les vapeurs qui cauſent les ſuffocations, & pour exciter les mois aux femmes, on l'applique ſur le nombril ; on met quelquefois au milieu de l'emplâtre un petit coton imbu d'huile de jayet ou de karabé, ou un peu de camphre, ce qui ne peut qu'augmenter la vertu du reméde ; pluſieurs à la place de ces ingrédients fétides y mettent du muſc, de la civette, de l'ambre gris, croyant qu'il y ait une ſympathie de ces aromates avec la matrice, pour la faire deſcendre dans le temps des ſuffocations, c'eſt auſſi pour cette raiſon qu'ils introduiſent dans ce viſcère des peſſaires, où ils en ont fait entrer ; mais ſi ces aromates font quelque bon effet en cette occaſion, on ne doit pas l'attribuer à leur bonne odeur, car ils ceſſent d'en avoir dès qu'ils ſont appliqués ſur l'emplâtre, c'eſt à leurs parties volatiles indifféremment, qui agiſſent de la même maniére que les ingrédients les plus fétides, en raréfiant un ſang trop groſſier, ou en diſſipant les obſtructions de la matrice.

Si ne trouvant point de la liqueur huileuſe du caſtor, on eſt obligé de ſubſtituer du caſtor en poudre, il n'en faudra mettre que deux dragmes, & doubler ou même tripler le poids des huiles diſtillées, pour donner une bonne conſiſtance à l'emplâtre, car autrement il ſeroit trop dur.

<table>
<tr><td>Emplâtre Matrical, d'Ant. Mynſicht.</td><td>Emplaſtrum Matricale, Ant. Mynſicht.</td></tr>
</table>

♃ Des gommes galbanum & tacamahaca, aã. ʒ j.	♃ Galbani, tacamahaca, aã. ʒ j.

De la cire jaune, & de la térébenthine bien claire, aã.   ℥ vj.

De l'assa fœtida, de la myrrhe & du vrai castoréum, aã.   ℥ iij.

Du magistère de Jupiter, & de l'huile de succin, aã.   ℥ j. ß.

Mêlez le tout, & faites en un emplâtre f. a.

Ceræ citrinæ, terebinthinæ claræ, aã.   ℥ vj.

Assæ fœtida, myrrha, castorei veri, aã.   ℥ iij.

Magisterii Jovis, olei succini, aã.   ℥ j. ß.

Misce, fiat emplastrum ut artis est.

R E M A R Q U E S.

On pulvérisera ensemble les gommes tacamahaca, la myrrhe & le castoréum, dans un mortier oint au fond de quelques gouttes d'huile de succin. On purifiera par le vinaigre le galbanum & l'assa-fœtida en la manière ordinaire. On mettra fondre ensemble la cire, la térébenthine & les gommes purifiées, on y mêlera hors du feu & à demi refroidies les poudres, le magistère de Jupiter, & enfin l'huile de succin, on gardera cet emplâtre.

Il a les mêmes qualités que le précédent.

On trouvera la description du magistère de Jupiter ou d'étain dans mon *Livre de Chymie*; cette drogue ne donne pas une grande vertu à l'emplâtre, je crois même qu'elle y est inutile.

Il entre trop peu de cire dans cette composition, il faudroit en quadrupler la quantité, afin de lui donner une bonne consistance d'emplâtre.

Cette description a une si grande ressemblance avec la précédente, qu'on ne peut pas douter que l'une n'ait été tirée de l'autre.

Vertus.

Emplâtre pour empêcher l'Avortement.   Emplastrum ad Fœtum retinendum.

℞ Des huiles de baies de lentisque, & de myrtilles; de la litharge préparée, aã.   ℥ viij.

De la cire blanche,   ℥ iv.

De la térébenthine,   ℥ iij.

De la colle de peau de bélier, & de celle de poisson, aã.   ℥ ij.

Du bol d'Arménie, des grains de kermès, des roses rouges, des balaustes, de la semence de berbéris & de plantain, aã.   ℥ j. ß.

De la pierre d'aigle, de la sarcocolle, de la mumie, du sang-dragon, du sang humain desséché, aã.   ℥ j.

De l'encens, de la myrrhe, du safran de Mars astringent, du corail rouge préparé & du succin, aã.   ℥ ß.

Faites-en un emplâtre f. a.

℞ *Oleorum baccarum lentisci & myrtillorum, lithargyri præparati, aã.* ℥ viij.

Ceræ albæ,   ℥ iv.

Terebinthinæ,   ℥ iij.

Glutinis pellis arietinæ & ichthyocollæ, aã.   ℥ ij.

Boli Armenæ, granorum kermes, rosarum rubrarum, balaustiorum, seminis berberis & plantaginis, aã.   ℥ j. ß.

Lapidis aëtites, sarcocollæ, mumiæ, sanguinis draconis, sanguinis humani siccati, aã.   ℥ j.

Thuris, myrrhæ, croci martis adstringentis, coralli rubri præparati, succini, aã.   ℥ ß.

Fiat emplastrum f. a.

R E M A R Q U E S.

On broiera sur le porphyre impalpablement la pierre d'aigle, le safran de Mars, le corail, le succin & le bol, on pulvérisera subtilement ensemble dans un mortier de bronze le kermès, les roses, les fleurs de grenade, les semences & le sang humain séché; d'une autre part, la mumie, le sang-dragon, la sarcocolle, l'encens, & la myrrhe; on prendra un morceau de la peau d'un bélier nouvellement séparée de l'animal, on l'incisera menu avec des ciseaux, & on le fera bouillir avec ce qu'il faudra de décoction de racines de grande con-

A a a a ij

foude, jufqu'à ce qu'il foit diffous, & que la liqueur foit en colle, on la paffera enfuite par un linge, & l'on en péfera deux onces. D'une autre part, on
fera infufer chaudement environ demi-once de colle de poiffon coupée menu
dans trois ou quatre onces de décoction de *burfa pafloris*, jufqu'à ce que l'infufion foit réduite en une colle, on la paffera & l'on en péfera deux onces; on
mêlera dans une baffine ces deux efpéces de mucilage avec les huiles, la litharge & environ deux livres de décoction de pécules de rofes rouges; on fera bouillir le mélange, le remuant inceffamment avec une efpatule de bois jufqu'à confiftance d'emplâtre, on retire la baffine de deffus le feu, en y jettant la cire
coupée par morceaux, qui fe fondront en peu de temps, puis la térébenthine;
quand l'emplâtre fera à demi refroidi, l'on y mêlera exactement les poudres,
& on le formera en magdaléons.

Vertus.   Il eft aftringent & propre pour empêcher l'avortement des femmes groffes, on
en applique fur les lombes & fur l'os facrum, afin qu'il fortifie & raffermiffe les
ligaments de la matrice.

Emplâtre d'Albâtre.	Emplaftrum de Alabaftro.

℞ De l'emplâtre de cérufe, & de la cire blanche, aã.   ℥ viij.
De l'albâtre préparé,   ℥ ij.
Du fuccin préparé, du fang-dragon, du corail rouge, du crâne humain, & de la corne de
cerf brûlée, aã.   ℥ j.
Du ftorax liquide, & de la térébenthine, aã.
     ℥ ß.

Faites-en une emplâtre f. a.

℞ *Maffæ emplaftri de cerufâ, ceræ
albæ, aã.*   ℥ viij.
Alabaftri præparati,   ℥ ij.
*Succini præparati, fanguinis draco-
nis, coralli rubri, cranii humani & cornu cervi uftorum, aã.*   ℥ j.
Styracis liquidæ, terebinthinæ, aã. ℥ ß.

Fiat ex arte emplaftrum.

R E M A R Q U E S.

On calcinera enfemble la corne de cerf & le crâne humain, jufqu'à ce
qu'ils foient réduits en une matiére blanche, poreufe & légère, on les broiera
fur le porphyre avec l'albâtre, le corail rouge & le fuccin, pour les rendre en
poudre impalpable. On pulvérifera le fang-dragon dans un mortier de bronze,
on mettra fondre enfemble dans un plat de terre fur un petit feu l'emplâtre de
cérufe, la cire blanche, la térébenthine & le ftorax liquide, puis on y mêlera
les poudres, pour faire un emplâtre qu'on formera en magdaléons.

Vertus.   On s'en fert pour empêcher l'avortement; on l'applique fur les lombes & fur
l'os facrum.

Emplâtre du Fils de Zaccharie.	Emplaftrum Filii Zacchariæ.

℞ De la cire jaune, de la moëlle de cuiffe de
vache, de la graiffe de canard & de poule, &
du mucilage de femence de lin, aã.   ℔ ß.
Du mucilage de fœnugrec & d'althæa, aã.
     ℥ iij.
De la laine graffe humide, du mucilage de colle de poiffon & de l'huile de giroflée, aã. ℥ ij.
Faites-en un emplâtre f. a.

℞ *Ceræ citrinæ, medullæ cruris vaccini, adipis anatis, gallinæ, mucilaginis
feminis lini, aã.*   ℔ ß.
Mucaginis fænugræci & althææ, aã.
     ℥ iij.
*Œfypi humidæ, mucaginis ichthyocol-
læ, olei keirini, aã.*   ℥ ij.
Fiat emplaftrum f. a.

REMARQUES.

On mettra dans un pot de terre de la graine de lin deux onces, du fœnu-grec & de la racine d'althæa, de chacun six dragmes ; on versera dessus trois livres d'eau bouillante, & on les laissera tremper sept ou huit heures, on fera bouillir ensuite l'infusion à diminution des deux tiers & on la coulera avec ex-pression ; d'une autre part, on mettra infuser dans trois ou quatre onces d'eau chaude, trois dragmes de colle de poisson incisée par petits morceaux, jusqu'à ce qu'elle soit réduite en colle, on mettra fondre dans une bassine la cire avec l'huile, la moëlle, les graisses & les mucilages, on placera la bassine sur le feu, & l'on fera bouillir la matière jusqu'à consomption des mucilages, on y mêlera sur la fin l'œsype, on remuera le tout avec un bistortier jusqu'à ce qu'il soit refroidi, & on le gardera dans un pot.

Vertus. Il est propre pour amollir les duretés des jointures, les glandes scrophuleu-ses, les tumeurs skirrheuses, pour résoudre & pour appaiser les douleurs.

Cette composition est mal nommée emplâtre, car elle n'a la consistance que d'un cérat. Elle a été inventée par le fils d'un certain Zaccharie, & rapportée par Méfué. Si l'on veut lui donner la dureté ordinaire des emplâtres, il faut retrancher de sa composition l'huile de violier & les graisses de poule & de ca-nard, alors elle aura beaucoup de rapport avec l'emplâtre de mucilage.

Emplâtre Diaphorétique, d'Ant. Mynsicht.		*Emplastrum Diaphoreticum. Ant. Mynsicht.*	
♃ De la cire jaune,	℔ j.	♃ *Ceræ flavæ,*	℔ j.
De la colophone & du bdellium, aā.	℥ iv.	*Colophoniæ, bdellii, aā.*	℥ iv.
Du succin,	℥ iij.	*Succini,*	℥ iij.
De la gomme ammoniac & de la térébenthine bien claire, aā.	℥ ij.	*Gummi ammoniaci, terebinthinæ cla-ræ, aā.*	℥ ij.
Du galbanum & du vernix, aā.	℥ j.	*Galbani, sandaracæ, aā.*	℥ j.
Du mastic & de l'encens, aā.	℥ ß.	*Mastiches, thuris, aā.*	℥ ß.
Mêlez le tout, & faites-en un emplâtre s. a.		*Misce, fiat emplastrum, s. a.*	

REMARQUES.

On purifiera le galbanum & la gomme ammoniac par le vinaigre en la ma-niére ordinaire, on pulvérisera ensemble le bdellium, le mastic, l'encens, le vernix ou sandarac ; d'une autre part, on broiera le succin impalpablement, on fera fondre ensemble la cire, la colophone & les gommes purifiées sur un pe-tit feu, & l'on y mêlera les ingrédients pour faire un emplâtre qu'on roulera en magdaléons.

Vertus. Il est diaphorétique, parce qu'ayant demeuré quelques jours sur une partie du corps il ouvre les pores, & l'on trouve dessous des gouttes d'eau. On en applique sur l'ischium pour la goutte sciatique, sur les pieds enflés, sur les pa-rotides.

La plûpart des emplâtres qu'on laisse long-temps appliqués produisent le mê-me effet que celui-ci, parce qu'ils empêchent que l'humidité qui sort par la transpiration ne se dissipe, comme elle fait en sortant des autres parties du corps ; or il faut bien que cette vapeur se résolve en gouttelettes d'eau entre la peau & l'emplâtre : ce reméde ne laisse pourtant pas d'agir pour les maux ausquels on l'emploie, parce qu'il amollit & dispose l'humeur qui étoit trop endurcie à en être enlevée avec les autres par la circulation.

Emplâtre pour la Sciatique.

℞ De la cire jaune, de la poix blanche & noire & de la térébenthine, aã.   ℔ ß.
De la gomme ammoniac & des fleurs de soufre, aã.   ʒ iij.
De l'oliban, de la racine d'iris & du fœnugrec, aã.   ʒ j. ß.
Mêlez le tout, & faites-en une emplâtre f. a.

Emplastrum Ischiadicum.

℞ Ceræ citrinæ, picis albæ & nigræ, terebinthinæ, aã.   ℔ ß.
Gummi ammoniaci, florum sulphuris, aã.   ʒ iij.
Olibani, radicis ireos, fœnugræi, aã.   ʒ j. ß.
Fiat emplastrum f. a.

REMARQUES.

On pulvérisera ensemble la gomme ammoniac & l'oliban; d'une autre part, l'iris & le fœnugrec; on fera fondre ensemble par un petit feu, la cire, la poix & la térébenthine, on y mêlera les poudres & les fleurs de soufre, pour faire un emplâtre qu'on formera en magdaléons, pour le garder au besoin.

Vertus.   Il agit à peu près comme le précédent, étant appliqué sur l'ischium & sur les autres parties attaquées de rhumatismes; il résout & il fortifie.

Emplâtre pour la Goutte.

℞ De l'emplâtre *diachalciteos* dissous dans le vin rouge austère, & cuit jusqu'à consomption du vin,   ℔ j.
De la térébenthine,   ʒ iij.
Des myrtilles, des roses rouges, du mastic & du tartre de vin rouge, aã.   ʒ ij.
Du chamæpitys & des fleurs de camomille, aã.   ʒ j.
Faites-en un emplâtre f. a.

Emplastrum Arthriticum.

℞ Massæ emplastri diachalciteos vino rubro austero soluti & ad vini consumptionem cocti,   ℔ j.
Terebinthinæ,   ʒ iij.
Myrtillorum, rosarum rubrarum, mastiches, tartari vini rubri, aã.   ʒ ij.
Chamæpityos, florum chamomillæ, aã.   ʒ j.
Fiat emplastrum f. a.

REMARQUES.

On pulvérisera ensemble le chamæpitys, les myrtilles, les fleurs & le tartre; d'un autre part, le mastic dans un mortier humecté au fond d'une goutte d'eau de roses; on mettra fondre dans un plat de terre ou dans une bassine le diachalciteos, puis on y mêlera environ autant de vin, on fera bouillir doucement le mélange, l'agitant toûjours avec une espatule de bois jusqu'à consomption du vin, on retirera alors la bassine de dessus le feu; & quand l'emplâtre sera à demi refroidi, l'on y mêlera la térébenthine & les poudres pour faire un emplâtre qu'on roulera en magdaléons.

Vertus.   Il est propre pour fortifier les parties attaquées de la goutte & du rhumatisme, pour les fractures, les meurtrissures, il discute & il résoud.

Le vin en bouillant avec le *diachalciteos* lui imprime son tartre, qui le rend propre à fortifier.

Si l'emplâtre étoit trop sec après le mélange des poudres, on pourroit le ramollir avec un peu d'huile de myrtilles ou de roses.

Emplâtre Contre la Goutte. — Emplaftrum Antipodagricum.

♃ De l'emplâtre *diachalciteos*, ℔ j. ß.

♃ *Maſſæ emplaſtri diachalciteos*, ℔ j. ß.

De la cire neuve & de la térébenthine de Veniſe, aā. ℔ ß.

Ceræ novæ, terebinthinæ Venetæ, aā. ℔ ß.

De l'huile de maſtic, ℥ iv.

Olei maſtichini, ℥ iv.

Des mucilages de fœnugrec & de racines d'althæa tirées dans le vin rouge, aā. ℥ iij.

*Mucilaginum fœnugraci & radicum al-
thææ in vino rubro extraſtarum*, aā. ℥ iij.

Des coquilles de limaçons calcinées & du ſafran de Mars aſtringent, aā. ℥ j. ß.

*Teſtarum limacum calcinatarum, croci
martis aſtringentis*, aā. ℥ j. ß.

De l'iris de Florence, ℥ j.

Ireos Florentiæ, ℥ j.

Du maſtic, du vernix & du ſang-dragon, aā. ℥ vj.

*Maſtiches, vernicis, ſanguinis draco-
nis*, aā. ℥ vj.

Des roſes rouges, des myrtilles, de l'abſinthe, du ſtorax calamite & du benjoin, aā. ℥ ß.

*Roſarum rubrarum, myrtillorum, ab-
ſinthii, ſtyracis calamitæ, benzoini*, aā. ℥ ß.

Faites-en un emplâtre ſ. a.

Fiat emplaſtrum ſ. a.

R E M A R Q U E S.

On mettra infuſer chaudement pendant dix ou douze heures dans une livre
& demie de vin rouge, demi-once de ſemences de fœnugrec, & ſix dragmes
de racines d'althæa coupées par petits morceaux, on fera enſuite bouillir doucement l'infuſion juſqu'à diminution des deux tiers, & l'on coulera le mucilage avec expreſſion, on le mêlera avec la cire qu'on aura liquéfiée dans l'huile
de maſtic, on fera bouillir le mélange à petit feu juſqu'à conſomption du mucilage, on y mettra fondre alors l'emplâtre *diachalciteos* coupé par petits morceaux & la térébenthine, puis on retirera la baſſine de deſſus le feu ; cependant on pulvériſera ſubtilement enſemble l'iris, les roſes, les myrtilles & l'abſinthe ; d'une autre part, le ſang-dragon, le vernix, le benjoin, le maſtic &
le ſtorax ; d'une autre part, les coquilles de limaçons calcinées & le ſafran de
Mars ; on mêlera ces poudres dans l'emplâtre, quand il ſera à demi refroidi, &
on le roulera en magdaléons.

Il eſt propre pour fortifier les parties attaquées de la goutte, pour les fractures & pour les diſlocations.   *Vertus*

Emplâtre Nervin. — Emplaftrum Nervinum.

♃ Des vers de terre lavés, ℥ iij.

♃ *Vermium terreſtrium lotorum*, ℥ iij.

Des ſommités de mille-pertuis, de romarin, de
bétoine, de queue de cheval, de petite centaurée, aā. man j.

*Summitatum hyperici, roriſmarini,
betonicæ, caudæ equinæ, centaurii minoris*, aā. man. j.

De la racine de garance, ℥ x.

Radicis rubiæ tinſtorum, ℥ x.

Faites-les cuire dans ℔ iv. de vin rouge juſqu'à diminution de moitié, coulez enſuite & exprimez la décoction, puis mêlez dans la colature

Coquantur in vini rubri ℔ iv. *ad medias, colentur & exprimantur, colaturam miſce cum*

Des litharges d'or & d'argent préparées,
aā. ℥ ij. ß.

Lithargyri auri & argenti præpar. aā.
℥ ij. ß.

Du minium, ℥ ij.

Minii, ℥ ij.

Du ſuif de bœuf & de bouc, aā. ℥ ij. ß.

Sevi bovis, hircini, aā. ℥ ij. ß.

Des huiles de camomille & roſat, aā. ℥ ij.

Oleorum chamomillæ, roſati, aā. ℥ ij.

De maſtic, de lin & de térébenthi- ne, aā. ℥ j. ß.	Maſtichini, lini, terebin- ne. ℥ j. ß.
Cuiſez-les en conſiſtance d'emplâtre, & après cela mêlez-y	Coquantur ex arte ad conſiſtentiam emplaſtri, deindè miſceantur
De la térébenthine cuite, ℥ iv.	Terebenthinæ coctæ, ℥ iv.
De la poix navale & de la réſine, aā. ℥ j. ß.	Picis navalis, reſinæ, aā. ℥ j. ß.
De la gomme élémi, du maſtic, des gommes galbanum, ammoniac & ſagapenum, aā. ʒ iij.	Gummi elemi, maſtiches, galbani, ammoniaci, ſagapeni, aā. ʒ iij.
Faites-en un emplâtre ſ. a.	Miſce, fiat emplaſtrum ſ. a.

R E M A R Q U E S.

On mettra en poudre le maſtic ſubtilement dans un mortier humecté au fond
de quelques gouttes d'eau de roſes, afin qu'il ne s'y attache point, on purifiera
par le vin, les gommes ammoniac, galbanum & ſagapénum en la maniére ordinaire, on nettoiera bien les vers de terre en les lavant, on les mettra dans
un pot de terre verniſſé avec les racines de garance coupées par morceaux, les
herbes hachées & le vin, on couvrira le pot, & l'ayant mis ſur un feu modéré, l'on fera bouillir le mélange juſqu'à conſomption de la moitié du vin, on
coulera la décoction avec forte expreſſion, on mettra dans une baſſine avec les
litharges préparées le minium, les huiles & les ſuifs, on fera bouillir le mélange ſur le feu, l'agitant inceſſamment avec une eſpatule de bois juſqu'à ce
qu'il ait acquis une conſiſtance d'emplâtre, & que la décoction ſoit conſumée;
cependant on mettra fondre enſemble dans un plat de terre ſur un peu de feu
la poix noire, la réſine, la gomme élémi & la térébenthine cuite, c'eſt-à-dire,
bouillie dans l'eau, on les paſſera toutes chaudes par un linge, pour en ſéparer les impuretés, & on les mêlera dans l'emplâtre avec les gommes pulvériſées dans le temps qu'on le retirera de deſſus le feu; puis quand il ſera preſque
refroidi, l'on y mêlera le maſtic pulvériſé, on roulera cet emplâtre en magdaléons.

Vertus.   Il eſt propre pour ramollir, pour réſoudre, pour fortifier les nerfs, pour les
fractures, pour les diſlocations; on l'applique ſur les épaules, ſur l'épine du
dos & ſur les autres parties attaquées de paralyſie.

Emplâtre Magnétique, d'Angelus Sala.	Emplaſtrum Magneticum, Angeli Salæ.
♃ De la cire jaune & de la térébenthine, aā. ℥ ix.	♃ Ceræ flavæ, terebinthinæ, aā. ℥ ix.
Des gommes ammoniac, galbanum & ſaga- pénum diſſoutes dans le vinaigre ſcillitic, puis coulées & cuites; de l'aimant arſénical, aā. ℔ ß.	Gummi ammoniaci, galbani, ſagape- ni, in aceto ſtillatitio diſſolutorum, cola- torum, & coctorum; magnetis arſeni- calis, aā. ℔ ß.
De la terre de vitriol lavée, ℥ ij.	Terra vitrioli lotæ, ℥ ij.
De l'huile de ſuccin, ℥ j.	Olei ſuccini, ℥ j.
Faites-en un emplâtre ſ. a.	Fiat ex arte emplaſtrum ſ. a.

R E M A R Q U E S.

On pulvériſera enſemble l'aimant arſénical & la terre de vitriol lavée & ſé-
chée, on fera diſſoudre les gommes dans du vinaigre ſcillitic, on coulera la
diſſolution, on la mettra épaiſſir ſur un petit feu juſqu'à conſiſtance ſolide, on
y mêlera la cire coupée par petits morceaux & la térébenthine; quand la matiére

tiére fera fondue, on la retirera de deſſus le feu, & l'on y mêlera exactement les poudres & l'huile de ſuccin, pour faire un emplâtre, qu'on gardera en magdaléons.

Angelus Sala, ſon Auteur, lui attribue de grandes qualités; il prétend qu'étant appliqué ſur des charbons peſtilenciels, il en fait ſortir tout le venin par ſa qualité magnétique, empêchant que la plaie ne ſe ferme, & évitant que la peſte ne ſe mêle dans le ſang. Il eſt propre pour les écrouelles, il en fait ſortir l'humeur ſcrophuleuſe & il les conſolide en cinq ou ſix ſemaines, il déterge & mondifie les ulcères rebelles. *Vertus*

Pour faire l'aimant arſénical, on pulvériſera & l'on mêlera enſemble égales parties d'arſenic blanc, de ſoufre & d'antimoine; on mettra le mélange dans une terrine de grès, ou dans un vaiſſeau de verre; on le placera ſur le ſable, & par un feu gradué l'on fera fondre la matière, enſorte qu'elle paroiſſe tout-à-fait en liqueur, enſuite on la retirera de deſſus le feu, & l'ayant laiſſée refroidir & ſe condenſer, on la ſeparera du vaiſſeau; c'eſt un cauſtique fort doux, elle déterge, elle mondifie les plaies. *Aimant arſénical. Vertus.*

L'huile de ſuccin eſt décrite dans mon *Traité de Chymie.*

Je me ſuis ſervi ſouvent de cet emplâtre; mais je n'ai pas reconnu qu'il produiſît tous les beaux effets que ſon Auteur lui attribue; ce que j'ai remarqué, eſt qu'il fait une eſchare noire ſur les lieux où on l'applique, laquelle il faut amollir & lever avec de l'onguent roſat; on trouve deſſous cette eſchare la plaie aſſez belle; mais comme l'emplâtre eſt un peu brûlant ou cauſtique, il ne fait guère ſuppurer, ſi ce n'eſt quand on l'applique ſur les écrouelles qui viennent d'une humeur viſqueuſe & gypſeuſe froide qu'il faut atténuer & raréfier.

La terre de vitriol me paroît nuiſible plûtôt qu'utile dans cette compoſition, parce qu'elle la rend trop deſſiccative & qu'elle empêche la ſuppuration.

<table>
<tr><td>

Emplâtre de Taupe, d'Ant. Mynſicht.

</td><td>

Emplaſtrum Talpinum, Ant. Mynſicht.

</td></tr>
<tr><td>

℞ Du beurre de Mai non-ſalé, ℔ ß.
De la rue verte, man. j.
De la racine de ſceau de Salomon nouvelle, ℥ ß.

Cuiſez-les enſemble juſqu'à ce que le beurre paroiſſe verd, après cela coulez la décoction & l'exprimez; puis ajoûtez-y
De la cire jaune, ℔ ß.
De la poix navale, ℥ iv.
Du baume de Saturne, ℥ j.
Une taupe brûlée.
Du miel vierge, cochl. ij.
De l'avoine blanche & du ſeigle rôtis dans une poële de fer juſqu'à noirceur, puis pulvériſés, aā. man. j.
Mêlez le tout, & faites-en un emplâtre ſ. a.

</td><td>

℞ *Butyri Maialis inſalſi,* ℔ ß.
Rutæ viridis, man. j.
Radicis ſigilli Salomonis recent. ℥ ß.

Coque donec butyrum viride appareat, poſtea colentur, exprimantur, & expreſſo butyro addantur
Ceræ citrinæ, ℔ ß.
Picis navalis, ℥ iv.
Balſami Saturnini, ℥ j.
Talpam unam combuſtam.
Mellis virginei, cochl. ij.
Avenæ albæ & ſiliginis in ſartagine ad nigredinem toſtæ & pulveriſata, aā. m. j.

Miſce, fiat emplaſtrum ſ. a.

</td></tr>
</table>

R E M A R Q U E S.

On mettra une taupe vivante dans un creuſet, on le couvrira d'un tuileau & on le placera entre les charbons ardents, pour faire calciner l'animal juſqu'à ce

Torréfa-ction de l'avoine & feigle.

qu'il foit en charbon; on le retirera alors & on le réduira en poudre fubtile.

On mettra dans une poële de fer du feigle & de l'avoine de chacun une poignée, on les fricaffera enfemble jufqu'à ce qu'ils deviennent noirs, puis on les pulvérifera fubtilement.

On coupera par petits morceaux la racine de fceau de Salomon & la rue, on les écrafera dans un mortier, on y mêlera le beurre, & l'on fera bouillir doucement le mélange jufqu'à ce qu'il devienne verd; on le coulera alors chaudement avec expreffion, on y mettra fondre la cire & la poix noire caffées par petits morceaux; puis quand la matiére fera à demi-refroidie, l'on y mêlera le miel, le baume de Saturne & les poudres, pour faire un emplâtre qu'on gardera au befoin.

Vertus.

Il déterge, il defféche, il cicatrife les vieux ulcères.

Cette compofition a plû ôt la confiftance d'un cérat que celle d'un emplâtre, la liaifon n'en eft pas même fort bonne à caufe du miel qui y entre, elle approche un peu du cataplafme.

En brûlant ou calcinant la taupe, on laiffe diffiper tous fes principes volatils & l'on ne retient que fa partie terreftre alkaline qui eft defficcative & convenable aux qualités de cet emplâtre.

En torréfiant l'avoine & le feigle dans une poële de fer, on fait fortir de ces femences ce qu'elles contenoient de plus phlegmatique & de plus vifqueux, enforte qu'on les rend plus déterfives & plus defficcatives, & empreintes de quelques particules du fer.

Miel vierge.

On trouve la defcription du baume de Saturne dans mon *Livre de Chymie.*

Le miel vierge eft le miel blanc, qui a été féparé des ruches fans feu.

<table>
<tr><td>

Emplâtre Polychrefte.

℞ De l'huile commune & de l'eau de fontaine, ãã.   ℔ ij.
De la litharge préparée,   ℔ j.
De la cérufe,   ℥ iv.
Cuifez-les enfemble jufqu'à confiftance d'emplâtre; puis ajoutez-y
De la cire jaune,   ℥ viij.
De la térébenthine bien claire,   ℔ ß.
Faites-en un emplâtre f. a.

</td><td>

Emplaftrum Polychreftum.

℞ *Olei communis, aquæ fontanæ,* ãã.   ℔ ij.
Lithargyri præparati,   ℔ j.
Cerufæ,   ℥ iv.
Coquantur ex arte ad emplaftri duritiem, deindè addantur
Ceræ citrinæ   ℥ viij.
Terebinthinæ claræ,   ℔ ß.
Fiat emplaftrum f. a.

</td></tr>
</table>

R E M A R Q U E S.

On mêlera dans une baffine la litharge préparée, la cérufe pulvérifée, l'huile & l'eau; on fera bouillir le mélange, l'agitant inceffamment jufqu'à confiftance d'emplâtre, on y mettra fondre la cire coupée par petits morceaux & la térébenthine, on continuera à remuer l'emplâtre jufqu'à ce qu'il foit froid; puis on le formera en magdaléons.

Vertus.

Le nom de polychrefte a été donné à cet emplâtre, parce qu'il fert à guérir plufieurs fortes de plaies. Il eft propre pour la brûlure, pour les crevaffes du fein & des mains, pour les engelures, pour faire fuppurer, pour deffécher & cicatrifer, pour réfoudre: on peut en faire du fparadrap pour les cautères.

Le Grand Emplâtre Barbarum.

℞ De la poix noire, ℔ ij.
De la cire jaune, ℥ xx.
De la réfine de pin & du vinaigre, aā. ℥ xv.
Du bitume de Judée, ℔ j.
De la térébenthine, ℔ ß.
De l'huile commune, ℥ iv. ß.
De l'encens, ℥ j. ß.
De l'alun brûlé, ℥ j.
Du verd-de-gris, de la litharge & de la céruse, aā. ℥ vj.
De l'alun crud, de l'opopanax, du galbanum, du cuivre brûlé, aā. ℥ iij.
De l'écorce de racine de mandragore féche, ℥ j. ß.
De l'aloës, de la myrrhe & de l'opium, aā. ℥ j.
Faites-en un emplâtre f. a.

Emplaftrum Barbarum Magnum.

℞ *Picis nigræ,* ℔ ij.
Ceræ citrinæ, ℥ xx.
Refinæ pini, aceti, aā. ℥ xv.
Bituminis Judaici, ℔ j.
Terebinthinæ, ℔ ß.
Olei communis, ℥ iv. ß.
Thuris, ℥ j. ß.
Aluminis ufti, ℥ j.
Æruginis æris, lithargyri, cerufæ, aā. ℥ vj.
Aluminis crudi, opopanacis, galbani, æris ufti, aā. ℥ iij.
Corticis radicis mandragoræ ficcæ, ℥ j. ß.
Aloes, myrrhæ, opii, aā. ℥ j.
Fiat emplaftrum f. a.

R E M A R Q U E S.

On limera & l'on broiera fubtilement fur le porphyre le cuivre brûlé, on pulvérifera la litharge ; d'une autre part, le verdet & la cérufe, on les mêlera enfemble dans une baffine avec l'huile & le vinaigre, on fera bouillir la matiére en l'agitant inceffamment jufqu'à confomption du vinaigre, on y mettra fondre alors la cire, les poix rompues par petits morceaux & le bitume Judaïque réduit en poudre ; on mettra cependant en poudre enfemble l'aloës, la myrrhe, l'opium, le galbanum, l'opopanax & l'encens, après avoir fait defféther les plus humides de ces gommes par une lente chaleur, & l'on mêlera la poudre dans l'emplâtre tout chaud ; d'une autre part, on pulvérifera enfemble l'alun brûlé & l'alun crud ; d'une autre part, l'écorce de racine de mandragore féche, on mêlera ces derniéres poudres dans l'emplâtre, quand il fera à demi-refroidi, & on le formera en magdaléons.

Il déterge, il defféche & il cicatrife les plaies & les ulcères les plus opiniâtres.   **Vertus.**

Emplâtre de Maftic.

℞ De la cire & de la réfine, aā. ℔ j. ℥ iij.
Du maftic & de la térébenthine, de la poix navale & des huiles de maftic & nardin, aā. ℥ iij.
Ces drogues étant fondues & la baffine tirée du feu, ajoûtez-y
Du labdanum pur & de l'encens, aā. ℥ ij. ß.
Des feuilles de lentifque ou d'un autre arbre aftringent & des myrtilles, aā. ℥ ij.
Du fumach, du berbéris, de l'hypociftis, de l'acacia, des rofes rouges, du fantal rouge, du bol d'Arménie, du corail rouge préparé & de la terre figillée, aā. ℥ j.
Du galanga, du fouchet, de la menthe féche, de la coriandre, du bois d'aloës & de la cannelle, aā. ℥ vj.

Emplaftrum de Maftiche.

℞ *Ceræ, refinæ,* aā. ℔ j. ℥ iij.
Maftiches, terebinthinæ, picis navalis, oleorum maftichini & nardini, aā. ℥ iij.
His liquatis adde extra ignem pulverem fequentem,
Labdani puri, thuris, aā. ℥ ij. ß.
Foliorum lentifci vel alterius arboris aftringentis, myrtillorum, aā. ℥ ij.
Sumach, berberis, hypociftidis, acaciæ, rofarum rubrarum, fantali rubri, boli Armenæ, coralli rubri præparati, terræ figillatæ, aā. ℥ j.
Galangæ, cyperi, menthæ ficcæ, coriandri, ligni aloes, cinnamomi, aā. ℥ vj.

Bbbb ij

Du cumin, de la grande abſinthe, du ſuccin, de la marjolaine, des fleurs de romarin & des trochiſques de *gallia moſchata*, aā.   ℥ ij.
Faites-en un emplâtre ſ. a.

Cumini, abſinthii majoris, ſampſuchi, florum roriſmarini, trochiſcorum gallia moſchatæ, aā.   ℥ ij.
Fiat emplaſtrum ſ. a.

R E M A R Q U E S.

On pulvériſera enſemble l'hypociſtis, l'acacia, le labdanum & les trochiſ-ques; d'une autre part, l'encens; d'une autre part, le maſtic dans un mortier humecté d'eau au fond; d'une autre part, les feuilles de lentiſque, de marjolaine, de menthe, d'abſinthe féchée entre deux papiers, les fleurs de romarin, de ſumac, de roſes, les baies de myrte, le berbéris ſec, les ſemences de cumin & de coriandre, le ſantal, le galanga, le ſouchet, le bois d'aloës & la cannelle; d'une autre part, le bol, la terre ſigillée, le corail préparé; on mêlera toutes ces poudres enſemble; on mettra fondre dans une baſſine la cire, la réſine, la poix noire & la térébenthine avec les huiles, puis la baſſine étant hors du feu, l'on y mêlera exactement les poudres pour faire un emplâtre qu'on formera en magdaléons.

Vertus. Il fortifie l'eſtomac, il aide à la digeſtion, il arrête le vomiſſement, on l'applique ſur le région de l'eſtomac. Il entre dans la compoſition de cet emplâtre beaucoup de drogues inutiles, je voudrois le réformer en la maniére ſuivante.

Emplâtre de Maſtic, *Réformé.*

℞ De la cire & de la réſine, aā.   ℔ j. ß.
De l'huile de maſtic & du maſtic, aā.   ℔ ß.
Du labdanum & de l'encens, aā.   ℥ ij. ß.
Des myrtilles,   ℥ ij.
Du ſumach, de l'hypociſtis, des roſes rouges, du ſantal rouge & de la terre ſigillée, aā. ℥ j. ß.

Du galanga, de la menthe ſéche, de la coriandre & de la cannelle, aā.   ʒ vj.
De l'abſinthe, des fleurs de romarin, aā. ʒ iij.
Faites-en un emplâtre ſ. a.

Emplaſtrum de Maſtiche, Reformatum.

℞ *Ceræ, reſinæ, aā.*   ℔ j. ß.
Olei maſtichini, maſtiches, aā.   ℔ ß.
Labdani, thuris, aā.   ℥ ij. ß.
Myrtillorum,   ℥ ij.
Sumach, hypociſtidis, roſarum rubrarum, ſantali rubri, terræ ſigillatæ, aā.   ℥ j. ß.

Galangæ, menthæ ſiccæ, coriandri, cinnamomi, aā.   ʒ vj.
Abſinthii, florum roriſmarini, aā. ʒ iij.
Fiat emplaſtrum ſ. a.

Emplâtre Stomachal, *de Jacques Lemort.*

℞ De la cire jaune, de la gomme tacamahaca, du ſtorax calamite & du maſtic, aā.   ℥ ij.
De la gomme de gaïac; de l'huile de noix muſcades tirée par expreſſion, aā.   ℥ j.
De la térébenthine bien claire,   ʒ x.
Du baume du Pérou, de la myrrhe & de l'encens, aā.   ʒ vj.
De la racine de ſouchet rond,   ℥ ß.
De zédoaire, des baies de laurier, aā.   ʒ v.
Du camphre,   ʒ j. ß.
Des huiles de menthe, de girofle & d'écorce d'orange, aā.   Э ij.
Faites-en un emplâtre ſ. a.

Emplaſtrum Stomachale, Jacobi Lemort.

℞ *Ceræ flavæ, gummi tacamahacæ, ſtyracis calamitæ, maſtichis, aā.*   ℥ ij.
Gummi guajaci, olei nucis moſchatæ expreſſi, aā.   ℥ j.
Terebinthinæ claræ,   ʒ x.
Balſami Peruviani, myrrhæ, thuris, aā.   ʒ vj.
Radicis cyperi rotundi,   ℥ ß.
Zedoariæ, baccarum lauri, aā.   ʒ v.
Camphoræ,   ʒ j. ß.
Oleorum menthæ, caryophyllorum, corticis arantiorum, aā.   Э ij.
Fiat emplaſtrum ſ. a.

REMARQUES.

On pulvérifera enfemble toutes les gommes; d'une autre part, les racines & les baies, on fera fondre enfemble fur un petit feu dans un plat de terre, la cire, l'huile de mufcade, la térébenthine & le baume du Pérou; puis ayant retiré le plat de deffus le feu, l'on y mêlera les poudres, & enfin le camphre, après l'avoir diffous dans les huiles diftillées de menthe, de girofle & d'écorce d'oranges, pour faire un emplâtre qu'on gardera.

Il fortifie l'eftomac, il excite l'appétit, il arrête le vomiffement, il diffipe les vents, il réfifte à la pourriture, on en applique fur la région de l'eftomac.   *Vertus.*

Emplâtre Stomachique, d'Ant. Mynficht.	Emplaftrum Stomachicum, Ant. Mynficht.

♃ De la gomme tacamahaca,	℥ iij.	♃ Gummi tacamahaca,	℥ iij.
Du labdanum pur & du benjoin, aa.	℥ ij.	Ladani puri, benzoïni, aa.	℥ ij.
De la colophone & de la cire jaune, aa.	℥ j.	Colophoniæ, ceræ citrinæ, aa.	℥ j.
Du baume d'abfinthe d'Ant. Mynficht & de celui du Pérou, aa.	℥ ß.	Balfami abfinthii Ant. Mynficht, Peruviani, aa.	℥ ß.
Des huiles diftillées d'origan de Créte, de ferpolet, de zédoaire & de romarin, aa.	Ɔ j.	Olei ftillatitii origani Cretici, ferpylli zedoariæ, rorifmarini, aa.	Ɔ j.
De la térébenthine bien claire, ce qu'il en faudra.		Terebinthinæ claræ q. f.	
Faites-en un emplâtre f. a.		Fiat emplaftrum f. a.	

REMARQUES.

On pulvérifera enfemble le tacamahaca, le benjoin & le labdanum; on mettra fondre à petit feu la cire, la colophone avec demi-livre de térébenthine, & l'on y mêlera hors du feu, la matiére étant à demi-refroidie, les baumes, les poudres & les effences, pour faire un emplâtre qu'on gardera au befoin.

Il corrige les crudités de l'eftomac, il en chaffe les vents, il le fortifie, il arrête le vomiffement.   *Vertus.*

Emplâtre de Céfar.	Emplaftrum Cæfaris.

♃ De la cire blanche,	℔ j.	♃ Ceræ albæ,	℔ j.
De la réfine de pin,	℥ x.	Refinæ pini,	℥ x.
De la poix noire,	℔ ß.	Picis nigræ,	℔ ß.
De la térébenthine,	℥ iv.	Terebinthinæ,	℥ iv.
De l'huile rofat,	℥ iij.	Olei rofati,	℥ iij.
Des fucs de plantain, de joubarbe & de téléphium, aa.	℥ j.	Succorum plantaginis, fempervivi & telephii, aa.	℥ j.
Des rofes rouges,	℥ j. ß.	Rofarum rubrarum,	℥ j ß.
Du maftic,	℥ ß.	Maftiches,	℥ ß.
De la racine de biftorte, des noix de cyprès, de tous les fantaux, de la menthe & de la femence de coriandre, aa.	℥ iij.	Radicis biftortæ, nucum cupreffi, fantalorum omnium, menthæ, feminis coriandri, aa.	℥ iij.
De l'hypociftis, de l'acacia, du fang-dragon, de la terre figillée, du bol & du corail rouge préparé, aa.	℥ ij.	Hypociftidos, acaciæ, fanguinis draconis, terræ figillatæ, boli, coralli rubri præparati, aa.	℥ ij.
Faites-en un emplâtre f. a.		Fiat emplaftrum f. a.	

REMARQUES.

On pulvérifera enfemble les rofes rouges, la racine de biftorte, les noix de Cyprès, les fantaux, la menthe & la coriandre; d'une autre part, le maftic; d'une autre part, le fang dragon; d'une autre part, le bol, la terre figillée & le corail préparé; on mêlera ces poudres enfemble : on tirera les fucs par expreffion en la maniére ordinaire, on y mettra diffoudre dans une écuelle de terre fur un peu de feu, l'hypociftis, l'acacia concaffé, on coulera la diffolution & on mêlera avec la cire les poix, la térébenthine & l'huile rofat, on fera fondre & bouillir doucement le mélange, le remuant inceffamment jufqu'à confomption des fucs; on retirera alors la matiére de deffus le feu, & étant à demi-refroidie, l'on y mêlera les poudres pour faire un emplâtre qu'on formera en magdaléons.

Vertus. Il eft aftringent & déterfif, il fortifie les parties en arrêtant les fluxions, il eft propre pour les fractures, pour les diflocations.

Le nom de cet emplâtre vient apparemment de ce qu'il a été inventé par un Empereur, ou de ce qu'un Empereur s'en eft fervi.

Emplâtre Apoftolique, de Nic.	*Emplaftrum Apoftolicum, Nic.*
Alexandrin.	*Alexandrini.*

♃ De la vieille huile,	℔ j.	
De la litharge d'or préparée,	℔ ß.	
De la cire jaune & de la colophone, aã.	℥ ij.	
De la cire vierge qui enduit les ruches & du gui de chêne, aã	℥ j.	
De la gomme ammoniac & de la pierre calaminaire, aã.	ʒ vj.	
Du maftic, de l'encens & de la mumie, aã. ℥ ß.		
De la térébenthine, des gommes bdellium, galbanum, opopanax, de la myrrhe, de la farcocolle, du cuivre brûlé, du verdet, de la chaux vive, du dictame de Créte & de l'ariftoloche, aã.	ʒ iij.	
Faites-en un emplâtre f. a.		

♃ Olei veteris,	℔ j.	
Lithargyri auri præparati,	℔ ß.	
Ceræ flavæ & colophoniæ, aã.	℥ ij.	
Propoleos, vifci querni, aã.	℥ j.	
Gummi ammoniaci, lapidis calaminaris, aã.	ʒ vj.	
Maftiches, thuris, mumiæ, aã.	℥ ß.	
Terebinthinæ, bdellii, galbani, opopanacis, myrrhæ, farcocollæ, æris ufti, æruginis, calcis vivæ, dictamni Cretici, ariftolochiæ rotundæ, aã.	ʒ iij.	
Fiat emplaftrum f. a.		

REMARQUES.

On pulvérifera enfemble le gui de chêne, l'ariftoloche & le dictame; d'une autre part, la chaux vive & le verdet; d'une autre part, la farcocole, la myrrhe, la mumie, l'encens, le bdellium, le maftic, l'opopanax & le galbanum; on mêlera dans une baffine la litharge, le cuivre brûlé pulvérifé fubtilement, l'huile & environ deux livres d'eau; on mettra bouillir le mélange fur le feu, l'agitant inceffamment avec une efpatule de bois jufqu'à ce qu'il ait acquis une confiftance d'emplâtre, & que l'eau foit confumée; on y fera fondre alors la cire, la propolis & la colophone, on incorporera la poudre des gommes; & quand l'emplâtre fera à demi-refroidi, l'on y mêlera les autres poudres, & on le roulera en magdaléons.

Vertus. Il eft eftimé propre à faire fortir par fuppuration le venin des bêtes vénimeufes, comme du chien enragé; il eft bon auffi pour les cloux, pour les charbons, pour les abfcès, pour les tumeurs fcrophuleufes.

Le nom de cet emplâtre vient à raison de ses grandes vertus.

Il suffiroit d'employer dans cette composition du verd-de-gris, sans y ajoûter du cuivre brûlé, qui est difficile à mettre en poudre ; ce sont mêmes matiéres qui ne diffèrent qu'en ce que le verd-de-gris est un cuivre raréfié, & empreint de quelques sels acides ou tartareux du raisin, au lieu que le cuivre brûle est le métal tout pur.

Si l'on ne trouvoit point de propolis, on pourroit lui substituer de la cire jaune.

<table>
<tr><td>

Emplâtre de Gousses d'Ail, d'Alexandre.

♃ De la cire jaune, ℔ j.
De l'axonge de porc nouvelle & de la graisse d'oie, aā. ℥ v.
De la térébenthine, ℥ iv.
Des gousses d'ail bien épluchées, ℥ ij. ß.
Du storax, du bdellium & de l'aloës, aā. ℥ iij.
De l'euphorbe, ℥ j. ß.
Du safran, ℥ ß.
Du mastic & de l'encens, aā. ʒ j. ß.
Faites-en un emplâtre f. a.

</td><td>

Emplastrum ex Alliis, Alexandri.

♃ Ceræ flavæ, ℔ j.
Axungiæ porcinæ recentis, adipis anseris, aā. ℥ v.
Terebinthinæ, ℥ iv.
Spicarum alii mundatarum, ℥ iij. ß.
Styracis, bdellii, aloës, aā. ℥ iij.
Euphorbii, ℥ j. ß.
Croci, ℥ ß.
Mastiches, thuris, aā. ʒ j. ß.
Fiat emplastrum f. a.

</td></tr>
</table>

REMARQUES.

On mettra fondre ensemble la cire & les graisses, on y mêlera les gousses d'ail qu'on aura coupées menu & bien écrasées, on laissera la matiére en digestion pendant vingt-quatre heures ; cependant on pulverisera ensemble le storax, le bdelluim, l'aloës, l'euphorbe, le mastic & l'encens ; d'une autre part, on mettra en poudre subtile le safran, après l'avoir fait sécher entre deux papiers par une très-lente chaleur.

On fera bouillir sur un petit feu la matiére digérée jusqu'à consomption de presque toute l'humidité, puis on la coulera avec forte expression, on y mêlera la térébenthine & les poudres pour faire du tout un emplâtre.

Il est propre pour fortifier l'estomach & les intestins, pour raréfier la pituite crasse, pour empêcher le progrès de l'hydropisie qui commence.   Vertus.

Cette description a été rapportée par Mesué ; elle vient d'un Médecin de son temps, nommé Alexandre, il y ajoute de l'huile de nard & du vin en quantité suffisante ; mais ces deux ingrédiens seroient plus nuisibles qu'utiles, car l'huile amolliroit trop l'emplâtre, qui n'a déja la consistence que d'un cérat ; & le vin feroit dissiper en bouillant le volatil de l'ail, ce qui le priveroit d'une partie de sa vertu.

<table>
<tr><td>

Emplâtre de Guimauve, Composé.

♃ De la cire jaune, ℔ j.
De la racine de guimauve pulvérifée, ℔ ß.
De l'emplâtre diachylon avec les gommes, ℥ iij.
Des huiles de camomille, de lys & d'aneth, aā ℥ ij.
De l'huile rosat & de la graisse de canard, aā. ℥ j.

</td><td>

Emplastrum de Althæâ, Compositum.

♃ Ceræ flavæ, ℔ j.
R. dicis althææ pulverate, ℔ ß.
Massæ emplastri diachylonis cum gummi, ℥ iij.
Oleorum chamomillæ, liliorum, anethi, aā. ℥ ij.
Olei rosati, pinguedinis anatis, aā. ℥ j.

</td></tr>
</table>

Mêlez-les, & faites-en un onguent ſ. a.   *Miſce, fiat emplaſtrum ſ. a.*

REMARQUES.

On mettra ſécher au Soleil les racines d'althæa & on les pulvériſera ſub-tilement, on fera fondre enſemble ſur un petit feu la cire, l'emplâtre, le diachylon gommé & la graiſſe de canard avec les huiles, puis on retirera le mélange de deſſus le feu, & quand il ſera à demi-refroidi, l'on y mêlera la poudre d'althæa, pour faire un emplâtre qu'on gardera au beſoin.

Vertus. Il eſt propre pour amollir, pour adoucir & pour appaiſer les douleurs de la poitrine ; il réſout les tumeurs.

Emplâtre Fébrifuge.	Emplaſtrum Febrifugum.

℞ Des gouſſes d'ail bien épluchées, ʒ ij.   ℞ *Spicarum allii mundatarum*, ʒ ij.
Des araignées vivantes, N°. xxx.   *Araneas viventes,* N°. xxx.
Du bitume de Judée, du ſel ammoniac, de   *Bituminis Judaïci, ſalis armoniaci,*
la réſine, dr la la cire & de la térébenthine, aā.   *reſinæ, ceræ, terebinthinæ,* aā. ʒ j. ß.
ʒ j. ß.
Des huiles de ſpica & de maſtic, aā. ʒ j.   *Olei ſpica & maſtichini,* aā. ʒ j.
Du camphre, Ɔ ij.   *Ciphuræ,* Ɔ ij.
Faites-en un emplâtre ſ. a.   *Fiat emplaſtrum ſ. a.*

REMARQUES.

On pulvériſera ſubtilement le bitume Judaïque & le ſel ammoniac ; on coupera les gouſſes d'ail par petits morceaux, on les écraſera bien dans un mortier avec les araignées, on les mêlera avec la cire, la réſine, la térébenthine qu'on aura fait fondre avec l'huile de maſtic, on tiendra le mélange fondu ſur les cendres chaudes pendant cinq ou ſix heures, agitant la matiére de temps en temps, enſuite on la coulera avec une forte expreſſion & l'on y mêlera exactement les poudres & enfin le camphre diſſous dans l'huile d'aſpic pour faire un emplâtre qu'on gardera bien enveloppé, de peur qu'il ne ſe diſſipe une partie de ſa ſubſtance volatile en quoi conſiſte ſa vertu.

Vertus. Il eſt propre pour chaſſer la fiévre intermittente, étant appliqué autour des poignets dans le temps du paroxyſme.

Cet emplâtre agit comme quantité d'autres amulettes ou remédes qu'on applique au cou ou au bras des Fébricitants ; les parties volatiles dont ces ſortes de médicaments ſont remplis peuvent entrer par les pores dans les humeurs & rectifier en diſſolvant les obſtructions qui s'y ſont faites ; mais il ne faut pas croire que ce fébrifuge ſoit immanquable, il faut avoir ſaigné & purgé ſuffiſamment avant que de s'en ſervir.

Emplâtre Mondificatif.	Emplaſtrum Mundificativum.

℞ De la cire iaune, ℔ j.   ℞ *Ceræ flavæ,* ℔ j.
De la réſine & du ſuc de chélidoine tiré par   *Reſina, ſucci chelidonii expreſſi,* aā.
expreſſion, aā. ʒ iv.   ʒ iv.
Des huiles de crapaux & de ſcorpions, aā.   *Oleorum bufonum & ſcorpionum,* aā.
ʒ ij.   ʒ ij.
De la gomme ammoniac, ʒ j. ß.   *Gummi ammoniaci,* ʒ j. ß.
De la térébenthine, ʒ j.   *Terebinthinæ,* ʒ j.
Du ſtorax liquide, Ɔ vj.   *Styracis liquidæ,* Ɔ vj.

                                            De

De l'ariftoloche ronde ,	℥ ß.	*Ariftolochiæ rotundæ,*	℥ ß.
De la myrrhe & de la farcocolle,	ʒ j.	*Myrrhæ, farcocollæ,* aã.	ʒ j.
Faites-en un emplâtre f. a.		*Fiat emplaftrum f. a.*	

REMARQUES.

On pulvérifera enfemble la gomme ammoniac, la myrrhe, la farcocolle; d'une autre part, l'ariftoloche; on mêlera le fuc de chélidoine tiré par expreffion, avec les huiles; on les fera bouillir doucement enfemble jufqu'à confomption du fuc, on mettra fondre dans l'huile qui reftera, la cire, la térébenthine & le ftorax liquide, on coulera la matiére fondue, & l'on y mêlera les poudres pour faire un emplâtre.

Il déterge, il mondifie, il cicatrife les plaies & les ulcères.   Vertus

Emplâtre de Cinnabre.		Emplaftrum è Cinnabari.	
♃ De l'emplâtre de mucilage ,	℥ iij.	♃ *Maſſa emplaftri è mucilaginibus ,*	℥ iij.
De la poix de Bourgogne & du galbanum purifié , aã.	℥ ij. ß.	*Picis Burgundiæ , galbani purificati ,* aã.	℥ ij. ß.
Du cinnabre,	ʒ j. ß.	*Cinnabaris ,*	ʒ j. ß.
De l'onguent Egyptiac ,	℥ ß.	*Unguenti Ægyptiaci ,*	℥ ß.
De l'euphorbe & de l'orpiment, aã.	ʒ ij. ß.	*Euphorbii , auripigmenti ,* aã.	ʒ ij. ß.
Mêlez-les & faites-en un emplâtre f. a.		*Mifce , fiat emplaftrum f. a.*	

REMARQUES.

On pulvérifera l'euphorbe dans un mortier huilé au fond; on broiera enfemble impalpablement fur le porphyre, le cinnabre & l'orpiment, on purifiera le galbanum en le diffolvant dans du vinaigre, coulant la diffolution avec forte expreffion & le faifant épaiffir fur un feu médiocre, jufqu'à confiftance d'emplâtre; on y mêlera l'égyptiac, puis on y mettra fondre la poix de Bourgogne & l'emplâtre de mucilage coupés par petits morceaux, on retirera la matiére de deffus le feu, & quand elle fera à demi-refroidie, l'on y incorporera les poudres pour faire un emplâtre qu'on roulera en magdaléon.

Il eft propre pour ouvrir les chancres vénériens, pour confumer les chairs   Vertus
baveufes, pour déterger les ulcères véroliques.

Cet emplâtre n'aura pas une liaifon exacte à caufe de l'onguent égyptiac; fi l'on veut qu'il en ait une meilleure, il faut en fupprimer cet onguent, & mettre à fa place une dragme & demie de verd-de-gris en poudre, qui aura la même vertu.

Emplâtre d'Euphorbe.		Emplaftrum de Euphorbio.	
♃ De la cire jaune ,	℥ viij.	♃ *Ceræ flavæ,*	℥ viij.
De la poix navale & de la térébenthine, aã.	℥ iv.	*Picis navalis , terebinthinæ,* aã.	℥ iv.
De l'euphorbe,	℥ j.	*Euphorbii,*	℥ j.
Mêlez-les, & faites-en un emplâtre f. a.		*Mifce , fiat emplaftrum f. a.*	

R E M A R Q U E S.

On pulvérifera fubtilement l'euphorbe, on fera fondre enfemble la cire ; la poix noire & la térébenthine, puis quand la matiére fera à demi-refroidie, l'on y mêlera l'euphorbe pour faire un emplâtre qu'on roulera en magdaléons.

Il eft propre pour déterger & manger les chairs baveufes qui fe rencontrent dans les plaies & dans les ulcères.

Emplâtre Santalin.	Emplaftrum Santalinum.
♃ De la réfine, ℥ v. ß.	♃ *Refinæ,* ℥ v. ß.
De la cire jaune, ℥ iv.	*Ceræ novæ,* ℥ iv.
De l'efprit-de-vin & du fantal rouge, aā. ℥ j. ß.	*Spiritûs vini, fantali rubri,* aā. ℥ j. ß.
Du fafran, ʒ ij.	*Croci,* ʒ ij.
De l'oliban, du maftic, de la myrrhe & de l'alun, aā. ℥ j. ß.	*Olibani, maftiches, myrrhæ, aluminis,* aā. ℥ j. ß.
Faites-en un emplâtre f. a.	*Mifce, fiat emplaftrum f. a.*

R E M A R Q U E S.

On pulvérifera enfemble l'oliban, le maftic & la myrrhe ; d'une autre part, le fantal, l'arrofant de temps en temps avec un peu d'efprit-de-vin ; d'une autre part, le fafran, après l'avoir fait fécher très-doucement entre deux papiers ; d'une autre part, l'alun.

On mettra fondre enfemble la réfine & la cire, & quand la matiére fera plus qu'à demi réfroidie, l'on mêlera les poudres & enfin le refte de l'efprit-de-vin, pour faire un emplâtre qu'on roulera en magdaléons.

Vertus. Il eft employé pour fortifier le foie, & pour lever les obftructions.

Si l'emplâtre avoit une confiftance trop dure & trop féche, on pourroit y ajoûter un peu d'huile de rofes Il eft bien difficile de conferver l'efprit-de-vin dans cet emplâtre, car la moindre chaleur eft capable de le faire diffiper. Or, on ne peut le mêler dans la compofition, que pendant qu'elle eft encore un peu molle & chaude.

Emplâtre Carminatif, de Fr. Sylvius.	Emplaftrum Carminans, Fr. Deleboe Sylvii.
♃ Des gommes galbanum, bdellium & ammoniac, aā. ℥ ij.	♃ *Gummi galbani, bdellii, ammoniaci,* aā. ℥ ij.
De la myrrhe rouge & de l'encens mâle, aā. ℥ j.	*Myrrhæ rubræ, thuris mafculi,* aā. ℥ j.
De l'opium de Thébes, ℥ ß.	*Opii Thebaïci,* ℥ ß.
Toutes ces gommes étant diffoutes dans le vinaigre fcillitic, puis épaiffies de nouveau, ajoûtez-y	*Diffolve in aceto fcillitico, iterùmque infpiffatis adde*
De la cire jaune & de la colophone, aā. ℥ j. ß.	*Ceræ citrinæ, colophoniæ,* aā. ℥ j. ß.
Du baume du Pérou & de l'huile des Philofophes, aā. ℥ ß.	*Balfami Peruviani, olei philofophorum,* aā. ℥ ß.
De l'huile de terre, ʒ ij.	*Olei terræ,* ʒ ij.
De carvi diftillée, Ə ij.	*Carvi ftillatitii,* Ə ij.
De la térébenthine de Venife, ce qu'il en faudra.	*Terebinthinæ Venetæ q. f.*
Mêlez-les, & faites-en un emplâtre f. a.	*Mifce, fiat emplaftrum f. a.*

REMARQUES.

On mettra dans une terrine toutes les gommes concaſſées, on verſera deſſus, du vinaigre ſcillitic à la hauteur de quatre doigts, on les laiſſera tremper
cinq ou ſix heures ſur les cendres chaudes, puis on les fera bouillir doucement ſur le feu juſqu'à ce qu'elles ſoient diſſoutes, on coulera la diſſolution par une étamine avec forte expreſſion, on mettra ſur le marc de nouveau vinaigre ſcillitic pour achever de diſſoudre ce qui peut y être reſté de
gomme, on le remettra ſur le feu, & après l'avoir fait bouillir quelques bouillons, on coulera la diſſolution comme auparavant, on mêlera enſemble les
liqueurs coulées, & ſur un petit feu l'on en fera conſumer l'humidité, juſqu'à ce qu'elles ſoient épaiſſies en conſiſtance d'emplâtre, on y mêlera alors
un peu de térébenthine, puis la cire, la colophone, & enfin les huiles & le
baume; ſi l'on n'a point d'huile de terre véritable, on lui ſubſtituera le pétrole ordinaire.

Il chaſſe les vents, il réſout les tumeurs froides, il appaiſe les douleurs de 　　Vertus.
colique, on l'applique ſur le ventre.

La conſiſtance de cet emplâtre étant rendue aſſez molle par les huiles &
par le baume du Pérou qui y entrent, on pourroit ſe paſſer d'y ajoûter de la
térébenthine.

L'huile de terre eſt une eſpéce de pétrole ou une liqueur huileuſe, claire,
tranſparente, d'une odeur forte : elle coule de quelque montagne des Indes,
d'où elle nous eſt apportée ; mais elle eſt rare.

Emplâtre Citrin.		Emplaſtrum Citrinum.	
♃ De la réſine,	℔ j.	♃ *Reſina*,	℔ j.
De la cire jaune,	℔ ß.	*Cera citrinæ*,	℔ ß.
Du ſuif de cerf,	℥ iv.	*Sebi cervini*,	℥ iv.
De la térébenthine,	℥ ij.	*Terebinthinæ*,	℥ ij.
Faites-en un emplâtre ſ. a.		*Fiat emplaſtrum ſ. a.*	

REMARQUES.

On mettra fondre ſur un petit feu toutes les drogues enſemble, & l'on
en fera un emplâtre.

Il eſt propre pour nettoyer & cicatriſer les plaies, il fortifie. 　　Vertus.
Cet emplâtre prend ſon nom de ſa couleur

Emplâtre Verd.		Emplaſtrum Viride.	
♃ De la cire, de la réſine & de la térében-		♃ *Cera, reſina, terebinthinæ*, aā.	
thine, aā.	℥ iv.		℥ iv.
De l'oliban, du maſtic & du verd-de-gris, aā.		*Olibani, maſtiches, viridis æris*, aā.	
	℥ iij.		℥ iij.
Mélez-les, & faites en un emplâtre ſ. a.		*Miſce, fiat emplaſtrum ſ. a.*	

REMARQUES.

On pulvériſera ſubtilement l'oliban, le maſtic & le verd-de-gris, on fera
fondre enſemble la cire, la réſine & la térébenthine, on y mêlera le verdet ;

& quand le matiére fera à demi-refroidie, on y incorporera les autres poudres pour faire un emplâtre qu'on roulera en magdaléons.

Vertus. Il eſt propre pour déterger, & pour conſolider les plaies.

Emplâtre de Pierre calaminaire.	Emplaſtrum Griſeum, *vel* de Lapide Calaminari.

24 De l'huile commune, du ſuif de cerf, & de la litharge d'or préparée, aã.	℥ iv.	24 *Olei communis, ſebi cervini, lithargyri auri præparati, aã.*	℥ iv.
De la cire blanche,	℥ iij.	*Ceræ alba,*	℥ iij.
De la pierre calaminaite,	℥ ij.	*Lapidis calaminaris,*	℥ ij.
De la térébenthine,	℥ j. ß.	*Terebinthina,*	℥ j. ß.
De l'encens,	ʒ x.	*Thuris,*	ʒ x.
De la céruſe,	℥ j.	*Ceruſæ,*	℥ j.
Du maſtic,	ʒ vj.	*Maſtiches,*	ʒ vj.
De la myrrhe,	℥ ß.	*Myrrha,*	℥ ß.
Du camphre,	ʒ iij.	*Caphuræ,*	ʒ iij.
De la tutie préparée,	ʒ ij.	*Tutiæ præparata,*	ʒ ij.
De l'eau commune, ce qu'il en faudra.		*Aqua communis q. ſ.*	
Faites-en un emplâtre ſ. a.		*Fiat emplaſtrum, ſ. a.*	

REMARQUES.

On mêlera dans une baſſine la litharge, la céruſe & la pierre calaminaire réduites en poudre ſubtile avec l'huile, le ſuif de cerf & environ une livre d'eau, on fera cuire le mélange par un feu modéré, l'agitant inceſſamment juſqu'à ce qu'il ait acquis une conſiſtance d'emplâtre, on y mêlera alors l'encens, la myrrhe & le maſtic qu'on aura pulvériſé ſubtilement, on y fera fondre la cire & la térébenthine; puis quand l'emplâtre ſera preſque refroidi, l'on y mêlera la tutie préparée & le camphre diſſous dans un peu d'huile, on le formera en magdaléons.

Vertus. Il deſſéche en abſorbant les ſels acides des plaies, par les matiéres alkalines dont il eſt rempli.

Le Grand Emplâtre Royal, de Méſué.	Emplaſtrum Baſilicum majus, Meſue.

24 De la cire blanche, de la réſine de pin, du ſuif de vache, de la poix noire & de Bourgogne, de la térébenthine, de l'encens & de la myrrhe, aã.	℥ j.	24 *Ceræ albæ, reſinæ pini, ſevi vaccini, picis nigræ & Burgundiæ, terebinthina, thuris, myrrhæ, aã.*	℥ j.
De l'huile commune, ce qu'il en faudra.		*Olei communis q. ſ.*	
Faites-en un emplâtre ſ. a.		*Fiat emplaſtrum ſ. a.*	

REMARQUES.

On pulvériſera ſubtilement la myrrhe, on mettra fondre enſemble toutes les autres drogues avec environ une once d'huile commune, on coulera la matiére fondue & l'on y mêlera la myrrhe pour faire un emplâtre qu'on gardera au beſoin.

Vertus. Il aide à la ſuppuration, il agglutine les plaies & il les guérit.

Cet emplâtre eſt appellé *Baſilicum,* c'eſt-à-dire *Royal,* ou à cauſe de ſes grandes vertus, ou parce que des Rois en ont fait diſtribuer aux Pauvres par charité.

Emplâtre de Quatre-Drogues, ou *Petit Emplâtre Royal, de Galien.*

Emplaſtrum Tetrapharmacum *, ſeu* Baſilicum minus *,* Galeni.

♃ De la poix noire, de la réſine, de la cire & de la graiſſe de vache, aā. ℥ ij.
Mêlez-les, & faites-en un emplâtre ſ. a.

♃ *Picis nigræ, reſina, ceræ, adipis vaccini,* aā ℥ ij.
Miſce, fiat emplaſtrum ſ. a.

R E M A R Q U E S.

On mettra fondre toutes les drogues enſemble, & l'on coulera la matiére fondue pour en ſéparer les impuretés; puis quand elle ſera preſque froide, on la formera en magdaléons; c'eſt l'emplâtre *tetrapharmacum.*

Il eſt propre pour faire ſuppurer les plaies, & pour faire revenir les chairs. Vertu
Le mot de *tetrapharmacum* ſignifie *compoſé de quatre drogues.*

Emplâtre pour conſumer les Carnoſités de l'Uréthre.

Emplaſtrum ad auferendam Carunculam *, ſeu* Carnoſitatem Virgæ.

♃ De l'emplâtre *diachalciteos,* ℔ ß.
Du verd-de-gris, de l'orpiment, de l'alun brûlé & du mercure précipité rouge, aā. ℥ iij.
Mêlez-les, & faites-en un emplâtre ſ. a.

♃ *Maſſa emplaſtri diachalciteos,* ℔ ß.
Viridis æris, auripigmenti, aluminis uſti, mercurii præcipitati rubri, aā. ℥ iij.
Miſce, fiat emplaſtrum ſ. a.

R E M A R Q U E S.

On broiera enſemble ſur le porphyre le verdet, l'orpiment, l'alun brûlé & le précipité rouge juſqu'à ce qu'ils ſoient en poudre impalpable, on mêlera exactement cette poudre dans l'emplâtre *diachalciteos* qu'on aura fait ramollir ſuffiſamment ſur le feu, on mettra de cet emplâtre autour des bougies de cire ou des figures de bougies faites en plomb, pour les pouvoir introduire dans la verge juſqu'à l'endroit de la carnoſité.

Cet emplâtre ronge & conſume par ſa corroſion les carnoſités de la ver- Vertus. ge, ſi l'on veut qu'il ſoit plus ou moins corroſif, on peut augmenter ou diminuer les poudres, quand on a laiſſé quelque temps la bougie dans la verge; on la retire, & l'on en met une de cire enduite de cérat de Galien ou d'onguent roſat, pour adoucir l'âcreté qu'a cauſé le reméde.

Emplâtre de Concombre ſauvage.

Emplaſtrum Sicyonium *, ſeu* Cucumeris Agreſtis.

♃ De la racine de concombre ſauvage, ℥ iij.
Du ſoufre vif & de la ſemence de cumin, aā. ℥ ij.
De l'euphorbe, ℥ j. ß.
De la poix de Bourgogne, ℔ iij. ℥ ij.
De l'onguent *de arthanitâ,* ℥ iij.
Faites-en un emplâtre ſ. a.

♃ *Radicis cucumeris aſinini,* ℥ iij.
Sulphuris vivi, ſeminis cumini, aā. ℥ ij.
Euphorbii, ℥ j. ß.
Picis Burgundiæ, ℔ iij. ℥ ij.
Unguenti de arthanitâ, ℥ iij.
Fiat emplaſtrum ſ. a.

R E M A R Q U E S.

On fera ſécher les racines de concombres ſauvages au Soleil, & on les mettra en poudre avec la semence de cumin ; d'une autre part, on pulvérisera le soufre vif, & d'une autre, part l'euphorbe ; on mêlera ces poudres ensemble, on fera fondre la poix de Bourgogne à petit feu, on la passera par un linge clair pour en séparer l'impureté, l'on y mêlera l'onguent *de arthanitá* & les poudres, pour faire un emplâtre qu'on gardera au besoin.

Vertus. Il purge les sérosités étant appliqué sur le bas-ventre ; il est propre pour l'hydropisie ; mais si l'on l'appliquoit sur l'estomac, il exciteroit peut-être le vomissement.

<table>
<tr><td>

Emplâtre de Suie.

♃ Du savon de Venise,   ℥ iv.
Du beurre nouveau, de la térébenthine &
du levain, aa.   ℥ ij.
De la suie de cheminée,   ℥ j. ß.
Du sel commun,   ℥ j.
Du miel rosat,   ℨ vj.
De la thériaque & du mithridat, aa.   ℥ ß.

Des jaunes d'œufs,   N° iv.
Du safran oriental,   ℨ iij.
Mêlez-les, & faites-en un emplâtre s. a.

</td><td>

Emplastrum de Fuligine.

♃ *Saponis Veneti,*   ℥ iv.
Butyri recentis, terebinthinæ, fermenti, aa.   ℥ ij.
Fuliginis camini,   ℥ j. ß.
Salis communis,   ℥ j.
Mellis rosati,   ℨ vj.
Theriacæ Andromachi, mithridatii, aa.   ℥ ß.

Vitellos ovorum,   N°. iv.
Croci orientalis,   ℨ iij.
Misce, fiat emplastrum s. a.

</td></tr>
</table>

R E M A R Q U E S.

On pulvérisera la suie, le sel & le safran chacun séparément, puis on mêlera les poudres qu'on mettra fondre ensemble, le beurre & le savon coupé par petits morceaux & la térébenthine, on y mêlera hors du feu les poudres, le levain, la thériaque, le mithridat, le miel rosat, & enfin les jaunes d'œufs ; on incorporera le tout ensemble en agitant long-temps la matiére avec un bistortier, & l'on gardera cet emplâtre dans un pot bien bouché

Vertus. Il est fort propre pour pousser à maturité les bubons pestilenciels, l'anthrax, les carboncles, & pour en faire sortir le venin.

Cette composition est plûtôt un cataplasme qu'un emplâtre ; le miel rosat qui est astringent ne m'y paroît pas convenable ; je voudrois mettre à sa place le miel violat, ou du miel commun.

<table>
<tr><td>

Emplâtre Hépatique.

♃ De la cire jaune,   ℔ ß.
De la térébenthine bien claire,   ℥ iv.
Des fleurs de sel ammoniac,   ℥ ij. ß.
Des gommes ammoniac & élémi, des sucs
d'aigremoine & d'absinthe, aa.   ℥ ij.
De la myrrhe,   ℥ j.
Des feuilles d'aigremoine séche & du camphre diffous dans l'huile de succin, aa.   ℥ ß.
Faites-en un emplâtre s. a.

</td><td>

Emplastrum Hepaticum.

♃ *Ceræ flavæ,*   ℔ ß.
Terebinthinæ claræ,   ℥ iv.
Florum salis armoniaci,   ℥ ij. ß.
Gummi ammoniaci, elemi, succorum agrimoniæ & absinthii, aa.   ℥ ij.
Myrrhæ,   ℥ j.
Florum agrimoniæ siccatorum, camphora in oleo succini dissoluta, aa. ℥ ß.
Fiat emplastrum s. a.

</td></tr>
</table>

R E M A R Q U E S.

On fera sécher de l'aigremoine entre deux papiers, & on la réduira en poudre subtile ; d'une autre part, on pulvérisera ensemble la myrrhe & la gomme ammoniac, on tirera les sucs par expreſſion après avoir ſuffiſamment pilé les herbes, on les fera bouillir doucement avec la cire juſqu'à ce qu'ils ſoient conſumés, on mêlera alors dans la cire reſtante la gomme élémi & la térébenthine ; on paſſera le mélange tout chaud par un linge pour en ſéparer les impuretés ; on y incorporera enſuite l'aigremoine en poudre, puis les gommes, les fleurs de ſel ammoniac, & enfin lorſque le mélange ſera preſque refroidi, l'on y mêlera le camphre qu'on aura auparavant diſſous dans un mortier, avec environ une once d'huile de ſuccin pour faire un emplâtre qu'on gardera au beſoin.

Il eſt propre pour ramollir, pour réſoudre, pour lever les obſtructions du foie, de la rate & des autres parties.　　　　*Vertus.*

Emplâtre du Barbier.

24 De la poix noire,	℔ ij.
De la cire,	℔ j.
De la réſine,	℔ ſ.
De la ſemence de fœnugrec & de la racine de chaméléon noir, aā.	℥ iv.
Du cumin,	℥ ij.
De l'huile d'iris, ce qu'il en faudra.	
Faites-en un emplâtre ſ. a.	

Emplaſtrum Tonſoris.

24 *Picis nigræ,*	℔ ij.
Ceræ,	℔ j.
Reſinæ,	℔ ſ.
Seminis fœnugræci, radicis chamæleonis nigri, aā.	℥ iv.
Cuminis	℥ ij.
Olei irini q. ſ.	
Fiat emplaſtrum ſ. a.	

R E M A R Q U E S.

On aura de la racine de chaméléon noir, ou à ſon défaut de celle de bryone, on la mettra ſécher au ſoleil & on la pulvériſera ſubtilement avec le cumin & le fœnugrec, on fera fondre enſemble la poix noire, la cire & la réſine coupées par petits morceaux, avec cinq ou ſix onces d'huile d'iris, on coulera la matiére fondue pour en ſéparer les impuretés, puis on y mêlera les poudres pour faire un emplâtre qu'on formera en magdaléons.

Il eſt réſolutif, on s'en ſert pour la goutte ſciatique, pour l'hydropiſie, pour les rhumatiſmes, pour mûrir les apoſtêmes.　　　　*Vertus.*

Aëtius a rapporté cet emplâtre, qui a été inventé par un Barbier de Bithynie ; mais il n'y demande point d'huile : on a trouvé à propos d'y en ajoûter, parce que l'emplâtre ſeroit trop ſec, ſi l'on n'y en mettoit point.

Emplâtre de Pompholyx.

24 De l'huile de morelle & de la cire blanche, aā.	℔ ij.
De la céruſe, du plomb brûlé & du pompholyx, aā.	℥ ix.
De l'oliban,	℥ iv.
Faites-en un emplâtre ſ. a.	

Emplaſtrum Diapompholygos.

24 *Olei ſolani, ceræ albæ, aā.*	℔ ij.
Ceruſæ, plumbi uſti, pompholygos, aā.	℥ ix.
Olibani,	℥ iv.
Fiat emplaſtrum ſ. a.	

R E M A R Q U E S.

On broiera ſur le porphyre le pompholyx ou tutie, juſqu'à ce qu'il ſoit impalpable, on pulvériſera la céruſe en la frottant ſur un tamis ; on mettra en poudre ſubtile l'oliban dans un mortier de bronze qu'on aura oint au fond de quelques gouttes d'huile, on mêlera dans une baſſine l'huile de ſolanum, la céruse , le plomb brûlé & le pompholyx , on y ajoûtera quatre livres d'eau commune , on fera bouillir le mélange par un feu affez fort l'agitant inceffamment au fond de la baffine avec une efpatule de bois jufqu'à ce que la matiére ait acquis une confiftance d'emplâtre , on y fera fondre alors la cire , & l'on

Vertus. y mêlera l'oliban , pour faire un emplâtre qu'on roulera en magdaléons.

Il deffèche les plaies & les ulcères en rafraîchiffant , il a les mêmes vertus que l'onguent pompholyx ; auffi ne diffère-t-il de cet onguent qu'en confiftance.

Emplâtre des Quatre Gommes.	*Emplaftrum Quatuor Gummi.*
♃ Des gommes ammoniac , fagapénum , galbanum & opopanax , aã. ℔ j.	♃ *Gummi ammoniaci , fagapeni , galbani , opopanacis , aã.* ℔ j.
De la colophone , ℔ ß.	*Colophonia ,* ℔ ß.
Faites-en un emplâtre f. a.	*Fiat emplaftrum f. a.*

R E M A R Q U E S.

On mettra diffoudre les gommes dans du vinaigre fur un petit feu , on paffera la diffolution par une étamine avec forte expreffion , & on la fera épaiffir jufqu'à confiftance folide : on y mêlera la colophone , & l'on fera un emplâtre qu'on gardera pour s'en fervir au befoin.

Vertus. Il eft propre pour ramollir , pour faire fuppurer , pour réfoudre les tumeurs.

Il vaut mieux garder cet emplâtre dans un pot , que de le mettre en rouleaux , parce qu'il s'applatiroit en s'attachant fi fort au papier qui l'envelopperoit , qu'on ne pourroit pas l'en féparer quand on voudroit s'en fervir.

Emplâtre de Guillaume le Serviteur.	*Emplaftrum Guillelmi Servitoris.*
♃ De la poix navale , ℔ ij.	♃ *Picis navalis ,* ℔ ij.
De la réfine , de la colophone & de la cire . aã. ℔ j.	*Refina , colophonia , cera , aã* ℔ j.
De la térébenthine , ℥ viij.	*Terebinthina ,* ℥ viij.
Du gingembre , ℥ j. ß.	*Zingiberis ,* ℥ j. ß.
Des baies de laurier ; du foufre , de la femence d'anis ; de l'abfinthe , du pouliot ; de l'encens , du fafran , du maftic , du girofle , de la cannelle & du creffon , aã. ℥ j.	*Baccarum lauri ; fulphuris , feminis anifi , abfinthii , pulegii , thuris , croci , maftiches , caryophyllorum , cinnamomi , nafturtii , aã.* ℥ j.
Faites-en un emplâtre f. a.	*Fiat emplaftrum f. a.*

R E M A R Q U E S.

On pulvérifera fubtilement enfemble le gingembre , les girofles , l'anis , les baies de laurier , l'abfinthe , le creffon & le pouliot féchés ; d'une autre part , le fafran ; d'une autre part , le maftic & l'encens ; d'une autre part , le foufre ; on mêlera les poudres , on mettra fondre enfemble les poix , la cire , la térébenthine , & l'on mêlera les poudres pour faire un emplâtre qu'on roulera en magdaléons.

Vertus. Il ramollit , il réfout les duretés , il appaife les douleurs , il fortifie les nerfs & les mufcles ; on l'emploie pour les contufions , pour les diflocations , pour les fractures.

Emplâtre

Emplâtre de Centaurée, de Guidon.

℞ De la térébenthine, ℔ j.
De la cire & du miel de centaurée, aā. ℥ iij.
Du lait de femme, ℥ ij.
De la réfine, ℥ j. ß.
De l'encens, de la gomme Arabique & du macis, aā. ℥ j.
Mêlez-les, & faites-en un emplâtre f. a.

Emplaſtrum de Centaurio, Guidonis.

℞ *Terebinthinæ,* ℔ j.
Ceræ, melʾis centaurii, aā. ℥ iij.
Laŝis mulieris, ℥ ij.
Reſinæ, ℥ j. ß.
Thuris, gummi Arabici, maſtiches, aā. ℥ j.
Miſce, fiat emplaſtrum f. a.

<h3 style="text-align:center">R E M A R Q U E S.</h3>

On pulvérifera la gomme Arabique dans un mortier chaud ; d'une autre part, on mettra en poudre enfemble l'encens & le maſtic ; on mêlera les poudres, on mettra dans une baſſine la térébenthine, le miel de centaurée, la cire, la réfine & le lait de femme, on placera la baſſine fur un petit feu pour faire fondre & bouillir enfemble les matiéres jufqu'à confomption de l'humidité aqueufe, enfuite on la coulera ; & quand elle fera à demi-refroidie, l'on y mêlera exactement les poudres pour faire un emplâtre qu'on formera en migdaléons.

On s'en fert pour les plaies de la tête ; il déterge, il deſſèche, & il fortifie.   *Vertus.*

Cet emplâtre ne peut pas avoir une confiſtance fort exact·, à caufe du miel qui y entre.

Emplâtre Styptique, d'Ant. Mynficht.

℞ De la colophone, de la térébenthine & de la cire jaune, aā. ℔ ß.
De la croûte de pain rôtie & macérée dans le vinaigre, ℥ iv.
De l'huile de noix mufcade tirée par expreſſion, ℥ iij.
Du maſtic, du fandarac & de l'oliban, aā. ℥ ij.
De la terre figillée, du bol d'Arménie, de la menthe crépée & de l'abfinthe, aā. ℥ j.
Du calamus odorant & du girofle, aā. ℥ ß.
Des balauftes, des rofes rouges des noix de Cyprès, de l'écorce de grenades, des galles, du fang-dragon, aā. ℥ ij.
Mêlez-les avec une f. q. d'huile de coings, & faites-en un emplâtre f. a.

Emplaſtrum Stypticum, Ant. Mynficht.

℞ *Colophoniæ, terebinthinæ, ceræ citrinæ, aā.* ℔ ß.
Cruſta panis toſtæ & in aceto maceratæ, ℥ iv.
Olei nucis mofchitæ expreſſi, ℥ iij.
Maſtiches, fandaracæ, olibani, aā. ℥ ij.
Terræ figillatæ, boli Armenæ, menthæ crifpæ, abfinthii, aā. ℥ j.
Calami aromatici, caryophyllorum, aā. ℥ ß.
Balauſtiorum, rofarum rubrarum, nucum cupreſſi, corticis granatorum, gallarum, fanguinis draconis, aā. ℥ ij.
Miſce, & cum f. q olei cydoniorum confice emplaſtrum f. a.

<h3 style="text-align:center">R E M A R Q U E S.</h3>

On pulvérifera enfemble fubtilement le maſtic, l'oliban, le fandarac ou vernix, & le fang-dragon ; d'une autre part, on mettra tremper dans du vinaigre environ une heure, de la croûte de pain rôtie, puis on la fera fécher & on la mettra en poudre avec la terre figillée & le bol ; d'une autre part, on pulvérisera ensemble la menthe, l'absinthe séche, le *calamus aromaticus*, les girofles, les roses, les noix de Cyprès, les galles, l'écorce de grenades & les balaustes ; on mêlera les poudres, on mettra fondre ensemble sur un petit feu la cire, la colophone, l'huile de muscades coupées par petits morceaux avec la térébenthine & environ une once d'huile de coings ; on retirera la matiére de dessus le feu, & l'on y mêlera exactement les poudres pour faire un emplâtre.

Vertus. — Il est employé dans la dysenterie & dans les autres cours de ventre, dans le *cholera morbus*; il arrête le vomissement, il fortifie l'estomac étant appliqué dessus, & sur le ventre inférieur.

Cet emplâtre n'est pas de bonne consistance, parce qu'il y entre trop de poudres à proportion des ingrédients emplastiques ; je voudrois doubler la quantité de la cire, pour lui donner plus de corps.

Emplâtre de Sang Humain.	Emplastrum de Sanguine Humano.
♃ De l'huile de mille-pertuis, ℔ j. De la litharge d'or préparée, & du vinaigre très-fort, aã. ℔ ß. De la cire jaune, de la térébenthine bien claire, de l'axonge humaine & du sang humain, aã. ℥ ij. De la limaille de cuivre, du verdet, du vitriol de Cypre & du sel de persicaire, aã. ℥ ß. Faites-en un emplâtre f. a.	♃ Olei hyperici, ℔ j. Lithargyri auri præparati, aceti vini acerrimi, aã. ℔ ß. Cera flava, terebinthina clara, axungia humanæ, sanguinis humani, aã. ℥ ij. Limatura æris, æruginis, vitrioli Cyprini, salis persicariæ, aã. ℥ ß. Fiat emplastrum f. a.

R E M A R Q U E S.

On pulvérisera subtilement la limaille de cuivre ; d'une autre part, le vitriol de Cypre, le verd-de-gris & le sel de persicaire on aura du sang d'un jeune homme sain, on le fera dessécher au Soleil, puis on le mettra en poudre subtile, pour en avoir deux onces qu'on mêlera avec les autres poudres, on mettra dans une bassine la litharge préparée, l'huile de millepertuis, le vinaigre ; on les fera cuire ensemble sur un feu médiocre, remuant la matiére avec une espatule de bois jusqu'à ce qu'elle ait pris la consistance d'un emplâtre, on y mettra fondre alors, la retirant de dessus le feu, la cire, la térébenthine & l'axonge humaine, puis on y mêlera exactement les poudres, pour faire un emplâtre qu'on roulera en magdaléons pour s'en servir au besoin.

Vertus. — Il est détersif, desiccatif, vulneraire, fortifiant, résolutif; il est propre pour les vieux ulcères, pour faire dissiper les tumeurs, pour les contusions.

J'ai tiré cette description de la Pharmacopée de Lille ; il étoit peu nécessaire d'y employer de la limaille de cuivre puisqu'il y entre du verd de-gris ; il ne falloit qu'augmenter la dose de ce dernier.

Le sel de persicaire se prépare comme le sel de chardon-bénit, dont on verra la description dans mon *Traité de Chymie*.

Emplâtre pour les Ganglions, *de M. Charas.*	Emplastrum ad Ganglia, M. Charas.
♃ Des gommes ammoniac, galbanum, opopanax & sagapenum dissoutes dans le vinaigre, coulées & épaissies, & de la myrrhe choisie pul-	♃ Gummi ammoniaci, galbani, opopanacis, sagapeni aceto solutorum, colatorum & ipissatorum, myrrhæ electæ sub-

vérifiée , aā.	℥ iij.	*tiliter pulverata aā.*	℥ iij.
De l'huile de laurier & de l'esprit-de-vin, aā. ℥ j.		*Olei laurini, spiritûs vini, aā.*	℥ j.
Du soufre vif, du vitriol romain & du sel ammoniac, aā.	℥ ß.	*Sulphuris vivi, vitrioli Romani, salis armoniaci, aā.*	℥ ß.
De l'euphorbe,	ʒij.	*Euphorbii,*	ʒ ij.
Faites-en un emplâtre s. a.		*Fiat ex arte emplastrum.*	

R E M A R Q U E S.

On dissoudra ensemble dans le vinaigre , les gommes ammoniac , galbanum , opopanax & sagapénum , on coulera la dissolution avec forte expression , & l'on en fera évaporer l'humidité jusqu'à ce qu'elle soit réduite en consistance d'emplâtre , cependant on pulvérisera ensemble la myrrhe & l'euphorbe ; d'une autre part , le soufre vif ; d'une autre part , le vitriol Romain & le sel ammoniac , on mêlera les poudres , on incorporera dans les gommes purifiées & liquefiées par un peu de feu , l'huile de laurier , ensuite les poudres , & enfin l'esprit-de-vin , on agitera long-temps le mélange , & l'emplâtre sera fait.

Il est pénétrant, atténuant, amollissant, résolutif, propre pour les scrophules, pour les loupes, pour les skirrhes ou duretés du foie, de la rate, pour les écrouelles. Vertus.

L'esprit-de-vin qu'on emploie dans cette composition n'y communique pas beaucoup de sa vertu, car la chaleur de l'emplâtre, si douce qu'elle puisse être, quand on fait le mélange, dissipe le plus subtil de cet esprit.

On ne doit point former cet emplâtre en magdaléons, il s'applatiroit trop, à cause de la grande quantité de gommes qui le composent, & il s'attacheroit si fort au papier qui l'envelopperoit, qu'on ne pourroit l'en séparer; il vaut mieux le garder dans un pot.

Si l'on n'a point de vitriol Romain, on peut fort bien lui substituer le vitriol d'Angleterre, qui a la même qualité.

F I N.

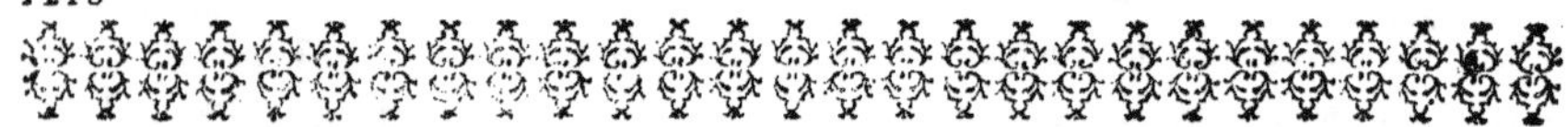

TABLE FRANÇOISE
DES MATIERES.

A BSINTHE,   167
Abfinthe préparée en guife de thé,   *ibid.*
Acacias noftras, fa préparation,   124
Acerbe, faveur,   10
Acetable, mefure des Anciens,   10. 60
Ægyptiac, *Voy.* Onguent Egyptiac.
Æréole, poids des Anciens,   10. 58
Æthiops minéral, c'eft une préparation de mercure,   10
Aggrégatives. *Voy.* Pilules aggrégatives ou polychreftes,   10. & 511
Aigre, terme de Fondeurs,   11
de miel, ou vinaigre philofophique,   10
Aile biere d'Angleterre,   150
Aimant Arfénical,   36. 1197
Al, particule Arabe,   11
Alchymie, c'eft la partie de Chymie qui traite de la tranfmutation des métaux,   *ibid.*
Alembic, vaiffeau diftillatoire,   *ibid.*
Aléphangines, 11. 548. *Voy.* Pilules aléphangines.
Alexipharmaques, remedes propres à réfifter à la malignité des humeurs,   11
Alexitaire, remédes employés contre la morfure des bêtes venimeufes,   *ibid.*
Alhandal, coloquinte, ibid. *V.* Trochifques alhandal,   425
Aliment, vient d'*ali a ab alere*, nourrir,   11
Alipta mofchata, mélange mufqué, 11. *V.* dans les Trochifques,   459
Alkaeft, diffolvant univerfel,   11
Alkali, foude ou fel du Kali,   *ibid.*
Alkermes *V.* Confection alkermes,   704
Alkool, eft un efprit très-fubtil,   11
Alphenic, penide, ou fucre tors,   12. 654
Audels, pots pour les fublimations,   12
Alterants, remédes qui préparent les humeurs pour la coction,   12
Alumineufe. *V.* Eau alumineufe,   935
Alun brûlé,   935
calciné,   1086. *ibid.*
de plume : fa préparation,   133
Amalgame, eft un mélange du vif-argent, avec un autre métal fondu,   12
Amandés & orgeats,   12, 79
Amphibie, eft tout animal qui vit dans l'eau & fur la terre,   12

Amphore, mefure des Anciens,   12. 60
Amulettes, font remédes qu'on porte pour guérir la fiévre ou pour réfifter au venin,   11. 12
Analyfe, eft une diffolution ou féparation des principes qui compofent un mixte,   12
Anodyns, font des remédes adouciffants & propres à calmer les humeurs,   12
Antiapoplectiques, remédes contre l'apoplexie,   *ibid.*
Antiafthmatiques, remédes propres pour l'afthme,   *ibid.*
Antidote, reméde contre les venins,   *ibid.*
contre la pefte,   713
contre la pefte, réformé,   714
de Cortefius,   701
de Matthiole,   *ibid.*
de Matth. réformé,   703
dit Orvietan,   690
fans pareil, d'Actuarius,   678
Antidyfentériques, remédes contre la dyfenterie,   12
Antiépileptiques, contre l'épilepfie,   *ibid.*
Antihectiques, contre la fiévre hectique,   *ibid.*
Antihydropiques, contre l'hydropifie,   13
Antihypocondriaques, contre le mal hypocondriaque,   *ibid.*
Antimélancoliques, contre la mélancolie, *ibid.*
Antimoine diagrédié,   13. 332
Antimoine purifié ou verre d'antimoine,   58
   237
— Comment l'antimoine fait vomir, 147 &
Antinéphrétiques, contre la gravelle ou la néphrétique,   13
Antipodagriques, contre la goutte,   *ibid.*
Antipyrétiques, reméde contre la brûlure, *ibid.*
Antifcorbutiques, reméde pour le fcorbut, *ibid.*
Antifpafmatiques, contre les convulfions, *ibid.*
Apéritifs, remédes propres pour lever les obftructions,   13
Apophlegmatifmes, mafticatoires,   13 & 86
Apozemes, ou décoctions,   13 & 72
altérant & apéritif,   72
céphalique purgatif,   74
ou bouillon amer,   72
ou bouillon amer fait au bain-marie,   73
ou bouillon rouge,   73

Aquila alba, c'est le fublimé doux, 14
Arbre de Diane, eft un mélange d'argent, de mercure & d'efprit de nitre, ibid.
Arcane corallin, c'eft un précipité rouge ordinaire, ibid.
— double, ou fel des deux, eft un fel blanc tiré du vitriol & du falpêtre, ibid.
Aregon, eft un onguent réfolutif, 14 & 1089.
Aromats, entrent dans la matière des peffaires, 94
Aromats mis dans la matrice, ibid.
— Comment ils agiffent, ibid.
Aromatifation du cotignac, 140
— du ratafia, 154
Arriére-faix, fa préparation, 125
Aruni, préparation de fes racines, 123 & 344
Arthritiques, remédes pour les maladies des jointures, 14
Afthmatiques, remédes contre l'afthme, 14
Aftringents, remédes qui refferrent & fortifient, 3. 4. 14
Aftaieret (Pilules) 14
Affarius, poids des Anciens, 14. 59
Aflation, eft une coction féche, ibid.
Athanafie, eft une efpéce d'opiat, 14 & 692
Athanor, fourneau philofophique, 14
Atténuants, ce font des remédes qui pénétrent, raréfient & fubtilifent les humeurs, 15
Aureus, poids des Anciens, 15 & 58
Auftère, faveur acre, ibid.
Aimant arfénical, 36. 1197.

B

Baie, petit fruit rond, 15
Baies de laurier, leur préparation, 406
Bain-marie, 15
Bain de fumier de cheval, ibid.
Bain de vapeur, ibid.
Bales ou pilules de régule d'antimoine, 585
Balon, grand récipient de verre ou de grès, 15
Barre de fer pour les preffes, 57
Bafilic, onguent fuppuratif, 16 & 1068
Baume, ce que c'eft, 16
Baumes & leur divifion, 1017
Baume admirable de du Renou, 1054
— anodyn, 1013
— anodyn, ou appaife douleurs, de Bateus, 1051
— antipodagrique, ou contre la goutte, de Ph. Muller, 1053
— apopléctique, 1020. 1057
— apopléctique réformé, 1021
— apopléctique d'Ettmuler, ibid.
— aromatique, de Mynficht, 1022
— bezoardique, 1027
— bézoardique ou cordial d'Angelus Sala, ibid.
— blanc artificiel, 1035
— blanc de Leon-Fioraventi, Médecin de Bologne, 1035

Baume céphalique d'Italie, 1056
— céphalique d'Angelus Sala, ibid.
— contre a convulfion, de Mynficht, 1036.
— contre la goutte, de Muller, 1053
— contre la picquûre des nerfs, 1042.
— cordial d'Angelus Sala, 1027
— cordial de Sennert, 1025
— d'abfinthe ou ftomachique, de Mynficht, 1023
— d'angélique de Sennert, 1024
— d'angélique de Sennert, réformé, ibid.
— d'Apparit, 1023
— d'Arcæus, 1023
— de balfamine, 1041
— de Chrift de Paracelfe, 1032
— de Chrift de Paracelfe, réformé, ibid.
— de civette, de Mynficht, 1055
— d'Efpagne, 1040
— de la Franboifiere, pour la piquûre des nerfs, 1042.
— de Guidon, 1029
— de Heurnius, 1042
— d'Houllier, 1038
— de Jacques Pinto, 1044
— de Jof. Balfame, Chevalier de Sainte-Croix, 1033
— d'Italie, 1056
— de Lucatel, 1049
— de Mademoifelle Feuillet, 1029
— de mumie de Laz. Riviere, 1053
— des Médecins de Florence, 1039
— de Palme, 1061
— de Saturne, 1048
— de Saturne camphré, 1049
— de Soliman, 1026
— de foufre anifé, 1046
— de foufre benjoiné, 1047
— de foufre compofé, 1047
— de foufre d'antimoine ou ftibiale de l'Auteur, ibid.
— de foufre de Ruland, 1045
— de foufre de Ruland, réformé, 1046
— de foufre fimple ou térébenthiné, 1045
— de foufre fucciné, 1047
— de fuccin, 1059
— de fympathie, de Bateus, 1052
— du Chevalier de Saint-Victor, 1025
— du Commandeur de Permes, 1026
— Hemifien, 1060
— hypnotique, de Mynficht, 1028
— hyftérique, de Penicher, 1057
— magiftral, de Bateus, 1058
— néphrétique, 1061
— nerval, 1018
— ou beurre de fuccin, de Bateus, 1059
— ou huile bénite, d'Apparit, 1023
— ou huile tranquille de l'Abbé Rouffeau, 1019
— ou d'onguent de fympathie, de Bateus, 1052

Baume paralytique de Bateus, 1058
    paralytique de Mynsicht, 1038
    polychreste, 1017
    polychreste de Lemort, 1019
    pour arrêter le sang, 1018
    pour faciliter la sortie des dents aux enfans, 1040
    pour les maux d'épine, de Bateus, 1019
    samaritain, 1031
    sarcotique, 1018
    stomachique, de Mynsicht, 1023
    styptique, de Mynsicht, 1041
    tranquille, de l'Abbé Rousseau, 1049
    vénérien, de Mynsicht, 1043
    verd de Metz, 1029
    uterin de galbanum de Sennert, 1037
    autre baume uterin, 1037
    vulgaire, 1028
    vulneraire de Fallope, 1030
    vulneraire de Mindererus, 1031
Béchiques, ce sont des remédes qui calment la toux, & qui adoucissent les âcretés de la poitrine, 16
Bénédicte laxative, c'est un électuaire purgatif, ibid. & 790
Bénédicte laxative, réformée, 791
Bes ou bessis, poids des Ancien, 16 & 59
Bétoine; moyen de tirer son suc, & de le dépurer, 266
Beurre d'antimoine lunaire, 16
    ou huile glaciale d'antimoine, ibid.
    d'arsenic, ibid.
    de cire, ibid.
    d'étain ou de Jupiter, ibid.
    de Mai. Voy. Onguent de beurre, réformé, 1100. 1101
    de Saturne, 16. 1066
    de succin, de Bateus, 1059
Bezoard animal, est le foie & le cœur de la vipere pulvérisés, 16. 128. 356.
    minéral, est une préparation d'antimoine sudorifique, 16
Biberons, 57
Bicongius, mesure des Anciens, 16 & 60
Biere d'Angleterre, appellée aile, 149 & 150
Bistortier, rouleau de bois, 16 & 56
Blanchet, morceau de drap, 41. 57
Blanc raisin ou onguent de céruse, 11. 1065
Bochet ou bouchet, 16. 66
Boetes de plomb, leur usage, 55
Bol: terre argilleuse; sa préparation, 118
    est aussi un mélange de drogues médicinales, réduites en petits morceaux longuets qu'on enveloppe de pain à chanter mouillé, & qu'on fait avaler sans macher, 16. 84
    purgatif ou apéritif contre la gonorrhée, 85
Bouillon amer, 72
    rouge, 73
Bouquain, c'est du sang de bouc préparé, 16

Bouteille de verre, 55
Boutiques d'Apothicaire, 40
Brassée, 30
Bryone: préparation de ses fécules, 123

C

CACHECTIQUES, remédes apéritifs pour lever les obstructions, 16
Cachou: sa préparation, 131
Cadavres desséchés par la chaux, 359
    desséchés par le soleil, ibid.
    dess chés par les sables de la Libye, ibid.
Cadus ou ceranium, mesure, 17. 18. 60
Caillé de lièvre, ce que c'est, 338
Cailloux: leur préparation, 132. 361
Calcination, ce que c'est, 17 & 313. & 314
    calcination de l'alun, 935. 1086
Eau ou phlegme d'alun, & des sels minéraux, 935
Calcination de la corne de cerf, 128
    de la taupe, 1197
    de l'éponge, 130
    de l'os de cuisse de bœuf, 1086
    des limas, 368
    du poil de lièvre, 130
    du vitriol de Cypre, 340
Calmant de Nic. Myrepsus, 678
Capillaires (les cinq) plantes pectorales, 6
Carats, poids d'or ou de perles, 17
Cardiaques, remédes cordiaux & fortifians, ibid.
Grand Cardiaque de Bateus, la fleur des cordiaux, 922
Carminatifs, remédes sulphureux & dissipans les humeurs, 17
Carminatives, (les fleurs) 6
Carrelet, instrument de bois, 17
Caryocostin, électuaire purgatif, 17. 803
Casse avec miel pour les clystères, 772
    avec manne, ibid.
    avec sucre, ibid.
Cassolette, ce que c'est, 106
Cataplasmes, remédes qu'on applique sur les parties malades, 17 & 114
    anodyn & résolutif, ibid.
    apoplectique, de Bateus, 116
    de baies de laurier, 1179
    de crotes de chien, du même, 115
    de croûte de pain, 1142
    de nid d'hirondelles, 115
    de Vigo, pour la commotion du cerveau, 1136 & 1137
    émollient & digestif, 114
Cathartiques, remédes purgatifs, 17
Cathérétiques, pour consumer les chairs baveuses, 18
Catholicon, purgatif universel, ibid.
    double de rhubarbe, 760
    double réformé, 762

Catholicon de la Framboifiere, 762
    de la Framboifiere, réformé, 763
    de Quercétan, 764
    de Quercétan, réformé, 765
    fimple, de Fernel, 758
    fimple, réformé, 760
    pour les clyftères de Verny, 465
    pour les clyftères, réformé, 466
    pour clyftères des chevaux, ibid.
Cauftiques ou cauteres, remédes brûlants, 18
Cauftique perpétuel, c'eft la pierre infernale, 35
Cautere ; ce que c'eft, 45
    potentiel ; c'eft la pierre à cautere, ibid.
Cement Royal, c'eft la purification de l'or, 18
Cementation, c'eft la maniére de purifier l'or, ib.
Cendre de verre ou de kali, 389
Céphaliques, remédes pour les maladies de la
  la tête, 18
Ceramium, mefure des Anciens, 17 & 60
Ceration, é.oit un poids des Anciens, 18. 58
Cérat ; ce que c'eft, 18 & 1062
    de diapalme diffout, 1148
    aftringent, 1136
    barbarum, de Galien, 1138
    blanc cuit, 1133
    blanc rafraichiffant, 1129
    capital, 1035
    d'Alexandre, de Mefué, 1143
    d'ammoniac, de Foreftus, 1132
    d'Andromaque, 1144
    de bétoine, 1134
    de cinq drogues, de Mefué, 1143
    de croûte de pain de Montagnana, 1142
    de Ctéfiphon, 1135
    de Ctéfiphon, réformé, 1136
    défenfif, 1142
    diabotanum avec mercure, 1145
    de diapalme, 1148
    de dictame ou facré de Galien. 1140
    d'euphorbe, de Galien, 1144
    de galbanum, ou matrical, 1133
    de litharge, de Galien, 1142
    de minium, 1139
    de mucilages, 1141
    de Nureniberg, pour les hernies, 1141
    d'œfype, de Galien, 1132
    de pierre à feu, de Galien, 1139
    de poivre, de Galien, 1138
    de pyrite, 1139
    de foufre, 1134
    de Vigo, grand & petit pour la commo-
    tion du cerveau, 1136 & 1137
    de vipere, 1145
    des cinq drogues, de Mefué, 1143
    matrical ou de galbanum, 1133
    polychrefte, 1131
    facré de Galien ou de dictame, 1140
    fantalin, 1130
    ftomachique, de Mefué, 1131

Cervoife ou biére purgative, de Sydenham, 149
Ceroine, ou ciroéne, emplâtre, 18. 1169
Cérufe : fa préparation, 118
    d'antimoine, font les fleurs d'Antimoi-
    ne fixes, 18
Chœnix, mefure des Anciens, ibid. & 60.
Chalcus, poids des Anciens, 10. 18. 58
Chapeau de rofes, 18. 831
Chapiteau, c'eft le haut d'un alambic, 17
    aveugle, alambic, ibid.
Chardon bénit, dépuration de fon fuc, 285
Chauffe d'Hippocrate, 37, 57
Chaux d'antimoine, 17
    d'or, ibid.
    d'étain, ibid.
    d'argent, ibid.
    de mercure, ibid.
    de Saturne, ibid.
    de Vénus, ibid.
    de Soleil, ibid.
    de Jupiter, ibid.
    de cuivre, ibid.
    de Lune, ibid.
Cheme, mefure des Anciens, 18. 60
Chevrettes, vafes de faïance, 18. 54
Chift, eft un fextier, 18. 60
Chœnix, 18. 60
Choix ou élection des drogues fimples, 6
Cholagogues, remédes purgatifs, 4. 18
Chopine, mefure connue, 18. 59
Chus, mefure des Anciens, 19. 60
Chymie, traite de l'analyfe des mixtes, 19
Cinération, eft réduire un mixte en cendres, ib.
Cinnabre artificiel ou factice, ibid.
    d'antimoine, ibid.
Cinq capillaires, 6
    fragmens précieux, 6
    racines apéritives, 6
Circulation : ce que c'eft, 19
Ciroéne, emplâtre réfolutif, 18. 1169
Faux ciroéne, 1159
Clarification, purifier une liqueur, 19
Climat doit être obfervé dans le choix des dro-
    gues, 6
Cliffus, efpéce d'extrait ou teinture, 19
Cloportes : leur préparation, 126
Clyfmatiques, remédes pour les lavemens, 19
Clyftère ou clifmus, lavement, ibid. & 89
    carminatif & laxatif, 90
    contre la douleur néphrétique, 92
    déterfif, 91
    émollient & laxatif, 90
    hyftérique & laxatif, 91
Coagulation : ce que c'eft, 19
Cochées, pilules purgatives, 19. 482
Cochléaria, dépuration de fon fuc, 283
Coction, eft quand on fait cuire ou bouillir les
    drogues, 8
    de la térébenthine, 123

Cohobation, est une distillation, 19
Coing ; dépuration de son suc, 244
Colature, est séparer une liqueur de ses impuretés, ibid.
Collyres : ce sont des remédes pour les maladies des yeux, 19 109
    blanc, 450
    bleu, 112
    citrins, 465
    de le Brun, 110
    de Charas, i id.
    de Damantius, 113
    de Lanfranc, 112
    détersif, 110
    ou Eau ophthalmique de M. Daquin, 111
    ou Eau opthalmique de Madame Fouquet, 112
    pour préserver les yeux de la petite vérole, 111
    rafraîchissant, 109
    sec, 53. 113
Collytiques, rémédes agglutinans, 19
Coloration, c'est embellir ou donner couleur aux drogues qu'on prépare, ibid.
Concrétion, est un épaississement ou coagulation d'une matiére fluide, ibid.
Condits ou confitures faites au sucre, 161
    En quoi ils diffèrent des conserves, 164
Confection : c'est faire ou perfectionner ; électuaire ou tablettes, 20. 676
    alkermes, 704
    d'althœa ou de guimauve simple, 696
        alkermes, 704
        réformée, 710
        alkermes sans odeur, 709
        de kermès pour les chevaux, 710
        anacardine, 719
        anacardine, réformée, ibid.
        céphalique, de Mynsicht, 724
        cordiale contre la mélancolie, 750
        cordiale réformée, ibid.
        contre les vers, 717
        d'acorus, de Mesué, 721
        d'Archigenes, 700
        d'hyacinthe, 711
        d'hyacinthe sans odeur, ibid.
        d'hyacinthe, réformée, 712
        de gingembre des Indes, 735
        ou limonnade d'émeraude, 737
Grande Confection Hamech, 773
Grande Confection Hamech, réformée, 775
Petite Confection Hamech, 776
Petite Confection Hamech, réformée, 777
Confection micleta, ou pour le flux de sang, 721
    narcotique, de Mynsicht, 699
    d'opium, du même, 698
    papale, 20. 729
    de puissance, 723

Confection de sassafras, 721
    de sassafras réformé, ibid.
    de storax, de Mesué, 694
    de vie, d'Arn. de Villeneuve, 723
    précieuse, de Mynsicht, 736
    styptique, de Mynsicht, 740
    thériacale, 720
    universelle, 20. 760
Congélation, est une consistance que le froid donne aux liqueurs, 20
Congius, mesure des Anciens, 20. 60
Conquassation, piler un un corps dur, 20
Conserves, condits ou confitures, 164
Différence des condits & des conserves, ibid.
Conserve d'ache solide, 170
    d'alleluya, 635
    de violettes, 164
    de fleurs d'althæa, 165
    de bourrache, ibid.
    de buglose, ibid.
    de chicorée, ibid.
    de coquelicot, ibid.
    de lys blancs, ibid.
    de mauves, ibid.
    de nymphæa, ibid.
    de pivoine, ibid.
    de fleurs de pas d'âne, 167
    de bétoine, ibid.
    de genêt, ibid.
    d'hyssope, ibid.
    de muguet, ibid.
    d'œillet, ibid.
    de pêcher, ibid.
    de pied de-chat, 168
    de primevere, 167
    de romarin, ibid.
    de rossolis, ibid.
    de sauge, ibid.
    de scabieuse, ibid.
    de souci, ibid.
    de tilleul, ibid.
    des sommités d'absinthe, 168
    des capillaires nouvelles, 168
    de feuilles d'alleluya, ibid.
    de cochléaria, ibid.
    d'euphraise, ibid.
    de fumeterre, ibid.
    de marjolaine, ibid.
    de lierre terrestre, ibid.
    de menthe, ibid.
    de baies de geniévre, 171.
    de marrube blanc, 168
    de mélisse, ibid.
    de rue, ibid.
    de scordium, ibid.
    de tamaris, ibid.
    de roses molle, 165.
    de roses solide, 167
    de roses pâles & muscates 166

Conserve

Conferve de rofes, 652
   des fruits de cynorrhodon, 170
   des racines d'aunée, 169
   des racines d'althæa, 169
   des racines de grande confoude , ibid.
   d'œillet vitriolée , 804
Conftellation chaude, ou chema , 18
Corail : fa préparation, 117
Cordiales : (fleurs) 6
Coriandre : fa préparation, 124
Cornachine (poudre) 20. 332
Corne de cerf calcinée, 128
   de cerf préparée philofophiquement, 129
Corpufcules ignées , ou petits corps de feu ; ce que c'eft, 20
Correctifs de la racine d'éfule , 124
   du féné employés par les Anciens , 70
Correction : ce que c'eft. 20
   de l'agaric, 427
Autre Correction de l'agaric , ibid.
Corrodants ou corrofifs : ce font des remédes âcres & rongeants , 20
Cofmétiques, drogues qui fervent à l'embelliffement de la peau, ibid.
Côtes de laitue confites , 163
   d'épine jaune, ibid.
   de bardane, ibid.
   d'angélique. ibid.
Cotignac, ou gelée de coings, 139
   laxatif, 140
   & fon aromatifation , ibid.
   purgatif, 814
Cotyle, méfure des Anciens, 20. 60.
Couleur doit être confidérée dans l'élection des drogues , 7
Coupelle, 18. Voy. dans mon Cours de Chymie.
Crâne humain : fa préparation, 128
Craie : fa préparation , 118
Crapauds , leur préparation , 126
Creveure, crever, eft l'amolliffement d'un fruit ou d'une femence, 20
Creufet, vaiffeau à calcinations, ibid.
Cribration, cribler, eft paffer une poudre par un tamis , 20
Cruches fervant aux infufions, 55
Cryftal : fa préparation , 132
Cryftallifaton, c'eft réduire en cryftaux, 20
Cryftaux de Lune, 52
Cucufes, ou demi-cucufes, bonnets , 105. 21
Cucurbite, vaiffeau de verre ou de terre , 21
Cuiller, mefure, 59
Cuilleres couvertes, 57
Cuine, efpéce de cornue, 21
Culeus, mefure des Anciens, 21. 60
Cumin : préparation de fes graines, 124
Cydoniat , 120
Cyathus, mefure des Anciens, 21. 59. 60 ibid.
Cyphi , parfum fortifiant, ibid. & 438

Tome II.

D

DAMAS (eau de) 21
   Danich, poids, 21. 58
Décantation ou Décupellation, eft verfer doucement par inclination une liqueur qui furnage les matiéres , 21
Décoction , eft une élixation de médicaments dans quelque liqueur, ibid.
   Comment elle fe fait, 61
   Modele d'une décoction, ibid.
   amére, 64
   amére purgative, ibid.
   antifcorbutique, 65
   blanche , de Sydenham ; 64
   céphalique, 62
   commune avec des feuilles de féné, 65
   commune , d'un clyftere émollient, 66
   cordiale, 62
   déterfive pour les clyfteres , 67
   pectorale, ou ftomachique , 63
   autre pectorale, ibid.
   fudorifique préfervative , 66
Décrépitation, eft un bruit ou pétillement que fait le fel commun & autres femblables drogues, quand on les calcine , 21
Défaillance, eft la réfolution de quelque fel en liqueur, ibid.
Défenfifs , font des remédes aftrigents, ibid.
Définition & objet de la Pharmacie , 1
Défrutum , vin cuit , 21. 137.
Degrés du feu, 31
Déliquium , 21
Demi-bain , 29
   cucufes , 105
   fextier , mefure, 59
Denier, poids, 21. 58
Dentifriques , font des remédes pour les dents , 5. 21. 22 & 116
Départ ou linquart , 22
   (eau de) 938
Dépilatoires, 1105. 22
Dépuration des fucs, 25. 135. 703
—— Caufe de la congélation des fucs , 139
—— Moyen de les conferver, 135
Dépuration du fuc de grenades, 243
Defficcatif rouge, 22. Voy. aux Onguents, 1067
Defpumation, eft quand on écume une liqueur qui bout fur le feu, 22
Déterfifs, remédes propres à nettoyer & pénétrer les humeurs , 22 30
Détonation, eft un bruit qui fe fait par pétillement des matiéres qu'on pouffe fur le feu , ibid.
Détremper l'acier, 22

De Vigo, est un emplâtre résolutif. *Voy.* Emplâtre de Vigo avec Mercure, *ibid.* & 1176
Deunx, poids des Anciens, 22. 59
Dextans, poids des Anciens, 22. 59
Diabotanum, emplâtre résolutif, 23
Diabryonias, électuaire céphalique, *ibid.* & 815
Diacameron, contre la maladie, 349
Diacarthami, tablettes purgatives, *ibid.* 635 & 637.
Diacassia, électuaire purgatif, *ibid.* & 772.
Diachalciteos, emplâtre de diapalme, *ibid.* 1146
Diachylon, 23 1149
Diachylon avec l'iris, 1150
    anodyn, 1150
    grand emplâtre, 1151
    gommé, 1152
    simple ou blanc, 1149
    noir, 1149
Diacinnamomi poudre cordiale, 23. 419.
Diacode des Anciens est l'extrait des têtes de pavot, & le tapa, 23. 254
    des Modernes, est le syrop de pavot blanc, 23. 254
    simple, de Galien, 677
    composé, de Mesué, *ibid.*
Diacolocynthidos, confection Hamech, 23. 773
Diacorum, électuaire céphalique, 23. 722
Diagrède, est de la scammonée, 23. 120
    glycirrhisé, 121
    rosat, 427 428
Diamargaritum, poudre cordiale fortifiante, 24. 381. & 382
    simple, est un sucre rosat perlé,
Diambra, poudre cordiale, 22
Diamorum simple, 24. *Voy.* Rob de mûres, 138
    composé, 24
Dianisi, poudre digestive, 22.
Dianthos, poudre céphalique, *ibid.*
Diapalme, emplâtre desiccatif, 25. 1148
    dissous, *ibid.*
Diaphœnic, électuaire, 25. 788
Diaphorétiques, remèdes sudorifiques, 4. 25
    minéral, c'est l'antimoine diaphorétique, 25. *Voy.* mon Traité de l'Antimoine.
    solaire, 25. c'est le stomachique de Poterius. *Voyez* le même Traité
Diapompholygos, onguent desiccatif, 725. 1066
Diaprun simple, 25. 778
    solutif, ou composé, 25 779
    de Sylvius de le Boë, 780
Diarrhodon *albatis*, poudre cordiale, 25. 379
    pilules purgatives, 25 380
    trochisques stomachiques, 25. 442
Diascordium, opiat somnifère, 26 & 695
    réformé, 696
Diasenna, poudre purgative, 26. 314

Diasulphuris, tablettes antiasthmatiques, 26. 658
Diatessaron, composition de quatre drogues, 26
Diachamaron, poudre stomachale, *ibid.* & 349.
Diatragacanthi, poudre pectorale, *ibid.* 393. 394. 395
Diaturpethi, tablettes purgatives *ibid.* & 637
Différence des huiles d'amandes douces & amères, 977
    des condits & des conserves, 164
Digestif, est un onguent suppuratif, 27
Digestion, espèce de fermentation, 8
Dispensaire, ou Pharmacopée, 42
Dispensation, est un arrangement de drogues, 27
Dissolution, c'est fondre un mixte dans quelque liqueur par une chaleur modérée, *ibid.*
Distillation, est une raréfaction & exaltation des parties aqueuses d'un mixte, réduites en vapeurs par le feu 27. 825
    se fait en deux manières, ou *per ascensum*, ou *per descensum*, 27. 825.
    de l'eau de rose, *per descensum*, 831.
    des baies de geniévre, 945
    des baies de sureau, 946
    des baies qui ne sont pas succulentes. 945
    des baies d'iéble, 947
    des bois odorants, 945
    des semences odorantes, *ibid.*
Division des médicaments, 2
    — des remèdes purgatifs, 4
    ou subtilisation des parties des médicaments, 15
Diurétiques, sont des remèdes apéritifs, ou propres à exciter l'urine, 27
Dodrans, étoit un poids des Anciens, 27. 59
Dôme, est le couvercle d'un fourneau, 27
Dragée mercurielle, 51
Dragme, ou gros, c'est la huitième partie d'une once, *ibid.*
Dropax, est un dépilatoire, *ibid.*
Duella, poids des Anciens, 27. 59
Dulcification de l'esprit de vitriol, 427
Dupondium, autre poids, 27. 59

E

Eaux en général, tant simples que composées, distillées ou non distillées, mises par ordre alphabétique, 825.

Eau admirable, 848
    alexipharmaque, 849
    alumineuse, 12 & 935
    alumineuse de Liébaut, 907
    alumineuse magistrale, de Mynsicht, 908
    antidote alexipharmaque, 850

Eau Anhaltine, ou d'Anhalt, 902
antidyfenterique, 928
antiépileptique, de Schroder, 857
antlhectique, 873
antinéphrétique, de Mynficht. 888
antipleurétiques, (les 4 eaux) 6
antifcorbutique, 881
antifcorbutique, de Mynficht, 882
apoplectique, 852
apoplectique de Mynficht, ibid.
arthritique, 904
afthmatique, 896
d'abricots, 832
d'abfinthe, 828
d'ache, ibid.
d'aigremoine, 826
d'Albert le Grand, 945
d'alchimille, 826
d'alkekenge, ibid.
d'alleluya, 827
d'aloës folutif, de Mynficht, 903
— Fomentation d'aloës folutive, ibid.
d'alun, ou phlegme d'alun, 935
d'ange, d'une odeur excellente, 860
d'Anhalt, 902
d'anis, 842
d'argentine, 826
d'armoife, 828
d'arquebufade, 839
d'arriére-faix, 837
d'aunée, 827
d'auronne, 829
bénite, de Ruland, 900
bénite de ferpolet, 899
bézoardique, 859
de bardane, 827
de bardane compofée, 924
de bafilic, 828
de baume, 1036
de bécabunga, 827
de benoite, ibid.
de berbéris, 832
de bétoine, 828
de bourache, 826
de bouillon blanc, 826
de brunelle, ibid.
de bryone compofée, 917
de bugle, 826
de buglofe, 826
de baies de geniévre, 946
— Effence de baies de geniévre, ibid.
— Extrait de baies de geniévre, felon quelques-uns c'eft la Thériaque des Allemands, ibid.
de baies d'iéble, 947
de baies de folanum, 832
de baies de fureau, 832
cardiaque de cannelle, de Bateus, 842
carminative, de Sylvius de le Boe, 869

Eau carminative ou de camomille compofée, de Waffer, 870
célefte, 934
célefte, ou eau-de-vie de Mathiole, comp. 847
céphalique, de Charles-Quint, 855
clairette compofée, 151
clairette fimple, 150
contre l'ardeur d'urine, de Mynficht, 892
contre l'afthme, de Bateus, 915
contre l'avortement, 925
contre le calcul, de Quercétan, 884
contre le calcul de du Renou, 883
contre le carboncle, 904
contre la cataracte, de Bauderon, 909
contre la cataracte, de Schroder, 910
contre la colique, de Mynficht, 897
contre le crachement de fang, 927
contre la gangrene, 908
contre la gonorrhée virulente & invétérée, de Quercétan, 894
contre l'hydropifie, de Mynficht, 894
contre la mélancolie, 860
contre les catarrhes, de Duclos, 900
contre les craintes & les chûtes des femmes groffes, 932
contre les douleurs de la goutte, 901
contre les maladies convulfives, de Duclos, 897. 899
contre les maladies du gofier, de Schroder, 896
contre les taches & cataractes des yeux, de Jean Vigo, 909
contre les vents, 929
contre les vers, de Mynficht, 865
contre les ulcères avec carie, de Wecker, 943
cordiale chaude d'Hercule de Saxe, 863
cordiale froide, du même, 862
cordiales, (les 4 eaux) 6
cofmétique précieufe, 941
cofmétique de myrrhe, de Duclos, 942
cofmétique de pigeons, 943
— mixtion cofmétique, 942
de brunelle, 826
de cailloux, 14
de calament, 828
de camomille, 829
de camomille compofée, 870
de cannelle, 841
de cannelle avec orge, de Bateus, 843
de cannelle orgée, ibid.
cardiaque de cannelle, de Bateus, 842
de caftoréum, 883
de petite centaurée, 827
de centinode, 826
de cerfeuil, 828
de cerifes, 832
de cerveau humain, 835
de chamædrys, 827
de chamæpitys, ibid.
de chapon, 871

Eau de chapon , de Quercétan,   *ibid.*
   de chapon de Mynficht ,   872
   de chardon bénit ,   827
   de chaux ,   935
   de chaux feconde ,   936
   de chélidoine ,   826
   de chicorée ,   827
   de choux ,   *ibid.*
   de citrons ,   832
   de citrouilles ,   *ibid.*
   de cochléaria ,   827
   de cœur de cerf , de Mynficht ,   901
   de coings ,   832
   de concombre ,   *ibid.*
   de grande confoude ,   826
   de coquelicot ,   *ibid.*
   de corne de cerf ,   837
   de corne de cerf compofée ,   *ibid.*
   —— de tête de cerf ,   837
   de cornouilles ,   832
   de coftus cultivée ,   829
   de courges ,   216   832
   de crapauds ,   837
   de creffon aquatique ,   827
   de damas odoriférante ,   21. 940
   de dent de lion ,   827
   des Dames , de Mynficht ,   932
   des Philofophes ,   929
   des trois ingrédients ,   846
   de vie , de Mathiole ,   847
   de vie hyftérique ,   848
   de vie hyftérique camphrée ,   *ibid.*
   divine cordiale ,   880
   divine de Fernel ,   908
   diurétique , de Duclos ,   886
   diurétique , de M. Daquin ,   887
   diurétique de noyaux ,   886
   dorée , de Langius ,   856
   d'écreviffes ,   836
   d'écreviffes fimple ,   905
   d'écreviffes ophthalmique compofée ,   906
   d'embryons ,   925
   d'endive ,   827
   d'aunée ,   *ibid.*
   d'euphraife ,   826
   épidémique , de Bateus ,   913
   épileptique , de Schroder ,   857
   épileptique , de Mynficht.   *ibid.*
   épileptique ou dorée de Langius ,   856
   ou efprit de caftoréum ,   883
   ou efprit de vin anthofat ,   839
   ou efprit magiftral de vers de terre ,   915
   ou efprit thériacal camphré ,   845
   fébrifuge contre la fiévre quarte ,   883
   forte ,   14
   forte commune ,   937
   forte très-pure , de l'Auteur ,   938
   de fenouil ,   828
   de figues nouvelles ,   832

Eau de fiente de vache , dite eau de mille-
fleurs ,   834
   —— autre eau de millefleurs d'urine de vache ,   834
   —— autre eau de millefleurs compofée ,   *ibid.*

Eaux de Fleurs.

Eau de bourache ,   Eau de pavot rhœas.
   de buglofe ,   de pivoine.
   de fèves ,   de primevere.
   de jafmin ,   de romarin.
   de lavande ,   de fauge.
   de muguet ,   de thym.
   de nénuphar ,   de tilleul.
   d'œillets ,   de tuffilage.
   d'oranges ,   de violettes.
*Toutes ces Eaux , 14. 830. fe préparent
de même que l'eau de rofes , p. 630.*
Eau de fourmis ,   851
   de frai de grenouilles ,   835
   de frai de grenouilles fans feu ,   *ibid.*
   de fraifes ,   832
   de framboifes ,   *ibid.*
   de fumeterre ,   827
   de geniévre ,   829
   de gentiane compofée ,   917
   de Gilbert ,   920
   de grande confoude ,   826
   de grenouilles ,   836
   de grofeilles ,   832
   d'herbe aux perles ,   827
   de houblon ,   827
   d'hirondelles ,   866 , 867
   d'hypéricum ,   *ibid.*
   d'hyffope ,   828
   hépatique , de Mynficht ,   895
   hyftérique , d'Amfterdam ,   853
   hyftérique , de Crollius ,   855
   hyftérique , de Fabrice ,   854
   d'iéble ,   829
   jaune ,   936
   Impériale ,   846
   Impériale néphrétique , de Bellegarde ,   890
   de jafmin ,   830
   de joubarbe ,   826
   de jufquiame ,   *ibid.*
   de lait ,   835
   de lait alexitère , de Bateus ,   914
   de lait pectoral , du même ,   *ibid.*
   de laitue ,   826
   de lavande ,   828
   de lavande compofée ,   931
   de laurier ,   828
   de léfards ,   837
   de limas ou limaçons ,   836
   de limaçons magiftrale ,   918
   lithontriptique , de Mynficht ,   885
   lithontript. de Touloufe ,   969

Eau magiftrale de vers de terre, 915
de magnanimité, 851
de mandragore, 826
de manne, 835
de marjolaine, 828
de marrube, ibid.
de maftic, 926
de matricaire, 829
de mauve, 826
de mélilot, 829
de mélifte, 828
de mélifte magiftrale, 841
de melon, 832
de menthe, 828
mercurielle, 926
de mûres, 832
de miel, 835
de mille-feuille, 826
de mille-fleurs, 14. 834
de mille-fleurs compofée, 835
de millepertuis, 827
de morelle, 826
de morfus diaboli, 827
de moutarde, ibid.
de mouron, ibid.
de muguet, 752
de myrrhe cofmétique, de Duclos, 942
narcotique, de Mynfich, 924
de néfles, 832
de nénuphar, 826
néphrétique impériale, 890
néphrétique de Bellegarde, 889
néphrétique corrigée, du même, 890
néphrétique, de Brengger, 891
néphrétique de Brengger, corrigée, 892
de nicotiane, 827
de noix, 832
des trois-noix, 833
odoriférante, 860
d'œillets, 830
d'œil de bœuf, 826
d'oignons, 827
d'oranges, 832
d'origan, 828
d'orge, 298
d'ofeille, 827
ophthalmique excellente, 907
ophthalmique, de Quercétan, 910
— autre de Quercetan, 911
ophthalmique, de du Renou, ibid.
ophthalmique de M. Daquin, 111
ophthalmique de Madame Fouquet, 112
ophthalmique interne, de Mynficht, 912
de panaces Héracleum, 864
de pain de coucou, 827
paralytique, 858
pectorale, de Bateus, 876
pectorale, de Mynficht, 877
phagédénique, 936

Eau phyfogone, ou contre les vers, 929
prophylactique, 850
pour les cheveux, 943
pour effacer les taches du vifage, 940
pour l'ectifie, le poumon de veau, de Mynficht, 878
pour la phthifie, de Wecker, 874
pour la phthifie, de Rubeus, 875
de panaces héracléum, compofée, 864
de pariétaire, 827
de pas-d'âne, ibid.
de patience, ibid.
de pavot rhœas, 826
de pécules de rofes, 831
de perficaire, 827
de perficaire compofée, de Bateus, 879
de perfil, 828
de pervenche, 826
de pêches, 832
de pétafites compofée, 919
de petite centaurée, 827
de phyfogone, 929
des Philofophes, ibid.
de pies compofée, 868
de pies compofée, de Bateus, ibid.
de pimprenelle, 827
de pivoine, ibid. 830
de plantain, 825
de pluie, 835
de pommes, 832
de pouillot, 828
de poumon de veau, 878
de pourpier, 826
de primevere, 827. 830
prophylactique, 849
de prunes, 832
de quinte-feuille, 826
de raifort aquatique, 827
de raifort compofée, 920
de rafure de gaiac, 855
ratafia de cérifes, 151
ratafia de citrons, 154
ratafia de noyaux, 153
ratafia d'œillets, 152
de raves, 827
régale, 14. 939
de la Reine des Prés, 827
de la Reine d'Hongrie, ou efprit de vin an-
tholat, 839
de la Reine d'Hongrie, compofée, 840
de la Reine d'Hongrie, compofée camphrée,
841
de romarin, 828
de roquet, 827
de rofes, 202
de rofes pâles, 830
de rofes rouges, ibid.
de rofée, 835
de rue, 828

Eau seconde, ou de départ, 14. 938
  siphylique, de Bateus, 865
  splénétique, 893
  stomachique, de Mynsicht, 861
  stomachique, de Lemort, 862
  de sabine, 828
  de sang, 835
  de sanicle, 826
  de sariette, 828
  de Saturne d'Esculape, 934
  de sauge, 828
  de sauge composée, 931
  de scabieuse, 827
  de scordium, 828
  de scordium, composé, 922
  de scorsonère, 827
  de scrophulaire, ibid.
  de semence d'anis, 842
  de serpolet, 829. 899
  de solanum, 832
  de sorbes, 832
  de souci, 827
  spiritueuse de genièvre, 946
  de sureau, ibid.
  de tabac, ou nicotiane, 827
  de tanaisie, 829
  de telephium, 826
  de têtes de cerf, 837
  de têtes de cerf composé, ibid.
  de tilleul, 830
  de toutes fleurs, de Bateus, 834
  thériacale, 844
  thériacale faite sur le champ, 845
  —— teinture thériacale, ibid.
  —— esprit thériacal camphré de Crollius, ibid.
  de thym, 830
  de trefle acéteux, 827
  de trois ingrédients, 846
  de tussilage, 827
  de verveine, 827
  verte de Hartman, corrigée, 912
  de vie, de Mathiole, composée, 847
  de vie hystérique, 848
  de vie hystérique, camphrée, ibid.
  de viperes, 837
  vomitive de Platerus, 933
  ulceraire, ou eau jaune, 936
  d'ulmaria, 827
  d'urine de vache, 834
  vulnéraire, 838
Ebullition, bouillir, est une raréfaction des liqueurs faite par le feu, 27
Ecailles de mer, Entonnoirs, Espatules & Etamines, sont des instruments de Pharmacie, 56
Eccoprotiques, 28
Eclegme, looch, 28. 304
Ecorces de citrons & d'oranges confites, 162
  163

Ecussons, remédes emplastiques, 47. 104
Ecusson emplastique, 104.
  fait avec des poudres, ibid.
Edulcoration, est un adoucissement qu'on donne aux liqueurs, 28
Effervescence, est une espéce de fermentation des liqueurs, ibid.
Effet du sel de tartre dans une infusion purgative, 70
Eland: (préparation du pied d') 128
Elatérium: c'est l'extrait de concombre sauvage, 28
  sa préparation, 122
Election ou choix des drogues simples, doivent être considérés en Pharmacie, 6
Electuaire, est une composition faite de plusieurs ingrédients choisis, 28. 676
Electuaires sont de deux sortes en général,
—— les liquides se trouvent de suite, pag. 676
—— les solides commencent, pag. 635
  aléxipharmaque, 725
  analeptique, 404
  antihydropique, 795
  antiscorbutique, 747
  apéritif, de M. Daquin, 791
  arcontique, de Nic. Prevost, 743
  blanc, de Bateus, 749
  camphré, de Kegler, 728
  cathartique de girofle, de Mynsicht, 804
  cathartique impérial, de Mynucht, 794
  cathartique rosat, du même, 801
  cathartique violat, du même, 799
  catholicon double de rhubarbe, ou confection universelle, 760
  catholicon double, réformé, 762
  catholicon de Quercétan, 764
  catholicon de Quercétan, réformé, 765
  catholicon ou universel, de la Framboisiere, 762
  catholicon de la Framboisiere, réformé, 763
  catholicon pour les clystères, de Verny, 765
  catholicon pour les clystères réformé, 766
  catholicon pour les clystères des chevaux, ibid.
  catholicon simple, de Fernel, 758
  catholicon simple, réformé, 760
  céphalique, ou diabryonias, 23. 815
  chalibé, de Barzon, 738
  chalibé réformé, 733
  cholalogue de Quercetan, 780
  cholalogue de Quercetan, réformé, 782
  cholalogue, ou diapran de Sylvius, 780
  contre la dysenterie d'Hechstetter, 750
  contre la Goutte, de Duclos, 809
  contre les vers, 717
  d'acorus, 722
  d'ail, 728

Electuaire d'alkanfi, 748
d'anthos, 403
d'asarum, de Fernel, 802
de baies de laurier, de Rhasis, 716
de bryone, de Démocrite, 815
de bryone réformé, 816
de cabaret, 802
de calament, de Nic. Alexandre, 421
de cannelle, 419
de casse & de manne, 772
de casse & de sucre pour les clystères, de Nicolas Prevost, ibid.
de castoréum, de Nic. Myrepsus, 743
de chasteté, de Bateus, 749
de citron solutif, 641
de citron solutif réformé, 642
de citron stomachique, de Mesué, 753
de coings, de Fernel, 814
de Cortesius, 701
de cumin, 406
de fruits, de Mesué, 742
de galanga, 418
de garance, 384
de gingembre laxatif, 640
de gingembre, 641
de gingembre des Indes, 735
de girofle & de cossus, 803
de guidon contre la peste, 729
d'hysope, 410
de l'Evêque, de Mesué, 813
de l'Evêque, réformé, ibid.
de manne, de Galien, 815
de marrube, 408
de mic eta, de Nic. Alexandre, 722
de noix, 736
d'orvietan, d'Hoffman, 691
d'oseilles, de Galien, 751
de perles, 399
de pêches, 746
de pommes, 747
préservatif contre peste, 728
de psyllium, 22
de psyllium, de Mesué, 783
de psyllium réformé, 784
de psyllium, de Montagnana, ibid.
de psyllium de Montagnana, réformé, 786
de psyllium corrigé, de M. Daquin, ibid.
de psyllium réformé, 787
de puissance, 723
de raisins passés, 794
de rhubarbe, de Mesué, 740
de roses liquides, 22
de safran, 372
de Salomon composé, 413
de sassafras, 721
de sassafras réformé, ibid.
de satyrium, 717
de scordium, de Fracastor, 695
— diascordium, réformé, 696.

Electuaire de scordium, de Sylvius, 697
— diascordium réformé, 698
de scorie de fer, de Rhasis, 739
de sebestes, de Montagnana, 792
de sebestes réformé, 793
de semences, de Mesué, 741
de séné, de Nic. Alex. 810
de séné, de du Renou, ibid.
de séné réformé, 812
de sorbes, de Mesué, 748
de soufre, 693
de soufre, réformé, ibid.
de suc de rue, de Mesué, 737
de suc de roses, 642
de suc de roses réformé, 643
de suc de violettes, 22 & 643
de suc violat réformé, 644
de turbith, 637
de turbith réformé, 638
de turbith avec rhubarbe, 639
de turbith avec rhubarbe réformé, 640
de turbith minéral de Myntlicht, 803
de vie, d'Arn. de Villeneuve, 723
diabryonias, 23 & 815.
diacarthami, 635
diacarthami réformé, 637
diacastoréum, 23
diacurcuma, 372. 373
diamoraisia, de Mesué, 741
diaphœnic, 788
diaphœnic réformé, 789
diaprun simple, 778
diaprun simple réformé, 779
diaprun solutif composé, ibid.
diaprun de Sylvius de le Boë, 780
diasarum, 22. 802
di turpethi, 637
diurétique, de Montagnana, 752
d'un œuf, de l'Empereur Maximilien, 730. 731. 734
élescoph, ou de l'Evêque, de Mesué, 813
élescoph réformé, ibid.
grand amer magistral, 816
grand magistral réformé, 817
petit électuaire amer, ibid.
grand électuaire indique, de Mesué, 805
grand indique réformé, 806
petit électuaire indique, ibid.
grand électuaire d'un œuf, de Quercétan, 731
petit électuaire d'un œuf, du même, 734
d'œufs réformé, 735
hydragogue, de Zwelfer, 796
hydragogue, de Sylvius de le Boë, 798
hydragogue réformé, 799
hystérique, 23
létiniant, 729
lénitif de la Pharmacopée de Paris, 767
lénitif de l'Auteur, 768

TABLE

Electuaire lénitif agréable au goût	769
lénitif de tamarinds & de casse,	768
lénitif pour les clystères, tiré de la Pharmacopée Royale,	770
lénitif pour les clystères, réformé,	771
lithontriptique,	389
panchymagogue,	807
panchymagogue réformé,	808
pandaleon, ou pectoral,	726
pectoral,	727
pour aiguiser la vûe, de Bateus,	745
préservatif,	728
purgatif,	16. 22
Royal, ou Pain Royal,	745
rosat, de Mesué,	800
rosat réformé,	801
stomachique,	744
térébenthiné,	753
Eleosaccharum, ou oleosaccharum, est une essence ou huile incorporée dans du sucre candi en poudre,	28
Elixation, est une coction de drogues dans quelque liqueur,	28
Elixirs, font des liqueurs spiritueuses, tirées de la plus pure substance des mixtes,	ibid. & 947
Elixir adoucissant & antinéphrétique,	970
antiépileptique, de Craton,	956
antiépileptique excellent,	960
ant·hystérique, de Lemort,	966
apoplectique ou gouttes d'Angleterre,	971
asthmatique, de Zwelfer,	955
camphré, d'Hartman,	962
carminatif,	970
céphalique,	967
contre la goutte,	973
contre la peste, de Crollius,	953
contre la syncope ou défaillance de cœur,	964
d'ambre, de Bateus,	969
d'aulx,	954
de citron,	961
de Crollius, contre la peste,	953
de pivoine, de Mynsicht,	963
de propriété,	947
de soufre, de Mynsicht,	954
des trois ingrédients,	953
de vie, de Fioraventi,	952
de vie, de Mathiole,	948
de vie de Mathiole, réformé,	949
grand élixir de vie de Quercétan,	950
petit élixir de vie de Quercétan,	951
de vitriol de Vénus, de Mynsicht,	965
épileptique, d'Ereyen,	957
épileptique réformé,	958
épileptique, de Crollius,	ibid.
fébrifuge, de Mynsicht,	961
lithontriptique,	968
néphrétique,	966
ou essence d'Italie,	970
ou gouttes Royales d'Angleterre,	971
Elixir ou teinture céphalique de Sennert,	967
somnifere ou silence de la poitrine,	972
utérin, de Rolfincius,	ibid.
Ellebore: préparation de ses racines,	124
Embrocation, est une espéce de lotion ou arrosement de quelque liqueur,	28. 97
pour la léthargie,	ibid.
— somnifere,	98
Emétiques, remédes excitant le vomissement,	4. 28
Emménagogues, remédes provoquant les menstrues,	ibid.
Emollientes, (les herbes)	6
Emollients, remédes qui lâchent le ventre,	ibid.
Emplâtres, font des remédes emplastiques qui bouchent les pores,	28. 1146
apostolique ou *apostolorum*,	1002
blanc ou de céruse,	1156
carminatif de Sylvius,	1206
céphalique ou coronal,	1161
citrin,	1207
coronal, ou pour les futures,	1161
contre la podagre,	1195
contre la hernie ou rupture,	1173
d'absinthe,	1189
d'albatre,	1192
d'ammoniac, de Forestus,	1132
d'André de la Croix,	1187
de baies de laurier,	1179
de Bailleul,	1167
de bétoine,	1160
de centaurée, de Gui,	1213
de céroine,	1169
de céruse,	1156
de céruse brûlée,	1157
de César,	1201
de charpie,	1170
de ciguë,	1172
autre, de ciguë,	ibid.
de cinnabre,	1205
de cire ou de cumin,	1169
de concombre sauvage,	1209
de croute de pain, de Montagnana,	1142
défensif,	1167
d'euphorbe,	1205
de frai de grenouilles,	1181
de galbanum safrané,	1153
de gomme élémi,	1187
de gousses d'ail,	1203
de grenouilles,	1176
de Guillaume le Serviteur,	1212
de guimauve composé,	1203
de janua,	1160
de l'Abbé de Grasse,	1186
de la grace de Dieu,	1161
de la pierre calaminaire,	1208
de marcasite,	1187
de litharge,	1146
de Maitre Sieux,	1184

Emplâtre de marcaffite, 1184
   de maftic, 1199
   de maftic, réformé, 1200
   de mélilot, 1155
   de mélilot réformé, ibid.
   de minium . de Mynficht, 1159
   de minium fimple, 1158
   de minium de Vigo, ibid.
   de minium réformé, 1159,
   de mucilages, de Textor, 1153
   de mucilages gommé, 1154
   de mucilages réformé, ibid.
   de nature de baleine, 1180
   de nicotiane, 1173
   de palmier, 1146
   de Paracelfe, 1165
   de peau d'anguille pour la hernie, 1175
   de pierre calaminaire, 1208
   de pompholyx, 1211
   de quatre drogues, 1209
   de fang humain, 1214
   de favon, 1189
   de foufre, 1171
   de foufre, de Ruland, ibid.
   de fuie, 1210
   de taupe, de Mynficht, 1197
   de Vigo avec mercure, 1176
   de Villemagne pour la piquûre de pied de
     cheval, 1184
   de viperes, 1145
   des trois drogues, de Méfué, 1148
   des quatre gommes, 1212
   diabotanum de Blondel, 1177. 23
   diachalciteos, 1146
   diachylon anodyn, 1150
   diachylon avec l'iris, ibid.
   diachylon blanc, ou fimple, 1149
   diachylon noir, ibid.
   diachylon gommé, 1152
   diapalme ordinaire, 1148
   diaphorétique, de Mynficht, 1193
   divin, 1163
   du Barbier, 1211
   du fils de Zacharie, 1192
   épileptique, de Mynficht, 1162
   fébrifuge, 1204
   grand emplâtre barbarum, 1199
   grand emplâtre diachylon, 1151
   grand emplâtre Royal de Méfué, 1208
   petit emplâtre Royal de Galien, 1209
   gris ou de la pierre calaminaire, 1208
   hépatique, 1210
   magnétique d'Angelus Sala, 1196
   main de Dieu, ainfi nommé, 1164
   matrical, de Mynficht, 1190
   mondificatif, 1204
   nervin, 1195
   noir, 1157. 1176
   opodeldoch, de Paracelfe, 1183

Emplâtre ou cataplafme de baies de laurier, 1179
   ou onguent de Maître Sieur, 1184
   oxycroceum, 1168
   Polychrefte, 1198
   pour confumer les carnofités de l'urétre, 1209
   pour empêcher l'avortement, 1191
   pour la douleur des dents, 1185
   autre pour la douleur des dents, 1186
   pour la goutte, 1194
   pour la fciatique, ibid.
   pour les ganglions, de M. Charas, 1214
   pour la matrice, 1190
   pour les fractures & luxations des os, 1166
   Royal contre la hernie, 1174
   fantalin, 1206
   fparadrap pour les cauteres, 1156
   ftictique, de Crollius, 1181
   ft Étique de Crollius, réformé, 1182
   ftomachal, de Lemort, 1200
   ftomachal, de Mynficht, 1201
   ftyptique de Mynficht, 1213
   toile Gautier pour les cautères, 1156
   verd, 1207
   véficatoire, 1188
Empyreume, eft une odeur d'un goût défagréable, fentant le brûlé, 28
Emulfion, c'eft un lait qu'on tire des amandes pilées, 28. 77
   aftringente, 78
   commune, 77
   pectorale, 77
   rafraichiffante & apéritive, 78
Enchylome ou élixir, 29
— des trois ingrédients, 953
Encre fympathique, 15
Enfer, vaiffeau de verre bien lutté, 52
Entonnoirs, doivent être de verre ou de grès, 56
Epénides, ou alphénic, fucre tors, 654
Epidémiques, s'entendent des remédes alexitères contre les maladies populaires, 29
Epileptiques, remédes qu'on donne contre l'épilepfie, ibid.
Epithéme ou fomentation, 29 & 102
   hépatique, 103
   cordial en forme liquide, 102
   en forme folide, 103
   autre épithéme liquide cordial, 102
   pour nettoyer les premieres voies des enfans nouveau-nés, 103
Eponge : fa préparation, 130
   de lumiere, c'eft la pierre de Boulogne préparée en phofphore. Voy. mon cours de Chymie, 29
Epulotiques, remédes cicatrifants, ibid.
Errhines, ou fternutatoires, remédes qu'on in

Tome II.

troduits dans le nez,   29. 87
Errhine liquide,   87
    en forme d'onguent,   88
    astringente solide,   88
    styptique,   88
Escharotiques, sont des remédes caustiques qui font eschare en brûlant la chair,   29
Espatules : ce que c'est,   48. 56
Esprit : ce que c'est,   48
    carminatif, de Sylvius de le Boë,   869
    de castoréum,   883
    de corail,   958
    de nitre,   938
    d'hydromel,   174
    de l'hydromel vineux pareil à celui de l'esprit de vin,   174
    de vin anthofat,   839
    de vin camphré,   962
    de vitriol dulcifié,   427
    de vitriol rofat,   *ibid.*
    sa vertu,   428
    & sel volatil de scorpions,   1003
    magistral de vers de terre,   915
    thériacal camphré,   845
    volatil de soie crue,   971
Essence, c'est la partie spiritueuse d'un mixte,   29
    antihystérique, pour les maladies de matrice,   966
    d'absinthe,   828
    d'angélique,   594
    de baies de geniévre,   945
    de Rabel,   13
    de romarin,   840
    de safran,   509. 733
    des Parfumeurs,   977
    d'Italie,   970
Esule : préparation de sa racine,   124
Etamines servant aux émultions,   57
Etymologie du mot Pharmacie,   1
    des termes de Pharmacie,   10
Evaporation est une dissipation des parties inutiles d'une liqueur,   29
Euphorbe : sa préparation,   121
Exagium, poids des Anciens,   29. 58
Exaltation, est une volatilisation,   *ibid.*
Expression, pressement de matieres,   30
Extinction, éteindre une matiére rougie au feu dans une liqueur froide,   *ibid.*
Extraction est séparer le pur d'avec l'impur, *ibid.*
Extraits ou teintures,   50
Extrait d'absinthe,   828
    d'aloës tiré dans le suc de fraises,   507
    de baies de geniévre,   946
    de bois d'aloés,   569
    de castoréum,   594
    de coloquinte,   542
    de gratiole,   715
    de mithridat,   668. 669

Eztrait de mumie,   1034
    de noix,   833
    d'opium, ou laudanum,   35
    d'opium, & ses doses,   614 & 615
    d'oseille,   827
    de racine de fougere,   593
    de réglisse,   135
    de safran,   509
    de tabac,   1034
    de thériaque,   670
    hystérique de bryone,   917

F

FARINES, les quatre farines,   6
Farine vierge, c'est une poudre à nettoyer les dents,   30
Faisseau, brassée, fascicule : c'est ce que le bras plié en rond peut contenir,   30. 60
Fébrifuges, sont des remédes propres pour chasser la fiévre,   30
Féces, sont les parties impures d'une liqueur,   30
Fécules, sont les féces tirées des sucs des plantes,   *ibid.*
    d'arum,   123
    de bryone,   *ibid.*
    d'iris nostras,   *ibid.*
    de pivoine,   569
    du petit dracontium,   123. 1093
Fermentation, est une ébullition ou effervescence des parties volatiles d'un mixte,   30
Feu & ses divers dégrés,
    de cendres,
    de lampe,
    de limaille de fer,
    de réverbere,
    de roue,
    de sable,
    de suppression,
    gradué,
    nud ou immédiat,   } 33
Fiel de bœuf & sa préparation,   159
Filtration se fait par la languette de drap, ou par le papier gris,   30
Fleurs carminatives,   6
    cordiales,   *ibid.*
    d'Antimoine,   18. 503
    de sel armoniac,   647
    (la) des cordiaux, espéce d'élixir, 30. 922
Fomentation se fait de décoction d'herbes émollientes & rafraîchissantes,   30. 95
    d'aloës solutive,   903
    émolliente & rafraîchissante,   95
    propre aux dislocations & aux contusions,   96
    séches,   95
    en sachets,   95
Fourneaux, vaisseaux à distiller,   57

Fourneau des Arcanes, 14
    philofophique, ou Athanor, 14
Foie d'antimoine, 32
    d'antimoine, meilleur que le verre pour le fyrop émétique, 237
    & cœurs de viperes, 127. 128
Fragments précieux, 6 & 30
Frixion, efpéce d'affation ou coction, 30
Frontal eft un reméde qu'on applique fur le front, 30. 108
— Il s'en fait de deux fortes, de fecs & de liquides, 108
    fec, ibid.
    liquide, 109
Fulmination, eft foudroyer, ou faire bruit en fortant avec impétuofité, 31
Fumigation, eft parfumer, ou faire recevoir à quelque corps, la fumée d'un autre, ibid.

G

GALBANETA eft un compofé de galbanum, 31
Galbanum : préparation d'une gomme, 134
Gallia mofchata, ibid. Voy. Trochifques de gallia mofchata, 440
Gargarifme, eft un reméde pour les maladies du palais & de la gorge, 31. 85
    contre l'inflammation du gofier, 85
    propre à arrêter le flux de bouche, 86
Gelées fe font des fucs de viande ou de fruits, 31 139
    d'abricots, 140
    de coings, 139
    de corne de cerf, 141
    de grofeilles, 140
    de grofeilles de Tours, 141
    de pommes, 140
    de verjus, 141
    de viperes, 142. 342
Geleniabin, miel rofat, 31
Gilla vitrioli, eft du vitriol blanc purifié par filtration, ibid.
Gingembre laxatif, 640
Gobelet émétique ou vomitif. Voy. mon Traité de l'Antimoine, ibid.
Gommes & leur préparation ou purification, 134
    & leurs différences. On les trouvera toutes dans mon Dictionnaire dés Drogues, ibid.
    adraganth, & fes effets, 137
    ammoniac, 134
    galbanum, 134
    laque, 120
    opopanax, 134
    & fagapenum, 134
Goût doit être confidéré dans l'élection des drogues, 7

Gouttes d'Angleterre, 960
    Royales d'Angleterre, 971
Grain, le plus petit des poids, ou la groffeur d'un grain d'orge, 31. 58
    de panacée, ou panacé en grains, 51
    de vie, 491
    ou pilules angéliques, 31 & 491
Graine d'écarlate, 293
Graiffe de vipere & fa préparation, 128
Grand cardiaque, 922
    opiat anodyn, 754
Grandeur & groffeur doivent être confidérées dans les drogues, 7
Gratia Dei, emplâtre vulnéraire, 1161
Granulation, eft réduire un métal fondu en forme de grains, 31
Grenouilles : maniére de les brûler, 339
Gros ou dragme, 27. 58
Guttete, poudre épileptique, 31. & 334

H

HAMORUSIA ou diamorufia, électuaire, 24 & 747
Hémoptoiques, remédes qui arrêtent le crachement de fang, 32
Hedycroum, 32. Voy. Trochifques d'Hédicroon, 437
Helctiques, remédes qui tirent violemment les humeurs, 32
Héliofe, ou infolation, eft quand on expofe un reméde au foleil, ibid.
Hémine, ou demi-fextier des Anciens, 32. 60
Hépatiques, ce font des remédes pour les maladies du foie, 5. 32
Herbes émollientes, 6
    Vulnéraires, 5
Hermétique, lut ou fceau hermétiqne, 32
Hiére picre, de Galien 818. 331
    picre, hiera picra, d'où vient ce mot, 331
    compofée, de Nic. Alex. 820
    compofée réformée, 821
    picre avec agaric, 820
    de coloquinte, 822
    picre, de Méfué, 821
    picre réformée, 822
    de Logadius, 823
    de Logadius réformée, 824
Hirondelles, leur préparation, 130
Hippocras ou vin hippocratique, 148
Huiles en général, 956
    leur divifion, ibid.
    Maniére de tirer l'huile d'olives, 975
    tirées par expreffion, ou préparées par infufion, par décoction, ou par un fimple mélange, 974. 975
    auditive ambrée, de Mynficht, 992
    balfamique, de Mynficht, 998
    bénite, d'Apparit, 1023

Huile carminative, du même,   994
carminative corrigée,   995
contre la furdité,   1016
coftin, ou de coftus,   988
glaciale d'antimoine,   16
mufcade,   990
nardin,   990
néphrétique,   997
omphacine,   995
omphacine artificielle,   ibid.
réfolutive,   992
rofat,   979
ftomachale,   999
vierge,   975
d'abricots,   977
d'amandes ameres,   976
d'amandes douces,   975
d'anis,   977
d'araignées fimple,   1014
d'araignées, de Mindererus,   1014
d'araignées réformée,   1014
d'avelines,   977
d'aunée ou d'énula campana,   993
de baume,   1036 & 1059
de baume, de P. d'Apone,   998
de ben,   977
de briques, ou des Philofophes,   40
de cappres,   986
de cappres fimple,   987
autre préparee avec la liqueur onctueufe
    des bourfes de caftor,   1010
autre de caftoréum, préparée fans feu, ibid.
autre de caftoréum, tirée par la cornue, ib.
autre de caftoréum, compofée,   ibid.
de caftoréum compofée, réformée,   1011
de caftoréum fimple, de N. Prevoft,   1009
de ciguë,   987
de coings,   985
de concombre fauvage fimple,   991
de concombre fauvage compofée,   ibid.
de coftus,   988
de crapaux,   1008
d'efcarbots,   999
d'euphorbe fimple,   985
d'euphorbe compofée,   986
d'Excefter,   1000
d'écreviffes de riviére,   1008
de figues,   977
de fourmis,   1014
de fourmis, de Mynficht,   1015
de frai de grenouilles,   1008
de grenouilles,   ibid.
d'hirondelles,   1011
d'hypéricon fimple,   980
d'hypéricon compofée,   982
de jafmin commune,   984
de jafmin odorante,   983
On peut préparer de même les huiles odo-
    rantes des fleurs.

Huile de citron, de giroflée, d'œillet, d'o-
    range, de romarin, de rofe, de tube-
    reufe, de violettes,   980
d'iris,   981
de langues de viperes,   1034
de laurier,   978
de léfards,   1009
de lis blancs fimples,   980
de lis compofée,   ibid.
de mandragore,   989
de marjolaine,   996
de marjolaine fimple,   ibid.
de maftic fimple,   988
de maftic par la cornue,   ibid.
de merveille,   1015
de mille pertuis, fimple,   980
de millepertuis, compofée,   982
de morelle,   989
de mucilage,   996
de mufcades,   977
de nard,   990
de Nicodème,   983
de Nicotiane,   987
de noix tirée fans feu,   976
de noyaux d'abricots,   977
de noyaux de pêches,   977
d'œufs,   977
de petits chiens,   1012
de peuplier,   995
de poivres, de Méfué,   993
de poivres réformée,   994
de renard,   1012
de fcorpions fimple,   1002
autre tirée par diftillation,   1003
de fcorpions compofée,   ibid.
de fcorpions réformée,   1006
autre de fcorpions compofée,   1006
autre compofé,   ibid.
autre compofée, de Méfué,   ibid.
de fafran,   984
de ferpents,   1009
de folanum, ou morelle,   989
de ftaphifaigre,   997
de ftorax,   998
de terre,   1207
de têtes de viperes,   1034
de viperes,   1009
de vers de terre,   1002
des baies de fentifque,   978
des baies de lierre terreftre,   ibid.
des baies de myrtilles,   ibid.
des baies de palme,   ibid.
des Philofophes,   40
des fept fleurs de Mynficht,   1001
des fleurs odorantes par infufion
d'althæa,   980   de genêt,
d'aneth,   ibid.   de giroflée,
de bouillon blanc,   de mélilot,
de camomille,   de narciffe blanc,

Huile de nénuphar, 980 de fureau,
de pavot, ibid. de tamarifc,
de romarin, de troefne,
de rofes odorantes, de violettes, ibid.
des femences de chanvre, 977
de jugoline, ou féfame, ibid.
de jufquiame, 977
de lin, 977
de moutarde, 977
de navet, ibid.
de pavot, 976
des quatre grandes femences froides, ibid.
des fommités d'abfinthe, 980
d'auronne, ibid.
de menthe, ibid.
de mouron, ibid.
de myrte, ibid.
de rue, ibid.
de fabine, ibid.
de fureau, ibid.
Humectation, c'eft humecter un médicament
pour le ramollir lorfqu'il eft fec, 8
Hydragogues, remédes qui purgent les eaux, 32
Hydromel, mélange de miel & d'eau, 32
ord naire, 174
vineux, 173
vulnéraire, 174
vulnéraire pectoral, 877
— Efprit de l'hydromel vineux, 174
— Fermentation de l'hydromel, ibid.
Hydropiques, remédes propres pour l'hydropifie, 32
Hypercathartiques, remédes qui purgent avec
excès, ibid.
Hypnotiques, remédes qui excitent le fommeil,
ibid.
Hypoglottides, pilules pour adoucir les âcretés
de la luette, 32
Hyftériques, remédes propres contre les maladies de la matrice, 5, 32

I

ICTERIQUES, remédes apéritifs propres pour
diffiper la jauniffe, 33
Immerfion, eft une efpéce de lotion qui fe fait
en plongeant une drogue dans l'eau, 33
Impalpable, eft une poudre fubtilifée, 34
Impaftation, mettre une matiére en pâte, ibid.
Imprégnation, c'eft un mixte empreint d'une
liqueur, ibid.
Incruftation, c'eft envelopper un reméde d'une
feuille d'or, ibid.
Incarnatifs, remédes propes à renouveller les
chairs, ibid.
Incinération: c'eft réduire un mixte en cendres,
Voy. Cinération, 19. ibid.
Incififs: ce font des remédes atténuants & raré-
fiants les humeurs, ibid.
Inclination, c'eft baiffer une liqueur & la ver-

fer doucement, ibid.
Incorporation: c'eft donner confiftance à une
poudre ou à une liqueur, ibid.
Incraffant, fignifie reméde qui épaiffit & agglu-
tine les humeurs, ibid.
Infufion, c'eft tremper un reméde dans une li-
queur, 8. 34. 69
purgative commune, 70
Réflexion fur les infufions, 69
Injection, jetter dedans, 8. 34. 88
Injection pour arrêter la gonorrhée, 89
Injection vulnéraire, ibid.
Infectes: leur préparation, 126
Infolation: c'eft expofer une matiére au Soleil,
34
Inftauratifs, remédes propres à rétablir les par-
ties atténuées, ibid.
Inftruments de Pharmacie, 55
Iris noftras: préparation de fes feuilles, 123
Julep, eft un breuvage doux, ou une décoction
légére, 32. 34. 75
On en prépare de diverfes maniéres, 75
Julep cordial, ibid.
pectoral, ibid.
rofat, ou Alexandrin, ou Royal, ibid. & 295
hyftérique, 75
hyftérique camphré, 76
hyftérique, puant, 76
Ivoire brûlé ou fpode, 128

K

KIRAT ou filiqua, poids des Anciens, 34.
& 58

L

LAIT ou précipité de foufre, 34. 656
Lait virginal, 34
Laine graffe, fert à la préparation de l'œfype, 122
Languette de drap, fert à filtrer des liqueurs,
57
Lapis lazuli: fa préparation, 119
on en tire de l'or, 120
Laudanum, eft un extrait d'opium, 35, 687
de Mynficht, 610
Lavements, ou clyftères, 89
carminatif & laxatif, 90
contre la douleur néphrétique, 92
déterfif, 91
émollient & laxatif, 92
hyftérique & laxatif, 91
lauréole: préparation de fes feuilles, 124
Laxatifs, font des remédes purgatifs qui lâchent
le ventre, 35
Léchement, fuccement, c'eft un looch, 36. 304
Lénitif. Voy. Electuaire lénitif, 767
Les cinq Capillaires, 6
fragments précieux,
racines apéritives, 6
Les quatre eaux antipleurétiques,

Les quatre eaux cordiales, ibid.
    farines, ibid.
    fleurs carminatives, 6
    grandes femences chaudes, ibid.
    grandes femences froides, ibid.
    onguents froids, 6
    petites femences chaudes, ibid.
    petites femences froides, ibid.
Les trois fleurs cordiales, ibid.
    huiles ftomachiques, 6
    onguents chauds, ibid.
Léviger, rendre menu & léger, c'eft réduire une
    matiére dure en poudre, 35
Lexicon pharmaceutique, 10
Lierre terreftre : dépuration de fon fuc, 118
Liévre : préparation de fon poil, 130
Lilium minerale, c'eft un fel métallique, 35
Limaille d'acier : fa préparation, 355
Limaçons, bons à manger. Voyez au Traité des
    Drogues fous la dictio. Limax.
Limas, leur calcination, 368 & 835
Limation, limer, eft réduire par la lime un corps
    dur en limaille, 35
Limonade d'émeraudes, eft une confection ou
    électuaire d'une grande vertu, 35. 737
Lingotiere, eft un moule où l'on jette les mé-
    taux fondus, 35
Liniment : ce que c'eft, 35. 1062
    hémorrhoïdal, 1126
    autre liniment hémorrhoïdal, ibid.
    autre liniment hémorrhoïdal, ibid.
    pour arrêter le vomiffement, 1128
    pour empêcher les marques de la petite
        vérole, 1127
    pour les hémorrhoïdes, 1126
    pour les herpes, 1127
    pour les peffaires, 94
    autre liniment pour les peffaires, ibid.
    autre pour les peffaires aftringents, 94
    pour la fciatique, de Charas, 1129
    fomnifère, 1128
Liquéfaction ou liquation, eft réduire une ma-
    tiére fufible en liqueur par le feu, 35
Liqueur de Pellegrin, ibid.
    fumante, ibid.
    de mumie, 1032
Litharges, leur préparation, 118
Lithontriptiques : ce font remédes propres à bri-
    fer la pierre dans les reins & dans la veffie, 35
Livre, poids, fes différences, 58
Looch, éclegme, reméde pectoral, 36 & 304
    contre l'afthme, de Méfué, 307
    d'aulx, 308
    de choux, de Gordon, 305
    de choux, de Méfué, 306
    de guimauve, de Quercétan, 311
    de lentilles, d'Avicenne, 304
    de lin, 309
    de pas-d'âne fimple, 306
Looch de pas-d'âne, compofé, ibid.
    de pavot, de Méfué, 308
    de pignons, de Méfué, 309
    de poumon de renard, ibid.
    de pourpier, 310
    de pfyllium, 309
    de raifins paffes, 310
    de fcille fimple, 307
    de fcille compofé, ibid.
    de femences de coings & de lin, 309
    pectoral, 304
    pour arrêter le crachement de fang, 305
    fanum, de Méfué, 311
    fanum, réformé, 312
Lotion, fe fait quand on lave un mixte pour en
    ôter la craffe, 7. 36. 98
    de la térébenthine, 125
    pour faire mourir la vermine de la tête, 198
    pour la galle, 99
    propre à noircir les cheveux, ibid.
Loup : préparation de fon foie & de fes inte-
    ftins, 125
Lut eft une terre graffe dont on fait les four-
    neaux, 36
    d'Hermés, ou fceau hermétique, ibid.
    de fapience, eft un compofé de diverfes dro-
        gues unies enfemble avec du blanc d'œuf, ibid.

M

Maceration ou digeftion, font une ef-
    péce de fermentations, 3 & 36
Magdaléons, rouleaux d'emplâtres formés en pe-
    tits bâtons, ibid.
Magiftere ou précipité, fe font par un fel qui
    rompt la pointe d'un diffolvant, ibid.
    de crâne humain, 385
    de pierres de perches, 377
    de fafran de Mars aftringent, de Mynficht, 414
    ou précipité de foufre, 34
    de tartre purgatif, de Schroder, 508
Magnéfie opaline, eft une efpéce de foie d'anti-
    moine, 36
    faturnine, font les fleurs d'antimoine, 503
Main de Chrift, 653
Malactiques, font des remédes émollients & ré-
    folutifs, 36
Malaxation, c'eft quand on amollit des emplâtres
    ou des pilules, ibid.
Manche ou chauffe d'Hippocrate, c'eft pour cla-
    rifier les liqueurs, 37. 57
Maniere de confire les écorces de citron & d'o-
    range, 162
    de confire les racines, ibid.
    de faire l'acacia noftras, 124
    de faire l'œfype, 122
    de préparer l'élatérium, ibid.

Maniére de préparer les fécules, 123
Manipule ou poignée, c'eſt ce que la main peut contenir, 37.60
Manne vineuſe, c'eſt de la manne diſſoute dans une liqueur miſe en fermentation, ibid.
Manus Chriſti, ſont des tablettes de ſucre roſat, 37. 46 & 653
Manus Dei, ou main de Dieu, eſt un emplâtre vulnéraire, 1164
Martiatum, 37. Voy. Onguent martiatum.
Maſſe de pilules contre la peſte, 375
Maſſepain, vient de l'Italien marçapane 650. 37
   carminatif, 651
   médicinal, 650
   pectoral, 651
Maſticatoires, ſont des drogues âcres qu'on mâche pour faire cracher, 37. 86
Matiére réductive, 37
   dont on doit faire les vaiſſeaux de Pharmacie, 54
   ſolide pour les peſſaires, 94
Matras, vaiſſeau de verre, 37
Maturation, eſt une eſpéce de coction inſenſible qui meurit les mixtes, ibid.
Médicament: ce que c'eſt, & ſa diviſion, 1 & 2
   carminatifs, remédes atténuants les humeurs, & diſſipants les vents, 2 & ſuiv.
   leur préparation, 6. 17 & ſuiv.
Mélanagogues, remédes qui purgent la mélancolie, 4. 37
Mélange ſolide pour les peſſaires, 94
Mélicrat ou hydromel, eſt une eau miellée, 37
Melimelum, eſt une pomme confite dans du miel, ibid.
Menſtrues ou flux menſtruel, s'entend des mois des femmes.
   en termes de Chymie, veut dire un diſſo'vant, 37. 69.
Mercure, principe de Chymie, ibid.
   (préparation de) 10
   de vie, c'eſt la poudre d'algaroth, ibid.
   violet, 41
Mere de baume, 1036
Méſentériques, ce ſont des remédes apéritifs, 38
Meſure d'Allemagne, c'eſt la pinte de Paris, 37
   des bois, des herbes, des fleurs & des ſemences, 60
   des fruits & de pluſieurs animaux, ibid.
   de pluſieurs ingrédiens, 60
   des Anciens, 59
   dont on ſe ſert à Paris, ibid.
Métretes, grande meſure des Anciens, 38
Mézéréum, ou lauréole: préparation de ſes feuilles, 124
Miel & ſes préparations, 172
   anacardin, 183
   anthoſat, ou de romarin, 180

Miel mercurial, 180
   roſat, 46. 178
   violat, 179
   autre miel d'anacardes, 183
   d'ellebore noir, 182
   d'ellebore blanc, ibid.
   de menthe, 179
   de myrobolans, 183
   de myrte, 181
   de nénuphar, 180
   de nicotiane, ibid.
   de pariétaire, 181
   de petite centaurée, ibid.
   de raiſins ſecs, 182
   de Reine des Prez, 181
   vierge eſt le miel blanc, 1198
Mitridat eſt un antidote, 38 & 684
Mixtes, ſont tous les corps naturels, 38
Mixtion, eſt un mélange de divers médicaments, 8
   coſmétique, 942
Mixture, marque un mélange d'eſpéces différentes en l'Pharmacie, 38 & 83.
   antiépileptique, 84
   béchique, 83
   coſmétique, 942
   diurétique, 84
   hyſtérique, 84
   des trois ingrédients, 846
Mochliques, remédes purgatifs, 38. 518
Modéle d'une décoction, 61
Mois philoſophique, eſt l'eſpace de quarante jours, 37
Molette, eſt un morceau de porphyre ou de pierre dure, avec laquelle on broie les matiéres dures, 38. 56
Monder, eſt ôter à un mixte ſes parties groſſiéres, 7 & 38
Mondificatif, 38
   d'ache, onguent, 1070
   de réſine, onguent, 1071
Mortiers & leurs pilons, ſervent en Pharmacie, 55
Mortifier en Chymie, c'eſt changer la forme extérieure d'un mixte, 38
Mouſſe, eſt un couvercle de terre fait en petit dôme, ibid.
Mouſſe, (ſa) préparation, 360
Moyen de conſerver les ſucs, 135
   de conſerver les vipères, 128
   de garder l'infuſion de pêches, pour en préparer le ſyrop, quand on veut, 200
   de rendre l'huile d'hirondelle plus efficace, 1011
   de rendre l'huile de ſcorpions de Méſué plus efficace, 1008
   de rendre l'onguent roſat rouge, 1063
Mucilage, liqueur viſqueuſe, 200. 38
   émollient ordinaire, ibid.

Mucilage de colle de poiſſon,   101
    de gomme adraganth ,   100. 301
    de peau d'anguille,   102
    de peau de bélier,   101
    pour arrêter l'hémorrhagie ,   101
    de pepins de coings,   301
    de racines d'althæa ,   ibid.
    de ſemences de pſyllium ,   301
Mumie des Egyptiens,   359
Muſa ænea, c'eſt un opiat ſomnifère , 38 & 682
Myracapon, reméde odorant ,   38
Myron , ſignifie onguent,   39
Myropole, vendeur d'enguents, c'eſt un Apo-
    ticaire ,   ibid.
Myſtre (grand & petit) meſure des Anciens,
                                            ibid. & 60

                        N

N ACRE de Perles: ſa préparation ,   117
    Narcotiques, ſont les remédes qui exci-
tent l'aſſoupiſſement ,   39
Naſales ou errhines, ſont des remédes qu'on introduit dans le nez pour faire moucher & éternuer,   39
Néapolitaine , onguent pour la galle ,   39
Neige d'antimoine, c'eſt la fleur blanche du ré-
gule d'antimoine,   ibid.
Nepenthes, c'eſt le laudanum , reméde qui ap-
paiſe la douleur ,   ibid.
Néphrétiques, ſont des remédes propres à faire
ſortir le ſable des reins,   ibid.
Nervins, remédes propres à ramollir & fortifier
les nerfs,   ibid.
Nom de la Pharmacie, d'où elle vient,   1
Nutrition, ſe fait en fourniſſant au médicament
    un ſuc ou une eau en forme de nourriture, 39
Nutritum, onguent fait de litarge ,   ibid.
                                                & 1065

                        O

O BJET de la Pharmacie,   1
    Obole, poids des Anciens,   39 40 58
Obſtruants, médicaments qui incraſſent les hu-
meurs trop ſubtiles,   39
Octunx,   39. 59
Odeur, doit être conſidérée dans le choix des
    Drogues ,   7
Odontalgiques, remédes pour les douleurs des
    dents,   39
Oeſype humide , eſt une matiére graiſſeuſe & ré-
ſolutive, on l'appelle laine graſſe,   40
    ſa préparation ,   122
Oenomel , c'eſt un mélange de vin & de miel ,
                                                  49
Oignon de ſcille: ſa préparation ,   123
Oiſelets de Cypre,   472
Oleoſaccharum,   28
    ſa préparation,   131
    de cannelle,   ibid.

Oleoſaccharum de girofles ,   328
Olives. Maniére de tirer l'huile d'olives,   957
Once , c'eſt la douziéme partie de la livre , poids
    de Médecine,   58
Onguent ,   52. 1062
Onguents ſont de deux ſortes, les uns chauds,
    les autres froids.
Onguents & leurs différence des Liniments &
    des Cérats ,   1062

Onguents mis par ordre Alphabétique.

Onguent adjutorium ,   1079
    admirable, de Nicodeme,   1119
    anodyn,   1101
    anodyn , de Nuremberg contre les hémor-
        rhoïdes ,   1102
    arégon , de Nicolas Salerne,   1089
    aſtringent, de Fernel ,   1088
    baſilicon ou ſuppuratif,   1068
    blanc ou de céruſe,   1065
    brun, de Nicolas,   1121
    carminatif, de Mynſicht,   1108
    cathartique , de Méſué,   1090
    chauds (les trois onguents)   6
    citréum , de Nic. Mirepſus,   1092
    citréum , réformé,   1093
    autre onguent citréum ,   1094
    clyſmatique,   1108
    contre la grattelle, de du Renou ,   1079
    contre la teigne ,   1079
    contre les achores,   1079
    contre les engelures,   1098
    contre les hémorrhoïdes,   1102
    contre les hernies, de Mynſicht ,   1087
    contre les vers ,   1096
    contre les vers, réformé,   ibid.
    contre les vers, de Mynſicht,   1097
    contre les vers, réformé,   1098
    cordial, de Claude-Louis ab Hernig,   1110
    d'ache,   1107
    d'Agrippa, ou de bryone,   1084
    d'albâtre,   1101
    d'althæa,   1073
    d'amiante ,   1120
    d'aunée,   1078
    d'aunée ſans mercure,   1079
    de Bacon ,   1069
    de bdellium,   1105
    de beurre nerval, de Duclos,   1099
    de beurre réformé, dit beurre de Maï, 1100
    de bryone,   1084
    de céruſe, de Rhaſis ,   11. 1065
    de chaux ,   1104
    de chaux vive , de Mynſicht,   1105
    de courges, d'Oviedo ,   1124
    de cynogloſſe,   1116
    défenſif,   1095
    dépilatoire, de Bateus ,   1124
                                            Onguent

Onguent defficcatif rouge , 1067
digeftif magiftral , 1113
doré , 1074
des Apôtres , ou des deuze drogues , 1069
d'efcarbots , 1095
froids (les quatre onguents) 6
de gaiac , de Mercatus , 1123
de gomme élémi , 1110
de Jupiter , 1122
de la Comteffe , 1086
de laurier , 1104
de litharge , 1065
de linaire pour les hémorrhoïdes , 1106
de Macédoine , 1107
de Maître Sieur , 1184
de maftic , 1111
de miel , 1072
de minium , 1067
de Montpellier , 1065
de morelle , 1116
de nerprun & d'aune , de Mindererus ,
1115
de nicotiane , 1081
de pain de pourceau (le grand) 1090
de pain de pourceau (le petit) 1091
de patience , 1112
de petit chien , 1122
de plomb , 1121
de raves contre les engelures , 1098
de régliffe 1113
de réfine , 1114
de folanum , 1116
de ftorax , 1094
de fucs , d'Arantius , 1118
autre de fucs , 1119
de fumach , 1109
de fuif de bouc , de Mynficht , 1110
de fuif de bouc réformé , 1111
de té-ébenthine , 1121
de têtes de pavot , comme le rofat , 1063
de trois drogues , 1065
de tutie , 1082
doré , 1074
Egyptiac , 1072
le grand bafilic , 1068
le petit bafilic , ibid.
le grand onguent de Arthanitâ , 1090
le petit onguent de Arthanitâ , 1091
martiatum , 1074
martiatum réformé , 1076
médicamenteux , de Mynficht , 1080
médicamenteux réformé , 1081
mondificatif d'ache , 1070
mondificatif d'ache , réformé , 1071
mondificatif de réfine , ibid.
mondificatif du Docteur , 1072
Napolitain fimple , 1076
Napolitain quadruple de mercure , 1078
nerval , 37

Onguent nervin , de Lemort , 1098
nervin , réformé , 1099
nutritum , 1065
odorant , 32
ophthalmique , ou de tutie pour les yeux ,
1082
pectoral , 1112
pompholyx , de Nic. Alexandre , 1066
pomade officinale , 1083
pomade pour la galle , 1077
populéum , 1064
pour les yeux , 1082
pour la carnofité de l'urétre , 1106
onguent dont il faut fe fervir quand la carnofité a été confumée , 1107
pour la brûlure , 1102
pour la brûlure , de Mynficht , 1103
autre onguent pour la brûlure , ibid.
pour exciter les menftrues , 1116
pour empêcher l'avortement , 1109
pour faciliter l'accouchement , 1117
pour faciliter l'accouchement , réformé ,
1118
pour la grattelle & les autres dartres , 1115
pour les yeux , 1083
pour les glandes des chevaux , 1070
pour faire venir les cheveux , de Bateus ,
1124
potable , 1114
purgatif , de Arthanitâ , 1090
rouge , de Lemort , 1067
rouge defficcatif , ibid.
rouge camphré , ibid
répercuffif de bol , de Guidon , 1095
réfomptif , de Nicolas Prevoft , 1088
rofat , 1063
fomnifere , 1118
fplénique , 1091
fplénétique , de Mynficht , 1092
ftyptique , 1085
autre onguent ftyptique de Mynficht , 1086
fuppuratif , 16. 1068
triapharmacum , 1065
verd de la Reine , 1114
verd , de Galien , 1115
violat , de même que le rofat , 1063
Ophthalmiques , remédes propres pour les maladies des yeux , 5 , 40
Opiat , eft un électuaire liquide où il entre de
l'opium , 40. 676
Alexandin doré , 683
grand Opiat anodyn , de Nicolas Alexandre , 754
anodyn des Perfans , 756
des Perfans , réformé , 788
anodyn des Sarrafins , 755
des Sarrafins , réformé , 756
antinéphrétique , 715
cordial du Collége de Lyon , 714

Opiat hydragogue de Toulouse, ibid.
d'Avicenne, dit grande athanafie, 692
de kermes pour les chevaux, 710
de Salomon, 695
pour les dents, 361
fomnifere, 38
Opium, eft un fuc tiré par expreffion des têtes de pavots. Voy. au Dictionnaire des Drogues.
Opopanax: préparation de cette gomme, 134
Oppodeldoch, emplâtre de Paracelfe, 40. 1183
Optiques, remédes qu'on deftine pour les yeux, 40
Orgeat, 32. 79
des Limonadiers, 79
ou orge monué, 80
Origine du fuc des plantes, 134
Or potable, 15, 733
potable, d'Antoine Mynficht, 412
Roi des métaux, 940
Orvietan ou antidote, 40. 690
Os d'animaux: leur préparation, 128
de la cuiffe du bœuf: fa calcination, 1086
Outremer, 119
Oxelæum, mélange de vinaigre & d'huile, 40
Oxyfrage, remède qui brife & adoucit les pointes des acides, 40
Oxycrat, mélange de vinaigre & d'eau, ibid.
de Saturne, eft un mélange de vinaigre de Saturne & de lait virginal, ibid.
Oxycroceum, emplâtre réfolutive 40
Oxydercique, remède propre pour aiguifer la vûe, 40
Oxygala, 40
Oxymel, eft un mélange de miel & de vinaigre, 41
compofé, 176
compofé pour la difficulté de refpirer, ibid
diurétique, de Baudelon, 717
qui imite le fcillitic, 177
fcillitic, 175
fimple, ibid.
Oxyporion, remède qui paffe vite, 41
Oxyrrhodin, mélange d'huile, de rofe & de vinaigre, 41. 97. 411.
Oxyfaccharum, efpéce de fyrop fait avec du vinaigre & du fucré, 41
compofé, 249
fimple, 248

P

PAIN à chanter, azymus, 15
Pain Royal, eft un électuaire cordial, 41
Palliatifs, font des remédes qui affoupiffent les douleurs 41
Panacée, c'eft un remède qu'on eftime univerfel, 41
antimoniale, eft un tartre foluble émétique, ibid. Voy. mon Traité d'Antimoine.
mercurielle, c'eft un fublimé de mercure

dulcifié, ibid.
Panacée mercurielle violette, c'eft un mercure violet empreint de quelques portions de foufre & de fel armoniac, ibid.
en grains, 51
Panchreftum, reméde utile pour toutes les maladies, ibid.
Panchymagogues, remédes propres à purger toutes les humeurs, 4. 41
Pandaléon, eft un électuaire pectoral, 41 & 726
Papier à filtrer, & un papier gris fans colle, ou papier brouillard, 18 & 57
Paralytiques, font des remédes contre la paralyfie, 41
Parégoriques, eft un remède adouciffant la douleur, ibid.
Parfums, en Médecine on emploie les Parfums à plufieurs fins, mais toûjours au foulagement des malades: on en fait d deux fortes, les uns font liquides & les autres fecs, 106
céphalique, ibid.
fortifiant & recréant les efprits, 107
propre à provoquer les menftrues, ibid.
pour empêcher une humeur de tomber fur les poumons, ibid.
pour exciter le flux de bouche dans le traitement de la vérole, 108
Parygron, eft un médicament liquide, 41
Paftilles mafticatoires, drogues qu'on mâche, 86
ou rotule, on donne ce nom aux trochifques, 41. 425
de la Comteffe de Kent, 343
Tête d'amandes ameres eft un poifon pour les poules, 977
Pectoraux, font des remédes propres pour les malades de poitrine, 5. 41
Pédilave, remède à laver les pieds, ibid.
Pélican eft un vaiffeau de verre qui fervoit autrefois en Chymie, ibid.
Pénides ou alphenic, fucre tors, 12. 42. 65. 654
Perles: leur préparation, 117
Peffaire, eft un médicament folide formé en petit bâton rond, 42. 93
Peffaires aftringents, 94
— Liniment pour les peffaires, 94
— Matére folide, pour les peffaires, ibid.
Petit pain ou paftille, trochifques, 41. & 425
Petites préparations de Pharmacie, 61
Phagédéniques, remédes propres à confumer les chairs baveufes, 42
Pharmaceutique: ce qui dépend de la Pharmace ibid.
Pharmacie & fa définition, 1 & 42
Pharmacopée ou Difpenfaire, ibid.
Pharmacien, eft celui qui compofe les médicaments, Apothicaire, ibid.
Pharmacopole, eft celui qui vend les médicaments, Apothicaire, ibid.

Pharmacon, signifie médicament, *ibid.*
Philonium, est une opiat somnifere, *idid.*
   chaud, 681
   froid, *ibid.*
   grand Philonium, ou Philonium Romain, 679
   Persique, 680
Phlegme, c'est de la pituite, 42
   est encore un principe passif des Chymistes,
   d'alun, 935
   des sels minéraux, 935
Phlegmagogues, remédes qui purgent la pituite, 42
Phénigme, est un reméde qui excite de la rougeur & des vessies, *ibid.*
Phosphore, est une pierre ou autre matiére luisante dans les ténébres, 39. 42
   hermétique, de Baudoin, 42
   de la pierre de Bologne, *ibid.*
   liquide, *ibid.*
   brûlant ou urineux, *ibid.*
Physogone, est un reméde qui dissipe les flatuosités, 43
Pierre à cautere, 35
   admirable, *ibid.*
   amiante : sa préparation, 133
   calaminaire : sa préparation, 128
   caustique ou escharotique, *ibid.*
   d'aimant : sa préparation, 117
   de carpe : sa préparation. 411.
   hématite : sa préparation, *ibid.*
   infernale, *ibid.*
   médicamenteuse, *ibid.*
   marcassite : sa préparation, 1185
   ponce : sa préparation, 132
   précieuses : leur prépation, 117
Pilules, sont des remédes qu'on forme en petites boules pour les faire prendre plus facilement aux malades, 43, 481.
   aggrégatives ou polychrestes, de Mésué, 10. 511
   aléphangines, ou aromatiques, de Mésué, 11. 548
   aléphangines, de Mynsicht, 11. 549
   aléphangines réformées, 550
   angéliques, 43. 491
   anodynes, de Mynsicht, 610
   anodynes, réformées, 611
   anodynes, de Cortesius, 629
   antiépileptiques, 579
   antiépileptiques, réformées, 580
   antiépileptiques, de Duclos, 581
   antiépileptiques réformées, 582
   antihypochondiaques, de Zuelfer, 495. 598
   antihypochondriaques réformées, 495. 600
   antipodagriques ou contre la goutte, 627
   Arabiques, de Nicolas, 565

Pilules aromatiques, de Mésué, 548
   arthritiques, de Nic. Salern. 522
   arthritiques, réformées, 523
   arthritiques, de Scheffer, *ibid.*
   arthritiques réformées, 524. *ibid.*
   assaieret, 14
   assaieret, d'Avicene, 551
   assaieret, réformées, 552
   astringentes de l'Auteur, 619
   autres pilules astringentes pour arrêter les gonorrhées, 620
   béchiques noires, de Mésué, 631
   béchiques blanches, *ibid.*
   bénites, de Quercétan, 511
   bénites, de Mynsicht, 551
   catholiques, de Quercétan, 502
   catholiques, de Quercétan, réform. 503
   catholiques, de Mynsicht, 501
   catholiques, de Potier, 503
   catholiques ou Impériales, de Fernel, 500
   catholiques réformées, *ibid.*
   céphaliques purgatives, de Mynsicht, 567
   céphaliques réformées, 568
   céphalique, de Fabrice, 569
   céphaliques réformées, 570
   chalybées, 606
   cholagogues de centaurée, de Quercétan, 571
   cholagogues de centaurée, réformées, 572
   cochées, 19
   cochées majeures, de Rhasis, 482
   cochées majeures réformées, 483
   cochées mineures ou admirables, *ibid.*
   communes, de Ruffus, 496
   contre la colique, de Daquin, 544
   contre l'enrouement, d'Andernac, 626
   contre les écrouelles, 604
   contre les écrouelles, réformées, 605
   contre la fiévre quarte, de Sennert, 578
   contre la fiévre quarte, de Gesner, 577
   contre la fiévre quarte, réformée, 578
   contre les fiévres bilieuses, & contre les maladies causées par une bile jaune & par une abondance de sang, 603
   contre les fiévres bilieuses, réformée, 604
   contre la goutte, de Doringius, 627
   contre la gonorrhée, 620
   contre la gonorrhée virulente, 621
   autres pilules astringentes pour arrêter la gonorrhée, 621
   contre la manie, de Starkei, 546
   contre la folie, réformées, 547
   contre la manie, de Bateus, 547
   contre la passion iliaque, de Rhasis, 583
   contre la peste, 375 & 376
   contre la peste, de Platerus, 632
   contre la peste, de Bauderon, 496
   contre la peste, de Quercétan, 554
   contre la pituite visqueuse de Sylvius, 531

Pilules contre la pituite vitrée,   532
          contre la toux,   616
          contre la vieilleffe,   627
          d'agaric,   484
          d'agaric, réformées,   485
          d'aloës,   489
          d'aloës & de maftic, de Nicolas,   490
          d'aloës & de maftic, réformées,   491
          d'ammoniac, de Quercétan,   519
          d'ammoniac magiftrales, de Bateus,   521
          de bdellium majeures,   520
          de bdellium mineures,   521
          de bénédicte,   548
          de chaux vive, de Mynficht,   628
          de caftoréum, d'Avicenne,   595
          de caftoréum, réformées,   596
          de cinnabre pour les chevaux,   536
          de coloquinte,   504
          de coloquinte, réformées,   505
          de cynogloffe, de Méfué,   612
          de deux drogues,   559
          de concombre fauvage,   587
          d'émeraudes, de Mynficht,   625
          d'épithyme,   608
          d'épithyme, réformées,   609
          d'étule, de Fernel,   553
          d'eupatoire majeures, de Méfué,   536
          d'eupatoire majeures, réformées,   537
          d'eupatoire mineures, de Méfué,   ibid.
          d'euphorbe, de Quercétan,   553
          d'euphorbe de Quercétan contre la pefte,
                                                     554
          d'euphorbe cordiales, réformées,   555
          d'euphorbe, de Méfué,   ibid.
          de Francfort,   492
          de fumeterre, d'Avicenne,   533
          de gomme ammoniac,   519
          de gomme gutte, de Lemort,   556
          d'hellébore arthritiques, de Quercétan,   527
          d'hellébore réformées,   528
          d'hermès ou trochifques alhandal,   601
          ── hermétiques réformées,   602
          d'hermodactes majeures, de Méfué,   524.
          d'hermodactes, réformées,   525
          d'hermodactes mineures, de Méfué,   ibid.
          d'hermodactes mineures, réformées,   526
          autres pilules d'hermodactes, de Méfué,
                                                     ibid.
          d'hiére fimple, de Galien,   487
          d'hiére compofées d'agaric,   488
          d'hiére compofées, de Nicolas Alexan-
            dre,   ibid.
          d'hiére compofées, réformées,   489
          de huit drogues, de Nicolas Alexandre,
                                                     557
          de huit drogues, réformées,   ibid.
          de ladanum,   584
          de longue vie,   492
          de macer,   602

Pilules de marum & de coftus, de Mindererus,
                                                     589
          ── marocoftines, réformées,   591
          de méchoacan, de du Renou,   559
          de mézéréum, de Méfué,   552
          de mufc,   629
          de nitre d'Alexandre Trallian,   505
          d'opopanax, de Méfué,   570
          d'opopanax, réformées,   571
          d'origan de Crete, de Mynficht,   629
          de Philagre,   515
          de Philagre, réformées,   516
          de pierre d'Arménie, de Méfué,   562
          de pierre d'Arménie, réformées,   563
          de pierre d'azur, de Méfué,   545
          de pierre d'azur, réformées,   546
          de plantain magiftrales,   627
          de polypode,   609
          de polypode réformées,   610
          de propriété de Mynficht,   598
          de proprié é, réformées,   ibid.
          de régule d'antimoine,   585
          de réfine,   586
          de rhapontic, de Quercétan,   625
          de rhubarbe,   498
          de rhubarbe réformées,   499
          de Rudius,   607
          de Rudius, réformées,   608
          de Rondelet,   611
          de Ruffus,   496
          de fabine, de Mynficht,   596
          de fabine réformées,   597
          de fagapénum, de Méfué,   541
          de fagapénum réformées,   542
          de fagapénum, de Camille,   ibid.
          de fagapénum, réformées,   543
          de fandaraque ou vernix, de Mynficht,
                                                      624
          de farcocolle, de Méfué,   576
          de Scribonius,   615
          de fix drogues,   612
          de Spa,   567
          de ftorax, de Galien,   613
          de Starkey,   546. 547
          de fuccin, de Craton,   578
          de fuccin, réformées,   579
          de tartre, de Bontius,   506
          de tartre, réformées,   507
          de tartre, de Schroder,   ibid.
          de tartre, ou mélanagogues, de Quer-
            cétan,   509
          de tartre réformées, de Quercétan,   510
          de térébenthine,   617
          de térébenthine réformées,   ibid.
          de térébenthine, de Mynficht,   19. 617
          de trochifques alhandal,   601. 602
          de trois drogues,   557
          des cinq myrobolans,   558
          des cinq myrobolans réformées,   559

Pilules de turbith dorées, de Méfué, 486
de turbith dorées, réformées, 487
de vernis, 624
de violettes, 583
déterfives, de Cortéfius, 620
diaphorétiques, de Duclos, 623
diarrhodon, de Méfué, 604
diurétiques, de Duclos, 619
diurétiques & hyftériques, de Cortéfius, 596
dorées, de Nicolas Alexandre, 485
dorées, réformées, 486
douces, de Mynficht, 630
emplaftiques, de Galien, 628
excellentes contre la pefte, 632
familiéres, de Mynficht, 566
fœtides majeures, 533
fœtides majeures, réformées, 539
fœtides mineures, ibid.
fœtides mineures réformées, 541
gommeufes, de Duclos, 582
gourmandes, 43
gourmandes, de Méfué, 492
harmoniques de Galien, 616
helléborines, arthritiques, 527
helléborines, réformées, 528
hépatiques, 498
hydragogues, de Mynficht, 560
hydragogues réformées, 561
hydragogues, Cuculini, 563
hydragogues, Cuculini réformées, 564
hydragogues, de Quercétan, ibid.
hydragogues de Quercétan, réformées, 565
hydropiques, de Bontius, 506
hypnotiques, 613
hyppoglotides ou fublinguales, d'Andernac, 623
hyftériques, 521
hyftériques, de Scheffer, 595
impériales, de Fernel, 500
impériales les Médecins de Lyon, 501
Indiennes, de Haly, 543
Indiennes, réformées, 544
magiftrales, d'opium, 615
marocoftines, de Mindérérus, 589
marocoftines réformées, 591
martiales ou chalybées, 606
maftichines, de P. Abano, 496
mélanagogues, de Quercétan, 509
mélanagogues réformées, 510
mélanagogues, 588
mélanagogues réformées, 589
mercurielles, 534
mercurielles, de M. Charas, 535
mercurielles, de Barberouffe, ibid.
mercurielles, réformées, 536
méfentériques, de M. Daquin, 528
mochliques, 517

Pilules mochliques, réformées, 519
narcotiques, de Mynficht, 614
narcotiques, de Platerus, 614
octomères ou de huit drogues, 557
octomères, réformées, ibid.
odontalgiques, de Mynficht, 626
odoriférantes, de Mynficht, 630
optiques majeures, de Méfué, 529
optiques ou de lumiere majeures, réformées, 530
optiques mineures, de Méfué, ibid.
optiques mineures, réformées, 531
panchymagogues, de Quercetan, 574
panchymagogues réformées, 575
panchymagogues réformées, 576
panchymagogues de Zwelfer, ibid.
perpétuelles, 43 585
phlegmagogues d'abfinthe, de Quercetan, 573
phlegmagogues d'abfinthe, réformées, ibid.
pois de tartre, de Mynficht, 618
polychreftes, de Méfué, 511
polychreftes, réformées, 513
polychreftes majeures, 513
polychreftes majeures, réformées, 514
polychreftes mineures, ibid.
polychreftes mineures réformées, 515
polychreftes, de Quercetan, 510
polychreftes, réformées, 511
pour arrêter la gonorrhée, 620
pour la vûe majeures, de Méfué, 529
pour la vûe majeures, réformées, 530
pour la vûe mineures, ibid.
pour la vûe mineures, réformées, 531
propres à prendre avant le repas, autrement dites, ftomachiques, de Méfué, 43. 492
purgatives, 11
rofates, de Mynficht, 605
fabelliennes, de Mynficht, 600
fabelliennes, réformées, 601
fans lefquelles il ne faut point être, 497
fans lefquelles, réformées, 498
fplénétiques, 591
fplénétiques, réformées, 592
fplénétiques, de Mynficht, 593
ftomachiques de Méfué, 492
autres pilules ftomachiques, de Méfué, 493
ftomachiques, d'Alkind, 493
ftomachiques, réformées, 494
ftomachiques & antihypochondriaques, de Zwelfer, 495
ftomachiques de Zwelfer, réformées, ibid.
ftibiales, de Crollius, 516
ftyptiques, de Mynficht, 622
fublinguales, 623
fudorifiques de Lemort, 623

Pilules utérines, de Mynficht,   594
    uterines, réformées,   595
Piluliers,   55
Pincée,   44.60
Pinte, eſt une meſure de liqueurs,   43. 59
Placentule, eſpéce de trochiſque plat & rond,
                                               43. 425
Plaques, inſtruments qui ſervent en Pharmacie,
                                                   57
Pleonectiques, remédes propres à diminuer une
    trop grande réplétion,   43.
Pleres arconticon, eſt une poudre fortifiante,
    rempliſſant le principal,   43.396
Pleurétiques, remédes propres pour la pleuré-
    ſies,   43
Pneumoniques, remédes propres à faciliter la
    reſpiration,   ibid.
Podagriques remédes contre la goutte,   ibid.
Poids & meſures,   58
    des Anciens,   ibid.
    d un écu d'or,   ibid.
Poignée,   37. 60
Poiſçon & demi-poiſçon, petites meſures, 48.
                                                   59
Pois de tartre, de Mynficht,   19. & 618
Polyanodyns, remédes qui appaiſent les dou-
    leurs en peu de temps,   43
Polychreſtes, remédes qui ſont d'une grande uti-
    lité,   ibid.
Pomade,   43
    officinale, eſpéce d'onguent adouciſſant,
        qu'on tient préparé dans les boutiques,
                                                 1083
    de jaſmin,   1084
    de raiſins faite ſans feu,   ibid.
    rouge pour les lévres,   ibid.
    pour la galle,   1077
Pompholyx, 43. *V.* Onguent pompholyx, 1066
Pondo, terme uſité des Anciens, pour ſignifier
    la livre de Médecine, qu'on déſigne aujour-
    d'hui par ce caractere ℔ j. & pour la ℔ ß, 58.
Populéum eſt un onguent réſolutif,   43
Porcelaines: leur prépartion,   117
Porphyres,   56
Poſca, c'eſt de l'oxycrat, ou de l'eau vinai-
    grée,   43
Poſcetum, eſt une liqueur qu'on boit & qu'on
    appelle *bochet* ou *bouchet*,   ibid.
Potion ou boiſſon, eſt un mélange de ſyrops ou
    électuaire qu'on donne à prendre par la bou-
    che,   44. 80
Potion antinéphrétique,   83
    aſtringente contre le crachement de ſang,   82
    céphalique,   81
    cordiale,   81
    hyſtérique,   82
    lénitive,   82
Pots à canon,   54
    ſublimatoires,   12

Poudres médicinales,   313. *& ſuiv.*

Poudres rangées par Alphabétique.

Poudres à canon,   44
    aléxipharmaque ou bézoardique,   370
    algaroth ou algeroth,   44
    analeptique ou reſtaurante, de Fernel,   403
    antiaſthmatique,   23
    antiépileptique, ou diacinnabaris,   23
    antiépileptique, de M. Daquin,   334
    antiépileptique excellente,   44 & 335
    aromatique de girofle, de Méſué,   422
    aſtringente,   22
    aſtringente, de Galien,   339
    aſtringente topique ou pour appliquer au-
        dehors, de Zwelfer,   340
    aſtringente contre le crachement & vo-
        miſſement de ſang,   338
    baliamique pour embaumer & conſerver
        le corps morts,   358
    bézoardique lunaire,   400
    bézoardique ou alexipharmaque,   370
    blanche,   343
    ou farine blanche, de Mynficht,   361
    cachectique dorée,   38
    cachectique ſimple, d'Hartman,   353
    cachectique, de Quercetan,   ibid.
    cachectique, de Lemort,   354
    cardiaque ou de bugloſſe,   23
    cardiaque magiſtrale,   352
    cardiaque, réformée,   ibid.
    carminative, de Mynficht,   406
    cathéretique,   357
    céphalique,   22
    cholagogue, de Quercetan,   317
    cholagogue de Mynficht,   318
    contre les affections froides du cerveau,
                                                 320
    contre les chûtes de haut,   338
    contre les dartres, de Mynficht,   362
    autre contre les dartres,   352
    contre les écrouelles, d'Arn. de Villeneu-
        ve,   372
    contre l'épilepſie, autrement dite *de gut-
        teta*,   334
    contre la fiévre, de Mynficht,   366
    contre l'hémorrhagie, des Médecins du
        Collége de Lyon,   338
    contre l'incontinence d'urine,   410
    contre les maladies,   349
    contre la peſte, de Bauderon,   374
    réformation de cette poudre,   375
    contre la peſte, réformée,   376
    contre la phthiſie,   341
    contre la phrénéſie, de Rondelet,   411
    contre la rage,   373
    contre la pleuréſie,   398
    contre la toux des enfans,   369

Poudre contre les vers, de Quercetan, 323
contre les vers, de Lemort, 324
contre les vers, de MM. les Médecins de la Faculté de Paris, 325
contre les vers, de Mynficht, ibid.
cordiale, 22.422.921
cornachine, ou de trois drogues, 332
d'acier, des Médecins de Paris, 354
d'adraganth chaud, de Nic. 394
d'adraganth chaud, réformé, 395
d'adraganth froid, 393
d'adraganth froid, réformé, 394
d'ambre, de Méfué, 420
d'anis, de Méfué, 421
de balauftes, 418
de bois d'aloës, de Méfué, 416
d'aloës, réformée, 417
de bézoard animal : 356
de bol, 402
autre de bol, ibid.
de borax, 23. & 402
de bouillon blanc, de Mynficht, 410
de buglofe, de Mynficht, 412
de calament, de Nic. Alex. 421
de cannelle, 419
de cendre d'Avicenne, 389
de cendres, réformée, 390
de cinnabre, de Mynficht, 336
de cinnabre, réformée, 337
cornachine, 20
de ceftus, de Méfué, 423
de craie, de Mynficht, 410
de cryftal, de Mynficht, 408
de cumin, de Nic. A e andre, 405
de cypre ordinaire, 360
de dattes, de Nic Myrepfus, 349
de diofpoli, de Galien, 350
d'encens & d'aloës, 339
d'efule, 328
d'efule, réformée, 329
de fleurs de romarin, de Nic. 403
de frai de grenouilles, de Crollius, 393
de galanga, de Méfué, 418
de garance, 384
de gingembre, de Nicolas, 423
de guttète, 334
de Haly, 349
d'hermodactes, compofée, 329
de hiere picre, 331.818.
de Hongrie, 371
d'hyffope, 409
de jalap, de Mynficht, 327
d'iris fimple, 412
d'iris, réformée, 413
d'iris de Salomon, ou compofée, ibid.
de jacque, de Méfué, 384
de laurier, de Mynficht, 406
de lune, de Mynficht, 399
de marrube, de Nic. Alex. 407

Poudre de Mars, de Mynficht, 355
de mercure contre les vers, 325
de mumie, de Mynficht, 377
de mufc douce, de Méfué, 400
de mufc, amere, 401
de nitre, de Mynficht, ibid.
d'oliban, du même, 385
de pattes d'écreviffes, de la Comteffe de Kent, 342
de pattes d'écreviffes fimple, 343
de perles, 398
de plantain, de Méfué, 414
de racine d'arum, compofée, 344
de rofes aromatiques, de Gabriel, 379
de rofes nouvelles, de Nic. 378
de fafran, de Méfué, 372
de falfepareille laxative, 327
de faturne, de Mynficht, 404
de Saxe, 316
de femences, 377
de féné, 314
autres de féné, 315
defficcative, 29
de foutre, de Mynficht, 395
de fuccin, du même, 381
de fympathie, 44
de tartre, de Mynficht, 330
de trois drogues, ou cornachine, 332
de turbith, avec rhubarbe, 315
de turbith avec rhubarbe, réformée, 316
de viperes, 128 & 356
de violettes, 360
de la Comteffe de Kent, 44 & 342
de la Reine, 36
de l'Empereur Ferdinand, contre la pefte, 376
contre la pefte, réformée, 376
des trois, ou poudre cornachine, 20
des trois poivres, de Galien, 415
des trois fantaux, 383
diacalaminthes, 23
diamargaritum calidum, d'Avicenne, 382
diamargaritum frigidum, 381
dianthos, 22
diarrhodon de l'Abbé, corrigée, 379
diarrhodon, réformée, 380
digeftive, 24. 346
diurét que de Juftin, 389
dorée cacheétique, 386
du Comte de Varvick, 332
du Duc fimple, 347
du Duc, compofée, ibid.
douce du Duc, de Nic. Alex. ibid.
du Duc, réformée, 348
dyfenterique, de Langius, 339
dyfenterique, de Crollius, 340
dyfenterique, de Mynficht, 341
dyfenterique excellente, 341
émétique, 44

TABLE

Poudre épileptique, du Marquis, 335
d'éfule, 328
d'éfule, réformée, 329
éthiopique, 356
fulminante, 44
grife de Céfar, contre la pefte, 375
autre poudre rouge de Céfar, contre la pefte, 375
hémorrhoïdale, 419
hydragogue, de Quercetan, 322
hydragogue, réformée, 323
hystérique, 23. 392
joviale, de Nic. de Salerne, 390
joviale hystérique, 392
joviale de Mynficht, *ibid.*
Impériale, 406
lithontriptique, de Nic. Alex. 388
mélanagogue, de Quercetan, 319
réformation de cette poudre, 319
narcotique, 257
néphrétique, 387
néphrétique, de Mynficht, *ibid.*
odorante pour les mains, 365
pour les mains, réformée, 366
odorante pour les dents, 361
ophthalmique, 367
pannonique, 371
Panchymagogue, de Quercetan, 319
réformation de cette poudre, 320
phlegmagogue, du même, 318
polychrefte Impériale, de Mynficht, 415
pour appliquer au dehors, de Zwelfer, 340
pour des coëffes, cucufes, ou bonnets piqués, 105. 363. & 418
pour frotter les dents, 360
pour les épithemes du cœur, 364
pour les épithemes du foie, *ibid.*
pour l'enterocele des enfans, de Bauderon, 367
pour les ulceres du gofier, 370
pour empêcher l'avortement, 368
pour un parfum propre à fortifier & à deffécher le cerveau, 107. 365
pour un parfum fortifiant, 107
préparée pour des cucufes, 105
préfervative de Valdi Cordi, 424
préfervative, réformée, *ibid.*
propre à deffécher, confolider & guérir les puftules de la petite vérole, de Mynficht, 363
propre à fervir d'un parfum céphalique, 106
propre à avancer l'accouchement, 369
propre à appaifer les tranchées après l'accouchement, *ibid.*
propre à encroûter les cadavres, 359
purgatives pour toutes les affections froides du cerveau, de Quercetan, 320
réformation de la poudre, 321

Poudre rempliffant le principal, de Nic. de Salerne, 396
reftaurante, de Fernel, 403
reftaurante, de Mynficht, 397
reftaurante, réformée, 398
rouge de Céfar, contre la pefte, 375
farcotique, 365
fperniole, de Crollius, 393
fternutatoire, 87. 357
folutive de trois drogues, 331
folutive magiftrale, de Stockftald, 333
réformation de la poudre, *ibid.*
folutive tartarifée, 314
ftomachale, 23
ftomachique, de Birckman, 344
ftomachique, de Mynficht, 344
ftomachique exquife, du même, 345
ftyptique, de Mynficht, 417
fudorifique, de Lemort, 351
fudorifique, *ibid.*
fympathique, 44
vulgaire contre les vers, 326
Poudriers de verre, 55
Poumon de renard : leur préparation, 125
Précipitation : c'eft faire tomber une matiére de haut en bas, 44
Précipité jaune, ou turbith minéral, eft une préparation de mercure jaune, purgative, 51
Précipité folaire, 581
Préparation de l'acacias noftras, 124
de la cérufe, 118
de la corne de cerf, 128
de la craie, 118. 411
de la gomme ammoniac, 134
de la gomme laque, 120
de la graiffe de vipere, 128
de l'alun de plume, 133
de la laine graffe, 122
de la limaille d'acier, 355
de la mouffe, 360
de la nacre de perles, 117
de la pierre amiante, 133
de la pierre calaminaire, 118
de la pierre d'aimant, 117
de la pierre de carpe, 411
de la pierre étoilée, 337
de la pierre hématite ou fanguine, 117
de la pierre marcaffite, 115
de la pierre ponce, 132
de la racine d'Arum, 12 & 344
de la racine d'éfule, 124
de la racine d'ellebore noire, *ibid.*
de l'arriere-faix, 125
de la fcammonée, ou diagrede, 120
de la térébenthine, 125
de la terre de vitriol, 133
de la terre figillée, 118
de la tutie, 118
de l'élatérium, 122

Préparation

Préparation de l'éponge,
    de l'euphorbe, 121
    de l'ivoire, 128
    de l'œsype, 122
    de l'oignon de scille, 123
    de l'oléosaccharum, 131
    de l'ongle d'éland calciné, 337
    de l'opopanax, 134
    de mercure, 10
    des baies de laurier, 407
    des cailloux, 132
    des cloportes, 126
    des crapaux, ibid.
    des fécules de bryone, 123
    des fécules d'iris noſtras, ibid.
    des fécules d'arum, ibid.
    des feuilles de mézéréum, ou lauréole, 124
    des foies & des cœurs de viperes, 127
    des graines de coriandre & de cumin, 124
    des hirondelles, 130
    des inſectes, 126
    des litharges, 118
    des médicaments, 6. 117. & ſuiv.
    des os des animaux, 128
    des pierres précieuſes, 117
    des perles, ibid.
    des porcelaines, ibid.
    des poumons de renard, 125
    des racines d'élule, 124.
    d'ellébore noir, ibid.
    des ſerpents, 128
    des vers de terre, 126
    des viperes, 127
    des yeux ou pierres d'écreviſſes, 117
    du bol, 118
    du cachou, 131
    du cinnabre naturel, 337
    du corail, 117
    du crâne humain, 128
    du cryſtal, 132
    du fiel de bœuf, 159
    du foie & des inteſtins du loup, 125
    du galbanum, 134
    du lapis lazuli, (pour faire l'outremer, 119
    du pied d'éland, 128
    du poil de liévre, 130
    du ſagapénum, 134
    du ſang de bouc, 127
    du ſang humain, ibid.
    du ſpode, ou ivoire brûlé, 117
    du ſuccin ou karabé, ibid.
    du verjus, 158
    du ſel de Mars, 567
    ou purification des gommes, 134
Preſſe, en latin *torcular*, 51
    ſont de différentes figures & matiéres, 57
Projection, terme de Chymie, 44

Prophylactiques, remédes préſervatifs, ibid.
P*ſilorrum*, dépilatoire, ibid.
Pſoriques, remédes contre la galle, ibid.
Pſyctiques, remédes rafraichiſſants, ibid.
Ptiſane, ou tizanne, 44. 67
    apéritive, 68
    aſtringente, ibid.
    citronnée, 68
    commune, 67
    pectorale, 68
Pugille, pincée, 44. 60
Pulpe, partie moëlleuſe des fruits, 44
Pulpe de racine d'al hæa, 656
Pulvériſation : ce que c'eſt, 8. & 313
    de l'agaric, 314
    de la coloquinte, 313
    de l'étain, 314
    des aromates ſecs, 313
    des cailloux, ibid.
    des cornes & des ongles, 314
    des gommes, 313
    des matiéres âcres, ibid.
    de la noix vomique, 314
    du cryſtal, 313
    du plomb, 314
    du ſafran, des roſes & autres fleurs, 313
    du talc de Veniſe, 314
Purification de la gomme ammoniac, 134
    de l'opopanax, ibid.
    du galbanum, ibid.
    du ſagapénum, ibid.
Putréfiants, remédes ſeptiques ou corroſifs, qui appliqués extérieurement, rongent les chairs, 44
Pycnotiques, ſont des remédes froids & condenſants, 44
Pyriama, ſignifie fomentation, 45
Pyrotechnie, ou art du feu, c'eſt la Chymie, ibid.
Pyrotiques, remédes âcres & brûlants comme des cauteres, ibid.

Q

QUADRANS, poids des Anciens, 45. 59
    Quartarius, 45. 60
Quarteron : c'eſt la quatriéme partie d'une livre, 45. 58.
Quatre eaux antipleurétiques, 6
    eaux cordiales, ibid.
    fleurs carminatives, ibid.
    grandes ſemences froides, ibid.
    petites ſemences froides, ibid.
    grandes ſemences chaudes, ibid.
    petites ſemences chaudes, ibid.
    onguents froids, ibid.
    onguents chauds, ibid.
Quincunx, poids des Anciens, 45. 59

R

R ABEL (eau de)   13
Racines apéritives,   6
   confites, & en quel temps il faut les choi-sir,   161
   confites d'acorus vulgaire,   162
   d'angélique,   ibid.
   de bourrache,   ibid.
   de buglose,   ibid.
   de benoîte,   ibid.
   de chicorée,   ibid.
   de pain de pourceau,   ibid.
   d'aunée,   ibid.
   de pivoine, &c.   ibid.
   de pimprenelle,   ibid.
   de satyrium,   161
   d'épine jaune,   162
   de scorsonère,   ibid.
   de grande consoude,   ibid.
   de zédoaire,   ibid.
   de gingembre,   ibid.
Ramich, 45. *Voy.* Trochisques de Ramich,   434
Rapes ou rapoirs,   56
Raréfaction, est une dilatation des parties d'un mixte,   45
Raclure ou rasure d'un corps dur,   ibid.
Ratafia de cerises,   151
   de citron,   154
   aromatisation de ce ratafia,   ibid.
   d'œillets,   152
   de noyaux,   153
   de baies de geniévre,   946
Récipient, vaisseau de verre ou de grès,   45
Rectification, espéce d'exaltation Chymique par des distillations réitérées,   ibid.
Réfrigérant, ou réfrigératoire, est un bassin de cuivre,   45
Régule, est la partie plus pesante d'un minéral,   ibid.
   d'antimoine, comment il agit par haut & par bas,   585. & 586

Remédes & leurs espéces.

Remédes altérants, sont ceux qui apportent quelque changement à notre corps,   2 & 12
Analeptiques : ce que c'est,   12
Antiscorbutiques,   47
Arthritiques,   14
Arrêtants,   4
Astringents ou arrêtants, sont ceux qui resserrent ou empêchent le cours immodéré des humeurs,   3. 4 14. 32. 45
Assoupissants ou engourdissants, sont des anodyns qui rafraîchissant un peu le sang, modérent son mouvement trop violent,   3
Atténuants,   3. 17

...tiques,)   5
Cachectiques, sont des remédes apéritifs, & propres à lever les obstructions,   16
Carminatifs, sont des remédes salins, spiritueux & propres à dissoudre les humeurs,   5
Céphaliques, ce sont les sulphureux volatils, propres aux maladies de la tête,   4
Cholagogues, ce sont ceux qui purgent la bile,   4
Condensants, sont ceux qui desséchent ou figent les humeurs,   2
   contre la piquûre du scorpion,   1003
Cordiaux ou cardiaques, sont des remédes qui en réparant les esprits, fortifient le cœur,   4
Corrosifs, sont des remédes âcres & brûlants,   3
Défensifs, on les applique pour arrêter le sang,   21
Dentifriques, sont ceux qui par leur astriction nettoient & raffermissent les dents,   5
Dessiccatifs ou desséchants, sont des remédes qui entraînent ou absorbent les humidités superflues,   2
Détersifs, sont ceux qui disposant les humeurs à se détacher, les évacuent,   4. 22. 30
Diaphorétiques ou sudorifiques, sont ceux qui ouvrant les pores du corps, en chassent les humeurs par insensible transpiration,   4. 25
Digestifs, sont ceux qui excitent la suppuration des humeurs arrêtées,   3. 27
Diurétiques ou apéritifs, sont ceux qui raréfient le sang par leurs parties salines,   4
Echauffants ou rafraîchissants, sont ceux qui par eux-mêmes ou par accident, réveillent l'agitation des humeurs,   2
Emétiques ou vomitifs, sont des remédes qui purgent promptement,   4
Emollients ou laxatifs, sont ceux qui amollissent ou lâchent le ventre par ex. quelque léger purgatif,   2
Fébrifuges, sont ceux qui chassent la fiévre,   30
Fortifiants, sont des remédes qui corrigent des humeurs altérées, ou qui excitent le mouvement ralenti,   2
Hépatiques, sont ceux qui en corrigeant les vices du sang, fortifient le foie,   5
Humectants, sont ceux qui en augmentant l'humeur acqueuse, rafraîchissent,   2
Hydragogues, sont des remédes qui purgent les eaux,   4. 32
Hystériques, sont des remédes qu'on emploie pour les maladies de la matrice,   5
Incrassants, sont ceux qui épaississent & agglutinent les humeurs,   3
Lâchants, solutifs ou laxatifs, ce sont des remédes purgatifs qui lâchent le ventre doucement,   3. & 35
Mélanagogues forts purgatif qui dissolvent l'humeur tartareuse,   4
Mésentériques,   33

Narcotiques, qui excitent le sommeil, 39
Obstruants qui épaississent les humeurs, 39
Ophthalmiques, sont ceux qui fortifient & guérissent les maladies des yeux, 5
Panchymagogues : c'est un mélange de toutes les espéces de purgatif, 4
Pectoraux ou béchiques, sont ceux qui calment & adoucissent les âcretés de la poitrine, 5. 41
Phlegmagogues, composés de parties volatiles & pénétrantes, purgent la pituite du cerveau, 4
Purgatifs ou cathartiques, sont des remédes qui détachent les humeurs superflues & les évacuent, 2
Rafraîchissants, sont ceux qui composés de parties aqueuses, tempérent l'acrimonie des humeurs, ibid.
Raréfiants ou atténuants : ce sont remédes qui composés de parties subtiles & pénétrantes, rendent les humeurs plus coulantes, 3
Repercussifs ou repoussants, sont des remédes astringents qui arrêtent le cours des humeurs, 45
Résolutifs ou fondants, sont ceux qui par leurs parties volatiles & pénétrantes, ouvrent les pores & évacuent l'humeur qui causoit la maladie, 3. 45
Résomptifs ou restaurants, sont des remédes pectoraux & limenteux, dont on rétablit les personnes atténuées par de longues maladies, 45
Resserrants, sont des remédes qui par leur astriction & stipticité, coagulent les humeurs, 3
Rongeants, remédes qui, appliqués sur les chairs, les corrodent, 47
Spléniques ou splénétiques, sont remédes propres pour les maladies de la rate, 5. 48
Sternutatoires, nasalia, 39. 48
Stomachiques, sont ceux qui conviennent aux maladies de l'estomac, 5. & 49
Styptiques, sont des remédes fort astringents, 49
Sudorifiques, 4
Vomitifs, 4
Vulnéraires, 5
Toniques, 51
Topiques : sont ceux qu'on applique extérieurement, 37. 51
Raisinée ou sapa, 47
Repos de la poitrine, de Nic. est un opiat somnifere, 45
Résidence ou lie des liqueurs, ibid.
Résine ammoniac, de Schroder, 508
    de jalap, 587
    de scammonée, 587
    de storax, 689
    de turbith, 587
Retorte, cornue, vaisseau distillatoire, 46
Réverbération, c'est repousser ou rabattre la flame d'un fourneau, ibid.
Révivification, révivifier, est réduire un mixte

en son premier état, ibid.
Rhodin ou oxyrrhodin, est un mélange d'huile de rose & de vinaigre, ibid.
Rhodomel, c'est du miel rosat, ibid.
Rhyptiques, sont des remédes détersifs, ibid.
Rob ou robub, c'est le suc d'un fruit évaporé, 46. 137
Robs de baies de sureau,
    de berbéris,
    de cerises,
    de coings,
    de cornouilles,   } 138
    de groseilles,
    de mûres, composé,
    de mûres simple,
    de noix,
    de verjus,
    de véronique, 138
Rosaire, vaisseau distillatoire, 46 & 831
Rosée de miel, 46
Roses vitriolées, 318
— Eau de roses rouges, 830
— Eau de pécules de roses, 831
Rossolis fébrifuge, est une teinture de quinquina, 46. Voy. dans mon Cours de Chymie.
Rotule, espece de trochisque ou tablette, 46. 425.
Rotules angéliques pour préserver les femmes grosses de l'avortement, 672
    aromatiques, 665
    carminatives, 666
    catarrhales chaudes, 674
    catarrhales froides, ibid.
    cordiales, 660
    de pavot blanc, 665
    de cumin, 666
    de cumin, réformé, 667
    d'émeraudes, 658
    d'hyacinthes, 657
    pectorales blanches, 657
    pectorales citrines, 658
    préservatives mitridatiques, 668
    — mitridatiques, réformées, 669
    propres pour exciter le lait, 662
    résomptives, 653
    résomptives réformées, 654
    thériacales, 669
    thériacales, réformées, 670
Rubine d'antimoine : c'est une espéce de foie d'antimoine préparé, 36. 46

S

Safran (le) ne donne ni couleur ni odeur à l'huile, 985
    de cuivre, est du cuivre brûlé réduit en poudre, 20
    de Mars, c'est une préparation de limaille de fer, ibid.

Safran des métaux, c'est le foie d'antimoine lavé, on l'appelle *crocus metallorum*, 20
   des métaux, d'A. Mynficht, 561
   d'or, ou or fulminant, on l'appelle *crocus auri*, 15
Sagapénum, préparation de cette gomme, 134
Sang humain, fa préparation, 125
   de falamandre, 47
   de bouc, fa préparation, 125
Sapa, fuc des raifins cuits, on l'appelle *raifinée*, 4°. 137
Sarcotiques, remédes propres à faire revenir les chairs, 47
Saturnins, remédes où il entre des préparations de plomb, 47
Scammonée : fa préparation, 120
   ou diagréde rofat, 47
Sceau d'Hermès, 36
Sceller hermétiquement, 32. 48
Scier, couper, &c. 8
Sclérotiques, remédes propres à durcir les chairs du corps, 47
Scorbutiques ou antifcorbutiques, remédes propres pour le fcorout, 13
Scories, c'eft une écume de minéral, 47
Scorpion, remède contre fa piquûre, 1003
Scrupule, c'eft la troifiéme partie d'une dragme, 47. 58
Sécher, on fait fécher à l'ombre ou au Soleil, 7
Sel acide, qui ne fermente point, 46
   admirable, c'eft un fel ammoniac, qu'on appelle *fel amer carhirtique*, ibid.
   alkali, c'eft proprement le fel de la foude, ibid.
   Sel d'abfinthe, 828
   de Mars, ou vitiol de verre, c'eft du cuivre diffout, 52
   — autre fel de Mars tiré de l'eau minérale de Spa, 567
   de tartre (fon effet dans une infufion purgative) 70
   de tartre folié, 508
   de vitriol ; fa vertu, 133
   effentiel, eft un fel acide tiré du fuc des plantes, 46
   effentiel & fixe d'ofeille, 827
   fixe, eft un fel qui fouffre l'action du feu, 46
   fixe alkali tiré de l'eau de noix, 833
   fluor, eft un acide qui demeure liquide, 46
   polychrefte ftibial, eft un fel empreint d'antimoine, 47
   de prunelle : on donne auffi ce nom au cryftal minéral, ibid.
   fédatif, ou tranquille, ibid.
   volatil, à caufe qu'il fe fublime & s'envole à la moindre chaleur, ibid.
   volatil de fcorpion, 1003

Sel volatil & narcotique de vitriol, 47
Semences chaudes grandes & petites, 6
   froides grandes & petites, 6
Senné : fes correctifs employés par les Anciens, 70
Septiques, remédes rongeants les chairs, ibid.
Septunx, 47. 59
   poids de fept onces, ibid.
Seringues néceffaires en Pharmacie, 56
Serpentain, tuyau d'étain ou de cuivre, 47
Serpents : leur préparation, 128
Seftunx, & *fextans*, ou *fecunx*, poids des Anciens, 48. 59
Sextarius, fextier, mefure, 18. 60
Sextula, poids, ibid.
Sief, ou collyre, 425. ibid.
Silence (le) de la poitrine, 972
Silicus ou *Aftarius* : autre poids, 14. 59
Siliqua, poids des Anciens, 34. 48 & 58
Siphon, eft un tuyau de cuivre courbé, 48
Siphylique, c'eft une eau diftillée, 48
Smectique, remède qu'on applique fur la chair, ibid.
Soufre d'or diaphorétique, 733
   de lune fec, 625
Sparadrap, Toile Gautier, 48. 1156
Spargyrie ou Spagyrie, c'eft la Chymie, 48
Spléniques (remédes) 48
Spode, ou Ivoire brûlé, 128. & 117
Staltiques, remédes fondants les chairs, 48
Stegnotiques, remédes bouchants & incraffants, ibid.
Sternutatoires, remédes qui font éternuer, 39. 48
Stibiale, compofition d'antimoine, 49
Stictiques, aftringents qu'on applique au déhors, ibid.
Stomachiques, remédes déterfifs & defficcatifs, ibid.
Stomachiques (les trois huiles, 6
Stratifier, mettre différentes matiéres couches fur couches, ou lit fur lit, 49
Styptiques, remédes fort aftringents, ibid.
Sublimation, ou volatilifation, ibid.
Sublinguales, font des pilules, ibid.
Subftance des drogues, 7
Subftance éthérée, 10
Subtilifation des parties des médicaments, 15
Suc eft la liqueur qu'on tire d'un mixte, 49 135
   maniére de le tirer, 134. 135
   de caftor, liqueur onctueufe, 1030
   de mûres, 249
   de régliffe blanc, 136
   de régliffe noir, 135
   de régliffe de Blois, ibid.
   de régliffe pour les chevaux, 136
Succin ou Karabé, fa préparation, 117
Sucre anthofat, 321
   d'orge, 46. 654
   en tablettes, compote, 646

Sucre pénidié, 46. 653
 rofat perlé, 46. 653
 rofat perlé, réformé, ibid.
 rofat en tab'ettes, 652
 rofat rouge, ibid.
 tors, 42. 654
Sucs des plantes, la maniére de les tirer, & le moyen de les conferver, 134. 135
 des plantes vifqueufes ou fucculentes, 135
Suif, eft une graiffe qu'on tire des beftiaux, 47
Suppofitoires, 49. 92. 93
Suppuratif, c'eft l'onguent bafilicon, 16. 49
Sympathie, 49
Syncoptiques, remédes pour la défaillance, 50
Syrop, 50. 183

Syrop en général par ordre Alphabétique.

Syrop antiafthmatique, de M. Daquin, 291
 antiépileptique, de M. Daquin, 289
 antinéphrétique, du même, 290
 antifcorbutique, du même, 294
 apéritif cachectique, du même, 227
 apéritif, *Syrupus dinarius*, 272
 céphalique d'un Auteur incertain, 211
 d'abfinthe fimple, 187
 d'abfinthe préparé en thé, ibid.
 d'abfinthe compofé, 187
 d'agnus caftus, 274
 d'aigremoine fimple, 281
 d'althæa, 188
 d'anis, 204
 d'armoife, de Fernel, 189
 d'armoife, réformé, 191
 de baies de geniévre, 284
 de bécabunga, 283
 de berbéris, 241
 de bétoine fimple, 265
 de bétoine, compofé, 266
 ⸺ réformé, 267
 bifantin fimple, de Méfué, 271
 bifantin, compofé, 272
 de blancs d'œufs, 303
 de bleuet, ou cyanus, 215
 de bourrache, de Méfué, 270
 de bois de rofes, 284
 de botrys, 297
 de buglofe, 270
 de Calabre, 214
 de calament, 273
 de calendule ou fouci, 285
 de camomille, 273
 de cannelle, 284
 de capillaires, fimple, 181
 de capillaires, compofé, 186
 de carthame, 219
 de carthame, réformé, 220
 de centinode, 287

Syrop de cerifes aigriottes, 245
 chalybé apéritif cathartique, de M. Daquin, 229
 de chamædrys, de Baudron, 281
 de chamæpitys, 299
 de chamæpitys, fimple, 300
 de chardon bénit, 285
 de chicorée, 191
 de chicorée, réformé, 192
 de chicorée, compofé avec rhubarbe, 193
 de cochléaria, 282
 de cochléaria, compofé, 283
 de coings, 244
 de coloquinte, 218
 de confoude, fimple, 261
 de confoude, de Fernel, 260
 de coquelicot, 256
 de corail, 241
 de coriandre, 284
 de coucou, 285
 de creffon, 283
 de dattes, 252
 des trois drogues, 218
 des deux racines, 258
 des cinq racines, 257
 d'écorce d'oranges ameres, 270
 d'écorce de quinquina, 267
 d'endive, fimple, de Nic. Prevoft, 222
 d'endive, compofé, de Gentil, 223
 d'endive cathartique, d'Andernac, 223
 d'endive cathartique, réformé, 224
 d'épithyme, 205
 d'épithyme, réformé, 206
 d'éryfimum, de Lobélius, 298
 d'erpatoire, de Méfué, 280
 de fenouil, 284
 de feuilles de pêcher, 200
 de fleurs d'acacia, 201
 de fleurs de geneft fimple, 231
 de fleurs de millepertuis, 285
 de fleurs de muguet, 296
 de fleurs de noix, 303
 de fleurs de pas-d'âne, fimple, 250
 ⸺ de pas d'âne, compofé, 251
 de fleurs de pêcher, 199
 de fleurs de pêcher fait fans feu, 200
 de fleurs de pêcher, compofé, 200
 de fleurs de faule, 302
 de fleurs de fureau, 297
 de fleurs d'oranges, 269
 de fleurs d'oranges, réformé, 270
 de fraifes, 274
 de framboifes, ibid.
 de fumeterre, fimple, 206
 de fumeterre, compofé, 207
 de fumeterre, compofé, réformé, 208
 de geneft, compofé de Quercétan, 232
 de geneft, compofé, réformé, 233
 de gentiane, 214

Syrop de gomme ammoniac, 297
de grenades, 243
de groseilles rouges, 243
de guimauve, 188
de girofles, 284
d'ellébore noir, 218
de houblon, 286
d'hyssope, 259
de joubarbe simple, 288
de joubarbe, composé, 289
d'ivette, 299
de jujubes, composé, 251
de jujubes, simple, 252
de kermès, 293
de kermès, fait sans feu, ibid.
de lavande, 296
de lierre terrestre, 258
de limons ou de citrons fait sans feu, 245
de longue vie, 214
de macis, 284
de marjolaine, 297
de marrube, de Fernel, 677
de marrube, de Méfué, 277
de mélisse, 266
de menthe simple, de Méfué, 278
de menthe, composé, ibid.
de menthe, composé, réformé, 279
de mercuriale simple, 213
de mercuriale, composé, ibid.
de mûres, simple, 249
de mûres, composé, 250
de mûres de renard, 249
de mucilages, 302
de myrte simple, 280
de myrte, composé, ibid.
de nénuphar, 252
de nénuphar, composé, de Fr. Piémon-
tois, ibid.
de nerprun, 205
de nicotiane simple, 235
de nicotiane, composé, de Quercétan, ibid.
de nicotiane, composé, réformé, 236
de noix, 303
d'œillers, 184
d'ononis ou arrête-bœuf, 281
d'oranges douces, 270
d'oseille, 245
de pas-d'âne, simple, 650
de pas d'âne, composé, 651
de pavot, simple ou diacode, 254
de pavot rhéas, 256
de pavot composé, de Méfué, 255
de pavot rouge, 256
de perles orientales, de Mynsicht, 240
de pervenche, 285
de pied de chat, 250
de piment, 297
de pilofelle, 300

Syrop de pilofelle, simple, 301
de pivoine, simple, 263
de pivoine, composé, 264
de plantain, 286
de polypode, 221
de polypode, réformé, 222
de pommes, simple, 195
de pommes, composé, 196
de pommes avec ellébore, 199
de pommes magistral, 197
de pommes magistral, réformé, 198
de pourpier, de Méfué, 262
de pourpier, réformé, 263
de primevere, 285
de pulmonaire, 287
de pyrethre, de Mynsicht, 234
de raifort, de Fernel, 275
de raifort, composé, 276
de raves, simple, 276
de raisins passes laxatifs, 233
de réglisse, de Méfué, 268
autre syrop de réglisse, ibid.
de rhubarbe, 217
de romarin, 296
des roses, solutif, 201
de roses séches, 204
de roses, comp. avec le séné & l'agaric, 202
de roses muscade, 201
de roses, fait sans feu, 201
de roses, composé avec rhubarbe, 203
de roses, composé avec ellébore, ibid.
de santal citrin, 284
de saffafras, 284
de sauge, 273
de scabieuse, 285
de scammonée, 212
de scolopendre, de Fernel, 282
de scordium, simple, 287
de scordium, composé, 288
de scordium, composé, réformé, ibid.
de séné, 218
de souci, 285
de stœchas, de Fernel, 261
de stœchas, réformé, 262
de suc d'alléluya, 245
de suc de citrons ou de limons, 244
de suc d'oranges, 270
de thym, 297
de tortues, 292
de tussilage, simple, 650
de tussilage, composé, 651
de vélar, 298
de verjus, 246
de véronique, 285
de vinaigre, simple, 246
de vinaigre, composé, 247
de vinaigre rosat, de Méfué, ibid.
diacode, 254
d'iéble, 231

Syrop diurétique ou apéritif, 272
dyſenterique, 209
émétique, 237
émétique d'Angelus Sala, 238
autre ſyrop émétique & purgatif, de Pré-
voſt, 239
exhilarant, de du Laurent, 293
exhilarant, réformé, 294
fortifiant, 228
hydragogue, 205
hydragogue de M. Daquin, 225
hydragogue, d'Heurnius, 226
lientérique, de M. Daquin, 229
magiſtral aſtringent, 209
magiſtral aſtringent, d'un Auteur incertain, 210
magiſtral céphalique, de Charas, 211
magiſtral purgatif, 208
narcotique de ſuccin, 256
panchymagogue, de Meyſſ, 226
réſomptif, ou de tortues, 292
royal, ou julep Alexandrin, 235
violat, ſimple, 214
violat, compoſé, de Méſué, 216
violat ſolutif, *ibid.*

T

TABLETTES ou électuaires ſolides, 635
Tablettes angéliques pour préſerver de l'a-
vortement, 672
aromatiques, de Mynſicht, 665
cachectiques, 647
cachectiques, de M. Daquin, 648
cachectiques, de Hartman, 647
cardiaques, 659
cardiaques préparées ſans feu, 660
carminatives, de Mynſicht, 656
catarrhales chaudes, de Mynſicht, 674
catarrhales froides, *ibid.*
confortatives, de du Renou, 666
confortatives préparées ſans feu, 666
contre les vers, 647
cordiales, de Mynſicht, 660
d'alkermés, 659
de barbaris, 671
de citrons ſolutives, 641
de citrons, réformées, 642
de cumin, de Mynſicht, 666
de cumin, réformées, 667
de diatraganth froid, 663
d'émeraudes, de Mynſicht, 658
d'encens, 675
de gingembre, 640
de gingembre, réformées, 641
de guimauve, ſimples, 655
de guimauve, compoſées, 656
de guimauve, faites ſans feu, 655
de Hongrie, 571

Tablettes d'hyacinthes, de Mynſicht, 657
de la Comteſſe de Kent, 343
de longue vie, 52.659
de magiſtere, ou lait de ſoufre, 657
de magnanimité, 658
de manne, 646
de pas d'âne, 667
de pavot blanc, 665
de rébécha, 670
de rébécha, réformées, 671
de ſafran de Mars, ſimple, 648
de ſafran de Mars, compoſées, *ibid.*
de ſemences, de Fernel, 660
de ſuc de limons ou de grenades, 671
de ſuc de roſes, 22.642
de ſuc de roſes, réformées, 643
de ſuc de violettes, 643
de ſuc de violettes, réformées, 644
de ſuc violat, réformées, 644
de ſucre roſat, 652
de ſucre roſat rouge, *ibid.*
de tuſſilage ou pas-d'âne, 667
de turbith, 637
de turbith, réformées, 638
de turbith avec rhubarbe, de Montagna-
nana, 639
de turbith avec rhubarbe, réformées, 640
de zédoaire antiépileptiques pour les enfants, 673
de zédoaire, réformées, *ibid.*
diacarthami, 635
diacarthami, réformées, 637
diamargaritum, ſimples, 653
d'aſulphuris, 656
diatragacanth froid, 663
émétiques, 643
émétiques, de Hartman, 648
impériales, 659
joviales, 675
lithontriptiques, de Fernel, 661
lithontriptiques, réformées, 662
mâles, 658
mercurielles, 650
papales, 655
pectorales, de l'Abbé Gendron, 654
pectorales blanches, de Mynſicht, 657
pectorales citrines, du même, 658
préſervatives mitridatiques, de Mynſicht,
668
mitridatiques, réformées, 669
propres à exciter le lait, de Mynſicht,
662
purgatives, 21.22.23
purgatives, de Lemort, 645
reſtaurantes, de Mynſicht, 663
reſtaurantes, réformées, 664
ſtomachiques, 664
thériacales, de Mynſicht, 669
thériacales réformées, 670

Tablettes refaites anodynes, 676
    vivifiantes ou Impériales d'alkermès, 659
    zédoartiques pour les enfants, de Mynficht, 673
    zédoartiques, réformées, 673
Talisman, 50
Tamis, 57
Tartre émétique, 50
Teinture: ce que c'est, 50
    d'absinthe, 128
    d'antimoine, 50
    céphalique, de Sennert, 967
    de corail, 50
    de rhubarbe, 751
    de roses, 71
    de verre d'antimoine, 11
    d'or, ou or potable, 753
    hystérique, 814
    sacrée, 810
    thériacale, 835
Temps doit être considéré dans l'élection des drogues, 7
Térébenthine, sa préparation, 125
Termes de Pharmacie, 10
Terre damnée, 17 50
    douce de vitriol, c'est le colcothar, 50
    de Chio &autres. Voy. au Traité des Drogues.
    de vitriol: sa préparation, 133
    sigillée: sa preparation, 118
Tête de more, vaisseau ou chape de cuivre, ressemblant à une tête, 50
Tétrapharmacon, c'est l'onguent basilic, ibid.
Thériaque, antidote, ibid.
    d'Andromachus, 685
    d'Andromachus, réformée, de M. Daquin, 688
    des Allemands, 689 & 946
    des Pauvres, qu'on nomme diatessaron, qui signifie quatre drogues, 689
Thermantiques, sont des remèdes échauffants, 50
Thymiame, est un parfum, ibid.
Tizane, 44. 67
    apéritive, 68
    astringente, ibid.
    citronnée, 68
    commune, 67
    pectorale, 68
Toile Gautier, 50 & 1156
    fortes, 57
Toniques, sont des huiles ou onguents pour les nerfs, 51
Topiques, sont des remèdes qu'on applique aux endroits malades, 37. 51
Torcular, presse servant à tirer les sucs des mixtes, ibid.
Torréfaction, espèce d'assation ou coction sèche, ibid.
Torréfaction de l'avoine, 1198

Torréfaction du seigle, ibid.
    de la rhubarbe, ibid.
Toxiques, drogues vénimeuses, 51
Trachea, remèdes âcres, ibid.
Tragées des grains de sureau, ibid. Voy. dans les trochisques, 464
    mercuriale, c'est la panacée mercurielle, réduite en grains, 51
Transmutation, c'est changer la nature d'un mixte en une autre plus parfaite, ibid.
Tremper de l'acier, 51
Triapharmacum, c'est un composé de trois drogues, ibid.
Tricongius, mesure des Anciens, 51. 60
Triens, poids des Anciens, 51
Trigona, drogues narcotiques, 51
Trituration, c'est mettre une drogue simple en poudre subtile, ibid.
Trochisque, ibid.
Trochisque plat, 43

Trochisques en général.

Trochisques ou rotule, 41. 46. 425
    aléxitères ou contre la peste, 439
    alhandal, 11
    alhandal, 425
    alipta moschata, 11. 439
    à mettre sous la langue en temps de peste, 441
    anodyns, de Galien, 461
    anodyns, réformés, ibid.
    antiafthmatiques, 459
    aromatiques, 441
    arsénicaux, 469
    astringents, 458
    astringents de Musa, 468
    astringents d'Andron, 457
    béchiques noirs, 459
    béchiques rouges, 460
    citrins, de Mésué, 465
    contre le flux excessif d'urine, 475
    contre l'asthme, 459
    contre la gonorrhée, 454
    contre le hocquet, 474
    contre la peste, 439
    contre la pleurésie, 477
    cordiaux, ou de gallia moschata, 31
    cordiaux, de Mynficht, 470
    d'absinthe de Mésué, 443
    d'absinthe, réformés, 444
    d'agaric, 426
    d'agnus castus, de Rhasis, 456
    d'alkékenge, de Mésué, 431
    d'alkékenge, réformés, 432
    d'alun, de Mynficht, 462
    d'anis, de Mésué, 430
    d'arsénic, 469
    autres trochisques d'arsénic, ibid
Trochisques

Trochifques d'afphodéle,   458
          d'aunée,   479
          de balauftes,   462
          de baies de myrtes,   479
          de bdellium, d'Avicenne,   446
          de bdellium, réformés,   447
          de benjoin,   463
          du berbéris, de Méfué,   458
          de berbéris, réformés,   459
          de Bithynie,   470
          de bois d'aloës,   441
          de camphre,   444
          de camphre, réformés,   445
          de capprier,   448
          de coloquinte, ou alhandal,   11
          de corail, de Nicolas,   464
          de diagréde rofat, de Mynficht, 427
          de dix ingrédients,   476
          de doronic,   463
          d'écreviffes,   473
          d'encens,   452
          d'épithyme,   431
          d'étain,   472
          d'eupatoire,   430
          de gallia mofchata,   440
          de gommes,   467
          de Gordon,   453
          de Gordon, réformés,   454
          de grains de fureau,   464
          d'hedychroon, d'Andromachus, 437
          d'iris,   466
          de kermès,   480
          de lacque, de Méfué,   457
          de minium, de J. de Vigo,   ibid.
          de morelle,   478
          de myrrhe,   445
          de pattes d'écreviffes,   343
          de pavot, de Mynficht,   461
          de perles,   477
          autres trochifques de perles, 478
          de plomb,   451
          de racine appellée Rhodia,   474
          de ramich, de Méfué,   434
          de ramich, réformés,   435
          de rhubarbe,   428
          de fafran, de Nicolas,   466
          de fafran de Damocrates,   467
          de fcorete, de Mynficht,   475
          de foule,   437
          de femences, de Galien,   447
          de femences, réformés,   448
          de folanum ou morelle,   478
          de fouchet,   480
          de foufre & de tutie,   452
          de fpode, de Méfué,   455
          de fpode, réformés,   456
          de tuccin,   453
          de terre figillée, de Méfué,   432
          de terre figillée, réformés,   433

Trochifques des trois fantaux, de Méfué, 452
          de valériane,   466
          de vie, de Mynficht,   476
          de violettes, de Nic. Alex.   429
          de violettes, folutifs,   ibid.
          de viperes,   435
          de viperes, des Anciens,   436
          de viperes, des Anciens, réformés, 436
          déterfifs, de Pafion,   468
          diarrhodon,   442
          diarrhodon, réformés,   443
          d'un mélange mufqué,   439
          efcharotiques,   469
          étoilés anodyns,   461
          hyppoglottides,   441
          hyftériques,   445
          joviaux ou d'étain,   472
          narcotiques, de Fernel,   449
          narcotiques, réformés,   450
          odorants de Damocrates,   438
          odorants de Nera,   440
          odorants, ou oifelets de Cypre, 472
          ophthalmiques, de Mynficht,   451
          polides, d'Andromachus,   461
          pour arrêter le flux hémorrhoidal, 471
          pour arrêter le vomiffement du fang, ibid.
          pour la diarrhée,   472
          fomniferes, de Méfué,   456
          thériacaux,   435
          verds,   465
Trois fleurs cordiales,   6
          huiles ftomachiques,   ibid.
          onguents chauds,   ibid.
          onguents froids,   ibid.
Turbith minéral, c'eft le précipité jaune, ou
    une préparation de mercure jaune, vomitive
    & purgative,   51
Tutie, fa préparation,   118

V

VAisseaux qui fervent en Pharmacie,
                                         52. 54
Vaiffeau circulatoire,   52
          de cuivre fervant aux diftillations, ibid.
          de verre appellé enfer,   52
Ventre de cheval, c'eft proprement du fumier
    de cheval chaud, dans lequel on met diverfes
    matiéres en digeftion,   ibid.
Verjus & fes préparations,   158
Vermifuge, reméde qui chaffe ou fait mourir les
    vers,   52
Verre d'antimoine,   ibid.
Vers de terre : leur préparation,   126
Veffie de cuivre, c'eft une grande cucurbite,
                                         ibid.
Véficatoire, eft un emplâtre qui excite des vef-
    fies fur la peau,

Vins Médicinaux.

Vin d'abfinthe, 142
   contre l'hydropifie, 148
   cuit, c'eft le fapa, 47. 137
   de manne, 52
   de miel, c'eft l'hydromel vineux, ibid.
   diftillé, c'eft l'eau-de-vie, ibid.
   éventé, 51
   émétique ou ftibié, 52. 146
   fébrifuge, 145
   hippocratique ou hippocras, 149
   hydragogue, de Bauderon, 147
   magiftral purgatif, 145
   martial, 144
   néphrétique, de Bauderon, 143
   ftibial, 146
Vinacée, c'eft le marc des raifins, 52

Vinaigres Médicinaux.

Vinaigre d'antimoine, 10
   de faturne, 10. 34
   diftillé. *Voy.* mon Cours de Chymie.
   fébrifuge, de Sylvius de le Boë, 850
   philofophique, 10
   rofat, 155
   fcillitic, 156
   thériacal, 157
   de capucine, 156
   de corne de cerf, 155
   d'eftragon, 156
   de giroflée, ibid.
   de lavande, 155
   de litharge, 157
   d'œillets, 155
   de pavots, 155
   de plantain, 155
   de romarin, 155
   de rue, 924
   de rue, compofé, 156
   de fauge, 155
   de fouci, 154
   de fureau ou furat, 155
Viperes : leur préparation & celle de leurs foies & cœurs, 127. 128

Vitriol de Cypre, fa calcination, 340
   de lune, c'eft de l'argent diffous & cryftallifé, on l'appelle auffi *criftaux de lune*, 52
   de Mars, c'eft le fel de Mars fait par cryftallifation, ibid.
   de Vénus, c'eft le cuivre diffous & cryftallifé. ibid.
Vivifiantes, font les tablettes de longue vie, ibid.
Voifinage des drogues doit être confidéré pour l'élection, 7
Vomiffement, moyen de le faciliter, 237
Urétiques, ou diurétiques, font des remédes apéritifs & propres pour les ureteres, 52
Urine de vache, ou eau de mille-fleurs, 14
Urne, mefure des Anciens, 52. 60
Uftion, c'eft brûler un mixte & le réduire en cendres, ibid.
Utérins, remédes pour les maladies de la matrice, 53
Vulnéraires, remédes pour les plaies, 53
   (herbes) 5

X

XErocollyre, eft un reméde ou collyre pour les yeux, 53
Xéromyrrhe, eft un mélange de myrrhe & d'aloës, ibid.
Xérophthalmiques, remédes propres pour l'inflammation féche des yeux, ibid.

Y

YEux ou pierres d'écreviffes, leur préparation, 117

Z

ZIngiber laxatif, eft un électuaire folide, purgatif, 26. 53. 640
Zulap ou julep, eft un mélange de fyrop & d'eau, 34. 53
Zyme, c'eft du levain, ibid.
Zythe, c'eft de la bierre, ibid.

TABLE LATINE
DES MATIERES.

A

ABELZEMER, 811
Abluentia, *remédes délayant les humeurs,* 10
Abftergentia, *remédes détachants les humeurs,* 10
Acacia noftras, 124
Acerbus, *faveur acerbe,* 10
Acetabulum, *mefure,* 10. 60
Acetum antimonii, 10
  febrifugum Sylvii de le Boe, 850
  lithargyri, 157
  mulfum, 175
  philofophicum, 10
  rutaceum compofitum, 156
  fambucinum, 155
  Saturni, feu imprægnatio, 10. 34
  fcilliticum, 156
  theriacale, 157
Acopum, *reméde onctueux,* 10
Acouftica, *remédes pour l'ouïe,* ibid
Acuentia, ibid.
Acumeli, *voyez* Apomeli, 13
Ægyptiacum, 10. *voyez* Unguentum Ægyptiacum.
Æeolus, *poids des Anciens,* 10. & 58
Ætherea fubftantia, *efprit volatil,* 10
Æthiops mineralis, *préparation de Mercure,* ibid.
Agrefta, feu omphacium, *verjus* 158
Aggregativæ pipulæ, 10 *voyez* pilulæ aggregativæ, feu polychreftæ, 511
Al, *particule Arabe,* 9
Album Rhafis, *blanc raifin,* 11
Alchymia, ibid.
Alembicum, *vaiffeau diftillatoire,* ibid.

Alephanginæ pilulæ, 11
Alexicacon, *amulette réfiftant au venin.* ibid.
Alexipharmaca, *reméde alexipharmaque,* ibid.
Alexiteria, *reméde alexipharmaque,* ibid.
Alexiterium antimoniale, *teinture de verre d'antimoine,* ibid.
Alhandal, *coloquinte,* ibid.
Alica, *ab alere, nourrir,* ibid.
Alipta mofchata, *mélange mufqué,* ibid.
  trochifques, 440
Alkaeft, *diffolvant univerfel.* ibid.
Alkali, *foude ou fel du kali, ou bien fels fixe des plantes,* ibid.
Alkermes, *voyez* Confectio Alkermes, 704
Alkool, *eft un efprit très-fubtil,* 11
Alliotica, *remédes anodyns,* ibid.
Aloetica, *compofitions d'aloës,* ibid.
Alphenicum, *pénides,* 12 & 653
Alterantia medicamenta, *alterans,* 2 & 12
Aluminofa aqua, *eau alumineufe,* 12. & 907
Amalgamatio, 12
Amphibia, *animal amphibie,* ibid.
Amphora, *vaiffeau à anfes,* 12 & 60
Amuleta, *amulettes,* 12
Amurca, *féces d'huile,* 975
Amygdalatum, *amandé,* 12 & 79
Aä, Ana, *de chacun, terme employé dans les recettes de Médecine,* 12 & 60
Anacollemata, *remédes cal-*

mants les humeurs, 12
Analeptica, *reftaurants,* ibid.
Analyfis, *analyfe,* ibid.
Anaphromeli, *miel écumé,* ibid.
Anaplerotica, *remédes cicatrifants,* ibid.
Anaftomotica, *apéritifs,* ibid.
Anathymiafis, *parfum,* ibid.
Anhaltina, *remédes pour la refpiration,*
Anima hepatis, *vitriol de Mars,* ibid.
Anodyna, *adouciffants,* ibid.
Anthera rofarum, *duvet des rofes,* 1086
Antihypnotica, *contre le fommeil,* ibid.
Anti, *contre,* 12
Antiapoplectica, *contre l'apoplexie,* ibid.
Antiafthmatica, *contre l'afthme,* ibid.
Anticolica, *contre la colique,* ibid.
Antidotus, vel antidotum, *antidote,* ibid.
Antidotum afyncritum, *fans pareil,* 678
  cortefii, 701
  Matthioli, ibid.
  Matthioli, reformatum, 703
  graffante pefte parandum, 713
  graffante pefte parandum reformatum, 714
  orvietanum, 690
  orvietanum faliud, ibid.
Antidyfenterica, *remédes contre la dyfenterie,* 12
Antiepileptica, *contre l'épilepfie,* ibid.
Antihectica, *contre la fiévre hectique,* ibid.

Antihypochondriaca , *contre le mal hypochondiaque* , ibid.
Antilyssus , *contre la rage* , 13
Antimelancholica , *contre la mélancholie* , ibid.
Antimonium diagrediatum , *antimoine diagrédié* , ibid.
Antimonii vitrum , *verre d'antimoine , ou antimoine purifié* , 41
Antinephritica , *contre la néphrétique* , ibid.
Antipodagrica , *contre la goutte* , ibid.
Antipyretica , *contre la brûlure* , ibid.
Antiscorbutica , *contre le scorbut* , ibid.
Antispasmatica , *seu antispasmica, contre la convulsion* , 13
Aperientia , *remédes pénétrants* , ibid.
Apocrustica , *remédes consolidans* , ibid.
Apodacrytica , *espéces de collyres* , ibid.
Apomeli , *oxymel* , 13 & 174
Apophlegmatismi , *masticatoires* , 13 & 86
Apoplectica , *contre l'apoplexie* , 13
Apostolorum unguentum , ibid.
Apotheca , *boëte* , ibid.
Apothecarius , *Apothicaire* , ibid.
Apothermus , *seu sapa, vin cuit* , ibid.
Apozema , *apozeme* , ibid. & 72
　alterans & aperiens , 72
　amarum , ibid.
　cephalicum purgans , 74
　rubrum , 73

Aquæ tam simplices quàm compositæ ordine alphabetico , 825

Aqua abrotani , 829
　absinthii , 818
　acetosæ , 827
　ad comminuendum calculum , du Renou 883
　ad comminuendum calculum , Quercetani , 884
　ad delendas faciei maculas , 940
　ad desiccandos catarrhos , 900

Aqua ad gangrænam , 908
　ad gonorrhœam fœtidam & inveteratam , 394
　ad gutturis affectus , 796
　ad oculorum nebulas & suffusiones , 909
　ad sedandos dolores podagricos , 901
　ad suffusionem , Banderon , 903
　ad suffusionem Schroderi , 910
　ad ulcus cum ossis carie , Weckeri , 943
　agrimonii , 826
　Alberti magni , 945
　alchymillæ , 826
　alexipharmaca , 849
　alkekengi , 826
　aloëtica solutiva , 903
　aluminis , 935
　aluminosa , Liebautii , 907
　aluminosa magistralis , 908
　anagallidis , 827
　Angeli , 860
　Annaltina , 902
　anisi , 842
　anticolica , seu carminativa , 897
　antidotalis seu alexipharmaca , 850
　antidysenterica , 928
　antiepileptica , Scroderi , 857
　antihectica , 873
　antihydropica , 894
　antimelancholica , 860
　antinephritica , A. Mynsicht , 888
　antiscorbutica , 881
　antiscorbutica , Mynsicht , 882
　antispastica , Clossæi , 897
　antispastica correcta , 899
　apii , 818
　apoplectica , 852
　apoplectica , A. Mynsicht , ibid.
　arantiorum , 832
　argentinæ , 826
　armeniacorum , 832
　artemisiæ , 828
　arthriticæ , 904
　asthmatica , 926
　aurea , Langii , 856
　baccarum sambuci , 832
　baccarum solani , ibid.
　bardanæ , 827
　bardanæ , composita , 924

Aquæ becabungæ , 827
　benedicta , Rulandi , 900
　benedicta serpylli , 899
　berberis , 832
　betonicæ , 828
　bezoardica , 859
　borraginis , 826 & 30
　brassicæ , 827
　brunellæ , 876
　bryoniæ , composita , 917
　bufonum , 837
　buglossi , 826
　bugulæ , ibid.
　buphthalmi , ibid.
　calaminthæ , 828
　calcis , 935
　calendulæ , 827
　cancrorum , 836
　cancrorum simplex , 905
　caponis , 871
　caponis , Quercetani , ibid.
　caponis , A. Mynsicht , 872
　carunculi , 904
　cardui benedicti , 817
　carminativa seu anticolica , A. Mynsicht , 897
　carminativa , Sylvii de le Boe , 869
　carminativa alia , seu de chamomilla , composita , 870
　caryophyllatæ , 827
　castorei , vel ejus spiritus , 883
　centaurii minoris , 827
　centinodiæ , 826
　ceparum , 827
　cephalica , Caroli Quinti , 855
　cerasorum , 832
　cerebri humani , 835
　cerefolii , 828
　chamædryos , 827
　chamæpityos , ibid.
　chamomillæ , 829
　chamomillæ , composita , 870
　chelidonii , 826
　chrysulca eu chry olea , 940
　cichorii , 827
　cinnamomi , 841
　cinnamomi cardiaca , Batei , 842
　cinnamomi hordeata , Batei , 843
　cinnamomi hordeata altera , ibid.
　citrorum , 832
　citrulli , ibid.

Aqua clareta simplex, 150
  composita, 151
  cochleariæ, 827
  cælestis, 13, 847, 934
  communitatis ophthalmica, Renodæi, 911
  contra ardorem urinæ, 892
  contra calculum, Renodæi, 884
  contra terrorem, aut casum mulierum gravidarum, 932
  contra vermes, A. Mynsicht, 865
  cordialis frigida, 862
    calida, 863
  cornorum, 832
  cosmetica columborum 943
  cosmetica pretiosa, 941
  costi hortensis, 828
  crinalis, 944
  cucumeris, 832
  cucurbitæ, 832
  cydoniorum, 832
  damascena, 21
  damascena odorifera, 940
  de formicis, 851
  de tribus, 846
  divina cordialis, 880
  divina, Fernelii, 908
  diuretica, D. Daquin, 887
  diuretica è nucleis, 886
  diuretica, Sam. Cloffæi. ib.
  dominarum, A. Mynsicht, 932
  ebuli, 829
  embryonum, 925
  endiviæ, 827
  enulæ campanæ, ibid.
  epidemica, Batei, 913
  epileptica, A. Mynsicht, 857
  epileptica, vel aurea, Langii, 856
  erucæ, 827
  è typhis cervinis, 837
  è typhis cervinis, composita, ibid.
  euphrasiæ, 826
  ex corde cervi, A Mynsicht, 901
  febrifuga ad quartanam, 883
  ficuum recentium, 832
  florum arantiorum, 830
  florum omnium 14
    borraginis, 830
    buglossi, ibid.
    fabarum, ibid.
    jasmini, ibid.

Aqua florum lavendulæ, ibid.
    lilii convallium, 830
    naphæ, 14. & 830
    nymphææ, ibid.
    papaveris rhœados, ibid.
    pœoniæ, ibid.
    primulæ veris, ibid.
    rorismarini, ibid.
    salviæ, ibid.
    thymi, ibid.
    tiliæ arboris, ibid.
    tunicæ, ibid.
    tussilaginis, ibid.
    violarum, ibid.
  fœniculi, 828
  fortis communis, 14. & 937
  fragorum, 274 & 832
  framboesiorum, 274. & 832
  fumariæ, 827
  gentianæ composita, 917
  Gilberti, 920
  hæmoptoica, 927
  hepatica, A Mynsicht, 895
  hirundinum, 866. & 867
  hordei, 32
  hordeata, 32
  hyoscyami, 826
  hyperici, 827
  humuli, ibid.
  hyssopi, 828
  hysterica, Amstelodamensium, 853
  hysterica, Fabricii, 854
  hysterica, Crollii, 855
  imperialis, 846
  imperialis, seu nephritica, 830
  juniperi, 829
  lacertorum, 857
  lactis, 855
  lactis alexiteria, Batei, 914
  lactis pectoralis epidem. 914
  lactucæ, 826
  lapathi acuti, 827
  lavendulæ, 827
  lavendulæ, composita, 831
  lauri, 828
  lilii convallium, 830
  limacum, 836
  limacum magistralis, 918
  lithontriptica, A Mynsicht, 885
  lithospermi, 827
  lumbricorum magistralis, 615
  magnanimitatis, 851
  majoranæ, 828
  malorum persicorum, 832

Aqua malvæ, 826
  mandragoræ, ibid.
  malvæ, * 835
  marrubii, 828
  mattiolanæ, 926
  matricariæ, 829
  meloti, ibid.
  melissæ, seu melissophylli, 828
  melissæ magistralis, 841
  mellis, 835
  melonis, 832
  menthæ, 828
  mercurata, 926
  nenupharum, 832
  millefolium dicta, 834
  millefolii, 825
  mirabilis, 848
  mororum, 832
  morsus diaboli, 827
  myrrhata cosmetica, Cloffæi, 942
  nomiæ dicta, 14. & 830
  narcotica, A Mynsicht, 924
  nasturtii, 827
  nephritica, de ellegarde, 889
  nephritica correcta, 889
  nephritica emendata, 891
  nephritica Brenggeri, ibid.
  nephritica Brenggeri correcta, 892
  nicotianæ, 827
  nucis juglandis, 832
  nymphææ, 826. & 830
  ocimi, 828
  ocularis interna, A Mynsicht, 912
  odorata egregia, 830
  omnium florum, Batei, 834
  ophthalmica, D Daquin, 111
  ophthalmica, Dominæ Fouquet, 112
  ophthalmica insignis, 907
  ophthalmica Quercetani, 910 & 911
  ophthalmica de Cancris, A Mynsicht, 906
  origani, 828
  oxyophylli, 827
  panacis heraclei, composita, 864
  papaveris rhœados, 826. 830
  paralytica, 858
  parietariæ, 827
  pectoralis, Batei, 876
  pectoralis, A Mynsicht, 877
  penaphylli, 826
  persicariæ, 827

Aqua perficariæ, compofita, Batei,   879
   petafitidis compofita, 919
   petrofelini,   828
   phagedenica,   936
   Philofophorum,   929
   phyfogona,   ibid.
   picarum compofita,   868
   picarum alia compofita, Batei,   ibid.
   pimpinellæ,   827
   plantaginis,   825
   pluviæ,   835
   pneumonica, Batei,   915
   pœoniæ,   827. & 830
   pomorum,   832
   portulacæ,   826
   primulæ veris,   827
   prophylactica,   850
   pro phthifi, Wecker, 874
   pro phthifi, de Rubeus, 875
   prunorum,   832
   pulegii,   828
   pulmonis vituli,   878
   rabel,   13
   ranarum fluviatilium, 836
   raphani,   827
   raphani, compofita, 920
   regia vel regalis, 14. & 939
   Reginæ Hungariæ,   839
   Reginæ Hungariæ compo-
   fita,   840
   Reginæ Hungariæ compofita, Camphorata,   841
   ribefiorum,   832
   roris,   835
   rorifmarini,   828
   rofarum pallidarum, 830
   rofarum rubrarum, ibid.
   rutæ,   828
   fabinæ,   828
   falviæ,   ibid.
   falviæ compofita,   931
   fanguinis,   835
   faniculæ,   826
   fatureiæ,   828
   faturnina Efculapii, 934
   fcabiofæ,   827
   fcordii,   828
   fcordii compofita,   922
   fcorzoneræ,   827
   fcrophulariæ,   ibid.
   fecunda,   14 & 938
   fecundinarum,   837
   feminis anifi,   842
   fempervivi,   826
   ferpylli,   829
   filicum,   14
   finapi,   827

Aqua fiphylica, Batei, 865
   fifymbrii,   827
   folani,   826
   forborum,   832
   fperniolæ, feu fpermatis ranarum,   835
   fplenetica,   893
   ftercoris vaccini,   834
   ftomachica, A Mynficht,
                861
   ftomachica, le Mort, 862
   ftygia,   940
   fymphyti   826
   tanaceti,   829
   taraxaci,   827
   telephii,   826
   theriacalis,   844
   theriacalis camphorata, 845
   tuffilaginis,   827
   vel mixtura de tribus, 846
   vel fpiritus caftorei, 883
   verbafci,   826
   verbenæ,   827
   vincæ pervincæ,   826
   viperarum,   837
   viridis correcta, Hartmanni,   911
   vitæ Matthioli compofita,
              847
   vitæ mulierum,   848
   ulmariæ,   827
   vomitiva, Plateri, 933
   vulneraria,   838
Aquila alba, *fublimé doux*, 14
Aræotica, *remédes raréfiants*,
              ibid.
Arbor Dianæ,   ibid.
    Philofophicus   ibid.
Arcanum corallinum, *arcane
   corallin*,   ibid.
Arcanum duplicatum, *fel de
   duobus*,   14. & 938
Aregon, 14 *voyez* Unguent. are-
   gon,   1089
Argyrotrophema, *breuvage con-
   tre la chaleur*,   14
Ariobarzanis, *emplâtre*, ibid.
Arthritica, *remedes arthritiques*,
              14
Artomeli,   ibid.
As, feu libra,   14 & 58
Afperfio, *embrocation*, 97
Affaciret, 14. *voyez* Pilulæ af-
   faicret,   551
Affarius, *poids des Anciens*, 14.
            & 59
Affaffio, feu coctio, *rôtir*, 14
Afthmatica medicamenta, *reme-
   des contre l'afthme*, ibid.

Aftringentia, *aftringents*, 3. & 14
Afyncritum medicamentum,
   fans pareil,   ibid.
Athanafia magna, *opiat hyftéri-
   que*,   692
Athanor, *fourneau des arcanes*,
             14
Athera, *efpéce de colle*, 15
Atramenta fympathica, *encres
   fympathiques*,   ibid.
Attenuantia, *remedes atténuants
   & raréfiants*.   ibid.
Attenuatio, *fubtilifation des
   médicaments*,   ibid.
Aviculæ Cypreæ, *paftilles aro-
   matiques*, ibid. & 472
Aurea Alexandrina, *anticote*,
        15. & 683
Aureum unguentum,   15
Aureus, *poids des Anciens*, 15.
          & 58
Aurum fulminans, feu crocus
   auri, *fafran d'or*, 15
Aurum potabile, *or potable*,
            ibid.
Aufterus, *faveur âcre*, 15
Azymus panis, *pain à chanter*,
            15

B

Bacca, *Baie, ou grain, petit fruit rond*,   15
Balneum mariæ, vel balneum
   maris,   ibid
Balneum voporis,   ibid.
Balneum ventris equini, *bain
   de fumier de cheval*, ibid.
Balfamum, *baume*,   16
Balfamum album, Leon. Fioraventi,   1035
Balfamum abfinthiacum, feu fto-
   machicum, A Mynficht, 1023
Balfamum ad nervorum punctu-
   ras, Frambefarii, 1042
Balfamum angelicæ, Sennerti,
           1024
   angelicæ, reformatum,
           ibid.
   anodynum vel poda-
   gricum, Batei, 1051
   antipodragricum, Phi-
   lip. Mulleri, 1053
   apoplecticum, 1020
   apoplecticum, reforma-
   tum,   1021
   apoplecticum Ettmulleri,
           ibid.
Apparitii,   1023
Arcæi,   1023

Balsamum aromaticum, A Mynsicht, 1022
aut unguentum sympathicum, Batei, 1052
balsaminæ, 1041
bezcardinum, 1027
cephalicum, Angeli Salæ, 1056
cephalicum, Italicum, 1056
Christi, Paracelsi, 1032
Christi, Paracelsi reformatum, ibid.
cordiale, Angeli Salæ, 1027
cordiale, Senerti, 1025
dolorem levans, 1043
Domina Feuillet, 1029
Equitis Sancti Victoris, galbanctum uterinum, Senneri, 1037
Guidonis, 1029
Heurnii, 1042
Hispanicum, 1040
Hollerii, 1038
hypnoticum, A Mynsicht, 1028
hystericum, Lud. Penicher, 1057
Jacomo de Pinto, 1044
Italicum, 1056
Josephi Balsame, Equitis Sanctæ Crucis, 1033
loimicum hemisianum, 1060
Lucatelli, 1049
Magistrale, Batei, 1058
Medicorum Florentiæ, 1039
mirabile, Fulleri, 1062
mirabile, Renodæi, 1054
mumiæ, Laz. Riverii, 1053
nephriticum Fulleri, 1061
nervale, 1018
palmeum, 1061
paralyticum, A Mynsicht, 1038
paralyticum, Batei, 1058
polychreftum, 1017. & 1019
puerorum dentientium, 1040
samaritanum, 1031
sanguinem sistens, 1018
sarceticum, ibid.
saturni, 1048
saturni camphoratum, 1049

Balsamum seu oleum benedictum, Apparitii, 1023
seu oleum tranquillum, Abbatis Rousleau, 1049
Solimani, 1026
spasmaticum, A Mynsicht, 1036
spinale, Batei, 1019
stomachicum, A Mynsicht, 1023
stypticum, A Mynsicht, 1041
succini, Batei, 1057
sulphuris anisatum, 1046
sulphuris benzoinatum, 1047
sulphuris compositum, 1047
sulphuris antimonii, Auctoris, ibid.
sulphuris Rulandi, 1045
sulphuris, Rulandi, reformat. 1046
sulphuris simplex seu terebinthinatum, 1045
sulphuris succinatum, 1047
sympathicum, 1052
tranquillum, Abbatis Rousleau, 1049
vel butyrum succini, Batei, 1057
venereum, A Mynsicht, 1043
viride, Metensium, 1029
uterinum de galbano, Sennerti, 1037
uterinum aliud, ibid.
vulgare, 1028
vulnerarium, Fallopii, 1030
vulnerarium, Mindereri, 1031
zibethæ, A Mynsicht, 1055
Basilicum, 16. & 1068
Bechica, béchiques, 16
Benedicta laxativa, 16 & 790
Benedicta laxativa emendata, 791
Bes, ou bessis, poids des Anciens, 16. & 59
Bezoard animalis, 16. 128. & 356
Bezoard mineralis, 16
Bicongius, mesure des Anciens, 16. & 60
Biftortus, rouleau de bois, 16. & 56
Bochetum, bochet, 16. 66

Bolus, seu fruftrum, 16 & 84
Bolus cathatticus aperiens ad gonorrhœam, 85
Butyrum antimonii lunare, 15
ceræ, ibid.
Jovis, vel ftanni, ibid.
Maii, voyez Unguentum butyraceum emendatum, 1099
vel oleum corrosivum arsenici, 16
vel oleum glaciale antimonii, ibid.
Byrethrum, bonnet piqué de poudres céphaliques, 11

C

Cachectica, remedes cachectiques ou apéritifs, 16
Cadus vel ceramium, mesure des Anciens, 17. 18. 60
Calcinatio, calcination, ce que c'eft, 17
Calx antimonii, 17
auri seu Solis, ibid.
Jovis, ibid.
Lunæ, ibid.
Mercurii, ibid.
Saturni, ibid.
Veneris, ibid.
Capitulum, chapiteau, 17
Caput mortuum, tête morte, 17. 50
Cardiaca, remedes cordiaux & fortifiants, 17
Carducum magnum, Batei, 922
Carminativa medicamenta, remedes carminatifs ou atténuans les humeurs, 17
Caryocoftinum, ibid Voyez Electuarium caryocoftinum, &c.
Caffia cum manna, 772
Caffia cum faccharo pro clysteribus, ibid.
Cataginatica, pour les fractures, 17
Catalotica, pour les cicatrices, ibid.
Cataplafmata, poudres odorantes, ibid.
Cataplafma, cataplafme, ibid. & 114
anodyn. & resolutivum, 114
apoplecticum, Batei, 116
cynanchicum, ejusdem, 115
de baccis lauri, 113

de crustâ panis, Mon-
tagnanæ 1142
de nido hirundinum, 115
emolliens & digesti-
vum, 115
majoris compositionis
ad commotionem
cerebri, 1136
minoris composit. ad
commot. cerebri, 1137
Catapotia, seu pilulæ, 57
Cathartica, remedes purgatifs,
ibid.
Cathæretica, pour les chaires
baveuses, 18
Catholicum electuarium, 13 &
759
duplicatum cum rhabar-
baro, 760
duplicatum, reforma-
tum, 762
simplex, Fernelii, 758
simplex, reformatum,
760
Frambesarii, 762
ejusdem, reformatum,
763
Quercetani, 764
ejusdem reformatum, 765
pro clysteribus, ibid.
pro clysteribus, refor-
matum, 766
pro clysteribus equorum
ibid.
Catillus cinereus, coupelle, 18
Catoterica, remedes purgatifs.
ibid.
Caules angelicæ conditi, 163
bardanæ conditi, ibid.
lactucæ conditi, ibid.
scolymi conditi, ibid.
Caustica, cauteres, 18
Cementatio, purification de l'or,
18
Cephalica, remedes pour les maladies de la tête, 18
Ceramium, mesure des Anciens,
17. 18. 60
Ceræleum, mélange d'huile &
de cire, 18
Ceration, poids des Anciens,
18. & 58
Ceratomalagmata, 18
Cerata, cerats, ce que c'est, 18
& 1002
Ceratum ad commotionem cerebri, Vigonis, 1136. 1137
album coctum, 1153

Ceratum album refrigerans, 1129
Alexandri. Mesué, 1143
Andromachi, 1144
Astringens, 1136
barbarum, Galeni, 1138
capitale, 1135
cerine Ctesiphontis, ibid.
cerine Ctesiphontis reformatum, 1136
defensivum, 1142
de ammoniaco, Foresti,
1132
de crustâ panis, 1142
de galbano, seu matrica-
le, 1133
de lithargyro, Galeni,
1142
de minio, 1139
de mucaginibus, 1141
de vipera, 1145
diabotanum cum mercu-
rio, ibid.
diadictamnum, seu sa-
crum, Galeni, 1140
diapente, Mesue, 1143
diapipereos, Galeni, 25
1138
diapyritis, Galeni, 1139
dialsulphuris, 1134
ex betonica, 1134
ex euphorbio, Galeni,
1144
matricale, 1133
oxylapatum, Galeni, 1132
polychrestum, 1131
pro herniosis, Norimber-
gensium, 1141
sacrum, Galeni, 1140
santalinum, 1130
seu cataplasma majoris
compositionis ad com-
motionem cerebri, Vi-
gonis, 1136
seu cataplasma minoris
compositionis ad com-
motionem cerebri, Vi-
gonis, 1137
seu emplastrum de ammo-
niaco, Foresti, 1132
seu emplastrum, seu ca-
taplasma de crustâ pa-
nis, Montagnanæ,
1142
stomachicum, Mesue,
1131
Cerevisia purgativa, Sydenham, 149
Ceroneum, 18 voyez Empla-
strum ceroneum, 1165

Cerusa antimonii, fleurs d'anti-
moine, 18
Cerusa serpentaria, 13
Chalastica, remedes relâchans,
ibid.
Chalcus, poids des Anciens, 10.
1 & 58
Charta emporetica, papier
brouillard, ou à filtrer, 18. &
57
Chema, mesure des Anciens, 18
& 60
Chema constellation chaude, 18
Chist, est un sextier, 18. & 60
Chœnix; 18 & 60
Cholagoga, remédes purgatifs,
4. & 18
Chrysulca seu chrysolea Basilii,
espéce d'eau regale, 19
Chus, mesure des Anciens, 19.
& 60
Chymia, chymie ou fusion des
sucs, 19
Cicera tartari, pilules de téré-
benthine, 19. & 618
Cineratio, seu incineratio, 19
Cinnabaris arificialis, cinnabre
factice ou artificiel, ibid.
Cinnabaris antimonii, cinnabre
d'antimoine, ibid.
Circulatio, quid sit, ibid.
Clarificatio, purification d'une
liqueur, ibid.
Clissus, espéce d'extrait ou tein-
ture, 19
Clysmatica, remédes destinés pour
des lavements, ibid.
Clyssus, lavements, ibid. & 89
Clyster, 29 & 89
Civier ad dolorem nephreti-
cum, 92
carminativus & laxati-
vus, 90
detergens, 91
emolliens & laxans, 90
hystericus & laxativus,
91
Coagulatio, quid sit, 19
Cocca baphica, grains de ker-
mès, 293
Coccæ pilulæ, 19. & 482
Cochlear, cuiller, mesure, 59
Cohobatio, est une distillation,
19
Colatura, est séparer une liqueur
de ses impuretés, ibid.
Collyria, collyres, remédes pour
les yeux, 19 & 109
Collyrium Bruni, 110
Collyrium

Collyrium cæruleum, 112
Charas, 110
contra variolas, 111
Damantii, 113
detergens, 110
Lanfranci, 112
refrigerans, 109
feu trochifci albi, 450
feu trochifci citrini, 465
ficcum, 53 & 113
vel aqua ophthalmica, D. Daquin, 111
vel aqua ophthalmica minæ Fouquet, 112
Collytica, remédes agglutinants, 19
Coloratio, eft embellir ou donner couleur aux drogues, ibid.
Concretio, eft épaiffir ou coaguler une matiére fluide, ibid.
Condita, condits ou confitures, 20. & 161
Confectio, efféce d'électuaire, 20. & 676
Confectio adverfùs lumbricos, 717
alkermes, 704
alkermes, reformata, 710
anacardina, 719
anacardina, reformata, ibid.
Archigenis, 700
cephalica, A Mynficht, 724
cordialis contra melancholiam, 750
cordialis, reformata ibid.
de hyacinthis, 711
de hyacinthis, reformata, 712
diacolocyntidos, feu hamech, 23 & 773
diacorum, 23. & 712
ex Gentili de Fulginio, 750
ex ftyrace, 294
hamech major, 773
hamech major, reformata, 775
hamech minor, 776
hamech minor, emendata, 777
magnanimitatis, 723
micleta, 722
narcotica, 699
opiata, A Mynficht, 698
papalis, 20 & 729
pretiofa, 736
faffafras, 721

Tome II.

faffafras, reformata, ibid.
feu limonata fmaragdina, 737
ftyptica, A Mynficht, 740
theriacalis, A Mynficht, 720
vitæ Arnoldi de Villanova, 723
univerfalis,, 20 & 760
zingiberis Indi, 735
Congelatio, quid fit, 20
Congius, mefure des Anciens, 20. & 60
Conquaffatio, piler un corps dur, 20
Confervæ, conferves, confitures, 164
Conferva apii folida, 170
Conferva florum althææ, 165
betonicæ, 167
borraginis, 165
bugloffi, 165
calendulæ, 167
cichorii, 165
geniftæ, 167
hyffopi, 167
lilii convallium, 167
liliorum alborum, 165
malvæ, 165
nymphææ, ibid.
pœoniæ, ibid.
papaveris rhœados, ibid.
pedi-cati, 168
perficorum, 167
primulæ veris, 167
rorifmarini, 167
roris folis, 167
rofarum, molliis, 165
rofarum, folida, 167
falviæ, 167
fcabiofæ, 167
tiliæ arboris, 167
tunicæ, 167
tuffilaginis, 167
violarum, 164
Summitatum abfinthii, 168
baccarum juniperi, 171
capillorum Veneris, 168
Folior. cochleariæ, ibid.
euphrafiæ, ibid.
fumariæ, ibid.
hederæ terreftris, ibid.
majoranæ, ibid.
marrubii albi, ibid.
meliffæ, ibid.
menthæ, ibid.
oxytriphylli, ibid. & 695
tamarifci, 168

rutæ; ibid.
fcordii, ibid.
Conferva fructuum cynofbati, feu cynorrhodon, 170
Conferva radic. enulæ campanæ, 169
Cornachinus pulvis, 20. & 332
Corpufcula ignea, corpufcules ignées, 20
Correctio, quid fit, 20
Corrodentia feu corrofiva, ibid.
Cortices arantiorum conditi, 162
citri conditi, 161
Cofmetica, pour l'embelliffement, 20
Cotyla, mefure des Anciens, 20 & 60
Crepatura, crevûre, 20
Cribratio, cribler, ibid.
Crocomagma trochifques de fafran, 20 & 467
Crocus auri, fafran d'or, 15
martis, 20
metallorum, 20. & 561
veneris, 20
Crucibulum, creufet, 20
Cryftallifatio, reduire en cryftaux, ibid.
Cucupha, bonnet, 21 & 105
Cucurbita, cucurbite, vaiffeau, 21
Culeus, mefure des Anciens, 21 59. & 60
Cuppa emetica, 21
Cyathus, 21, 59 & 60
Cynancica, remédes propres pour la fquinancie, 21
Cyphi, efféce de parfum, 21 & 438
Cyphoides; remedes aromatiques, 21

D

Dacrydium, diagrede, 21. & 120
Damafcena aqua, eau de Damas, 21
Danich, poids des Anciens, 21. & 58
Decantatio, quid fit, 21
Decoctio, feu decoctum, ibid.
Decoctum album, Sydenham, 64
amarum, ibid.
amarum purgativum, ibid.
antifcorbuticum, 65
cephalicum, 62
cordiale, ibid.

KKKK

Decoctum detersivum pro clysteribus, 67
diæteticum, 66
emolliens commune ene-
matis, ibid.
pectorale, 63
pectorale aliud, ibid.
sudoriferum antipyreti-
con, 65
commune cum fol. sen-
næ, 65
sudorificum, vel diæte-
ticum, 66
Decrepitatio, quid sit, 21
Decupellatio. Voy. Decantatio,
ibid.
Deliquium, 21
Defensiva, remèdes défensifs,
ibid.
Defrutum, vin cuit, 21. & 137
Deleteria, poisons, 21
Deliquium, défaillance, ibid.
De morbo, c'est l'onguent Na-
politanum, ibid.
Denarius, denier, 21 & 58
Dentifricia, 5.22.116
Dentilavium, liqueur astringente pour les dents, 21
Deobstruens. Voy. Aperiens.
Deoppilentia. Voy. Aperientia.
Depilatoria, dépilatoires, 22.
471. & 1105.
Depuratio, quid sit, 22
Desiccativum rubrum, 22.1067
Despumatio, quid sit, 22
Destillatio, 22
baccarum non succulen-
tarum, 945
granorum actes, 946
granorum ebuli, 947
granorum juniperi, 945
lignorum odoratorum,
ibid.
seminum odoratorum,
ibid.
Detergentia, détersifs, 22
Detonatio, quid sit, ibid.
De Vigo, 22. Voy. Emplastrum
de ranis, 1176
Deunx, poids, 22.59
Dextans, poids, 22.59
Dia, ce mot Grec signifie par,
22
Diabalaustia, 22.418.
Diabalzemer, seu diasenna, 23
810
emendatum, 812
Diaboracis, 23.402
Diabotanum, 23.1177

Diabryonias, 23.815
Diabuglossi, 23
Diacalaminthes, ibid.
Diacarthami, 635. & ibid.
reformatum, 537
Diacaryon, seu dianucum, 23.
& 138
Diacassia, 23.772
cum manná, 772
cum saccharo pro clyste-
ribus, ibid.
Diacastoreum, 23.743
Diachalciteos, 23.1146
Diachylon, 23 & 1149
album, 1149
anodynum, 1150
gommatum, 1152
ireatum, 1150
magnum, 1151
Diacinnabaris, 23
Diacinnamomi, 23.419
Diacnicum, est le syrop de Car-
thame, ibid.
Diacodium, syrop de pavot
blanc, ibid.
simplex, Galeni, 677
compositum, Mesue,
ibid.
Diacolocynthidos, 23.773
Diacorum, 23.722
Diacostus, ibid.
Diacretæ, ibid.
Diacrocum, ibid.
Diacrydium, scammonée, ibid.
& 120
cydoniatum, 120
glycyrrhisatum, 121
sulphuratum, ibid.
Diacrystalli, 23
Diacurcuma, 24
Diacumini, ibid.
Diadamascenum, 24 & 778
Diadictamnum ceratum, 24
Diaesula, poudre purgative,
ibid.
Diætetica, remèdes pour la
diète, ibid.
Diafarfaræ, ibid.
Diagalangæ, 24.418
Diagredium, diagrède, 24 & 120
Diahyssopi, 24 & 409
Diajalapæ, poudre purgative,
23.327
Diaireos, 24 & 412.413.
Dialaccæ, 24
Dialauri, poudre carminative,
ibid.
Dialunæ, ibid.
Diamanna, electuarium liqui-

dum, ibid.
Diamargaritum, poudre forti-
fiante, ibid. 381.382
simplex, 24. 37.& 653
Diambra, poudre cordiale, 22
Diamercurii, 241
Diamorum simplex, 24 & 249
compositum, 24 & 250
cum saccharo, 249
Diamorusia, 14.& 741
Diamoschi dulcis, 25
Diamumiæ, ibid.
Dianisi, 22
Dianitri, 25
Dianthos, poudre céphalique,
22 & 403
Dianucum, seu diacaryon, 25
138
Diaolibani, 25
Diapalma, emplâtre dessiccatif,
25 & 1148
Diapasmata, parfums, 25
Diapenthe, ibid.
Diaphœnicum, 25. Voy. Ele-
ctuarium diaphœnicum, 588
Diaphoretica, sudorifiques, 4.
25
Diaphoreticum minerale, 25
solare, ibid.
Diapipereos, cérat vulnéraire,
ibid.
Diaplantaginis, poudre astrin-
gente, ibid.
Diapompholygos, onguent des-
siccatif, ibid.
Diaprassii, poudre céphalique,
407. ibid.
Diaprunum solutivum, 25 &
778
simplex, 25 & 778
simplex, emendatum, 779
Fr. de le Boë, 780
Diapyrites, cérat vulnéraire,
25
Diarhodon Abbatis, poudre
cordiale, ibid.
pilulæ, ibid.
trochisci, ibid.
Diasarum, 22 & 802
Diasaturni, 25
Diascordium, poudre somnifere,
26
Diasebesten, ibid.
Diasenna, poudre purgative,
ibid.
Diasennæ, électuaire purgat. ib.
Diaspermatum, ibid.
Diasuccini, ibid.
Diasulphuris, poudre antiasth-

matique, ibid.
Diafulphuris, *opiate hyſtérique*, ibid.
    cérat réſolutif, ibid.
    tablettes antiaſthmat-ques, ibid.
Diatartari, ibid.
Diateſſarum, ibid.
Diathamaron, ibid.
Diatragacanthi, ibid.
Diatrium piperum, ibid.
    ſantalorum, ibid.
Diaturbith, ibid.
    minerale, ibid. & 637. 803.
Diaturpethi, ibid. 315. & 633
    reformatum, 316. 638
    cum rhabarbaro, 639
Diazingiber, 26. 640
    reformatum, 641
Dichroma, ſeu gilva, *emplâtre qui jaunit en vieilliſſant*, 27
Dies naturalis, *jour naturel compoſé de vingt-quatre heures*, ibid.
Digeſtio, *eſpéce de fermentation*, 8 & 27
Digeſtivum, *digeſtif*, 27
Dinarius, *apéritif*, ibid.
Dioſpoliticon, *poudre hyſtérique*, ibid. 350.
Diproſopa, *emplâtre*, 27
Diſpenſatio, *arrangement de drogues*, 27
Diſſolutio, *quid ſit*, ibid.
Diſtillatio, *ce que c'eſt*, 27. & 825
    per aſcenſum, *ce que c'eſt*, 27. & 825
    per deſcenſum, *ce que c'eſt*, 27 & 825.
    granorum juniperi, 945
    granorum actes, 946
Divinum emplaſtrum, 27 & 1163
Diuretica, *remédes apéritifs*, 4 & 27
Dodecapharmacum, ſeu unguentum Apoſtolorum, 27 & 1169
Dodrans, *meſure*, 27 & 59
Drachma, ſeu dragma, 27 & 58.
Draſticum extractum, *extrait de ſcammonée*, 27
Drimea, *remédes âcres*, ibid·
Dropax, *dépilatoire*, 27
Duella, *poids*, 27 & 59
Dupondium, 27. 59

E

EBULLITIO, *bouillir*, 27
Ecbolia, *remédes expulſifs*, 28
Eccathartica, *cathartiques ou déterſifs*, ibid.
Eccoprotica, *remédes laxatifs*, ibid.
Eclegma, *looch*, ibid. & 206
Ecphractica, *remédes obſtruants*, 28
Ectillotica, *remédes contre les calus*, ibid.
Edulcoratio, *adouciſſement*, ibid.
Effervefcentia, *fermentation*, ibid.
Egetea, vel muſa ænea, 682
Elaterium, *extrait de concombre*, 28. & 122
Electuarium, ſeu electarium, 28. 635. & 676
    adverſus lumbricos, 717
    album, Batei, 749
    alcanzi, Meſue, 748
    alexipharmacum, 725
    amarum magiſtrale majus, 816
    amarum magiſtrale majus, emendatum, 817
    amarum minus, ibid.
    analepticum, 404
    antiaſthmaticum, ſeu diacymini, 24
    antihydropicum, 795
    antiſcorbuticum, 745
    aperiens, D. Daquin, 741
    arconticum, 743
    camphoratum, 728
    caryocoſtinum, 803
    caſtitatis, 749
    catharticum Cæſareum, 794
    catharticum caryophyllatum, 804
    catharticum roſatum, A. Mynficht, 801
    catharticum violatum, ejuſdem, 799
    catholicum duplicatum de rhabarbaro, 760
    catholicum duplicatum, reformatum, 762
    catholicum, Framboeſaſarii, 762
    catholicum ejuſdem, reformatum, 763

Electuarium catholicum pro clyſteribus, 765
    catholicum pro clyſteribus, reformatum, 766
    catholicum pro clyſteribus equorum, ibid.
    catholicum, Quercetani, 764
    catholicum, Quercetani, reformatum, 765
    catholicum, ſimplex, 758
    catholicum, ſimplex, reformatum, 760
    cephalicum ſeu diabryonias, 23. & 815
    chalybeatum, 738
    chalybeatum, reformatum, 739
    cholagogum, Quercetani, 780
    cholagogum, Quercetani, reformatum, 782
    cholagognm, ſeu diaprunum, Sylvii, 780
    contra dyſenteriam, 750
    Corteſii, 701
    de allio, 728
    de baccis lauri, Rhaſis, 716
    de citro ſolutivum, 641.
    de citro ſolutivum, reformatum, 642
    de fructibus, 742
    de gemmis, 399
    de ovo, 730
    de ovo majus, 731
    de ovo minus, 734
    de ovo, reformatum, 735
    de oxalide, Galeni, 751
    de perficis, Meſue, 746
    de pomis, Meſue, 747
    de pſyllio, 22. 783
    de pſyllio, correctum, 784
    de pſyllio, Montagnanæ, ibid.
    de pſyllio ejuſdem, emendatum, 786
    de pſyllio, correctum, D. Daquin, ibid.
    de pſyllio ejuſdem, emendatum, 787
    de rhabarbaro, Meſue, 740
    de rubiâ, 384
    de ſatyrio, 717
    de ſcoriâ ferri, 739
    de ſeminibus, 741
    de ſorbis, 748

Electuarium de succo rosarum, 642
de succo rosarum, reformatum, 643
de succo rutæ, 737
de succo violarum, 22. & 643
de succo violarum, reformatum, 644
diabalzemer, Renodæi, 810
diabalzemer, emendatum, 812
diabryonias, 23. 815
diabryonias, emendatum, 816
diacalaminthes, 421
diacarthami, 635
diacarthami, reformatum, 637
diacestoreum, 743
diacinnamomi, 419
diacolocynthidos, 23. 773
diacorum, 722
diacrocum, 372
diacurcuma, ibid. & 373
diacydonium, 814
diacumini, 406
diagalangæ, 418
diahyssopi, 410
diaireos, Salomonis, 413
diamanna, 815
diamorusia, 741
diaphœnicum, 788
diaphœnicum, emendatum, 789
diaprassium, 408
diaprunum, simplex, 773
diaprunum, simplex, emendatum, 779
diaprunum solutivum, seu compositum, 779
diaprunum, Sylvii, 780
diasarum, Fernelii, 22. 802
diascordium, Fracastorii, 695
diascordium, reformatum, 696
diascordium, Sylvii, 697
diascordium, reformatum, 698
diasebesten, 792
diasebesten, emendatum, 793
diasennæ, 810
diasulphuris, 693
reformatum, ibid.

Electuarium diaturbith minerale, 803
diaturpethi, 637
diaturpethi, reformatum, 638
diaturpethi cum rhabarbaro, 639
diaturpethi cum rhabarbaro, reformatum, 640
diazingiberis, seu zingiber laxativum, 640
diazingiberis, reformatum, 641
diureticum, Montagnanæ, 752
Elescoph, vel Episcopi, 813
Elescoph, emendatum, ibid.
ex citro stomachicum, 753
Guidonis, contra pestem, 729
hydragogum, Zwelferi, 796
hydragogum, Sylvii, 798
hydragogum, emendatum, 799
implens principale, 397
Indum majus, 805
Indum majus, emendatum, 806
Indum minus, ibid.
lætificans, 729
lenitivum Pharmac. Parisiensis, 767
lenitivum Auctoris, 768
lenitivum ex tamarindis & manna, ibid.
lenitivum sapidum, 769
lenitivum pro clysteribus, 770
lenitivum pro clysteribus, reformatum, 771
liberans, 728
lithontripticum, 388
magnanimitatis, 723
micleta, 722
nucum, 736
orvietanum, Hoffmanni, 691
oxydercicum, Batei, 746
panchymagogum, 807
panchymagogum, emendatum, 808
pandaeon, 726
papæ, 729
passularum, 794
pectorale, 726. 727

Electuarium pleres arconticum, 743
podagricum, 809
Regium, 745
rosatum, Mesue, 800
rosatum, emendatum, 801
è sassafras, 721
è sassafras, reformatum, ibid.
scorbuticum, 745
sennatum, Renodæi, 810
sennatum, emendatum, 812
stomachicum, 744
terebinthinatum, 753
vitæ, Arnoldi de Villanova, 723
Eleosaccharum, 28 & 131
Eleosaccharum de canelle, 131
de gérofle, 328
Elixatio, coction, 28
Elixirium, ibid. & 947
Elixir alliatum, 954
ambari, 969
antiepilepticum, Cratonis, 956
antiepilepticum insigne, 960
antihystericum, Jac le Mort, 966
antinephriticum, 966
antipodagricum, 973
apoplecticum, 971
asthmaticum, Zwelferi, 955
camphoræ, Hartmanni, 962
carminativum, 971
cephalicum, 967
citri, 961
de tribus, 953
epilepticum, Crollii, 958
epilepticum, Ereyen, 957
epilepticum, reformatum, 958
febrile, A. Mynsicht, 961
hypnoticum, 972
lithontripticum, 968
nephriticum, 966
pestilentiale, Crollii, 953
poeoniæ, A. Mynsicht, 963
proprietatis, 947
seu essentia antihysterica, le Mort, 966
seu essentia Italica, 970
seu guttæ Angelicæ Regiæ, 971
seu silentium pectoris, 972

Elixir, feu tinctura cephalica, Sennerti, 967
fulphuris, **A. Mynficht**, 954
fyncopticum, 964
vitæ, Leon. Floraventi, 952
vitæ majus, Quercetani, 950
vitæ minus, Quercetani, 951
vitæ, Matthioli, 948
vitæ Matthioli, reformatum, 949
vitrioli veneris, 965
uterinum, 972
Embroche, feu embrocatio, embrocation, 28 & 97
ad lethargum, ibid.
fomnum provocans, 98
Emetica, *émétiques, remèdes excitants le vomissement*, 4.28
Emmenagoga, *remèdes provoquants les menstrues*, 28
Emmota, *liniments*, ibid.
Emollientia, *remèdes émollients*, ibid.
Empafmata, *poudres aftringentes*, ibid.
Emphractica, *remèdes obftruants*, ibid.
Emplaftrum, *emplâtre*, 28 & 1146
Abbatis de Grace, 1186
ad auferendam carunculam, feu carnofitatem virgæ, 1209
ad dolores dentium, 1185.1186
ad fœtum retinendum, 1191
ad fonticulos, feu fparadrapum, 1156
ad ganglia, 1214
ad herniam, vulgò contra rupturam, 1173
album, feu de cerufâ, 1156
Alexandri ex alliis, 1203
Andreæ à Cruce, 1187
antipodragricum, 1195
Apoftolicum, 1202
arthriticum, 1194
barbarum magnum, 1199
bafilicum majus, Mefue, 1208
bafilicum minus, Galeni, 1209
Cæfaris, 1201

Emplaftrum carminans, C. Sylvii, 1206
catagmaticum, 1166
cephalicum, aut pro commiffurâ, aut ftæphaniæum, 1161
ceræ cum cumino, 1169
ceroneum, 1169
citrinum, 1206
contra rupturam, 1173
cucumeris agreftis, 1209
de abfinthio, 1189
de alabaftro, 1192
de althææ compofitum, 1203
de ammoniaco, 1132
de baccis lauri, 1179
de betonicâ, 1160
de centaurio, Guidonis, 1215
de cerufâ, 1156
de cerufâ uftâ, 1157
de cicutâ, 1172
aliud, ibid.
de cruftâ panis, Montagnanæ, 1142
de euphorbio, 1205
defenfivum, 1167
de fuligine, 1210
de galbano crocatum, 1153
de gratiâ Dei, 1161
de januâ, 1160
de lapide calaminari, 1208
de linamento, 1170
de lithargyro, 1146
de marcafitâ, 1184
de maftiche, 1199
maftiche, reformatum, 1200
de meliloto, 1155
de meliloto, reformatum, ibid.
de minio, A. Mynficht, 1159
de minio, fimplex, 1158
de minio, Vigonis, ibid.
de minio, Vigonis, reformatum, 1159
de mucaginibus, Bened. Texter, 1153
de mucaginibus, reformatum, 1154
de mucaginibus gummatum, ejufdem, ibid.
de nicotianâ, 1173
de pelle anguillæ ad herniam, 1175
de ranis, vulgò de Vigo

cum mercurio, 1176
Emplaftrum de fanguine humano, 1214
de fapone, 1189
de fpermate ceti, A. Mynficht, 1181
de fpermate ranarum, ibid.
de fulphure, 1171
de vigo cum mercurio, 1176
de vigo, fimplex, 1177
de Villamagnâ ad equini pedis punctionem, 1184
de viperâ, 1145
diabotanum, Blondel, 23.1177
diachalciteos, 1146
diachylon album, feu fimplex, 1149
diachylon anodynum, A. Mynficht, 1150
diachylon gummatum, 1152
diachylon ireatum, Mefue, 1150
diachylon magnum, 1151
diachylon nigrum, 1149
diapalma vulgare, 1148
diaphoreticum, A. Mynficht, 1193
diapompholygos, 121
de fulphuris, Rulandi, 1171
divinum, 1163
è cinnabari, 1205
epilepticum, A. Mynficht, 1162
epipafticum, 1188
ex alliis, 1203
febrifugum, 1204
filii Zachariæ, 1192
grifeum, vel de lapide calaminari, 1208
Guilelmi Servitoris, 1212
gummi elemi, 1187
hepaticum, 1210
ifchiadicum, 1194
Magiftri Domini, 1184
magneticum, Angeli Salæ, 1196
manûs Dei, 1164
matricale, A. Mynficht, 1190
mundificativum, 1204
nervinum, 1195
nigrum, 1157.1176

Emplaftrum oppodeldoch, feu opodeltoch Paracelfi, 1183
   oxycroccum, 1188
   palmeum, 1146. & 1148
   Paracelfi, 1165
   polychreftum, 1193
   pro commiffura, 1161
   pro fracturis & luxatione offium, 1166
   pro matrice, 1190
   quatuor gummi, 1212
   Regium ad herniam, 1174
   fantalinum, 1206
   feu cataplafma de baccis lauri, Mefue, 1172
   feu ceratum de ammoniaco, Forefti, 1152
   feu unguentum Magiftri Domini, 1184
   ficyonium, feu cucumeris agreftis, 1209
   ftephaniæum, 1161
   ftomachale, le Mort, 1200
   ftomachium, A. Mynficht, 1201
   fticticum, Crollii, 1181
   fticticum, Crollii, emendatum, 1182
   ftypticum, A. Mynf. 1213
   talpinum, A. Mynf. 1197
   tetrapharmacum, feu bafilicum minus, Galeni, 1209
   tonforis, 1211
   triapharmacum, Mefue, 1148
   veficatorium, 1188
   viride, 1207
Emplattomena, remèdes emplaftiques, 28
Empyreuma, fentant le brûlé, ibid.
Emulfio, émulfion, 28. 77
   communis, 77
   aftringens, 78
   pectoralis, 77
   refrigerans & aperiens, 78
Enæmon, remède agglutinant, 29
Encheridæ, grumeaux, ibid.
Enchiloma, feu elixir, 29. & 947
Enchiloma, de tribus, 953
Enchriftum, liniment, 29
Enchyta, collyres, ibid.

Enema, clyftère ou lavement, 29
Ens, part.e effentielle d'un mixte, 29
Ens Veneris, fleurs de fel ammoniac, ibid.
Enulatum, 29. Voyez unguentum enulatum.
Epicarpia, 29
Epiceraftica medicamenta, remèdes de qualités tempérées, ibid.
Epidemica, remèdes alexitères, ibid.
Epileptica, contre l'épilepfie, ibid.
Epiplafma, feu cataplafma, ibid.
Epifpaftica, remèdes attractifs, ibid.
Epithema feu fomentatio, épitheme ou fomentation, 29. & 102
Epithema hepaticum, 103
   liquidum cordiale, 102
   liquidum cordiale in alcalefcente calido, ibid.
   pro infantibus recèns natis ad faburram pituitofam expellendam, 103
   folidum, ibid.
Epulotica, remèdes cicatrifants, 29
Errhina feu nafalia, errhines ou fternutatoires, 29. & 87
Errhina aftringens folidum, 88
   in forma unguenti, ibid.
   liquidum, 87
   ftypticum, 88
Eryfipelatodes, poudre defficcative, 29
Efcharotica, cauftiques ou efcarrotiques, ibid.
effentia, effence, 29
Effentia antihyfterica, effence propre pour les maladies de matrice, 966
Effentia Italica, 970
Efula, 114
Evaporatio, évaporer, 29
Exagium, poids des Anciens, 29. & 58
Exaltatio, volatilifation, 29
Excatifma, demi-bain d'eau tiède, 29
Exipotica, remèdes digeftifs, 30
Expreffio, preffement de matières, ibid.
Extergentia, déterfifs, ibid.
Extinctio, éteindre, ibid.
Extractio, féparation du pur d'avec l'impur, ibid.

F

Fæces, féces, 30
Fæculæ, fécules, ibid.
Fæculæ dracontii minoris, 1093
Farina, farine, les quatre farines, 6
Farina virginea, poudre à nettoyer les dents, 30. & 361
Falciculus, bruffée, 30. & 60
Febrifuga, fébrifuges, 30
Fellis bovis præparatio, préparation du fiel de bœuf, 159
Fermentatio, ébullition ou effervefcence, 30
Filtratio, filtration par la languette de drap, 30
Flores antimonii fixi, 18
Flos cordialium, efpéce d'élixir, 30. & 922
Fomentatio aloetica folutiva, 903
Fomentatio, fomentum, feu fotus, fomentation, 30. & 95
Fotus ad diflocationes & contufiones, 96
Fotus emolliens & refrigerans, 95
Fragmenta pretiofa, fragments précieux, 6. & 30
Frixio, efpéce d'affation, ibid.
Frontale, froneal, 30 & 108
Frontale liquidum, 109
   ficcum, 108
Fulminatio, foudroyer, faire bruit, 31
Fulminatio in liquido, 31
Fumigatio, parfumer, ibid.

G

Galactopoetica, remèdes provoquants le lait, 31
Galbaneta, compofé de galbanum, ibid.
Gallia mofchata. ibid. Voy. Trochifci galliæ mofchatæ.
Gargarifma, gargarifme, 31 & 85
   ad inflammationem faucium, 85
   ad fiftendam falivationem mercurio excitatam, 86
Gelatinæ, gelées, 31. & 139
Gelatina cornu cervi, 141
   cydoniorum, 139
   ribefiorum, 140

Geleniabin, *miel rosat*, 31

Gersæ, *seu feculæ dracontii minoris*, 1093

Gilla vitrioli, vel gilla Theophrasti, *vitriol blanc purifié*, ibid.

Gilva emplastra, *emplâtres de couleur jaune*, 27. & 31

Glutinatoria medicamenta, *remédes agglutinants & épaississants le sang*, 31

Glycea, *remédes laxatifs & adoucissants*, 31

Gradus ignis, *dégré du feu*, 31

Grana angelica, *grains ou pilules angeliques*, 31. 42. & 491

Grana infectoria, *graine d'écarlate*, 293

Granulatio, *quid sit*, 31

Granum, *grain*, ibid.

Gratia Dei, emplastrum, 31. & 1161

Gutteta, *poudre épileptique*, 31 & 334

H

HAMORUSIA seu diamorusia, 24. 741

Hæmagogus, sanguinem ducens, *remède qui provoque le sang*, 31

Hæmoptoica medicamenta, *remédes qui arrétent le crachement de sang*, 32

Hedychroum, ibid. *Voyez* Trochisci hedychroi, 437

Hedysmata, *poudres odorantes*, 321

Helctica, *remédes attractifs*, ibid.

Heliosis seu insolatio, ibid.

Hemina, *hemine ou demi-sextier des Anciens*, 32. & 60

Hemixeston seu hemina, 32. 60

Hepar antimonii, *scie d'antimoine*, ibid.

Hepar sulphuris, *mélange de fleurs de soufre*, ibid.

Hepatica medicamenta, *remédes pour le foie*, 5. & 32

Hepsema, *c'est du sapa ou vin cuit*, 32

Hermeticum sigillum, *sceau hermétique*, 32

Hiera picra, *d'où vient ce mot*, 331

Hiera composita, 820

composita emendata, 821

diacolocynthidos, 822

Logadii, 823

Logadii, reformata, 824

picra cum agarico, 820

picra, Mesue, 821

picra emendata, 822

picra simplex, Galeni, 331 & 818

Hordeatum, *orgeat*, 32. & 80

Horetica, *remédes excitants l'appétit*, 32

Hydatodes vinum, *vin qui porte l'eau*, 32

Hydragoga, *hydragogues, remédes qui purgent les eaux*, 4. & 32

Hydrelæum, *mélange d'huile & d'eau*, 32

Hydrocrithe, *eau d'orge*, ibid.

Hydromel, *mélange de miel & d'eau*, ibid.

Hydromel vinosum, 173

Hydropica, *remédes contre l'hydropisie*, 32

Hydrosaccharum, *julep ou eau sucrée*, ibid.

Hypelata, *remédes qui purgent les reins*, 32

Hypercathartica, *remédes purgeants avec excès*, ibid.

Hypnotica, *remédes excitants le sommeil*, ibid.

Hypocaustum, *étuve*, ibid.

Hypoglottides pilulæ, seu sublinguales, *pilules pour adoucir les âcretés de la luette*, 32. 623

Hypotheron, *Voyez* suppositorium.

Hysterica, *remédes hystériques, ou contre les vapeurs*, 5. & 32

I

ICTERICA, *remédes pour la jaunisse*, 33

Ignis & varii ejus gradus, *feu & ses divers degrés*, ibid.

Ignis arenæ, *feu de sable*, ibid.

cinerum, *feu de cendres*, ibid.

circularis, *feu de roue*, ibid.

gradatus, *feu gradué*, ibid.

immediatus, *nud*, ibid.

limaturæ ferri, *feu de limaille de fer*, ibid.

lucernæ, *feu de lampe*, ibid.

nudus, seu immediatus, *feu nud*, ibid.

reverberatorius, *feu de reverbère*, ibid.

rotulationis, ibid.

suppressionis, *feu de suppression*, ibid.

Immersio, *plonger une drogue dans l'eau*, ibid.

Impastatio, *mettre une matiére en pâte*, 34

Implens principale, *poudre céphalique*, 43

Imprægnatio, *c'est un mixte empreint d'une liqueur*, ibid.

Inauratio, *c'est envelopper un remède d'une feuille d'or*, ibid.

Incarnativa, *remédes propres à renouveller les chairs*, ibid.

Incineratio seu cineratio, *c'est réduire un mixte en cendres*, 19

Incisiva, *remédes atténuants & raréfiants les humeurs*, 34

Inclinatio, *c'est baisser une liqueur, & la verser doucement*, ibid.

Incorporatio, *c'est donner consistance à une poudre ou à une liqueur*, ibid.

Infusio, *tremper un remède dans une liqueur*, 8. & 34

Infusio cathartica communis, *infusion purgative commune*, 70

Injectio, *jetter dedans*, 34. & 84

Injectio ad sistendam gonorrhoeam, *injection pour arrêter la gonorrhée*, 89

vulneraria, *injection vulnéraire*, 89

Insolatio, *exposer une matiére au soleil*, 34

Instaurativa, *remédes rétablissants les parties atténuées.* 34

Intercossare vel intersuere, *c'est quand on coud des sachets remplis de drogues médicinales*, 34

Irrigatio, *embrocation*, 97

Ischiadica, *remédes pour la goutte sciatique*, ibid.

Julapium seu julep, *julep*, ibid. 34. & 75

Alexandrinum, *julep rosat, ou Alexandrin, ou Royal*, 75. & 295

hystericum, *julep hystérique*, ibid.

hystericum camphoratum, *julep hystérique camphré*, 72

hystericum foetidum, *julep hystérique fétide*, 76

Julepus feu julapium, 34
  cordialis, *julep cordial*, 75
  pectoralis, *julep pectoral*, 75
Jufculum amarum, feu apozema, *bouillon amer.* 72
  rubrum, *bouillon rouge*, 73

K

Kirat, feu filiqua, *poids des Anciens*, 34 & 58

L

Lac fulphuris, *lait ou précipité de foufre*, 3 . & 656
Lac virginale, *lait virginal*, ibid.
Laconium. *Voyez* balneum.
Lævigatio, *léviger*, *eft réduire une matiére dure en poudre*, 35
Lana fuccida, *laine graffe*, 122
Lapis caufticus, *pierre cauftique*, 35
  infernalis, *pierre infernale*, ibid.
  medicamentofus, *pierre médicamenteufe*, ibid.
  mirabilis, *pierre merveilleufe*, ibid.
Lavacrum. *Voyez* balneum.
Laudanum, quafi laudatum, *extrait d'opium*, ibid.
  A Mynficht, 610
  tutiffimum, *extrait de thériaque*, 687
Laureola, *fa préparation*, 124
Laxativa, *remédes laxatifs*, 35
Lenitivum, *lenitif*, 35 *Voyez* electuarium lenitivum.
Leucœnum, *c'eft du vin blanc*, 35
Lexipyretus, *un amulette au poignet*, 35
Libra, feu as, 14
Lilium minerale, *eft un fel métallique*, 35
Limatio, *limer*, 35
Limonata fmaragdina, 35 & 737
Linctus, *lécher, fuccer.* 35 & 304
Linimentum, *liniment, ce que c'eft*, 35. & 1062
Linamentum ad arcendum vomitum, 1128
  ad herpetes, 1127
  ad peffaria, 94

  aliud ad peffaria, ibid.
  aliud ad peffaria aftringens, ibid.
  ad variolarum cicatrices prohibendas, 1127
  hæmorrhoidale, 1126
  aliud hæmorrh. ibid.
  aliud hæmorrhoid. ibid.
  ifchiadicum, D. Charas, 1129
  fomniferum, 1128
Linimentorum materies folida, 94
Lipara, pinguis, *c'eft un médicament onctueux*, 35
Liquatio, feu liquefactio, ibid.
Liquor polceticus, 43
Lithontriptica, feu lithontriba, *remédes propres à brifer la pierre dans les reins & dans la veffie*, 31
Litus, *liniment*, 36
Localia medicamenta, *remédes qu'on applique au dehors, appeliés topiques*, 36 & 51
Looch, *reméde pectoral*, ibid. & 304
Looch ad afthma, 307
  ad fiftendum fputum fanguinis, 305
  de alliis, 308
  de altheâ, Quercetani. 311
  de caulibus, Gordonis, 305
  de farfarâ compofitum, 306
  de farfarâ fimplex, 306
  de papavere, 308
  de pineis, 309
  de portulacâ, 310
  de pfyllio, 309
  de pulmone vulpis, 309
  de fcillâ fimplex, 307
  de fcillâ compofitum, ibid.
  lentium, Avicennæ, 304
  paffularum, 310
  pectorale, 304
  fanum & expertum, 311
  fanum reformatum, 312
  feminum cydoniorum, 309
  feminum lini, ibid.
Looch, 304
Lotio, *laver, lotions*, 36. & 98
Lotio ad pediculos capitis enecandos, 98
  ad fcabiem, 99
  denigrans capillos, 99
Lutum, *lut, ou terre graffe*, 32 & 36
Lutum hermeticum, feu figillum hermeticum, *lut ou fceau hermétique*, 32 & 36
  fapientiæ, *lut de fapience*, ibid.

M

Maceratio, vel digeftio; *ce font des efpéces de fermentations*, 8 & 36
Magdaleones, *magdaléons, ce font des rouleaux d'emplâtres.* ibid.
Magifterium, *magiftére*, ibid.
Magma, *eft la partie épaiffe d'un mixte*, 36
Magma hedychroon, *trochifque d'hédychroon*, 437
Magnes arfenicalis, *aimant arfénical.* 36. & 1197
Magnefia opalina, *rubine d'antimoine*, ibid.
Magnefia Saturnina meteorifata, *fleurs d'antimoine.* 503
Magneticum emplaftrum, 36 & 503
Malactica, *remédes émoliients*, 36
Malagmata, *emplâtres réfolutifs.* ibid.
Malaxatio, *amollir.* ibid.
Malthacode emplaftrum, *empld-amolie.* 37
Manica Hippocratis, *chauffe a'Hippocrate*, 37
Manipulus, *manipule ou poignée.* 37. & 60
Manna vinofa, *manne vineufe*, 37
Manus Chrifti, ibid. 46 & 653
Manus Dei, ibid. *voyez* emplaftrum manus Dei, 1164
Martiatum. 137 *voyez*, unguentum martiatum, 1074
Maffa panis, vel marfus panis, *maffepain*, 37 & 650
Maffa panis carminativa, 651
  panis medicinalis, 650
  panis pectoralis, 651
Mafticatoria, *mafticatoires*, 37
Materia reductiva, *matiére reductive*, 37
Materies folida peffariorum, 94
Matratium, *matras vaiffeau de verre*, 37
Matricalia, *remédes pour la matrice*, ibid.
Maturatio, *coction infenfible.* ibid.
Mel anacardium, 183
  antholatum, 180
  centaurii minoris, 181
  helleboratum, 282

menthæ. 179
mercuriale. 180
myrobalanorum. 183
myrti. 181
nenupharinum, 180
nicotianæ. ibid.
parietariæ. 181
passulatum. 182
rosatum. 178
violatum. 179
ulmariæ. 181
Melanagoga, *mélanagogues.* 4. 37
Melicratum, 37. & 174
Melimelum, 37
Mentis philosophicus, *mois philosophique.* ibid.
Menstruum, *menstrue ou dissolvant* 37 & 69
Mensura Germanica, *mesure d'Allemagne, c'est la pinte de Paris.* 37
Mercurius principium Chymistarum, *mercure est principe en chymie.* ibid.
Mercurius vitæ, *c'est la poudre d'algaroth.* ibid.
Mesenterica, *remèdes méfentériques.* 38
Metre chyta, *espèce de séringue,* 38
Metretes, *mesure des Anciens.* 38 & 60
Mezereum, *sa préparation.* 124
Micleta, *remede pour le flux de sang* 38 & 722
Migma, *mélange des drogues.* 38
Mithridatium, *antidote.* 304. 684
Miva, 39
Mixta, *mixtes.* 3?
Mixtura, *mixtures.* 38. & 83
   antiepileptica. 84
   bechica. 83
   cosmetica, 942
   de tribus. 38. & 846
   diuretica. 84
   hysterica. ibid.
Mochlica, *purgatifs violens.* 38 & 518
Monohemera, *remèdes qui guérissent en un jour,* 38
Moschæicum, *huile nervale.* ibid.
Mucago, *seu mucilago. mucilage.* 38. & 100
   ad hæmorrhagiam sistendam 101
   Gummi tragacanthi, 100
   emolliens ordinaria. 100
   gummi tragacanthi, 100
   ichthyocollæ, 101
Tome II.

Mucago pellis arietinæ, ibid.
Mulsa aqua, *eau miellée, ou hydromel,* 38. 174
Mundare, *monder, nettoyer,* 38
Mundificativum unguentum, *onguent detersif,* ibid.
   de apio, 1070
   de resina, 1071
Musa ænea, *opiat somnifère,* 38 & 682
Myracopon, *remède odorant,* 38
Myrepsus, *seu unguentarius,* ib.
Myricalis pulvis, *poudre cachectique dorée,* ibid.
Myron, *seu unguentum,* 39
Myropola, *Apothicaire,* ibid.
Mystrum magnum, *mesure des Anciens,* 39. 60
   parvum, *mesure des Anciens,* 39. 60
Myva, *gelée de fruits,* ibid.
   cydoniorum, *gelée de coings,* ibid.
   seu gelatinæ, *gelées,* ibid.

N

Narcotica, *remèdes assoupissans,* 39
Nasalia, *sternutatoires,* ibid.
Neapolitanum, 39. Voy. Unguentum Neapolitanum, *onguent mercuriel,* 39 & 1076
Neogala, *lait nouvellement trait,* 39
Nepenthes, *seu laudanum,* ibid.
Nephretica, *remedes pour la gravelle,* ibid.
Nervina, *remèdes pour les nerfs,* ibid.
Nix antimonialis, *neige d'antimoine,* ibid.
Nocticula, *phosphore,* ibid.
Nutritia, *augmentation du médicament,* ibid.
Nutricum unguentum, *onguent dessiccatif,* ibid. & 1065

O

Obolus, *obole, poids des Anciens,* 39, 58
Obrufa catillus, *coupelle,* 18
Obstruentia medicamenta, *remèdes incrassans,* 39
Octunx, *poids des Anciens,* 39 & 59
Odontalgica, *remèdes pour les dents,* 39

Odontides, ibid.
Odontotrimma, *seu dentifricum,* ibid.
Oenelaion, *mélange de vin & d'huile,* ibid.
Oenodes, *vin qui porte l'eau,* ibid.
Oenogala, *mélange de vin & de lait,* ibid.
Oenomeli, *mélange de vin & de miel,* 40. 174.
Oesypus humida, *laine grasse,* 40. 122
Officina myropolæ, *boutique d'Apothicaire,* 40
Oinomel, 174.
Olea diversa, 956
Oleosaccharum, *seu eleosaccharum, essence ou huile incorporée dans du sucre candi en poudre,* 28. 40. & 131
   de cannelle, ibid.
   de girofles, 328
Oleum acousticum ambratum, A. Mynsicht, 992
   amygdalarum amararum, 976
   amygdalarum dulcium, 975
   aranearum, Mindereri, 1013
   aranearum, reformatum, 1014
   avellanarum, 977
   balani, 977
   balsami, Mynsicht, 998
   balsami, P. de Abano, ibid.
   ben, 977
   benedictum, Apparitii, 1023. & 1025
   bufonum, 1008
   cancrorum, ibid.
   carminativum, A. Mynsicht, 994
   carminativum correctum, 995
   cariynum, 977
   catellorum, 1012
   cicutæ, 987
   contra surditatem, 1016
   corrosivum arsenici, 16
   costinum, 988
   croci, 984
   cucumeris agrestis, simplex, 991
   cydoniorum, 985

Oleum de capparibus, 986
de castoreo, simplex, 1009
de castoreo, compositum, 1010
de castoreo, compositum, emendatum, 1011
de euphorbio, simplex, 985
de euphorbio, compositum, 986
de piperibus, Mesue, 993
de piperibus, emendatum, 994
de spermate ranarum, 1008
de staphide agriâ, 997
de styrace, 988
enuiatum, 993
ex baccis hederæ, 979
lentisci, ibid.
myrtillorum, ib.
palmæ, ibid.
Excestreuse, 1000
florum althææ, 980
anethi, ibid.
chamæmeli, ibid.
genistæ, ibid.
hyperici, simplex, ibid.
kæiri, ibid.
ligustri, ibid.
liliorum alborum, simplex, ibid.
meliloti, ibid.
narcissi albi, ibid.
nymphææ, ibid.
papaveris, ibid.
rorismarini, ibid.
sambuci, ibid.
tamarisci, ibid.
verbasci, ibid.
violarum, ibid.
formicarum, 1014
formicarum, Mynsicht, 1015
glaciale, antimonii, 16
hyperici, compositum, 982
hirundinum, 1011
jasmini, fragrans, 983
irinum, 981
lacertorum, 1009
laurinum, 978
liliorum, compositum, 980
lumbricorum, 1002
majoranæ, 996

Oleum mandragoræ, 989
mastichinum, 988
mirabile, 1015
moschatum, 990
moschelæum, seu musselinum, ibid.
mucaginum, 996
nardinum, 990
nephriticum, A. Mynsicht, 937
Nicodemi, 983
nicotianæ, 987
nucis juglandis, 977
nuclorum armeniacorum, ibid.
perficorum, ibid.
omphacinum, 40
ovorum, 977
philosophorum, 40
populeum, 995
ranarum, 1008
resolutivum, 992
rosatum, 979
scarabeorum, 999
scorpionum, simplex, 1002
scorpionum, compositum, 1003
scorpionum, compositum, emendatum, 1005
scorpionum aliud compositum, 1007
scorpionum, compositum, Mesue, 1007
seminum buniados, 977
cannabis, ibid.
hyoscyami, ibid.
lini, ibid.
papaveris albi, 976
quatuor frigidorum majorum, ibid.
sesami, 977
sinapi, ibid.
septem florum, A. Mynsicht, 1001
serpentum, 1009
sicyonium, simplex, 991
sicyonium, compositum, Actuarii, ibid.
solani, 989
stomachale, 999
summitatum abrotani, 980
absinthii, ibid.
anagallidis, ibid.
menthæ, ibid.
myrti, ibid.
rutæ, ibid.

Oleum summitatum sabinæ ibid.
sampsuchi, ibid.
terræ, 1207
viperarum, 1009
vulpium, 1012
Olus, 40
Omotribes, ibid.
Omphacinum oleum, ibid.
Omphacium, verjus, 158
Omphacii præparatio, ibid.
Onolosat, 39, 40. 58
Oogala, mélange d'œuf & de lait, 40
Ophthalmica, 5. 40
Opiata ab opio, 40 & 676
ad dentes, 361
alkermes pro equis, 710
antinephritica, 715
athanasia magna, 692
aurea Alexandrina, 683
cardiaca Collegii Lugdunensis, 714
hydragoga specifica Tolosana, 714
Salomonis, 697
Oporice, 40
Oppodeldoch, seu opode'toch, 40. Voy. Emplastrum opodeltoch, 1183
Optica, remèdes pour les yeux, 40
Orbiculus, seu orbis, trochisque, 40. & 425
Orvietanum, seu antidotus, 40. 690
Oxelæum, 40
Oxycoos, ibid.
Oxyfragium, ibid.
Oxycratum, ibid.
Saturni, ibid.
Oxycroceum, ibid. Voy. Emplastrum oxycroceum.
Oxydercium, seu oxydorcicum, remède pour aiguiser la vûe, 40
Oxygala, lait aigre, 40
Oxyglyce, mélange de vinaigre & de miel, 41
Oxymel, 13. 41
scilliticum, 175. 176
simplex, 175
compositum, 176
scilliticum æmulans Prævotii, 177
— compositum ad dyspnæam, 176
diureticum, Bauderoni, 177
Oxyporion, remède qui passe

vîte , 41
Oxyrrhodinum , *oxyrrhodin* , 41. 97
Oxysaccharum , 41
   simplex , 248
   compositum , 249
Oxytocia , *remédes pour l'accouchement ,* 41

P

PALLIATIVA , *remédes palliatifs , ou adouciffants ,* 41
Panacea , *reméde univerfel ,* ibid.
   antimonialis , *tartre foluble émétique ,* ibid.
   mercurialis, *panacée mercurielle ,* ibid.
   mercurialis violacea , ibid.
Panchreftum , ibid.
Panchymagoga , *panchymagogue ,* 4. 41
Pandaleon , 41. 726
   aliud , 727
Panis parvus , *trochifque ,* 41. 425
   Regius , 41
Pannus , *blanchet ,* ibid.
Paralytica , *remédes contre la paralyfie ,* 41
Paregoricus, *reméde adcouciffant.* ibid.
Parygron , *médicament liquide ,* 41
Paftilli mafticatorii , *mafticatoires ,* 86
Paftillus , *trochifque odorant ,* 41. 425
Pauciferum vinum , *vin plat , ou qui porte peu d'eau ,* 41
Pectoralia , *remédes pectoraux ,* 5. 41
Pediluvium , *reméde à laver les pieds ,* ibid.
Pelicanus , *pélican , vaiffeau de verre ,* ibid.
Penidia , *pénides ,* 42. 653
Periapta , *amulettes ,* 42
Peffarium , *peffaire ,* 42
Peffus , 42. 93
Phagedænica , *remédes vulnéraires ,* 42
Pharmaceuticum , *ce qui regarde la Pharmacie ,* ibid.
Pharmacia , *Pharmacie & fa définition ,* 1 & 42
Pharmacopæa , 42

Pharmacopæus , ibid.
Pharmacopola , ibid.
Pharmacum , *médicament ,* ibid.
Philonium, *opiat fomnifére,* ibid.
Philonium calidum , le Mort , 681
   frigidum , le Mort, ibid.
   magnum , feu Romanum , 679
   Perficum , 680
Phlegma , *phlegme ,* 42
Phlegmagoga , *phlegmagogues ,* 4. 42
Phœnigmus , *reméde excitant de la douleur & des veffies ,* 42
Phofphorus , *matiére luifante dans les ténébres ,* ibid.
   hermeticus, Balduini, ib.
   lapidis Bolonienfis , ibid.
   liquidus , ibid.
   urens , ibid.
Phtartica , *poifons mortels ,* ibid.
Phthoria , 43
Phthoropæum , ibid.
Physogonum , *reméde contre les vers ,* ibid.
Picatio , *emplâtre fait de poix ,* ibid.
Piger Henricus , *efpéce de fourneau ,* 43
Pilula , *pilules ,* 43. 481
Pilulæ ad febres biliofas & morbos ex bile flavâ & fanguine natos , Mefue , 603
   ad febres biliofas , reformatæ , 604
   ad maniam , Starkei, 546
   ad maniam , reformatæ , 547
   ad maniam , Batei , ibid.
   ad paffionem iliacam , Rhafis , 583
   ad pituitam vitream , Sylvii , 532
   ad quartanam febrem , Sennerti , 578
   ad quartanam febrem , Gefneri , 577
   ad quartanam febrem, reformatæ , 578
   ad raucitatem , 626
   ad fiftendam gonorrhæam , 620
   aliæ aftringentes ad fiftendam gonorrhæam , 621
   ad ftrumas , 604

Pilulæ ad ftrumas , reformatæ , 605
   ad tuffim , 616
   aggregativæ , feu polychreftæ , 511
   aggregativæ, reformatæ, 513
   aloephanginæ , feu de aromatibus , Mefue , 548
   aloephanginæ , A. Mynficht , 549
   aloephanginæ , reformatæ , 550
   angelicæ , 43. 491
   anodynæ , A. Mynficht , 610
   anodynæ , reformatæ , 611
   anodynæ , Cortefii , 629
   ante cibum , feu ftomachicæ , 43. 492
   antiepilepticæ , 579
   antiepilepticæ , reformatæ , 580
   antiepilepticæ , Cloffæi , 581
   antiepilepticæ , reformatæ , 582
   antihypocondriacæ , Zwelferi , 495. 598
   antihypochondriacæ , reformatæ , 495. 600
   antipeftilentiales egregiæ ; 632
   antipodagricæ , 627
   Arabicæ , Nicol·i , 865
   arthriticæ , Nic. Salern. 522
   arthriticæ , reformatæ , 523
   arthriticæ, Schefferi, ib.
   arthriticæ, reform 524
   affaieret , 14
   affaieret , Avicennæ , 551
   affaieret , reformatæ, 552
   aftringentes , Auctoris , 619
   aureæ , 485
   aureæ , reformatæ , 486
   bechicæ albæ , 631
   bechicæ nigræ , ibid.
   benedictæ , Quercetani , 511
   benedictæ, A. Mynficht , 551
   catholicæ , A. Mynficht , 501

Pilulæ catholicæ, Poterii, , 503
catholicæ, Quercetani,   502
catholicæ, Quercetani, reformatæ,   503
catholicæ, feu imperiales,   500
catholicæ, reformatæ, ib.
cephalicæ catharticæ, A Mynficht,   567
cephalicæ, reform.   568
cephalicæ, Fabricii, 569
cephalicæ, Fabricii, reformatæ,   570
chalybeatæ,   606
cholagogæ de centaurio, Quercetani,   571
chologogæ de centaurio, reformatæ,   572
cocciæ majores,   482
cocciæ majores, reformatæ,   483
cocciæ minores, feu mirabiles,   ibid.
communes,   496
contra gonorrhœam virulentam,   621
contra peftem, Bauderoni,   496
de agarico,   484
de agarico, reformatæ,   485
de aloe,   489
de aloe & maftiche,   490
de aloe & maftiche, reformatæ,   491
de ammoniaco, Quercetani,   519
de ammoniaco, magiftrales, Batei,   521
de aromatibus, Mefue,   548
de bdellio majores, Mefue,   520
de bdellio minores, Mefue,   521
de benedictâ,   548
de calce vivâ,   628
de caftoreo, Avicennæ,   595
de caftoreo, reformatæ,   596
de colocynthide,   504
de colocynthide, reformatæ,   505
de cynogloffo,   612
de duobus,   559
de elaterio,   587
de epithymo,   608

Pilulæ de epithymo, reformatæ,   609
de efulâ, Fernelii,   553
de eupatorio majores,   536
de eupatorio majores, reformatæ,   537
de eupatorio minores,   ibid.
de euphorbio contra peftem,   554
de euphorbio, Mefue,   555
de euphorbio, reformatæ,   ibid.
de euphorbio, Quercetani,   553
de fumariâ,   533
de gummi ammoniaco, Quercetani,   519
de gummi ammoniaco magiftrales, Batei, 520
de gummi gutta, le Mort,   556
de hermodactylis majores, Mefue,   524
de hermodactylis major, reformatæ,   525
de hermodactylis minores,   ibid.
de hermodactylis minores, reformatæ,   526
aliæ de hermodactylis, Mefue,   526
de hierâ, compofitæ, 488
de hierâ, compofitæ, reformatæ,   489
de ladano,   5 4
de lapide Armeno, Mefue,   562
de lapide Armeno, reformatæ,   563
de mezereo, Mefue, 552
de moícho,   629
de nitro,   505
de octo rebus,   557
de opio magiftrales,   615
de opopanace, Mefue,   570
de opopanace, reformatæ,   571
de origano Cretico, 619
de plantagine, magiftrales,   627
de polypodio,   609
de polypodio, reformatæ,   610
de quinque generibus myrobalanorum,   558

Pilulæ de quinque generibus myrobalanorum, reformatæ,   559
de refinis,   586
de rhabarbaro,   498
de rhabarbaro, reformatæ,   499
de rhabarbaro Monachorum,   625
de fabinâ,   596
de fabinâ, reformatæ,   597
de fagapeno,   541
de fagapeno, reformatæ,   542
de fagapeno, Camilli,   ibid.
de fagapeno, Camilli, reformatæ,   543
de fandaracâ, A. Mynficht,   624
de farcocolla, Mefue, 576
de fex,   612
de ftyrace, Galeni, 613
de fuccino, Cratonis,   578
de fuccino, reformatæ,   579
de terebenthinâ,   617
de terebenthinâ, reformatæ,   ibid.
de terebenthinâ, A. Mynficht.   ibid.
detergentes, Cortefii,   620
de tribus,   557
de trochifcis alhandal,   601
de turpetho aureæ, 486
de turpetho aureæ, reformatæ,   487
de violis,   583
diaphoreticæ, Cloffæi,   623
diarrhodon, Mefue, 604
diureticæ, Cloffæi, 619
diureticæ & hyftericæ, Cortefii,   630
dulces,   630
è lapide lazuli,   545
è lapide lazuli, reformatæ,   546
emplafticæ,   628
ex Spadenfibus aquis,   567
familiares, A. Mynficht,   566
fœtidæ majores,   538
fœtidæ majores, refor-

matæ, 539
Pilulæ fœtidæ minores, ibid.
fœtidæ minores, reforma-
tæ, 541
gummofæ, Clossæi, 582
harmonicæ, Galeni, 616
helleborinæ arthriticæ, 527
helleborinæ, reformatæ,
528
hepaticæ, 498
hermetis five de trochiscis
alhandal, 601
hermetis, reformatæ, 602
hermodactylorum, Mesue,
524.525
hieræ, simplicis, 487
hieræ, compofitæ, cum
agarico, 488
hydragogæ, A. Mynsicht,
560
hydragogæ, reformatæ,
561
hydragogæ Cuculini, 563
hydragogæ, Cuculini, re-
formatæ, 564
hydragogæ, Quercetani,
ibid.
hydragogæ, Quercetani,
reformatæ, 565
hydropicæ, Bontii, 506
hypnoticæ, 513
hyppoglottides, vel sublinguales, 623
hystericæ, 521
hystericæ, Schefferi, 595
Imperiales, Medicorum
Lugdunensium, 501
Indæ, Hali, 543
Indæ, Hali, reformatæ, 544
lucis majores, 529
lucis majores, reformatæ,
530
lucis minores, ibid.
lucis minores, reformatæ,
531
macri, 602
marocostinæ, Mindereri,
589
marocostinæ, reformatæ,
591
martiales, seu chalybeatæ,
606
mistichinæ, 496
mechoacanæ, Reno æi, 559
melanagogæ, 588
melanagogæ, reo tæ,
589
melanagogæ, Querce ani,
509

Pilulæ melanagogæ, reformatæ, 510
mercuriales, 534
mercuriales, D. Charas,
535
mercuriales, Barberousiæ,
ibid.
mercuriales, reformatæ, 536
mesentericæ, D. Daquin,
528
mochlicæ, 517
mochlicæ, reformatæ, 519
narcoticæ, A. Mynsicht,
614
narcoticæ, Plateri, 614
octomeræ, seu de octo re-
bus, Nic. Alexand. 557
octomeræ, reformatæ, ibid.
odontalgicæ, A. Mynsicht,
626
odoriferæ, 630
opticæ, seu lucis majores,
Mesue, 529
opticæ, reformatæ, 530
opticæ, seu lucis minores,
Mesue, ibid.
opticæ minores, reforma-
tæ, 531
panchymagogæ, Querceta-
ni, 574
panchymagogæ, reforma-
tæ, 575
panchymagogæ, Zwelferi,
ibid.
panchymagogæ, Zwelferi,
reformatæ, 576
perpetuæ, 43. 585
pestilentiales, Plateri, 632
Philagrii, 515
philagrii, reformatæ, 516
phlegmagogæ de abfinthio,
Quercetani, 573
phlegmagogæ de abfinthio,
reformatæ, ibid.
polychrestæ, seu aggrega-
tivæ, Mesue, 511
polychrestæ, seu aggrega-
tivæ, reformatæ, 513
polychrestæ, Quercetani,
510
polychrestæ, Quercetani,
reformatæ, 511
polychrestæ majores, Me-
fue, 513
polychrestæ majores, re-
formatæ, 514
polychrestæ minores, Me-
fue, ibid.
polychrestæ minores, re-

formatæ, 515
Pilulæ pro morbo colico, D.
Daquin, 544
pro pituitâ viscidâ, Sylvii,
531
pro pituitâ vitreâ, Sylvii,
532
proprietatis, A. Mynsicht,
598
proprietatis, reformatæ,
ibid.
Rondeletii, 611
rosatæ, 605
Rudii, 607
Rudii, reformatæ, 608
Ruff, seu communes, 496
fabellæ, 600
fabellæ, reformatæ, 601
Scribonii, 615
senectutis, 627
seu cicera tartari, A. Mynsicht, 618
sine quibus esse nolo, 497
sine quibus, reformatæ, 498
smaragdinæ, A. Mynsicht,
625
spleneticæ, 591
spleneticæ, reformatæ, 592
spleneticæ, A Mynsicht,
593
stibiales, Crollii, 516
stomachicæ, 43
stomachicæ, Mesue, 492
aliæ stomachicæ, Mesue,
493
stomachicæ, Alzindi, ibid.
stomachicæ, reformatæ,
494
stomachicæ, Zwelferi, 495
stomachicæ, reformatæ, ib.
stypticæ, A. Mynsicht, 622
Sublinguæ, 32 & 33. 623
sudoriferæ, le Mort, 623
tartareæ, A. Mynsicht, 618
tartareæ, Bontii, 506
tartareæ, reformatæ, 507
tartareæ, seu melanagogæ,
Quercetani, 509
tartareæ, Quercetani, re-
formatæ, 510
tartareæ, Schroderi, 507
uterinæ, 594
uterinæ, reformatæ, 595
Pinta, 43
Placentulæ, 43. 425
Pleonectica, 43
Pleres arconticon, ibid.
Pleuretica, ibid.
Pneumonica, ibid.

Podragrica, ibid.
Polyanodyna, 43
Polychrefta, ibid.
Pomatum, 43
   officinale, 1083
   pro fcabie, 1077
Pompholyx, 43. *Voy.* Unguentum pompholygos, 1066
Pondo, vel libra, *poids*, 58
Populeum, 43. *Voy.* Unguentum populeum, 1066
Pofca, *c'eft de l'oxycrat*, 43
Pofcetum, 43
Potio, feu potus, *boiffon*, 44. 80
   antinephritica, 83
   aftringens, 82
   cephalica, 81
   cordialis, 81
   colica, 81
   lenitiva, 82
   hyfterica, 82
Præcipitatio, *tomber au fond*, 44
Præcipitatum flavum, feu turbith minerale, 51
Præparatio fellis bovis, 159
   omphacii, 158
Projectio, *jetter dans un creufet*, 44
Prolifica, *remédes proiifiques*, ibid.
Prophylactica, *remédes préfervatifs*, ibid.
Pfeudo, feu falfum, ibid.
Pfilothrum, *dépilatoire*, ibid.
Pforica, *reméd. pour la galle*, ib.
Pfyctica, médicamenta, *rafraichiffants*, ibid.
Ptifana, *tizanne*, 44. 67
   aperiens, 68
   aftringens, ibid.
   communis, . 67
Pugillum, *pincée*, 44. 60
Pulpa, *pulpe*, 44
Pulveres in genere, 44. 313
Pulvis ad cafum ex alto, 338
   ad comitialem affectum, 44. 334
   ad cucufas, 105. 363
   ad epithemata cordis, 364
   ad epithemata hepatis, ibid.
   ad expellendos lumbricos, 323
   ad exficcandas, confolidandas & fanandas variolas, 36
   ad hæmorrhagiam, 338
   ad herpetes, 362

Pulvis ad herpetes alius, ibid.
   ad loricanda cadavera, 359
   ad phrenefim, 411
   ad phthifim, 341
   ad pleurefim, 398
   ad puerorum enterocelem, 367
   ad fedanda tormina poft partum, 369
   ad ftrumam, 372
   Æthiopicus, 44. 356
   albus, 343
   algaroth, feu algeroth, 44
   alexipharmacus, 370
   analepticus, feu refumptivus, 403
   antiepilepticus, A. Daquin. 334
   antiepilepticus infignis, 335
   antilyffus, 13. 373
   aperiens, feu diacoftus, 23
   aromatici caryophyllati, 422
   aftringens, feu diacretæ, 23
   aftringens ad ufum externum, 340
   aftringens, Galeni, 339
   aureus, five myricalis, 386
   balfaminus ad condienda cadavera ne putrefcant, 358
   bezoardicus, 370
   cachecticus, Quercetani, 353
   cachecticus, fimplex, Hartmanni, ibid.
   cachecticus, Jac. le Mort, 354
   canthianus, 44. 342
   cardiacus, magiftralis, 352
   cardiacus, reformatus, ib.
   carminativus, 405
   cathæreticus, 357
   cholagogus, Quercetani, 317
   cholagogus, Mynficht, 318
   comitis Warvicht, 20. 332
   comitiffæ Kent, 44. 342
   contra abortum, 368
   contra peftem, Bauderoni, 374
   contra peftem, reformatus, 376
   contra rabiem, 373
   contra tuffim infantum, 369
   contra vermes, Jacobi le Mort, 324

Pulvis contra vermes Meditor. facult. Parif. 325
   contra vermes, Mynficht, 325
   contra vermes vulgaris, 326
   cordialis, 921
   cordialis, Alexand. 422
   cornachinus, feu de tribus, 22. 332
   cyprius ordinarius, 360
   de bolo, 402
   de chalybe, 354
   de dactylis, Myrepfi, 349
   de gemmis, 398
   de guttetâ, 31. 334
   dentifricus, 360
   de rubiâ, 384
   de tribus, 20. 332
   de verbafco, 420
   diabalauftiæ, 418
   diaboracis, 23. 402
   diabugloffi, 412
   diacalaminthes, 23. 421
   diacameron, 349
   diacinnabaris, 23. 336
   diacinnabaris, reformatus, 337
   diacinnamomi, 23. 419
   diacoftus, 23. 423
   diacretæ, 23. 410
   diacrocum, 23. 372
   diacryftalli, 23. 408
   diacurcuma, 23. 372
   diacumini, 23. 405
   diaefulæ, 328
   diaefulæ, reformatus, 329
   diagalangæ, 418
   diajalappæ, 327
   diahyfiopi, 409
   diaireos, fimplex, 412
   diaireos, reformatus, 413
   diaireos, Salomonis, feu compofitus, ibid.
   dialaccæ, 384
   dialauri, 406
   dialinæ, 398
   diamargariti calidi, 382
   diamargariti frigidi, 381
   diamartis, 355
   diambræ, 420
   diamercurii, feu contra vermes, 325
   diamofchi amarus, 401
   diamofchi dulcis, 400
   diamuniæ, 377
   dianifi, 22. 421
   dianitri, 401
   dianthos, 22. 403

Pulvis diaolibanis, 385
diaplantaginis, 414
diapraffii, 407
diarrhodon, Abbatis, emendatus, 379
diarrhodon, reformatus, 380
diasaturni, 404
diasennæ, 314
diasennæ alii pulveres, 315
diaspermaton, 377
diasuccini, 381
diasulphuris, 395
diathamaron, 349
diatartari, 330
diatragacanthi calidi, 394
diatragacanthi calidi, reformatus, 395
diatragacanthi, frigidi, 393
diatragacanthi frigidi, reformat. 394.
diatrium pipereon, 415
diatrion santalorum, 383
diaturbith cum rhabarbaro, 315
diaturbith cum rheo, reformatus, 316
diazingiberis, 423
digestivus, 346
diospoliticon, 350
diureticus, 389
ducis, simplex, 347
ducis, compositus, ibid.
ducis, Nic. Alexand. ibid.
ducis, reformatus, 348
dysentericus, Langii, 339
dysentericus, Crollii, 340
dysentericus, Mynsicht, 341
dysentericus optimus, 341
è chelis cancrorum, compositus & simplex, 342. 343
emeticus, 44
è cineribus, 389
è cineribus, reformatus, 389
epilepticus, Marchionis, 336
erysipelatodes, 362
erysipelatodes alius, ibid.
febrilis, A. Mynsicht, 366.
fulminans, 44
griseus Cæsaris contra pestem 375
hæmorrhoidalis, 419
Hali, 349
hermodactylorum, compositus, 329
hieræ picræ, simplicis, 331

Pulvis hydragogus, Quercetani, 322
hydragogus, reformatus, 332
hystericus, 23. 391
Imperatoris Ferdinandi, contra pestem, 376
Imperialis, 406
implens principale, 396
jovialis, Mynsicht, 392
jovialis hystericus, ibid.
Kanthianus, 44. 342
lætitiæ, 390
liberans, 424
liberans, reformatus, ibid.
lithontripticus, 318
manualis odoratus, 365
manualis, reformatus, 366
melanagogus, 319
myricalis, 386
nephriticus, 387
ophthalmicus, 367
panchymagogus, 319
Pannonicus, 371
partum provocans, 369
phlegmagogus, 318
pleres arconticon, 396
polychrestus Imperialis, 415
pro incontinentia urinæ, 410
pro suffitu cephalico, 106
pro suffitu cerebrum roborans & exsiccans, 365
pro suffitu corroborante 107
pro ulceribus gutturis, 370
purgatorius conducens ad omnes morbos frigidos cerebri, 320
radicis ari, compositus, 344
refectivus, 397
refectivus, reformatus, 398
reginæ, 386
resumptivus, 403
rosatæ novellæ, 378
rosatus aromaticus, 379
rubeus Cæsaris, contra pestem, 375
sarcoticus, 365
sarsaparillæ laxativus, 327
Saxonicus, 316
solutivus de tribus, 331
solutivus magistralis, 332
solutivus tartarisatus, 327
sperniolæ, 393
sternutatorius, 86. 357
stomachicus, Brikmanni, 344
stomachicus, Mynsicht, ib.
stomachicus nobilis, 345

Pulvis stypticus, 417
sudoriferus, J. le Mort, 351
sudorificus, 351
sympathicus, 44
tartarisatus solutivus, 314
thuraloës, 339
tormentorius, 44
violatus, 360
viperinus, 356
virgineus, seu farina virginea, 361
xyloaloës, 416
xyloaloës, reformatus, 417
Putrefacientia medicamenta, 44 *Voy.* Septa seu septica, *remèdes corrosifs.*
Pycnotica, 44
Pyrænus, 45
Pyriama, *fomentation,* ibid.
Pyrotechnia, *l'art du feu,* ibid.
Pyrotica medicamenta, *remèdes âcres & brûlants comme des cauteres,* ibid.

Q

QUADRANS, 45 & 59
Quartarius, 45. 60
Quincunx, poids des Anciens, 45. 59

R

RADICES conditæ, 161
Radices acori vulgaris conditæ, 162
angelicæ conditæ, ibid.
borraginis conditæ, ibid.
buglossi conditæ, ibid.
calami aromatici, ibid.
caryophyllatæ conditæ, ibid.
cichorii conditæ, ibid.
cyclaminis conditæ, ib.
enulæ campanæ conditæ, ibid.
eryngii, ibid.
helenii conditæ, ibid.
pimpinellæ conditæ, ib.
pœoniæ conditæ, ibid.
satyrii conditæ, 161
scorzoneræ conditæ, 162
symphyti majoris conditæ, ibid.
zedoariæ conditæ, ibid.
zingiberis conditæ, ibid.
Ramich, 45. *Voy.* Trochisci ramich, 434

Rarefactio, *distillation d'un mixte*, 45
Rasio, *racure ou rasure*, ibid.
Ratafia caryophyllorum hortensium, 152
    ceratorum, 151
    citri, 154
    è nucleis, 153
    de baies de genièvre, 946
Recipiens, *vaisseau de verre ou de grais*, 45
Rectificatio, *rectification réitérée*, ibid.
Refectiva, *remédes restaurants*, ibid.
Refrigeratorium, *réfrigérant, ou réfrigératoire*, ibid.
Regulus, *régule*, ibid.
Relaxantia, *remédes relachants*, ibid.
Remedium, *reméde*, 1. 45.
Repellentia, *répercussifs*, 45
Requies, Nicolai, ibid. & 678
Residentia, *lie des liqueurs*, 45
Resina ammoniaca, 508
Resolutiva, 45
Restaurantia, ibid.
Resumptiva, ibid
Retorta, *cornue*, 46
Reverberatio, *repousser*, ibid.
Revivificatio, *revivifier*, ibid.
Rhodinum, feu oxyrrhodinum, ibid.
Rhodomel, *miel rosat*, ibid.
Rhyptica, *déterfifs*, ibid.
Rob, feu robub, 46. 137
    mororum, simplex, 153
    compositum, ibid.
    nucum, ibid.
    veronicæ, 139
Roborantia, *remédes fortifiants*, 46
Ros mellis, *rosée de miel*, 46
    vitrioli, *rosée de vitriol*, ibid.
Rossolis, *fébrifuge, est une teinture de quinquina*, 45
Rotula, *espéce de trochisque ou tablette*, ibid.
Rotulæ angelicæ preservativæ pro gravidis, 672
    aromaticæ, 665
    carminativæ, 666
    catarrhales calidæ, 674
    catarrhales frigidæ, ibid.
    cordiales, 660
    de papavere albo, 665
    diacumini, 666
    diacumini, reformatæ, 667
Rotulæ hyacinthinæ, 657
    lac provocantes, 662
    mithridaticæ præfervantes, 668
    mithridaticæ, reformatæ, 669
    pectorales albæ, 657
    pectorales citrinæ, 658
    refectivæ, 663
    refectivæ, reformatæ, 664
    smaragdinæ, 658
    theriacales, 669
    theriacales, reformatæ, 670
Rubina antimonii, 36. 46

S

Saccharum hordeatum, 46, 654
Saccharum penidiatum, 42. 653
    perlatum, 37. 46
    perlatum, reformatum, 653
    rosatum perlatum, 653
    rosatum rubrum, 652
    rosatum tabellatum, 46
    tabellatum, compositum, 646
Sal acidum, 46
    alkali, *fel de la foude*, ibid
    amarum catharticum, ibid.
    de duobus, 14. 938
    effentiale, *fel effentiel*, 46
    fixum, *fel fixe*, ibid.
    fluens, *fel acide*, ibid.
    martis, 52. 567
    metallicum, 35
    mirabile, 46
    polychreftum ftibiale, 47
    prunellæ, ibid.
    fedatum, ibid.
    volatile, ibid.
    volatile narcoticum, ibid.
Sapa, 47. 137
Sarcotica medicamenta, *reméd. qui font revenir les chairs*, ib.
Saturnina, *compositions de plomb*, ibid.
Scammonium rosatum, 47. 427
Scelotyrbica, feu antifcorbutica, 47
Sclerotica, *remédes à durcir les chairs*, ibid.
Scorbutica, *Voy.* Antifcorbutica,
Scoriæ, *fcories*, 47
Scrupulus, vel fcrupulum, *fcrupule*, 47
Scutum, *écuffon*, 47. 101
Scutum emplafticum, 104
    ex pulvere, compositum, ibid.
Sebum, vel sepum, *fuif*, 47
    castrati, *fuif de mouton*, ibid.
Semicupium, *demi-bain d'eau tiéde*, 29. 47
Seplufiaria, *drogues fimples aromatiques*, ibid.
Septa, feu feptica, *remédes rongeants les chairs*, ibid.
Septunx, *poids de fept onces*, ibid. & 59.
Sefcunx, vel fefcuncia, *poids des Anciens*, 48. 59
Sefquiquadrans culei, *petite mefure* 48
Setaceum, *fcie de pourceau*, ibid.
Sevum, *fuif*, 47
Sextans, *poids des Anciens*, 48 & 59
Se tarius, *fextier, mefure*, 48 & 60
Sextula, 48 & 58
Sexunx, 4 & 59
Sief, *ou collyre*, 48 425
Sigillum hermeticum, 36
Sigillare hermetice, 43
Silicus, feu filiqua, *poids des Anciens*, 34. 48 & 58
    ou affaris, autre poids des Anciens, 14. 59
Sinapifmus, *à finapi, moutarde*, 48
Siphylica aqua, *eau diftillée*, ibid.
Sirocum, *moût évaporé*, ibid.
Smegma, feu fmecticum, *reméde qu'on applique fur la chair*, ibid.
Solidum, *poids des Anciens*, ibid. & 58
Solutiva, *remédes purgatifs*, 48
Somnifera, *fomnifères*, ibid.
Sparadrapum, 48 & 1156
Spargiria, vel fpagiria, *Chymie*, 48
Spatula, ibid. & 56
Spiritus, 48
    carminativus, Sylvii, 869
    castorei, 883
    corallii, 958
    lumbricorum magiftralis, 915
    theriacalis camphoratus, 845

Spiritus vini anthofatus, 839
 vini camphoratus, 962
 vitrioli dulcificatus, 427
 vitrioli rofatus, ibid.
 feu fal volatile fcorpionum, 1003
 volatilis férici crudi, 971
Splanchica. *Voy.* Splenica, 48
Splenica, vel fplenetica, vel fplanchica, *remédes pour les maladies de la rate,* 5. 48
Spodium ; *fa préparation,* 117. 129
Staltica, *remédes fondans les chairs,* 48
Statera, *balance,* ibid.
Stegnotica medicamenta, *remédes bouchants & incraffants,* ibid.
Stephaniæa medicamenta, *remédes pour les futures,* ibid.
Sternutatoria, ibid.
Stibialia, *antimoniaux,* 49
Stictica, *aftringents,* ibid.
Sticticum emplaftrum, 49
Stomachica, *ftomachiques,* 5. & 49
Stomatica, *déterfifs,* 49
Stomaticum Poterii, ibid.
Stratificare, *mettre couches fur couches,* ibid.
Stratum fuper ftratum, *lit fur lit,* ibid.
Stupefacientia, *narcotiques,* ib.
Stygia aqua, ibid.
Stymmata, *matiéres odorantes,* ibid.
Styptica, *ftyptiques ou aftringents,* ibid.
Sublimatio, feu volatilifatio, ibid.
Sublinguæ, vel fublinguales pilulæ, ibid.
Succus, *Suc,* 49
 liquiritiæ albus, 136
 liquiritiæ niger, 135
Suffimenta, feu fuffumigia, 49 & 78
Suffimentum ad falivationem excitandam in lue venereá, 108
Suffitus, feu fuffimentum, 49 & 106
 ad fiftendum humorem delabentem ad pulmones, 107
 menfes provocans, ibid.
Suffumigia, feu fuffimigia, 49
Sulphur, bezoardicum vegetabile, ibid.

Tome II.

Sulphur cœlefte, ibid.
Suppofitoria, *fuppofitoires*, ib. 92. 93
Suppurativum unguentum, 16 & 49
Sympathia, 49
Synanchica, à fynanche, *angine,* ibid.
Syncomiftus panis, ibid.
Syncoptica, *remédes pour la défaillance,* 50
Syncritica, *remédes amolliffants,* ibid.
Synthefis, *compofition de médicaments,* ibid.
Syntherica, *précis de viande,* ibid.
Synulotica medicamenta, *remédes pour cicatrifer les plaies,* ibid.
Syrupus, 50
Syrupi in genere, 183
 acetatus, compofitus, 247
 acetatus diarrhodon, ibid.
 acetatus, fimplex, 246
 acetofæ, 245
 adianti, 185
 antiafthmaticus, D. Daquin, 291
 antiepilepticus, D. Daquin, 289
 antinephriticus, D. Daquin, 290
 antifcorbuticus, D. Daquin, 294
 aperiens cachecticus, Ant. Daquin, 227
 artemifiæ, Fernelii, 189
 artemifiæ Auctoris, 191
 becabungæ, 283
 berberis, 241
 Bifantinus, fimplex, 271
 Bifantinus, compofitus, 272
 borraginis, 270
 botryos, 297
 bugloffi, 271
 calendulæ, 285
 capillorum Veneris, fimplex, 185
 capillorum Veneris, compofitus, 186
 cardui benedicti, 285
 catholicus vernus, Meyff. 226
 cephalicus, incerti Auctoris, 211
 ceraforum acidulorum, 245
 chalybeatus aperiens catharticus, 229
Syrupus chamædryos, 281
 chamæpityos, 299
 cichorii, 191
 cichorii, reformatus, 192
 cochleariæ, 282
 cochleariæ, compofitus, 283
 colocynthidos, 218
 corallorum, 241
 cyani, 215
 cydoniorum, 244
 de abfinthio, fimplex, 187
 de abfinthio, compofitus, feu major, ibid.
 de agno cafto, 274
 de agreftá, feu de omphacio, 246
 de albuminibus ovorum, 303
 de althæâ, 188
 de ammoniaco, 297
 de betonicà, fimplex, 265
 de betonicâ, compofitus, 266
 de carthamo aut diacnicum, 219
 de carthamo, reformatus, 220
 de chamæmelo, 273
 de cichorio, 191
 de cichorio compofitus, cum rheo, 193
 de cinnamomo, 284
 de cortice arantiorum amarorum, 270
 de cortice quinaquinæ, 267
 de duabus radicibus, 258
 de epithymo, 205
 de epithymo, reformatus, 206
 de eryfimo, 298
 de eupatorio, 280
 de floribus geniftæ, fimplex, 231
 de floribus hyperici, 285
 de floribus lilii convallium 296
 de floribus perficorum, 199
 de floribus perficorum, compofitus, 200
 de floribus falicis, 302
 de fragis, 274
 de gentianâ, 214
 de glycyrrhifâ, 268
 de glycyrrhifâ alius, ibid.
 de hibifco, 188
 de hyffopo, 259
 de lupulo, 286
 de marrubio, Mefue, 277

M m m m

Syrupus de marrubio, Fernelii, ibid.
de menthâ major, compo-fitus, 278
de menthâ major, reforma-tus, 279
de menthâ minor, fimplex, 278
de mucaginibus, 302
de omphacio, 246
de papavere, fimplex, feu diacodium, 254
de papavere, compofitus, 255
de pilofellâ, 300
de pœniâ, fimplex, 263
de pœoniâ, compofitus, 264
de polypodio, 221
de polypodio, reformatus, 222
de pomis, fimplex, 195
de pomis, compofitus, 196
de pomis helleboratus, 199
de pomis magiftralis, 197
de pomis magiftralis, re-formatus, 198
de portulacâ, 261
de portulacâ, reformatus, 263
de pyrethro, 234
de quinque radicibus, 257
de rhabarbaro, 217
de rhamno cathartico, 205
de fcammonio, 212
de fcordio, fimplex, 287
de fcordio, compofitus, 288
de fcordio, compofitus, reformatus, ibid.
de fempervivo, fimplex, 288
de femper vivo, compofi-tus, 289
de fenna, 218
de ftœchade, Fernelii, 261
de ftœchade, reformatus, 262
de fucceino narcoticus, 256
de fucco arantiorum, 270
de teftudinibus, 292
de tribus, 218
de tuffilagine, fimplex, 250
de tuffilagine, compofitus, 251
diacnicum, 219
diacdium, 254
dianucum, 303
diafereos, feu endiviæ ca-

tharticus, 223
Syrupus dinarius, feu diureti-cus, 272
dyfentericus, 209
ebuli, 231
è calaminthâ, 273
emeticus, 237
emeticus, Angeli Salæ, 238
emeticus & catharticus, 239
alter emeticus, Prævotii, ibid.
endiviæ, catharticus, 223
endiviæ, catharticus, refor-matus, 224
endiviæ, fimplex, 222
endiviæ, compofitus, 223
è fucco arantiorum, 270
è fucco citri aut limonis, 244
è fucco oxytriphylli, 245
exhilarans, 293
exhilarans, reformatus, 294
florum acaciæ, 201
florum arantiorum, 269
florum arantiorum, refor-matus, 270
florum tunicæ, 184
florum tuffilaginis, fimplex, 250
florum tuffilaginis, compo-tus, 251
fumariæ major, compofi-fitus, 207
fumariæ compofitus, refor-matus, 208
fumariæ, fimplex, 206
geniftæ compofitus, 232
geniftæ compofitus, refor-matus, 233
geniftæ, fimplex, 231
granatorum, 243
hederæ terreftris, 258
hellebori nigri, 218
hydragogus, 205
hydragogus, Ant. Daquin, 225
hydragogus Heurnii, 226
intibi, feu endiviæ, fim-plex, 222
intibi, feu endiviæ, com-pofitus, 223
intibi, feu endiviæ cathar-ticus, ibid.
reformatus, 224
ivæ arthriticæ, 299
jujubinus, 251
kermefinus, 293

Syrupus lientericus, Ant. Da-quin, 229
magiftralis aftringens, 209
magiftralis catharticus, 208
magiftralis adftringens, in-certi Auctoris, 210
magiftralis cephalicus Moy-fis Charas, 211
meliffæ, 266
mercurialis, fimplex, 213
mercurialis, compofitus, ibid.
mororum, fimplex, 249
mororum, compofitus, ib.
myrtinus, fimplex, 280
myrtinus, compofitus, 280
nafturtii, 283
nicotianæ, fimplex, 235
nicotianæ, compofitus, ibid.
nicotianæ, compofitus, re-formatus, 236
nymphææ, 252
nymphææ, compofitus, ib.
panchymagogus five ca-tholicus vernus Meyffi, 226
papaveris rhœados, 256
paralyfeos, 285
paffularum laxativus, 233
pedis cati, 250
perlarum Orientalium, 240
plantaginis, 286
primulæ veris, aut paraly-feos, 285
raphani, Fernelii, 275
raphani, reformatus, 276
regius, aliàs julapium, Alexandr. 295
refumptivus five de teftu-dinibus, 292
ribefiorum rubrorum, 243
roborans, 228
rofarum mofchatarum, 201
rofarum ficcarum, 204
rofatus compofitus, cum elleboro, 203
rofatus compofitus, cum fennâ & agarico, 202
rofatus folutivus, 201
falviæ, 273
fcabiofæ, 285
fcolopendrii, Fernelii, 282
fymphyti, 260
veronicæ, 285
vincæ pervincæ, ibid.
violatus, fimplex, 214
violatus, compofitus, 216
violatus folutivus, ibid.

T

Tabellæ, seu Electuaria solida, 635
Tabellæ alkermes, 659
angelicæ præservativæ pro gravidis, 672
aromaticæ, 665
cachecticæ, 647
cachecticæ, D. Daquin, 648
cachecticæ, P. Hartmanni, 647
cardiacæ, 659
cardiacæ sine igne paratæ, 660
carminativæ, 666
catarrhales calidæ, 674
catarrhales frigidæ, ibid.
contra vermes, 647
cordiales, A. Mynsicht, 660
de althæâ, simplices, 655
de althæâ, compo. 656
de berberis, 671
de citro, 21. 641
de citro, reformatæ, 642
de croco martis, simplices, 648
de croco martis, compositæ, 649
de papavere albo, 665
de rebecha, 670
de rebecha, reformatæ, 671
de succo granatorum, 672
de succo limonum, ibid.
de succo rosarum, 22. 642
de succo rosarum, reformatæ, 643
de succo violarum, 643
de succo violarum, reformatæ, 644
de thure, 675
de tussilagine, 667
diacarthami, 635
diacarthami, reformatæ, 637
diacumini, 666
diacumini, reformatæ, 667
diafarfaræ, seu de tussilagile, ibid.
diamannæ, 646
diaspermaton, 660
diasulphuris, 656
Tabellæ diatragacanthi frigidi, 663
diaturpethi, 637
diaturpethi, reformatæ, 638
diaturpethi cum rhabarbaro, 639
diaturpethi cum rhabarbaro, reformatæ, 640
diazingiberis, seu zingiber laxativum, 640
emeticæ, 649
hyacinthinæ, 657
Imperiales, 659
lac provocantes, 662
lætificantes, 675
lithontripticæ, 661
lithontripticæ, reformatæ, 662
magnanimitatis, 658
magisterii sulphuris, 657
mercuriales, 650
mithridaticæ præservantes, 668
mithridaticæ præservantes, reformatæ, 669
papales, 655
pectorales, D. Gendron, 654
pectorales albæ, 657
pectorales citrinæ, 658
præservativæ pro gravidis, 672
purgantes, 645
refectivæ, 663
refectivæ, reform. 664
roborantes, Renodæi, 666
rosaceæ auodynæ, 676
smaragdinæ, 658
stomachicæ, 664
theriacales, 669
theriacales, reformatæ, 670
vivificantes, seu alkermes, seu Imperiales, seu longæ vitæ, 659
zedoarticæ salvificantes pro pueris, 673
zedoarticæ, reformatæ, ibid.
Talisman, 50
Tartarum stibiatum, 50
Tela Gualteri, 50 & 1156
Tentipellium medicamentum, *reméde, dissipant les rides de la peau,* 50
Terra damnata, *terre damnée,* 17. 50
Terra dulcis vitrioli, *terre douce de vitriol, c'est le colcothar,* 50
Tetrapharmacum, *onguent basilic,* ibid.
Theriaca, *antidote,* ibid.
Andromachi, 685
Andromachi, reformata, 688
diatessaron, 689
Germanorum, 689. 946
Pauperum, 689
Thermantica, *remédes échauffants,* 50
Thymiama, *parfum,* ibid.
Tinctura, *teinture; ce que c'est,* ibid.
antimonii, ibid.
cephalica, Sennerti, 967
coralliorum, 50
rhabarbari, 741
rosarum, 71
sacra, 820
Tonica, seu tonotica, *huiles ou onguents pour les nerfs,* 51
Topica, seu localia medicamenta, ibid.
Torcular, vel torculum, *presse,* ibid.
Torrefactio, *espéce d'assation ou coction séche,* ibid.
Toxica, *drogues venimeuses,* 51
Trachea, *remédes âcres,* ibid.
Tragea granorum actes, *trochisques de sureau,* ibid & 464
mercurialis, *panacée mercurielle,* 51
Transmutatio, *transmutation,* ibid.
Traumaticos. *Voy.* Vulneraria.
Triapharmacum, *composé de trois drogues,* 51
Tricongius, *mesure des Anciens,* 51. 60
Triens, *poids des Anciens,* 51 & 59
Trigona, *drogues narcotiques,* 51
Trituratio, *mettre en poudre subtile,* ibid.
Trochiscus, 41. 46. 425
Thochisci ad diabetem, 475
ad diarrhæam, 472
ad gonorrhæam, 454
ad pleuresim, 477
ad singultum, 474
ad sistendum fluxum hæmorrhoidalem, 471

M m m m ij

Trochifci ad vomitum fanguinis fiftendum, ibid.
albi, Rhafis, 450
alexiterii, feu contra peftem, 439
alhandal, 425
alkekengi, 431
alkekengi, reformati, 432
aliptæ mofchatæ, 439
anodyni ftellati, 461
anodyni, reformati, ibid.
anti ifthmatici, 459
aromatici, Neræ, 440
arfenicales, 469
aftringentes, 458
aftringentes Mufæ, 468
aftringentes, Andronis, 467
bechici albi, 136. 160
bechici nigri, 459
bechici rubri, 460
berberis, 448
berberis, reformati, 449
Bithyniani, 470
citrini, 465
citrini, Mefue, 465
contra peftem, 439
cordiales, 470
cyphi, 438
de abfinthio, 443
de abfinthio, reformati, 444
de agarico, 426
de agno cafto, 456
de alumine, 462
de anifo, 430
de arfenico, 469
de afphodelo, 458
de baccis myrti, 479
de balauftiis, 462
de bdellio, 446
de bdellio, reformati, 447
de benzoino, 463
de camphorâ, 444
de camphorâ, reformati, 445
de cancris, 473
de capparibus, 448
de corallo, 464
de croco, Nicolaï, 466
de croco, Damocratis, 467
de cypero, 480
de decem, 476
de doronico, 463
de enulâ campanâ, 479
de epithymo, 431

Trochifci de eupatorio, 430
de gummi, 467
de karabe, 453
de laccâ, 457
de ligno aloe, 441
de minio, 457
de myrrhâ, 445
de papavere, 460
de plumbo, 451
de radice rhodiâ, 474
rhabarbaro, 428
de fatureiâ, 475
de folano, 478
de fpodio, 455
de fpodio, reformati, 456
de fuccino, 453
de fulphure & tutiâ, 452
detergentes, 468
de terra figillatâ, Mefue, 432
de terrâ figillatâ, reformati, 433
de tribus fantalis, 452
de thure, 452
de valerianâ, 466
de violis, 429
de violis folutivi, ibid.
dianifi, 430
diarrhodon, 442
diarrhodon, reformati, 443
diafpermaton, 447
diafpermaton, reformati, 448
è chelis cancrorum, 343
efcharotici, 469
galliæ mofchatæ, 440
Gordonii, 453
Gordonii, reformati, 454
hedichroi, 437
hyfterici, 445
joviales, 472
ireos, 466
kermefini, 480
narcotici, 449
narcotici, reformati, 450
odorati, 472
ophthalmici, 451
perlarum, 477
perlarum alii, 478
polidæ. feu fphragis, Andromachi, 461
ramich, 434
ramich, reformati, 435
fcammonii rofati, 427
fcillitici, 437
feu tragea granorum actes, 464

Trochifci fomniferi, 456
fublinguales contra peftem, 441
theriacales, 435
viperini, ibid.
virides, 465
vitæ, 476
Trochifcus, *trochifque, rotule*, ibid.
Tryphera, *opiat*, 51
magna, 754
Perfica, 756
Perfica, reformata, 758
Sarracenica, 755
Sarracenica, reformata, 756
Turbith minerale, feu præcipitatum flavum, *turbith minéral*, 51

V

VAPPA, *vin éventé*, 51
Vas circulatorium, *vaiffeau circulatoire*, 52
Vas infernale, *vaiffeau de verre appellé enfer*, ibid.
Vectaria medicamenta, *remédes purgatifs violents*, ibid.
Venter equinus, *fumier de cheval chaud*, ibid.
Vermifuga, *remédes contre les vers*, 52
Vefica ænea, *grande cucurbite de cuivre*, 52
Veficatorium, ibid. *Voy.* Emplaftrum veficatorium.
Vinacea, *marc du raifin*, 52
Vinum abfinthii, 142
emeticum, 146
febrifugum, 145
hydragogum, Bauderoni, 147
hydropicum, 148
Hippocraticum, 149
mannæ, 52
magiftrale purgans, 145
martiale, 144
mellis, 52
nephriticum, Bauderoni, 143
ftibiatum, 52. 146
Virofus, 52
Vitriolum lunæ, ibid.
martis, ibid.
veneris, ibid.
Vitrum antimonii, *verre d'antimoine*, ibid.
Vivificantes tabellæ, feu Imperiales, ibid.

Uncia, *once, poids de Médecine*, 52
Unguentum, *onguent*, 52. 1062
  ad achoras, feu tineam, 1079
  ad ambufta, 1102
  ad ambufta, Mynficht, 1103
  ad ambufta, aliud, 1103
  ad carnofitates in meatu urinario natas, 1106
  ad facilitandum partum, 1117
  ad facilitandum partum, emendatum, 1118
  ad impetiginem & ferpiginem, 1115
  adjutorium, *ou* Aregon, 1089
  ad menftrua provocanda, 1116
  ad pruritum fcabiofum, Renodæi, 1079
  ad retentionem fœtûs, 1109
  ad tineam, 1079
  Ægyptiacum, 1072
  Agrippæ, 1084
  alabaftrinum, 1101
  album, Rhafis, 1065
  anodynum, 1101
  anodynum ad hæmorrhoidas, Noribergenfium, 1102
  Apoftolorum, 1069
  Aregon, Nic. Salern. 1089
  aftringens, Fernelii, 1088
  aureum, 1074
  Baconis, 1069
  bafilicum, 1068
  bafilicum majus, ibid.
  bafilicum minus, ibid.
  butyraceum nervale, Clofiæi, 1099
  emendatum, 1100
  carminativum, A. Mynficht, 1108
  citreum, 1092
  citreum, emendatum, 1093
  citreum aliud, 1094
  clyfmaticum, 1108
  Comitiffæ, 1086
  contra vermes, 1096
  contra vermes, emendatum, ibid.
  contra vermes aliud, A. Mynficht, 1097

Unguentum contra vermes idem emendatum, 1098
  cordiale, Claud. Lodov. ab Hornig, 1110
  crafeos, 1070
  crinificum, Batei, 1124
  cucurbitæ, Oviedi, ibid.
  de althæâ, 1073
  de amianto, 1120
  de arthanita majus, 1090
  de arthanita minus, Mefué, 1091
  de bdellio, 1105
  de bolo reprimens, Guidonis, 1095
  de calce, 1104
  de calce vivâ, A. Mynficht, 1105
  de catello, 1122
  de cerufâ, 1065
  de cyclamine catharticum, Mefue, 1090
  de cynogloffo, 1116
  defenfivum, 1095
  de glycyrrhifâ, 1113
  de linariâ ad hæmorrhoides, 1106
  de lithargyro, 1065
  de minio, 1067
  depilatorium, Batei, 1124
  de plumbo, 1121
  de rapis pro pernionibus, 1098
  de fevo hircino, A. Mynficht, 1110
  fevo hircino, emendatum, 1111
  deficcativum rubrum, 1067
  de ftyrace, 1094
  de tutiâ, 1082
  diabryonias, 1084
  digeftivum magiftrale, 1113
  dodecapharmacum, 1069
  enulatum, 1078
  euulatum, fine mercurio, 1079
  è folano, 1116
  è fuccis, 1118
  è fuccis, aliud, 1119
  ex apio, 1117
  ex capitibus papaveris, 1063
  ex gaiaco, Mercati, 1123
  ex oxylapatho, 1112
  ex rhamno & frangulâ,

  Mindereri, 1115
Unguentum fufcum, Nicolai, 1121
  gummi clemi, 1110
  herniofum, A. Mynficht, 1087
  jovis, 1122
  ifis five viride, Galeni, 1115
  laurinum, 1104
  Macedonicum, 1107
  Magiftri Domini, 1184
  magnum, 1073
  martiatum, 1074
  martiatum, emendatum, 1076
  maftichinum, 1111
  medicamentofum, A. Mynficht, 1080
  medicamentofum, reformatum, 1081
  melleum, 1072
  mirabile, Nicodemi, 1119
  mundificativum de apio, 1070
  mundificativum de apio, reformatum, 1071
  mundificativum de refinâ, ibid.
  mundificativum, Doctoris, 1072
  narcoticum, 1018
  Neapolitanum, fimplex, 1076
  Neapolitanum quadruplicatum mercurio, 1078
  nervinum, le Mort, 1098
  nervinum, emendatum, 1099
  nicotianum, 1081
  nutritum, feu de lithargyro, 1065
  ophthalmicum, 1082
  oxydercicum, 1083
  pectorale, 1112
  pomatum officinale, 1083
  pompholygos, 1066
  populeum, 1064
  poft ablatam carnofitatem applicandum, 1107
  potabile, 1114
  refinum, ibid.
  refumptivum, Nicol. Præp. 1088
  rotatum, 1063
  rubrum, le Mort, 1067

M m m m iij

Unguentum rubrum caphura-
    tum,   ibid.
  fcarabeorum,   1095
  fpleneticum, A. Myn-
    ficht,   1092
  fpleneticum, vel fplanch-
    nicum,   1091
  ftypticum,   1085
  ftypticum aliud, Myn-
    ficht,   1086
  fumach,   1109
  fuppurativum,   1068
  fympathicum,   1052
  terebinthinæ,   1121
  tetrapharmacum,   1068
  triapharmacum,   1065
  violatum,   1063

Unguentum viride, Reginæ, 1114
    viride, Galeni,   1115
Uretica, feu diuretica, 52. 27
Urna, urne, mefure, 52. 60
Uftio; c'eft brûler, réduire en
    cendres,   ibid.
Uterina remedia, remédes pour
    la matrice,   53
Vulneraria, remédes pour les
    plaies,   ibid.
Uva acerba, verjus,   158

X

Xerocollyrium, col-
  lyre fec,   53
Xeromyrum, mélange de myr-

rhe & d'aloës,   ibid.
Xerophthalmica, remédes pour
  les yeux,   ibid.

Z

Zazenea mufa, électuai-
  re folide purgatif,   682
Zingiber laxativum, 26. 53. &
                 640
Zulapium, julep,   34. 53
Zymofis, zime, c'eft du levain,
                 53
Zytogala, mélange de lait & de
  biere,
Zytus, c'eft de la biére,   53

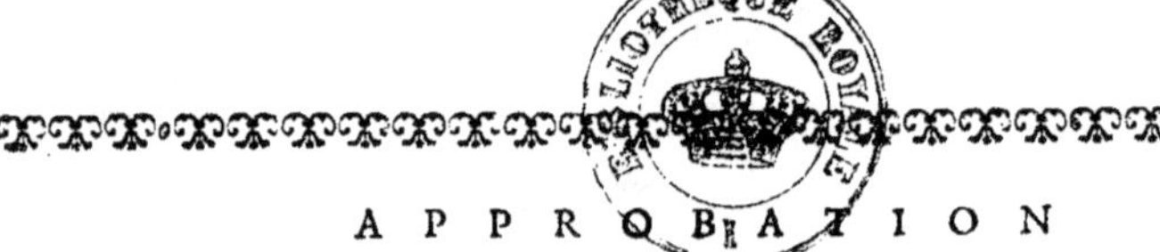

APPROBATION

De Meſſire Guy - Creſcent Fagon, Conſeiller d'Etat ordinair & premier Médecin du Roi.

LA vaſte étendue de la Matiére Médecinale demande, pour en bien traiter, une connoiſſance ſi générale de tous les êtres de la nature, & une obſervation ſi ſcrupuleuſe des différens changemens qui leur peuvent arriver par le mélange, que les Anciens dépourvus du ſecours de la Chymie, ont ſouvent détruit par leurs compofitions, les vertus des Drogues qu'ils prétendoient augmenter, & qu'il eſt encore échappé beaucoup de choſes aux plus habiles des Modernes, auſquels elle a ſervi de regle pour corriger les fautes de l'Antiquité. Il eſt donc très-important que des Gens conſommés dans la pratique de l'une & de l'autre Pharmacie, retouchent de nouveau cette même matiére ; & on ne ſçauroit aſſez louer le zéle qui a engagé M. Lemery à entreprendre cet immenſe travail, pour faire part au Public des judicieuſes Remarques qu'il a faites ſur ce grand nombre de Compoſitions, qu'il raſſemble preſque toutes, pour la commodité de ceux qui les doivent examiner, & dont il parle avec cette même capacité, ce bon ſens & cette netteté, qui ont fait ci-devant rechercher avec tant d'empreſſement ſon Traité de Chymie, ce qui nous oblige de donner notre Approbation à ſon Ouvrage, que nous avons jugé très-utile au Public. Fait à Verſailles ce 22 Janvier 1697. FAGON.

APPROBATION

De Meſſieurs les Doyen & Docteurs-Régens de la Faculté de Médecine de Paris.

NOus Doyen & Docteurs-Régens de la Faculé de Médecine en l'Univerſité de Paris : Oui le Rapport de Meſſieurs Creſſé, de Saintyon, de Beleſtre & de la Carliere, auſſi Docteurs-Régens de ladite Faculté, commis pour examiner un Livre intitulé : *Pharmacopée Univerſelle, compoſée par M. Lemery*, certifions que par le moyen des Remarques très judicieuſes qu'il a faites, il a débarassé toutes les Compositions que ce Livre contient, de ce qui pouvoit s'y rencontrer d'inutile, & les a enrichies des Médicamens les plus capables d'augmenter considérablement leurs vertus : enforte que le Public ne peut manquer d'en retirer une très-grande utilité : en foi de quoi nous lui avons accordé la préfente Approbation. A Paris ce 17 Juin 1697. BOUDIN DOYEN, CRESSÉ, DE SAINTYON, DE BELESTRE, DE LA CARLIERE.

APPROBATION

De Meffieurs les Maîtres & Gardes Apothicaires de Paris.

NOus Antoine Poullain, Jean Fradin, & Thomas Prevoft, Maîtres & Gardes Apothicaires de Paris, certifions avoir lû un Livre intitulé : *Pharmacopée Univerfelle*, compofée par M. *Lemery*, qui a été foumis à l'examen de notre Compagnie : Nous avons trouvé qu'outre les Defcriptions de Pharmacie qui y font rapportées dans leur état naturel, l'Auteur y a fait un grand nombre de Réflexions & de Remarques très-judicieufes qui débarraffent les Compofitions de ce qu'elles pouvoient contenir de fuperflu, & qui augmentent confidérablement leurs vertus, enforte que cet Ouvrage ne peut être que très-utile pour la perfection de la Matiére Médecinale, & pour le bien public, en foi de quoi nous lui avons donné la préfente Approbation. Fait A Paris, ce 5 Juillet 1697. POULAIN, J. FRADIN, PREVOST.

APPROBATION.

J'AI lû par ordre de M. le Chancelier, & j'approuve *la Pharmacopée Univerfelle de Nicolas Lemery*. Fait à Paris ce 18 Février 1751. MALOUIN.

PRIVILÉGE DU ROI.

LOUIS, par la grace de Dieu, Roi de France & de Navarre : à nos amés & feaux Confeillers, les Gens tenans nos Cours de Parlement, Maîtres des Requêtes ordinaires de notre Hôtel, Grand Confeil, Prevôt de Paris, Baillifs, Sénéchaux, leurs Lieutenans Civils, & autres nos Jufticiers qu'il appartiendra, SALUT : Notre amé CLAUDE-JEAN-BAPTISTE BAUCHE, Libraire à Paris, Nous a fait expofer qu'il défireroit faire réimprimer & donner au Public des Livres qui ont pour titre : *Pharmacopée Univerfelle par Lemery. Cours de Chymie, par M. de Senac. Le Cuifinier inftruit de la connoiffance des animaux. Dictionnaire portatif de Peinture, par D. Pernetti. Dictionnaire du Temps, pour l'intelligence des nouvelles de la Guerre, par Lamiral. Le Géographe Manuel, par l'Abbé Expilly. Les Délices de la France. Le Dictionnaire univerfel de la France. Le Mémorial de Paris, de fes environs, & de la France* ; S'il Nous plaifoit lui accorder nos Lettres de Privilége pour ce néceffaires : A CES CAUSES, Voulant favorablement traiter l'Expofant, Nous lui avons permis & permettons par ces Préfentes de réimprimer lefdits Livres autant de fois que bon lui femblera, de les vendre, faire vendre & débiter par tout notre Royaume, pendant le tems de fix années confécutives, à compter du jour de la date des Préfentes. Faifons défenfes à tous Imprimeurs - Libraires, & autres Perfonnes, de quelque qualité & condition qu'elles foient, d'en introduire d'impreffion étrangere dans aucun lieu de notre obéiffance ; comme auffi de réimprimer ou faire réimprimer, vendre, faire vendre, débiter ni contrefaire lefdits Ouvrages, ni d'en faire aucun Extrait, fous quelque prétexte que ce puiffe être, fans la permiffion expreffe & par écrit dudit Expofant, ou de ceux qui auront droit de lui, à peine de confifcation des Exemplaires contrefaits, de trois mille livres d'amende contre chacun des contrevenans, dont un tiers à Nous, un tiers à l'Hôtel-Dieu de Paris, & l'autre tiers audit Expofant, ou à celui qui auroit droit de lui, & de tous dépens, dommages& intérêts ; à la charge que ces Préfentes feront enrégiftrées tout au long fur le Regiftre de la Communauté des Libraires & Imprimeurs de Paris, dans trois mois de la date d'icelles ; Que l'impreffion defdits Ouvrages feront faite dans notre Royaume & non ailleurs, en bon papier, & beaux caractères, conformément à la feuille imprimée attachée pour modele fous le contre-feel defd. Préfentes ; que l'Impétrant fe conformera en tout aux Réglemens de la Librairie, & notamment a celui du 10 Avril 1725 ; & qu'avant de les expofer en vente, les Imprimés qui auront fervis de copie à la réimpreffion defdits Livres feront remis dans le même état où l'Approbation y aura été donnée, ès mains de notre très-cher & féal Chevalier Chancelier de France, le Sieur DE LAMOIGNON, & qu'il en fera enfuite remis deux Exemplaires de chacun dans notre Bibliotheque publique ; un dans celle de notre Château du Louvre, & un dans celle de notre très-cher & féal Chevalier, Chancelier de France, le ficur DE LAMOIGNON ; le tout à peine de nulliré des Préfentes. Du contenu defquelles vous mandons & enjoignons de faire jouir led. Expofant & fes ayans caufes pleinement & paifiblement, fans fouffrir qu'il leur foit fait aucun trouble ou empêchement. Voulons que la copie des Préfentes qui fera imprimée tout au long au commencement ou à la fin defdits Livres, foit tenue pour dûement fignifiée, & qu'aux copies collationnées par l'un de nos amés & féaux Confeillers-Secrétaires, foi foit ajoûtée comme à l'Original. Commandons au premier notre Huiffier ou Sergent fur ce requis, de faire pour l'éxécution d'icelles tous Actes requis & néceffaires, fans demander autre permiffion : & nonobftant Clameur de Haro, Charte Normande & Lettres à ce contraires : Car tel eft notre plaifir. DONNÉ à Verfailles, le dix-feptième jour du mois d'Avril, l'an de grace mil fept cent foixante-un, & de notre Régne le quarante-fixiéme. Par le Roi en fon Confeil. LEBEGUE.

Regiftré fur le Regiftre XV. de la Chambre Royale & Syndicale des Libraires-Imprimeurs de Paris, N°. 318. fol. 167. conformément au Reglement de 1723. A Paris ce 4 Mai 1763.

G. SAUGRAIN, *Syndic.*

JE fouffigné CLAUDE-JEAN-BAPTISTE BAUCHE, Libraire à Paris, reconnois avoir vendu, cédé & tranfporté à Meffieurs DESAINT & SAILLANT, JEAN-THOMAS HERISSANT, NYON, SAVOYE & KNAPEN, le Privilége en entier de la Pharmacopée univerfelle, par Lemery, pour en jouir eux, ou leurs Ayans-Caufe, pour toûjours, & fans nulle reftriction. A Paris, le 17 Septembre 1763.

Signé, BAUCHE.

ERRATA.

PAg. 14. *Aqua forti* ; lifez, *aqua fortis.*
19. *collitiga* ; lif. *collitica.*
22. *dentrificia* ; lif. *dentifricia.*
51. *trochifques dont* ; lif. *dans.*
181. *vulvaria* ; lif. *ulmaria.*
251 *fyrupus de tuffilaginis :* effacez *de*
398. *des gemmis* ; lif. *de gemmis.*
824. *eau de Bardame* ; lif. *Bardane.*
827. *Pimula* ; lif. *primula.*
1100. Ce chiffre eft exact, mais les fuivants jufqu'à 1117. qui l'eft auffi, doivent être rectifiés ; ainfi au lieu de 1001. 1002. &c. il faut 1101. 1102. &c.

www.ingramcontent.com/pod-product-compliance
Lightning Source LLC
LaVergne TN
LVHW021918170726
843501LV00001BA/69